科学出版社"十四五"普通高等教育本科规划教材

供医学影像技术、医学影像学、生物医学工程、智能影像工程、临床医学、预防医学等医学相关专业使用

医学影像技术学

第 5 版

U0237808

主　编　余建明　李真林

副主编　雷子乔　牛延涛　周学军　周高峰　刘义军

编　者（按姓名拼音排序）

丁金立　首都医科大学附属北京天坛医院	綦维维　北京大学人民医院
郭建新　西安交通大学第一附属医院	石思李　湖北医药学院附属人民医院
郭跃信　郑州大学第一附属医院	眭　贺　贵州医科大学附属医院
雷子乔　华中科技大学同济医学院附属协和医院	王　静　华中科技大学同济医学院附属协和医院
李大鹏　南京医科大学第一附属医院	王　森　河北医科大学第二医院
李真林　四川大学华西医院	吴　岩　昆明医科大学第一附属医院
林建华　广州医科大学附属第二医院	谢明星　华中科技大学同济医学院附属协和医院
刘　桦　中南大学湘雅医院	徐绍忠　江西中医药大学附属医院
刘　杰　郑州大学第一附属医院	杨　明　华中科技大学同济医学院附属协和医院
刘　念　川北医学院附属医院	余建明　华中科技大学同济医学院附属协和医院
刘建莉　兰州大学第二医院	张　艳　北京大学第三医院
刘义军　大连医科大学附属第一医院	张红霞　哈尔滨医科大学附属肿瘤医院
罗来树　南昌大学第二附属医院	周高峰　中南大学湘雅医院
毛德旺　浙江省人民医院	周绿漪　四川大学华西医院
牛延涛　首都医科大学附属北京同仁医院	周学军　南通大学附属医院

科 学 出 版 社

北　京

内 容 简 介

本教材共九篇三十四章。第一篇总论,叙述了 X 线成像的物理基础、数字 X 线成像基础、X 线防护、对比剂、医学影像技术发展及应用评价;第二篇数字 X 线成像技术,叙述了 X 线成像设备与成像技术、X 线造影检查技术、人体各部位 X 线摄影技术;第三篇 CT 成像技术,叙述了 CT 构造与成像原理、CT 成像基本概念与检查方法、CT 检查技术、CT 成像质量控制;第四篇 DSA 成像技术,叙述了 DSA 设备及成像技术、影像导向的介入治疗技术、DSA 检查技术;第五篇 MRI 技术,叙述了磁共振成像原理与磁共振成像系统、磁共振成像脉冲序列、磁共振成像应用技术、MR 图像质量控制、MRI 检查技术;第六篇超声成像技术,叙述了超声设备与成像基础、心脏超声检查技术、胸腹部超声检查技术、浅表器官及血管超声检查技术、介入超声;第七篇核医学成像技术,叙述了核医学设备及显像原理、核医学显像技术、常见的核医学显像方法;第八篇放射治疗技术,叙述了放射治疗设备、放射治疗模拟定位计划设计与执行、放射治疗技术;第九篇医学影像信息与人工智能及图像打印技术,叙述了医学影像信息技术、图像打印与图像显示技术。

图书在版编目(CIP)数据

医学影像技术学 / 余建明,李真林主编.—5 版.—北京:科学出版社,2024.2

科学出版社"十四五"普通高等教育本科规划教材

ISBN 978-7-03-074576-7

Ⅰ.①医… Ⅱ.①余… ②李… Ⅲ.①医学摄影—医学院校—教材 Ⅳ.① R445

中国国家版本馆 CIP 数据核字(2023)第 004961 号

责任编辑:朱 华 / 责任校对:宁辉彩
责任印制:张 伟 / 封面设计:陈 敬

科 学 出 版 社 出版
北京东黄城根北街 16 号
邮政编码:100717
http://www.sciencep.com

北京汇瑞嘉合文化发展有限公司 印刷
科学出版社发行 各地新华书店经销
*

2004 年 9 月第 一 版 开本:850×1168 1/16
2024 年 2 月第 五 版 印张:36
2024 年 2 月第十九次印刷 字数:1 195 000

定价:150.00 元
(如有印装质量问题,我社负责调换)

第 5 版前言

　　《医学影像技术学》是高等医药院校医学影像技术、医学影像学和生物医学工程及智能影像工程专业的本科教材。本教材以《国务院办公厅关于加快医学教育创新发展的指导意见》（国办发〔2020〕34号）、《普通高等学校教材管理办法》（教材〔2019〕3号）、《教育部关于印发〈国家教材建设重点研究基地管理办法〉的通知》（教材〔2020〕1号）和《普通高等学校本科专业类教学质量国家标准》等文件的精神为指导。遵循专业的培养目标，适合特定的学生对象，适应特定的学制和学时要求，强调教材的基本理论知识、基本思维方法和基本实践技能，体现教材的思想性、科学性、先进性、启发性和适应性的原则，以临床实用性为导向编写教材的内容。本教材全面介绍了医学影像技术学科体系的基本理论知识，基本从业技能。授课学时初定为120学时，各高校可以根据自身特点作相应的学时安排和内容调整。

　　本教材以现代医学影像技术学科体系的大影像学观为出发点，叙述了各种影像设备和放射治疗设备检查和治疗的理论基础，各种影像设备和放射治疗设备的机器构造及其性能特点、各种设备的工作原理、各种设备的检查与治疗技术，以及对应的质量控制。注重影像技术各个亚专业之间的融合，影像技术与放射治疗技术的融合，影像技术与临床的融合，拓宽了专业口径，淡化了学科意识。由于本教材将DR技术、CT技术、MR技术、影像信息技术、影像打印和显示技术、核医学技术、超声技术和放射治疗技术融为一体，同时也适合中国港澳台地区和东南亚地区及欧美地区影像技术教育的特点，以致第4版《医学影像技术学》被台湾出版社出版。

　　本次教材改版遵循大影像检查技术和放射治疗技术更新周期不断变短的现状，紧跟影像技术和放射治疗技术日新月异的发展步伐，追踪各影像技术和放射治疗技术的新理论和新方法及新技术。本教材添加了DR、CT、MRI、核医学、超声和放射治疗的许多新理论、新技术和新方法。特别增加了影像人工智能技术和影像信息技术，删除了临床不用或少用的影像技术和放射治疗技术，对临床少用的技术采用链接的方式展示。

　　本教材的编写以临床实用为目的，倡导影像技术与放射治疗技术理论化和理论知识实用化，力戒纯理论，强调实用性，避免与临床脱节。教材中叙述了各种成像技术和放射治疗技术的发展与应用评价，介绍了影像学检查技术方法的选择与比较，这样有利于学生对不同的影像技术有一个纵向了解和横向比较，便于知识融会贯通。本教材图文并茂，便于学生理解。参加本教材的编委均来自各地大学教学医院临床一线的教师，他们具有丰富的教学和临床工作经验，并根据他们各自的特长进行编写分工。

　　学科迅速发展、新理论新技术不断涌现，由于编者水平所限，书中如有缺点和错误，恳请广大读者不吝赐教，提出宝贵的改进意见。

余建明

2022年1月

第 1 版前言

《医学影像技术学》是高等医药院校医学影像专业的教材。本教材以《中国教育改革和发展纲要》和《中共中央国务院关于卫生改革与发展的决定》为指导，遵循专业的培养目标，适合特定的学生对象，适应特定的学制和学时要求，强调教材的基本理论知识、基本思维方法和基本实践技能，体现教材的思想性、科学性、先进性、启发性和适应性的"五性"原则，其中以实用性为重点。

按照上述的原则和指导思想，本教材分总论和七篇 48 章，计划授课 120 学时。即总论、普通 X 线成像技术、数字 X 线成像技术、CT 成像技术、DSA 成像技术、MR 成像技术、超声成像技术和核医学成像技术。

总论是对本教材的内容做一个简要的概述，指出医学影像技术学的内涵以及各种成像技术的特点。

各篇的叙述以临床实用为出发点，分别论述了各成像技术的发展与应用评价、成像设备的系统组成与特性、成像技术的基本理论和基本原理、成像技术的相关知识点、图像的质量控制以及各种成像技术在人体各系统部位的临床应用。

本教材的特点是：各篇中增加了许多临床已经使用和刚进入临床的新技术；同时扬弃了过时的或临床上没有多大实用价值的成像技术；每种成像技术都有发展史和应用评价，以及图像质量控制；每章前有内容提要，章后有思考题；书后有中英索引。

为广泛地吸收不同医学院的教学经验和临床应用体会，参加本教材的编委均来自各大学教学医院临床第一线的教师，他们具有丰富的教学经验和临床工作经验，并根据他们特长进行分工写作。

本教材在编写过程中得到了中华医学会影像专业委员会主任委员燕树林教授的亲自把脉指点，同时受到中华医学会放射学专业委员会副主任委员、博士生导师冯敢生教授具体指导和帮助，在此谨致衷心感谢。

在教材的图文整理中，华中科技大学同济医学院附属协和医院戴文同志做了大量的工作，并得到了武汉大学中南医院高文和周素平技师以及华中科技大学同济医学院附属协和医院孔祥闯技师的帮助，在此一并致谢。

由于编者水平所限，书中的缺点和错误在所难免，恳请广大读者不吝赐教，以便改进。

余建明
2004 年 5 月

目　　录

第一篇　总　　论

第二篇　数字X线成像技术

第三篇　CT成像技术

第四篇　DSA 成像技术

第五篇　MRI 技术

第六篇 超声成像技术

第七篇 核医学成像技术

第八篇　放射治疗技术

第九篇　医学影像信息与人工智能及图像打印技术

第一篇　总　　论

第一章　X线成像的物理基础

本章主要分别叙述了X线的产生及其特性，X线与物质的相互作用。

This chapter mainly describes the generation and characteristics of X-ray, and the interaction between X-ray and matter.

第一节　X线产生及其特性

一、X线的发现

1895年11月8日，德国物理学家伦琴（Roentgen）在研究阴极射线管气体放电时，发现附近涂有铂氰化钡的纸板能发出肉眼可见的荧光，将手置于阴极射线管与铂氰化钡板之间，在纸板上显示出手的轮廓及骨骼影像。伦琴推断这是一种特殊的射线，由于当时不清楚这种射线的性质，便借用数学上代表未知数的符号"X"来代替，称为X线（X-ray），后人又称之为伦琴射线。

二、X线产生的条件

在X线管中，高速运动的电子撞击到阳极（anode）靶物质金属原子内部，经过与靶原子的多次碰撞，能量逐渐损失，其损失分为碰撞损失（collision loss）和辐射损失（radiation loss）。高速运动的电子与原子的外层电子相互作用而损失能量统称为碰撞损失，损失的能量全部转化为热能。当高速运动的电子与原子核或外层电子作用而损失能量统称为辐射损失，其损失的能量大部分以X线的形式辐射出去。

X线是在真空条件下，高速运动的电子撞击到金属原子内部，使原子核外层轨道电子发生跃迁而放射的一种能。X线的产生必须具备以下条件：①电子源；②在真空条件下，高电压产生的强电场和高速运动的电子流；③适当的障碍物（靶面）来接受高速运动电子所带的能量，使高速电子所带的动能部分转变为X线能，如图1-1所示。

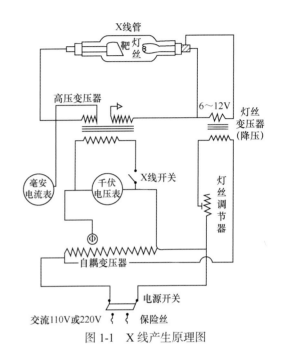

图1-1　X线产生原理图

三、X线的本质

X线属于电磁辐射的一种，和其他光线一样，具有微粒和波动二象性。X线的波长范围为$6 \times 10^{-11} \sim 5 \times 10^{-6}$cm，医学诊断用的X线管电压通常在$40 \sim 150$kV之间，相应的X线波长为$8 \times 10^{-10} \sim 3.1 \times 10^{-9}$cm。

（一）微粒性

经X线照射后，荧光屏及增感屏上的某些化学物质（如铂氰化钡、钨酸钙、碘化铯等）的原子外层轨道电子发生跃迁现象而产生荧光，也使气体或某些物质发生电离。X线光子与某些金属原子中的轨道电子碰撞，该原子轨道上的电子得到足够能量而脱出，物质会失去负电荷而产生光电效应。光子理论把X线看作由一个个的微粒——光子组成的，而这些光子具有一定的能量（$E = hv$）和动质量（$m = \dfrac{hv}{c^2}$），这些现象说明了X线具有微粒性。

（二）波动性

X线是一种波长很短的电磁波，实验证实了X

· 1 ·

线具有波的干涉和衍射等现象。X线是一种横波，以波动的方式传播，在真空中的传播速度与光速相同（$c=3\times10^{10}$cm/s）。X线的波长用λ表示，频率用v表示，c代表其传播速度，三者的关系为：

$$c=\lambda v \quad \text{或} \quad \lambda=\frac{c}{v} \quad v=\frac{c}{\lambda} \quad\quad (1-1)$$

（三）X线的二象性及其统一

X线在与物质相互作用时表现了微粒性，每个光子具有一定的能量、动量和质量，能产生光电效应，能激发荧光物质产生荧光现象。X线又和其他光线一样，在传播的过程中表现出了波动性，具有频率和波长，并有干涉、衍射、反射和折射等现象。这些都充分说明了X线不仅具有微粒性和波动性，且微粒性和波动性并存。量子力学把X线（光波）看作概率波，即光子在空间里存在的概率，它把光的微粒性和波动性统一起来，X线既呈现微粒性又呈现波动性。干涉、衍射等表现了波动性，而光电效应等则表现了微粒性。

四、X线的质与量

X线球管靶面发出的X线，在各个方向上的强度分布是不均匀的，它的分布与靶物质的种类、厚度、靶面倾斜角度等均有一定的关系。所谓X线强度（X-ray intensity），是指在单位时间内垂直于X线传播方向的单位面积上所通过的光子数目和能量的总和。X线管长轴方向上的X线强度分布是非对称性的，近阳极端的X线强度小，近阴极端的X线强度大；X线管短轴方向上的X线强度分布是基本对称的。

在实际应用中，常用质和量来表示X线强度。X线的质（线质），一般用于表示X线硬度（X-ray hardness），即穿透物质的能力，它代表光子的能量。X线的质仅与光子能量有关，能量越大，X线的波长越短，穿透力越强，X线的质越硬；反之，X线的硬度就小。X线管发出的是波长不等的连续X线谱，很难用一个数值来表示。由于X线的光子能量是由管电压决定的，一般用管电压（kV）数值间接表示X线的质，也可用半价层来表示X线的质。半价层（half-value layer，HVL）是指入射的X线强度减弱为原来的一半时某均匀吸收体的厚度，半价层越厚，表示X线质越硬。

X线的量是X线束中的光子数目。在实际工作中，常用X线管的管电流与照射时间的乘积毫安秒（mAs）来表示X线的量。管电流越大，代表X线管中被加速的电子数目越多，电子撞击阳极靶面产生的X线量也越多，则X线强度越大。X线照射时间是指球管产生X线的时间。显然，X线的量与管电流及照射时间成正比。

五、X线效应

X线是一种电磁波，除具有电磁波的共同属性外，还具有以下的性质。

（一）物理效应

1. 穿透作用（penetration action） 穿透作用是指X线穿过物质时不被吸收的本领，其穿透性不仅与X线的能量有关，还与被穿透物质的本身结构和原子性质有关。光子能量越大，产生X线波长越短，对物质的穿透作用越强。物质的原子序数高、密度大，吸收X线量多，X线穿透力相对较弱；物质原子序数低、密度小，吸收X线量少，X线穿透力相对较强。X线对人体各组织穿透性的差异是X线医学成像的基础。

2. 荧光作用（fluorescence action） 某些荧光物质，如碘化铯、钨酸钙、铂氰化钡及某些稀土元素等，受到X线照射时，物质原子会发生电离或被激发处于受激状态。当被激发的原子恢复到基态时，电子的能级跃迁辐射出可见光和紫外线光谱，即荧光。具有这种特性的物质叫荧光物质，这种物质间的作用称荧光作用。透视用的荧光屏，摄影中用的增感屏，影像增强器的输入屏，以及平板探测器的碘化铯等物质都是利用这种特性制成的。

3. 电离效应（ionizing effect） 物质受到X线照射，原子核外电子脱离原子轨道，这种作用称为电离作用。虽然X线本身不带电，但具有足够能量的X线光子撞击物质原子中的轨道电子，使电子脱离原子而产生第一次电离；脱离原子的电子获得较大能量后又与其他原子碰撞，产生二次电离。这种由电离作用产生带电荷的正、负离子，在固体和液体中很快又复合，在气体中可由正负电极吸引此种离子形成电离电流。收集气体中的电离电荷，测定它的强弱，便可知道X线的量，X线剂量测量仪便是根据这种原理制成的。电离作用是X线损伤和治疗的基础。

（二）化学效应

1. 感光作用（sensitization action） 由于电离作用，X线照射到胶片，使胶片上的卤化银发生光化学反应，出现银颗粒的沉淀，称为X线的感光作用。由于X线穿透人体后的强度分布不同，使卤化银的感光度发生差异，经显影后产生一定的黑化度，显示出人体不同密度的影像。

2. 着色作用（pigmentation action） 某些物质，如CR的成像板、增感屏、铅玻璃、水晶等，经X

线长时间照射后，其结晶体脱水渐渐改变颜色，发生脱水、着色，称为着色作用（脱水作用）。

（三）生物效应

生物细胞特别是增殖性细胞经一定量的X线照射后，会发生抑制、损伤甚至坏死，即为X线的生物效应（biological effect）。不同的组织细胞对X线的敏感性不同，会出现不同的反应。放射治疗就是利用X线的生物效应治疗病变，因而放射线工作者及被检者应该注意防护。

六、X线产生的效率及其影响

X线产生的效率是指产生的X线能量占全部电子撞击阳极靶面总能量的百分率。电子撞击阳极靶面的全部能量中，碰撞损失的能量最后将全部转化为热能，仅有辐射损失能量的极小部分（约0.2%）转变为X线能。产生X线的效率（η）通常可用公式计算：

$$\eta = K \cdot Z \cdot kV \tag{1-2}$$

式中，K为常数10^{-9}，Z为阳极靶面物质的原子序数，kV为管电压。产生X线的效率与靶面物质的原子序数及管电压成正比。大部分低能量的电子在撞击阳极靶面时，只增加了原子热运动，产生大量的热能要通过阳极散出。若焦点的温度过高，阳极会损坏或熔化，这是X线管不能长时间连续使用的根本原因，也是用熔点较高的钨作为阳极靶面的原因之一。

X线管阳极靶面允许产热（或能承受热量）的最大负荷量，称为X线管的容量，它是球管的重要参数之一。影响X线产生效率的因素很多，主要有管电压、阳极靶面物质、管电流等。

（一）管电压的影响

高速电子撞击阳极靶物质的最大能量，取决于管电压的峰值。若改变管电压，即改变了光子的最大能量，必然改变整个X线谱的形式。图1-2是管电流不变时，管电压对连续X线谱的影响。随着管电压的升高，曲线所对应的强度峰值和最短波长的位置均向短波方向（高能端）移动，X线强度相应地增强，产生X线的效率越高。

（二）阳极靶面物质的影响

连续放射是由高速运动的电子与所撞击的靶原子核相互作用产生的，其能量与靶物质的原子序数成正比。在其他条件不变时，靶物质的原子序数越高，产生的X线强度越大。标识放射由X线管阳极靶物质的原子结构特性所决定，靶物质的原子序数越高，轨道电子结合能越大，产生标识放射的能量

也越大。图1-3是其他条件相同时，原子序数较高的钨和原子序数较低的锡产生的X线谱。可以看出，两条曲线的两个端点重合，最大强度都对应于相同的光子能量处，但钨产生X线谱的强度峰值高于锡产生的强度峰值，说明钨产生X线强度比锡大，可见原子序数越高，产生X线的效率越高。

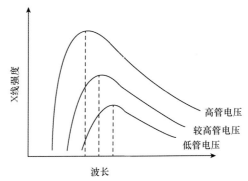

图1-2 管电压对X线谱的影响

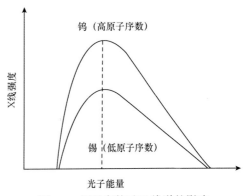

图1-3 原子序数对X线谱的影响

（三）管电流的影响

当管电压固定时，管电流越大，撞击阳极靶面的电子数目越多，产生的X线强度越大。图1-4是管电压不变时，管电流对X线谱的影响。不同管电流的两条曲线的最短波长一样，但高管电流曲线的强度峰值比低管电流曲线的强度峰值大。说明高管电流的X线强度大，产生X线的效率高。

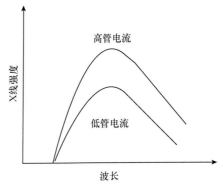

图1-4 管电流对X线谱的影响

此外，高压波形对 X 线的产生也有一定的影响。尽管作用于 X 线管两极间管电压的整流形式都是脉冲电压，但 6 脉冲和 12 脉冲的峰值电压接近于恒定电压，比半波和全波整流峰值电压平均能量要高，X 线的硬线成分相对较多，辐射强度（或输出量）大，产生 X 线的效率也高。

第二节　X 线与物质的相互作用

一、光电效应与康普顿效应

（一）光电效应

光电效应又称光电吸收，它是 X 线光子被原子全部吸收的作用过程。当一个能量为 $h\nu$ 的光子通过物质时，它与原子的某壳层中某个轨道上一个电子发生相互作用，把全部能量传递给这个电子，而光子本身则整个被原子吸收，获得能量的电子摆脱原子的束缚而自由运动，这种电子称为光电子，这种现象称为光电效应。

光电效应的实质是物质吸收 X 线使其产生电离的过程。在此过程中将产生的次级粒子有：光电子、正离子（产生光电子的原子）、新的光子（特征辐射光子）、俄歇电子。光电效应的发生概率可受以下三方面因素的影响。

1. 物质原子序数　光电效应的发生概率与物质的原子序数的 4 次方成正比，物质的原子序数越高，光电效应的发生概率就越大。高原子序数物质由于结合能较大，不仅 K 层，其他壳层电子也较容易发生光电效应。但对于低原子序数物质，光电效应几乎都发生在 K 层。在满足光电效应的能量条件下，内层比外层电子发生光电效应的概率可高出 4～5 倍。

2. 入射光子能量　因为光电子的动能 $E_e = h\nu - E_B$，所以光电效应发生的能量条件是：入射光子的能量 $h\nu$ 必须等于或大于轨道电子的结合能 E_B，否则就不会发生光电效应。光电效应的发生概率与入射线波长的 3 次方成正比，与光子能量的 3 次方成反比。

3. 原子边界限吸收　如果测出某一种物体对不同波长射线的光电质量衰减系数，就会得到质量衰减系数随入射光子能量 $h\nu$ 的变化。钡剂和碘剂都是 X 线检查中常用的对比剂，其 K 层特征辐射都具有较高的能量（钡是 37.4keV，碘是 33.2keV），它们都能穿过人体组织到达图像使之产生灰雾。

人体软组织中原子的 K 结合能仅为 0.5keV，发生光电效应时，其特征放射光子能量不会超过 0.5keV，如此低能光子，在同一细胞内就可被吸收而变为电子运动能。骨骼中钙的 K 层结合能为 4keV，发生光电效应时其特征辐射光子在发生点几毫米之内就被吸收。由此可见，在人体组织内发生的光电效应，其全部能量都将被组织吸收。

诊断放射学中的光电效应有利有弊，一是不产生散射线，减少了图像灰雾，增加人体不同组织和对比剂对射线的吸收差别，产生高对比度的 X 线图像。钼靶软组织 X 线摄影，就是利用低能射线在软组织中，因光电吸收的明显差别而产生高对比度的图像；在放疗中，光电效应可增加肿瘤组织的吸收剂量，提高其疗效。二是入射 X 线通过光电效应可全部被人体吸收，增加了受检者的 X 线剂量。

（二）康普顿效应

康普顿效应又称康普顿散射，它是射线光子能量部分吸收而产生散射线的过程。康普顿效应是入射光子与原子中的一个外层"自由"电子相互作用时发生的。康普顿效应的发生概率可受以下两个方面因素的影响。

1. 物质原子序数　康普顿效应的发生概率与物质的原子序数 Z 成正比。

2. 入射光子能量　康普顿效应发生概率与入射线波长成正比，与入射光子能量成反比。

康普顿效应是光子和"自由"电子之间的相互作用，在 K 电子结合能以上，随着入射光子能量的增加，由光电效应概率 $\propto I/(h\nu)^3$ 可知，光电效应随能量很快降低，而康普顿效应变得越来越重要。

但是，康普顿效应中产生的散射线，是 X 线检查中最大的散射线来源。从被照射部位和其他被照物体上产生的散射线，充满检查室整个空间。这一事实引起 X 线工作者和防护人员的重视，对此采取相应的防护措施。

二、X 线衰减及其影响因素

X（γ）射线在其传播过程中一般有两种衰减形式，距离所致的衰减和物质吸收的衰减。

（一）距离衰减

X 线以 X 线管焦点为中心在空间向各个方向辐射。在半径不同的各球面上射线强度与该点到球心的距离（即半径）的平方成反比，射线强度的衰减遵循平方反比规律。可见，如果距离增加 1 倍，射线强度将衰减为原来的 1/4。这一衰减称为距离所致的衰减，也称为扩散衰减。

人体在元素构成上与空气类似，空气的密度是 $0.0013t/m^3$，当离开焦点 100cm 时，对 X 线的衰减仅相当于 0.13cm 人体厚度所致的衰减。当离开焦点距离为 200cm 时，相当于 0.26cm 人体厚度所致的衰减。

根据这一法则，焦点到接收器的距离由 50cm

分别变为70cm、100cm、140cm、200cm时，X线强度变为原来强度的1/2、1/4、1/8、1/16。

（二）物质吸收衰减

当射线通过物质时，由于射线光子与物质的原子、电子或原子核相互作用，致使入射方向上的射线强度产生衰减，这一衰减称为物质吸收所致的衰减。

X线强度在物质中的衰减规律是X线透视、摄影、造影及各种特殊检查、CT检查和放射治疗的基础和基本依据，同时也是进行屏蔽防护设计的理论根据。

X线从一般的胸部后前位射出来的射线平均照射量只有入射线的1/10，从腹部前后位射出来的仅为1/100，从腹部侧位射出来的仅有1/1000。这是X线与物质发生各种相互作用并对X线能量进行吸收造成的。

（三）影响因素

1. X线能量对衰减的影响 射线能量除了对光电吸收和散射吸收的类型有影响外，还对X线的衰减有直接影响。实验表明，透过光的百分数随射线能量的增加而增加。对低能射线，绝大部分通过光电效应衰减；对高能射线，绝大部分通过康普顿效应衰减。

2. 吸收物质的原子序数对衰减的影响 物质对X线的吸收一般是随着元素的原子序数的增高而增加。但在某一能量范围内，也会出现原子序数低的物质比原子序数高的物质吸收更多的X线的特殊现象，如锡和铅的质量衰减系数在X线能29~88keV之间，锡的吸收系数大于铅的吸收系数，这一点很有实用价值，说明单位质量的锡比单位质量的铅能吸收更多的X线。由于锡比铅要轻得多，所以目前开始采用锡防护代替铅防护。

3. 物质密度对衰减的影响 物质密度的变化反映了电子数目和质量的变化，吸收物质的密度与X线的衰减成正比关系，如一物质的密度加倍，则它对X线的衰减也要加倍。

人体各组织的密度不同，对X线的吸收量也不等，这就形成了X线影像。密度大的物质对X线的衰减能力强，故多用密度大的物质作为屏蔽防护材料。但复合材料与单质材料比较，有的复合材料密度小而对X线的衰减能力强，这是因为多种元素的吸收限不同而造成的结果。

4. 每克物质的电子数对衰减的影响 每克物质的电子数目叫作每克电子数，单位是e/g。它与密度（单位g/cm^3）的乘积为物质的每立方厘米的电子数（单位e/cm^3）。

除氢外的所有物质的每克电子数都大致相同。

一般来说，有效原子序数高的物质比有效原子序数低的物质每克电子数要少，不少物质的每克电子数基本一样，但单位体积内的电子数却相差很远。

三、连续放射与标识放射

X线管产生的X线是由连续放射和标识放射两部分组成的。

（一）连续放射

连续放射又称连续X线或韧致辐射（bremsstrahlung），在X线管中，阴极电子撞击阳极靶面的动能，取决于加在X线管两极间的管电压，管电压越高，阴极电子获得的动能就越大。一部分具有足够动能且高速运动的电子与所撞击的靶原子核相互作用，将电子的全部能量（动能）转变为光子，产生波长极短的X线。但高速运动的电子并不一定全部直接与靶原子核相撞，有的只是受到核内正电场的作用而失去一部分能量，并且以光子形式放射出来。电子越接近原子核，失去的能量越多，所放射出的X线波长越短。其他电子因得到的动能较小，产生的X线波长则较长。高速电子经过第一次撞击失去一部分能量，再以较低速度继续撞击，直到能量完全耗尽为止。由于单位时间内大量的、能量不等的电子同时撞击靶面，且在与靶原子相互作用中损失的能量也各不相同。所以，X线管放射出的X线是一束波长不等、连续的混合射线，称之为连续放射（韧致辐射）。

光子能量可用$h\nu$或$\dfrac{h\nu}{\lambda}$来表示，其中，h为普朗克常数，c为光速，λ为X线的波长，则：

$$\frac{1}{2}mv^2 = Ve = \frac{hc}{\lambda} \quad 或 \quad \lambda = \frac{hc}{Ve} \quad (1\text{-}3)$$

式中，m为电子质量，v为电子的末速度，e为电子的电量，V为管电压（作用于X线管两端的管电压峰值）。通常把求X线管发生的最短波长公式写成：

$$\lambda_{min} = \frac{1.24}{V} \quad (nm) \quad (1\text{-}4)$$

对于每一个确定的管电压，都有一个最短波长，且数值只与管电压有关，管电压越高，波长越短。

（二）标识放射

标识放射又称标识X线或特征辐射（characteristic radiation），是由高速运动的电子与靶原子的内层轨道电子相互作用所产生的。X线管阴极发出的电子，以很大的动能撞击靶面时，原子内层轨道电子被击出而留下一个空位。按能量分布最低的原则，处于高能态的外壳层电子必然要向内壳层填补，产生电子跃迁现象。在跃迁过程中将其多余的能量以光子的形式放射出来，便产生X线，跃迁的电子能量差决定了这种X线的波长。不同的靶物质，其原子结构不同，发出X线的波长也不尽相同。这种由靶物质所决定的X线称为标识放射，它与X线管的管电流无关。电子撞击靶物质产生标识射线所需要的足够能量是由管电压决定的，管电压与靶物质的原子序数平方成正比，原子序数越高，需要的能量越大，产生的标识X线波长越短。

综上所述，在X线管内，高速运动的电子撞击阳极靶面时，一部分电子撞击到靶物质的原子核，受到核内正电场的作用产生连续放射；另一部分电子撞击了靶物质原子的外层电子，出现跃迁现象，产生标识放射。所产生的X线谱是由连续放射和标识放射叠加而成，标识射线占很小一部分，是在连续射线谱上出现的几个向上突出的尖端，随着管电压的升高，标识射线的量会增加。图1-5是X线管阳极靶面为钨，加在两极间的管电压分别为200kV、150kV、100kV、65kV时，产生连续谱的X线强度分布图。

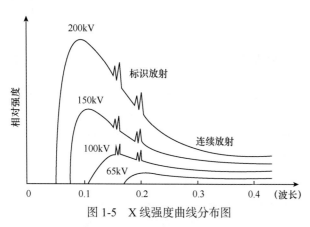

图1-5　X线强度曲线分布图

由曲线分布图可以看出，连续谱的X线强度是随波长的变化而连续变化的。每一不同数值管电压所对应的曲线，都有一个强度峰值和一个最短波长，且管电压越高，波长越短。最短波长的X线强度极小，随着波长的增加，其强度也增加，在未达到最短波长的2倍之前，X线强度已达最大值。之后，X线强度随波长增加而逐渐减小。

四、散射线产生与消除

X线与人体相互作用的主要形式是光电吸收和康普顿散射吸收，其中康普顿散射吸收会伴有散射线的产生，而散射线对周围其他物体也有穿透、被吸收和再次产生散射等作用。散射线量的多少与原发射线的能量、被照体的厚度、密度、原子序数以及照射面积有关。管电压越高，能量越大，产生X线波长越短，散射线越多；被照体越厚、密度越大、原子序数越高、受照射面积越大，产生的散射线也越多。如果散射线大量存在，就会使影像产生灰雾，影响图像质量。

为了提高影像质量，尽量减少散射线对照片的影响，主要方法有抑制法和消除法。

（一）抑制法

1. 滤过板从球管窗口发出的是波长不等的X线束，其中波长较长的原发射线可产生较多的散射线，将铝板或薄铜板等放置于窗口处，可吸收波长较长的原发射线，从而减少散射线的产生。

2. 遮线器可在摄影时尽量缩小照射野的面积，减少不必要的原发射线，从而减少散射线。

（二）消除法

消除散射线的有效设备是滤线器，其主要设备是滤线栅。滤线栅的构造，是将宽度为0.05～0.1mm的薄铅条，间隔以能透过X线的物质（如胶木纸板等）互相平行或呈一定斜率排列而成。铅条的高度与相邻两铅条间（填充物）距离的比值，称栅比。栅比越大，其吸收散射线能力越强，栅比值通常为6～16。单位距离内铅条的数目称栅密度，常用线对/厘米（LP/cm）表示。栅密度越大，表示滤线栅吸收散射线能力越强（图1-6）。

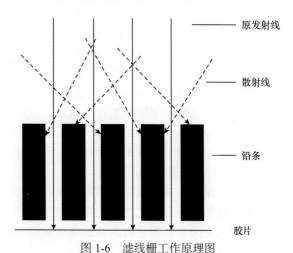

图1-6　滤线栅工作原理图

思 考 题

1. 简述X线产生的条件。
2. 简述连续放射与标识放射的概念。
3. 简述X线产生的效率及其影响因素。
4. 简述X线的本质。
5. 什么是X线的质与量？
6. 什么是X线效应？
7. 什么是X线衰减？

（李真林　刘　念　张红霞　余建明）

第二章　数字 X 线成像基础

本章主要叙述了数字图像的特征，数字图像的形成，数字图像的处理，数字图像评价。

This chapter mainly describes the characteristics, formation, processing and the evaluation of digital images.

第一节　数字图像的特征

数字 X 线图像（digital X-ray image）是传统的 X 线成像技术与现代计算机技术结合的产物。

一、模拟与数字

（一）模拟（analog）

模拟是某种范畴的表达方式如实地反映另一种范畴。日常生活中有很多这种现象：如温度与时间、电源的频率、电压或电流的变化等，这些信息量的变化是随时间或距离的改变而呈连续变化。因此，把这种连续变化的信号称为模拟信号或称模拟量。由模拟量构成的图像称模拟图像（analog image）。

传统的 X 线荧光屏透视影像、普通 X 线照片影像以及影像增强器影像，均属于模拟影像。它们记录或显示的影像是几乎完全透明（白色）到几乎不透明（黑色）的一个连续的灰度范围，是 X 线透过人体内部器官的投影。这种不同的灰度差别即为一个局部所接受辐射强度的模拟，或从另一个角度讲为相应成像组织结构对射线衰减程度的模拟。这些影像中的密度（或亮度）在位置上是连续函数，点与点之间的灰度是连续变化的。影像中每处亮度呈连续分布，具有不确定的值，只受亮度最大值与最小值的限制。

（二）数字（digital）

如果影像亮度的最大值与最小值之间是离散的，影像中的每个点都具有确定的数值，此时影像就是数字影像（digital image）。数字图像是一种用规则的数字量的集合来表示的物理图像，是由不同亮度或颜色组成的二维矩阵。当一个矩阵含有足够多的点，且点与点之间足够近时，看上去就像一幅完整的平滑图像。数字图像的表达有两个要素，即像素的大小和灰度值。存储一幅数字图像只要记录它点阵的大小和每个点的灰度即可。

（三）数字图像的特点

若在一个正弦（或非正弦）信号周期内的若干点取值，点的多少以能恢复原信号为依据，再将每个点的值用二进制数码表示，这就是用数字量表示模拟信号的方法。将模拟量转换为数字信号的器件称为模-数转换器（analog to digital converter，ADC）。模-数转换器把模拟量（如电压、电流、频率、脉宽、位移、转角等）通过取样转换成离散的数字量，这个过程称为数字化。转化后的数字信号输入计算机图像处理器，进行数字逻辑运算，处理后重建出图像，这种由数字量组成的图像就是数字图像。由此可见，数字影像是将模拟影像分解成有限的小区域，每个小区域中亮度的平均值用一个整数表示。

数字方法明显优于模拟方法，主要表现为：①对器件参数变化不敏感。②可预先决定精度。③有较大的动态范围。④适合于非线性控制。⑤对环境、温度变化敏感性低。⑥可靠性高。⑦系统依据时间划分进行多路传输时，有较大灵活性。⑧纯数字系统是由大量简单通断开关组成，基本上不随时间和温度改变而产生漂移，系统性能始终一致。

从应用角度分析，数字图像的优势为：①数字密度分辨力高，屏/片组合系统的密度分辨力只能达到 26 灰阶，而数字图像的密度分辨力可达到 16bit，数字图像可通过窗宽、窗位、转换曲线等调节，可使全部灰阶分段得到充分显示，从而扩大了密度分辨力的信息量。②数字图像可进行多种后处理，如窗口技术、参数测量、图像计算、特征提取、图像识别、二维或三维重建、灰度变换、数据压缩、图像放大与反转、图像标注等，实现计算机辅助诊断，从而提高影像诊断的软阅读能力。③数字图像可以进行大信息量的光盘存储，并随时进行调阅。④数字化图像能进行传输，为联网、远程会诊、远程影像教学、实现无胶片化、图像资源共享等奠定了良好基础。数字图像是 RIS、HIS、PACS、信息放射学、信息高速公路必备的条件。

二、矩阵与像素

（一）矩阵（matrix）

原始的射线图像是一幅模拟图像，在空间上和在振幅（衰减值）上都是连续信号，计算机不能识别未经转换的模拟图像，只有将图像分成无数个小单元（像素），并赋予数值，才能进行数字逻辑运算。

矩阵是由纵横排列的直线相互垂直相交而成，一般纵行线数与横行线条数相等，各直线之间有一定的间隔距离，呈栅格状，这种纵横排列的栅格就叫矩阵。矩阵越大，栅格中所分的线条数越多，图像越清晰，分辨力越强。常见的矩阵有 512×512、1024×1024、2048×2048，每组数字表示纵横的线条数，两者的乘积即为矩阵的像素数量。

（二）像素（pixel）

矩阵中被分割的小单元称为像素。图像的数字化是将模拟图像分解为一个矩阵的各个像素，测量每个像素所在位置的衰减值（不同的灰度），并将此值转变为数字，再把每个像素的坐标位置（X轴、Y轴及Z轴）和衰减值输入计算机。为了便于计算机持续追踪像素并进行数字运算，每个像素应包括它在矩阵中的位置和X线衰减值。也就是每个像素必须具有三个二进制数字，第一个数字相当于线数，第二个数字相当于像素在这条线上的位置，第三个数字为灰阶信息的编码值。所以说，数字化图像在空间坐标上和亮度上都已离散化，如图 2-1 所示。

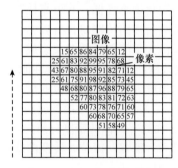

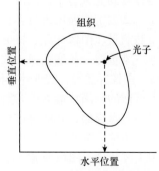

图 2-1 X线图像矩阵化和像素化的过程

像素是构成数字图像的最小元素，即图像取样的最小单元，其大小决定图像的空间分辨力（spatial resolution）。普通X线照片的分辨力为10Lp/mm，而数字图像分辨力仅有3～4Lp/mm。然而，数字X线摄影中探测器的动态范围（dynamic range）比X线照片的动态范围大得多，X线照片一般为1:100，

影像增强器为1:500，晶体半导体探测器为1:10 000。

数字图像将模拟图像分成许多像素，并对每个像素赋予数字，表现出来的是每个像素的不同亮度。表示像素的浓淡程度的数值有数十至数千级，以2的乘方数 bit 表示。一般来讲，一个 N 比特（bit）的二进制数字可表示 2^N 个灰阶水平。例如，8bit 就是 256 级。人眼无法分辨这样的灰度级，只有通过窗口技术进行转换。

三、数字图像术语

熟悉和掌握数字图像的基本概念，对理解数字成像原理十分重要。

1. 矩阵（matrix） 是一个数学概念，它表示一个横行和纵列的数字方阵。数字成像的矩阵有 512×512、1024×1024、2048×2048 等。

2. 采集矩阵（acquisition matrix） 是数字摄影时所选择的矩阵，即每幅画面观察视野所包含的像素数目。

3. 显示矩阵（display matrix） 是监视器上显示的图像像素数目，显示矩阵一般等于或大于采集矩阵。

4. 像素与体素（pixel and voxel） 像素是指组成数字图像矩阵的基本单位，具有一定的数值，是一个二维概念。像素实际上是体素在成像时的表现，像素的大小用像素尺寸表征，如 129μm×129μm。体素是一个三维概念，它是某一层面的最小单元。

5. 原始数据（raw data） 是由探测器直接接收的信号，这些信号经放大后，再通过模-数转换为所得到的数据。

6. 显示数据（display data） 是指组成图像的数据。

7. 重建（reconstruction） 用原始数据经计算而得到显示数据的过程称为重建，重建是一个经过计算机数字处理的复杂过程。重建能力是衡量计算机功能的一项重要指标，一般采用专用阵列处理器（array processor，AP）来完成。

8. 采集时间（acquisition time，TA） 指获取一幅图像所需要的时间。

9. 重建时间（reconstruction time） 指阵列处理器用原始数据重建成显示数据矩阵所需要的时间。重建时间与矩阵的大小有关，矩阵越大，重建时间越长，同时也受阵列处理器和内存容量的影响，阵列处理器的运算速度快，重建的时间就短，内存容量大也可缩短重建的时间。

10. 噪声（noise） 指不同频率和不同程度的声音无规律地组合在一起。在电路中，将电子持续杂乱运动或冲击性的杂乱运动而形成频率范围相当宽的杂波称为"噪声"。在数字X线成像中噪声的定义

为：影像上观察到的亮度水平的随机波动。

11. 信噪比（signal-to-noise ratio，SNR）　是信号与噪声的比，用来表征有用信号强度同噪声强度之比的参数称为"信号噪声比"。信噪比是评价电子设备灵敏度的一项技术指标。

12. 灰阶（gray level）　系指在图像上或显示器上所显现的各点不同的灰色层次。把白色与黑色之间分成若干级，称为"灰阶等级"，表现不同亮度（灰度）信号的等级差别称为灰阶。

13. 比特（bit）　是信息量的单位。在数字图像中，使用一些基本符号来表示信息，这种符号称为"码元"或"位"。在二进制中，一位码元所包含的信息量称为比特。

14. 亮度响应（brightness respond）　转换器把光能转换为电流，这种亮度-电流转换称为该转换器的亮度响应。

15. 动态范围（dynamic range）　对光电转换器而言，亮度的最大与最小值之比即为动态范围。

16. 视野（field of view，FOV）　指数字成像的区域。

17. 窗宽（window width）　表示所显示信号强度值的范围。窗宽越大，图像层次越丰富；窗宽越小，图像层次越少，对比度越大。

18. 窗位（window level）　又称窗水平，是指图像显示时图像灰阶的中心值。

19. 窗口技术（window technology）　指调节数字图像灰阶亮度的一种技术，即通过选择不同的窗宽和窗位来显示成像区域，使之清晰地显示病变部位。

20. 模-数转换（digital to analog conversion）　是把模拟信号转换为数字信号，即把连续的模拟信号分解为彼此分离的信息，并分别赋予相应的数字量级，完成这种转换的元件称为模-数转换器（ADC）。

21. 数-模转换（analog to digital conversion）　实际是模-数转换的逆变换，它把二进制数字影像转变为模拟影像，即形成视频影像显示在监视器屏幕上，完成这种转换的元件称为数-模转换器（DAC）。

22. 硬件（hardware）　指设备的机械部件和计算机以及电子元器件。

23. 软件（software）　指用于控制计算机运算过程的程序。

第二节　数字图像的形成

一、数字图像采集

一幅灰度连续变化的模拟图像，通过采样后被转换成数字图像，数字图像的矩阵是一个整数值的二维数组。图像采样是对连续图像在一个空间点阵上取样，也就是空间位置上的数字化、离散化。图像采样的空间像素点阵，并不是随意确定的，首先要满足采样定理，使得采样后的数字图像不失真地反映原始图像信息。

图像矩阵中的行与列的数目一般是2的倍数，这是由计算机的二进制特性决定的。构成图像的像素数量越少，像素的尺寸就越大，可观察到的原始图像细节就少，图像的空间分辨力就低；像素的数量多，像素的尺寸就小，可观察到的图像细节也就多，图像的空间分辨力也就高，每个单独像素的大小决定图像的空间分辨力。

二、数字图像量化

图像的灰度量化是数字图像的一个重要步骤，数字图像量化就是赋予一幅空间离散图像中各像素相应的数值。在图像的数字化处理中，采样所得到的像素灰度值必须进行量化，即分成有限的灰度级，才能进行编码送入计算机内运算和处理。由于计算机一般采用二进制，其中每一个电子逻辑单元具有"0"和"1"两种状态，图像的量化和存储都是以这种逻辑单位为基础。数字的量化等级数是由量化过程中选用的量化位数所决定，如果采样量化位数为n，则图像量化级数m，可以表示为：$m=2^n$。例如，当n等于8时，m等于256个等级。

图像的采样是对连续图像进行空间上的离散，而图像的量化则是把原来连续变化的灰度变成离散的有限等级。量化后的整数灰度值又称为灰度级（gray level）或灰阶（gray level），量化后的灰度级的数量由2^N决定，N是二进制数的位数，常称为位（bit），用来表示每个像素的灰度精度。每个像素的灰度精度范围可从1位到8位（256个灰度级），也可从1位到10位（1024个灰度级），甚至更多。图像的灰度范围为图像的灰度分辨力，也称图像的对比度分辨力或图像密度分辨力。

三、数字图像转换

数字图像的转换包含模-数转换和数-模转换两个过程。模-数转换是把模拟信号转换为数字信号的量化过程，是进行计算机处理的基本步骤之一。模-数转换器是把连续的模拟信号分解为彼此分离的信息，并分别赋予相应的数字量级。从数字成像的转换来看，是把影像从"白"到"黑"的连续灰度分解为不连续的"灰阶"，并赋予每个灰阶相应的数值。

数 - 模转换实际上是模 - 数转换的逆变换，是将数字化处理的数字图像再转换成模拟影像的过程，以便在显示器显示，供医务人员判读。

第三节　数字图像的处理

一、窗口技术

数字图像的显示是经计算机对数据进行计算，得出图像矩阵中每个像素的像素值，再按每个像素值的大小转换到显示器上，形成亮暗灰度不同的图像。为了更好、更多地显示组织的结构和细微信息，需要选择不同的窗口技术来观察图像。

（一）窗宽

窗宽（window width）表示图像所显示的像素值的最大范围。加大窗宽，图像层次丰富，组织对比度减小；缩小窗宽，图像层次少，但组织对比度增加。

（二）窗位

窗位（window level）表示图像所显示的中心像素值，又称窗中心（window center）。不同组织的像素值不同，通常以欲观察某一组织的像素值作为窗中心。在 CT 图像中，如肝组织的窗位为 40Hu，而窗宽常用 200Hu。在显示器上 16 个灰阶的 CT 值范围为 -60～140Hu，即 CT 值在 -60 与 140Hu 间的组织，以 16 个不同的灰阶清楚地显示出来，肝内组织 CT 值的差别大于 12.5Hu 就能分辨。

总之，窗口技术的运用原则是当病变和周围组织密度相近时，应适当调小窗宽；如观察的部位需要层次多一些，也应适当加大窗宽；如果显示部位的图像密度较低，可适当调低窗位，反之则可调高窗位。

二、对比度调节

图像对比度与各像素值之间的差值有关，对比度可以通过对像素乘以一个适当系数再减去一个数值来加以改善，如图 2-2 所示。

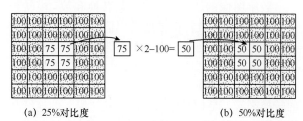

(a) 25%对比度　　　　　　(b) 50%对比度

图 2-2　数字对比度的提高

原始图像和改进后的图像之间的关系如图 2-2 所示，它显示出新像素值与原像素的关系。虚线表示两个相同的图像，或者说是乘以系数 1 时的关系。如果原始图像用比 1 大的系数去乘，则对比度增加；如果用比 1 小的系数（小数）去乘，则对比度降低。

图 2-2（a）表示原始图像中背景区域内像素的平均值为 100，而在物体中心每个像素的平均值为 75。于是，物体和背景间的对比度为 25 或 25%。如果用系数 2 乘以每个像素值，然后再减去 100。那么，在图 2-2（b）中，背景内像素的平均值仍为 100，而物体的像素平均值变为 50，这就使得这两个区域的对比度为 50 或 50%，即原始图像的对比度加倍。用这种方式提高对比度的同时，也增加了噪声。

对比度增强是图像增强技术中十分重要的方法，它是利用灰度线性扩展的手段达到扩大图像的灰度范围，适用于处理图像像素相近的灰度影像。

非线性变换也用于对比度增强，常用分段线性变换、对数变换和指数变换方法。分段线性变换是对不同灰度级范围用不同的变换系数进行线性扩展和压缩，以增加感兴趣区的对比度；对数变换是通过扩展低灰度区，压缩高灰度区的方式，使低值灰度区域的图像细节更清晰；指数变换与对数变换相反，是通过扩展高灰度区，压缩低灰度区域的方式，使高值灰度区的图像细节更清晰。

三、直方图调节

对一幅图像所包含的全部像素的灰度做统计，并以横坐标表示灰度值，纵坐标表示图像中具有该灰度的像素个数，这样绘制出的曲线称为灰度直方图（histogram）。因此，直方图是表示图像中每一灰度级与该灰度级出现的频数之间的对应关系。灰度直方图反映的是图像灰度的统计性质，不包含空间位置信息。一幅图像对应着唯一的直方图，而一个直方图可以对应着多幅不同的图像。

原始图像的灰度直方图在低灰度区频数较大，大部分像素的灰度低于平均灰度，这样隐含在较暗区域中的细节往往显示不佳。为了使较暗区域的结构显示清晰，可把灰度的分布拉开，这要增加图像对比度。这类增强方法是通过调整直方图达到的，故称直方图增强。这种方法是先计算出原始图像的直方图，再根据需要选择一个变换后图像的直方图，依据这两个直方图来确定所采用的灰度变换方法，使变换后的图像达到所希望的直方图效果。这种变换仍然保持变换前后两幅图像灰度次序的一致性，即原来具有较大灰度的像素仍然具有较大的灰度值，不会影响图像的表达含义。

直方图增强包括直方图均衡（local adaptive histogram equalization，LAHE）和直方图匹配。前者通过一个变换函数，使变换后的图像各灰度级的频数相同；后者是通过变换函数来修改原始图像的直方图，使之与另一幅图像直方图相匹配，或者具有某种预定的函数形态。直方图增强实质上是拉大了相邻像素的灰度差，突出了感兴趣区的灰度范围，使人的视觉更易观察到像素之间的差异，改善了图像质量。

四、图像平滑滤波

空间滤波（spatial filtering）是在一幅图像上选择性增强或减弱特殊空间频率的成分。空间滤波有低通滤波、高通滤波和中通滤波三种方式。中通滤波是降低图像噪声的方法，使一个变化的窗宽内的中心像素被这个窗宽内像素的中心值代替，这样可减少图像边缘模糊，降低图像的人工伪影。中通滤波压缩了噪声，同时也压缩了有用信息。

低通滤波又叫平滑处理，它对图像灰度急剧变化部分进行平滑作用。对图像上每一点的灰度值用预先限定的周围像素值平均，建立一幅平滑的图像。低通滤波衰减了图像的高频部分，对于图像的低频范围的信号不衰减予以保留，这样可以降低噪声。

图像噪声是影像亮度水平的随机波动，X线数字成像中探测到的X线量子遵循统计涨落规则。随着X线剂量的增加，影像中亮度的随机波动会减少，噪声量降低，如果照射量加4倍，观察到的噪声水平可减少1/2。

噪声是影响数字图像质量的主要因素，为了减少X线光子密度的统计涨落而产生的噪声，可以使用与邻近像素的像素值均衡的方法，九点平滑处理技术是减少图像噪声的方法之一，如图2-3所示。

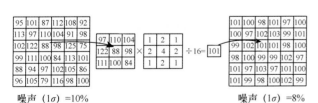

噪声（1σ）=10%　　　　　噪声（1σ）=8%

图2-3　采用九点平滑处理技术减少图像噪声

九点平滑处理法是由计算机根据原有的图像计算出一幅新的图像，每个新的像素值就是原像素及其周围8个像素的加权平均值。具体做法是：首先把欲处理像素的初值乘以4，然后把位于四边的4个像素值乘以2，位于四角的像素值乘以1，最后把相乘结果相加的总和除以16，便得到加权平均值。当把这种处理应用到图2-3所示的图像范围时，噪声就从10%减小到1.8%。用平滑法在减少噪声的同

时，也会增加图像的模糊程度，从而降低细微结构的清晰程度。

五、图像锐化滤波

锐化（sharpening）就是突出图像的边缘，便于识别感兴趣区的轮廓。数字处理方法是用微分、差分的方式计算相邻像素的灰度变化，由于感兴趣区的边缘变化相对较大，将其反映到变换后的图像中去，以突出感兴趣区的边缘。

锐化滤波又叫作高通滤波、边缘增强。图像的边缘轮廓是像素灰度值陡变的部分，包含着丰富的高频分量，若把这部分突出，就能使图像轮廓清晰。高通滤波是用高通滤波函数来衰减傅里叶变换中的低频分量，使用一组像素的线性组合和加权，对像素值求积分。这样，高频信息增强，低频信息减弱，使图像的边缘增强。然而，增强太多会减少软组织的对比度，增加背景的随机噪声，使某些诊断信息丢失。

六、图　像　分　割

图像分割就是根据均匀性（或一致性）的原则将图像分成若干个有意义的部分，使得每一部分都符合一致性的要求。

（一）边界检测

在度量图像的某些参数时，经常需要划定某一区域的边界。各区域之间的灰度存在差异，划定边界时先确定一些截止灰度值，按像素灰度所处的灰度值范围把图像划分成不同区域，若灰度值最接近截止灰度的像素就构成了边界。寻找边界的过程可由计算机自动完成，也可借助跟踪球在屏幕上手工画定。

（二）分割方法

图像分割是三维重建的基础，分割的效果直接影响三维重建后模型的精确性。分割可以帮助医生将感兴趣的物体（病变组织等）提取出来，使医生能够对病变组织进行定性及定量的分析，从而提高医学诊断的准确性和科学性。常见的分割技术有阈值分割技术、微分算子边缘检测、区域增长技术和聚类分割技术。手动操作可以充分发挥人的主观能动性，但各种分割方式总是力求使手工操作尽量减少，尽量使用计算机以减少人工误差。

这里以阈值分割和边缘检测为例简要说明。①阈值分割：在分割之前先指定一对阈值上下限，这是最常用的自动分割方法（图2-4）。适用于同一物体内灰度较一致，不同物体间灰度差别明显的情

况。例如，将骨从软组织中分割出来，通过调节阈值可以实时看到分割的效果。②自动边缘检测：边缘检测是图像分析的基本问题之一，已经有很多比较成熟的算法。利用这一功能，用户只需提供曲线的起点和终点，计算机自动沿着检测到的物体边缘进行划分。

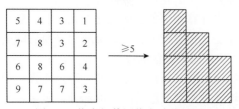

图 2-4 指定阈值图像自动分割法

七、多平面重组

（一）原理

多平面重组（multiplanar reformation，MPR）是指把横断扫描所得的以像素为单位的二维图像，重建成以体素为单位的三维数据，再用冠状面、矢状面、横断面或斜面去截取三维数据，得到重组的二维图像（图 2-5）。在把每一层横断面叠加起来的时候，层与层之间做插值，形成各向体素间距相同的三维容积数据。重建的多平面的层数、层厚和层间距可以自行调整。若在冠状面、矢状面或横断面上画任意的曲线，此曲线所确定的柱面所截得的二维图像就是曲面重组（curved planar reformation，CPR）。CPR 是在 MPR 基础上改进的一种算法，它是通过人工描述出感兴趣结构的中心线或自动跟踪三维体数据结构的轨迹所形成的曲面重建图像，可用于纤曲、细小解剖结构，如冠状动脉等的重建与显示。

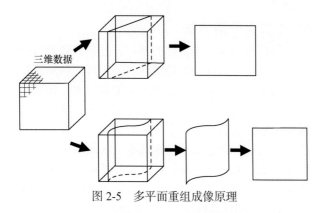

图 2-5 多平面重组成像原理

（二）显示方法

多平面重组的实质是把扫描所得的体素进行重新排列，在二维屏幕上显示任意方向上的断面。常规操作方法如下：

1. 重建图像的选取 用于 MPR 或 CPR 重组的 CT 图像，必须是一个相同的扫描方向、角度和相同的视野，而且 X 轴、Y 轴上处于同样的位置的序列图像，即在同一次扫描定位像内的图像。图像的数量可根据需要而定，一般不能少于 4 幅。

2. MPR 重建参照图像的选取 通常是根据诊断的需要，选取一组图像的中间层面、感兴趣层面或某个器官的中间层面。

3. 多平面图像的获取 以参照图像为基础，可获得冠状位、矢状位或任意方位的重组图像。通过鼠标移动各个平面的位置，可使三幅断面图像平滑地变化。在操作程序中，允许以初次重组结果中的任意图像，作为一个新的参照图像，进行新的 MPR 重组。曲面重组（CPR）可以把横断面、冠状面或矢状面中的任意一个指定为参照平面，在它上面用鼠标画一曲线，此曲线的投影轨迹就是一个曲面。

（三）临床应用

1. 适应证 多平面重组适于人体中任何一个需要从多角度多方位观察的器官，特别适合对病灶的多方位观察，以了解与相邻组织的空间位置关系（图 2-6）。曲面重建可使弯曲的器官拉直、展开，显示在一个平面上，使观察者能够看到某个器官的全貌。

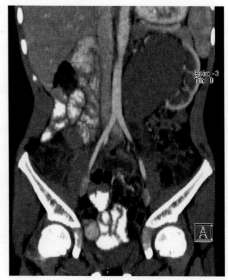

图 2-6 人体腹部的冠状面图

2. 影响因素 图像质量受很多因素的影响，如原始的横断面图像的层面越薄，所得图像质量越好，并且横断面图像信噪比高，则多平面图像的信噪比也好，螺旋 CT 扫描的螺距以 ≤1.0 为佳。曲面重建的图像质量对于所画曲线的准确与否依赖性很大，有时会造成人为伪影。

3. 应用评价 多平面重组的优点：①断面显示

简单快捷，可以达到实时的效果，弥补了横断面的不足，适合于显示实质脏器的内部结构。②能利用横断面扫描所获得的容积数据，产生新的任意断面的图像，不须对患者再次扫描。③新产生的断面图像可以如实地反映原断面图像中各结构的密度值，在新产生的断面图像上可以对各组织结构进行密度、大小等的测量。④曲面重建可以在一幅图像中展开显示弯曲物体的全长，可以测量出弯曲物体的真实长度，有助于显示病变的范围。

多平面重组的缺点：①它所产生的新的图像仍然是断面图像，对于结构复杂的器官很难完全表达它的空间结构。②曲面重建用于显示弯曲的血管时，受人为操作的影响很大，如果所画曲面偏离血管的中心线，会造成血管局部狭窄的假象。③曲面重建的操作会产生器官的变形，有时从新产生的断面图像上难以辨认体位，一定要附上产生曲面图像的参照图像。

八、表面阴影显示

（一）原理

表面阴影显示（shaded surface display，SSD）又称为表面遮盖重建法，是将三维容积数据中蕴含物体表面加上的明暗阴影进行显示的方法，即通过计算机使被扫描物体表面大于某个确定阈值的所有相关像素连接起来的一种表面数学模式成像。SSD要求预先设定一个最低的阈值，计算机将各像素的CT值与这个阈值进行比较，凡是高于这个阈值的像素就被保留下来，把它确定为白色作为等密度处理，而低于这个阈值的像素则会被舍弃，在图像上定为黑色。这种黑白图像再根据光照模型确定的算法，来给物体表面加上阴影，呈现在二维屏幕上，从而得到从任何角度投影成像的三维表面轮廓影像。

表面阴影显示常规操作分两步进行：第一步是表面重建（surface reconstruction），即从三维灰度数据重建出三维物体表面的几何信息。CT采集到的三维图像是灰度数据，物体表面信息隐含于其中。如果数据源是各向采样间隔基本相同的三维灰度图像，那么表面重建就仅仅是分割。只要指定一对阈值就能分割出三维物体表面，计算法矢量（一种垂直于物体表面方向向外的量），借助光照的作用，投影于人眼。如果数据源是一组层间隔较大的断面图像，就先在断面图像上分割感兴趣区，再在这些二维感兴趣区之间进行基于形状的插值，重建出的三维物体。

第二步是面绘制（surface rendering），方法是根据光照模型确定的算法给物体表面加上阴影。表面再现把三维物体表面沿着视线投影到二维屏幕上，设想有光源照射在三维物体表面上。根据光照模型计算出物体表面上每一点的光照效果，在屏幕上呈现出立体感很强的图像（图2-7）。

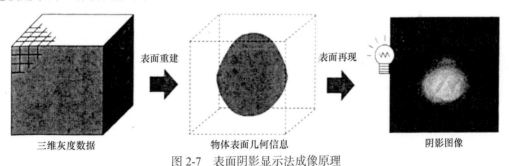

三维灰度数据　　　物体表面几何信息　　　阴影图像

表面重建　　　表面再现

图 2-7　表面阴影显示法成像原理

（二）显示方法

表面阴影显示采用阈值法成像，图像显示准确性受图像处理中分割参数（阈值）的影响。如阈值选择过低，图像噪声增加；如阈值选择过高，则会造成细小管腔的假性狭窄征象。表面阴影显示法常常对管腔的狭窄有夸大效应，这主要是由部分容积效应造成的。为了减少部分容积效应的影响，在采集图像时，要尽可能使用薄层扫描和重建，在进行后处理时，要仔细调节一些参数如阈值、阻光度、窗宽和窗位等，以便得到真实的图像结构。

表面阴影显示法的操作步骤如下：

1. 选择图像及其数量　原则同多平面重组法。图像数量的多少根据不同的情况和要求而定，并非越多越好，这点和多平面重组不一样。如想全面地观察整个脏器的情况，则应选取尽可能多的横断面图像；如欲观察脏器某个局部病灶的情况，则不必选取太多的图像，以免在各个方位观察时受到周围其他结构干扰。

2. 选择感兴趣区　一般对于局限性病灶的表面阴影显示都要采用感兴趣区成像，以便病变的更好显示和观察。如果临床需要观察的病变范围较大，则不采用感兴趣区法，而按原横断面的大小成像。

3. 选择三维成像的分辨力 分辨力一般有 256 矩阵和 512 矩阵两种，如果设备容量允许或选取的横断面图像数量较少，应尽可能选用 512 矩阵，可获得较好的三维图像质量。

4. 选择三维成像的阈值 这是三维成像图像质量好坏的关键，太高或太低的阈值设置都将影响三维显示的效果。

5. 由 SSD 三维重组软件完成表面阴影显示的三维成像 SSD 成像后的显示观察，常采用前面、后面、左侧面、右侧面、顶面和底面进行观察，也可以沿 X、Y、Z 轴旋转，选择任意角度进行观察。此外，还可运用平面切割，改变光线的投影角度等观察工具，使三维图像显示效果更佳。如果三维图像显示满意，则可将所重建图像存储起来。

（三）临床应用

1. 适应证 表面阴影显示可将蕴含在三维容积数据中的物体的表面信息显示出来，使被显示的结构具有立体感、真实感，特别适合空间结构复杂的器官或外形有显著改变的器官（图 2-8）。如对颅底诸结构的显示，对全身各骨骼创伤后形态改变的显示，尤其对骨折患者的手术复位和整形患者的手术指导具有重要意义，特别适合粉碎性骨折和颌面部畸形的患者。

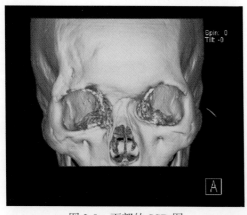

图 2-8 面部的 SSD 图

另外，对于人体大血管的 CT 增强扫描后的三维重建，表面阴影显示也可以帮助确定血管的形态走向、先天变异和动脉瘤等。对喉部和胸部气道的显示，SSD 也有一定的帮助，可以观察各种原因引起的喉腔不规则的狭窄，以及各种病变侵犯气管或支气管管壁的范围。

2. 影响因素 表面阴影显示采用阈值法成像，图像处理中分割参数（阈值）对图像的准确性影响最大。如果阈值选择太高，可能会造成小管腔的假性狭窄，一些正常的骨骼表面会出现缺损等征象；而阈值选择太低，则图像的噪声会加大，致使靶器官的显示很不清晰。

另外，原始的横断面图像的获取参数也可以直接影响 SSD 的效果。一般地，横断面图像层厚越薄，图像的信噪比越高，所获得的 SSD 图像质量越好，螺旋扫描时尽量采用小的螺矩，适当加大毫安量，采用合适的重建算法，均有助于改善 SSD 的图像质量。

3. 应用评价

（1）表面阴影显示法的优点：①显示的三维图像与实际物体极为相似，符合人的视觉习惯，给人以很强的真实感和立体感。②SSD 只显示物体的表面信息，所需信息量不大，可以在比较普通的工作站上实现实时显示，人机交互操作简单、便捷。③可以沿着物体的三维表面进行长度和角度的测量，在计算机屏幕上可以对三维物体进行模拟手术，仿真切割等操作。

（2）表面阴影显示的缺点：①分割三维物体表面时，分割参数（阈值）的选择对图像结果影响很大，往往需要反复进行，如果阈值选择不当，常常会因部分容积效应的影响，使得图像出现一些类似空洞的假象。②由于只提取了物体的表面信息，故不能测量密度值。③横断面图像中的伪影也会通过 SSD 显示出来，要注意鉴别。

九、最大密度投影

（一）原理

最大密度投影（maximum intensity projection，MIP）是利用投影成像原理，将三维数据朝着任意方向进行投影。设想有许多投影线，取每条投影线经过的所有体素中最大的一个体素值，作为投影图像中对应的像素值，这样由所有投影线对应的若干个最大密度的像素所组成的图像，就是最大密度投影所产生的图像。图 2-9 示意将一个 3×3×3 的三维图像进行最大密度投影，每条投影线正好穿过一行体素，从这一行体素中取出最大值来显示一个像素。如果在倾斜的方向上投影，投影线就不一定正好从体素中间穿过，这时需要在投影上重新采样，采样点加权累计邻域的体素。

最大密度投影是为了把三维信息中密度最高的结构显示出来。例如，CT 血管造影中血管的密度高于周围的组织结构，用最大密度投影就可以把密度高的血管勾画出来，低密度的组织结构被去掉，得到类似传统的血管造影的图像效果。在 MIP 重建过程中，可以沿某一轴位作任意旋转、重建，多角度连续观察组织器官的三维解剖结构，了解深层或前后重叠组织的结构关系；同时还可设定一定的旋转角度，使图像自动旋转、重建与保存，然后以电影形式依次再现重建所存储的 MIP 图像，动态观察组织结构的三维解剖关系。如果显示的靶器官为低密度，可以在投影线上取最小值，这样就得到最小密度投影（minimum intensity projection，Min IP），它多用于显示气管。另外，如果在投影线上取平均值，就称为平均密度投影（average intensity projection，AIP），AIP 的图像类似 X 线片，分辨力低，应用较少。

还有一种局部最大强度投影，其方法是在投影上取其遇到的第一个峰值，作为投影成像的像素值，这样的图像允许物体的低密度边缘能够显示出来，能够区分出前后遮挡关系，对解剖结构内小病灶的显示很有意义。

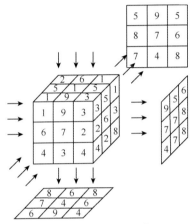

图 2-9　最大密度投影成像原理

（二）显示方法

MIP 的显示方法比较简单，通常的显示方位是前后位、上下位、侧位，根据实际需要还可以是任意斜位。通过多角度投影或旋转，可将前后物体影像重叠的 MIP 图像分开显示，也可以在投影前进行分割，去除邻近不需要显示的高密度组织或结构。通常的操作步骤如下：

1. 图像及数量的选择　原则上同多平面的重建。一般最少 4 幅图像，最多不超过计算机允许的最多帧数。具体数量的选择需要根据不同的情况和要求而定。

2. 图像预处理　是指通过手工方法或自动、半自动方法将不需要的高密度结构（骨骼）去除，也称之为图像编辑。由于各厂家 CT 机或工作站的软件差异较大，所以图像预处理的方式也各不相同。但该步骤是 MIP 成像的关键，直接影响结果图像的显示效果。

3. 选择或默认层厚　由 MIP 成像软件自动处理，并进行多方位观察和显示，选择合适的图像存储起来，供摄影所用。

最小密度投影，平均密度投影和局部最大密度投影的操作步骤，与最大密度投影类似。

（三）临床应用

1. 适应证　最大密度投影的密度分辨力很高，临床上广泛应用于对高密度组织和结构的显示。如在 CT 血管造影中可以显示动脉瘤、血管夹层、血管壁的钙化、血管的狭窄、血管壁软斑块等（图 2-10）。最小密度投影主要用于气管的显示，对中央气管病变的诊断价值较大，对于周围气道病变的诊断也有一定帮助，可显示气道的狭窄和占位病变等。

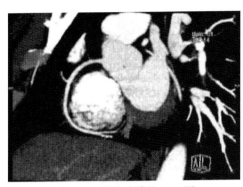

图 2-10　冠状动脉的 MIP 图

2. 影响因素　最大密度投影的成像质量受很多因素的影响。

（1）源图像质量：所谓源图像是指用来作三维重建的原始断面图像。最大密度投影主要是依据投影线上的密度的高低来成像，如果想获得良好的 CT 血管造影的最大密度投影的图像，首先要使得增强扫描的横断面图像的血管密度尽可能高，而周围组织的密度应尽可能低。

理想扫描时机的选择应该是靶血管对比剂浓度最高，而周围的组织内无对比剂，这就要求尽量在短时间内使血管内对比剂浓度达到最高。同时以最快的速度扫描完，以降低实性组织和静脉内的增强程度，从而获得高密度的动脉图像。对比剂注射的流率应尽可能快，注射时间不应短于扫描时间。

在进行任何一个 CTA 扫描时，必须权衡的是扫描容积的大小和 Z 轴方向的空间分辨力。Z 轴方向的空间分辨力越高，所得 MIP 图像越好，这就要求扫描时有尽可能小的层厚和相对较慢的床速。在确保扫描覆盖范围的情况下，尽可能采用小的层厚和螺距。

（2）三维重建时：MIP 图像是投影线上高密度结构的图像，通常用作 CTA 对血管的显示，但是骨骼也是高密度图像，它会对血管图像产生干扰，必须用预处理方法将其去除。常用的预处理方法有自动编辑和人工编辑，目的是将不需要的高密度结构（例如骨骼和钙化）去掉。

自动编辑的方法很多，如阈值法，感兴趣区器官的空间连续法。阈值法是投影前去除钙化和骨骼的方法；感兴趣区器官的空间连续法又称扩展阈值法，用于在 MIP 成像前消除骨和其他高密度的结构。

3. 应用评价 最大密度投影的图像主要提供密度信息，是 CT 血管造影进行三维重建所采用的主要方法之一。

（1）最大密度投影的优点：① MIP 图像的像素值可由 Hu 单位量化，骨结构、钙化、对比剂、软组织和空气，它们的明暗关系显示清楚，且易区别。②最大密度投影的图像较大程度地保留了图像的密度信息，密度的高低在图像上直观地显示了出来。③ MIP 的功能实现和操作都较简单，一般工作站都提供这一功能。而且有很多工作站为了进一步简化操作和加快显示速度，还提供一种"移动厚层最大密度投影"（sliding thick slab MIP，STS-MIP）的功能软件，它的投影方向与观察横断面的方向相同，选出相邻的若干 CT 断层组成一个厚层进行投影，操作者上下移动层面位置，交互式地观察。④可以从不同角度对三维体数据进行旋转 MIP 重建，背景与兴趣组织结构的显示在一定的角度与方位上可以分开，感兴趣的解剖结构显示更为清楚。

（2）最大密度投影的缺点

1）MIP 的血管像在三维图像上似乎有一些阴影的感觉，这主要是由于造影增强血管的边缘受周围软组织部分容积效应的影响，CT 值有所降低，结果血管横断面中心部分是一个高值，边缘部分是一个低值，中心部分的亮度高于边缘部分，产生了阴影的感觉。

2）血管壁上的钙化是一个较难处理的问题，特别是当钙化围绕血管壁一周时，常常会遮盖血管的显示。这是因为静脉注射对比剂时，动脉中对比剂的密度比骨和钙化结构的密度要低。

3）MIP 图像虽然可以反映人体结构的密度值，但不能在图像上定量测量 CT 值。因为经过最大密度投影的取值运算，图像中像素的 CT 值要高于源图像中像素的 CT 值。

4）MIP 图像上前后物体的影像互相重叠，高密度的物体会完全遮住低密度的物体，所以有时骨骼会将欲观察的血管遮盖，这时就必须在投影前进行分割，去掉不需要显示的高密度物体。

5）MIP 图像前后物体影像的互相重叠，空间层次不丰富，立体感不强，改进后的局部最大密度投影在一定程度上弥补了这一缺陷。

6）由于 MIP 图像是取最大值成像，所以不可避免地会丢失一些数据，结果会造成低密度的影像被去掉，而低密度影像往往也包含一些对疾病诊断有用的信息。还可能出现由于扫描技术的原因，致使血管周围背景增强大于血管的增强，使血管的远端分支看不见。因此，在评价器官血管的终末分枝或外围血管的狭窄时，应结合多平面重组的图像，方能降低血管狭窄的假阳性率。

十、容 积 再 现

（一）原理

容积再现法（volume rendering technique，VRT），也称为体积重建法或体积绘制法，它采用一定的体（积）绘制光照模型，直接研究光线通过体数据场时与体素的相互关系，能最大限度地再现各体素的空间结构。

容积再现法包括以图像空间为序的体（积）绘制算法和以物体空间为序的体（积）绘制算法两大类。光线跟踪法是最常用的算法，光线跟踪法可以在不构造物体表面几何描述的情况下直接对体数据进行显示，所以容积再现法不需进行表面重建，而直接对体数据所包含的物体进行显示，物体的细微结构和微小变化都可以不同程度地表现出来，而且在计算光线与物体相交时还可以加入一些附加条件，如计算体素的阻光度、颜色和梯度等。

代表容积再现法特色的是阻光度（opacity），若把体素当作半透明的，阻光度就是体素不透明的程度，取值范围从 0 到 1，0 代表完全透明，1 代表完全不透明。体素密度值与阻光度之间的映射关系由用户指定，可以是任意的单值曲线。为了便于规范化，常用一个可以调节斜边的梯形（图 2-11）来表示。斜边决定了随着体素值的增高，阻光度是渐变的，而不像阈值那么截然的分割，这种调节方法又叫作模糊阈值。

光线跟踪法可以简单地描述为：当物体按照指定的方向投影时，假想许多光线从后方穿过半透明的三维数据到达屏幕上，把每一条光线经过的所有体素的阻光度、颜色和梯度进行累计合成，得到最终屏幕上看到的效果。

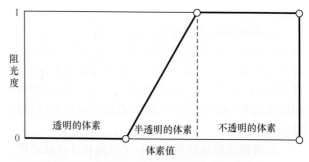

图 2-11 容积再现法显示和阻光度调节方法

（二）显示方法

1. 图像及数量的选择 原则上同 MPR 法，以符合临床实际需要为准。

2. 若观察局限性病灶，可采用感兴趣区成像，以便于更好地观察和显示病变；如果病变范围大或需整体观察，则按原横断面大小成像。

3. 预处理　通过反复调节反映体素值和阻光度之间映射关系的梯形斜边，可以改变体素的阻光度；体素的颜色也可通过类似的方法调节。

4. 显示图像　根据指定的投影方向，VRT重建处理软件把所有体素的阻光度、颜色和梯度合计成最终的显示图像。

（三）临床应用

1. 适应证　VRT图像可以同时显示人体各结构的空间信息和密度信息，对于肿瘤组织与血管空间关系显示良好，是新一代CT中最常用的三维重建方法（图2-12）。

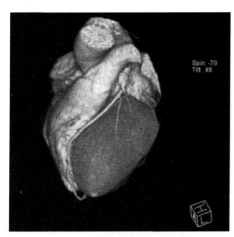

图2-12　冠状动脉的VRT图

2. 影响因素　VRT图像的源图像是螺旋CT扫描所得的横断面图像，源图像质量的好坏必定会影响VRT图像。VRT对源图像质量的要求与MIP类似，同样需要尽可能薄的层厚、小的螺距、良好的信噪比。进行VRT成像时，对体素的阻光度、颜色和梯度的调节至关重要。

3. 应用评价

（1）容积再现法的优点：① VRT把扫描所得到的三维数据看作是半透明的，这样可以利用全部体素，既可以显示人体的空间结构信息，又可以显示人体的密度信息，相当于吸收了SSD和MIP两者的长处。密度信息是用阻光度这个参数携带的，在预处理时适当调节阻光度，可以使低密度物体与高密度物体同时显示出来，低密度物体在图像上显示透明，而高密度物体显示不透明。② VRT图像保留了原图像中的模糊信息，在用其他方法对原图像物体边界难以截然分割时具有很大优势。例如，颅面骨骼中的低密度薄骨板，在容积再现中会被显示为半

透明状态，而不会像表面阴影显示时容易表现为空洞。③ VRT成像无须分割，没有烦琐的手工操作，比其他方法更快做出结果。

（2）容积再现法的缺点：① VRT图像是直接对体数据进行的显示，没有对物体表面进行任何重建，它不能进行诸如体积和面积等的测量，不能对三维物体进行加工，这是由其模糊性决定的。②光线跟踪法是以体素为操作对象，每个体素都对显示图像产生一定的影响。③运算量非常大，显示速度较慢。

十一、仿　真　内　镜

（一）原理

仿真内镜（virtual endoscopy，VE）是医学影像领域出现的新的三维成像方式，仿真内镜用源影像（如CT、MR等）所提供的容积数据，采用仿真技术，模拟三维立体环境，具有强烈的真实感，VE能够重建出管道器官如胃肠道、呼吸道和大血管等内表面的三维立体图像，并可以模拟纤维内镜的检查方式，所以称为仿真内镜。一般三维重建方法只能重构管腔外表面的解剖结构，如SSD、VRT等，而VE则可利用以轴位图像为源影像的容积图像，结合特殊的计算机软件功能，即三维的面绘制（surface rendering）和体积绘制（volume rendering）等进行后处理。对空腔器官内表面具有相同像素值范围的部分进行三维重建，再利用计算机的模拟导航技术进行腔内观察，即选择好视点的行进路线，并赋予人工伪色彩和不同的光照强度，由计算机保存序列的显示结果图像，最后连续回放，可获得类似纤维内镜行进和转向时，直接观察效果的动态重建图像（图2-13）。

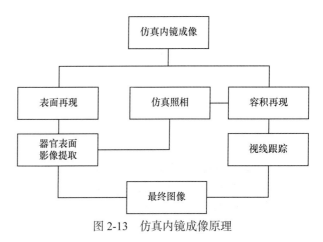

图2-13　仿真内镜成像原理

（二）显示方法

VE成像与其他三维成像方式一样，都是借助以横断面图像为源影像的容积图像来实现的。VE成像

可以分为 4 步：

1. 数据采集 用于 VE 成像的横断面图像必须质量良好。选择合适的扫描参数，并对患者的扫描管腔采取一些必要的处理（如结肠的 VE 成像，须先清洁灌肠和注气）。扫描参数必须预先计划好，如扫描层厚、螺距，扫描千伏和毫安秒以及是否采用重叠重建等，都需权衡利弊。

2. 图像预处理 包括图像分割、确定阈值和调整透明度、赋予人工伪彩、确定管腔行进路线等。①图像分割即选择感兴趣区域（ROI），在每一帧图像上留下 ROI，以用作三维容积再现成像处理，ROI 以外的区域被删除掉。②根据所要观察的结构，给横断面图像上的密度确定一个阈值范围，这样与该阈值相同 CT 值的体素则被标记为同一组织，超出阈值以外的体素则当作等密度物处理。然后调整透明度，使不需要观察的组织的透明度变为 100%，以消除这些影像；而需要观察的组织的透明度变为 0，保留这些图像。

3. 三维再现 用透视投影功能，重建出管道器官内表面的三维图像。让光标进入管腔内后，调整视角和视线方向并逐步深入，可以任意角度观察和在任意部位"漫游"。同时，有横轴位、矢状位和冠状位三个参照图，动态显示光标行进的位置和相应管腔外的解剖结构，以协助定位。

4. VE 显示 利用电影功能将重建出的管道器官内表面的三维图像连续依次回放，获得模拟纤维内镜的观察效果。

（三）临床应用

1. 适应证 仿真内镜可用于观察胃肠道、呼吸道和血管等管道器官的内表面的三维立体结构，对管腔内异物、新生物、钙化及管腔狭窄的显示良好（图 2-14）。

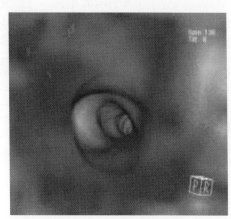

图 2-14 冠状动脉的 VE 图

2. 影响因素 ①扫描参数是否合理，直接影响最终的 VE 图像质量。通常扫描层厚应尽可能薄，

螺距小于或等于 1，重叠 50%。②扫描矩阵越大，则 VE 图像的分辨力越好，对解剖细节的显示越细致，图像质量越好。③图像切割越恰当，图像观察起来越舒适。④阈值和透明度的确定也影响 VE 图像质量。⑤管腔行进路线居中，有利于全景观察管道的内表面。

3. 应用评价 VE 图像第一次实现了以无创方式观察管道器官腔内解剖和病理结构真实图像的愿望，它具有如下优点：①VE 是无创性检查，患者无痛苦。②视点进入不受限制，能从狭窄或梗阻病变的远端观察，甚至可以进入一般内镜无法进入的腔道。③观察时视野开阔，空间方向感强，易于结合三维表面图像定位。

VE 图像不足表现为：①不能观察病灶的真实颜色。②对黏膜病变和扁平病灶不敏感。③图像质量受技术参数和人体运动等多种因素的影响。④不能进行活检。

第四节 数字图像的评价

影像质量评价方法可分为主观评价法和客观评价法两方面，以及两者相结合的综合评价法。

一、调制传递函数

调制传递函数（modulation transfer function，MTF）是从光学传递函数（optical transfer function，OTF）发展而来，是借用了无线电通信中"调制"的概念而成的。MTF 是描述成像系统分辨力特性的重要参数。

如果成像系统是理想的，输入的正弦波（输入信号）与输出的正弦波（输出信号）影像应是完全一样的。若用 $M_物$ 表述输入的正弦波或理想输出的正弦波影像，$M_物$ 为：

$$M_物=I_a/I_o \tag{2-1}$$

其中 I_a 表示振幅，I_o 表示影像正弦信号的平均亮度值（或密度值）。

若 $M_像$ 表述经过一个成像系统后输出的实际正弦波影像，$M_像$ 为：

$$M_像=I_a'/I_o \tag{2-2}$$

因为 $I_a' \leqslant I_a$，所以 $M_像 \leqslant M_物$，即实际输出的正弦波影像信号的调制度只会降低，不会提高。降低的程度由成像系统的优劣来决定。用 $H(\omega)$ 表示 MTF，其定义式为：

$$H(\omega)=M_像(\omega)/M_物(\omega) \tag{2-3}$$

显然，MTF 是以 ω 为变量的函数，其变化范围为 0～1。物理意义是：当 $H(\omega)=1$ 时，表示成像系统能够将所有 ω 范围内的输入信号无损失地再现出来，这是最理想的成像系统；当 $H(\omega)<1$ 时，表示成像系统只能将部分输入信号再现出来，而且随着 ω 值增大，输入信号损失越严重；当信号完全损失时，即 $H(\omega)=0$ 时，ω 值称截止频率。

一个成像系统往往包括几个子系统，如X线管焦点、滤线栅、探测器系统等，若知道每个子系统的MTF，就可容易计算出整体成像系统地MTF，其计算式为：

$$H(\omega)=H_1(\omega)\cdot H_2(\omega)\cdots H(\omega) \qquad (2\text{-}4)$$

此式表示整体成像系统的MTF等于各子系统的MTF乘积。对于一个成像系统来说，每个子系统的MTF值都会降低整体成像系统的MTF，整体成像系统的MTF都比每个子系统的低。

二、量子检出效率

量子检出效率（detective quantum efficiency，DQE）是20世纪60年代应用于评价天体物理摄影系统成像质量的一个物理量，它描述了从探测器输入到探测器输出的信噪比（SNR）的传递特性。近年来，对于DQE的测量已经成为当前对数字成像系统进行物理评价的最常用的方法。

量子检出效率（DQE）将对比度、噪声和分辨力这些物理参数结合起来，更加全面地反映了成像系统的成像性能。它表达的是一个成像系统的信噪比的传递特性，用数学语言表征为：

$$DQE=\frac{(SNR_{out})^2}{(SNR_{in})^2} \qquad (2\text{-}5)$$

由于很难直接测得探测器输出侧的信噪比（SNR_{out}），需要首先测出成像系统的特性曲线斜率 γ 值，系统的调制传递函数（MTF），系统的噪声功率谱（NPS），由下式计算数字成像系统的DQE：

$$NEQ(\mu)=\frac{(\lg e)^2\gamma^2 MTF^2(\mu)}{NPS(\mu)} \qquad (2\text{-}6)$$

$$DQE(\mu)=\frac{NEQ(\mu)}{q} \qquad (2\text{-}7)$$

式中，μ 是空间频率，单位是（周期/mm），NEQ为等效噪声量子数（noise-equivalent number of quantum），γ 是特性曲线斜率，MTF是调制传递函数，NPS是噪声功率谱，q 是单位面积上入射的X线光子数，它是实际测量到的照射量与输入侧单位照射量的理想信噪比平方（SNR_{in}）²之积。（SNR_{in}）²可由下式给出：

$$(SNR_{in})^2=\frac{\sum\left(\int N(E)EdE\right)^2}{\int N(E)EdE} \qquad (2\text{-}8)$$

式中，$N(E)$ 是单位能量间隔内单位面积上的光

子数，其单位为光子数每平方毫米千电子伏 [光子数/（mm²·keV）]，它可根据X线能谱模型，即半经验公式计算得到。在进行数字X线摄影系统DQE测量研究时，由于数字化X线摄影实现的技术手段有所不同，研究者所采用的计算方法与测量技术也有很大不同。

对X线成像系统的量子检出效率（DQE）的最初测试，一般是将DQE作为空间频率的函数，先测量空间频率值为零时DQE（0），进而推算出空间频率值为正值范围内的所有量子检出效率（DQE）值，并通过与屏-片系统进行比较，得出数字X线摄影（DR）的DQE值要高于屏-片系统的DQE值。

三、观测者操作特性曲线

受试者操作特征曲线又称"观测者操作特性曲线"（receiver operating characteristic curve，ROC），是一种以信号检出概率方式对成像系统在背景噪声中微小信号的检出能力进行解析和评价的方法。它是以通信工程学的信号检出理论为基础，以临床心理评价的观测者操作特性曲线的解析和数据处理为手段的像质评价方法，属于通过人眼观测刺激反应判断的主观评价。

（一）刺激-反应矩阵

假设两个影像，其中一个有信号影像s，另一个没信号的影像n，观察者看这两个影像时判断其中有无信号。对有信号的影像s，可以正确判断为有信号S，或错误判断为无信号N。对无信号的影像n，可以正确判断为无信号N，或错误判断为有信号S。

进行实验时，在一张被测的X线照片上，给观测者（放射诊断医师）相互等间隔的两组信息：一组是没有信号的信息，称之为噪声（noise），用符号n表示，通过观测者的观察分析（刺激反应）得到噪声概率分布 $f(x/n)$；一组是有信号（signal）的信息，信号用s表示。s表示有疾病，通过观测者的分析得到概率分布 $f(x/s)$。这一刺激-反应可用图2-15所示的刺激-反应判断矩阵来表示。S表示观测者作出肯定（阳性）回答"有"，N表示作出否定（阴性）回答"没有"。

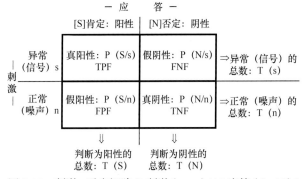

图2-15　刺激-反应矩阵 [2刺激（s，n）×2应答（S，N）]

观测者对含有信号的照片正确地回答"有"，称之为真阳性（true positive，TP），真阳性照片数与被观测照片总数的比率，称为真阳性率（true positive rate），记为 P（S/s）。

对不含信号的照片错误地回答"有"，称为假阳性（false positive，FP），假阳性照片数与被观测照片总数的比率，称为假阳性率（false positive rate），记为 P（S/n）。

同理，对含有信号的照片错误回答"没有"的比率，称为假阴性率（false negative rate），记为 P（N/s）；对不含信号的照片正确回答"没有"的比率，称真阴性率（true negative rate），记为 P（N/n）。

用 2×2 判断矩阵来取得有关制作 ROC 曲线的数据，在理论上是正确的。但在实际应用时因其数据太少，很难绘制 ROC 曲线。常用的方法是：将原来对某一微小信号影像判断［"有"yes（S）和"无"no（N）］改为多值的判断方法。常用的是 5 值判断回答：①绝对没有；②好像没有；③不清楚；④好像有；⑤绝对有。

（二）敏感度与特异度

用于区分正常（只有噪声）和异常（有信号）的影像或检查方法的可信赖程度，一般用敏感度（sensitivity）和特异度（specificity）来表示。所谓敏感度，是指被检查的对象真正处于异常状态，或者说该对象的状况为"真阳性"时，将这种状态正确地判定为"阳性"的能力。

$$敏感度 = \frac{针对有信号的样品正确回答"有"的数目}{所观察的样品（有信号时）总数}$$

敏感度又被称为感受性、敏感性、真阳性率或疾病正确诊断率。对于具有较高敏感度的检查来讲，大部分异常是可以发现的。

所谓特异度，是指当被检查的对象真正处于正常状态，或者说该对象的状况为"真阴性"时，将这种状态正确地判定为"阴性"的能力。

$$特异度 = \frac{针对无信号的样品正确回答"无"的数目}{所观察的样品（无信号时）总数}$$

特异度又被称为非疾病状态正确诊断率，所表示的是在无异常情况下的识别能力。也就是说，特异度良好的检查，是不会发生将正常状况判定为"异常"这种情况的。

在先前所示的 2×2 矩阵中，将敏感度与"真阳性"相对应，将特异度与"真阴性"相对应，所以"1- 敏感度 = 假阴性""1- 特异度 = 假阳性"。

在对异常的有无（阳性或阴性）进行识别时，敏感度和特异度可以表现观察者的固有能力。对全部被观察的对象判定为有异常（信号、疾病）的结

果中，真正处于异常状态者所占有的比例称为阳性预测率（positive predictive value）。

$$阳性预测率（\%） = \frac{判定为阳性且真正处于异常状态的数目}{全部被观察对象中被判定为阳性的总数}$$

同样，在被判定为无异常（噪声或正常）的结果中，真正处于正常状态者所占有的比例称为阴性预测率（negative predictive value）。

$$阴性预测率（\%） = \frac{判定为阴性且真正处于正常状态的数目}{全部被观察对象中被判定为阴性的总数}$$

阳性预测率被所检查对象中异常发生的频率（称之为有异常率或有病率）所左右，因此，它可以用来判定在判断为阳性的总数中，真正处于异常状态者所占的出现概率。同理，阴性预测率也是如此。

一般认为观察疏漏率与假阴性率为同一概念（1- 敏感度 ×100）。比方说，对某一 X 线照片进行观察后，未发现异常影像，此时将该片判定为阴性。若干日后，患者发病，这就成了事实上的"假阴性"。但是，照片上有异常影像却误定为阴性，这种状况称为观察疏漏，严格来讲，它是不能同假阴性率混淆的。

（三）ROC 曲线

通过观察者分析的概率分布，以真阳性率为纵坐标，假阳性率为横坐标，可绘制出 ROC 曲线（图 2-16）。

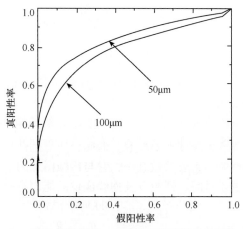

图 2-16　两种乳腺摄影 CR 系统对微小钙化探测能力的 ROC 曲线

（四）ROC 曲线的用途

综合敏感度和特异度两个方面描述诊断方法的准确度，曲线愈凸说明诊断价值愈高；根据具体情况，权衡漏诊和误诊的影响，选择一个适当的"截断点"作为实际诊断的参考值。

用 ROC 曲线定量的综合评价诊断方法的结果，是 ROC 分析的重点。其方法是计算 ROC 曲线下的

面积 $A=\int_0^1 S_e \cdot d(1-S_p)$ $0<A<1$ S_e 代表敏感度，是纵坐标；$1-S_p$ 代表假阳性率，是横坐标。

$A>0.5$ 时，A 越接近于 1，说明诊断效果越好；$A=0.5$ 时，说明诊断方法完全不起作用；$A<0.5$ 时，不符合真实情况，在实际工作中极少出现。

四、密度分辨力

密度分辨力（density resolution）又称为低对比度分辨力，是指在低对比度情况下，图像对两种组织之间最小密度差别的分辨能力，常以百分数表示。例如，0.2%，5mm，0.45Gy，表示物体的直径为5mm，患者接受X线剂量为 0.45Gy 时，CT 的密度分辨为 0.2%，即相邻两种组织密度值差 ≥0.2 时，CT 图像可分辨。CT 图像密度值用灰阶表示。灰阶等级由 2^N 决定，N 是二进制的位数，称为比特，比特值大，表示信息量大，量化密度差别的精度高，反之则低。影响密度分辨力的主要因素有层厚、X线剂量、噪声及滤波函数等。增加体层层厚或X线剂量，减小噪声等，密度分辨力相应增加。对比度公式定义为：

$$contrast（\%）=\left|\frac{a-b}{a+b}\right|\times100$$

另一种是相对对比度，其定义为：

$$contrast（\%）=\left|\frac{a-b}{a}\right|\times100$$

式中，a、b 为两像素的 CT 值。

五、时间分辨力

时间分辨力（temporal resolution）是指 CT 单位时间内采集图像的帧数。时间分辨力是衡量影像设备性能的重要参数之一，它与每帧图像的采集时间、重建时间、螺距以及连续成像的能力有关。常分为图像时间分辨力（X-Y轴时间分辨力）和扫描时间分辨力（Z轴时间分辨力），图像时间分辨力指在扫描野内用于图像重建所需扫描数据的最短采集时间，代表了 CT 动态扫描能力，主要由机架旋转速度、扇区重建技术及球管数量决定。扫描时间分辨力即 X 线的准直宽度。另外时间分辨力还包括在扫描野内用于图像重建所需要扫描数据的最短采集时间。例如，在心脏扫描中，并非所有 360° 数据都用于图像重建，而是根据同步记录的 ECG 波形选取

一定的心动周期重建图像，此时的时间分辨力是指分布在 ECG 波形相对位置上用于图像重建数据起始点到结束点的时间窗宽度。在心电门控重建中，当机架旋转速度不变时，可以采用螺旋扫描多个心动周期中同一时相获取的数据叠加来获得图像，这样时间分辨力就成了可变值，它随着用于重建图像的心动周期数的变化而变化。使用的心动周期数越多，时间分辨力越高，扫描 360° 所需时间越长。

六、空间分辨力

空间分辨力（spatial resolution）又称为高对比度分辨力，指在高对比度的情况下，即密度分辨力大于 10% 时，图像对组织结构空间大小的分辨能力，即分辨相邻两种组织或病灶与组织细微结构最小距离的能力，常以每厘米内的线对数（Lp/cm）表示。线对数越多，空间分辨力越高。换算关系为：

可辨最小物体直径（mm）=5÷Lp/cm   （2-9）

以往的空间分辨力主要表示 CT 成像平面上的分辨能力（也称横向分辨力，即 X、Y 方向）。在多层螺旋 CT（MSCT）应用中增加了纵向分辨力，它的含义是扫描床移动方向或人体长轴方向（Z 轴）的图像分辨力，表示 CT 机多平面和三维成像的能力，即横断面图像堆叠后的剖面图像（矢状面、冠状面等）能否清晰显示的能力。这样就有了 X、Y、Z 三个方向的空间分辨力，当三个方向的空间分辨力基本相同时，又被称为"各向同性"。影响空间分辨力的主要因素有像素、探测器孔径、相邻探测器间距、图像重建算法、数据取样、矩阵、X线管焦点尺寸和机器精度等。其中像素是最主要的因素，扫描图像矩阵中像素越多，横向分辨力就越高。但是层厚变薄，体素越小，噪声增加，密度分辨力会相应降低，宜适当增加辐射剂量。

思 考 题

1. 简述数字图像的基本特征。
2. 简述数字图像是如何形成的。
3. 简述数字图像处理方法。
4. 简述数字图像的评价方法。
5. 简述 CAD 的方法。

（李真林 刘 念 张红霞 余建明）

第三章　X线防护

本章主要分别叙述了X线对人体的危害，X线的防护要求，常用的辐射量及其单位。

This chapter mainly describes the dangers of X-rays to the human body，the protection standards and measures of X-rays，and the commonly used radiation doses and their units.

第一节　X线对人体的危害

在X线应用于医学的早期，由于人们对X线的危害认识不足，致使一些从事X线的工作者和受检者受到了X线的损伤，之后人们逐渐认识到X线对人体的危害性，加强了相应的预防。

一、X线对生物体的作用机制

电离辐射对生物体产生生物效应的机制非常复杂，就其基本过程而言会依次经历物理阶段、物理化学阶段、化学阶段、生物化学阶段和生物学阶段。

物理阶段：生物效应的初期过程，能量被物体吸收，构成细胞与组织的原子、分子被激发或发生电离，其过程为生物分子的电离→能量传递→引起分子组成和性质的改变。

物理化学阶段：在物理阶段的生成物极不稳定，继续与邻近的分子作用，产生二次生成物。

化学阶段：自由电子与原子团相互作用，引发与周边物质的反应，引起分子的变化，即进入化学阶段。如射线作用于水引起水分子活化，生成自由基，自由基处于一种极不稳定的结构状态，化学性质活跃。当自由基和生物大分子作用，可生成生物大分子自由基。

生物化学阶段：DNA和蛋白质的生物构造发生变化。如生成的生物大分子自由基极不稳定，最后在分子内较弱的化学键处断裂，或与其他分子作用，造成生物大分子的损伤或变性。

生物学阶段：遭受损伤的细胞、组织、器官进一步引起机体继发性的损伤，使机体组织发生一系列生物化学的变化，引起糖、蛋白质、脂肪代谢紊乱，功能的失调以及病理改变。在此阶段表现为细胞坏死、癌的发生、遗传效应等生物学变化。

在射线引起上述一系列损伤的同时，机体在一定范围内也进行着反馈调节、修补和修复，试图减轻和改变这些损伤，这两种相反过程的消长和变化，决定着细胞的存活、死亡、老化和癌变。

二、影响电离辐射生物效应的因素

电离辐射的生物效应受多种复杂因素的影响，主要表现为三个方面，即电离辐射因素、机体因素、环境因素。

（一）与电离辐射相关的因素

1. 辐射的种类和能量　在受照剂量相同的情况下，因辐射种类不同，机体产生的生物效应也不同；对某一种射线来说，其能量不同，产生的生物效应也不同，如低能X线造成皮肤红斑的照射量小于高能X线。

2. 剂量和剂量率　剂量和生物效应之间存在线性关系，小剂量照射对人体一般不会出现什么损伤，随着剂量的增加，会出现不同的效应，剂量愈大，效应愈显著。在1～10Gy之间，剂量愈大，平均生存率愈短，远后效应愈严重；剂量率即单位时间内机体接受的照射剂量，一般总剂量相同时，剂量率越大，生物效应越显著，但当剂量率增加到一定量时，则无明显变化。

3. 分次照射与照射方式　当总剂量相同时，分次越多，间隔时间越长则引起的生物效应越小，机体的修复也越快；照射方式可分为外照射、内照射和混合照射，外照射可以是单向照射或多向照射，当总剂量相同时，混合照射的生物效应高于单一照射的生物效应，多向照射的生物效应高于单向照射的生物效应。

4. 照射部位与面积　当照射剂量和剂量率相同时，机体受照的部位不同，引起的生物效应也不同，因身体各部位对射线的敏感性不同；其他条件相同时，受照射面积愈大，生物效应愈明显。如以5Gy剂量全身照射时可发生重度骨髓型急性放射病，常引起患者死亡，而同样剂量照射面积为3～5cm²，临床上可完全不出现放射病的症状。

（二）与机体相关的因素

1. 种系与进化　种系不同的生物体对辐射的敏感性是不同的，种系进化愈高，辐射敏感性愈高。一般来说，动物较植物、微生物敏感，高等动物较低等动物敏感。

2. 个体与发育过程　同一种系，由于个体原因，辐射敏感性也不相同；同一个体在不同的生长阶段，辐射敏感性也不相同，一般来说幼年较成年敏感。

3. 不同组织和细胞的辐射敏感性不同　同一个体，不同组织和细胞的辐射敏感性是不同的。一般的规律是：分裂、代谢旺盛以及需要更多营养的细胞，对射线更为敏感。胚胎、幼稚的细胞较成熟的细胞敏感。人体对辐射的高度敏感性（高感受性）组织有造血组织、淋巴组织、生殖腺、肠上皮、胚胎组织等；中度敏感性（中高感受性）组织有口腔黏膜、唾液腺、毛发、汗腺、皮肤、毛细血管、晶状体；中度敏感性（中感受性）组织或器官有脑、肺、胸膜、肾、肾上腺、肝、血管等；轻度敏感性（中低感受性）组织或器官有甲状腺、脾、关节、骨、软骨；不敏感性（低感受性）组织有脂肪组织、神经组织、结缔组织等。

（三）与环境相关的因素

1. 外部环境　低温、缺氧情况下，可减轻生物学效应。

2. 机体自身环境　受检者年龄、性别、健康状况及精神状态等不同，引起的生物学效应也不同。

三、外照射放射病

放射性疾病平时不多见，但在放射事故或长期接受超剂量当量限值照射后，有可能发生放射性疾病。放射性疾病包括：急性外照射放射病、慢性外照射放射病、内照射放射病、放射性皮肤损伤和放射性白内障等。本节简单叙述放射性疾病分类和部分放射性疾病。

（一）放射性疾病分类

1. 依据射线作用于机体的途径分类　外照射放射病、内照射放射病、内外混合照射所致放射病。

2. 依据射线作用的范围分类　全身性放射性损伤和局部放射性损伤。

3. 依据病情急缓分类　急性放射病和慢性放射病。

4. 依据疾病临床症候分类　骨髓型、胃肠型、脑型。有学者提出在胃肠型和脑型之间还有心血管型。

（二）急性外照射放射病

急性外照射放射病是指人体一次或短期（数日）内分次受到大剂量照射引起的全身性疾病。常由事故照射、应急照射以及核战争等情况引起。

根据不同受照剂量出现非随机性损伤的临床特点和基本病理改变，分为骨髓型、胃肠型和脑型三种类型，依据病程经过可分为初期、假愈期、极期和恢复期4个阶段。

（三）慢性外照射放射病

慢性外照射放射病是指放射工作人员在较长时间内连续或间断受到超剂量当量限值的外照射，达到一定累积剂量后引起的以造血组织损伤为主，并伴有其他系统改变的全身性疾病。

（四）放射性皮肤损伤

放射性皮肤损伤是机体局部受到超过剂量当量限值的辐射作用而引起的。

1. 急性放射性皮肤损伤　是身体局部受到一次或短时间（数日）内多次大剂量照射所引起的皮肤损伤。核战争时落下的核裂变产物沾染皮肤、放射性同位素或射线装置事故均可引起。

2. 慢性放射性皮肤损伤　是身体局部长期接受超剂量当量限值的辐射所引起的皮肤损伤。常见于某些在防护很差的情况下从事放射作业的人员，或由于急性放射性皮肤损伤的迁延所致。

3. 放射性皮肤癌　是在射线所致的角化过度或长期不愈的放射性溃疡基础上恶性病变而导致的。四肢多为鳞状上皮细胞癌，面颈部多为基底细胞癌。

四、电离辐射的远后效应

机体受电离辐射的作用后，可产生近期效应，也可产生远期效应。人们把机体受电离辐射的作用后在几个月、几年甚至数十年出现的有害效应称为远后效应。远后效应分为随机效应和非随机效应（确定性效应）。

1. 随机效应　系指效应发生的概率与受辐射剂量大小有关，但其效应的严重程度与受照剂量的大小无关，无剂量阈值，如恶性肿瘤和遗传性疾病。

随机效应分为两类，第一类发生在体细胞内，并可能在受照者体内诱发癌症的随机效应，称致癌效应。常见的致癌效应有辐射诱发白血病、甲状腺癌、乳腺癌、肺癌、骨肿瘤、皮肤癌等。第二类发生在生殖细胞内，并可引起受照者后裔的遗传疾病的随机效应，称为遗传效应，如后代先天畸形、流产、死胎和死产等。

2. 非随机效应　系指效应的严重程度与剂量有关，且存在一个剂量阈值，也称确定性效应。常见的非随机性效应有放射性白内障。人体不同组织或器官对射线的敏感程度差异很大，大多数组织在年剂量低于 0.5Gy 时不致有严重效应，对射线较敏感的组织或器官效应的发生频率随剂量而增加，其严重程度也随剂量变化而变化。

第二节 X线的防护要求

一、X线防护标准

随着对X线辐射危害研究的逐步深入，X线防护标准一直在不断地修改。早期ICRP采用红斑剂量作为度量辐射单位。红斑剂量就是引起皮肤明显发红所需的辐射剂量，其值随辐射种类、能量、剂量率及受照部位变化很大，大约为6Sv。接着引用了耐受剂量的概念，其值为每天2mSv，这个数值相当于1个月内的累积剂量，为红斑剂量的1%。

随后ICRP逐步把耐受剂量的概念发展为最大容许剂量、剂量极限和剂量限值等概念，并把最大容许剂量由每天2mSv下降至每周3mSv。还特别建议工作人员在30岁以前所接受的累积剂量不得超过0.5Sv，全身照射时最大容许剂量规定为每周1mSv，职业性放射工作人员全身均匀照射的年剂量限值为50mSv。规定职业性放射工作人员全身均匀照射的年有效剂量限值为20mSv。

我国电离辐射防护基本标准迄今也经历了《放射性工作卫生防护暂行规定》《放射防护规定》《放射卫生防护基本标准》《辐射防护规定》《电离辐射防护与辐射源安全基本标准》的发展变化。

二、X线剂量限值

现行放射防护基本标准，即《电离辐射防护与辐射源安全基本标准》，等效采用了国际原子能机构（IAEA）制定新的国际基本安全标准（IBSS）格式和剂量限值。

剂量限值包括有效剂量限值和当量剂量限值，有效剂量限值是限制随机效应的发生率，当量剂量限值是防止确定性效应的发生。

表3-1是现行防护标准中，规定的职业照射和公众照射的剂量限值。

表3-1 剂量限值（mSv/年）

	职业放射人员	青少年	孕妇	公众
年有效剂量（5年平均）	20	6	—	1
眼晶体（年当量剂量）	150	50	—	15
皮肤（年当量剂量）	500	150	—	50
手和足（年当量剂量）	500	150	—	
腹部（当量剂量）	—	—	2	

1.职业照射的剂量限值

（1）职业性放射工作人员：接受照射的连续5年的年平均有效剂量不超过20mSv，且5年中任何1年不得超过50mSv。

（2）16～18岁的青少年其剂量限值不超过表3-1所规定。

（3）孕妇：腹部表面的剂量限值不超过2mSv，受孕8～15周期间，严重智力障碍的危险度为0.4/Sv。对需生育妇女所接受的照射，应严格按表3-1中职业照射的剂量限值予以控制。

2.公众照射的剂量限值

（1）公众成员：所受到的平均剂量估算值不应超过表3-1规定的剂量限值。特殊情况下，如果连续5年的年平均剂量不超过1mSv，则某一年份的有效剂量可提高到5mSv。

（2）慰问者及探视人员：剂量限值不超过5mSv；儿童受照量不超过1mSv。

我国电离辐射防护与辐射源安全基本标准（GB 18871—2002）的制订是根据六个国际组织（即：联合国粮农组织、国际原子能机构、国际劳工组织、经济合作与发展组织核能机构、泛美卫生组织和世界卫生组织）批准并联合发布的《国际电离辐射防护和辐射源安全基本安全标准》（国际原子能机构安全丛书115号，1996年版）中综合防护原则及剂量当量限值。

3.放射工作人员的剂量当量限值

（1）防止非随机效应的影响：眼晶体150mSv/年（15rem/年），其他组织500mSv（50rem/年）。

（2）防止随机效应的影响：全身均匀照射时为50mSv/年（50rem/年）；不均匀照射时，有效剂量当量（H_E）应满足下列公式：$H_E = \sum W_T H_T \leqslant 50mSv$（5rem）。其中，$H_T$：组织或器官（T）的年剂量当量mSv（rem）；$W_T$：组织或器官（T）的相对危险度权重因子；$H_E$：有效剂量mSv（rem）。

在一般情况下，连续3个月内一次或多次接受的总剂量当量不得超过年剂量当量限值的一半（25mSv）。

4.放射工作条件分类

（1）甲种工作条件：年照射的有效剂量当量很少可能超过15mSv/年的为甲种工作条件，要建立个人剂量监测、对场所经常性的监测，建立个人受照剂量和场所监测档案。

（2）乙种工作条件：年照射的有效剂量很少可能超过15mSv/年，但可能超过5mSv/年的为乙种工作条件，要建立场所的定期监测、个人剂量监测档案。

（3）丙种工作条件：年照射的有效剂量当量很少超过5mSv/年的为丙种工作条件，可根据需要进行监测，并加以记录。

（4）从业放射的育龄妇女，应严格按均匀的月剂量率加以控制。未满16岁者不得参与放射工作。

（5）特殊照射：在特殊意外情况下，需要少数工作人员接受超过年剂量当量限值的照射，必须事先周密计划，由本单位领导批准，有效剂量是在一次事件中不得大于100mSv，一生中不得超过250mSv，进行剂量监测、医学观察，并记录存档。

（6）放射专业学生教学期间，其剂量当量限值遵循放射工作人员的防护条款。非放射专业学生教学期间，有效剂量不大于0.5mSv/年，单个组织或器官剂量当量不大于5mSv/年。

5. 对被检者的防护 对被检者的防护包括以下内容：提高国民对辐射防护的知识水平；正确选用X线检查的适应证；采用恰当的X线质与量；严格控制照射野；非摄影部位的屏蔽防护；提高影像转换介质的射线灵敏度；避免操作失误，减少废片率和重拍片率；严格执行防护安全操作规则。

6. 对公众的个人剂量当量限值 对于公众个人所受的辐射照射的年剂量当量应低于下列限值：全身：5mSv（0.5rem）；单个组织或器官：50mSv（5rem）。

三、X线防护目的

X线防护的目的就是为了防止有害的确定性效应发生，并限制随机效应的发生率，使所接受的辐射剂量降低到可以接受的水平，同时消除各种不必要的照射。

防止确定性效应的发生，就需要制订相应的当量剂量限值，以保证在终身或全部工作期间内受到这样的辐射也不会达到阈值剂量。限制随机效应，应使一切具有正当理由的X线检查保持在合理的最低水平，并不得超过为防止确定性效应所制定的有效剂量和当量剂量限值。

四、X线防护原则

X线防护的基本三项原则：X线检查的正当化、X线防护实现最优化、个人受照剂量限值。

1. X线检查的正当化 所谓正当化是指所进行的X线检查是必要的，其所带来的潜在性危害和从中得到的诊断利益相比是可以接受的，即所得的利益明显大于可能带来的危害，这样的X线检查就是正当的。

2. X线防护的最优化 最优化是指为减少辐射危害而采取防护措施时，在考虑到社会、经济、技术措施等因素的条件下，用最小的代价，获得最大的净利益，使一切必要的接受剂量保持在合理且可以达到的尽可能低的水平。对一切正当的X线检查，应选用最适宜的检查方法和最佳的摄影条件，使检查既能获得准确的结果，又能适当降低受检者的受照剂量。

3. 个人受照剂量限值 在满足了X线检查正当性和防护最优化的同时，不一定能对每一个人提供合适的防护，还必须采取多种防护措施，使受照者接受剂量不超过相应的限值，以减少工作人员、受检者和公众的辐射危害。个人受照剂量限值用来限制个人的躯体效应和可能产生的遗传效应。

五、X线防护措施

X线防护的基本措施有三种：

1. 时间防护 人体受到X线照射的累积吸收剂量与受照射的时间成正比，照射时间越长，个人累积剂量就越大。在不影响工作的情况下，尽量减少曝光时间，采用自动化、标准化操作，提高操作技术的熟练程度，缩短在辐射场所的停留时间来减少受照剂量。

2. 距离防护 X线对周围空间产生的剂量率随距离增加而减少。X线束似点状源，剂量率与距离的平方成反比，即距离增加一倍，照射量率减少到原来的1/4。因此，人体离X线源越远，照射量率越低，在相同时间内受到的照射量也越小。

3. 屏蔽防护 是利用射线通过物质时的衰减规律，在X线源和接触人员之间设置一种或数种能吸收X线的物体，以消除或减弱X线对接触人员的危害。屏蔽效果与X线的强度和能量、屏蔽材料的性质及其厚度有关。常用的屏蔽方法有铅隔离式控制室，铅橡皮围裙和手套等。

第三节 常用的辐射量及其单位

一、照射量与照射量率

1. 照射量 照射量是指X线或γ射线的光子在单位质量空气中释放出来的全部电子完全被空气阻止时，空气中产生同一种离子总电荷的绝对值。照射量的国际单位（SI）是库仑每千克，即库仑/千克（C/kg）。以前采用的照射量专用单位是伦琴（R）。

$$1 伦琴（R）=2.58×10^{-4}C/kg \qquad (3-1)$$
$$1C/kg=3.877×10^{3}R \qquad (3-2)$$

在实际计算中也常常使用这些单位的分数和倍数，如毫库仑/千克（mC/kg）、微库仑/千克（μC/kg）、千伦琴（kR）、毫伦琴（mR）等。它们的关系是：

$$1C/kg=10^{3}mC/kg=10^{6}μC/kg \qquad (3-3)$$

$$1R=10^3 mR=10^6 \mu R=10^{-3} kR \qquad (3-4)$$

2. 照射量率　单位时间内的照射量称为照射量率，照射量率的 SI 单位为库仑每千克秒，即 C/（kg·s），其专用单位是伦琴或其分数除以适当的时间而得的商，如伦琴/秒（R/s）、伦琴/分（R/min）或毫伦琴/小时（mR/h）等。

二、吸收剂量与吸收剂量率

1. 吸收剂量　电离辐射作用于机体而引起的生物效应，主要取决于机体吸收辐射能量的多少。为了衡量物质吸收辐射能量的多少，引入了"吸收剂量"的概念。

吸收剂量是电离辐射授予单位质量受照物质的能量。吸收剂量的 SI 单位是焦耳每千克（J/kg），专名是戈瑞（Gy）。

$$1 \text{戈瑞（Gy）} = 1 \text{焦耳 / 千克（J/kg）} \quad (3-5)$$

以前吸收剂量采用的专用单位是拉德（rad）。

$$1 \text{拉德（rad）} = 10^{-2} \text{焦耳 / 千克（J/kg）} = 10^{-2} \text{戈瑞（Gy）} \qquad (3-6)$$

$$1 \text{戈瑞（Gy）} = 100 \text{拉德（rad）} \qquad (3-7)$$

为了使用上的方便，也常用戈瑞或拉德的分数和倍数来计算，如毫戈瑞（mGy）、微戈瑞（μGy）、千拉德（krad）、毫拉德（mrad）等。其关系为：

$$1Gy=10^3 mGy=10^6 \mu Gy \qquad (3-8)$$

吸收剂量适用于各种电离辐射及受照射的任何物质。

2. 吸收剂量率　吸收剂量率表示单位时间内的吸收剂量，单位为戈瑞/秒（Gy/s）。也可用戈瑞或拉德的倍数或分数除以适当的时间而得的商表示，如毫戈瑞/小时（mGy/h）、千拉德/小时（krad/h）等。

照射量与吸收剂量是两个意义完全不同的辐射量，平常所说"X 线剂量"是指以戈瑞或拉德为单位的吸收剂量，用辐射测量仪表直接测出的伦琴数是照射量。

三、比 释 动 能

比释动能是不带电电离粒子（如 X、γ 射线和中子）与物质相互作用时，在单位质量物质中产生的带电电离粒子的初始动能的总和。度量比释动能的单位与吸收剂量相同，比释动能的 SI 单位为焦耳每千克（J/kg），专名为戈瑞（Gy），1Gy 的空气比释动能表示 X 线束在空气中的能量转移为每千克空气 1 焦耳。

四、剂量当量与有效剂量

1. 剂量当量　在辐射防护领域，采用辐射的品质因数来表示传能线密度对效应的影响，对吸收剂量进行修正，使得修正后的吸收剂量能够较好地表达发生生物效应的概率或生物效应的严重程度，这种修正后的吸收剂量就称为剂量当量。

2. 有效剂量　在辐射防护标准中，所规定的剂量限值是以全身均匀照射为依据。实际上，无论职业性照射还是医疗照射，都是一个组织的非均匀性照射。为了计算在非均匀照射情况下，所有受到照射组织的危险度与辐射防护标准相比较，对辐射随机性效应（辐射遗传效应与致癌效应）引入了有效剂量，它定义为加权平均器官剂量当量的和。

五、常用的 CT 剂量名词

1. CT 剂量指数 100（$CTDI_{100}$）　$CTDI_{100}$ 是 CT 旋转一周，将平行于旋转轴的剂量分布 $D(z)$ 沿 Z 轴从 $-50mm$ 到 $+50mm$ 的积分（也就是这只 10cm 长的 CT 电离室接收到的剂量），除以层厚 T 与扫描断层数 N 后所得结果。当然，$\pm 50mm$ 以外的剂量不会一下变成零，但 $CTDI_{100}$ 的局限性为不考虑电离室长轴以外的剂量。相比较于使用 TLD 热释光剂量计，$CTDI_{100}$ 提供了更具有可操作性的测量吸收剂量方法。

$$CTDI_{100} = \frac{1}{N \cdot T} \int_{-50mm}^{50mm} D(z)dz \qquad (3-9)$$

测量读数为曝光，单位为 C/kg 或 R，测量值需要进行温度气压修正、静电计校准、电离室转换因子、曝光到吸收剂量转换因子转换。通常在空气中，伦琴到毫戈瑞的转换因子为 8.77。例如，在某个测量点产生 1R 的曝光的 100kV X 线在该点也将产生约 8.77mGy 的空气剂量和约 9.5mGy 的组织剂量。

2. 加权 CT 剂量指数（$CTDI_w$）　射线穿透模体时，在模体离源近的部分沉积剂量高，经过衰减与散射，在模体远端剂量较低。这种差异导致患者体内出现放射状对称的剂量梯度。$CTDI_w$ 考虑了 CT 剂量在体内分布不均匀问题，要求分别测量模体中心和四周的 $CTDI_{100}$。将模体中心采集的 $CTDI_{100}$ 与外围各点采集的 $CTDI_{100}$ 的平均值进行加权求和可以得到加权 CT 剂量指数。其中中心测得的剂量所占权重为 1/3，边缘各点测量的平均剂量权重为 2/3。

$$CTDI_w = 1/3（CTDI_{100, \text{中心}}）+2/3（CTDI_{100, \text{边缘}}） \qquad (3-10)$$

3. 容积 CT 剂量指数（CTDI$_{vol}$）　为加权 CT 剂量指数除以螺距因子。CTDI$_{vol}$ 有其局限性，它不能代表身体里的最高剂量，最高剂量通常位于皮肤处。CTDI$_{vol}$ 还受到许多因素的影响，如管电流、管电压、螺距、扫描长度等，因此 CTDI$_{vol}$ 不能反映受检者接受的真正辐射剂量。

$$CTDI_{vol}=CTDI_w / 螺距因子 \qquad (3-11)$$

4. 剂量长度乘积（dose-length product，DLP）　DLP 是指 CTDI$_{vol}$ 乘以沿人体长轴的扫描长度，单位为毫戈瑞厘米（mGy·cm）。

$$DLP=CTDI_{vol}\times 扫描长度 \qquad (3-12)$$

例如，在 CTDI$_{vol}$ 同样为 2mGy 的情况下，若甲的扫描长度为 10cm，乙的扫描长度是 20cm，那么乙的 DLP 就是甲的两倍。DLP 能更好地代表确定性效应的风险。

5. 有效剂量（effective dose，E）　有效剂量的定义为人体各组织或器官的当量剂量乘以相应的组织权重因子后的和。对于 CT 来说，有效剂量 E（单位 Sv）可以基于 DLP 进行估算：

$$E=DLP\times k \qquad (3-13)$$

其中 k 单位 [mSv/（mGy·cm）] 代表不同器官的转换参数。

思　考　题

1. 简述 X 线对生物体的作用机制。
2. 简述影响电离辐射生物效应的因素。
3. 简述 X 线防护标准及剂量限值。
4. 简述 X 线防护目的、原则和措施。
5. 简述常用的辐射量及其单位。

（刘　念　李真林　张红霞　余建明）

第四章 对 比 剂

本章主要叙述 X 线对比剂、磁共振对比剂和超声对比剂的分类，以及它们的理化特性和作用机制，介绍了碘对比剂的不良反应及其防治。

This chapter mainly describes the classification of X-ray contrast medium, magnetic resonance imaging（MRI）contrast medium and ultrasound contrast medium, along with their physicochemical properties and effect mechanisms.Adverse reactions of iodinated contrast agent and corresponding preventions are also introduced.

第一节 X 线对比剂

X 线诊断是根据人体各组织、器官对 X 线吸收的程度不同而形成的不同密度的影像进行评判。当某些组织、器官的密度与邻近组织、器官或病变的密度相同或相似时，则难以对成像区域的影像作出诊断。此时用人工的方法将高密度或低密度物质引入体内，使其改变组织器官与邻近组织的密度差，以显示成像区域内组织、器官的形态和功能的检查方法，称为造影检查。所采用的能提高人体组织对比度的物质称为对比剂（contrast medium）。

一、X 线对比剂分类

X 线对比剂一般分为阴性和阳性两大类。阴性对比剂使造影区域密度降低，阳性对比剂使造影区域密度增高。

（一）阴性对比剂

阴性对比剂（negative contrast media）原子序数低、吸收 X 线少，是一种密度低、比重小的物质。阴性对比剂包括空气、氧气和二氧化碳等。在 X 线检查中的阴性对比剂为气体，目前在胃肠道双重造影中仍与阳性对比剂一起组合使用。阴性对比剂目前临床使用很少。

（二）阳性对比剂

阳性对比剂（positive contrast media）原子序数高、吸收 X 线多，是一类密度高、比重大的物质，影像显示为高密度或白色。常用的有钡制剂和碘制剂两大类。

1. 钡制剂 主要是硫酸钡（barium sulfate），是良好的胃肠道对比剂，若与气体对比剂合用就称为双重造影（double contrast），能较好地显示胃肠道的细致结构。

2. 碘制剂 碘与不同物质化合形成不同的含碘化合物，可分为无机碘类、有机碘类及油脂类。有机碘类又包括经肾脏排泄与经肝胆排泄两类。由于无机碘化物含碘量高，刺激性大，不良反应多，现临床很少应用。

（1）主要经肾脏排泄的水溶性有机碘类对比剂：此类对比剂是影像学检查中最常用的，广泛应用于心脑血管、外周血管及泌尿、生殖系统等造影检查。其结构大多数为三碘苯环的衍生物，在水中溶解度大，黏稠度低，能制成高浓度溶液。

碘对比剂通常有三种分类方法：①根据其结构可分为单体和二聚体对比剂，二聚体对比剂每个分子含有两个三碘苯环，含碘量比单体对比剂高。注入血管后迅速经肾脏排泄，少量经肝、胆排泄。②根据溶液中是否电离出离子分为离子型和非离子型对比剂，离子型对比剂是三碘苯甲酸的盐，主要是钠和葡甲胺盐，在水溶液中都可离解成带有正负电荷的离子，故称之为离子型对比剂。非离子型对比剂属非盐类，在水溶液中保持稳定，不离解，不产生离子，一个分子对比剂在溶液中只有一个粒子，故称为非离子型对比剂。③根据渗透压分为高渗、次高渗及等渗对比剂；高渗对比剂（high osmolar contrast media，HOCM）为离子型单体（ionic monomer），其渗透压可高达 1400～2000mOsm/L，比血液渗透压（300mOsm/L）高数倍，由于不良反应较多，目前已很少使用。次高渗对比剂（secondary osmolar contrast media，SOCM）是其相对于离子型高渗对比剂（如泛影葡胺）渗透压明显降低而命名，包括离子型二聚体（ionic dimer）和非离子型单体（non-ionic monomer）两种对比剂剂型，其渗透压约为血浆渗透压的 2 倍。离子型二聚体对比剂的渗透压低于离子型单体对比剂，不良反应比离子型单体对比剂小。等渗对比剂为非离子型二聚体（nonionic dimer），是相对于血浆渗透压而言的，其渗透压几乎等于血液渗透压 300mOsm/L（表 4-1）。对于碘对比剂的选择，尽量选择非离子型对比剂，尽量选择使用等渗或次高渗对比剂，尽量避免使用高渗对比剂。

表 4-1　常用对比剂的分类和理化性质

结构与分类	通用名	商品名	分子质量	碘含量（mgI/ml）	渗透压（mOsm/L）
第一代高渗离子型单体	泛影葡胺	安其格纳芬	809	306	1530
第二代次高渗非离子型单体	碘海醇	欧乃派克	821	300、350	680、830
	碘帕醇	碘必乐	777	300、370	616、796
	碘普胺	优维显	791	300、370	590、770
	碘佛醇	安射力	807	320、350	710、790
	碘美普尔	典迈伦	777	300、400	521、726
次高渗离子型二聚体	碘克酸	海赛显	1270	320	600
第三代等渗非离子型二聚体	碘克沙醇	威视派克	1550	320	290

（2）主要经肝胆排泄的有机碘化物：此类对比剂系排泄性胆系对比剂，分为口服和静脉注射两类，目前几乎不用。

（3）油脂类对比剂：包括碘化油（iodinated oil）、超液化碘油（lipiodol ultra fluid）等。碘化油含碘约为40%，黏稠度较高，不溶于水，可溶于乙醚，几乎不被人体吸收，直接注入检查部位形成密度对比，显示腔道的形态结构，碘化油目前应用较少；超液化碘油为碘与植物性脂肪酸乙酯的合成物，含碘36%～40%。其性能除油质薄，易于流动外，基本与碘化油相似。主要用于肿瘤的栓塞治疗及某些腔道、窦道的造影。

二、对比剂的理化特性

X线对比剂有众多种类，不同的理化特性决定其应用范围、影像对比效果及使用的安全性。

（一）钡制剂

医用硫酸钡为白色粉末，无味，性质稳定，耐热，不怕光，久贮不变质。难溶于水、有机溶剂及酸碱性溶液。能吸收较多量的X线，进入胃肠道后，能较好地涂布于肠道黏膜表面，与周围组织结构密度对比差异较大，从而显示出这些腔道的位置、轮廓、形态、表面结构和功能活动等情况。医用硫酸钡在胃肠道内不被机体吸收，以原形从粪便中排出。

（二）碘制剂

水溶性有机碘类对比剂应用最多，它的主要理化特性包括水溶性、黏滞性、渗透压、离子性及化学毒性。

1. 水溶性　对比剂的水溶性与生物学安全性密切相关。人体血液中的主要成分是水，因此要求对比剂有较高的水溶性。水溶性与对比剂的分配系数有关，系数越小，水溶性越高。

2. 黏滞性　对比剂的黏滞性与对比剂含碘量、对比剂分子大小及温度有关。黏滞性随碘浓度的增加而呈指数性增加；分子量大的二聚体对比剂比单体对比剂黏滞性大；当浓度不变时，黏滞性随温度增加而降低。

3. 渗透压　对比剂渗透压大小与单位体积中溶质的颗粒数成正比，离子型对比剂较非离子型对比剂的渗透压高。高渗透压易导致血容量增加、红细胞变形、皱缩、血管通透性增加等不良反应。次高渗对比剂的渗透压稍高于血浆渗透压，人体对其耐受性较好，不良反应少。等渗对比剂渗透压与血浆渗透压相近，易使人体接受。

4. 离子性　离子型对比剂在水溶液中离解成带正、负电荷的离子，增加了体液的传导性，进而干扰体内电解质的平衡，影响神经组织的生物学过程。另外，这些带电荷的离子易与蛋白质结合，发生特异质反应的概率明显增加。

5. 化学毒性　对比剂的化学毒性除各种分子的固有因素外，主要与对比剂的亲水性和亲脂性有关。亲脂性越大，与血浆蛋白结合率越高，毒性就越大。另外还与注射速度和容量、对比剂浓度等有关。

三、对比剂引入途径

对比剂引入人体的途径，根据人体各器官的解剖结构和生理功能，主要分为直接引入法和间接引入法两大类。

（一）直接引入法

直接引入法系通过人体自然管道、病理瘘管或体表穿刺等途径，将对比剂直接引入造影部位的检查方法。

1. 口服法　如食管、胃肠道钡剂造影检查等。

2. 灌注法　如尿路逆行造影、子宫输卵管造影、结肠灌注造影等，属于经自然孔道直接灌入法；肠道瘘管造影、软组织瘘管造影、术后胆道造影等，属于经病灶瘘管直接灌入法。

3. 穿刺注入法 如肝、胆管造影，浅表血管造影等，属于体表穿刺直接注入法；心腔造影，大血管及各种深部血管造影等，是直接穿刺利用导管将对比剂注入。另外，某些部位的脓肿、囊肿亦可用直接穿刺方法，抽出腔内所含液体而注入对比剂进行造影。

（二）间接引入法

间接引入法是通过口服或静脉注射将对比剂引入体内，利用某些器官的生理排泄功能将对比剂有选择地排泄到需要检查的部位而达到造影检查的目的。如静脉尿路造影是由静脉注入对比剂，通过肾小球滤过后使肾盂、肾盏、输尿管和膀胱显影。

四、碘对比剂毒性反应及防治

对比剂因其各种因素的影响，在临床应用中可能发生各种各样的过敏反应及毒副作用，因此要做好防治工作。

（一）碘对比剂毒性反应机制及临床表现

碘对比剂不良反应的性质、程度及发生率除与其渗透压、电荷、分子结构等固有因素有关外，还与对比剂注入的剂量、流率、患者的高危因素及造影方法等外在因素相关。不良反应一般可分为特异质反应和物理-化学反应两类。

1. 特异质反应 此类反应是个体对碘的过敏反应，与使用剂量无关，难以预防。特异质反应发生机制主要类型如下。

（1）细胞介质释放：注射碘对比剂时，损伤血管内皮系统，引起组织胺的释放，导致一系列的临床症状。

（2）抗原-抗体反应：患者血清中如对比剂抗体活性较高，且与抗原（对比剂）结合则发生抗原-抗体反应，产生临床症状。

（3）激活补体系统：补体系统的激活使人体处于致敏状态，当注入对比剂后，易引起一系列反应。

（4）精神性反应：患者的焦虑、紧张等精神因素也可导致自主神经功能紊乱引起反应。

临床症状：主要表现为荨麻疹、支气管痉挛、结膜充血、血管性水肿、呼吸困难等。严重者可发生休克、呼吸和心搏骤停。

2. 物理-化学反应 此类反应临床较多见，是由于碘对比剂某些理化因素引起的反应，与使用剂量和注射流率有关，有时与碘过敏反应同时出现。

临床症状：主要是与神经、血管功能调节紊乱有关，如恶心、呕吐、面色潮红或苍白、胸闷、心慌、出汗、四肢发冷等。

（1）渗透压影响：渗透压越高，不良反应越多。当静脉快速注入大剂量高渗对比剂时，会引起红细胞内水分丧失而变形、皱缩和集聚，使其通过毛细血管的能力下降，导致血液循环障碍，从而使血管扩张，心室收缩减弱，血压降低。高渗透压可导致血容量增加，加重心脏的负荷，引起心肌及传导系统的改变；可使血管内皮细胞之间的联结变得松散，增加了血管的通透性，导致碘对比剂粒子或离子易于通过毛细血管壁进入血管外的神经组织液内，对神经细胞造成损害；还可引起肾血管、肾小球和肾小管的损害，最终诱发肾衰竭。

（2）电荷影响：由于离子型对比剂在血液中可离解成带正、负电荷的离子，增加了体液的传导性，扰乱体液内电解质的平衡，特别是影响神经组织的传导，可造成一系列交感和副交感神经功能失调引起的临床症状，同时可造成神经毒性，损伤脑组织而引起惊厥或抽搐。对比剂高浓度的离子及分子大量与钙离子结合，而钙离子主要作用于肌电的耦合过程，这样会导致负性肌力作用，还可以引起血压降低。

（3）分子结构：对比剂的亲水性和亲脂性与其分子结构有关，即亲水性与对比剂苯环侧链上的羧基、羟基有关。若羟基分布均匀且无羧基者，对比剂的亲水性强，其化学毒性低；反之，其化学毒性就高。若对比剂的亲脂性强而亲水性弱，引起反应的机会较多或引起的反应较重。

碘原子本身具有亲脂性。亲脂性越大，与血浆蛋白结合率越高，毒性就越大。故非离子型对比剂在其化学分子结构中都增加了亲水性而减少了亲脂性，使其毒性明显降低。

（二）碘对比剂毒性反应的防治

含碘类对比剂注入机体后有可能产生不良反应，严重程度不一，重者可危及生命。因此，在应用碘对比剂时做好预防及应对突发事件的抢救措施。

1. 碘对比剂毒性反应的预防

（1）了解被检者的一般情况：如有无高热、过敏性疾病、食物或药品过敏史以及对碘剂过敏史等。

（2）抢救物料配备：应备有各种抢救药物、氧气、吸引、心肺复苏器械等。

（3）注意高危因素：高危因素包括对比剂过敏史，过敏体质（哮喘、荨麻疹、花粉过敏等），严重心肺功能不全，严重肝肾功能不全，糖尿病，高龄，体弱，脱水，过度焦虑，近期使用过对比剂等。对于此类患者应加强预防措施，严格控制注入剂量、保留静脉通道、维持电解质及酸碱平衡等。

（4）造影前预防性用药：适量预防性给予抗组胺药物、糖皮质激素和镇静剂等。

（5）碘过敏试验：最常用的碘过敏试验方法为静脉注射法，即将同一品种对比剂 1ml（30%）缓慢注入静脉，观察 15 分钟，出现恶心、呕吐、头昏、荨麻疹、心慌、气急等症状者属阳性反应，严重者出现休克甚至死亡。鉴于这种试验对非离子型对比剂引起的过敏反应预测的准确性极低，以及试验本身也可能导致严重过敏反应，因此在碘对比剂使用说明书上一般标明不建议做碘过敏试验。

（6）密切观察患者：在造影进行中需密切观察患者，一旦发生反应，立即终止检查，组织抢救。造影结束后也应观察至少 15 分钟，看有无异常反应。

2. 碘对比剂毒性反应的救治措施 在造影检查过程中患者可因药物过敏或其他原因出现意外情况，应严密观察、及时发现、及时处理。

（1）碘对比剂不良反应的临床表现：①一般反应表现为头痛、轻度恶心、呕吐等。②轻度反应可表现为喷嚏、流泪、结膜充血、面部红肿、荨麻疹等。③中度反应可表现为面色苍白、呕吐、出汗、气促、胸闷、眩晕、喉干痒等。④重度反应者若循环衰竭表现为血压下降、脉搏细而快、面色苍白、口唇发绀、昏迷甚至心搏骤停；呼吸衰竭表现为支气管痉挛、呼吸困难、气喘，若并发肺水肿吐大量泡沫样痰或粉红色痰；血管神经性水肿表现为面部或喉头水肿、皮肤出现大片皮疹等。

（2）救治措施：当出现碘过敏反应时，必须根据情况及时、有效地做好相应处理，保证被检者的安全。①一般反应属于一过性的，无须特殊处理，只需暂停注药，平卧休息即可恢复。②轻度反应须卧床休息，吸氧，观察血压、呼吸、脉搏。必要时肌内或静脉注射地塞米松 10mg 或肌内注射盐酸异丙嗪 25mg。③中重度反应须立即静脉注射地塞米松等抗过敏药，给予吸氧、保留静脉通道，且对症处理。④重度反应应及时呼叫急诊科、麻醉科等相关科室医师现场进行抢救。

第二节 MR 对比剂

组织的对比度是 MR 成像基础，组织与组织之间、组织与病灶之间的对比度越高，组织的形态结构越清晰，MR 图像的信息含量就越大。当正常组织与病变组织的生物物理特性差距不大时，MR 图像不能产生良好的对比，此时就需要使用 MR 对比剂。

目前临床应用最广泛的磁共振对比剂为钆 - 二乙烯三胺五乙酸（gadolinium diethylene-triamine pentaacetic acid，Gd-DTPA）。

一、对比剂的分类

MRI 对比剂种类繁多，可根据其在体内的分布、磁化性质、作用机制、增强效果、分子构成、给药途径等作不同的分类。下面主要介绍比较常用的分类方法。

1. 根据对比剂在生物体内的分布分类

（1）细胞外非特异性对比剂：目前临床广泛应用的钆制剂属此类，它在体内非特异性分布，可在血管内与细胞外间隙自由通过。因此扫描时需要把握好时机，方可获得最佳的组织强化对比。

（2）细胞内特异性对比剂：主要以体内某一组织或器官的一些细胞作为靶来分布，如网织内皮系统对比剂、肝细胞对比剂等。这些对比剂进入人体后，可被有功能的靶组织细胞特异性摄取，从而使摄取对比剂组织（如正常组织）和不摄取对比剂组织（如转移病灶）之间产生对比。目前临床常用的有网状内皮系统对比剂如超顺磁性氧化铁颗粒（SPIO）、肝细胞对比剂莫迪司（Gd-BOPD）以及肝胆特异性对比剂钆塞酸二钠（Gd-EOB-DTPA）等。

2. 根据磁化性质分类

（1）抗磁性物质：组成该物质原子的外层电子是成对的，它们的磁化率为负值，人体内大多数物质和有机化合物属于这类物质。

（2）顺磁性物质：它们所含的外层电子是不成对的，故具有较大的磁矩，磁化率也较高。在静磁场中，它们会有磁性；而在磁场外，则磁性消失。在过渡元素的镧系金属中，钆、铬、锰、铁等均为顺磁性物质。

（3）铁磁性物质：这类物质在一次磁化后，即使在没有外加磁场作用的情况下，也仍带有一定磁性。一般而言，铁磁性物质的磁矩大于顺磁性物质的磁矩。

（4）超顺磁性物质：超顺磁性物质在磁场中极易磁化，其磁性介于铁磁性和顺磁性之间，但当外加磁场不存在时，其磁性消失。如超顺磁性氧化铁（superparamagnetic iron oxide，SPIO）。表 4-2 列出了常见的磁性对比剂的分类及性能。

表 4-2 常见的磁性对比剂的分类及性能

磁性 MRI 对比剂	对 T_1 的作用	对 T_2 的作用
顺磁性螯合物	缩短（低浓度）	缩短（高浓度）
超顺磁性微粒	作用不明显	明显缩短
铁磁性微粒	作用不明显	极大缩短

3. 根据给药途径分类

（1）静脉内使用：钆类对比剂、锰类对比剂、铁类对比剂。

（2）胃肠道内使用：铁类对比剂。

二、对比剂生物学特性

生物学特性是指药物在生物体内的分布、代谢、毒性、排泄和清除等一系列生物过程。下面以临床最常见的 MRI 对比剂 Gd-DTPA 为例进行叙述。

（一）体内分布

在正常人静脉注射 Gd-DTPA，注射量为 0.1mmol/kg，5 分钟内体内的 Gd-DTPA 的浓度达到高峰，最高血液浓度可达 0.6mmol/L，45 分钟后降到 0.25mmol/L，因而其增强效果一般可维持在 45 分钟左右，其组织浓度与注射量呈线性相关。

Gd-DTPA 不能通过完整的血脑屏障，也不能进入毛细血管屏障的其他组织，更不能进入红细胞或者附于血红蛋白上，因而只限于在血浆中运输。Gd-DTPA 在器官中的浓度，与该器官的血液供应丰富程度有关，血供丰富的器官，则浓度高。

Gd-DTPA 主要通过肾小球滤过，以原形从肾脏随尿排出，也有少量以粪便的形式排出。半衰期为（96±7.8）分钟，静脉给药 3 小时后 80% 的药物已从尿中排出。7 天后 Gd-DTPA 的尿排出量可达 90%，另有 7% 随粪便排出，0.3% 滞留于体内。

（二）毒理学及安全性

1. 毒理性 正常人体内钆离子含量极微，少量自由钆离子进入人体内即可产生不良反应。钆离子和血清蛋白结合形成胶体，胶体由网状内皮系统吞噬后分布于肝、脾、骨髓等器官，并引起这些组织器官的中毒反应（如肝细胞坏死）。钆离子可以和一些内源性离子（如 Zn^{2+}、Cu^{2+}、Ca^{2+} 等）竞争各种细胞受体结合点，从而干扰正常细胞代谢。钆中毒症状严重时可表现为共济失调、神经抑制、心血管及呼吸抑制等。

2. 安全性 当 Gd 与 DTPA 螯合后，使得 Gd-DTPA 水溶性提高，与血浆蛋白结合少，不经肝脏代谢，很快以原形从肾脏排泄，故使 Gd 的毒性大大降低。Gd-DTPA 外周静脉给药的不良反应发生率为 2.4%，主要有头晕、头痛、恶心、呕吐、心前区不适、注射局部冷感等，反应一般较轻，且呈一过性。

三、对比剂作用机制

目前绝大多数 MR 对比剂都是通过改变含对比剂组织的 T_1 和 T_2 弛豫时间，通常使 T_1 和 T_2 时间都缩短，达到改变局部信号强度以提高组织对比度的目的。

（一）顺磁性对比剂作用机制

顺磁性物质含有不成对的电子，与质子一样具有磁矩，但电子质量很轻，磁矩约为质子的 657 倍。有不成对电子的顺磁性物质存在，会产生局部巨大磁波动，此时大部分电子的进动频率与 Larmor 频率相近，使邻近水质子的 T_1 和 T_2 弛豫时间缩短，引起质子弛豫增强，结果造成组织 T_1、T_2 弛豫时间缩短。这类物质在使用低浓度时，主要使组织 T_1 缩短并使信号增强；高浓度时，则组织 T_2 缩短超过 T_1 效应，使 MR 信号降低。

（二）超顺磁性对比剂作用机制

超顺磁性对比剂也能加快 MRI 中的质子弛豫，但增强原理与顺磁性对比剂有所不同。这类对比剂可造成磁场不均匀，水分子弥散通过不均匀磁场时，改变了质子横向磁化的相位，从而加速了去相位过程，形成了有关质子的 T_2 或 T_2^* 弛豫时间缩短，即所谓 T_2 或 T_2^* 弛豫增强。

由于超顺磁性对比剂的磁矩和磁化率很大，如超顺磁性氧化铁粒子的磁矩大于 Gd-DTPA 约 100 倍，故又称这类对比剂为磁化率性对比剂。磁化率和磁矩越大，去相位也越大。磁化率性对比剂用于 T_2 或 T_2^* 加权成像时，使有关质子 T_2 时间缩短，造成信号降低，呈黑色或暗色，故又称之为 MR 阴性对比剂。

四、对比剂临床应用

（一）顺磁性对比剂的临床应用

Gd-DTPA 类顺磁性对比剂，初期主要用于中枢神经系统，后来已发展成为全身各系统 MRI 的重要辅助手段。Gd-DTPA 口服不吸收，临床上用作胃肠道对比剂，将其配制成 0.05%～0.1% 的溶液给患者口服后，能比较均匀地分布在胃肠道，可增加胃肠道与周围组织器官的对比度。

1. 扫描序列的选择及辅助技术 在注射 Gd-DTPA 对比剂后，常选用 SE 序列 T_1 加权成像方法，而磁化传递成像（MTI）对 Gd-DTPA 增强的协调作用，以及通过脂肪抑制技术使病变显示更确切。对肿瘤（特别是转移性肿瘤）、脱髓鞘病变、卒中及颅内感染诊断的作用相当于使用 2～3 倍剂量钆对比剂的效果。

在人体脂肪丰富的组织及血管应用钆制剂做增强时，采用 T_1 加权成像，会使脂肪和对比剂增强的组织都显示出高信号，不利于病情观察和鉴别诊断。因此，必须采用脂肪抑制技术，使脂肪组织信号减低，形成新的对比度来改善增强的效果。

2. 应用剂量 以 0.2ml/kg 体重或以 0.1mmol/kg 体重计算，使用 Gd-DTPA 对比剂。增强效应与对比剂使用剂量、病变性质、血运情况、病变大小及病灶背景信号有关。随着非离子型对比剂 Gadoterridol 的问世及诊断要求的提高（检出微小病灶、心脏大血管及脏器的动态增强等），剂量加倍，最多可加至 0.3mmol/kg，增强效果极佳，可检出常规剂量所不能显示的小病灶，但肾功能差者需慎用。

（二）超顺磁性对比剂的临床应用

超顺磁性对比剂 SPIO 制剂，如 AMI-25 或 SHU-555 主要作为网状内皮系统（reticulo-endothelial system，RES）定向的肝脏对比剂。由于肝脏恶性肿瘤缺乏 Kupffer 细胞，其增强后仍然保持原有信号强度，与正常肝脏的低信号形成对比，可以提高肝细胞肝癌、肝转移瘤、肝局灶性结节增生诊断与鉴别诊断。

（三）肝胆特异性对比剂钆塞酸二钠（Gd-EOB-DTPA）的临床应用

钆塞酸二钠（Gd-EOB-DTPA）是一种肝胆特异性 MR 对比剂，通过在 Gd-DTPA 分子结构上添加脂溶性乙氧基甲基（ethoxybenzyl，EOB）得到的 Gd-EOB-DTPA 具有独特的生物特性。一方面通过缩短组织 T_1 弛豫时间，可得到与 Gd-DTPA 相似的多期动态增强效果，从而观察肝脏病变的常规多期动态增强方式及其表现；另一方面肝功能正常者注射 Gd-EOB-DTPA 后 10~20min 肝实质最大程度增强，同时胆系也可显影，该期相称为肝胆特异期。

第三节 超声对比剂

一、声学对比剂的成像原理

在超声检查中，能改变成像区域器官组织对比差异的物质称为超声对比剂（ultrasound contrast agent，UCA）。超声造影（ultrasound contrast）又称声学造影（acoustic contrast），是利用对比剂使回声增强，提高超声的显示能力和敏感性。

声学对比剂的主要成分是微气泡，还有包裹微气泡的构成膜物质，或吸附微气泡的微颗粒物质、溶剂以及改进对比剂理化性能的增稠剂、稳定剂、抗氧化剂等辅助成分。超声造影能有效地增强心肌、肝、肾、脑等实质性器官的二维超声影像和血流多普勒信号，反映和观察正常组织和病变组织的血流灌注情况。

对比剂在血液中产生背向散射，其回声强度高，使得血流得以清晰显示，从而观察心血管系统的血流方向和分布情况；左心对比剂甚至可以进入毛细血管，使组织回声增强，达到心肌或组织声学造影的目的。多数超声对比剂通过改变声衰减、声速和增强后散射等，改变声波与组织间的基本作用（吸收、反射和折射），使得所在部位的回声信号增强。

微泡超声造影的效果可能会受到成膜材料性质、血液流速、微泡浓度和声场压力等因素的影响。腔道对比剂的原理和作用与心血管对比剂不同，腔道对比剂是通过体腔内给药或者口服给药的方式，进入特定的腔隙，使之增强，如口服的胃肠超声对比剂、子宫腔的对比剂等。腔道对比剂的主要作用是消除腔道内的气体，扩大透声窗，从而提高肠道与其邻近器官、结构的显示质量，或者使腔道内液体产生强回声，从而鉴别腔道内液体与腔道外无回声区，亦可用于勾画低回声型腔壁肿块的轮廓与范围。

二、声学对比剂的种类

声学对比剂种类多，按照不同分类方法可分为多种类型。

（一）根据对比剂微泡内气体的成分分类

1. 含空气超声对比剂 对比剂的微泡为空气，常见的有声振白蛋白溶液。

2. 含二氧化碳气体超声对比剂。

3. 含氧气超声对比剂。

4. 含氟化气体超声对比剂。

（二）根据对比剂的微泡的基质分类

1. 糖类为基质的超声对比剂。

2. 人体白蛋白为基质的超声对比剂。

3. 脂类为基质的超声对比剂。

4. 聚合物为基质的超声对比剂。

（三）根据是否能进入血管外的组织间隙分类

1. 血池对比剂只留存于血管内、不能进入血管外。

2. 非血池对比剂，能扩散到血管外，进入组织间隙。

（四）依据对比剂的原理分类

1. 负性对比剂 能够将靶目标良好负性衬托的物质，其原理是液体作为良好的透声窗，减少声波的衰减有利于靶目标的显示及通过液性暗区衬托目标，使病变显示清晰，常用的有生理盐水、葡萄糖溶液等。

2. 正性对比剂 能够将靶目标正性衬托的物质，主要包括微粒对比剂和微泡对比剂。

（五）按照对比剂的主要用途分类

1. 右心声学对比剂。

2. 左心声学对比剂。

3. 组织特异性对比剂。

4. 腔道声学对比剂。

（六）按能否通过肺循环分类

1. 不能通过肺循环，只能行右心、胃肠道、宫腔、子宫输卵管造影的对比剂有过氧化氢、二氧化碳发泡剂、超声晶氧、手振空气微泡、SHU454 等，称为右心对比剂。

2. 能通过肺循环，不仅能行左心声学造影，而且能行静脉法多普勒增强造影及静脉谐波造影的对比剂有手振氟碳微泡、声微显、sonovue、albunneX、levovist、optison 等，称为左心对比剂。

（七）按剂型分类

1. 自由气体对比剂。

2. 包裹气体对比剂。

3. 混悬液对比剂。

4. 胶体溶液对比剂。

5. 水溶液对比剂。

思 考 题

1. 叙述 X 线对比剂的理化特性。

2. 叙述碘对比剂的毒性反应及其防治。

3. 以 Gd-DTPA 为例，叙述磁共振对比剂的生物特性。

4. 叙述磁共振对比剂的作用机制。

5. 叙述超声对比剂的成像原理。

6. 叙述超声对比剂的分类。

（张红霞　李真林　刘　念　余建明）

第五章　医学影像技术发展及应用评价

本章主要叙述各种医学影像技术的特点，分别介绍了 DR、CT、DSA、MR、超声、核医学、放射治疗的发展及应用评价和医学影像信息与人工智能的发展及应用评价。

This chapter mainly describes the characteristics of various medical imaging technologies, and introduces the development and application evaluation of DR, CT, DSA, MR, ultrasound, and nuclear medicine radiotherapy, as well as the development and application evaluation of medical imaging information and artificial intelligence.

第一节　DR 的发展及应用评价

一、DR 的发展史

1986 年，布鲁塞尔第 15 届国际放射学术会议首次提出数字化 X 线摄影（digital radiography，DR）的物理学概念。当时 DR 技术采用的 X 线探测器是影像增强器 - 摄像管 /CCD- 电视成像链，其空间分辨力和密度分辨力还不能满足临床的要求。

20 世纪 90 年代后期，薄膜晶体管（thin-film transistor，TFT）阵列等新技术应用，使数字 X 线摄影的探测器研制取得突破性进展，多种类型的固态一体化平板探测器（flat-panel detector，FPD）投入临床应用，在图像质量、操作流程和检查时间方面有明显优势，常规 X 线、CR 和 DR 三种操作流程方式和检查时间的比较如图 5-1 所示。

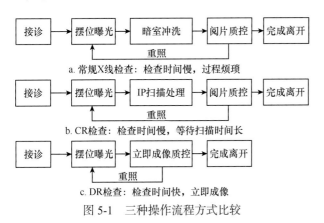

a. 常规 X 线检查：检查时间慢，过程烦琐

b. CR 检查：检查时间慢，等待扫描时间长

c. DR 检查：检查时间快，立即成像

图 5-1　三种操作流程方式比较

DR 主要由 X 线摄影系统、X 线探测器、图像信息处理器、存储器、图像显示器和系统控制器等组成。DR 摄影成功地实现了 X 线影像的数字化采集、处理、传输、显示和存储的一体化。X 线照射人体后被平板探测器接受并转换为数字化信号，获得 X 线衰减后的不同组织密度信息的数字矩阵，经计算机处理，重建输出到监视器形成图像。

二、DR 的临床应用评价

DR 是高度集成化的数字化 X 线摄影设备，目前已广泛应用于临床。常规 DR 摄影具有如下特点：

1. 曝光剂量降低，图像质量提高　碘化铯（CsI）探测器的量子检出效率（detective quantum efficiency，DQE）高达 60% 以上，对低对比结构的观察能力提高了 45%，图像的动态范围提高了 10 倍以上。胸片正位摄影的辐射剂量只需要 0.1mSv，曝光时间多数小于 10ms。

2. 成像速度快，工作流程短　与 CR 或传统的 X 线摄影方式比较，DR 的成像速度快，成像的环节少，按下曝光按钮仅需要数秒时间即可显示图像。缩短了 X 线检查时间，提高了工作效率，使患者的流通率更快。

3. 图像动态范围大　即探测器信号采集的动态范围和图像显示的动态范围大，目前的各类 DR 均具有 14bit 以上的图像灰阶和 A/D 转换能力。这种能力决定了 DR 的动态响应范围很大，在影像上表现为曝光条件的宽容度大，线性响应能力强。

DR 图像具有 4096～165 536 级连续灰度级变换范围，能适应医用专业级显示器的表现能力，DR 图像丰富的灰度表现能力能够有效地反映出人体组织细微的密度变化。

4. 图像后处理功能强　DR 设备具有多种图像后处理能力。

5. PACS 能力　DR 图像在本质上属于数字化信息，可以进行图像压缩，图像格式变换，各种网络通信方式传输、多种存储介质存储等，实现信息共享。

第二节　CT 的发展及应用评价

一、CT 的发展史

CT 最初的英文名是"X-ray computerized tomography"，即计算机 X 线断层扫描摄影术，是电子计算机控制技术和 X 线断层摄影技术相结合的产物。

1917 年奥地利数学家 J.H.Radon 提出一个二维或三维的物体可以由它投影无限集合，并可以以单一地重建出来；1963 年美国物理学家 A.M.Cormack 研究了用 X 线投影数据重建图像的数学方法；1971 年 9 月第一个原型 CT 设备安装在 Atkinson Morley 医院；1972 年 11 月芝加哥北美放射学会（RSNA）年会上向全世界宣布 CT 设备研制成功。为 CT 发明做出重要贡献的物理学家 Allan Macleod Cormack 和工程师 Godfrey Newbold Hounsfield 获得 1979 年诺贝尔生理学或医学奖。

CT 的原型机只能做头部检查。1974 年美国 George Towm 医学中心工程师 Ledley 设计了全身 CT 扫描机，此时期的 CT 处于非螺旋的逐层步进扫描阶段。

1989 年在传统步进扫描的基础上，CT 采用了滑环技术和连续移动检查床的成像技术，实现了螺旋扫描。螺旋 CT（helical or spiral CT）与非螺旋 CT 相比缩短了扫描时间，避免传统 CT 遗漏小病变现象的发生，扩大了 CT 在胸腹部的应用范围。

1998 年多排螺旋 CT（MDCT or MSCT）的问世，球管——探测器系统围绕人体旋转一圈能同时获得多幅断面图像，与单排螺旋 CT 相比，大大提高了扫描速度。多排螺旋 CT 增加了 Z 轴的覆盖范围，缩短了 CT 检查时间，提高了运动器官的图像质量，是 CT 发展史上明显的一次飞跃。

2004 年在 RSNA 年会上，推出的 64 排螺旋 CT，又称容积 CT，开创了容积数据成像的新时代。该 CT 的扫描速度快和覆盖范围大，提高了 Z 轴空间分辨力和时间分辨力，使心脏冠状动脉图像质量得到改善，实现了“各向同性”，使 CT 检查心脑血管和空腔脏器成为常规，是 CT 发展史上的第三次飞跃。

2005 年在 RSNA 年会上，西门子公司推出了双源螺旋 CT（DSCT），使得 CT 进入“后 64 层时代”。双源 CT 使用 2 个 X 线源和 2 套探测器来采集图像，2 个 X 线管可以在不同的能量状态下工作，通过 2 个 X 线管在不同 kV 下的数据采集，实现双能量成像，拓展了 CT 的临床应用范围。

2007 年 RSNA 年会上，日本东芝公司推出了 320 层 CT（aquilion one），使 CT 进入了动态容积扫描时代。该 CT 具备 320 排探测器，每个探测器单元 0.5 毫米，Z 轴宽度 160 毫米，具备不动床就可以扫描成年人心脏或大脑的能力，获得多期相图像和数据；同一年的 RSNA 会上，PHILIPS 公司推出的 iCT 具备 4D 扫描能力，采用 128 排探测器单元，每排探测器单元宽度 0.625 毫米，总宽度 80 毫米，具备动态容积扫描能力，机架转速 0.27 秒 /360°，心脏冠状动脉成像能力大为提高；2008 年 5 月通过美国 FDA 认证的 GE Discovery CT 750HD 是 GE 公司在 Light Speed VCT 基础上发展出来的 128 层 CT，该 CT 采用 Genstone 探测器，通过球管 kV（80 和 140）的瞬态切换，可以产生 101 个单能级 CT 图像。该 CT 采用能谱栅技术，在增强组织对比度、去除金属伪影、能量去骨以及区别骨质和碘等无机物的临床应用中有一定的价值。CT 发展的第四次飞跃主要集中在组织能量成像和功能成像方面。

CT 检查的辐射剂量一直是制约其发展的主要因素之一。在扫描环节，GE、Philips、Siemens 和 Toshiba 都推出了自动毫安调节技术，Siemens 还推出了自动 kV 调节技术——智能最佳 kV 扫描技术，以及 X-CARE 技术。在图像重建环节，上述 4 大厂商都分别推出了基于硬件水平提升的迭代算法 aSiR、iDose4、SAFIRE 和 AIDR。在图像处理环节，又都推出了 2D 或 3D 的降噪技术。

目前常规采用的优化技术有 ECG 自动毫安技术、心脏滤线器、3D 自动毫安技术、短几何设计和电子收集器、四维实时剂量调节技术等。CT 技术的发展呈现出几个大的方向，即更宽的探测器、更快的机架旋转速度、更低的射线剂量。CT 发展的第五次飞跃是以 X 线剂量硬件调制和软件上的迭代算法为标志的低剂量技术，使 CT 检查进入低剂量、微辐射成像时代。

人工智能技术的加入，让 CT 实现了智能摆位，CT 搭载“数字化天眼视觉认知系统”等核心技术，实现自动定位和摆位，同时配置隔室操作的功能，使技师不须进入 CT 扫描室，在操作间就可操作设备。此外，人工智能和深度学习用于迭代重建可加速重建速度，改善图像、降低噪声等。总之，人工智能和深度学习的应用将逐步实现智能化 CT 检查。

二、CT 的临床应用评价

自 20 世纪 80 年代初期全身 CT 投入临床应用以来，CT 已成为多种临床疾病的重要检查手段，检查范围几乎包括人体的每一个器官和部位。

1. CT 图像的密度分辨力高 CT 图像的密度分辨力仅次于磁共振图像，比常规 X 线影像的密度分辨力高约 20 倍，CT 图像可以通过调节窗宽和窗位满足各种观察的需要。

2. 对病灶的定位和定性准确 CT 检查可获得无层面外组织结构干扰的横断面图像，CT 图像的层厚准确，图像清晰，无组织结构重叠，可对病变进行定量分析。

3. 为临床提供直观可靠的影像信息　根据临床需要对病灶进行动态扫描，可观察病灶部位的血供和血流动力学变化，如动态扫描和灌注成像等。利用后处理软件对原始数据进行多方位重组，获得的二维和三维图像，可为外科制订手术方案和选择手术路径提供直观的影像学资料。使用 CT 的定量分析功能，可知病灶部位增强前后的 CT 值变化，为疾病的定性诊断提供可靠的依据。骨矿含量和冠状动脉钙化的定量测定，有助于临床对骨质疏松和冠心病的诊断。

第三节　DSA 的发展及应用评价

一、DSA 的发展史

1896 年瑞士人 Haschek 和 Lindenthal 在截肢的手上进行了动脉血管造影的实验研究；1923 年 Berberich 和 Hirsh 首次在人体上作了血管造影检查；1929 年 Dos Santos 采用长针经皮腰部穿刺作腹主动脉造影的成功，将血管造影技术又向前推进了一步。1931 年 Forsmann 从自己的上臂静脉将导尿管插入右心房，首创了心导管造影术，并因此获得诺贝尔奖。20 世纪 50 年代的 Sones 和 60 年代 Judkins 开展了选择性冠状动脉造影。1953 年 Seldinger 经皮股动脉穿刺术，使血管造影的风险性和创伤性大为减少，至今仍在使用。1962 年 Ziedes des Plantes 发明了 X 线照片减影术，获得了无骨骼重叠的脑血管减影图像。在 20 世纪 80 年代初，开始了在 X 线电视系统的基础上，利用计算机对图像信号进行数字化处理，使模拟视频信号经过采样，再经模 - 数（A/D）转换后直接进入计算机进行存储、处理和保存，再经数 - 模（D/A）转换进行显示与打印，形成数字 X 线成像技术。这项技术促成了专门用于数字减影血管造影设备的 DSA 系统的诞生。

1978 年，德国的 Heintzen Brenndeke 教授领导的研究小组，研制成了第一台可实时减影的设备，对狗的心脏进行了实时减影，1979 年 Wisconsin 大学 Kruger 领导的一个研究小组最先设计出数字视频影像处理器，从而奠定了数字减影血管造影的基础。1980 年 3 月在 Cleveland Clinic 医院安装了数字减影血管造影的商用机。DSA 是由美国的威斯康星大学的 Mistretta 小组和亚利桑那大学的 Nadelman 小组首先研制成功，于 1980 年 11 月在芝加哥召开的北美放射学会上展示了此种商用数字减影血管造影装置。

此后，许多国家的制造商加强了对 DSA 系统的研究，使机器性能、成像方式、采集速度、图像处理等方面得到了很大的发展。目前 DSA 设备主要采用的是平板探测器，它具有空间分辨力高、成像的动态范围大、余辉小、可作快速采集、辐射剂量低等优势。

二、DSA 的临床应用评价

（一）DSA 的应用

DSA 是利用计算机数字减影消除了骨骼和软组织影像，使血管单一清晰显示的成像技术。DSA 成像技术可分为静脉 DSA（IV-DSA）和动脉 DSA（IA-DSA）。

1. 静脉 DSA　IV-DSA 是通过周围静脉注入对比剂，经过静脉回流至心脏和全身的动静脉，以此来获得心脏和所需血管的信息。由于成像区域的血管同时显影，血管影像相互重叠，易产生运动性伪影，影像模糊且质量太差，且对比剂用量较多，这种方法临床基本不用。

中心静脉法 DSA 是在上腔静脉或右心室注射对比剂，提高对比剂在血管中的浓度，由于通过肺循环，最终到达靶血管的对比剂量少，血管显示效果差，这种方法也基本废弃。目前静脉 DSA 成像仅用于门静脉、腔静脉、髂静脉、肾静脉、逆行股深静脉等部位的疾病诊断和介入治疗。

2. 动脉 DSA　动脉 DSA 是经皮股动脉或桡动脉穿刺，将所需的导管插入相应的血管内进行造影，获取对应的血管减影图像。目前动脉 DSA 是以选择性和超选择性方法，广泛地应用于全身各部位血管造影和血管性介入治疗。

3. 动态 DSA　动态 DSA 是在设备运动中进行 DSA 成像的技术，其中旋转 DSA 使成像部位重叠的血管全部展开，对于脑部血管病变的检查与治疗具有很大的帮助；步进式 DSA 成像技术采用遥控对比剂跟踪技术可在一次曝光过程中，观测全程血管结构，解决了因探测器面积小需要多次曝光，多次注药的造影减影方法，同时也减少了检查者的辐射剂量。

DSA 成像技术是介入放射学的重要组成部分，是血管性介入治疗不可缺少的工具。目前已经将介入技术分为心脏介入诊疗技术、综合介入诊疗技术、神经介入诊疗技术和血管介入诊疗技术。随着介入技术与材料的迅速发展，微创技术不断向临床各科室的渗透，越来越多的临床科室将相继开展介入诊疗技术，使有创的外科手术向微创的介入技术发展。

（二）DSA 的应用限度

1. DSA 的视野小　DSA 设备探测器尺寸相对人体的躯干和四肢的成像比较小，对大范围的病变采用多次、分段进行检查，导致患者接受辐射剂量增加，同时手术时间延长。

2. DSA 对患者的移动敏感 DSA 是采用造影图像与蒙片进行减影而获得的无重叠的影像，只有在减影中被检查的部位保持不动，才能获得高质量的清晰图像。在 DSA 成像过程中容易被检查部位的运动或移动，产生运动性伪影。

3. DSA 缺乏解剖参考标志 DSA 可消除骨骼和软组织影像，使血管清晰显示。在实际的 DSA 检查与介入治疗中，DSA 的减影图像不能显示血管和导管位置。

第四节　MR 的发展及应用评价

磁共振成像（magnetic resonance imaging，MRI）是利用生物体内的磁性原子核（多数为氢核）在磁场中特性表现而进行成像的技术。磁共振成像的物理基础是核磁共振（nuclear magnetic resonance，NMR）理论。

一、MR 的发展史

磁共振现象于 1946 年第一次由布洛克（Block）领导的美国斯坦福研究小组和普塞尔（Puroell）领导的麻省理工学院研究小组分别独立发现，因此布洛克和普塞尔共同获得了 1952 年的诺贝尔物理学奖。1970 年，美国纽约州立大学的物理学家及内科医生达马迪安（Raymond Damadian）发现了小鼠正常组织和病变组织的 MR 信号明显不同，奠定了 MRI 在医学领域应用的基础。1977 年达马迪安与其同事研制成了人类历史上第一台全身磁共振成像装置，并获得了第一幅全身轴位质子密度加权像。1980 年，诺丁汉大学的摩尔等获得了第一幅具有诊断价值的人体头部磁共振图像，拉开了 MRI 进入临床应用的序幕。1984 年，美国 FDA 正式批准其应用于临床。1985 年中国首次引进 MRI。1993 年功能 MRI（fMRI）得到发展，将人脑各部位的功能信息图像化显示。1989 年安科公司生产出我国第一台永磁型磁共振机。之后，国内外的各种场强、各种类型、各种功能的磁共振机不断投入临床。

磁体的发展体现为高场强、短磁体、大孔径、零液氦及静音等；梯度系统主要朝着高梯度场强、高梯度切换率和双梯度方向发展，同时拥有完美的梯度线性；射频系统朝多源射频发射技术、多通道阵列式全景一体化线圈及数字信号处理的方向发展。

2006 年，由 Donoho 与 Candes 等提出的压缩感知（compressed sensing，CS）技术是近年来发展起来的快速 MRI 新技术，它充分利用了 k 域信息冗余特性，经过稀疏变换、不相干欠采样、非线性重建

三个部分，实现了部分 k 域数据重建组织影像的过程，加快了成像速度。压缩感知 MRI 可与多种定量 MR 成像、磁敏感度成像、功能成像技术融合，明显缩短了 MRI 扫描时间。

MR 成像新技术主要有全脑连续式激发 3D ASL 成像技术、心脏单次心跳成像技术、全心三维延迟强化成像技术、全身大血管 4D 成像技术、超快速三维动态成像技术。MR 定量分析和分子成像技术主要有脂肪定量分析、铁质定量分析、组织参数定量分析、定量磁化率成像、氨基质子转移（amide proton transfer，APT）/ 化学交换饱和转移成像（chemical exchange saturation transfer imaging）、体素内不相干运动（intravoxel incoherent motion，IVIM）/ 弥散峰度成像（diffusion kurtosis imaging，DKI）定量分析及动态对比增强（dynamic contrast-enhanced MRI，DCE-MRI）定量技术等。为组织提供了更多的功能、代谢、分子等信息。

二、MR 的临床应用评价

随着 MRI 技术的不断进步，应用范围不断扩大，在医学诊断中所起的作用也愈加重要。

（一）磁共振成像特点

1. 多参数成像 MRI 的信号强度与组织的弛豫时间（T_1、T_2）、氢质子的密度、血液（或脑脊液）流动、化学位移及磁化率有关，其中 T_1 和 T_2 对图像对比起了重要作用，它是区分不同组织的主要诊断基础。由于 MRI 的信号是多种组织特征参数的可变函数，它所反映的病理生理基础较 CT（仅有密度一个参数）更为广泛，MRI 的多参数成像为临床提供了更多的诊断信息。

2. 多方位成像 基于 Gx、Gy 和 Gz 三个方向的梯度场的应用，磁共振系统能进行任意层面的选择性激励，即 MRI 可获得任意方向断面的图像。

3. 组织特异性成像 通过使用特殊的脉冲序列特异性显示水、脂、软骨及静态液体和流体等组织。如水成像技术用于显示静态液体；黑水技术可以区分结合水与自由水；脂肪激发可以专门用于显示脂肪；水激发及脂肪抑制可通过抑制脂肪信号用于关节软骨的显示；TOF、PC 等可用于流体的显示。

4. 功能成像 狭义的功能磁共振成像（functional magnetic resonance imaging，fMRI）是指血氧水平依赖效应（blood oxygenation level dependent effect，BOLD）的成像。广义的磁共振功能成像除 BOLD 成像外，还包括弥散加权成像（diffusion weighted imaging，DWI）、弥散张量成像（diffusion tensor imaging，DTI）、灌注加权成像（perfusion weighted imaging，PWI）、磁共振波谱成像（magnetic resonance spectroscopy，MRS）等。磁共振功能成像是目前唯一能对活体组织代谢、生化环境和功能变化进行无创伤性检查的方法。

5. 无电离辐射 MRI 系统的激励源为短波或超短波段的电磁波，波长在 1m 以上（小于 300MHz），无电离辐射损伤。从成像所用的频率看，尽管 MRI 系统的峰值功率可达千瓦数量级，但平均功率仅为数瓦，完全低于推荐的非电离辐射的安全标准。可见，MRI 是一种安全的检查方法，这是 MRI 能够迅速发展并被人们所接受的重要原因。

（二）磁共振成像的局限性

1. 成像速度慢 MRI 系统成像速度的快慢一般是相对于 CT 的成像速度而言的，它对运动性器官、危重患者，躁动、无自制能力等患者的检查有一定的局限性。

2. 对钙化灶和骨皮质病灶不够敏感 钙化灶在发现病变和定性诊断方面均有一定作用，但磁共振图像上钙化通常表现为低信号。另外，骨质中氢质子（或水）的含量较低，骨的信号比较弱，不能充分显示骨皮质病变，对骨细节的观察也就比较困难。

3. 图像易受多种伪影影响 MRI 的伪影主要来自设备、运动和金属异物三个方面。常见的有化学位移伪影、卷褶伪影、截断伪影、运动伪影、流动伪影、干扰伪影和金属伪影等。

4. 有禁忌证 MRI 系统的强磁场和射频场有可能使心脏起搏器失灵，也容易使各种体内金属性植入物移位。由于射频对人体存在热生物效应，特别是高磁场的 MR 扫描时，因此在对高热的患者，散热功能障碍的患者作 MRI 检查时要谨慎。肾功能不全者注入含钆对比剂可能引起肾源性系统纤维化（NSF），故肾衰竭者进行增强 MRI 扫描须慎重。幽闭恐惧症的患者一般也难以完成高场的磁共振检查。

第五节 超声的发展及应用评价

一、超声的发展史

超声成像（ultrasonic imaging，USI）技术在医学领域的应用是通过发射超声波进入人体组织内，接收其在传播过程中所产生的回声信号，并对回声信号进行处理，在超声诊断仪上形成不同的图形，借此对人体的解剖结构、生理或病理状态进行评价，这种方法称为超声诊断法（ultrasonic diagnosis）。

1942 年奥地利学者 K T Dussik 开始尝试利用

A 型超声装置探测头脑。1950 年美国医学生 John Julian Wild 和工程师 Donald Neal 率先应用脉冲反射式 A 型超声，对肠道和乳腺的恶性病变组织进行诊断。

1953 年美国学者 John Reid & Wild 制造了一个线阵的便携式 B 型超声仪，通过从一端到另一端的扫查方式来显示乳腺肿块。其后，Douglas Howry、William Roderic Bliss 和 Gerald J Posakony 研制出一种浸在水容器中的超声系统，超声探头被固定在一个盛满水的巨大金属缸的边缘，此仪器能从不同角度对腹内脏器进行复合扫描，从而得到可读性更强的图像，称之为"声像图"。1955 年，一种新的压电陶瓷材料钛酸钡和钛锆酸铅的出现，将发射与接收超声波的探头制作得体积更小、性能更好，为研制出更为轻巧的超声设备奠定了基础，并显著提高了检查的敏感性与特异性。

20 世纪 70 年代，实时二维灰阶超声显像技术已应用于临床，能获取清晰的人体软组织器官断层解剖图像，并能准确显示病变。特别是可实时动态显示心脏的运动图像，是医学超声显像技术上的重大突破。1974 年，双功能超声仪研制成功，能将多普勒频谱曲线与二维超声图像相结合，在显示解剖结构信息的同时，显示心脏及血管内的血流信息。20 世纪 80 年代初，彩色多普勒血流显像技术开发成功，能将血流动力学信息以直观的彩色编码形式进行实时显示，为血流信号的无创性评价提供了一种新手段，在临床上迅速得到广泛应用。

1953 年 5 月，瑞典学者 Edler 和 Hertz 使用一台工业用的脉冲回波探伤仪检查了心脏，并于 1954 年发表了所用的设备和进行的离体心脏解剖试验结果，展示了它们最早记录到的心脏结构的活动曲线，将其命名为"超声心动图"（ultrasound cardiogram），现称为 M 型超声心动图，它开创了超声心动图诊断的新时代。

M 型和二维灰阶超声显像技术、频谱多普勒显像技术、彩色多普勒显像技术构筑了现代超声影像诊断的基础。20 世纪 80 年代后期至 90 年代，三维超声成像技术广泛应用于临床。国产超声设备（如迈瑞）的迅速崛起，在性能上能媲美国外超声设备，价格便宜，占据了国内 99% 以上的三甲医院和约 2/3 的美国医院。

1968 年 Gramiak 和 Shah 首次观察到在注射染料后，心腔内能产生"浓密的云雾影"，以此能确定心脏结构、心肌运动和血液的分流，从而开创了声学造影诊断方法，超声造影是近年来超声诊断学领域里一个重要的进展，它可增强二维超声影像和彩色多普勒信号，反映和观察正常组织和病变组织的血流灌注情况，是继二维超声、多普勒和彩色血流成像之后超声发展史上的"第三次革命"。超声造影借助于静脉注射微泡对比剂和超声造影谐波成像技术，能够清晰显示正常和病变器官组织的微细血管结构，大大增强了深部组织微血管和低速血流的显示，增加了图像的对比分辨力。利用超声造影技术使超声的无创性观察活体组织器官的微循环灌注成为可能，将超声从形态学成像过渡到功能性成像的发展阶段。可用于实时评估肝脏等脏器局灶性病变的血流灌注特征，大大提高了超声对局灶性病变诊断的敏感性、特异性和准确性。

超声成像的检查方式从最初的经体表探查发展到各种经体腔探查，如经食管超声心动图检查、血管内超声检查、心腔内超声检查、经阴道超声检查、经直肠超声检查、经腹腔超声检查等，极大地改善了超声的图像质量，使超声诊断的准确性与敏感性得到了显著的提高。近年来，超声波迅速向介入治疗、基因转染、分子显像与靶向治疗方向发展，成为医学基础研究的一种特殊工具和临床疾病诊断与治疗的有效手段。

二、超声的临床应用评价

超声检查的优点是安全、无辐射、无损伤、无痛苦、廉价、成像速度快。主要应用有以下几个方面。

（一）人体不同声学类型组织疾病的超声诊断

人体有各种不同声学特征的组织，根据声阻抗大小与组织内部结构的均匀程度不同，超声显像可明确人体正常组织与病变组织的声学性质。

（二）血流动力学评估

利用彩色多普勒、频谱多普勒以及能量多普勒等技术，能对心腔、大血管腔甚至微血管腔内的血流信号进行显示，可以测定血流的速度、方向与血管阻力，判断有无反流与分流等血流动力学改变。通过检测不同部位与脏器的异常血流信号，能为诊断疾病提供极有价值的信息。目前已被广泛用于心脏、大血管、颅脑、周围血管、肿瘤、移植肝、移植肾等的血流动力学评估。

（三）脏器功能检测

超声成像技术可从不同的方面对脏器的功能状态进行无创性评价。通过数据测量与分析可定量评估脏器的功能，如心脏功能的评价；通过脂餐试验可以评估胆囊的收缩功能；通过多普勒检测可以评估血管的功能等。

第六节　核医学的发展及应用评价

一、核医学的发展史

1951 年美国加州大学的卡森（Cassen）研制出第一台扫描机，通过逐点打印获得器官的放射性分布图像。1952 年美国宾夕法尼亚（Pennsylvania）大学的一年级医学生戴维·库赫（David Kuhl）设计了扫描机光点打印法，1959 年他又研制了双探头的扫描机进行断层扫描，并首先提出了发射式重建断层的技术，为日后发射式计算机断层扫描机（ECT）的研制奠定了基础。1972 年库赫博士作为主要成员应用三维显示法和 ^{18}F- 脱氧葡萄糖（^{18}F-FDG）测定了脑局部葡萄糖的利用率，因而打开了 ^{18}F-FDG 检查的大门。1957 年安格（Anger）研制出第一台 γ 照相机，称安格照相机，20 世纪 60 年代初应用于临床。目前广泛使用的单光子发射计算机断层（SPECT），仪器的功能和成像的质量较过去都发生了根本改变，单探头发展成为双探头和三探头 SPECT，直至现在发展为带衰减校正的符合线路成像的 SPECT-CT。正电子发射断层（PET）在临床的应用也在迅速增加，PET-CT 的出现使医学影像技术进入了一个新的阶段，促使了医学影像学科不同专业相互融合，是医学影像技术新的里程碑。2017 年，国产企业联影公司首次揭幕世界首台全景扫描 PET-CT uExplorer 探索者，首次实现了全身多组织器官的 4D 高清动态成像。

2010 年，西门子公司在北美放射年会（RSNA）上，推出全身扫描机型 Biogragh mMRI（分子磁共振成像），是世界上首台实现同机融合的全身扫描型 PET-MRI。2017 年，联影公司自主研发的"时、空一体"超清 TOF PET/MR，实现了中国高端医疗设备行业 PET-MR 领域零的突破。

近几年来，随着分子生物学技术的迅速发展以及与核医学技术的相互融合，形成了核医学又一新的分支学科——分子核医学（molecular nuclear medicine）。分子核医学是应用核医学示踪技术从分子水平认识疾病，阐明病变组织受体密度与功能的变化、基因的异常表达、生化代谢变化及细胞信息传导等，为临床诊断、治疗和疾病的研究提供分子水平信息甚至分子水平的治疗手段。

二、核医学的临床应用评价

核医学成像取决于脏器或组织的血流、细胞功能、细胞数量、代谢活性、排泄引流情况等因素，是一种功能影像，影像的清晰度主要由脏器或组织的功能状态决定。由于病变过程中功能代谢的变化往往发生在形态学改变之前，故核医学成像也被认为是最具有早期诊断价值的检查手段之一。

核医学成像的另一特点是针对不同器官显像需不同的放射性药物，针对同一器官的不同检查目的所需的显像剂亦不同。

第七节　放射治疗的发展及应用评价

放射治疗学是研究利用放射线治疗肿瘤的一门学科。

一、放射治疗学的发展史

从 1895 年伦琴发现 X 线，1896 年贝克勒尔发现铀，1898 年居里夫妇从沥青中分离出镭并首次提出"放射性"的概念后，经过多年的不断研究，科学家对电离辐射在肿瘤治疗中的作用有了更深的认识。1920 年生产了第一台 200kV 的深部 X 线治疗机。1953 年首台钴 -60 治疗机在加拿大研制成功并投入使用，标志着从"kV"级向"MV"级过渡。从 50 年代中期到 60 年代加速器研制成功并陆续应用于临床，逐渐成为放射治疗的主流设备。70 年代以后随着计算机技术的发展，加速器的性能不断完善，以及模拟机、CT、MRI 和治疗计划系统（treatment planning system）相继问世，放射治疗进入一个崭新阶段。1968 年瑞典学者莱克塞尔（Leksell）发明了 γ 刀，1985 年美国学者拉尔森（Larsson）和意大利学者科伦坡（Colombo）发明了 X 刀，增加了放疗适应证，部分疾病取得了显著疗效。2000 年以后，中国的体部伽玛刀在国际上产生了巨大影响，TaiChiA 的 FDA 认证通过，标志着中国放疗行业 46 年以来，第一次获得国际放疗市场的入场券，打破了国外技术垄断格局。目前，我国的放疗装备已经与国外的先进装备在硬件稳定性、计算机软件技术和用满足临床应用功能等方面的差距已不大。

20 世纪 90 年代后，随着 TPS 的发展配有多叶准直器（multileaf collimator，MLC）的加速器能实施三维适形、适形调强、容积旋转调强放疗，对肿瘤给予高剂量和危及器官的保护达到了理想的状态，治疗增益比以往有较大的提高。进入 21 世纪，在传统加速器的基础上有几种特殊的加速器面世，将直线加速器的加速管安装在机械臂上可以多方向运动的射波刀（cyberknife）对肿瘤起到"切割"作用；将加速管安装在 CT 机的滑环上做旋转运动，治疗床匀速进出的螺旋放疗。

在验证技术方面，从最早期的采用慢感光胶片双曝光法，到加速器自带电子射野验证设备（elec-tronic portal imaging device，EPID）的两维验证，再到将 CT 球管整合到加速器的锥形线束 CT（cone beam CT，CBCT）三维验证，以及 B 型超声和红外线跟踪验证，发展到目前在治疗过程中的实时剂量验证。

二、临床应用评价

放射治疗是一种利用电离辐射对疾病进行治疗的临床手段，它除了主要用于恶性肿瘤治疗外，也用于治疗一些良性肿瘤和良性疾病。放射治疗是目前临床治疗肿瘤的三大主要手段之一，它与手术一样，均属于局部治疗手段。70% 以上的肿瘤患者在病程的不同阶段需要接受放射治疗。自高能射线广泛应用于临床以来，多数恶性肿瘤的放射治疗疗效获得显著提高。据世界卫生组织（WHO）报道，目前 55% 的恶性肿瘤可以治愈，其中手术、放射治疗和化学治疗的贡献分别为 27%、22% 和 6%，这充分体现了放射治疗在恶性肿瘤治疗中的地位。放射治疗的原则是在给予肿瘤精确剂量照射的同时，尽可能减少对正常组织的损伤，这样既延长了患者的生存时间，又保证了患者的生存质量。

第八节　医学影像信息与人工智能的发展及应用评价

一、医学影像信息与人工智能的发展史

（一）医学影像信息的发展史

医学影像信息学是研究医学影像数据、信息和知识的产生、处理、传输、归档存储、显示、通信、检索、标准，并有效利用、辅助临床决策的科学。医学影像信息学是继 DR、CT、DSA、MRI、ECT、PET-CT 等数字化图像之后，医学影像学同计算机科学技术结合而派生出来的新领域，是医学信息领域中发展最为成熟的分支学科，主要研究和解决与医学临床诊疗过程中医学影像操作、处理和管理相关的基础理论和应用机制。现代医学影像信息系统（medical imaging information system，MIIS）是由影像存储与传输系统（picture archiving and communication systems，PACS）、放射学信息系统（radiology information system，RIS）、影像后处理系统、计算机辅助诊断（CAD）系统及远程放射学与医院信息系统（hospital information system，HIS）集成构成的。

从 20 世纪 80 年代初，西方发达国家就认识到 HIS 的重要地位，着手研究该系统中涉及的大容量

影像存储、图像质量、图像传输速度以及影像通信和存储格式的标准等关键技术，并提出了 PACS 的概念。80 年代中期，医院管理信息系统逐步转向为医疗服务的系统，如临床信息系统，PACS 等方面。90 年代初，我国各级医疗机构开始建设 HIS，HIS 大多数属于医院管理信息系统的范畴，主要针对医院人员和财务管理，而针对放射科工作流程管理的 RIS 却发展相对迟缓。RIS 通过计算机网络进行放射科工作的管理，是以放射科的登记、分诊、影像诊断报告以及放射科的各项信息查询、统计等基于流程管理的信息系统。而 PACS 的发展历经了单机应用、科内局域网应用、全院网络化应用、区域互联互通应用几个阶段。当前，移动互联网和云计算正在快速影响 PACS 的发展，呈现出新的产品特点，如移动影像、云 PACS（Cloud PACS）、机器学习、计算机辅助诊断等，而一大批与传统 PACS 产业形态不同、具有互联网特征的新兴 PACS 科技企业正不断涌现。PACS 狭义上是指基于医学影像存储与通信系统，从技术上解决图像处理技术的管理系统；广义上是指包含了 RIS，以 DICOM 3.0（digital imaging and communication in medicine）国际标准设计，以高性能服务器、网络及存储设备构成硬件支持平台，以大型关系型数据库作为数据和图像的存储管理工具，以医疗影像的采集、传输、存储和诊断为核心，是集影像采集传输与存储管理、影像诊断查询与报告管理、综合信息管理等综合应用于一体的综合应用系统。

随着"互联网+"时代的到来，远程影像学通过利用社会网络（电话或互联网）或利用卫星、光纤等专业网络来进行远程的异地影像检查和诊断。医学影像信息通过远程会诊平台的共享，异地专家可以通过网络观察研究远程传送的图像资料进行会诊，实现区域间影像检查结果互认，对减少不必要的重复影像检查有重要的推动作用。

（二）人工智能的发展史

人工智能（artificial intelligence，AI）是在计算机科学、控制论、信息论、神经心理学、哲学、语言学等多种学科研究的基础上发展起来的一门综合性很强的交叉学科。人工智能这一术语最早是在 1956 年提出的，人工智能的发展是以硬件与软件的发展为基础的。它经历了漫长的发展历程，大致可分为以下 4 个阶段。

（1）人工智能发展的孕育时期：20 世纪 30 年代和 40 年代，数理逻辑与计算机方面的新思想出现；20 世纪 40 年代继电器计算机的诞生；1946 年 2 月通用电子数字计算机 ENIAC 的研制成功。在这些不同的研究成果作用下，为人工智能的发展创造了有利的条件，也打下了基础。

（2）人工智能发展中的形成时期：1956 年夏季，在美国的达特茅斯大学举行的首次人工智能研讨会，标志着人工智能学科的诞生；1969 年，第一届人工智能联合会议召开；1970 年，《人工智能》国际杂志的创刊。在这些不同举措的共同作用下，对人工智能日后的发展产生了深远的影响。

（3）人工智能的发展时期：1968 年，"专家系统和知识工程之父"费根鲍姆领导的研究小组开发出第一个专家系统 DENDRAL，用于质谱仪分析有机化合物的分子结构，且该小组在 1972～1976 年又开发了 YCIN 医疗专家系统，用于抗生素药物治疗；1977 年，随着实践经验的不断丰富，费根鲍姆进一步提出知识工程；随着时间的推移，知识表示、知识利用和知识获取成为人工智能系统的 3 个基本问题。

（4）人工智能的繁荣时期：在 20 世纪 80 年代，人工智能达到了阶段性的顶峰。20 世纪 90 年代，计算机发展趋势为小型化、并行化、网络化、智能化。人工智能技术逐渐与数据库、多媒体等主流技术相结合，并融合在主流技术之中，旨在使计算机更聪明、更有效、与人更接近；在大型知识库的构建、多功能感知技术、智能体交互体系结构、数据挖掘等不同要素的大力支持下，人工智能的繁荣时期逐渐到来。同时，在遗传算法、概率论等基础理论的作用下，人工智能的发展水平逐渐提升，且其发展与模糊识别之间保持了密切的联系。

近年来，医学影像信息学与人工智能的结合越来越受到人们的关注，对影像检查技术参数的优化、图像质量的控制、影像诊断的精准化具有重要意义。

二、医学影像信息与人工智能的临床应用评价

（一）医学影像信息的临床应用评价

医学影像信息学在影像大数据的背景下，已在诊断和治疗、教育和科研、成本控制和效率提升及辐射剂量检测等方面开展应用。医学影像信息技术在临床上的应用主要包括医学影像的采集与数字化，医学数字影像的处理与分析、压缩、存储与检索，医学影像的分配、传输与管理，医学影像数据库与数据挖掘，计算辅助诊断，医学数据三维可视化，医学影像质量控制与评估等。PACS 和 RIS 已经成为医院的信息化建设中非常重要的技术。PACS 利用网络技术将医院的 CT、CR、DR、MRI 以及 US 等影像检查相连接，并将数字化的图像信息传送到服务器进行分类、归档和储存，依照医生的需求将相关影像提供到所需要的节点，使影像能够长期保存，信息能够共享，以及无

胶片传送和存储。RIS 在临床应用中主要包括预约登记、分诊、检查申请管理及检查状态监控、报告模板、查询与统计管理等功能。

（二）人工智能的临床应用评价

近年来，"人工智能+"应用于医疗研究已经成为现代科技的热点。目前，医学智能系统通过其在医学影像方面的重要应用，将其应用在其他医学领域中，对疾病进行探测、诊断、治疗和管理，并将其不断完善和发展。AI 在医学影像中的主要应用有以下几个方面。

1. 智能医学影像成像方法 AI 的发展，使得医学成像系统各方面实现智能化改进，在成像速度、质量、效果等方面远优先于传统的人工设计的图像先验信息。比如东软医疗机构研发的关于快速成像的 BrainQuant 技术，不仅可以同时获取有关头部的十种高分辨力图像，而且能够实现一站式多对比度定量成像。AI 技术引进医学影像领域可以大大提高扫描工作流程和效率，在很大程度上促使成像质量趋于标准化，无论对于临床诊断还是医学科研都带来极为深远的影响。

2. 智能化影像扫描工作流程 随着 AI 技术的快速发展，人工智能在医学影像分析工作中的应用将会使得未来的扫描工作流程趋于智能化，比如具备智能认证、语音交互、智能摆位、参数设定等，将

数智化技术贯穿于整个扫描流程，可有效提高影像数据一致性，同时提升患者就医体验和流通量。

3. 大数据与智能图像分析 智能化分析解读影像信息显得尤为重要。例如，影像组学的提出是医学领域一种新兴的研究方法，主要是通过信息技术进行信息挖掘，力求从多种模态影像中提取定量特征，进而达到区域异质性诊疗和预后评估的效果。目前，肺小结节的 CT 筛查与 AI 诊断在临床逐渐推广，通过 AI 技术提供精准信息，实现诊断更快、更精准。可见，利用人工智能进行计算机辅助分析、解读是现代医学影像技术发展的重要需求。

思 考 题

1. 叙述 CR 和 DR 的临床应用特点。
2. 叙述 CT 的临床应用特点。
3. 叙述 DSA 的临床应用特点。
4. 叙述 MR 的临床应用特点。
5. 叙述超声的临床应用特点。
6. 叙述核医学的临床应用特点。
7. 叙述放射治疗的分类。
8. 叙述医学影像信息与人工智能的临床应用。

（刘 念 李真林 张红霞 余建明）

第二篇 数字X线成像技术

第六章 X线成像设备与成像技术

本章主要叙述了X线设备的分类及其构成、X线摄影的基础知识、DR成像技术、DR成像新技术、乳腺X线成像技术、X线造影检查技术，以及人体各部位的X线摄影技术。

This chapter mainly describes the classification and composition of X-ray equipment, the basic knowledge of X-ray photography, mammography technology, DR imaging technology and X-ray contrast examination technology, as well as X-ray photography technology of various parts of the human body.

第一节 X线设备的分类及其构成

本节重点介绍X线机的基本结构和几种专用X线机的构成及特点。X线机基本结构决定着X线的性能，附属结构决定着X线机的功能及应用范围。

一、设备分类

医用诊断X线机以功能划分，由X线发生装置（主机）和辅助装置构成。X线发生装置完成X线的产生，辅助装置包括X线摄影专用床、多功能诊视床、专用X线管支架以及影像装置等。

医用诊断X线机以部件划分，由控制器、高压发生器、辅助装置等构成。医用诊断X线机有多种分类方式：

1. 按结构类型分类 可分为便携式、移动式和固定式三种。

2. 按输出功率分类 可分为小型机、中型机和大型机三种。

3. 按使用范围分类 可分为综合性、专用性两种。

4. 按整流方式分类 可分为工频直接升压式、逆变式、电容充放电式等。

5. 按高压变压器工作频率分类 可分为工频、中频和高频三种。

6. 按用途分类

（1）摄影专用机：30～50kW X线发生装置，配有活动滤线器摄影床和专用X线管支架。

（2）胃肠专用机：50～80kW X线发生装置，配有多功能诊视床。多设有影像增强电视系统，或数字处理功能（数字胃肠）。

（3）心血管专用机：80～100kW X线发生装置，配有C形臂支架和专用导管床，以及数字处理系统。

（4）泌尿专用机：30～50kW X线发生装置，配有适合泌尿系统检查的专用床，具有实时摄影装置以及增强电视系统。

（5）床边摄影专用机：10～30kW X线发生装置，在各种电源条件下能正常工作。配流动台车，搭载X线发生装置和X线管支架。

（6）手术X线机：3～5kW X线发生装置，配有小型C臂（C形臂常简称C臂）。整个机座设有走轮，用于骨折复位和术中透视定位。

（7）乳腺专用机：3～5kW 低能X线发生装置，kV调节范围20～40kV，配有乳腺压迫功能的专用支架。

（8）口腔专用机：2～5kW X线发生装置，分牙片机和口腔全景两种，分别配有专用摄影支架。

二、基本结构

（一）X线管

X线管是X线机产生X线的终端元件，由阴极、阳极和玻璃壳三部分组成，基本作用是将电能转换为X线能。X线管分为固定阳极X线管和旋转阳极X线管，二者除了阳极结构有明显差异外，其余部分基本相同，目前主要使用旋转阳极X线管。下面叙述其基本结构及其功能。

1. 阳极 阳极的作用是吸引和加速电子，使高速运动的电子轰击阳极靶面受急剧阻止而产生X线；同时把产生的热量传导或辐射出去，还可以吸收二次电子和散乱射线。

靶面的工作温度很高，一般都选用钨制成钨靶。钨的熔点高，蒸发率低，原子序数大，又有一定机械强度。但钨导热率低，受电子轰击后产生的热量不能很快的传导出去，故常把钨靶焊接在导热系数大的铜体上，以提高阳极头散热效率。

2. 阴极 由灯丝、阴极头、阴极套和玻璃芯柱组成，其作用是发射电子并使电子束聚焦，使轰击在靶面上的电子束具有一定的形状和大小。

大多数X线管灯丝由钨绕制成螺管状。钨具有较大的电子发射能力，熔点较高，其延展性好便于拉丝成形，抗张性好在强电场下不易变形，是最佳的灯丝材料。灯丝通电后，温度逐渐上升，到一定温度（约2100K）后开始发射电子。功率大的X线管为了协调不同功率与焦点的关系，阴极装有长短、粗细各不相同的两个灯丝，长的灯丝加热电压高，发射电流大，形成大焦点；短的灯丝加热电压低，发射电流小，形成小焦点，即为双焦点X线管。

阴极头又称为聚焦槽、聚焦罩或集射罩，灯丝装在其中，作用是对灯丝发射的电子进行聚焦。玻璃壳用来支撑阴、阳极和保持X线管内真空度。

3. 旋转阳极X线管特点 旋转阳极X线管的阳极主要由靶面、转轴、轴承、转子组成（图6-1）。

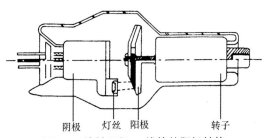

图6-1 旋转阳极X线管的阳极结构

（1）靶盘与靶面：靶盘为直径70～150mm的单凸状圆盘，中心固定在转轴上，转轴的另一端与转子相连。靶面具有一定的倾斜角，角度在6°～17.5°之间。现在多采用铼钨合金做靶面，钼或石墨做靶基制成钼基铼钨合金复合靶及石墨基铼钨合金复合靶。铼钨合金靶面晶粒细，抗热胀性提高，靶面不易龟裂。钼和石墨热容量大，散热率比钨好，而质量比钨小，这样靶体重量轻而热容量大，有效地提高了X线管连续负荷的能力。

（2）转子：转子是由无氧铜制成的，表面黑化使热辐射提高1倍。转轴装入无氧铜或纯铁制成的轴承套中，两端各有一个轴承。转子转速越高，电子束在某点停留的时间越短，靶面温度差越小，X线管功率就越大。

（3）轴承：轴承由耐热合金钢制成，可以承受较高的工作温度，但不能超过460℃。轴承的润滑剂通常采用固体金属润滑材料，如银、铅、二氧化钼等。

4. X线管的焦点

（1）实际焦点：它是高速电子经过聚焦后在阳极靶面上的实际轰击面积。实际焦点的大小主要取决于聚焦罩的形状、宽度和深度，实际焦点大，X线管容量就大。

（2）有效焦点：它是指实际焦点在X线摄影方向上的投影。实际焦点垂直于X线管长轴方向的投影又称为标称焦点。X线管规格特性表中标注的焦点为标称焦点。

5. X线管管套 它是安放和固定X线管的一种特殊密闭容器，可防辐射和电击，为油浸式。

6. 特殊X线管

（1）金属陶瓷旋转阳极X线管：它将普通旋转阳极X线管的玻璃壳改为由金属和陶瓷组合而成，金属与陶瓷之间的过渡采用铌，用铜焊接。金属部分位于X线管中间部位并接地，以吸收二次电子。对准交点处开有铍窗以使X线通过。金属靠近阳极的一端嵌入玻璃壳中，金属靠近阴极的一端嵌入陶瓷内，X线管中的玻璃和陶瓷起绝缘作用，金属部分接地以捕获二次电子。金属陶瓷旋转阳极X线管可将灯丝加热到较高温度，以提高X线管的负荷。

（2）栅极X线管：栅极X线管是在普通X线管的阴极与阳极之间加一个控制栅极，故又称为栅控X线管。与其他普通X线管类似，只是阴极的结构比较特殊。阴极灯丝的前方设有一个栅极，当栅极上加一个对阴极而言是负电位或负脉冲的电压时，可使阴极发射的热电子完全飞不到阳极上，不会产生X线；当负电位或负脉冲消失时，阴极发射的热电子穿过栅极飞向阳极，产生X线。由于点脉冲信号无机械惯性延时，控制灵敏，可以实现快速脉冲式X线曝光。三极X线管主要应用在血管造影X线机、电容充放电X线机等方面。

（3）软X线管：软X线管有以下特点：①软X线管输出窗采用低原子序数的铍制成。②软X线管的阳极靶材料一般由钼或铑制成。③软X线管的极间距离短。④软X线管的焦点很小。主要用于乳腺等软组织X线摄影。

（二）高压发生装置

X线的高压发生装置由高压变压器、X线管灯丝变压器、高压整流器和高压交换闸等高压元件构成。这些高压元件组装于钢板制成的箱体内，箱内充以高压绝缘油，以加强各元件之间的绝缘。箱体接地，以防止高压电击。

1. 高压变压器 是产生高压并为X线管提供高压电能的器件。高压变压器由铁心、初级绕组、次级绕组、绝缘物质及固定件等组成。要求结构紧凑、体积小、重量轻，具有良好的绝缘性能，负载时内部不产生过大的电压降。

高压变压器与普通变压器的工作原理一样，若空载损耗不计，初、次级之间电压和匝数之间的关系应为：

$$U_1/U_2=N_1/N_2=K \qquad (6-1)$$

初级电压 U_1 与次级电压 U_2 之比等于初级线圈匝数 N_1 与次级线圈匝数 N_2 之比，K 称为变压器常数。当变压器的输出电压为定值时，要获得较高的输出电压，须增加次级绕组线圈匝数；反之，则要减少次级绕组线圈匝数。

2. 高压元器件

（1）灯丝变压器：由铁心和绕组组成，是专为 X 线管灯丝提供灯丝加热电压的降压变压器，一般功率 100W 左右。灯丝变压器的次级在电路中与高压变压器次级的一端相连，电位很高，故初、次级绕组间应具有很高的绝缘强度，灯丝变压器的绝缘强度应不低于高压变压器最高输出电压的一半。

（2）高压整流器：是将高压变压器次级输出的交流电压变成脉动直流电压的电子元件。都采用半导体器件，利用它将高压变压器刺激输出的交流电变成脉冲直流电压。高压整流器供电给 X 线管两极，使 X 线管始终保持阳极为正、阴极为负。

（3）高压电缆、高压插头及插座：大中型 X 线机的高压发生器和 X 线管需要特制的高压电缆将高压发生器产生的直流高压输送到 X 线管两端。同时把灯丝加热电压输送到 X 线管的阴极。高压插头及插座是连接高压电缆、高压发生器和 X 线管的器件。

（三）控制装置

X 线机的控制装置可以是单纯的控制面板，也可以是包含控制电路在内的整个低压部分。

1. 曝光条件控制 常见曝光条件控制方式有以下 4 种：

（1）三钮控制方式：kV、mA、sec 三项单独调整。

（2）两钮控制方式：kV、mAs 两种调整。

（3）一钮控制方式：kV 需要人工调整，自动衰减负荷、自动曝光控制。

（4）零钮控制方式：通过选择解剖部位和体型，自动确定 kV，使用自动曝光控制。

2. 台次和技术控制 X 线发生器可带有两个 X 线管，用于不同用途的摄影，X 线管的选择称为台次选择。X 线的各种功能，如透视、普通摄影、滤线器摄影、立位滤线器等，称为技术方式选择或控制。

三、主要附属装置

（一）X 线管头支持装置

X 线管头支持装置用于 X 线管头锁定在摄影所需的位置和角度上，使 X 线管在一定距离和角度上进行摄影。在 X 线摄影中，根据不同的被检部位，要求 X 线中心线以不同的入射方向和规定的距离进行摄影。为了尽量避免移动患者，要求 X 线管头能做上下、左右和前后三维移动，并能绕 X 线管长轴和短轴转动，这些功能都由 X 线管头支持装置来完成。X 线管头的结构形式有立柱式、悬吊式和 C 臂式等。

1. 立柱式支持装置 立柱式支持装置多用于中、小型 X 线机管头的支持，按结构不同分为天地轨立柱式和双地轨立柱式两种。

2. 悬吊式支持装置 悬吊式支持装置主要用于大型固定式 X 线机，主要组件有天轨、滑车、伸缩器和管头横臂等。悬吊式支持装置能充分利用空间，不占地面位置，有利于诊视床、X 线电视系统的组合，方便工作人员操作。由于 X 线管能在较大范围内做纵横、上下移动和转动，从而能满足 X 线摄影检查中各种位置和方向的需要。

3. C 臂式支持装置 C 臂的一端装有 X 线管头和遮线器，另一端则装有 X 线影像转换和记录系统。C 臂也可以和悬吊式装置结合，组成悬吊式 C 臂支持装置，还可以与专用底座结合，组成落地式 C 臂支持装置。C 臂结构紧凑，占据空间少，优点是检查时无须移动患者。

（二）滤线器

滤线器是为了消除散射线的影响，减轻 X 线图像的灰雾度，提高影像质量而设计的一种摄影辅助装置。滤线栅是滤线器的主要组件，也称为滤线板，有平行式、聚焦式和交叉式三种。目前 X 线设备所用滤线栅多为聚焦式。

1. 滤线栅的结构 聚焦式滤线栅的结构是由许多薄铅条和纸条交替排列而成的平板。聚焦式铅条排列成聚焦状，即中心两侧的铅条向中心倾斜一定的角度，将这些铅条延长后会聚成一条直线，该线与滤线栅中点垂直线的交点叫作聚焦式滤线栅的焦点。滤线栅的两面用薄铝板封闭固定。

2. 滤线栅的技术参数 滤线栅的技术参数主要有：焦距、栅比和栅密度。

（1）焦距：是指聚焦式滤线栅的焦点与滤线栅中心的垂直距离。X 线摄影时，焦点至探测器距离与滤线栅的焦距应相等或接近，X 线则可顺利通过滤线栅，否则将被吸收。常用滤线栅的焦距有 80cm、90cm、100cm 和 120cm 等。

（2）栅比：是滤线栅铅条高度和铅条间距离之比。栅比越大，吸收散射线的效果越好。目前常用的滤线栅栅比有 10：1、12：1、14：1 等。

（3）栅密度：是指每 1cm 中所含铅条数目。常用滤线栅的栅密度为 40～80 条 /cm。

3. 滤线器的种类 滤线器可分为固定滤线器和活动滤线器两大类。

（1）固定滤线器：固定滤线器是指在摄影时固定不动的滤线器。固定滤线器的使用比较方便，但栅密度较小时，图像上会留有铅条阴影。

（2）活动滤线器：活动滤线器是指滤线栅在摄影前瞬间开始运动，直至摄影结束为止。运动方向与铅条方向垂直，这样既能吸收散射线，探测器上又不会留下铅条阴影。活动滤线栅一般都安装在摄影床的床面下方或立于胸片架上。基本组件有滤线栅、驱动装置、暗合托盘和控制电器等。活动滤线器有电动和弹簧振动两种。

4. 使用滤线器的注意事项

（1）使用滤线栅的基本原则是：当被照体厚度超过10cm、组织密度主要为骨密度、管电压高于60kV时就有必要使用滤线栅。

（2）使用聚焦式滤线栅时，要避免滤线栅反置。

（3）X线中心线应该对准滤线栅中线，左右偏移不超过3cm。

（4）需要倾斜X线球管摄影时，倾斜方向应该与铅条排列方向一致。

（5）使用聚焦式滤线栅时，焦点至滤线栅的距离应在允许的范围内。

（6）使用调速活动滤线器时，预调运动速度一般比曝光时间长1/5。

（7）根据所用管电压的高低来选择合适的滤线栅，常规kV摄影选用栅比在1∶8～1∶5之间，高kV摄影多选用栅比在1∶12～1∶10之间的滤线栅。

（三）遮线器

遮线器也称缩光器，安装在X线管管套的窗口位置，用来控制X线照射野的大小，遮去不必要的X线。摄影用的遮线器内部设有光源和反射镜，模拟X线管焦点的位置，用作照射野和中心线的指示。

（四）检查台

常见检查台主要有以下三种：滤线器摄影床、胸片架以及多功能检查床。

1. 滤线器摄影床　由床体、床面、活动滤线器组成。床面用于承担患者重量，可以纵、横活动。床面用易透X线、承重能力大、质地均匀的材料制成。床面到滤线器片盒托盘间形成距离一般在50～70mm。滤线器在床面下方，可以沿摄影床长轴方向移动，以减少移动患者。床面高度一般设计在距地面70cm左右。

2. 立位摄影架　由立柱、滑架和活动滤线器组成。立柱内腔有滤线器平衡砣，滑架可以上下移动，以适应不同高度的患者。

3. 多功能检查床　主要用于胃肠道钡餐检查，也用于其他造影检查，具有透视和实时摄影功能。

床身能从水平位转动到直立位，也能转动一定负角度，一般 -45°～-25°。

第二节　X线摄影的基础知识

一、解剖学基准线

（一）标准姿势（解剖学姿势）

身体直立，面向前，两眼向正前方平视，两足并立，足尖及掌心向前，两上肢下垂置于躯干两侧，手掌向前。在X线摄影中，无论患者处于何种体位或动作，均应以解剖学姿势为定位的依据。

（二）解剖学方位

1. 近头侧为上，近足侧为下。

2. 近正中矢状面者为内侧，远正中矢状面者为外侧。

3. 近心脏侧为近端，远心脏侧为远端。

4. 近身体腹面为腹侧（前面），近身体背面为背侧（后面）（图6-2）。

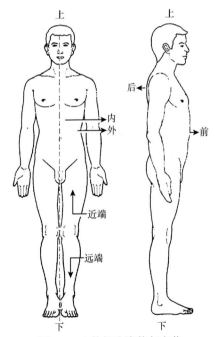

图6-2　人体标准姿势与方位

（三）解剖学关节运动

1. 屈伸运动　关节沿腹背轴运动，组成关节的上下骨骼相互靠近或远离，角度减小时为屈，相反为伸。

2. 内收、外展运动　关节沿冠状面运动，骨向正中矢状面靠近者为内收，反之者为外展。

3. 旋转运动　骨环绕矢状轴做旋转运动时称旋转运动。骨的前面向内旋转时为旋内，相反为旋外。

（四）解剖学基准线（面）（图6-3）

1. 矢状面 将人体纵断为左右两部分的面称矢状面。

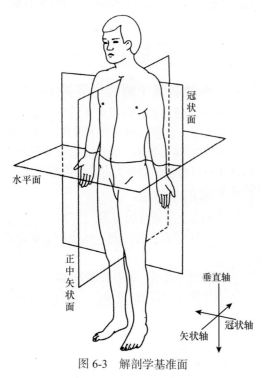

图6-3 解剖学基准面

2. 正中矢状面 将人体左右等分的面称正中矢状面。

3. 水平面 与地平面平行且将人体横断为上下两部分的断面称水平面。

4. 冠状面 将人体纵断为前后两部分的断面称冠状面，冠状面与矢状面垂直。

5. 水平线 人体直立时，与地面平行的线。

6. 正中线 将人体左右等分的线。

7. 矢状线 与水平线相交，与正中线平行的线。

8. 冠状线 与矢状面垂直相交，将人体前后分开的线。

9. 垂直线 与人体水平线垂直的线。

二、X线摄影学基准线

（一）头颅体表定位线（图6-4）

1. 听眶线（ABL） 即人类学的基准线（ABL），外耳孔上缘与眼眶下缘的连线。

2. 听眦线（OMBL） 外耳孔中点与眼外眦的连线，听眦线与听眶线呈 $12°\sim15°$ 角。

3. 听鼻线 外耳孔中点与鼻尖的连线，听鼻线与听眦线约成 $25°$ 角。

4. 瞳间线 两侧瞳孔间的连线，与水平面平行。

5. 听眉线（SML） 外耳孔中点与眶上缘的连线，听眉线与听眦线约成 $10°$ 角。

6. 眶下线（IOL） 两眼眶下缘的连线（图6-5）。

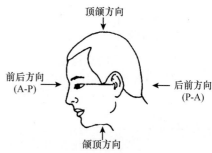

图6-4 头颅摄影方向

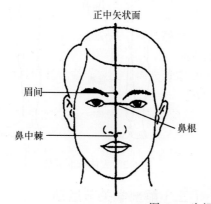

图6-5 头颅摄影基准点、线、面

（二）摄影用的线和距离

1. 中心线 X线束中，居中心部分的那一条线称中心线。

2. 斜射线 在X线束中，中心线以外的线称斜射线。

3. 焦-片距 X线管焦点到探测器的距离。

4. 焦-物距 X线管焦点到被照体的距离。

5. 物-片距 被照体到探测器的距离。

三、X线摄影体位与方向

（一）命名原则

1. 根据中心线入射被照体时的方向命名，如：中心线经胸部后方第6胸椎水平垂直射入探测器的体位称为胸部后前正位。

2. 根据被照体与探测器的位置关系命名，如：左胸部紧贴探测器的体位称为左前斜位。

3. 根据被照体与摄影床的位置关系命名，如：人体的上身左侧紧贴摄影床称为左侧卧位。

4. 根据被照体与摄影床的位置关系及中心线入射被检体时与探测器的关系命名，如：人体仰卧于摄影床，中心线经人体一侧水平射入探测器的体位称为仰卧水平侧位。

5. 根据被照体姿势命名，如：胸部前弓位，小儿双髋的蛙形位。

6. 根据某部的功能命名，如：颈椎的过伸过屈位，下颌关节的张口与闭口位。

7. 根据摄影体位创始人的名字命名，如：乳突劳氏位、髋关节谢氏位等。

（二）摄影体位

1. 立位 被检者身体呈站立位姿势，矢状面与地面垂直。

2. 坐位 被检者身体呈坐位姿势。

3. 半坐位 在坐位姿势下，背部向后倾斜时称"半坐位"。

4. 仰卧位 为被检者背侧向摄影床的卧位姿势。

5. 俯卧位 为腹部向摄影床的卧位姿势。

6. 右侧卧位 人体右侧向摄影床的卧位姿势称为右侧卧位。

7. 左侧卧位 人体左侧向摄影床的卧位姿势称为左侧卧位。

8. 右前斜位（RAO第1斜位） 人体右侧面向前靠近探测器倾斜的体位姿势。

9. 左前斜位（LAO第2斜位） 人体左侧面向前靠近探测器倾斜的体位姿势。

10. 左后斜位（LPO第3斜位） 人体左侧背向后靠近探测器倾斜的体位姿势。

11. 右后斜位（RPO第4斜位） 人体右侧背向后靠近探测器倾斜的体位姿势。

12. 外展位（ABD） 手或足沿冠状面运动，远离体轴向外侧（左或右）展开的肢体位。

13. 内收位（ADD） 手或足沿冠状面向体轴方向移动的肢体位。

14. 外旋位 以手或足的纵轴（中轴）为中心，向外旋转的肢体位。

15. 内旋位 以手或足的纵轴（中轴）为轴心，向内旋转的肢体位。

16. 屈曲位 形成关节的两块骨骼之间，做减小角度的屈曲运动的肢体位。

17. 伸展位 形成关节的两块骨骼之间，做增大角度的伸展运动的肢体位。

（三）摄影方向

中心线入射被照体时的方向称为摄影方向。

1. 矢状方向 为中心线与身体矢状面平行的入射方向，如：前后方向为中心线经被照体的前方射入，从后方射出；腹背方向为中心线经被照体的腹侧射向背侧。

2. 冠状方向 为中心线与身体冠状面平行的入射方向，如：左右方向是中心线经被照体的左侧射向右侧的方向；左右方向是中心线经被照体的右侧射向左侧的方向。

3. 斜射方向 为中心线从被检体的矢状面与冠状面之间入射，从另一斜方向射出的方向。如：左前斜方向是中心线经被照体的右后方射向左前方的方向；右后斜方向是中心线经被照体的左前方射向右后方的方向。

4. 上下方向（轴） 为中心线经被照体的头侧射向尾侧的方向。

5. 切线方向 为中心线入射被照部位时与病灶边缘相切的方向。

6. 内外方向 为中心线经被照体的内侧射向外侧的方向。

7. 外内方向 为中心线经被照体的外侧射向内侧的方向。

8. 背底方向 为中心线经被照体的足背射向足底的方向。

9. 掌背方向 为中心线经被照体的手掌射向手背的方向。

10. 前后方向 为中心线经被照体的前方射向被照体的后方的方向。

11. 后前方向 为中心线经被照体的后方射向被照体的前方的方向。

（四）摄影体位

1. 正位 被照体矢状面与探测器的长轴平行，中心线经被照体的前方或后方入射，同时从后方或前方射出的体位，如头颅的前后或后前位、脊柱各椎体段的前后或后前位、胸部的前后或后前位，腹部和盆腔的前后位、四肢的前后位等。

2. 侧位 被照体冠状面与探测器长轴平行，中心线经被照体的一侧入射，从另一侧射出的体位，如头颅的左右侧位、脊柱各椎体段的左右侧位、胸部的左右侧位、四肢的侧位等。

3. 斜位 被照体与探测器呈一定的摄影角度，中心线经被照体的左、右后方或左、右前方入射，从左、右前方或左、右后方射出的体位。如：胸部左前斜位、胸部右前斜位、腰椎右前斜位、胸骨斜位、颈椎右后斜位等。

4. 轴位 中心线与被照体长轴平行的摄影体位，如髌骨轴位、跟骨轴位等。

5. 特殊位 枕顶位、鼻颏位、额鼻位、前弓位、切线位等。

（1）一般体位

1）仰卧位（supine position）：摄影台水平，被检者平卧台上，背侧在下，腹侧在上。

2）俯卧位（prone position）：与仰卧位相反，腹侧在下，背侧向上，头部可偏向一侧。

3）立位（upright position）：身体直立，分站立位和坐立位两种。

4）卧位（decubitus position）：摄影台水平，被检者以任何姿势卧于台面上，包括仰卧、俯卧和侧卧。

5）头低足高位（trendelenburg position）：被检者仰卧于台面上，台面倾斜使头侧比足侧低。

（2）专用体位

1）侧位（lateral position）：身体左侧或右侧靠近探测器，矢状面与探测器平行。

2）斜位（oblique position）：身体前部或后部贴近探测器，冠状面或矢状面不与探测器平行或垂直而成一定角度。

3）右前斜位（又称第一斜位）（right anterior oblique position）：身体右前部贴近探测器。

4）左前斜位（又称第二斜位）（left anterior oblique position）：身体左前部贴近探测器。

5）右后斜位（right posterior oblique position）：身体右后部贴近探测器。

6）左后斜位（left posterior oblique position）：身体左后部贴近探测器。

7）左侧卧水平正位（left lateral decubitus position）：被检者左侧卧于台面上，X线水平摄影。

8）右侧卧水平正位（right lateral decubitus position）：被检者右侧卧于台面上，X线水平摄影。

9）仰卧水平侧位（dorsal decubitus position）：被检者仰卧于台面上，X线水平摄影。

10）俯卧水平侧位（ventral decubitus position）：被检者俯卧于台面上，X线水平摄影。

四、体表解剖标志

体表解剖标志是指在人体的表面上看到或扪到的固定标志点，这些标志点与体内的某一解剖部位或脏器有对应的关系。摄影时根据人体体表的固定标志点，可以确定肉眼不可见的人体内部的解剖定位。

（一）颈部

1. 颈部体表标志 颈部体表标志因年龄、性别和个体而异。儿童和妇女呈圆形，成人男性骨性标志突出。

2. 舌骨 位于颈中线最上方，相当于第4颈椎水平。

3. 甲状软骨 成人男性在上缘处构成高突的喉结，其后方正对第5颈椎。

4. 环状软骨 位于甲状软骨下方。临床上常在此处作急救气管切开或用粗针头穿入，以解救窒息。它的后方平对第6颈椎，它是喉与气管、咽与食管的分界点。

5. 胸骨颈静脉切迹 相当于第2、3胸椎水平；锁骨上窝位于锁骨中1/3分界处上方。

（二）胸部

1. 胸骨柄与胸骨体处形成向前突的胸骨角，两侧连接着第二肋骨，可作为计数肋骨的标志。胸骨角相当于第4、5胸椎水平，后方对着气管分叉处。

2. 胸骨柄中分处相当于主动脉弓的最高点。剑胸关节相当于第9胸椎水平，剑胸关节可表示胸膜正中线的分界，也可作为心下缘膈肌和肝上面的前分界线。

3. 锁骨外1/3处下方为锁骨上窝，窝内可触及喙尖。肩关节做屈伸运动时，可感到喙突在移动。锁骨下方自第2肋骨开始可摸到各肋。由胸锁关节到第10肋软骨角稍后画一线，即可标出肋骨与肋软骨的交点。

4. 第2、3肋骨呈水平，往下各肋骨逐渐斜行，第2前肋间最宽，第5、6肋骨最窄。肋骨的最低点相当于第3腰椎水平。

5. 男性乳头平对第4肋骨，相当于第7、8胸椎水平。女性乳头位置低，个体差异较大，不宜做体表定位点。

6. 在左侧第5肋骨间锁骨中线内侧约2cm处，可见心尖冲动点。当左侧卧位时，心尖位置移往左侧，仰卧位心尖冲动点可升高一肋。肩胛骨根部对第3胸椎棘突，下角对第7胸椎。

7. 胸部的径线

前正中线——通过胸骨两外侧缘中点的垂线。

肋骨线——通过胸骨两侧最宽处的两条垂线。

锁骨中线——通过锁骨中点的垂线。

腋前线——通过腋窝前缘的垂线。

腋中线——通过腋窝中点的垂线。

腋后线——通过腋窝后缘的垂线。

肩胛线——当两臂下垂，通过肩胛下角的垂线。

脊柱旁线——相当于各椎体横突尖端的连线。

后正中线——相当于各棘突的连线。

（三）腹部

骨性标志有剑突、肋弓、第11肋前端。在下方有耻骨联合、坐骨结节、髂前上棘、髂嵴。脐的位置不恒定，约相当于第3、4腰椎之间。

五、X线摄影的原则和步骤

（一）摄影原则

1. 焦点的选择　摄影时，在不影响X线球管负荷的原则下，尽量采用小焦点，以提高X线图像的清晰度。小焦点一般用于四肢、鼻骨、头颅的局部摄影。大焦点一般用于胸部、腹部、脊椎等较厚部位的摄影。

2. 焦-片（探测器）距及肢-片（探测器）距的选择　焦点至探测器的距离称为焦-片距，肢体至探测器的距离称为肢-片距。摄影时应尽量使肢体贴近探测器，并且与探测器平行。肢体与探测器不能靠近时，应根据X线机负荷相应增加焦-片距，同样可收到放大率小、清晰度高的效果。不能平行时，可运用几何学投影原理尽量避免影像变形。

3. 中心线及斜射线的应用　中心线是X线束的中心部分，它代表X线摄影的方向。斜射线是中心线以外的部分。一般地，中心线应垂直于探测器摄影，并对准摄影部位的中心。当摄影部位不与探测器平行而成角时，中心线应垂直肢体和探测器夹角的分角面，利用斜射线进行摄影。

4. 滤线设备的应用　按照摄片部位的大小和焦-片（探测器）距离，选用合适的遮线器。体厚超过15cm或应用60kV以上管电压时，需要使用滤线器，并按照滤线器的使用规则进行操作。

5. X线球管、肢体与探测器的固定　X线球管对准摄影部位后，固定各个旋钮，防止X线球管移动。为避免肢体移动，在肢体处于较舒适的姿势给予固定。同时向患者解释，取得密切配合，保持肢体不动。探测器应放置稳妥，位置摆好后就迅速曝光。

6. 千伏与毫安秒的选择　根据摄影部位的密度和厚度等具体情况，选择较合适的曝光条件。婴幼儿及不合作患者应尽可能缩短曝光时间。

7. 呼气与吸气的应用　患者的呼吸动作对摄片质量有一定影响，摄影前应训练患者。

（1）平静呼吸下屏气：摄影心脏、上臂、肩、颈部及头颅等部位，呼吸动作会使胸廓肌肉牵拉以上部位发生颤动，故摄影时可平静呼吸下屏气。

（2）深吸气后屏气：用于肺部及膈上肋骨的摄影，这样可使肺内含气量加大，对比更鲜明，同时膈肌下降，肺野及肋骨暴露于膈上较广泛。

（3）深呼气后屏气：深吸气后再呼出屏气，这样可以增加血液内的氧气含量，延长屏气时间，达到完全不动的目的。此法常用于腹部或膈下肋骨位置的摄影，呼气后膈肌上升，腹部体厚减薄，影像较为清晰。

（4）缓慢连续呼吸：在曝光时，嘱患者做慢而浅的呼吸动作，目的是使某些重叠的组织因呼吸运动而模糊，而需要摄影部位可较清楚地显示，如胸骨斜位摄影。

（5）平静呼吸不屏气：用于下肢、手及前臂躯干等部位。

8. 照射野的校准　摄影时，尽量缩小照射野，照射面积不应超过探测器面积，在不影响获得诊断信息前提下，一般采用高电压、低电流、厚过滤，可减少X线辐射量。

（二）摄影步骤

1. 阅读申请单　认真核对患者姓名、年龄、性别，了解病史，明确摄影部位和检查目的。

2. 摄影位置的确定　一般部位用常规位置进行摄影，如遇特殊病例可根据患者的具体情况加照其他位置。

3. 摄影前的准备　摄影腹部、下部脊柱、骨盆和尿路等部位平片时，需要清除肠道内容物，否则影响诊断。常用的方法有口服泻药法，如口服番泻叶或25%甘露醇或清洁灌肠。

4. 衣着的处理　摄影前除去衣物或身体部位上可能影响图像质量的任何异物，如发卡、纽扣、胸罩、饰物、膏药等。

5. 肢体厚度的测量　胸部摄片的千伏值是依据人体厚度决定的，根据体厚选择摄影条件。

6. 训练呼吸动作　摄胸部、头部、腹部等易受呼吸运动影响的部位，在摆位置前，做好呼气、吸气和屏气动作的训练，要求患者合作。

7. 摆位置与对中心线　依摄片部位和检查目的摆好相应的体位，尽量减少患者的痛苦。中心线对准摄影部位的中心。

8. 辐射防护　做好患者局部X线的防护，特别是对射线敏感部位的辐射防护。

9. 选择焦-片（探测器）距离 按部位要求选好 X 线球管与探测器的距离。如胸部为 180cm，心脏为 200cm，其他部位为 100～110cm。

10. 选定曝光参数 根据摄片部位的位置、体厚、生理、病理情况和机器条件，选择大小焦点、千伏、毫安、时间（秒）、距离等。

11. 曝光 以上步骤完成后，再确认控制台各曝光条件无误，然后曝光。

六、影响 X 线摄影条件的因素

X 线摄影条件的选择对获得一张优质 X 线图像起着重要作用，除了受一些相对固定因素的影响外，它主要受管电压、管电流、曝光时间、焦-片距等因素影响。可用感光效应（E）公式表示：

$$E = \frac{K \cdot V^2 \cdot I \cdot T}{R^2} \quad (6\text{-}2)$$

式中，K 是常数，V 表示管电压，I 表示管电流，T 表示曝光时间，R 表示焦-片距。I 单位是 mA，T 单位是 s，乘积是照射量（单位是 mAs）。感光效应与管电压（V）的 n 次方成正比，与照射量成正比，与焦-片距（R）的平方成反比。

（一）固定因素

一般指在一段时间内不会变动的因素，如 X 线设备、电源情况、滤过板、滤线器和探测器种类等。这些因素在最初制定摄影条件表时，总的考虑一次，以后在每次具体部位的摄影中可以省略。

（二）变换因素

变换因素是指对管电压、管电流、时间和摄影距离四大因素的调节。

1. 管电压 管电压是影响图像影像密度、对比度以及信息量的重要因素。管电压表示 X 线的穿透力，管电压高产生的 X 线穿透力强，管电压低产生 X 线穿透力弱。管电压控制图像影像对比度，随着管电压的升高，X 线能量加大，康普顿效应增加，散射线含有率增加，图像对比度下降。当管电压较低时，光电效应所占比例加大，图像影像对比度加大。

2. 管电压和管电流的关系 其他因素固定，X 线感光量（E）与管电压和管电流的关系可用下式来表示：

$$E = kV^n \cdot I \cdot T = kV^n \cdot Q \quad (6\text{-}3)$$

如摄取某部位所需的管电压为 V_1，管电流量为 Q_1。若所用新管电压为 V_2，则新的管电流量 Q_2 可用下式求出：

$$Q_2 = \frac{V_1^n}{V_2^n} \cdot Q_1 = kV \cdot Q_1 \quad (6\text{-}4)$$

显然，若求出管电压系数 kV，知道原来的 Q_1，则新的管电流量 Q_2 可求出。

管电压指数 n，在 40～100kV 之间取 $n=4$；在 100～150kV 之间取 $n=3$，如图 6-6 所示。

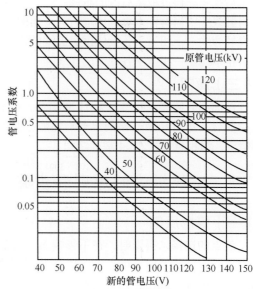

图 6-6 管电压系数

管电压波形不同，其输出也有差异。三相十二脉冲所需管电压比三相六脉冲和单相全波整流方式低，用 60kV 的单相全波整流管电压摄影，若改用三相六脉冲，只需 55kV，用三相十二脉冲，仅需要 52kV 就可以了。

选择摄影条件时，经常需在管电流与管电压之间进行换算，"管电压增加一成，mAs 减少一半；管电压减少一成，mAs 增加一倍"。这个一成法则说明了管电压与管电流之间的关系，为选择摄影条件提供了很大的方便。

3. 管电流和摄影时间 从 X 线管的瞬时负载曲线上，可找出对应于管电压和摄影时间的最大管电流，在此限制下可选择适当的摄影时间或确定容许管电流量。摄影时间的选择，一般由被检体的动度决定，身体运动幅度越大，所产生的运动越模糊，尽量采用短的曝光时间，使影像模糊控制在最小限度。

4. 摄影距离 焦点至探测器间的距离，简称焦-片距（focus-film distance，FFD）。在摄影的有效范围内，探测器上得到的 X 线量与 FFD 的平方成反比。

摄影距离 r 和管电流量 Q 之间的关系，可用下式来表示：

$$Q_2 = \frac{r_1^2}{r_2^2} \cdot Q_1 = K_1 Q_1 \quad (6\text{-}5)$$

式中，Q_1 代表原管电流量（mAs），r_1 代表原来 FFD，Q_2 代表新管电流量（mAs），r_2 代表新 FFD，$K_r = \ \ / r_1^2$ 即距离系数（图 6-7）。

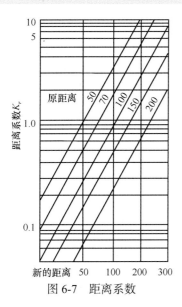

图 6-7　距离系数

求出距离系数 K_r 和已知管电流量，就能算出新的管电流量。

5. 摄影条件与被照体厚度　人体不同的厚度和密度，照射量不一样。

（三）X线摄影条件制定方法

1. 变动管电压法　1926～1927 年 Jermen 介绍了按每厘米体厚改变管电压的摄影方法，这就是变动管电压技术。它将摄影中各因素作为常数，管电压随着被检体的厚度而变化的方法，其数值关系可用下式来表示：

$$V=2d+C \qquad （6-6）$$

式中，V 代表管电压的 kV 数，d 代表被检体的厚度（cm），C 代表常数可由实验求出。

例如，当管电流是 100mA，摄影距离为 100cm时，四肢骨的常数 $C=30$，腰椎骨的 $C=26$，头部的 $C=24$。

这个方法的特点是，被检体厚度增减 1cm，管电压就增减 2kV。一般都将系数作为 2 来计算。

2. 固定管电压法　1955 年 Funchs 创造了固定管电压法。在 X 线摄影中管电压值固定，管电流量（mAs）随着被摄体的厚度和密度而变化。固定管电压法所用的管电压值，比变动管电压法对同一身体组织使用的管电压值一般要高 10～20kV，管电流量（mAs）值成倍下降。例如，摄取头颅侧位条件时用70kV、40mAs；若改用 80kV，则仅用 15mAs 就能得到相应效果。

七、X线自动曝光控制技术

目前有两种自动曝光控制（automatic exposure control，AEC），即以荧光效应控制的光电管自动曝光控制和以 X 线对空气的电离效应为基础的电离室自动曝光控制。共同机制是采用对 X 线敏感的探测器，它们把 X 线剂量转换成电流或电压，并正比于X 线剂量率，在时间积分后的电压就正比于所接受的 X 线剂量。当把积分电压与一个正比于图像密度的设定电压进行比较，由一个门限探测器给出剂量到达设定值的曝光终止信号，以切断高压，就形成了自动曝光控制。

（一）光电管自动曝光系统

图 6-8 是利用光电倍增管构成的自动剂量控制原理图。由影像增强器输出屏发出的可见光经分光采样送至光电倍增管，它的输出信号经放大后变为控制信号。这种控制信号正比于光电倍增管所接受的光强度，其信号也正比于影像增强器所接收的 X 线剂量率。控制信号经过一个积分器按曝光时间积分后的电压，正比于剂量率对曝光时间的积分——X 线剂量。当它达到某一定值时，便由门限探测器给出曝光结束信号，切断高压，就形成了自动剂量控制。

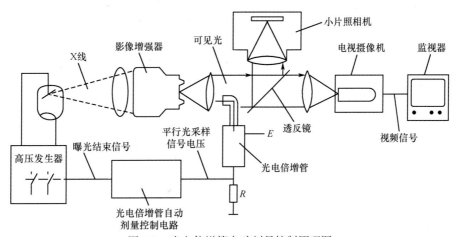

图 6-8　光电倍增管自动剂量控制原理图

这种自动曝光控制系统主要利用锑 - 铯光电阴极和二次发射的多级光电倍增管。

（二）电离室自动曝光系统

电离室（ionization chamber）自动曝光系统是利用电离室内气体电离的物理效应，电离电流正比于 X 线强度。当探测器达到理想密度时，通过电离电流的作用，自动切断曝光。它比光电管自动曝光技术应用广泛。

电离室的结构包括两个金属平行极，中间为气体。在两极间加上直流高压，空气作为绝缘介质不导电。当 X 线照射时，气体被 X 线电离成正负离子，在强电场作用下，形成电离电流。利用这一物理特性，将电离室置于人体与探测器之间。在 X 线照射时，穿过人体的 X 线使电离室产生电离电流，此电流作为信号输入到控制系统。电离室输出的电流正比于所接受的 X 线剂量率，经过多级放大后，在积分器内进行时间积分。这种积分后的电压就正比于电离室接受的 X 线剂量率与时间的乘积，积分电压经放大后送到门限探测器。当积分电压到达预设的门限时，X 线剂量达到设定值，输出信号触动触发器，送出曝光结束信号，立即切断高压。

为了提高电离室控时的准确性和稳定性，要选用高原子序数的金属作为电极材料，使金属吸收 X 线量子后释放出来的电子再次激发气体电离；电离室的厚度尽量小，表面积稍大。需要前置放大器，将微弱的电离电流放大。在电离室表面装 2～3 个测量野，测量野用喷雾法将导电物质喷涂在塑料薄片上，夹一些密度低的泡沫塑料之中，周围的保护环与连接线都喷涂导电物质，以保证在图像上不留任何阴影。整个电离室除测量野外，都用泡沫塑料填充，然后用两块很薄的铜块夹住，以保证电离室的表面机械强度（图 6-9）。

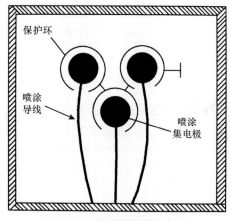

图 6-9　三野电离室基本结构

第三节　DR 成像技术

DR 较之 CR 具有更大的动态范围和 DQE，更低的 X 线照射量，更丰富的图像层次，在曝光后几秒内即可显示图像，大大改善了工作流程，提高了工作效率。根据 DR 平板探测器结构类型和成像技术的不同，可分为直接数字化 X 线成像（非晶硒）、间接数字化 X 线成像（非晶硅）、CCD X 线成像、多丝正比电离室（multi-wire proportional chamber, MWPC）成像等。下面介绍临床主要使用的非晶硅和非晶硒探测器成像方法。

一、非晶硒探测器成像

DR 系统最重要的部件是平板探测器，直接数字化 X 线成像的平板探测器利用了非晶硒的光电导性，将 X 线直接转换成电信号，经模数转换形成数字化影像。

（一）基本结构

非晶硒平板探测器的结构主要包括以下四部分，如图 6-10 所示。

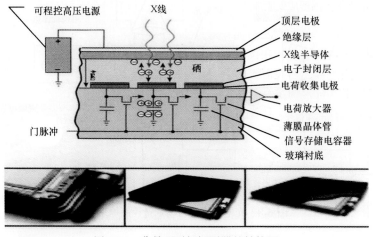

图 6-10　非晶硒平板探测器的结构图

1. X线转换介质 位于探测器的上层，为非晶硒光电材料。它利用非晶硒的光电导特性，将X线转换成电子信号。当X线照射非晶硒层时，可产生正负电荷，这些电荷在偏置电压的作用下以电流的形式沿电场移动，由探测器单元阵列收集。

2. 探测器单元阵列 位于非晶硒的底层，用薄膜晶体管（thin-film transistor，TFT）技术在玻璃底层上形成几百万个检测单元阵列，每一个检测单元含有一个电容和一个TFT，且对应图像的一个像素。非晶硒产生的电荷由电容储存。

3. 高速信号处理 由高速信号处理产生的地址信号顺序激活各个TFT，每个储存在电容内的电荷按地址信号被顺序读出，形成电信号，然后进行放大处理，再送到A/D转换器进行模-数转换。

4. 数字影像传输 将电荷信号转换成数字信号，并将图像数据传输到主计算机进行数字图像的重建、显示、打印等。

（二）成像原理

当入射的X线照射非晶硒层，由于导电特性激发出电子-空穴对，该电子-空穴对在偏置电压形成的电场作用下被分离并反向运动，形成电流。电流的大小与入射X线光子的数量成正比，这些电流信号被存储在TFT的极间电容上。如图6-11所示。

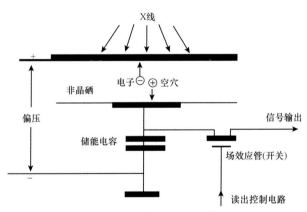

图6-11 非晶硒平板探测器成像原理图

每个TFT形成一个采集图像的最小单元，即像素。每个像素区内有一个场效应管，在读出该像素单元电信号时起开关作用。在读出控制信号的控制下，开关导通，把存储于电容内的像素信号逐一按顺序读出、放大，送到A/D转换器，从而将对应的像素电荷转化为数字化图像信号。信号读出后，扫描电路自动清除硒层中的潜影和电容存储的电荷，为下一次的曝光和转换做准备。

二、非晶硅探测器成像

非晶硅平板探测器是一种以非晶硅光电二极管

阵列为核心的X线影像探测器。目前非晶硅平板探测器使用的荧光材料有碘化铯和硫氧化钆，它是将入射后的X线光子转换成可见光，再由具有光电二极管作用的非晶硅阵列变为电信号，通过外围电路检出及A/D变换，从而获得数字化图像。由于经历了X线—可见光—电荷图像—数字图像的成像过程，通常被称为间接转换型平板探测器。

（一）基本结构

以碘化铯探测器为例，非晶硅平板探测器其基本结构为碘化铯闪烁体层、非晶硅光电二极管阵列、行驱动电路以及图像信号读取电路四部分。非晶硅平板探测器结构如图6-12所示。

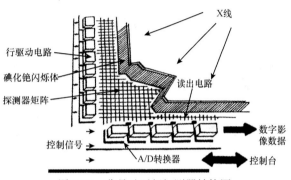

图6-12 非晶硅平板探测器结构图

1. 碘化铯闪烁体层 探测器所采用的闪烁体材料由厚度为500～600μm连续排列的针状碘化铯晶体构成，针柱直径约6μm，外表面由重元素铊包裹，形成可见光波导漫射。针状晶体的碘化铯可以像光纤一样把散射光汇集到光电二极管，提高影像的空间分辨力。

碘化铯的X线吸收系数是X线能量的函数。随着X线能量的增高，材料的吸收系数逐渐降低，材料厚度增加，吸收系数升高。在诊断X线能量范围内，碘化铯材料具有优于其他X线荧光体材料的吸收性能，碘化铯晶具有良好的X线—电荷转换特性，据实验研究单个X线光子可产生800～1000个光电子。

2. 非晶硅光电二极管阵列 非晶硅光电二极管阵列完成可见光图像向电荷图像转换的过程，同时实现连续图像的点阵化采样。探测器的阵列结构由间距为139～200μm的非晶硅光电二极管按行列矩阵式排列，若间距为143μm的43cm×43cm的探测器阵列则由3000行乘以3000列，共900万个像素构成。每个像素元由具有光敏性的非晶硅光电二极管及不能感光的开关二极管、行驱动线和列读出线构成。位于同一行所有像素元的行驱动线相连，位于同一列所有像素元的列与读出线相连，以此构成探测器矩阵的总线系统。每个像素元由负极相连的一个光电二极管和一个开关二极管对构成，通常将这种结构称为双二极管结构（即 TFD 阵列），也有采用光电二极管-晶体管对构成探测器像素元的结构行式（TFT 阵列）。

（二）成像原理

位于探测器顶层的碘化铯闪烁晶体将入射的 X 线转换为可见光。可见光激发碘化铯层下的非晶硅光电二极管阵列，使光电二极管产生电流从而产生电信号，在光电二极管的电容上形成储存电荷，如图 6-13 所示。

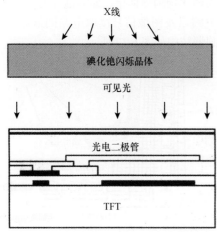

图 6-13　非晶硅平板探测器成像原理图

每一像素电荷量的变化与入射 X 线的强弱成正比，同时该阵列还将空间上连续的 X 线图像转换为一定数量的行和列构成的总阵式图像，点阵的密度决定了图像的空间分辨力。在中央时序控制器的统一控制下，居于行方向的行驱动电路与居于列方向的读取电路将电荷信号逐行取出，转换为串行脉冲序列，经模 - 数转换为数字信号，获取的数字信号经通信接口电路传至图像处理器，形成 X 线数字图像。

三、DR 的特殊成像技术

（一）双能量减影技术

双能量减影（dual energy subtraction，DES）主要用于胸部摄影，是指应用不同的 X 线光子能量对密度不同的骨与软组织的吸收衰减特性，将胸片中骨或软组织的影像成分选择性减去后，生成仅有软组织或骨组织图像的技术。

X 线穿过人体组织过程中因发生光电吸收效应和康普顿散射效应而衰减。光电吸收效应的强度与被曝光物质的原子量呈正相关，而康普顿散射与物质的原子量无关，与 X 线所经过的组织的电子密度呈函数关系，主要发生于软组织。双能量减影通过对穿透人体不同组织，经不同强度的光电吸收和康普顿效应衰减后的 X 线信号进行分离采集处理，从而选择性消除骨或软组织成分，得出组织特性的单纯软组织图像或骨组织图像。

双能量减影的胸片其临床意义在于早期检出肺结节病变，由于去除了软组织与骨密度的互相干扰，对钙化或非钙化性肺结节，其检出率均较普通胸片有所提高。同时，对肋骨创伤病变和骨质病变也有较大意义。双能量减影对显示骨性胸廓和中央气道的病变、辨认正常或变异解剖（尤其对骨性胸廓畸形患者）均有帮助。如图 6-14 所示。

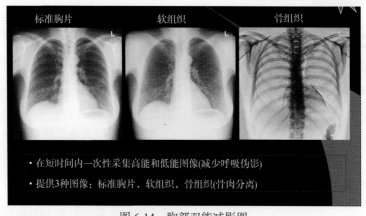

图 6-14　胸部双能减影图

（二）组织均衡技术

组织均衡（tissue equalization，TE）技术是利用数字化 X 线摄影曝光宽容度大、图像层次丰富等的特点和优势，通过摄影设备上的后处理软件，对采集的 DR 图像进行重新处理，使高密度组织与低密度组织在一幅图像上同时显示出来，形成一幅新的组织均衡图像。

组织均衡技术的原理是利用了后处理软件将厚度大、密度高的区域与厚度小、密度低的区域分隔开来，分别赋予各自的灰阶值，使得厚薄和高低密度组织的部位均形成对比良好的图像，然后重新叠加在一起，经计算机特殊重建处理，使高密度组织与低密度组织在一幅图像上同时显示出来，形成一幅组织均衡的图像（图6-15）。组织均衡图像层次丰富，在增加图像信息量的同时，又不损失图像的对比度。组织均衡技术需曝光前在相应部位的曝光程式中添加组织均衡参数，一旦参数设置后，曝光即直接形成组织均衡图像。

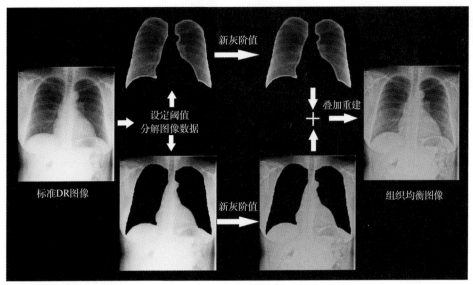

图 6-15　组织均衡原理图

组织均衡技术主要应用于密度差或厚度差较大的成像区域，如胸部正位的肺部和纵隔区心脏后缘、侧位股骨颈的上下区域、侧位的颈椎下段和胸椎上段、侧位的胸椎下段和腰椎段等，这些区域在曝光时常常容易出现曝光不足或曝光过度的现象，若要观察低密度组织，必然丢失高密度组织间的灰度差异。反之，若要观察高密度组织，则又必然丢失低密度组织间的灰度差异。

（三）数字体层合成技术

体层摄影技术经历了普通胶片断层技术、数字X线断层技术和数字体层合成技术（digital tomosynthesis，DTS）三个发展时期。数字体层合成技术也称为三维断层容积成像技术，该功能通过一次低剂量的扫描可以获得检查区域内任意深度的多层面高清晰度的断层图像，其空间分辨力高，曝光剂量低，操作简单快捷。

1. 设备构造及成像原理　数字体层合成设备由DR动态平板、运动的X线管组件、计算机后处理工作站及软件等部件组成。

DR动态平板探测器具有快速采集能力，在短时间内即可完成对多次曝光数据的处理，是数字体层合成技术的基础。数字体层合成技术的原理是在传统几何体层摄影的基础上，基于DR动态平板与图像后处理软件相结合的一种DR体层摄影技术。在预设的体层合成曝光程式控制下，X线管组件在球管长轴方向上始终对准平板探测器中心已设定的照射角范围做直线运动，并顺序依次曝光，平板探测器以固定或同步反向移动相配合，快速采集曝光数据（图6-16）。计算机对图像数据采用位移叠加的算法，将序列的图像分别进行适当的位移后再叠加融合，人为地创建不同体层深度的聚焦层面图像。由于每幅图像的厚度可以人为进行调整，选择不同的起始和终末层高度，调整层厚和重叠百分比，同时还可以调整层间距（类似于CT容积成像后处理方式），最终重建出任意深度层面图像（图6-17）。

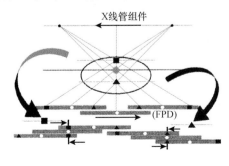
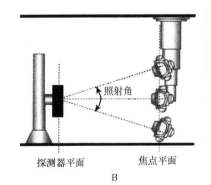

A
B

图 6-16　数字体层合成技术原理图

A. 探测器与X线管组件作同步反向运动；B. 探测器固定，X线管组件做直线运动

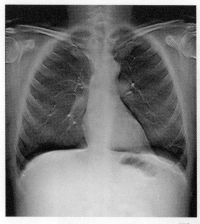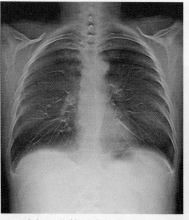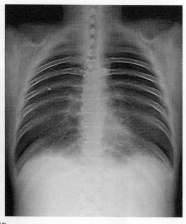

图 6-17　胸部正位体层合成多层面重建图像

2. 摄影技术　数字体层合成技术可采取站立位和卧位两种方式，均可获得被检部位任意冠状层面的数字化影像，也可通过一些特殊的体位设计和摆位，获得人体某些部位的轴位及矢状位图像。

一般检查前先拍摄一张标准 DR 图像，其检查步骤是：输入患者信息后，在设备上选取预设的体层合成曝光程式，选定摄影位置和摄影距离，根据摄影位置和患者个体情况选择摄影条件，如 kV 值、mA 值、曝光时间，选择病变距床面的距离，病变的扫描范围，X 线球管的照射角等等，检查胸部时还需对患者进行呼吸训练。设置和摆位完成后，按住曝光手闸曝光至结束。

曝光方式有以下两种：①曝光时机械运动装置驱动 X 线管组件与探测器在一定成角范围内作同步反向运动，在 X 线管组件运动过程中，X 线管组件自动跟踪技术使中心线始终指向探测器中心，预设的多次脉冲曝光程序在运动过程中按时间顺序依次曝光；②曝光时机械运动装置驱动 X 线管组件成角度地连续曝光，而探测器平板固定在一个位置不随 X 线管组件的移动而移动，预设的连续曝光程序在运动过程中按顺序依次曝光。

数字体层合成技术检查方法简单、剂量低，对胸部检查可提高胸部小结节的检出率，提高胸部血管断面与肺部结节病变的鉴别能力，清楚地观察主支气管、气管隆嵴和气管分叉的情况；对脊柱的检查可从前至后，层层清晰地显示椎体、椎间隙、椎弓根、上下小关节间隙、棘突；对静脉肾盂造影的体层合成可了解双肾包膜的完整性、肾盂、肾盏的形态，更清楚地观察到全程输尿管的行径有无狭窄，观察膀胱区的输尿管开口情况；对急腹症的检查能更清楚地了解肠梗阻的区段，更容易发现膈下游离气体；对骨关节的检查可避免金属植入物以及石膏绷带对图像的影响，能避开重叠干扰，能观察到骨小梁、骨皮质和骨髓腔的情况，大大提高骨折或骨质破坏的检出率。

（四）图像拼接技术

图像拼接是 DR 在自动控制程序模式下，对人体的脊柱或四肢进行多次摄影而产生的多幅图像，然后由计算机进行全景拼接为一幅整体的 X 线图像成像技术。

图像拼接技术所采用的图像采集过程一般分为两种：一是图像采集曝光时，X 线管组件固定于一个位置，探测器和球管沿患者身体长轴移动 2～5 次，X 线管组件做连续 2～5 次的曝光。计算机随即将 2～5 次曝光所采集到的多组数据进行重建，做"自动无缝拼接"，形成一幅整体图像。该方法为减小 X 线锥形束产生的图像畸变，X 线管组件在多次曝光时，分别设定了不同的倾斜角，即 X 线管组件与探测器采用的非平行摄影技术，能在图像的拼合过程中有效地消除视差造成的图像失真和匹配错位现象。

另一种图像拼接技术采用 X 线管组件垂直探测器，DR 探测器跟随着 X 线管组件实现同步移动，分次窄束脉冲曝光采集后自动拼合的方法。该方法的特点是中心线与探测器在曝光时始终保持垂直，并使用长条形窄视野，减小斜射线的投影。

自动无缝拼接技术的临床意义在于一次检查完成大幅面、无重叠、无拼缝、最小几何变形、密度均匀的数字化 X 线图像（图 6-18）。特别是对脊柱侧弯及前、后凸术前诊断、术后检查、治疗效果分析等方面具有重要的作用。

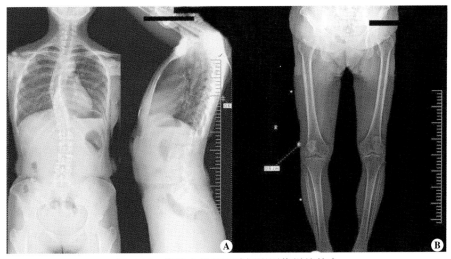

图 6-18　脊柱全长和下肢摄影图像拼接技术
A. 脊柱全长正侧位拼接图；B. 下肢全长正位拼接图

第四节　DR 成像新技术

一、三维立体 DR 摄影系统

（一）基本构造与成像原理

以深圳安健科技公司研发的"WR-3D"型号的立体三维数字化 X 线摄影系统为例对其结构与成像原理进行叙述。该系统具有传统 DR 设备配套组件，主要包括 5 个相对独立的单元，即 X 线发生单元、X 线采集单元、检查台 / 床单元、信息处理单元、图像显示单元，增加了 WR-3D 扫描站台，扫描站台模拟太空舱环抱式设计，搭配 360° 旋转且可移动的站台，X 线采集单元使用的是动态平板探测器对数据进行采集（图 6-19）。

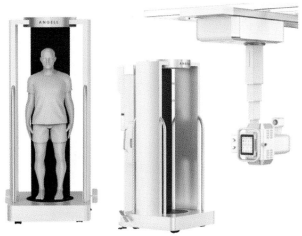

图 6-19　WR-3D 成像装置

立体三维数字化 X 线摄影系统将传统的静态采集转变为动态透视采集。成像原理为：球管产生 X 线，X 线穿透被照物体，通过被照物体的衰减，携带被照物体的信息，被探测器接受，被照物体在扫描台上匀速旋转，探测器实时接收到携带被照物体不同透照方向的 X 线，X 线在数字探测器中被转化电信号，最后识别为数字信号，数字信号经过软件分析处理形成三维数据组，根据临床实际需要进行图像的二维或三维重建（图 6-20）。

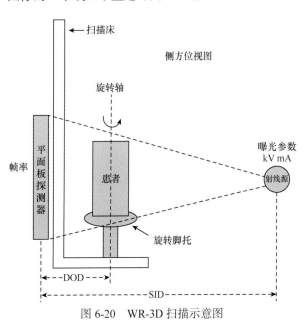

图 6-20　WR-3D 扫描示意图

负重站立膝关节的成像方法：采用透视的同时旋转患者的扫描方式，扫描床垂直于地面，X 线源与平板探测器垂直，患者站立于可转动的床式动态患者转盘上，患者固定绑带，患者扶手及患者靠垫等辅助装置提升患者舒适度，降低因患者运动导致扫描图像质量下降或出现伪影，扫描过程中要求保持静止不动，保证图像质量。平板探测器尽量完全覆盖扫描膝关节上下范围，避免任何角度下出现截断情况。旋转台带动患者按照同一方向旋转，同时连续透视 28s，电压 120kV，电流 6mA，距离 1.5m，采集数据范围要求大于 0.75 圈。扫描过程中要保持探测器、扫描床及 X 线源的相对稳定，不能出现晃动。将 DR 的图像由二维扩展到三维，获得横断、矢状、冠状多方位图像，保留投影数据图，采用三维 CBCT 重建算法完成图像显示。

WR-3D 型号的立体三维数字化 X 线摄影系统的核心技术主要包括：

1. 实时几何校准技术（real-time geometry calibration，RGC）　X 线设备机械精度不足导致重建影像质量无法满足诊断需求。WR-3D 使用校正算法克服机械精度对重建影像质量的影响。整个校正过程是自动完成，不需要人工干预。

2. 自适应迭代校正技术（adaptive iterative calibration，AIC）　由于机械精度影响，旋转轴无法做到垂直于地面时会影响图像质量，使图像出现 Z 方向伪影。使用 AIC 技术能够实时估计旋转轴偏角，保障图像质量，以满足诊断需求。

3. 非等中心扫描　配合 17 英寸×17 英寸（43cm×43cm）的动态大平板探测器，非等中心方式的 FOV 更大，最大可达到 350mm，能够轻松容纳双侧髋关节。所有部分均可在一次扫描重建中完成，不需要多次扫描，可降低患者所受剂量。

4. GPU 加速重建算法　自主开发的 GPU 加速重建算法可以在 2min 内完成扫描和出图，大大提高检查效率，有利于减轻 CT 的工作负担。

（二）临床应用

在某些下肢骨关节疾病中，患者在立位和卧位时有不同的症状表现。为了评估复杂性骨折、解剖结构错位或全关节置换方案，临床往往需要负重位的 3D 影像作出精确诊断，辅助术前手术方案规划和术后康复效果评估。普通 X 线设备摄影的 2D 负重位影像，已经无法满足越来越复杂的诊断需求，传统螺旋 CT 和 MR 设备也无法完成此类检查。负重位动态影像三维重建系统 WR-3D，聚焦下肢负重位骨科 3D 影像诊断，可以提供准确负重位 3D 影像，弥补传统 DR、螺旋 CT 和 MR 在临床应用上的不足。

WR-3D 支持患者站立位扫描重建双足、双踝关节、双膝关节、双髋关节和腰椎 3D 影像，实现传统 DR、螺旋 CT 和 MR 无法扫描的负重位 3D 成像（图 6-21），可以用于评估负重位状态下复杂性骨折、解剖结构错位或全关节置换。WR-3D 支持 2D+3D 一站式检查，可和动态 DR 完美融合，不影响动态 DR 的拍片摄影、透视、全身拼接等功能。一机多能，减轻 CT 工作负担，提高诊疗效率。这样，大大提高了关节病变的影像学信息，对病变临床症状与骨关节影像改变的相关性、治疗方式选择、术前评价都能有较好的指导作用。膝关节负重位多角度扫描技术引入三维 CBCT 扫描重建理论，把传统 DR 二维重叠影像引入三维成像，客观地显示人体生理情况下膝关节细微的骨关节病变。常规卧位使用的膝关节 DR 摄影往往关节骨骼解剖结构复杂，X 线片存在骨骼的重叠、摄影位置及方法偏差、肢体旋转等局限。膝关节 CT 扫描也难以真实反映出患者在站立条件下的关节受力及形变情况。膝关节负重位动态 DR 多角度扫描技术对于关节受力形变、关节退行性病变及关节面下骨质改变有较高的检出率，为临床提供可靠、真实的影像学信息，这对骨科在膝关节病变的发现、治疗方案的制订和康复疗效的观察等，具有很高的临床实用性，这也是目前国内外骨科及影像学研究的热点。

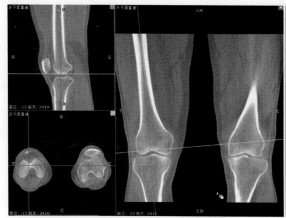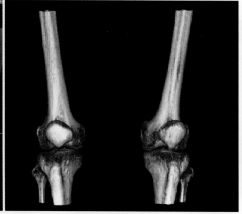

图 6-21　负重位双膝关节 2D+3D 重建图像

WR-3D 支持不同 FOV、图像厚度、图像间隔和图像处理参数，不同的重建参数可以适配不同患者和部位，不同患者和部位都能获得较好的影像效果，可以自由修改重建参数，类似传统螺旋 CT 的操作方式，保持传统 CT 的操作习惯。

二、DR 的动态成像技术

（一）设备构造与成像原理

动态数字 X 线摄影（dynamic digital radiography，DDR）系统由动态平板探测器、高压发生器、球管、运动机架、计算机与图像处理与传输系统组成。与传统数字化 X 线摄影技术相比，动态 DR 摄影能在一个时间单位内低剂量高速获得多帧 X 线影像，通过图像算法处理系统后，极速输出一段连续动态影像（运动），实现所见即所得。

动态数字化 X 线摄影技术原理：动态 DR 技术是将射线检测单元合并成平板线性阵列，直接连接到大规模集成电路，同时完成射线接收、光电转换和数字化的整个过程。由于是直接转换，减少了传输和信号转换产生的诸多噪声信号，并使用适当的滤波电路来获得低噪声和高灵敏度的影像，如图 6-22 所示。

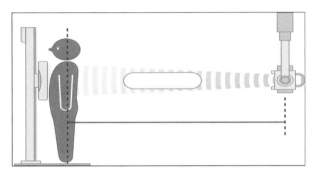

图 6-22 动态数字 X 线摄影技术原理模式图

（二）临床应用

动态在临床上具有广阔的应用前景和价值，包括在以上多个应用检查中，动态都具有自己独特的优势和价值。例如：儿童肠套叠检查、小儿气道阴性异物检查、上消化道气钡双重造影检查评估消化道出血风险、肠梗阻肠管张力判断、食管气管瘘检查、尘肺检查、移动动态在 ICU 的应用、一侧肺门影增大、无症状泌尿系阳性高密度影、肺底积液检查和骨关节运动检查等。

DDR 摄影可能为颈椎、腰椎、肩关节、肘关节、手关节、股关节、膝关节、踝关节、手指、足趾关节等提供动态视频及静态骨骼图像，使关节功能可视化。通过熟悉正常，辨别异常，全面分析，综合临床，可以帮助诊断、治疗和评估骨科的一些疾病，如各类骨折、损伤、关节的脱位、不稳定、发育不良、结核等，肌腱的断裂、周围神经损伤、椎间盘突出症、椎间盘滑脱症、脊柱结核等；也包括一些风湿科疾病，如系统性红斑狼疮、与感染创伤等相关的关节炎、混合性结缔组织病、痛风、复发性多软骨炎等。临床还可研究与评估脊柱、关节等相关疾病的活动角度，帮助运动可视化诊断疾病。

DDR 技术在骨科患者术后康复有广泛的应用。如通过观察手关节伸展的动态视频，确定其运动角度范围，医生们可以监测患者手功能康复情况。DDR 技术关节运动的量化功能在手关节的骨科疾病临床应用包括：手部骨折、手部关节脱位、肌腱断裂、上肢周围神经损伤、上肢周围神经卡压、掌指关节脱位、拇指外翻等；风湿科包括：类风湿关节炎、系统性红斑狼疮、多发性肌炎和皮肌炎、硬皮病、混合性结缔组织病、腕部系统性硬化、腕部痛风、系统性血管炎、韦格纳肉芽肿、显微镜下多血管炎、复发性多软骨炎、风湿热等对腕关节、手指关节损害等，用于监测这些疾病的康复过程。

DDR 系统在骨骼方面可摄影各处骨、关节、较大肌肉肌腱、肿瘤侵袭或限制功能的动态图像，包括关节运动角度、关节腔距离、小关节位移量、大关节承重压强等，以及常规的骨骼放射学信息。动态影像对颈椎运动功能状态的评估，通过弯曲与伸展的颈椎运动角度数据，进行精准的评估，如图 6-23 和图 6-24 所示。

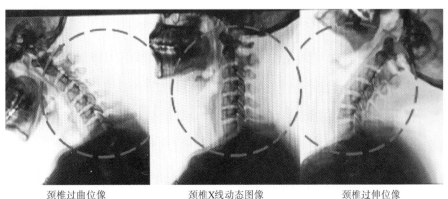

颈椎过曲位像　　　　颈椎X线动态图像　　　　颈椎过伸位像

图 6-23 颈椎动态运动影像图

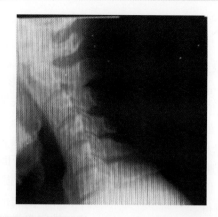

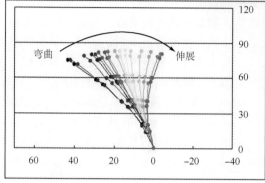

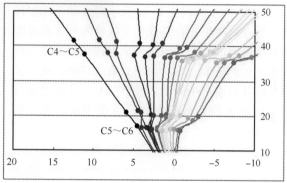

图 6-24　动态影像对颈椎运动功能状态的评估

肩关节是上肢的运动基础。肩关节异常会影响到手肘、手腕等部位。肩关节覆盖着人体关节中最大的可以移动的范围，对于日常生活、各类运动十分重要。研究自然姿势下肩关节前后方位的动态影像分析十分重要。其分析方法包括明确三个角度：① Glenohumeral-angle（盂肱角，GH-angle）肱骨长轴和臼盖边缘形成的角度；② Arm-angle（臂角）肱骨长轴和垂直轴形成的角度；③ Scapulothoracic-angle（肩胛胸廓角，ST-angle）垂直轴和臼盖边缘形成的角度，如图 6-25、图 6-26 和图 6-27 所示。

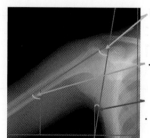

· 上腕骨长轴和臼盖边缘形成的角度

· 上腕骨长轴和垂直轴形成的角度

· 垂直轴和臼盖边缘形成的角度

图 6-25　自然姿势下肩关节前后方位的动态影像的分析方法

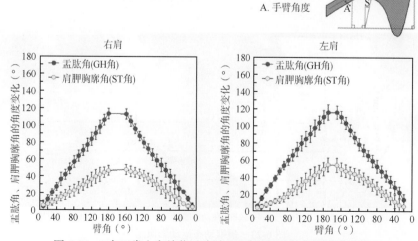

图 6-26　5 名正常人肩关节运动时 GH 角和 ST 角角度的平均值

横轴是臂角，横轴变化时，纵轴另外两个（盂肱角和肩胛胸廓角）角对应的变化

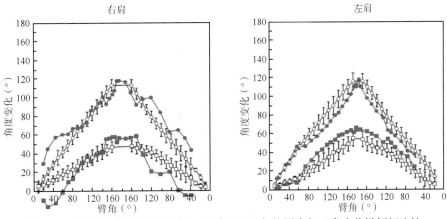

图 6-27　受试者肩关节运动时的 GH 角和 ST 角的图表与正常症状样例相比较

　　膝关节是人体的负重关节，运动量最大，也是最容易受损的关节，DDR 系统能在人体负重情况下进行摄影，以便研究膝关节损伤情况。膝关节动态侧视图的分析方法包括：弯曲角度、外侧髁、移动轨迹。DDR 技术的关节运动量化功能在膝关节（侧位摄影）疾病中得到应用，根据膝关节屈曲的动态视频，确定其运动角度范围、关节腔距离等，医生们可以监测膝关节功能康复情况。可以测量膝关节运动角度和关节腔距离随时间变化，根据角度和距离的测量，能客观地确定有无疾病和明确疾病进展程度。如图 6-28、图 6-29 和图 6-30 所示。

　　使用 DDR 评估气管直径的病变，可以直接观察气管运动，筛选呼吸障碍患者，如气管软化和过度动态气道塌陷，其中气管在吸气和呼气时移动。在仰卧位摄影 DDR 图像，根据语音引导，患者被迫呼吸，从最大吸气到呼气，以每秒 15 帧的频率进行 DDR 成像，持续 15 秒。结果表明：气管狭窄程度因通气障碍类型而异；与正常组和限制性通气障碍组相比，阻塞性通气障碍组的气管直径明显缩小；阻塞性通气障碍组呼气时气管有变窄的趋势；为减少呼吸过程中微小波动对测量精度的影响，采用一定时期内气管直径的平均值进行评价。DDR 可以动态观察呼气时气管直径的变窄，通过观察和测量气道狭窄程度，可以判断和评价阻塞性通气缺陷患者的严重程度。胸内气道狭窄：总体来说吸气相正常，但呼气相明显降低，会展现一个典型的平台；胸外固定位置狭窄：吸气相和呼气相均会降低，具体情况取决于气道狭窄类型和患者的配合程度，如图 6-31 所示。

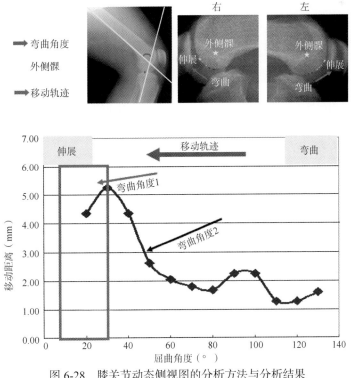

图 6-28　膝关节动态侧视图的分析方法与分析结果

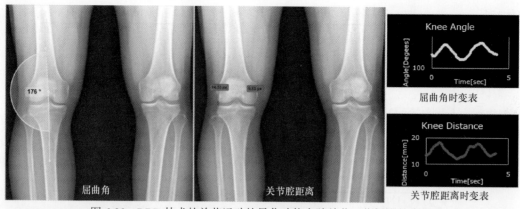

图 6-29　DDR 技术的关节运动的量化功能在膝关节正位摄影的应用

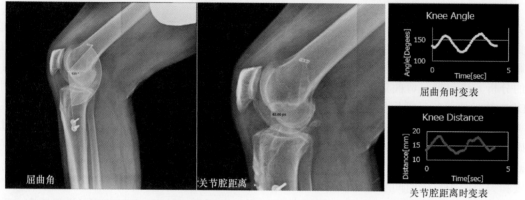

图 6-30　DDR 技术的关节运动的量化功能在膝关节侧位的临床应用

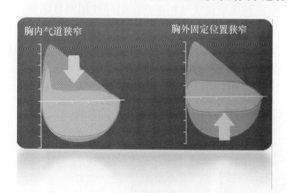

图 6-31　呼吸运动引起气道狭窄的变化

三、DR 的功能成像技术

（一）成像原理

　　基于动态摄影技术的原理，结合 AI 与算法处理，可以实现包括肺功能运动评估、颈椎关节运动功能评估、腕关节以及肩关节运动功能评估。功能性 DR 成像技术是在动态数字 X 线成像技术基础上，是近几年逐渐发展的一项新的医学影像检查和诊断技术。它是利用动态平板探测器连续摄影采集动态图像序列，传输至动态图像处理软件进行功能性的动态图像解析、处理，从而为临床带来能够反映人体组织动态生理信息的功能化影像，旨在增强数字

X 线摄影技术由静态的影像形态诊断发展为动态的功能性成像可视化诊断。改变传统静态 DR 的技术革新，具备动、静态双重摄影成像功能。其动态图像相对于静态图像具有压倒性的信息量，能够高效地传达多视角的功能性信息，提供多种诊疗应用价值。DDR 的动态化应用，提升了 X 线检查的临床应用价值，是普通放疗的未来发展方向。

　　功能性 DDR 动态数字 X 线成像技术是在原 DR 数字化 X 线摄影系统设备的基础上增加了连续性的动态 X 线摄影功能，通过具备连续脉冲摄影功能的 X 线源、动态平板探测器和计数字动态图像采集处理技术相结合，以"高速度"和"低剂量"连续摄影的方式采集数字 X 线图像，以此处理生成动态图像序列，使临床医生可以观察到人体解剖结构随时间频率的动态运动变化。同时此技术配备的动态图像处理软件，可以对动态图像序列进行功能化的解析和量化处理。在一些静态 DR 成像无法确诊的病例中，可以通过 DDR 技术直接获取各种体位的动态影像，减少病灶与周围组织的重叠影，使病灶影像更加显著、清晰地显示。对比 CT 和 MR 等设备只能摄影静态图像，DDR 可以立位摄影，体现重力作用下的人体生理特征，体现某一个时间节点上的人体特征，体现一条时间线上的生理特征；由于二维 / 三维图像的显示转换，CT/MR 很难直观地表现组织

器官的整体特征，而是以"切片"的方式表现，而 DDR 可以呈现整个肺野的全貌。

功能性 DDR 动态数字 X 线成像技术结合悬吊式的 X 线机结构可执行所有解剖体位的 X 线摄影检查。SID 距离可以达到 1.8 ～ 2.0 米，解决了数字平板胃肠机无法摄影标准胸部体位的困惑。立位和卧位的动态胸部摄影改变了以往通过 DR 和 CT 的静态影像诊断呼吸系统疾病的传统模式，使受重力影响的肺部生理信息得到反映。低剂量的数字脉冲连续摄影方式，辐射剂量低于常规 X 线透视和肺部 CT 的剂量。临床应用表明：一次肺部通气的功能性摄影成像，嘱患者深呼吸，摄站立后前位胸片。摄影条件：管电压 100kV，管电流 80mA，X 线为脉冲连续摄影，曝光时间约 15s，以 15 帧 /s 获取数据，入射体表面剂量约 0.23mSv。

（二）临床应用

功能性 DDR 动态数字 X 线成像技术中的大视野动态平板探测器成像系统可以在同一时间轴上进行从上肺野到下肺野的整个胸肺部动态影像的数据收集，获得肺部呼吸运动变化的图像。结合 DDR 技术的胸部动态图像解析处理软件实现对胸肺部影像的 DCI（dynamic chest imaging 动态胸部影像）的形态诊断和动态诊断，在提升病灶识别诊断能力的同时，还可以进行横膈和胸部轮廓呼吸运动的自动追踪和定量化分析，对呼吸康复的效果测定、肺癌、慢性阻塞性肺疾病（COPD）、支气管哮喘、间质性肺炎等肺部疾病的诊断具有一定的价值。在不注射对比剂的前提下，根据气体和血流所形成像素值信号强度差异的不同，通过低频信号滤波技术对呼吸周期内肺部通气循环所形成的信号值差异化分析，将通气的浓度变化用蓝色进行加权显示，以此显示呼吸周期内肺内气体的分布变化。另外，通过高频信号滤波技术对在心动周期内肺部血流循环所形成的信号值进行差异化分析，将血流的浓度变化用红色进行加权显示，以显示心动周期内肺内血流的分布变化。通过这两项技术实现了 PFI（pulmonary functional imaging 肺功能可视化）诊断，可以观察到在呼吸周期内的肺部通气循环变化影像和心动周期内的肺部血流循环变化影像，使肺血栓、COPD、肺部通气分布异常、瘀血性心力衰竭和肺癌术前、术后呼吸功能评估的可视化诊断成为可能。

DDR 技术在胸肺部动态功能性成像诊断应用的同时，还可以对肌肉、骨骼、关节和脊椎疾病展开动态可视化功能性诊断的课题研究和诊断应用，改变以往依赖外部运动和静态 X 线来评估关节稳

定性和脊柱运动的传统诊断模式。悬吊式的 X 线机结构，可以采用各种体位模式动态摄影人体所有关节和脊椎运动变化的图像。评估和测量关节、脊椎的活动度变化，为骨科医生诊疗方案的确立提供更加详细的信息。可以观察到关节的可动过程，观察人工关节术后的弯曲延伸过程和中间位置，因为可以简便地摄影，可以对检查进行合理性判断，与透视比较具有记录性，所以随时都可以进行图像确认。

动态 DR 可在立位呼吸状态下获得双侧肺野全体动态图像，通过影像分析工作站解析出一系列新信息化技术和新功能，包括肋骨减弱、频率增强、特定成分追踪（这里的特定成分指的是膈肌）、肺野面积、肺通气功能、肺血流灌注、气道直径等，提供新的诊断指标，实现简便且高精度的检查。允许患者在站位、坐位和仰卧位等体位下，以潮气呼吸或用力呼吸等呼吸方式的情况下，来检查和研究呼吸运动的动力学变化。通过获取后前位和侧位的投影来分别计算最大吸气时的二维肺面积并重建三维图像，还将可以用于计算肺容积。

慢性阻塞性肺疾病（COPD）是一种以持续气流受限为特征的慢性支气管炎和（或）肺气肿，可进一步发展为肺源性心脏病和呼吸衰竭的常见慢性疾病，肺功能检查是判断气流受限的主要客观指标。X 线胸片改变对 COPD 诊断意义不大，动态 DR 技术的通气功能成像可以明确双肺病变区域，增加 COPD 早期检出率和疗效评估，间接反映肺通气和肺功能储备情况，作为常规肺功能指标的有效补充和替代。使用 DDR 的通气功能映射等技术可以帮助增加 COPD 早期检出率，使 COPD 得到早期管理；DDR 的肺野面积测量等技术，可以增加 COPD 的治疗疗效评估，使得诊疗过程得到量化管理。对于气管的狭窄，动态 DR 技术的无创性和直观性，可以完美避开 CT 和支气管镜的缺点，高效定位狭窄部位，测量狭窄率的百分比；还可以对气管狭窄进行测定，包括气管塌陷症、COPD、哮喘发作期呼气阶段等多种疾病。对于膈肌疾病，动态 DR 技术的后处理图像可追踪横膈膜运动并定量分析，并生成随时间变化的时变图表，帮助临床快速识别像矛盾运动等快速变化的不协调运动，帮助快速诊断膈肌麻痹、膈肌运动不协调、重症肌无力膈肌型及颈椎病、脑干和传染性疾病引起的膈损伤等。

对于肺部肿瘤，DDR 的肋骨减弱处理和频率强调处理等各种图像处理技术，可以改善肺部的视觉诊断效果，可以随着呼吸周期明确肿块是否真的存在，更容易测量肿瘤的大小，也能提高肿块舒缩情况的肉眼辨识精度、辨别肿瘤的位置和状态，也能

够对肿瘤的黏连状态、活动、病情进展等进行详细观察，可以对肿瘤进行诊断和鉴别诊断，提高肺癌的筛查率。血流灌注映射技术能帮助识别肺占位，判断其血流灌注是否符合特定病理性生长特征，从而帮助诊断肿瘤。

DDR 技术可以产生肺血流灌注映射视频图像，利用 DDR 动态视频输入肺血流灌注 AI 软件能够检出并报告血流低下的范围，报告血流功能的异常。通过显示肺通气-灌注不匹配，可以帮助医生诊断大动脉炎并及时治疗。现在，动态 DR 技术的动态分析可以低辐射、低成本且简便地进行初步肺循环评价。除了作为人群肺灌注异常的初步筛查，动态 DR 技术还可有效用于治疗经过观察，也可帮助肺血流障碍的早期发现及预防疾病重症化。

DDR 技术可在低辐射剂量的呼吸过程中获得高时间分辨力的连续摄片，在胸部形成多个呼吸阶段的图像，提供客观和可量化的信息，包括肋骨减弱、频率增强、特定成分追踪（这里的特定成分指的是膈肌）、肺野面积、肺通气功能、肺血流灌注、气道直径、肺顺应性、胸廓同步性、心血管功能、膈肌动力学、肿瘤侵袭或粘连，以及常规的胸部放射学信息；在骨关节方面生成各扫描部位如骨、关节、较大肌肉肌腱、肿瘤侵袭或限制功能的图像，提供可存储、可比较的运动信息，包括关节运动角度、关节腔距离、小关节位移量、大关节承重压强等，以及常规的骨骼放射学信息等关节运动功能评估。如图 6-32～图 6-38 所示（请扫描二维码见彩图）。

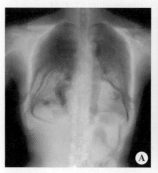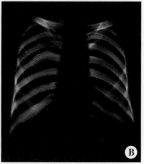

图 6-32　DDR 对肺顺应性与胸廓同步性功能的评估
A. 肺顺应性；B. 胸廓同步

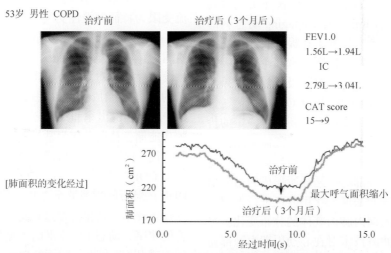

图 6-33　通过比较肺野面积，能够对呼吸功能的变化进行评估

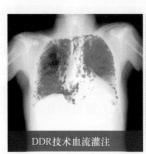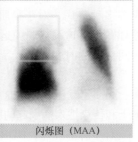

图 6-34　DDR 的肺血流灌注技术在肺部肿瘤应用与核医学比对

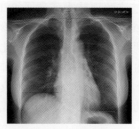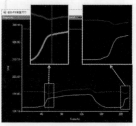

图 6-35　DDR 的特定成分追踪技术在膈肌疾病中的临床应用

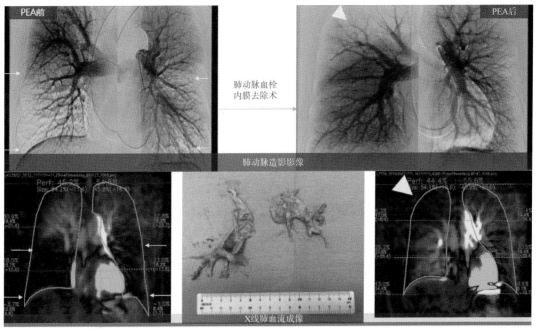

图 6-36　肺血流灌注技术在肺栓塞患者肺动脉血栓内膜摘除术（PEA）前后的 DDR 技术与 DSA 技术的对比

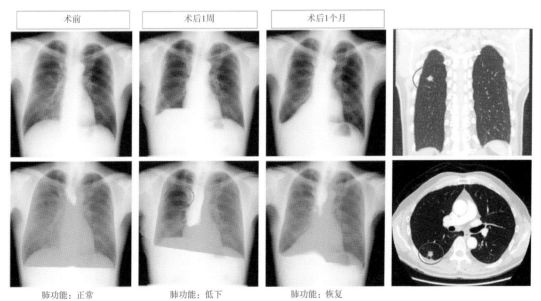

图 6-37　DDR 的肺通气功能映射技术在胸部疾病术前后肺功能可视化对比

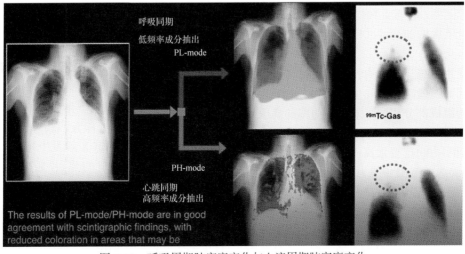

图 6-38　呼吸周期肺密度变化与血流周期肺密度变化

第五节 乳腺X线成像技术

一、数字乳腺X线摄影设备

数字乳腺X线机主要由X线发生系统、专用支架、压迫设备以及影像检出系统构成。现将各部分组成及功能叙述如下:

1. X线管 乳腺X线检查一般采用钼靶摄影。钼靶X线管管壳内由可以发射电子的阴极、阳极靶面构成。为了获得高速电子流,阴极和阳极间施加高电压,管内保持高度真空。乳腺X管的几何尺寸小,极间距相对较短,长10~13mm(普通X管的极间距离约为17mm)。因此,相同灯丝加热电流下,乳腺X线管获得的管电流较大。阳极靶面用钼做材料,一般有0.1mm/0.3mm两个焦点,旋转阳极转速为2800转/分钟,阳极热容量为150~300HU,管容量3~4kW,管壳的射线输出部位使用铍窗。

靶面材料钼的原子序数为42,熔点为2663℃。钼靶X管除了产生连续X线外,还能辐射出波长为0.063nm和0.07nm的双峰特征X线,波长为0.06~0.09nm最适宜乳腺摄影。乳腺X线摄影正是应用了钼靶产生的特征X线,可以使乳腺组织产生较好的对比度,有利于乳腺结构的显示。近年来,也出现了铑靶甚至钨靶X管,能提供更短的曝光时间,降低曝光剂量,对致密乳腺组织有很好的穿透力。铑的原子序数为45,熔点比钼低,约为1996℃,铑靶X管热容量较低,不适宜连续工作。

所以,许多厂家将阳极做成钼和铑双靶面,可以根据实际情况方便使用。X线的滤过主要由管壳铍窗滤过,绝缘油层滤过以及附加滤过,附加滤过可以消除射线中对成像没有作用的低能X光子,使射线能谱得到优化。不同的靶面材料和滤过的组合方式适用于不同密度和厚度的乳腺。常见的组合方式有钼靶钼滤过、钼靶铑滤过、铑靶铑滤过、铑靶铝滤过、钨靶铑滤过,按此顺序,产生的X质依次变硬,穿透力依次增加,可以根据摄影要求加以合理地选择。

2. X线发生系统 现在的乳腺摄影机均采用高频逆变升压式高压发生器,发生系统和常规通用X机发生系统的组成部分相同,采用小功率的高压发生器,配用钼做靶面的X线管,制成组合机头方式。工作频率为20~100Hz要求高压输出稳定,能精确控制kV。千伏选择范围一般为20~40kV,级差为0.5kV,管电流选择范围为30~120mA,照射量范围4~500mAs,最大输出功率为5kW左右。

3. 自动曝光控制系统 乳腺X线使用自动曝光控制(AEC),由探测器、控制电路、曝光中止控制等环节构成。根据乳腺压迫后的厚度和密度,设定曝光参数,如kV、mA值,阳极滤过板的类型,并实时检测曝光量积累情况进行自动曝光控制,起到缩短曝光时间,防止曝光过度等作用。其方式根据kV值是人工选择还是自动控制,分为半自动方式和全自动方式。还有一种是预曝光方式,根据压迫后乳房的厚度和密度先进行一次15ms的预曝光,然后据此修正曝光参数,以保证不同个体差异的患者每次摄影都能得到较好的影像质量。

4. 摄影平台 数字乳腺影像检出系统由平台面板、滤线器、影像检出探测器构成。平台面板一般由坚固的薄板和边框构成,要求易透过射线,多使用碳素纤维增强塑料制成。影像检出探测器的上方是活动滤线栅,用于减少散射线,提高影像的密度分辨力。传统的碳基密纹滤线栅的栅密度36L/cm,栅比4:1~6:1,焦距650mm。使用过程中要求滤线栅能够稳定、快速的运动。

5. 平板探测器 平板探测器分为直接转换型和间接转换型。直接转换型平板探测器(非晶硒)主要由导电层、电介层、硒层、顶极电极和集电矩阵层、玻璃衬低层、保护层以及高压电源、输入输出电路组成。集电矩阵由薄膜晶体管(TFT)排列组成,非晶硒涂在集电矩阵上。

间接转换型平板探测器(CsI-非晶Si)基本结构为碘化铯闪烁体层、非晶硅光电二极管阵列、行驱动电路以及图像信号读取电路四部分。碘化铯晶体被制成针状,直径约6μm,外表由重元素铊包围,用来防止光的漫射,以提高空间分辨力。碘化铯将入射的X线转化为可见光,再由具有光电二极管的非晶硅阵列变为电信号,通过外围电路检出以及A/D转换,从而获得数字化图像。由于经历了可见光的转换,所以被称为间接转换型平板探测器。

乳腺摄影平板探测器的技术指标:有效检测面积为18cm×24cm、19cm×23cm、24cm×29cm;像素尺寸为70μm、85μm、100μm等;输出信号字长14bit;DQE为65%~80%;成像时间预览为5~10s,成像为20~40s;工作温度为10~30℃。

6. 乳腺摄影机的专用支架 乳腺摄影机的专用支架为立柱,用来支持和平衡乳腺摄影系统。在立柱上装有滑架,可以上下滑动500~750mm,以适应不同高度的患者进行检查。

活动支架用以固定X线发生系统和探测器,二者相向装置,有固定的焦-片距(650mm)。活动支架分为C形臂和环形臂,C形臂结构简单,可以在滑架上电动或者手动旋转,旋转范围一般在+180°~-90°。C形臂的旋转设计多有MLO位的镜像记忆功能,即在拍摄完一侧的MLO位后,C形臂会以相同的角度自动旋转到对侧，以简化操作。

环形臂除了可以上下、左右旋转之外，还可以前后倾斜，实现三维运动，这样可以站在患者对面，进行双手操作，有利于使更多的腺体组织特别是靠近胸壁一侧的腺体组织得到最大程度的显示，也使腺体在视野中的定位更容易控制，特别是在某些特殊体位中，如侧位及乳沟位。同时可以在压迫腺体的过程中和患者面对面交流，随时观察患者的状态，以发现压迫对患者带来的不适。环形臂可以转动到水平位，用于俯卧位同机活检，提高了活检的准确性。

7. 压迫器 压迫器通常用边缘增强的有机玻璃板制成，可以在立柱上上下运动，运动方式可以是电动或者手动方式，由脚踏控制。压迫器在固定乳房的过程中，缓慢地向下移动加压，压迫厚度均有数字显示，一般多在20～30cm，压力在25～45磅（11～20kg）之间。压迫在乳腺摄影中十分重要，它有固定乳房组织的作用，使物体更加接近影像接收系统，减小了腺体组织的厚度，使腺体内组织分离，减少了移动模糊，从而减少了散射线，降低了辐射剂量，增加影像的分辨力，提高诊断的准确性。

压迫的安全保护措施：曝光后立即释放功能，断电后紧急释放功能，同时所有运动和电磁制动装置均自动锁定。压迫腺体时垂直和倾斜运动均自动锁定，以保证受检者在特殊的情况下不受到伤害。

8. 工作站 乳腺摄影的工作站由硬件和软件构成，用于乳腺影像的后处理，用于诊断评价以及图像的硬拷贝和传输。常见的处理一般有窗宽、窗位的调节，灰度调节，图像黑白反转，放大镜功能，距离精度的测量等。硬件配置包括高性能的CPU、大容量内存和硬盘、CD-R或者DVD-R、DICOM接口。计算机存储容量大，能快速采集和刷新。显示器要求高亮度和高分辨力竖屏，分辨力达5M像素。工作站采用Windows操作，配有专用的软件包。早期采用Unix系统，特点是性能稳定，不易被病毒侵入。相对而言，Windows系统开发成本低，升级容易，附属硬件通用性强，用户对操作界面熟悉，易于使用，方便和医院网络系统连接等。

乳腺专门的软件包括：平板探测器校验软件包，组织均衡，动态对比度优化，图像分屏显示，影像自动对位功能，直方图分析等。

9. 活检装置 对于临床上不易触摸，X线照片上显示的可疑恶性病灶进行定位，穿刺活检，以明确病变性质。活检有立位和卧位两种方式。活检时充分参考原片，将可疑病灶所在的腺体区域置于摄影平台的中央，用活检专用压迫器进行压迫，活动支架带动组合机头进行正负15°曝光，在显示的图像中标记病灶中心，软件即可以标记出病灶的三维

空间位置，提供 X、Y 和 Z 轴位置参数，据此插入定位导丝，或者用活检枪取出病灶标本。

二、乳腺 X 线成像基础

（一）乳腺的解剖与生理

1. 正常解剖 乳腺为成对器官，是由皮肤、皮下脂肪、纤维组织和腺体构成，是人类和哺乳动物特有的结构，男性乳腺不发达。乳腺位于胸骨两侧的胸大肌表面，两侧外形基本相似。一般乳腺的上至第2～3前肋，下至6～7前肋，内侧缘至胸骨旁线，外侧缘可达腋中线。乳腺的中央为乳晕，乳晕的中央为乳头，乳头顶端有输入管的开口。未生育的年轻妇女，乳腺呈半球形，紧张而富有弹性，已生育及哺乳后的妇女，乳腺多趋于下垂而稍有扁平，绝经期后的老年妇女的乳腺趋于萎缩，体积缩小，且松软。乳腺是好存积脂肪的器官，故女性的胖瘦对乳腺体积影响很大。

在组织结构上，乳腺主要由输乳管、乳腺叶、乳腺小叶、腺泡以及它们之间的间质构成。乳腺为复泡管状腺体，分为腺泡和乳管两部分，每一乳管的分支及所属腺泡组成乳腺小叶，若干小叶汇集成一个乳腺叶，整个乳房共有15～20个乳腺叶。乳腺叶以乳头为中心呈放射状排列。每一乳腺叶均有一条导管引流至乳头，称为输乳管。15～20条输乳管自乳房各个方向辐辏状向乳头中心汇集。输乳管在近乳头基部（乳晕深面）呈现一梭状膨大，称输乳窦，有暂时储存乳汁的作用。窦以远的末端输乳管口径缩小，最终以小孔开口于乳头（图6-39、图6-40）。

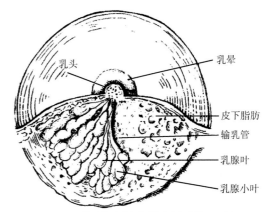

图 6-39 乳腺解剖结构模式图（前面观）

每个乳房所含的乳腺叶数目是固定不变的，但腺小叶的数目和大小有很大变化。一般青年妇女腺小叶数目多且体积大，而绝经期后的腺小叶则明显萎缩，仅有少数老年妇女仍可保留完整的乳腺小叶。

乳腺内的间质由纤维结缔组织和不等量的脂肪组织组成，其间有血管、神经、淋巴管等结构。

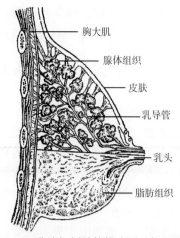

图 6-40　乳腺解剖结构模式图（侧面观）

2. 定位方法　将乳腺划分成一些小区域，一是方便医生定位诊断，二是方便技师体位操作。乳腺的定位方法一般采用以下两种：

（1）四象限法：按照四象限分区法将乳腺分成 5 个区域：即外上象限（外上 1/4）、内上象限（内上 1/4）、（外下象限）外下 1/4、内下象限（内下 1/4）以及中央区（图 6-41）。

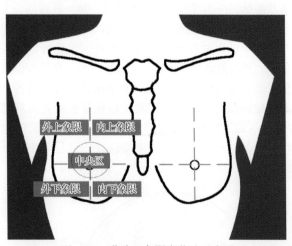

图 6-41　乳腺四象限定位法示意图

（2）时钟法：把乳腺比喻成一个时钟，即按照指针指向的时间位置，将乳腺分成 12 份小区域，如 6 点钟的位置即乳头垂直向下的位置（图 6-42）。

3. 不同时期的结构特点

（1）胚胎期：乳腺大约从胚胎第 4～6 周开始发育，3 个月乳管逐渐形成，8 个月以后乳腺管腔发育完成。

（2）幼儿期：幼儿期乳腺从外表到体内均处于相对停滞发育状态，乳头微小且乳晕颜色浅淡，只有微突出胸部的脂肪组织和少量的腺管。

（3）青春期：女性进入青春期后卵巢开始发育，子宫逐渐长大。乳腺也逐渐隆起，发育成均匀的半圆形，在乳头下可触及盘形"肿块"，乳头和乳晕的

着色也逐渐加深。乳腺的增大主要是由于纤维间质的增生、脂肪的存积以及乳管支的延长、分支及扩张所致。

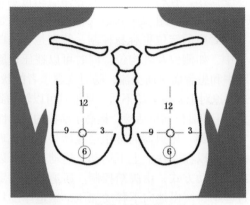

图 6-42　乳腺时钟定位法示意图

（4）月经期：乳腺随正常月经周期而有所变化。在每个月经周期中，其组织学变化可分为月经、增殖和分泌三个时期：

1）月经期：月经来潮一般历时 4～5 天，经前和经期乳腺会出现增大、发胀、变硬，触及有小结节并伴有疼痛。经期后，乳腺即变软及变小，疼痛及触痛减轻或消失。

2）增殖期：正常于月经周期的第 5～14 天左右，此期卵巢中卵泡生长，血液中的雌激素水平逐渐升高，子宫内膜逐渐增厚，子宫腺体也随之生长。乳腺导管系统逐渐扩张，脂肪纤维组织也逐渐增生。

3）分泌期：正常于月经周期的第 15～28 天左右，开始于卵巢排卵之后，雌激素水平逐渐降低，成熟的卵泡排卵后生成黄体，黄体分泌的孕激素促使血液中的孕激素水平迅速到达高峰。由于孕激素的升高也促使乳腺腺体增生，组织增厚。此期如果受孕，乳腺组织将会在雌激素和孕激素的双重作用下，持续增生，为产后哺乳做好准备。此期若未受孕，黄体将发生萎缩，并停止分泌孕激素，增厚的子宫内膜出现坏死、出血和脱落。乳腺组织由于失去激素的支持，也发生组织水肿，导管和腺泡内液体潴留，甚至出现胀痛、变硬等不适感。

（5）哺乳期：一般在产后到泌乳前，乳腺会出现显著胀痛感，一旦哺乳开始，症状顿时消失。授乳期中，由于婴儿的吸吮会加速乳汁的分泌，乳腺小叶极度扩张并向皮下脂肪膨突。断乳后的乳腺呈松软或下垂状。

（6）绝经期：进入更年期的妇女，其乳腺的上皮结构及间质开始出现退化。绝经之后，卵巢和子宫萎缩，排卵停止。此时可因皮下脂肪量的

增加，乳腺的皮下脂肪也会伴随增厚，乳腺小叶和各大叶之间的脂肪等间质组织也开始增加，逐渐替代乳腺实质的空间，乳腺外形开始下垂，呈退行性改变。

（二）正常乳腺的 X 线表现

目前，美国及欧洲等普遍接受将乳腺实质的构成分为 4 型：①脂肪型：乳腺几乎全由脂肪组织组成，腺体占全乳的 25% 以下。②少量腺体型：有散在纤维腺体致密影（fiber glandular densities），其量占全乳的 25%～50% 之间。③多量腺体型：乳腺内有众多的不均质致密影（inhomogeneous dense），致密的腺体影占全乳的 51%～75%，此类型乳腺可能会影响到小肿块的检出。④致密型：腺体组织占全乳的 75% 以上，此型乳腺会明显降低乳腺病变检出的敏感性，如图 6-43、图 6-44、图 6-45 和图 6-46 所示。

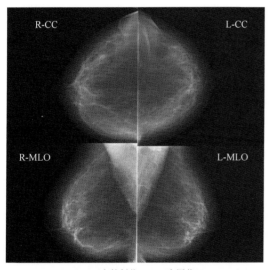

MLO. 内外斜位；CC. 头尾位

图 6-43　脂肪型乳腺

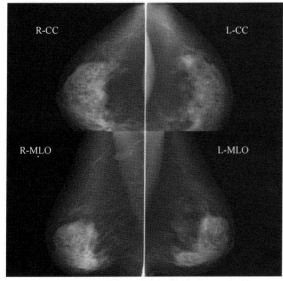

图 6-44　少量腺体型乳腺

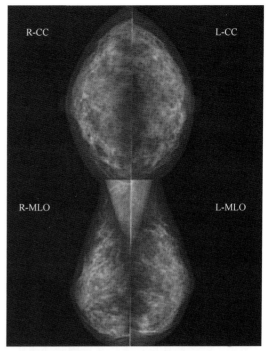

图 6-45　多量腺体型乳腺

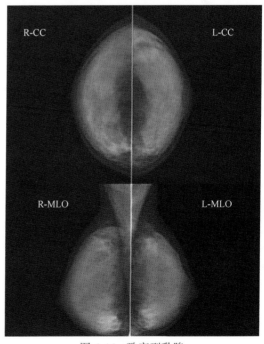

图 6-46　致密型乳腺

乳腺的解剖结构在 X 线片上显示由浅到深大致为：①皮肤；②皮下脂肪层，围绕乳腺组织将乳腺和皮肤分隔；③乳腺组织；④乳腺后脂肪组织，分隔乳腺和胸肌筋膜；⑤位于深筋膜下的脂肪和胸肌层。

正常乳腺在 X 线片上表现为圆锥形，底坐落在胸壁上，尖为乳头，各种解剖结构在图像优良且有足够脂肪衬托的 X 线片上一般均可见。其中乳头、乳晕、皮肤、乳房悬韧带、血管为中等密度，脂肪为低密度。

乳头突起于乳腺前部呈中等密度影，在 X 线照片上呈勃起状态，扁平形或者稍有内陷可无病理意义。乳晕呈圆盘状，位于乳头四周，为密度稍高密度影，其厚度大于乳腺其他区域皮肤，为 1～5mm。皮肤覆盖整个乳腺表面，厚度为 0.5～1.5mm，中等密度，乳腺下方邻近胸壁反褶处皮肤略厚，如有局限性皮肤增厚，则应注意是否为病理性改变。皮下脂肪层表现为皮肤和腺体组织之间的厚度为 0.5～2.5mm 的高度透亮影，期间可见乳房悬韧带静脉影。

乳腺导管平片通常难以准确认定，表现为乳头后方呈放射状向乳腺深部走行的致密影，常被称为"乳腺小梁"。乳腺导管碘剂造影可以显示呈树枝状的高密度导管影。

乳腺实质的影像是由腺体和周围纤维组织间质所形成的影像，表现为边缘模糊的致密片状影。年轻女性因为腺体组织丰富，在 X 线照片上表现为大片致密影，缺乏对比度。老年女性因腺体组织的退化，X 线照片上多为透亮的脂肪影，残留的结缔组织以及血管影，天然对比良好。

血管在 X 线照片表现为粗细均匀的蜿蜒的细条状影。乳后脂肪间隙为腺体和胸大肌之间的透亮影。淋巴结分为腋下淋巴结和乳内淋巴结，正常淋巴结为圆形或者蚕豆形，中空的脂肪组织充填的低密度影为淋巴结门，平片上淋巴结的短轴小于 1cm。

三、乳腺 X 线成像原理

X 线影像形成的实质是被照体对 X 线吸收差异的存在，X 线在到达被照体之前不具有任何的医学信号，只有 X 线透过被照体之后产生 X 线强度的差异，从而形成了被照体的 X 线信息影像。而这种 X 线强度的差异取决于被照体各种组织的线吸收系数和被照体厚度。其中线吸收系数（μ）又决定于被照体构成物质的原子序数（Z）、密度（ρ）和波长（λ）（图 6-47）。

$$\mu = K \cdot \lambda^3 \cdot Z^3 \cdot \rho \qquad (6\text{-}7)$$

在医用诊断 X 线摄影中，X 线与物质的相互作用主要表现为光电吸收和康普顿散射效应。乳腺的组织结构主要是脂肪和腺体，密度对比很小，X 线吸收系数差别小，如果用常规的钨靶进行 X 线摄影，不利于乳腺内部结构的显示以及肿瘤组织的观察。

乳腺本身是软组织成分，主要由腺体组织、脂肪组织和皮肤构成，其组织密度、线吸收系数都很接近（表 6-1），难以通过乳腺组织自身的因素来扩大 X 线的吸收差异。

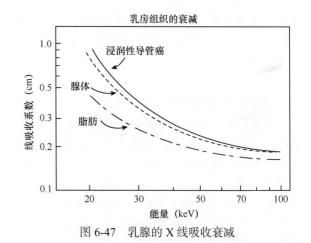

图 6-47 乳腺的 X 线吸收衰减

表 6-1 乳腺组织密度与线吸收系数

		密度（g/cm³）	线吸收系数（cm）
乳腺组织	腺体组织	1.035	0.80
	脂肪组织	0.93	0.45
	皮肤	1.09	0.80
平均乳腺	50% 腺体组织	0.98	0.62
	50% 脂肪组织		
病灶	乳腺癌肿块	1.045	0.85
	钙化	2.20	12.5

根据式（6-7），在决定线吸收系数的因素中，只有波长（λ）即 X 线管电压可以人为地改变。因此，乳腺摄影只有通过改变射线的波长，即选用管电压低的软 X 线，来扩大乳腺组织的 X 线吸收差异。

乳腺 X 机采用金属钼作为阳极靶面，管电压在 40kV 以下，产生波长较长、能量较低的软 X 线。随着管电压的降低，物质与 X 线主要发生光电效应，光电效应的发生概率和物质的原子序数的三次方成正比，从而扩大了不同组织对 X 线的吸收差别，形成软组织不同密度的细小对比度。所以，乳腺摄影也称为软组织摄影。

乳腺摄影所产生的 X 线具有独特性，即产生的是低能量 X 线（15～25keV），以此来扩大乳腺软组织之间的吸收差异，增强影像的对比。

通常人们把由钼（Mo）或钼/铑双靶 X 线管产生的低能量 X 线，称为软射线。在乳腺摄影中，高速电子冲击钼（Mo）靶后产生的是能量为 15～25keV 的由连续 X 线和特性 X 线组成的一束混合射线。特别是通过应用钼靶 X 线管和钼滤过装置组合（Mo/Mo）所产生的特性 X 线的强度，与通常的钨靶和铝滤过装置组合相比较大。因此，可以达到缩短摄影时间以及提高对比度的效果。

乳腺 X 线影像设备的 X 线管标准靶物质是钼。但是，钼（Mo）与铑（Rh）或钼（Mo）与钨（W）

组合而成的双靶X线管正被应用，特别是新近发展的装备，如乳腺体层合成技术（tomosynthesis）又开始采用了钨靶X线管。15～25keV是产生乳腺X线吸收差异的最佳谱范围。然而，从X线管发射出来的是一束由连续射线与特性射线组成的混合射线，其中光谱的高能X线大部穿透乳腺组织，对比减低；而光谱的低能X线不能充分地穿透，造成乳腺组织辐射剂量的吸收。因此，在上述的能量范围内，去除高能和低能X线是乳腺X线摄影必然要达到的目的，其中最重要的一步选择就是靶物质/滤过的适当组合。靶物质/滤过的组合使用，在X线能谱发生变化的同时，图像质量和乳腺受辐射剂量也发生改变。因此，必须根据乳腺密度和厚度加以合理选择。通常靶物质/滤过的组合包括：钼靶/钼滤过（Mo/Mo）、钼靶/铑滤过（Mo/Rh）、铑靶/铑滤过（Rh/Rh）和钨靶/铑滤过（W/Rh）。通常总滤过必须相当0.5mm Al或0.03mm Mo。附加0.025mm Rh时，总滤过时相当0.5mm Al（表6-2）。

表6-2　阳极靶物质/滤过的组合

	阳极靶物质	滤过	滤过厚度（mm）
阳极	Mo	Mo	0.03
单轨道		Rh	0.025
阳极	Mo	Mo	0.03
双轨道		Rh	0.025
	Rh	Rh	0.025
	W	Rh	0.025，0.05

由于乳腺构成组织之间的X线吸收差异很小。因此，选择软射线（低管电压）摄影是无庸置疑的。但是，X线能量过低时，受检者接受的辐射剂量增加，反之当X线能量过高时又会造成对比度下降。从图像对比度（质量）和受检者接受辐射剂量（剂量）两方面综合考虑，使用钼靶时能够通过一定能谱范围内得到较大强度的X线。X线穿过乳腺时，越是低能量的X线，被吸收的程度越大，越能使X线质硬化。随着乳腺密度、厚度的增加，穿过乳腺后的X线能谱中高能量成分相对增加，其结果可在某种程度上造成对比度的下降。另外，在Mo/Mo组合中，为提高图像对比度，吸收端以上的高能成分被附加的Mo滤过。这样，为得到适当的密度就必须增加照射线量。但是，受检者接受的辐射剂量也增加。

对这样的乳腺进行X线摄影时，为了不降低图像对比度，人们采用了钼靶/铑滤过（Mo/Rh）的组合。Rh滤过的吸收端比Mo滤过高3.2keV，

20～23keV之间的高能量连续X线不容易吸收，其结果是增加了X线穿透力，实现了用更少的X线量进行摄影的可能性。对于更加致密或厚度很大的乳腺，现代乳腺X线影像设备还提供了铑靶/铑滤过（Rh/Rh），甚至钨靶/铑滤过（W/Rh）的组合。钨靶/铑滤过（W/Rh）的能谱不同于钼靶/铑滤过（Mo/Rh）能谱，它没有低能的特征X线。在低能范围内强度较低，在能量为20～23keV时强度增加、K边缘以上的光子经滤过后显著减少。

综上所述，对多数乳腺而言，钼靶/钼滤过（Mo/Mo）组合方式是用超过辐射剂量限值的射线获得高质量图像（对比度）的最佳选择。但是，对于厚度大、密度高的乳腺而言，从对比度和受照剂量两方面考虑，这种滤过作用有一定限度。对这样的乳腺通常是增加管电压。但是，从X线能谱来看，透过被照体的X线中高能成分增加，而由此造成的对比度下降是我们不希望的。在这种情况下，相对而言，Mo/Rh或W/Rh的X线穿透力增强，对比度下降不明显。

四、乳腺X线检查技术

（一）检查前准备

乳腺照片是临床的重要医学资料，乳腺摄影照片的标记对于确保照片避免丢失或乳腺内病灶定位的真实性十分重要。乳腺摄影照片的标记可以分为三类：

必须标记以下信息：单位名称、患者姓名、唯一的患者标识号、检查日期、方位性指示（R/L）和摄影位置，用不透X线的物质标记。其中唯一的患者标识号可以是病历号或者社会保险号、出生日期等。除了体位名称和方位性外，所有的标记都应该尽量远离乳房。

（二）乳腺摄影体位

乳腺摄影时被检者通常取立位或坐位。在乳腺摄影体位的选择中，内外斜位（mediolateral oblique，MLO）和头尾位（craniocaudal，CC）是所有乳腺摄影常规采用的体位。

1. 内外斜位（MLO）　正确的内外斜位具有在单一体位中使所有乳房组织成像的最大机会，内外斜位显示的乳腺组织比较全面。患者的常规体位为立位，如不能站立，也可采取坐位。内外斜位的操作步骤如下：

（1）影像探测器与胸大肌角度平行，X线束方向从乳房的上内侧到下外侧，以利于最大量的组织成像。为了确定胸大肌的角度，技师将四指并拢放

在肌肉后方的腋窝处，将胸大肌轻轻向前推移使可移动的外侧缘更加明显，此过程中应该嘱咐患者肩部保持松弛。暗盒托盘平面与水平面成 30°～60°，高瘦患者（50°～60°）较矮胖患者陡（30°～40°），一般身高体重患者选择（40°～50°）。双侧乳房的体位角度保持相同。

（2）运用可移动组织成像固定组织移动的原理提升乳房，乳房的运动面是外侧缘和下缘，静止面是内侧缘和上缘，然后向前、向后牵拉乳房和胸大肌。

（3）患者成像乳房侧的手放在手柄上，移动患者的肩部，使其尽可能地靠近滤线栅的中心。

（4）探测器的拐角放在胸大肌后面腋窝凹陷的上方，但要在背部肌肉的前方，患者的臂悬在探测器的后面，肘部弯曲以松弛胸大肌。

（5）向探测器方向旋转患者，操作者用手向前承托乳房组织和胸大肌，向上、向外牵拉乳房，离开胸壁组织以避免组织影像的重叠。

（6）开始压迫，压迫板经过胸骨后，连续旋转患者使其双足和双臂对着乳腺摄影设备。压迫器的上角应该稍低于锁骨。将手移开成像区域时，应该继续用手承托乳房，直到有足够的压力能保持乳房位置时为止。

（7）最后，向下牵拉腹部组织以打开乳房下皮肤皱褶，整个乳房（从乳房下皱褶到腋窝）都应位于探测器的中心。

MLO 体位乳腺摄影照片的标准是：①胸大肌显示充分，且延伸至或低于后乳头线（PNL）；②可见所有的纤维腺体组织后的脂肪；③深部和表面乳房组织分离充分；④没有明显的运动模糊；⑤乳房下皱褶打开，如图 6-48、图 6-49 和图 6-50 所示。

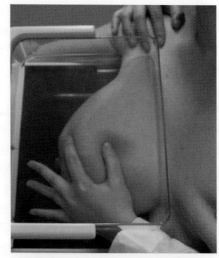

图 6-49　MLO 位乳腺位置照片

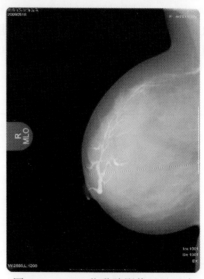

图 6-50　MLO 位乳腺影像显示照片

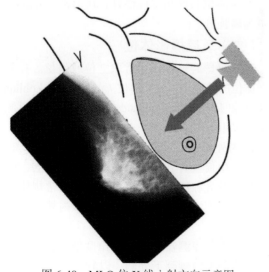

图 6-48　MLO 位 X 线入射方向示意图

2. 头尾位（CC） 头尾位作为常规摄影体位，应确保在 MLO 体位中可能漏掉的组织在 CC 位中显示出来。如果 MLO 体位有组织漏掉的话，最有可能是在内侧组织。因此，在 CC 摄影体位上要求显示所有内侧组织，同时应该尽可能多地包含外侧组织。CC 位的操作步骤如下：

（1）操作者站在患者所检查侧的内侧，以便自如地控制患者体位。按照乳房的自然运动高度，提高可以运动的乳房下皱褶。

（2）调节探测器高度与乳房下皱褶缘接触。一只手放在乳房下，另一只手放在乳房上，轻轻将乳房组织牵拉远离胸壁，且将乳头放在探测器的中心。

（3）用一只手将乳房固定在此位置上，提升对侧乳房，转动患者，直至滤线器的胸壁缘紧靠在胸骨上，将对侧乳房放在探测器的拐角上，而不是放在探测器后面。患者的头部向前放在球管的一侧，这样患者的身体可以向前倾，使乳房组织摆在影像接收器上。

（4）为了提高后外侧组织的可显示性，运用乳房上方的手，经过探测器胸壁缘，将乳房后外侧缘提升到探测器上，这应该在患者无旋转的情况下完成。

（5）使患者未成像侧的手臂向前抓住手柄，操作者手臂放在患者背后，这样有助于协助患者保持肩部松弛。同时用手轻推患者后背，以防止乳腺从摄影设备中脱离出来。

（6）用手指牵拉锁骨上皮肤，以缓解在加压过程中的牵拉感。在进行压迫时，固定乳房的手向乳头方向移动，同时向前平展外侧组织以消除皱褶。成像一侧手臂下垂，肱骨外旋，以消除皱褶。

不正确的 CC 体位会导致影像中组织的严重遗漏。优化的 CC 体位的乳腺照片应包括：①所有内侧乳房组织可见；②乳头居于影像中心；③后乳头线（PNL）测量值在 MLO 的 1cm 之内，或者胸大肌可见（图 6-51、图 6-52、图 6-53）。

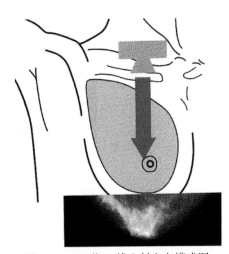

图 6-51 CC 位 X 线入射方向模式图

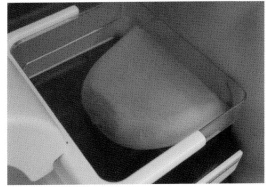

图 6-52 CC 位乳腺位置照片

（三）乳腺摄影中的常见特殊体位

乳腺 X 线摄影中除了常规的 MLO 位和 CC 位，还有许多常规的附加体位可以进行选择，以便更好地对病变进行定位、定性诊断。

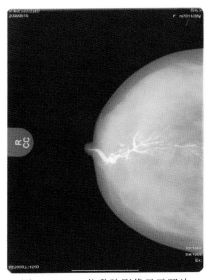

图 6-53 CC 位乳腺影像显示照片

1. 90° 侧位 也称直侧位，是最常用的附加体位，包括外内侧位和内外侧位。90° 侧位与标准体位结合成三角形来定位乳腺病变，90° 侧位能提供最小的物片距，以减小几何模糊。当在 MLO/CC 位中的一个体位上有异常发现，而另一个体位上看不见时，应首先确定它是否真实存在，是否为重叠组织或者探测器或者皮肤上的伪影，加拍一张 90° 侧位会提供这些信息。在斜位或 90° 侧位上病变相对于乳头位置的改变，可用来确定病变是位于乳腺的内侧、中间还是外侧。当临床触诊已经确定病变在乳房的内侧时，则首选外内侧位。

（1）外内侧位的操作步骤：球管臂旋转 90°，暗盒托盘顶部在胸骨上切迹水平。患者胸骨紧贴暗盒托盘边缘，颈部前伸，下颌放在托盘顶部。向上向中牵拉可运动外侧和下部组织。向暗盒托盘方向旋转患者，使压迫板经过前部肌肉。患者手臂高举过暗盒托盘，肘部弯曲以松弛胸肌。继续旋转患者直至乳腺呈真正侧位，且位于暗盒托盘中央。向下轻轻牵拉腹部组织以打开乳房下皱褶。

（2）内外侧位的操作步骤：球管臂旋转 90°，患者手臂外展 90° 跨越暗盒托盘顶部放置。同样使用相对固定组织的运动原理，向前向内牵拉乳腺组织和胸大肌，向上向外提升乳房，且轻轻牵拉使其离开胸壁，使患者身体向暗盒托盘旋转并开始压迫。当压迫板经过胸骨后，继续使患者旋转直至乳腺成真正侧位位置，且位于暗盒托盘中央。继续进行压迫直至组织紧张为止。然后轻轻向下牵拉腹部组织打开乳房下皱褶（图 6-54）。

2. 定点压迫位 定点或锥形压迫位是一个应用较多的简单技术，特别有助于发现密集组织区域的模糊或不明确的组织。与整体乳腺压迫相比，定点压迫能允许感兴趣区厚度有更大幅度减小，提高乳腺组织的分离程度。定点压迫用来对感兴趣区内正常与异常组织结构的区分，可产生更高的对比度和对发现物更精确的评估。此技术可以获得较大的局部定点压力，使感兴趣区的组织更大限度地分离，特别有助于密集组织病变的发现以及对其进行精确的评估。

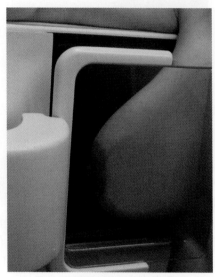

图 6-54　ML 位乳腺位置照片
ML. mediolateral，内外位

各种尺寸的定点压迫设备，尤其是较小的设备，均可进行较为有效的定点压迫。根据最初的乳腺 X 线影像，技师通过确定病变的具体位置来确定小的压迫装置的放置位置。为了确定病变的具体位置，需要测量乳头至病变的垂直距离。用手模拟加压，将三种测量值转换成标记来确定病变的具体位置，然后将中心的定点压迫装置放在病变上方。定点压迫位通常结合小焦点放大摄影来提高乳腺细节的分辨力。

操作步骤：首先根据标准体位照片，通过观察病变的具体位置来确定小的压迫装置的放置，为了确定病变的具体位置，需要测量从乳头垂直向后画线的深度；在上外或者内外方向上测量这条线到病变的距离；病变到皮肤表面的距离，由此来确定病变的具体位置，然后将定点压迫装置放在病变上方。定点压迫位通常结合小焦点放大摄影来提高乳房细节的分辨力。有或者没有定点压迫的放大位均有助于对病灶进行更准确的评估，以便区分良恶性病变。放大摄影由于采用空气隙和微焦点技术，会导致曝光时间的延长，增加患者的辐射剂量。

3. 夸大头尾位　夸大头尾位能显示大部分腋尾的乳房外侧部分的深部病变。患者起始体位如同常规的 CC 位，在提升完乳房下部皱褶后，转动患者直至乳房的外侧位于探测器上。如果肩部稍微挡住

了压迫器，可以使球管向外侧旋转 5° 角，以保证压迫器越过胸骨头，不要向下牵拉肩部，肩部下垂会使乳房的外侧缘扭曲显示，要保证双肩位于同一水平上。

4. 乳沟位（双乳腺压迫位）　是用于增加乳腺后内深部病变显示的体位。患者头转向兴趣侧的对侧，技师可以站在患者背后，弯曲双臂环绕患者，双手触及患者双侧乳腺，也可以站在患者被检乳腺内侧的前方，确保提升乳房下皱褶，将双乳放在暗盒托盘上。向前牵拉双侧乳房的所有内侧组织，以便于乳沟成像。如果探测器位于乳沟开放位置的下面，必须使用手动曝光技术。如果能将被检测乳房放置在探测器上方，且乳沟轻微偏离中心，则可以使用自动曝光技术。

5. 放大位　放大位有助于对病灶密度或团块的边缘和其他结构特征进行更精确的评估，有利于对良恶性病变的区分。放大位还对钙化点的数目、分布和形态具有更好的显示。此技术还可用于在常规体位中不易发现的病变。

放大位一般使用 0.1 的小焦点，同时需要一个放大平台来分离被压乳腺和探测器，其放大率为 1.5～2 倍。由于放大位乳腺摄影采用空气间隙和微焦点技术，将会导致患者曝光的时间相对增加，从而增加了辐射剂量。

6. 人工植入物乳腺摄影　常规采取头尾位和内外斜位，需要手动设置曝光参数。

用盐水（saline）或硅（silicone）植入后乳房的影像检查是个特殊问题，是对放射医师和放射技术员的挑战。常规的 CC 及 MLO 位需要手动设置曝光参数，而压迫量则受制于植入物的可压迫性（compressibility）。对包括植入物（implant）摄影位的压迫的目的是减少移植物边缘的模糊，用轻微的压迫足以防止曝光时植入物的移动，丰乳患者除包括植入物位外，还应摄影修正的头尾位和内外斜位或 90° 侧位。

为拍摄推移植入物位（implant-displaced view，ID view），将假体向后向上方向推向胸壁，同时把乳腺组织轻轻牵拉到假体前方，并搁置到影像接收器上，用压迫器使其保持在这个位置上。它可以被植入体包在压迫野内时，前方乳腺组织获得更大的压迫。拍摄 CC 位时，假体上方及下方组织，以及全部前方组织应向前牵拉。拍摄 MLO 位时，假体内、外侧的组织，以及前方组织，应随着前方组织向前牵拉：

CC-ID 位的具体摆位步骤如下：令患者尽量弯腰前倾，以便前方组织与假体分离，轻拉乳腺组织向前，同时用手指将植入物向后推。一旦乳腺组织被前拉，患者即可站直；当植入物被推移后，请患

者将另一只手放在影像接收器边缘与肋骨之间的缝隙内；将乳腺组织放在托盘上，应感觉到托盘边缘顶住你的手指保持乳腺组织向前；使患者前倾身体紧靠在手上，此姿势可使植入物向上及向后移动，因为托盘的边缘已顶住植入物后部的下方，可撤去握住植入物下方的手；对前方组织施加压迫，同时缓慢将手指移向两侧，如用压舌板，可使此最后步骤更易操作。在施压之前，将压舌板的边缘顶住已被移位的植入物，然后将压舌板上翻，使其与胸壁平行；应用压迫板，一旦乳房受压，即可撤出压舌板，此时压迫装置已代替压舌板将假体保持在后方。

MLO-ID位的摆位步骤如下：首先行包括植入物的MLO位，使患者体会MLO摆位时的感觉；令患者前倾，轻拉乳腺组织向前，同时用手指将植入物推向后，一旦组织被前拉，患者即可站直；患者的手放在手柄上，影像接收器的拐角位于腋窝的后方，犹如包括植入物的MLO摄影那样；将乳房靠在托盘的边缘，询问患者，感觉到托盘边缘是顶在乳房还是肋骨，如感到顶在乳房，则开始操作下一步骤；如顶在肋骨，则应重新操作，因植入物没有被充分推移；患者身体倾斜，紧贴影像接收器，此时可见移植物向上向内隆起，表明托盘已将移植物向内向上移位，所以可将手撤出；应用压迫器，同时滑出手指，如CC-ID摄影那样，用压舌板更易操作这一步骤，用压舌板顶住已移位的植入物，上翻压舌板使其与胸壁平行，技术员用空出来的手牵拉更

多的上部组织进入到摄影野内；应用压迫器，一旦乳腺组织已达理想的压迫，即可滑出压舌板，压迫器现已代替压舌板使假体保持内及上方移位。

如90°侧位ID位可显示出更多的乳腺组织，则90°侧位ID位可代替MLO-ID位。对无症状而有丰乳植入物妇女的筛查应同时拍摄包括植入物位及推移植入物位，虽然对丰乳妇女的筛查是为了检出早期乳腺癌，亦应考虑每一诊断性检查（diagnostic examination）因素，摄片时放射科医师必须在场，回答问题，必要时应亲自检查，决定是否需其他摄影位。

上述植入物推移摄影的操作，对胸壁后植入物，即位于胸大肌后的植入物较为容易。但对于肌肉前植入物，即腺体下或乳房后植入物，常难以对植入物进行推移。对那些乳房组织发育不良，推移植入物的操作亦十分困难。如植入物不能充分推移，则在常规CC位和MLO位植入物推移摄影后应附加90°侧位。

另外，腋尾位可以显示乳房腋尾部的病变，如淋巴结；切线位能明确显示位于皮下脂肪之上的明显肿块；旋转位用于分离重叠的乳房组织，确认异常病变的存在；尾头位提高了乳房最上面病变的显示效果，还可以最大限度显示男性乳房或者驼背女性的乳房组织。

操作者在摄影过程中可以根据具体情况进行体位的选择。标准体位和常用特殊体位都是为了更好地显示乳房内病变，如图6-55所示。

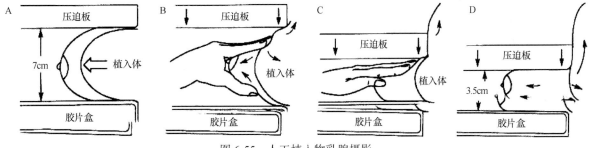

图6-55　人工植入物乳腺摄影

五、乳腺造影技术

乳腺导管造影是经乳头上的输乳管开口，向输乳管内注入对比剂并进行摄影，以显示部分输乳管的形态及邻近组织结构的检查方法。

1. 适应证与禁忌证

（1）适应证：①任何有乳头溢液，包括血性、浆液性、黄色和清水样溢液等；②单侧乳腺逐渐增大；③了解乳腺肿块与乳导管的关系；④分辨手术容易遗漏的深部病变；⑤用于鉴别乳头状瘤和乳腺癌。

（2）禁忌证：①对碘对比剂过敏者；②急性乳

腺炎；③乳腺脓肿；④哺乳期。

2. 造影前准备

（1）清除乳头表面分泌物。

（2）乳头皮肤表面的消毒用品一份。

（3）造影器具：如4或5号钝头针、2ml无菌注射器等。

（4）其他备品：用作乳头分泌液细胞学检查的载玻片、照明灯、放大镜等。

（5）对比剂：为350～370非离子型对比剂，每次用量0.5～2ml，水溶性，优点是在各级导管内扩散充盈良好，易于自动排出和吸收。

3. 操作技术

（1）一般采用皮试或眼角滴入试验，确认阴性后方可施行造影。

（2）被检者取坐位或仰卧位，清除乳头表面分泌物，用碘酊或 75% 乙醇棉球常规消毒乳头部。

（3）可将乳头涂上橄榄油，或轻轻挤压乳房，仔细找出溢液的乳导管外口或与肿块相邻部位的乳眼。

（4）根据乳眼大小选择针头的粗细，用左手固定乳头，右手持针缓缓地插入乳孔，切勿用力过大而造成人为的假道，或穿破导管使对比剂进入乳导管外的间质，一般进针不超过 1cm。

（5）注射对比剂前先排除针管内气体，以免造成类似肿瘤的导管内充盈缺损，防止注射压力过大，当注射到有胀感、并能指出对比剂的方向时，即可拔出针头。

（6）用棉球或其他胶膜包裹乳头，以免对比剂流出，并迅速进行摄片工作。

如果进针过程困难，可以采取以下措施：①在乳头部位热敷数分钟有助于乳头肌肉松弛；②酒精棉球擦拭乳头特别是导管开口的角质物质；③轻轻将乳头上提，使乳晕区导管变直；④进针时让助手轻轻牵拉乳头；⑤改变进针角度；⑥用拇指和示指缓慢地旋转进针。

4. 摄影技术 常规采用内外斜位（MLO）和头尾位（CC）摄影。必要时需追加侧位。曝光条件要稍高于乳腺平片摄影。可以采用放大摄影，使用小焦点放大 1.5～2 倍，有利于小分支导管病变的显示，如图 6-56 所示。

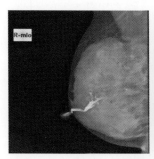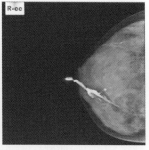

图 6-56　乳腺导管造影影像照片

六、乳腺 X 线立体定向引导穿刺活检

乳腺 X 线立体定位穿刺活检是 20 世纪 90 年代在计算机辅助下开展起来的一种新的针对乳腺微小病变的活检方法，包括弹射式空心针活检和 X 线立体定位真空辅助空心针活检。原理是 X 线在垂直于压迫平面时拍摄一张定位像，再分别于 +/-15° 拍摄 2 幅图像，根据所造成的视差偏移，数字乳腺机工

作站可自动计算病灶深度，即穿刺深度，并可把深度值直接转换成与具体操作相关的数据，准确地定位病灶。目前的立体定位系统均采用立体坐标。计算机系统在 X、Y 和 Z 轴平面上，计算出病灶的精确位置，定位精度在 0.1～0.2mm 之间，所获得的标本材料能作出正确的病理诊断。

操作步骤：①向被检者解释整个操作过程，以及取样时穿刺枪发出的声音，以减轻被检者的恐惧感；②采用专门的俯卧检查床和附加装置（也可以使用标准的乳腺 X 线摄影单元和附加的立体定位装置），穿刺路径采用病变与皮肤的最近距离，固定乳腺，并用带窗的加压板压迫，采集定位像，如果病变位于加压板有窗的部分内，则进行立体定向摄影（中线右侧和左侧 15° 分别摄影）；③确定参考点，并在立体定位片上选择坐标，计算机计算出立体定位片所选穿刺目标的横轴、纵轴和深度坐标；④采用 1% 利多卡因进行局部麻醉，采用 11 号手术刀在皮肤表面做一小切口以利于 11G 或 14G 穿刺针进入，所有操作均从一个皮肤切口进入；⑤穿刺针从皮肤切口进入预定深度，取样前摄片以确定穿刺针与病变的关系，确认位置正确后打开穿刺针保险，提示被检者将进行穿刺取样，据所采用的穿刺取样方法，将穿刺针轻微撤出，然后取样；⑥穿刺枪取样后摄片确定穿刺针最终位置；⑦取出穿刺针，将穿刺标本浸入 10% 甲醛缓冲液。如果穿刺目标为钙化，需行标本 X 线摄片以确定是否所有钙化都被取出，否则，应该再次穿刺。

七、量子计数型乳腺成像技术

量子计数技术最早应用于太空探测，由于独特的成像原理，其光敏感性很高，主要用于深空望远镜。由于乳腺成像对于辐射剂量和图像质量的要求很高，因此首先将量子计数技术应用到了乳腺 X 线摄影中。全球首台商用微剂量乳腺 X 射线摄影（microdose mammography，MDM）系统由飞利浦公司研发生产，投入临床使用以来在图像质量提高和辐射剂量降低方面取得显著成效。欧洲已有多项大样本量临床研究证明，相较于使用非晶硒探测器的常规数字乳腺 X 线摄影系统，MDM 系统可平均降低患者辐射剂量约 40%。MDM 系统在中国的应用已逐渐推广，在国内一项基于亚洲人群的辐射剂量对比研究结果显示，量子计数数字 X 线摄影系统可降低患者剂量 60% 以上。

（一）基本结构

1. 乳腺摄影系统 乳腺摄影系统主机包含机架及压迫检查台。可以从四个位置调整机架的全电动运动，机架为开放设计，可行站立检查或坐位检查，智能 AEC 功能可以根据不同的乳腺组织自动设置曝光参数。

2. 数字化量子计数探测器　MicroDose SI 型数字乳腺摄影系统采用量子计数技术，完整计算 X 线每一个量子，使得消除电子噪声及减少患者摄影所需的剂量。能谱探测器只需一次曝光就可以区分 X 线中、高、低能量。高、低能量的影像汇总呈现，与标准乳腺影像一致，具有更高的分辨力。能谱信息能提供定量的乳腺组织信息，增加的信息通过软件算法可以体现。探测器材料是基于单晶硅设计的探测器。晶体硅性能稳定，使得探测器对环境因素的变化不敏感，像素尺寸为 50μm，占空比 100%。

能谱成像探测器特性：①能够区分 X 线能量，提供乳腺组织的定量信息；②高剂量利用率高，从而减少患者的摄影剂量；③高细节分辨力可以清晰显示诸如微钙化等微小细节表征；④高对比度分辨力有利于提升密度相似组织的可视化；⑤每像素高达 2MHz 的计数速率可以消除伪影；⑥ 100% 像素有效性；⑦宽动态范围提升图像中所有（腺体及脂肪）组织的可视化。

3. X 线管和高压发生器　阳极为钨靶面的 X 线球管，具有高的热容量，能够提供最佳的射线质量，工作量大时有明显优势。高压发生器也可以应对密集的患者流量。

4. 准直系统　1 号准直器消除无效光子，如不是直接摄入探测器的光子；2 号准直器消除射线穿过腺体后的散射光子，使得只有穿过腺体后无散射的 X 线光子才能到达探测器表面。特殊设计的准直系统可以有效减少散射线，提高图像的对比度，无须增加患者的照射剂量即可降低 97% 的散射线。

5. 弧形检查台与压迫板　包括三种压迫板：标准压迫板、高边压迫板、小乳房压迫板。适用于大多数女性。也配有特殊体位检查的压迫板。标准压迫板的成像野是 24cm×26cm，适合大部分女性检查使用。弧形预加热的患者检查台可以让患者摆位更轻松舒适。

6. 采集工作站（AW）　机架运动及曝光参数设置均通过采集工作站控制实现。图像会在曝光结束后 20 秒内显示在平板显示器上。采用标准 DICOM 协议，图像会传输到指定的目标。带平板显示器的电脑系统；高度可调的工作台；常用功能的专业快捷键盘；质量保证及系统控制软件。标准采集工作站工作台（高度：96cm，宽度：74cm，长度：52cm）。一体化的额外的铅玻璃辐射屏（高度：201cm，宽度：70cm）。

7. 双踏板脚闸　标准脚闸，带压迫控制踏板（升降运动）以及压迫完成按钮（移动准直器到扫描开始位置）。

（二）成像原理

量子计数探测器由两大部分构成：晶体硅层及 ASIC 电路层，量子计数探测器则由等距晶体硅条构成，每一硅条背面均与 ASIC 元件相连。与常规乳腺 X 线摄影系统探测器的非晶硒层相比，晶体硅对环境要求低，更加稳定，同时 X 线敏感度更高。

当 X 线抵达探测器后，在高压电场的作用下，会激发晶体硅形成电脉冲信号，最终由 ASIC 元件采集处理（图 6-57A）。ASIC 元件（图 6-57B）由前置放大器、整流器、比较器以及计数器构成，可通过设置阈值的方式有效过滤噪声，最终获取高低不同能级的 X 线脉冲计数，直接应用于数字化处理。由于直接方式进行 X 线电荷信号转换后，则经由直接计数 X 线脉冲而达成数字信号，其成像过程中不涉及模拟信号的中间步骤，可以消除由累积电荷信号的统计波动而产生的噪声，同时还可以改善低能级 X 线的利用率。另外，量子计数探测器还具有能量鉴别能力，可提高图像对比度并应用于乳腺密度定量分析等临床需求，如图 6-57 所示。

采用特殊结构的晶体硅作为 X 线吸收材料。晶体硅是成熟的半导体材料，性能稳定可靠，可以适用于 -10° 到 50° 的环境。晶体硅在 X 线吸收效率上比非晶硅、非晶硒高，可以把像素做得更精细，细微分辨力更高。像素尺寸可达 50μm，空间分辨力可达 10lp/mm。

准直器采用前准直器和后准直器的双层准直设计方式，散射线可以降低 97% 以上，极大地避免了散射线对图像质量的干扰，避免了滤线栅的使用，降低了球管的损耗。突破了传统 X 线成像方式，采用多次反复扫描的工作方式，同时配合双准直器，从而有效打破了射线使用效率低下，容易出现像素缺失等原来难以解决的问题。

光子计数成像技术即 X 线光子到达探测器后会使探测器内部产生电子空穴对，形成电流，通过放大计数器记录电流峰通过的次数作为采集信号。没有信号的转换过程，降低了信号在传输过程中的损耗。通过计数方式检测信号，避免了电子噪声对信号的干扰，可以很好地检出低能量的 X 线光子，大幅度提高了 X 线的利用率。

在扫描过程中，球管与探测器一起旋转，扇形射线束、前准直器、后准直器以及探测器轨迹均以连续运动的方式构成与球管焦点共轴的弧形（图 6-58A）。如此一来，系统能够以类似 CT 的扫描方式获取多次重复成像（图 6-58B），有利于解决 X 线使用效率低下、易于出现像素缺失等原先无法解决的问题。

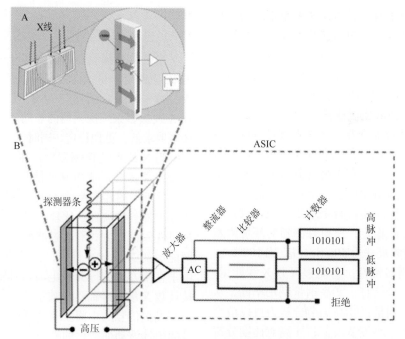

图 6-57　ASIC 元件采集处理示意图
A. 量子计数中脉冲形成示意图；B. ASIC 元件结构示意图

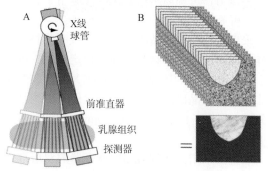

图 6-58　微剂量乳腺 X 射线摄影
A. MDM 动态扫描模式；B. 类 CT 成像方式

计数探测器组成。扫描过程中球管产生的扇形 X 线束在散射线屏障内传输，抵达前准直器后被转换为若干束等距射线，进而穿透乳腺组织，在穿出乳腺组织后，再由后准直器转换为与探测器相匹配的射线源，最后被探测器接收而完成信号采集。其中，探测器与准直器均为多狭缝结构，且呈平行排列（图 6-59B），前准直器用于消除从球管发出的一次散射，后准直器用于消除经过乳腺组织后的二次散射，从而大幅降低散射辐射和噪声。

同时，系统采用的是脉冲式曝光，这相较于常规乳腺 X 线摄影系统的摄影方式，产生辐射剂量也会大幅降低。

MDM 系统的扫描结构如放大示意图（图 6-59A）所示，由 X 线源（即球管）、前后双准直器和量子

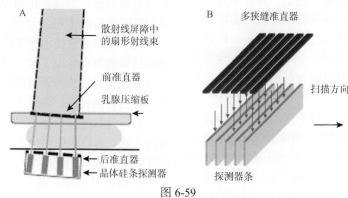

图 6-59
A. MDM 系统扫描结构模式图；B. 准直器与探测器排列方式模式图

（三）临床应用

自动曝光控制（automatic exposure control，AEC）技术即自动调控扫描条件以实现最优化辐射剂量的一种技术。常规数字化乳腺 X 线摄影系统具有的 AEC 通常根据乳腺压缩厚度和乳腺组成来估算最优扫描条件，由于乳腺组成在曝光之前很难预估，故而大部分此类技术需要在正式曝光前经由一个低剂量预曝光来估算最优扫描条件。而 MDM 系统有

别于此，其所具有的 AEC 技术基于整个系统的"类CT"扫描方式，采取调节扫描速度以及扫描时间进行辐射剂量和图像质量的实时调整。具体表现为当扫描至致密乳腺组织时，AEC 通过增加扫描时间或降低扫描速度来实现目标图像质量；当扫描至脂肪等疏松组织时，则经由加快扫描速度和减少扫描时间来实现辐射剂量的降低。借由该技术，MDM 系统能够在扫描过程中根据乳腺腺体厚度和密度情况对曝光参数进行实时调整，从而确保曝光准确性以获取最优化的图像质量。

量子计数探测器由于具备识别光子能量的特征，使得 MDM 系统具有能量区分能力，能够在一次扫描内实现能量成像并进行物质鉴别。基于此，MDM 系统发展出以下两种特殊临床功能，一是基于乳腺密度定量分析，二是基于能量成像的病灶特征鉴别。MDM 系统乳腺密度定量分析基于能量分解，通过脂肪和纤维乳腺组织的物质鉴别来测量乳腺密度各项数值，能够获取非常精确的结果。

综上所述，基于独特的扫描结构与扫描方式，微剂量乳腺 X 射线摄影系统相较于常规数字乳腺 X 线摄影系统可避免电子噪声干扰，大幅提高 X 线利用率并降低散射效应，消除噪声，有利于实现低剂量条件下的高质量成像，在大规模多人次的乳腺癌筛查项目中使得广大女性人群获益，同时，量子计数系统还基于能量扫描的方式发展出乳腺密度评估等，如图 6-60 所示。

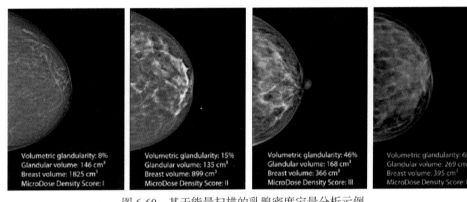

图 6-60　基于能量扫描的乳腺密度定量分析示例
乳腺密度从左至右依次增高，右下方显示容积性腺体密度（volumetric glandularity）、腺体容积（glandular volume）、乳房容积（breast volume）以及 MDM 微剂量密度评分（microdose density score）等定量分析指标

乳腺密度从左至右依次增高，右下方显示容积性腺体密度（volumetric glandularity）、腺体容积（glandular volume）、乳房容积（breast volume），以及微剂量密度评分（microdose density score）等定量指标。

八、数字乳腺三维断层检查技术

传统乳腺 X 线摄影是将三维乳腺实体摄影在二维平面图像之上，由于正常乳腺组织的重叠，特别是一些致密型的乳腺，不可避免地造成了可能将隐藏的 B 病灶遗漏误判为假阴性，或是将一些重叠的伪影误判为假阳性。随着影像学技术的发展，数字化乳腺断层摄影（digital breast tomosynthesis，DBT），也称为乳腺 3D 技术应运而生。

（一）基本结构

在硬件设备上与传统 2D 乳腺摄影基本相同，只是在面罩上使用了分离式面罩，在扫描角度及扫描时间上的不同（图 6-61）。

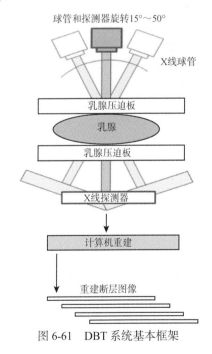

图 6-61　DBT 系统基本框架

1. X 线发生系统　由小功率高压发生器（3.2～7.5kW，20～49kV，86～188mA），配以用钼、钨、铑、钼钒合金或钨铼合金做靶面的 X 线管、准直器

组成。

2. 专用支架 用来支撑 X 线发生系统和影像检出系统，设置有压迫器，能够升降（65～150cm）并倾斜角度（+190°～-135°），有 C 臂设计和环形臂设计。

3. 影像检出系统 由暗盒仓和滤线栅组成，全数字化乳腺 X 线机使用 CCD 或平板数字摄影系统。其影像检出系统由 CCD 或平板探测栅和滤线器完成。

4. 量子探测器系统 量子计数乳腺 DR 可降低剂量达 60% 以上，图像质量更清晰。一般非晶硒与非晶硅等常规探测器探测不到高低能量的 X 量子，在量子成像的信息采集时，通过设定阈值区分出高低能量子来获得能量信息。结合 X 线高低能量子的数据加以分析及图像后期处理，并进行图像重建和呈现，从而得到含有乳腺组织分布相关信息的量子图像。基于量子计数的 DBT 系统已经在FDA 审批中。

（二）成像原理

DBT 基本原理是通过球管在多个角度内连续曝光，在短时间内对乳房进行连续扫描，使用每次单独曝光所获得的数据重建出一系列厚度为 1mm 的高分辨力图像，图像以单层、面或动态播放的形式显示。DBT 重建的 3D 断层图像能够在一定程度上减轻或消除正常乳腺腺体对病灶显示的影响，提高乳腺病灶的清晰度，增加病灶与周围腺体组织的对比，更容易发现病灶，更好地显示病灶的形态、边缘等，

从而提高乳腺癌的检出率和诊断正确率。如图 6-62所示。

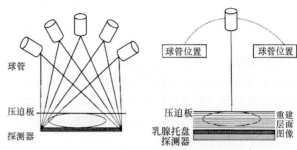

图 6-62 DBT 系统成像基本原理

DBT 摄影过程中，乳房直接暴露于 X 线下并保持制动，X 线球管围绕乳房在一特定的角度内（通常 15°～50°）旋转，每旋转一定的角度，乳房低剂量曝光一次，X 线穿过乳房转换成电信号被直线运动的平板探测器接收产生影像，当 X 线管完成旋转时，数字探测器就会获得一系列不同投射角度下的低剂量数据，计算机通过最大相似度及期望值最大化算法对其进行重组，就可得到与探测器平面平行的乳腺任意深度层面的一系列薄层图像（层厚为 0.5～1.0mm），使隐藏在高密度腺体中不同位置、不同形态的病变在横断面上清晰地显示，明显提高了病变检出的敏感度与准确性。尤其是致密型腺体，由于薄层图像解决了腺体组织与病变重叠的问题，使病变的观察变得更加直观，诊断更准确（图 6-63）。

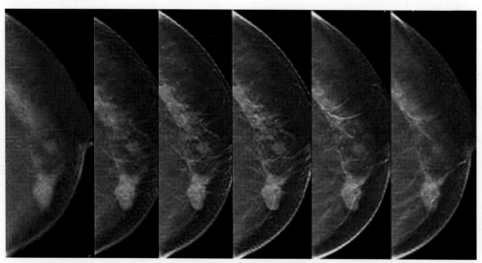

图 6-63 DBT 乳腺断层图像

（三）DBT 的检查技术

目前 DBT 检查有两种模式可供选择，即 Combo模式和 Tomo 模式。Combo 模式：首先 HTC 滤线栅会自动撤出，Tomo 扫描在 4 秒内完成，然后 HTC

滤线栅自动地复位，然后拍摄 2D 图像，整个过程在一次压迫下完成。在一次性压迫下可以同时获得3D 和 2D 的图像，也就是说只需摆位一次就可以同时获得 3D 和 2D 图像。在 3D 图像上和 2D 图像上，病灶的 X、Y 轴信息保持一致。

Tomo模式：在压迫下只获取3D图像。在使用DBT时需保证乳腺制动，压迫方式与传统乳腺X线检查相同。摄影时X线管球围绕乳房在有限的角度范围内旋转（10°～20°），每旋转1°完成一次低剂量曝光，从而得到一系列的数字影像，这些独立的影像分别是在不同角度下得到的乳房投影，它们被重建为3D断层图像，层厚可薄至1mm。整个扫描过程共曝光10～20次，只需要5秒甚至更短的时间。

DBT的采集不仅能够在最为常用的内外斜位（MLO）及头尾位（CC）完成，也可用于其他标准摄影体位。DBT具有滤线栅自动撤除的功能，可以在完成3D图像采集外，同时行2D的FFDM检查。在同一压迫下，DBT同时采集2D+3D影像（Combo模式），所得到的2D和3D影像可以完全相互融合。

DBT是多角度的低剂量照射，其总体剂量等于或略高于FFDM照射剂量，但尚在乳腺质量控制标准规定的范围之内。Gennaro等研究表明，当以相同剂量获取双侧乳腺内外斜位的DBT图像和FFDM图像（包括头尾位和内外侧斜位），根据美国放射学会的乳腺影像报告和数据系统（BIRADS）对影像进行评估，对于所有恶性病变的受试者工作特征曲线下面积两者无明显差异（0.851和0.836，*P*=0.645）。也就是说，在总剂量相同的情况下，DBT的诊断效能与FFDM相当。

（四）临床应用

1. 对于致密型腺体中病变的成像　Sechopoulos发现，传统乳腺X线摄影技术获得的图像为2D图像，在成像过程中，正常腺体组织与病变相互重叠，非钙化病变隐藏在高密度的腺体中，掩盖了病变具有诊断价值的特征，如毛刺、分叶等。而DBT的X线管围绕乳房在一定角度内旋转。将乳腺中不同位置、不同形态的病变重组成0.5～1.0mm的横断薄层，避免了2D图像中乳腺组织与病变重叠，更好地区分正常腺体组织及高密度病变，并使肿块的形状和边缘显示明确，减少了漏诊导致的假阴性及重叠导致的假阳性，并因此降低了因假阳性而导致的召回率及患者不必要的焦虑。

2. 对肿块、结构扭曲、非对称结构的筛选　肿块、结构扭曲、非对称结构通常提示乳腺癌的存在。Diekmann和Bick研究发现，DBT图像对于肿块、结构扭曲及非对称结构的显示较传统乳腺X线图像及全数字化乳腺摄影（full field digital mammography，FFDM）容易，这是因为断层图像能有效排除致密腺体对高密度病变的干扰。此外，DBT图像对肿块的轮廓、大小、边缘、数量等特征的显示更加清晰。这不仅使病变的检出更加容易，而且显著增加了临床医师诊断的准确性。Helvieo发现，传统乳腺

X线图像对于肿块的检出率达36.5%，而DBT图像的肿块检出率为49.5%，相对于传统乳腺X线图像肿块检出率提高了35.6%，而乳腺癌的检出率增加了40.0%。同时，DBT图像可显示传统乳腺X线图像中所不能或不易显示的病变，如结构扭曲及非对称结构。这些优势使得筛查的召回率及不必要的活检数量显著下降。Tagliafico等发现，相对于传统乳腺X线图像，内外斜位（MLO）位和头尾位（CC）上均使用乳腺断层摄影可使召回率降低11%，仅在MLO位应用乳腺断层摄影则使召回率降低9.5%。

3. 对肿块特征的显示　DBT最主要的优势是显示传统乳腺X线图像所不能显示的病变，即提高检查的敏感度和特异度。目前，DBT主要被用于致密型乳腺病变的检出，但是其对于非致密型乳腺微小病变的检出也具有较大的临床意义。同时，DBT图像能突出病变具有诊断价值的影像特征，如边缘、数量、周围结构破坏、乳腺导管改变等，有利于病变的良、恶性鉴别及确定病情分期。研究发现，对于可见肿块，DBT上能观察到77%的肿块边界，而传统乳腺X线图像上只能观察到53%的边界。当观察到可疑乳腺癌时，DBT对病变征象的显示比传统乳腺X线图像增加20%。DBT对于肿块特征的显示明显优于FFDM，主要是因为DBT薄层断面消除了腺体组织与病变的重叠效应，有利于病变边缘及特征性征象的显示，明显降低了召回率及假阳性，并减少了患者不必要的活检。

4. 对微小钙化的显示　微小钙化有时是早期乳腺癌及隐匿性乳腺癌的唯一表现。过去认为，DBT对于微小钙化灶的检出没有明显的优势，甚至不如FFDM。造成这种现象的原因主要是因为成簇分布的微小钙化在3D图像上比较分散，DBT部分重组为间隔1.0mm的断层图像，不利于簇状分布微小钙化的整体观察，从而影响了DBT对于微钙化群的定性诊断。对于这种情况，可以采用以下几种策略提高DBT对微小钙化的显示效果。①加强DBT图像的后处理；②利用计算机辅助诊断系统（CAD）也可能改善DBT图像对于微钙化的显示。采用MIP技术将原图像重组成厚度为1～2cm的断层图像，使分散的微钙化簇在一个断层内显示，从而克服了DBT图像对微小钙化显示不准确或漏诊的弊端；③微钙化簇的检出与DBT的扫描角度、角度增量和摄影数目的相关，窄角度的DBT能提高微钙化簇的检出敏感性和显示率。

然而，也有报道，DBT对于微钙化的显示类似或优于传统乳腺X线图像，这可能是因为DBT图像可以更加准确地定位病变并排除了正常腺体组织的重叠干扰，使隐藏在致密腺体或病变中的微钙化簇得以显示，有利于早期乳腺癌的临床诊断。因此，

对于某些特定的患者，FFDM 与 DBT 结合会更加有利于微钙化灶的检出。

5. 穿刺活检 活检流程简单易操作，包括一些仅在 DBT 摄影下才能被发现的病灶。与常规 2D 下的立体定位活检相比，曝光次数少，手术时间短，患者接受的曝光剂量更少。

6. 乳腺癌筛查 乳腺密度被公认为一项独立的乳腺癌危险因素，并被越来越多用于个性化的筛查。采用视觉评估和自动化容积乳腺密度测量的方法比较单独的 2D 乳腺 X 线摄像和 2D 乳腺 X 线摄像加 DBT 的诊断价值。结果显示，在所有组别中，额外的 DBT 能显著提高检查的特异性。

对 2013 例行过钼靶检查的女性按乳腺密度进行分组，再根据检查方法（2D，2D+DBT，2D+WBS，2D+DBT+WBS）进行亚分组。结果显示，2D+DBT 组的随访率最低（10.2%），而 2D+DBT+WBS 随访率最高（23.6%）。对于致密型乳腺患者，2D+DBT+WBS 或许是乳腺癌检查的最佳选择，但是其被召回进行进一步检查的概率会增加。对于非致密型乳腺患者，2D+DBT 或者 2D+DBT+WBS 可以同样提高乳腺癌检出率，但是考虑到 WBS 可能会引起召回率提高，2D+DBT 是更好的选择。另外，通过对比分析 DBT 实施之前（2007、2009）、实施期间（2011）和实施之后（2013）乳腺癌的检出率发现，乳腺癌筛查检测的数量和百分比在 2007、2009、2011 和 2013 年分别为 67 例、6.2%；52 例、4.7%；81 例、9.7% 和 41 例、4.8%。可以看出在乳腺 X 线筛查中，DBT 实施增加了乳腺癌的检出率。

九、对比增强乳腺 X 线成像技术

（一）适应证与相关准备

1. 适应证 早期乳腺癌的筛查；乳腺疾病的发现和良、恶性鉴别诊断；保乳手术的术前评估；辅助化疗的效果评价；乳腺手术后的定期随访；不适合做乳腺 MRI 检查的患者。

2. 相关准备 常规数字化乳腺摄影的管电压范围为 26～32kV，对比增强乳腺 X 线成像额外使用更高的管电压，范围为 45～49kV，以获得高能量图。对比增强乳腺 X 线成像检查设备需要在具有钼铑双靶条件的全数字化乳腺 X 线摄影基础上增加调试 X 线能谱的铜质滤波片，以及相应的后处理软件及高压注射器。

对比增强乳腺 X 线成像目前所用的对比剂为 CT 常用的低渗碘对比剂，浓度为 300～370mgI/ml，剂量为 1.5ml/kg，速率为 2～3ml/s（需要高压注射器）。有研究认为，不同浓度的对比剂对于病灶的显示有一定差异，350mgI/ml 碘海醇相较 300mgI/ml 碘海醇对于肿块病变显示的灵敏度高。

（二）检查技术

行对比增强乳腺 X 线成像检查之前需要向被检查者解释操作步骤并确保其没有碘对比剂过敏史。首先在被检查者的肘前静脉置入静脉导管，然后用高压注射器向上臂静脉注入碘对比剂，随后注入生理盐水。自注射对比剂开始计时，2min 后开始摄片。对比剂注射后，开始压迫乳腺获取双侧乳腺的 CC 位和 MLO 位的影像。关于检查次序，目前没有明确的说法，Lalji 等建议采用的顺序为：无可疑病灶乳腺 CC 位、对侧乳腺 CC 位及 MLO 位、无可疑病灶乳腺 MLO 位。Bhimani 等则将可疑病灶侧乳腺 CC 位安排在最开始，并将其 MLO 位安排在对侧乳腺 CC 位和 MLO 位之后，其目的在于争取抓取病灶动脉早期及延迟期摄取对比剂的情况，尽量减少对比剂早期流出或过晚开始强化导致的假阴性。由于高、低能量图像采集时间间隔很短，所有双侧乳腺 4 个体位高、低能量摄影所需时间与常规乳腺 X 线检查所需时间几乎相当，可在 10min 以内完成。

每一个位置同时获得 2 张影像，一张是在 26～30kV 管电压下获取的低能图（类似于传统乳腺 X 线摄影影像），另一张是 45～49kV 时获取的高能图与低能图进行后处理之后得到的减影图。整个检查时间约为 10min。检查结束后，被检查者需要留下观察至少 30min，以防止出现延迟的过敏反应。

思　考　题

1. 固定阳极 X 线管基本结构。
2. 焦点滤线栅的结构和基本原理。
3. 解剖学姿势。
4. 头颅摄影常用体表定位线。
5. 非晶硒平板探测器的基本结构及其成像方式。
6. 乳腺 X 线的成像原理。

（牛延涛　郭建新　刘　杰　石思李　余建明）

第七章 X 线造影检查技术

第一节 消化道造影检查

人体因自身密度大致相同而缺乏天然对比，使影像检查范围受限。为了扩大 X 线诊断范围，人工将某种物质引入体内，使组织器官与邻近组织的对比度提高，从而显示其形态和功能，此种方式称为造影检查（contrast examination）。

消化系统的食管、胃、小肠、结肠和胆道系统均为软组织结构，须通过造影才能显示其形态。胃肠道检查分为钡餐和钡灌肠两种。钡餐包括食管、胃、小肠检查。钡灌肠主要用于结肠检查。消化道检查方法的特点是透视与点片相结合，根据透视所见摄片。检查中除可观察形态变化外，也要了解功能改变。

The human body lacks natural contrast because it has approximately the same density，which limits the scope of imaging.To expand the diagnostic X-ray range，a substance is artificially introduced into the body to increase the contrast of tissues and organs with neighboring tissues，thus showing their morphology and function，This is called an contrast examination.

The esophagus，stomach，small intestine，colon and biliary system of the digestive system are all soft tissue structures that require imaging to reveal their morphology.Gastrointestinal examinations are divided into two types：barium meal and barium enema.Barium meal includes esophagus，stomach and small intestine examination.Barium enema is mainly used for colon examination.Gastrointestinal examination is characterized by a combination of fluoroscopy and spot film，and the film is taken according to what is seen on fluoroscopy.In addition to observing morphological changes，functional changes are also understood during the examination.

一、食管造影

食管造影（esophagography）是检查食管病变的基本方法，通过透视、点片，观察其形态及其运动功能是否异常作出诊断。

1. 适应证 疑有食管癌、贲门痉挛、食管炎、食管静脉曲张、食管异物、食管先天性异常；肺癌或食管癌不能从胸部摄片及症状方面鉴别者；观察是否有甲状腺块影压迫食管。

2. 禁忌证 一般无禁忌证。

3. 造影方法

（1）造影前准备：无须特殊准备。

（2）对比剂：一般用比例为（3～4）：1 的钡糊，对有梗阻症状的患者，应按最近进食状况给予较稀的钡剂。

（3）操作技术：患者取站立位，先做常规胸部透视。在受检者吞钡的同时，透视观察食管在不同充盈状况下显示出的轮廓和黏膜像及食管的蠕动、柔软度和通畅度，并需作多方位透视及点片。疑有食管异物者，可在钡剂中加入少许医用棉花并调匀，以观察有无勾挂征象。气钡双重对比造影对早期食管癌的发现有帮助，654-2 肌内注射 10～20ml 有利于对早期食管静脉曲张的诊断。

4. 摄影技术 常规摄左、右斜位片。

二、胃十二指肠造影

胃十二指肠造影（gastroduodenography）是指通过吞服钡剂来观察上消化道形态、功能的检查，常称为钡餐检查。

1. 适应证 疑有胃癌、胃溃疡、胃炎、十二指肠溃疡者；鉴别腹部包块与胃肠道的关系。必要时，消化道出血停止后 2 周，大便隐血试验阴性也可检查。

2. 禁忌证 急性胃肠道穿孔、急性胃肠炎、急性上消化道大出血；肠梗阻时慎做吞钡检查。

3. 造影方法

（1）造影前准备：受检者需禁食、禁水 6～12h。检查前 2 日禁服重金属类药物及影响胃肠功能的药物，如铁剂、碘剂、钙剂、阿托品及硫酸镁等。

（2）对比剂：50%～100% 的硫酸钡，钡水比例为 1：（1～1.5）。

（3）操作技术：一般分为常规法和气钡双重对比法。①常规法是患者先服一口稠钡剂观察食管，特别着重观察食管下段至贲门部的走行状态，如有无扭折、分流、僵直或喷射征。然后服中等稠度钡剂，以机器触板或右手按压，显示黏膜。按压方向是从大弯向小弯推去，然后从小弯回推至大弯以显示黏膜逐渐向下由胃体、胃窦、幽门前区至十二指肠，并作多方位转动观察各部的形态、轮廓、位置、张力及蠕动情况。②气钡双重对比法是目前最常用的方法。患者先服 2.5～3.0g 产气剂使胃充气扩张，然后口服钡剂 30～50ml 形成气钡双重对比，嘱患者转 360 钡三圈左右，使钡剂均匀地涂布在黏膜表面，以显示内腔表面的细微结构。在透视观察下，发现病变即刻点片，获取双重对比像。其后再嘱患者服更多的钡剂填充胃腔，在透视观察下选取合适的体位摄片以获得充盈像。

4. 摄影技术 根据需要选择拍摄某些位置的充盈像、黏膜像、压迫像或双重对比像。以气钡双重对比法上消化道造影为例，常规检查应包括以下体位：

（1）立位左、右前斜位：观察食管。

（2）仰卧正位：观察胃体胃窦双对比像。

（3）仰卧右前斜位：观察胃幽门前区双对比像。

（4）仰卧左前斜位：观察胃体上部及胃底部双对比像。

（5）仰卧右后斜位：观察贲门正面像。

（6）俯卧右后斜位：观察胃窦前壁双对比像。

（7）俯卧左后斜位：观察胃体胃窦充盈像和十二指肠充盈像。

（8）仰卧右前斜位：观察十二指肠双对比像。

（9）立位：观察胃窦及球充盈加压像。

（10）立位：全胃充盈像。

三、小肠造影

小肠包括十二指肠、空肠和回肠。十二指肠属于胃肠造影检查范围，小肠造影（small intestine contrast radiography）主要检查空肠和回肠。

1. 适应证 肠梗阻；不明原因的腹痛、腹泻和腹胀者；疑有小肠炎症和肿瘤者。

2. 禁忌证 急性胃肠道大出血、肠穿孔、肠梗阻。

3. 造影方法

（1）造影前准备：与胃肠造影相同。

（2）对比剂：40% 稀钡。

（3）操作技术：包括口服法和气钡双重对比造影。①口服法是通常采用一次服钡法，口服 40% 稀钡 600ml 后，每隔 30 分钟一次观察，直至钡剂到达回盲部。或采用多次服钡法，每次服钡 200ml，分 3～4 次服下，间隔 30 分钟，最后一次服完后，观察全部小肠。一次大量服钡后，多次观察既可观察形态又可观察功能。小肠检查均需用仰卧位，检查顺序为左上、左中、右上、右中腹继而下腹和盆腔。观察小肠的轮廓、黏膜及其分布情况和移动性。需多方位观察，结合加压推开大肠并使小肠散开，有利于观察，疑有病变即刻点片，最后拍一张全腹片。口服甲氧氯普胺 25mg 可促进肠蠕动，缩短造影检查时间。②气钡双重对比造影是检查小肠病变最佳的方法，在透视下观察，将导管经鼻腔或口腔插入，直达十二指肠空肠曲，注入 40% 稀钡 600ml，充盈

整个小肠，再经导管注入气体，使肠腔扩张即可，仔细观察小肠的细微结构和轮廓并摄片。

四、结肠钡灌肠造影

结肠钡灌肠造影（barium enema radiography of colon）是透视下通过插管将钡剂灌入结肠来观察其形态和功能的方法。

1. 适应证 结肠先天性疾病；结肠炎症、息肉和肿瘤等。

2. 禁忌证 急性结肠穿孔、结肠坏死、一般情况甚差者。

3. 造影方法

（1）造影前准备：检查前一日患者不吃有渣食物，检查前的晚上 8 时服泻药清洁肠道，如肠道处理不佳需作清洁灌肠，当日早上禁食、禁水。

（2）对比剂：一般使用较稀的钡剂，钡水比例为 1∶（3～4）。

（3）操作技术：传统钡灌肠检查是灌注稀硫酸钡 1000～1500ml，使大肠充盈，观察其充盈象。然后使钡剂排出显示黏膜，观察其黏膜象。先左后斜位透视，分开直肠及乙状结肠，当钡剂从降结肠至脾曲时，将患者旋转为右后使脾曲处的重叠分开，钡剂前进至肝曲时，患者又旋转成左前斜位使重叠的肝曲分开。

灌肠过程中，观察钡柱前端有无受阻、分流及狭窄，结合转换体位和按压，了解各段大肠的轮廓、宽度、移动性及激惹征象。也可采用低张双重对比造影，注入的气体使肠管膨胀，钡剂均匀地涂布于肠壁，更清楚地观察大肠黏膜的细微结构和轮廓，有助于发现早期的病变。

4. 摄影技术 常规摄取充盈像和黏膜像及异常处即刻点片，最后拍一张全腹片。

第二节 其他部位造影检查

一、子宫输卵管造影

子宫输卵管造影（uterosalpingography）是利用专用器械从子宫颈口注入对比剂，以显示子宫腔及两侧输卵管位置、形态、大小的检查方法。目前仍为妇科所常用。

1. 适应证 原发或继发不孕症、寻找子宫出血的原因、内生殖器畸形；对于考虑绝育或再育者，可观察输卵管、子宫腔情况；子宫肌瘤、附件及盆腔其他器官的疾病等。应在月经期后 3～7 天内做。

2. 禁忌证 碘过敏、急性和亚急性内生殖器炎

症及盆腔炎症、全身性发热、严重的心肺疾病、月经期、妊娠期。

3.造影方法

（1）造影前准备：肠道准备同静脉肾盂造影。给予适量的镇静剂。造影时间应选择在月经停止后3～7天内。

（2）对比剂：非离子型液态对比剂或选用碘化油。

（3）操作技术：患者仰卧台上，常规消毒铺巾，由妇产科医生将导管插入子宫颈管内，透视下注射对比剂，患者有胀感或子宫及卵巢全部充盈时停止，即刻摄第一张照片，为子宫腔输卵管的充盈象；注射碘水后30分钟，或注射碘化油后24小时摄第二张照片，了解对比剂是否进入腹腔，以判断盆腔是否有慢性炎症粘连。

（4）术后处理：检查后如下腹及腰部疼痛，应休息1小时后才离开。术后须休息一周，给予抗生素预防感染。

4.摄影技术　患者仰卧位，常规摄盆腔平片，如图7-1和图7-2所示。

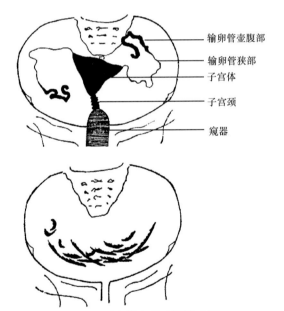

图 7-1　子宫输卵管造影模式图

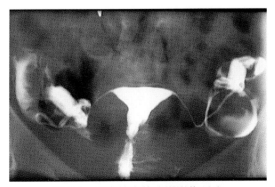

图 7-2　子宫输卵管造影影像照片

二、静脉尿路造影

静脉尿路造影，又称排泄性尿路造影或静脉肾盂造影（IVP），是通过静脉注入对比剂，经肾脏排泄使全尿路显影的方法。它不仅可以观察泌尿系统的形态结构，而且可以了解肾脏分泌功能。

1.适应证　肾和输尿管疾病，如结核、肿瘤、结石、先天畸形、慢性肾盂肾炎以及肾损伤等；不明原因的血尿或脓尿；腹膜后肿瘤，了解肿瘤与泌尿器官的关系及排除泌尿系疾病；尿道狭窄患者无法插入导管行膀胱造影者。

2.禁忌证　碘过敏者；严重肝、肾功能不全；全身情况严重衰竭，包括高热、急性传染病及严重心血管疾病；甲状腺功能亢进；严重血尿和肾绞痛发作者。

3.造影方法

（1）造影前准备：检查前12小时内禁食、禁水。检查前一晚服泻药清洁肠道，或检查前2小时清洁灌肠。

（2）对比剂：非离子型碘对比剂，一般成人用量为20～40ml；儿童因不能压迫输尿管，且肾浓缩功能不如成人，故剂量可加大，可按每公斤体重0.5～1ml计算。

（3）操作技术：患者取仰卧位，置两个椭圆形压迫器于脐下两旁，相当于输尿管经过双侧骶髂关节处，适度的头低足高位效果更好，目的是使对比剂能较好地停留在肾盂、肾盏内。

4.摄影技术　注射对比剂前先摄全尿路平片。注射对比剂后7分钟、15分钟及30分钟摄两肾区片，如肾盂肾盏充盈显示良好，则放松腹带，当膀胱充盈后摄全尿路造影片。如肾盂肾盏显示不佳，则要加摄60分钟甚至120分钟片。

思　考　题

1. 消化道造影适应证。
2. 静脉尿路造影操作方法。
3. 子宫输卵管造影操作步骤。

（牛延涛　郭建新　刘　杰　石思李　余建明）

第八章　人体各部位 X 线摄影技术

本章主要叙述人体各部位的 X 线摄影技术，分别从摄影体位、中心线和标准影像显示进行叙述。

This chapter mainly describes the X-ray photography technology of various parts of the human body, from the photographic position, center line and standard image display.

第一节　头部 X 线摄影

一、头颅后前位（skull posteroanterior）（图 8-1、图 8-2）

（一）体位

1. 患者俯卧于摄影台上，两臂放于头部两旁，使头颅正中矢状面垂直台面并与台面中线重合。

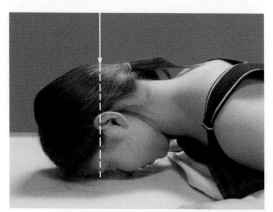

图 8-1　头颅后前位成像示意图

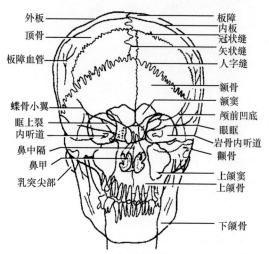

图 8-2　头颅后前位像结构示意图

2. 下颌内收，听眦线与台面垂直，两侧外耳孔与台面等距。

3. 接收器上缘超出头顶 3cm，下缘包括部分下颌骨。

4. 接收器置于滤线器托盘内，摄影距离为 100cm。

（二）中心线

垂直对准枕外隆凸，经眉间垂直射入接收器。

（三）标准影像显示

1. 显示头颅正位影像，照片包括全部颅骨及下颌骨升支。

2. 矢状缝及鼻中隔影像居中，眼眶、上颌窦、筛窦等左右对称显示。

3. 顶骨及两侧颞骨的影像对称，距照片边缘等距离。

4. 颞骨岩骨上缘位于眼眶内正中，或内听道显示于眶正中。内听道显示清楚，两侧无名线距颅板等距离。

5. 颅骨骨板及骨质结构显示清晰。

二、头颅侧位（skull lateral position）（图 8-3、图 8-4）

（一）体位

1. 患者俯卧于摄影台上，头部侧转，被检侧贴近台面。

2. 头颅矢状面与台面平行，瞳间线与台面垂直，下颌稍内收，听眦线与台边垂直。

3. 接收器上缘超出头顶，下缘包括部分下颌骨。

4. 接收器置于滤线器托盘内，摄影距离为 100cm。

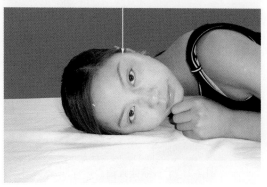

图 8-3　头颅侧位成像示意图

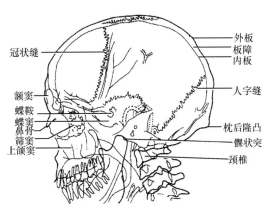

图 8-4　头颅侧位像结构示意图

（二）中心线

对准外耳孔前、上各 2.5cm 处，垂直射入接收器。

（三）标准影像显示

1. 显示头颅侧位整体观影像，照片包括全部颅骨及下颌骨升支。

2. 照片的上缘包括顶骨，前缘包括额骨、鼻骨，后缘包括枕外隆凸。

3. 蝶鞍位于照片正中略偏前，蝶鞍各缘呈单线的半月状阴影，无双边影。

4. 前颅窝底线重叠为单线，两侧乳突外耳孔、下颌骨小头基本重叠。

5. 听眶线与照片长轴平行。

6. 颅骨内、外板和板障及颅缝影显示清晰。

三、鼻骨侧位（nasal bone lateral position）（图 8-5、图 8-6）

（一）体位

1. 患者俯卧位，头颅呈标准侧位，鼻根部下方 2cm 处位于接收器中心。

2. 接收器置于颧骨外侧（亦可用纸包片，曝光条件选用低毫安，长时间，高千伏）。

3. 摄影距离为 90～100cm。

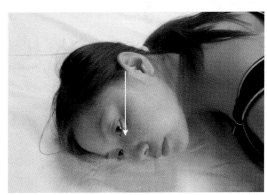

图 8-5　鼻骨侧位成像示意图

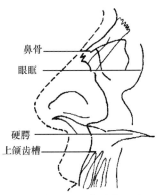

图 8-6　鼻骨侧位像结构示意图

（二）中心线

对准鼻根下方 2cm 处垂直射入接收器。

四、鼻咽侧位（nasopharynx lateral position）（图 8-7）

（一）体位

被检者侧立于摄影架前，常规摄吸气期鼻咽侧位片，下颌略抬高，以减少下颌支与鼻咽腔重叠。

（二）中心线

对准听鼻线后 1/3 处垂直射入。

（三）标准图像显示

1. 清晰显示腺样体轮廓、厚度、边缘等形态特征及相应部位气道。

2. 儿童腺样体肥大属于临床儿科的常见病和多发病，采取鼻咽侧位片上测定腺体样体厚度与鼻咽腔宽度的比率（A/N）等数据，能直观评价腺样体肥大程度，为临床治疗或手术提供可靠依据，是目前诊断腺样体肥大的常规方法（图 8-8）。

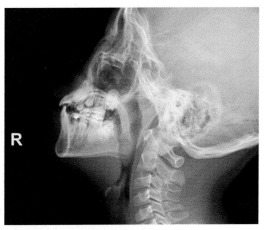

图 8-7　鼻咽侧位图像

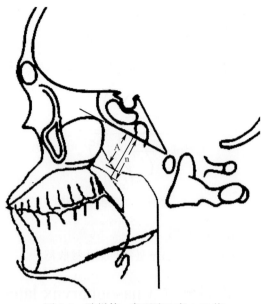

图 8-8 腺样体 - 鼻咽腔比率 A/N 值

第二节 脊柱与骨盆 X 线摄影

一、寰枢椎张口位（atlantoaxial vertebral opened-mouth position）（图 8-9、图 8-10）

（一）体位

1. 患者仰卧于摄影台上，双上肢放于身旁，头颅正中矢状面垂直台面并与台面中线重合。

2. 头后仰，使上颌门齿咬面至乳突尖的连线垂直于台面。

3. 接收器置于滤线器托盘内，摄影距离为100cm。

4. 曝光时嘱患者口张大或令患者发"啊……"声。

（二）中心线

通过两嘴角连线中点，垂直射入接收器。

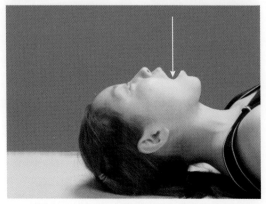

图 8-9 第 1、2 颈椎张口位成像示意图

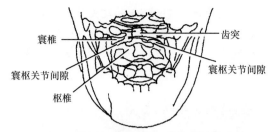

图 8-10 第 1、2 颈椎张口位像结构示意图

（三）标准影像显示

1. 第 1、2 颈椎于上、下齿列之间显示，第 2 颈椎位于其正中。

2. 上、中切牙牙冠与枕骨底部相重，第 2 颈椎齿突不与枕骨重叠，单独清晰地显示。

3. 齿突与第 1 颈椎两侧块间隙对称，寰枕关节呈切线状显示。

二、颈椎正位（cervical spine anteroposterior projection）（图 8-11）

（一）体位

1. 患者站立于摄影架前，颈背部靠近摄影架面板，人体正中矢状面垂直摄影架面板并与面板中线重合。

2. 头稍后仰，使上颌门齿咬合面至乳突尖的连线垂直于接收器。

3. 胶片上缘与外耳孔平齐，下缘包括第一胸椎。

4. 接收器置于滤线器托盘内，摄影距离为100～150cm。

（二）中心线

向头侧倾斜 10°～15°，对准甲状软骨下方射入接收器中心。

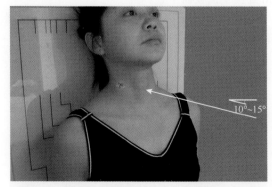

图 8-11 颈椎正位成像示意图

（三）标准影像显示

1. 显示第 3～7 颈椎正位影像，第 3～7 颈椎与第 1 胸椎显示于照片正中。

2. 颈椎棘突位于椎体正中，横突左、右对称显示。

3. 颈椎骨质、椎间隙与钩椎关节显示清晰。

4. 第 1 肋骨及颈旁软组织包括在照片内。

5. 气管投影于椎体正中，其边界易于分辨。

6. 下颌骨显示于第 2、3 颈椎间隙高度。

三、颈椎侧位（cervical spine lateral position）（图 8-12、图 8-13）

（一）体位

1. 患者侧立于摄影架前，两足分开使身体站稳，外耳孔与肩峰连线位于片盒中心。

2. 头部后仰，下颌前伸，头颈部正中矢状面平行于摄影架面板，上颌门齿咬合面与乳突尖端连线与水平面平行。

3. 双肩尽量下垂，必要时辅以外力向下牵引。

4. 接收器上缘包括外耳孔，下缘包括肩峰。

5. 接收器置于滤线器托盘内。摄影距离为 100～150cm。

（二）中心线

经甲状软骨平面颈部的中点，水平方向垂直射入接收器中心。

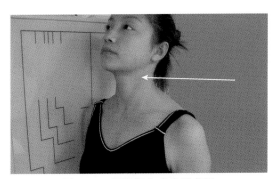

图 8-12　颈椎侧位成像示意图

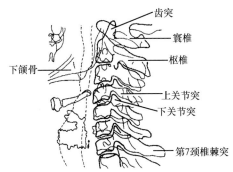

图 8-13　颈椎侧位像结构示意图

（三）标准影像显示

1. 显示全部颈椎侧位影像，第 1～7 颈椎显示于照片正中。

2. 各椎体前后缘均无双缘现象。

3. 椎体骨质、各椎间隙及椎间关节显示清晰。

4. 下颌骨不与椎体重叠。

5. 气管、颈部软组织层次清楚。

四、颈椎后前斜位（cervical spine posteroanterior oblique）（图 8-14、图 8-15）

（一）体位

1. 患者取站立位，面向摄影架，被检侧靠近摄影架面板，使人体冠状面与摄影架面板约成 55°～65°。下颌稍前伸，上肢尽量下垂。

2. 颈椎序列长轴，置于接收器长轴中线。

3. 接收器上缘包括外耳孔，下缘包括第一胸椎。

4. 接收器置于滤线器托盘内，摄影距离为 100～150cm。

（二）中心线

对准甲状软骨平面颈部中点，水平方向垂直射入接收器中心。

此体位用于检查颈椎椎间孔和椎弓根病变，应摄左右两侧，以作对比。

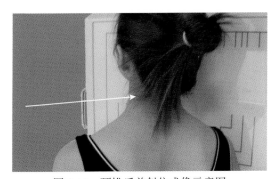

图 8-14　颈椎后前斜位成像示意图

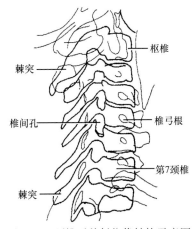

图 8-15　颈椎后前斜位像结构示意图

（三）标准影像显示

1. 显示颈椎斜位影像，第 1～7 颈椎显示于照片正中。

2. 近胶片侧椎间孔、椎弓根显示清楚，椎间孔显示于椎体与棘突之间，椎弓根投影于椎体正中。

3. 诸椎体骨质清晰，椎间隙清晰。

4. 下颌骨不与椎体重叠。

五、颈胸椎正位（cervicothoracic spine anteroposterior projection）（图 8-16）

（一）体位

1. 患者仰卧于摄影台上，人体正中矢状面垂直台面并与台面中线重合。

2. 头部稍后仰，双上肢置于身体两侧。

3. 接收器上缘包括第 4 颈椎，下缘包括第 4 胸椎。

4. 接收器置于滤线器托盘内，摄影距离为 100cm。

（二）中心线

对准第 1 胸椎垂直射入接收器。

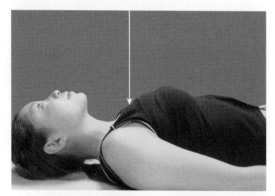

图 8-16　颈胸椎正位成像示意图

六、颈胸椎侧位（cervicothoracic spine lateral position）（图 8-17）

（一）体位

1. 患者侧卧于摄影台上，近台侧上肢上举，肘部弯曲抱头。肱骨枕于头下。颈胸部尽量向前挺出。

2. 头部垫以棉垫，使颈椎与胸椎成一直线序列，并置于台面中线。

3. 远台侧上肢肩肱关节外旋，手臂尽量向后下方牵引，使两肩能上下方向错开。

4. 接收器上缘包括第 4 颈椎，下缘包括第 4 胸椎。

5. 接收器置于滤线器托盘内，摄影距离为 100cm。

（二）中心线

对准锁骨上窝垂直射入接收器。

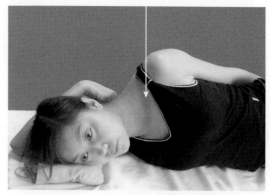

图 8-17　颈胸椎侧位成像示意图

七、胸椎正位（thoracic spine anteroposterior projection）（图 8-18、图 8-19）

（一）体位

1. 患者仰卧于摄影台上，人体正中矢状面垂直台面，并与台面中线重合。

2. 头稍后仰，双上肢放于身体两侧。

3. 接收器上缘包括第 7 颈椎，下缘包括第 1 腰椎。

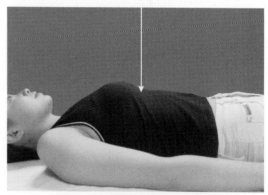

图 8-18　胸椎正位成像示意图

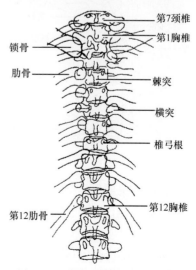

图 8-19　胸椎正位像结构示意图

4. 接收器置于滤线器托盘内，摄影距离为100cm。

（二）中心线

对准胸骨角与剑突连线中点，与接收器垂直。

（三）标准影像显示

1. 上部胸椎及第 7 颈椎或下部胸椎及第 1 腰椎，于照片正中显示。

2. 棘突序列于椎体正中，两侧横突、椎弓根对称显示。

3. 各椎体椎间隙清晰锐利，椎骨纹理显示明晰。

八、胸椎侧位（thoracic spine lateral position）（图 8-20、图 8-21）

（一）体位

1. 患者侧卧于摄影台上，双侧上肢尽量上举抱头，双下肢屈曲，膝部上移。

2. 腰部垫以棉垫，使胸椎序列平行于台面，并置于台面中线。

3. 接收器上缘包括第 7 颈椎，下缘包括第 1 腰椎。

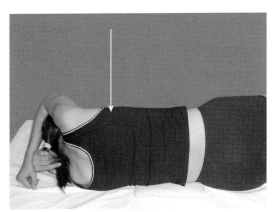

图 8-20　胸椎侧位成像示意图

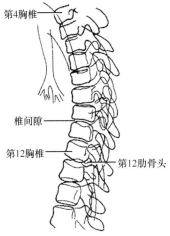

图 8-21　胸椎侧位像结构示意图

4. 接收器置于滤线器托盘内，摄影距离为100cm。

（二）中心线

对准胸 7 椎体，垂直射入接收器。

（腰部如不垫棉垫，中心线应向头部倾斜5°～10° 角，使中心线与胸椎长轴垂直）

（三）标准影像显示

1. 第 3～12 胸椎呈侧位显示于照片正中，略有后突弯曲，不与肱骨重叠。

2. 椎体各缘呈切线状显示，无双边现象，椎间隙清晰明确。

3. 肺野部分密度均匀与椎体对比调和。

4. 各椎体及其附件结构易于分辨，骨纹理清晰显示。

九、腰椎正位（lumbar spine anteroposterior projection）（图 8-22、图 8-23）

（一）体位

1. 患者仰卧于摄影台上，人体正中矢状面垂直台面，并与台面中线重合。

2. 两侧髋部和膝部弯曲，使腰部贴近台面，以矫正腰椎生理弯曲度，减少失真。

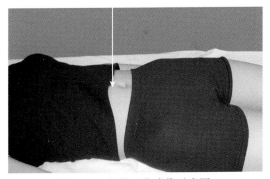

图 8-22　腰椎正位成像示意图

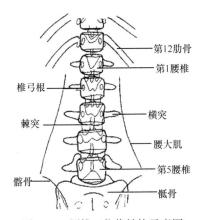

图 8-23　腰椎正位像结构示意图

3. 双上肢放于身体两侧或上举抱头。

4. 接收器上缘包括第 12 胸椎，下缘包括第 1 骶椎。

5. 接收器置于滤线器托盘内，摄影距离为 100cm。

（二）中心线

对准脐上 3cm 处，垂直射入接收器。

（三）标准影像显示

1. 照片包括第 11 胸椎至第 2 骶椎全部椎骨及两侧腰大肌。

2. 锥体序列与照片正中，两侧横突、椎弓根对称显示。

3. 第 3 腰椎椎体各缘呈切线状显示，无双边现象，椎间隙清晰可见。

十、腰椎侧位（lumbar spine lateral position）（图 8-24、图 8-25）

（一）体位

1. 患者侧卧于摄影台上，双上肢自然上举抱头，双下肢屈曲，膝部上移。

2. 腰部用棉垫垫平，使腰椎序列平行于台面，并置于台面中线。

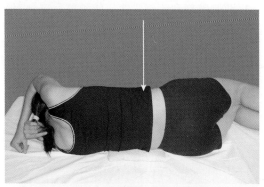

图 8-24　腰椎侧位成像示意图

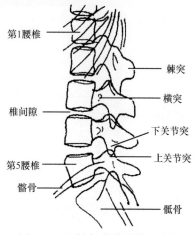

图 8-25　腰椎侧位像结构示意图

3. 接收器上缘包括第 11 胸椎，下缘包括上部骶椎。

4. 接收器置于滤线器托盘内，摄影距离为 100cm。

（二）中心线

对准第 3 腰椎与接收器垂直。

（三）标准影像显示

1. 照片包括第 11 胸椎至第 2 骶椎椎骨。

2. 腰椎椎体各缘无双边现象，尤其是第 3 腰椎。

3. 椎体骨皮质和骨小梁结构清晰可见。

4. 椎弓根、椎间孔和邻近软组织可见。

5. 椎间关节、腰骶关节及棘突可见。

十一、腰椎斜位（lumbar spine oblique）（图 8-26、图 8-27）

（一）体位

1. 患者侧卧于摄影台上，近台面侧髋部及膝部弯曲，对侧下肢伸直。

2. 身体后倾，使冠状面与台面约成 45° 角。腰椎长轴对准台面中线。

3. 接收器上缘包括第 11 胸椎，下缘包括上部骶椎。

4. 接收器置于滤线器托盘内，摄影距离为 100cm。

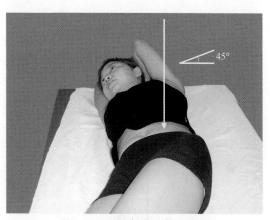

图 8-26　腰椎斜位成像示意图

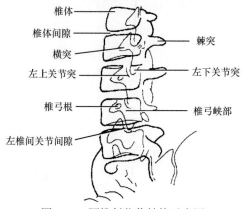

图 8-27　腰椎斜位像结构示意图

（二）中心线

对准第 3 腰椎与接收器垂直。

（此位常规照左右两后斜位，便以两侧对比观察）

（三）标准影像显示

1. 第 1～5 腰椎及腰骶关节呈斜位，于照片正中显示。

2. 各椎弓根投影于椎体正中或前 1/3 处，检测椎间关节间隙呈切线状的单边显示，投影于椎体后 1/3 处。

3. 椎间隙显示良好，第 3 腰椎上、下面的两侧缘应重合为一致密线状影。

4. 与椎体相重叠的椎弓部结构，应显示清晰分明。

十二、骶椎正位（sacrum anteroposterior projection）（图 8-28、图 8-29）

（一）体位

1. 患者仰卧于摄影台上，人体正中矢状面垂直台面，并与台面中线重合。

2. 双下肢伸直，两趾并拢。

3. 接收器上缘包括第 4 腰椎，下缘包括尾椎。

4. 接收器置于滤线器托盘内，摄影距离为 100cm。

（二）中心线

向头侧倾斜 15°～20°，对准耻骨联合上缘 3cm 处射入接收器。

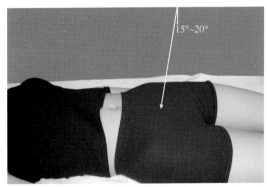

图 8-28　骶椎正位成像示意图

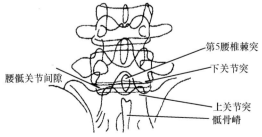

图 8-29　骶椎正位像结构示意图

（三）标准影像显示

1. 照片应包括全部骶椎及腰骶关节，骶中嵴位于照片正中显示。

2. 骶椎孔及骶髂关节左右对称。

3. 耻骨联合部不与骶椎重叠。

4. 无肠内容物与骶椎重叠，骶椎骨纹理清晰可见。

十三、尾椎正位（coccyx anteroposterior projection）（图 8-30、图 8-31）

（一）体位

1. 患者仰卧于摄影台上，人体正中矢状面垂直于台面，并与台面中线重合。

2. 双下肢伸直，两踇趾并拢。

3. 接收器上缘包括髂骨嵴、下缘超出耻骨联合。

4. 接收器置于滤线器托盘内，摄影距离为 100cm。

（二）中心线

向足侧倾斜 10°，对准两侧髂前上棘连线中点，射入接收器。

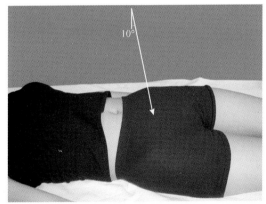

图 8-30　尾椎正位成像示意图

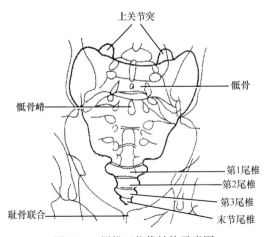

图 8-31　尾椎正位像结构示意图

十四、骶尾椎侧位（sacrococcygeal vertebra lateral position）（图 8-32、图 8-33）

（一）体位

1. 患者侧卧于摄影台上，双下肢屈曲，膝部上移。

2. 骶尾部后平面垂直于台面，腰部垫以棉垫。使骶、尾骨正中矢状面与台面平行，并置于接收器范围内。

3. 接收器上缘包括第 5 腰椎，下缘包括全部尾椎。

4. 接收器置于滤线器托盘内，摄影距离为 100cm。

（二）中心线

对准髂后下棘前方 8cm 处，垂直射入接收器。

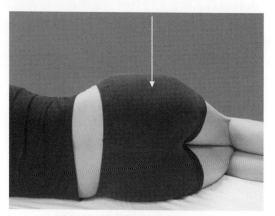

图 8-32 骶尾椎侧位成像示意图

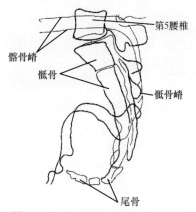

图 8-33 骶尾椎侧位像结构示意图

（三）标准影像显示

1. 骶尾椎及腰骶关节位于照片正中显示，边界明确，其椎体各节易于分辨。

2. 骶椎两侧无名线应重叠为单一致密线。

3. 腰骶关节及骶尾关节间隙清晰可见。

十五、骶髂关节正位（sacroiliac joint anteroposterior projection）（图 8-34、图 8-35）

（一）体位

1. 患者仰卧于摄影台上，人体正中矢状面垂直台面，并与台面中线重合。

2. 双下肢伸直，或双髋和双膝稍弯曲并用棉垫稍垫高，使腰椎摆平。

3. 接收器上缘超出髂骨嵴，下缘包括耻骨联合。

4. 接收器置于滤线器托盘内，摄影距离为 100cm。

（二）中心线

向头侧倾斜 15°～25°，对准两髂前上棘连线中点，射入暗合中心。

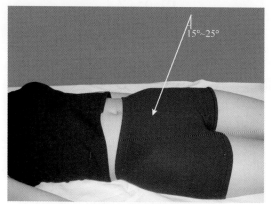

图 8-34 骶髂关节正位成像示意图

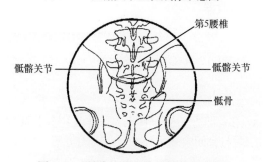

图 8-35 骶髂关节正位像结构示意图

十六、骶髂关节前后斜位（sacroiliac joint anteroposterior oblique）（图 8-36、图 8-37）

（一）体位

1. 患者仰卧于摄影台上，被检侧腰部及臀部抬高，使人体冠状面与台面成 20°～25°。

2. 将被检侧的髂前上棘内侧 2.5cm 处的纵切面对准台面中线。

3. 两髂前上棘连线平面置于接收器上下的中线。接收器上缘包括髂骨嵴，下缘包括耻骨。

4. 接收器置于滤线器托盘内，摄影距离为 100cm。

（二）中心线

对准被检侧髂前上棘内侧 2.5cm 处，垂直射入接收器。

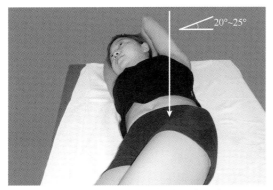

图 8-36　骶髂关节前后斜位成像示意图

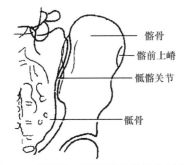

图 8-37　骶髂关节前后斜位像结构示意图

十七、骨盆正位（pelvis anteroposterior projection）（图 8-38、图 8-39）

（一）体位

1. 患者仰卧于摄影台上，人体正中矢状面垂直台面，并与台面中线重合。

2. 两下肢伸直，双足轻度内旋（10°～15°），踇趾并拢。两侧髂前上棘至台面的距离相等。

3. 接收器上缘包括髂骨嵴，下缘达耻骨联合下方 3cm。

4. 接收器置于滤线器托盘内，摄影距离为 100cm。

（二）中心线

对准两髂前上棘连线中点下方 3cm 处，垂直射入接收器。

（三）标准影像显示

1. 照片包括全部骨盆诸骨及股骨近端 1/4，且左右对称，骨盆腔位于照片正中显示。

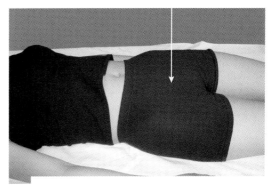

图 8-38　骨盆前后正位成像示意图

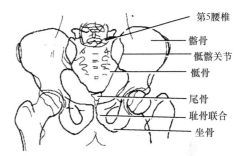

图 8-39　骨盆前后正位像结构示意图

2. 耻骨不与骶椎重叠，两侧大粗隆内缘与股骨颈重叠 1/2。

3. 两侧髂骨翼与其他诸骨密度均匀，且骨纹理清晰可见。

第三节　四肢 X 线摄影

一、手后前位（hand posteroanterior projection）（图 8-40、图 8-41）

（一）体位

1. 患者侧坐于摄影台一端，曲肘约 90°。

2. 五指自然分开，掌心向下紧贴接收器，第 3 掌骨头置于接收器中心。

3. 摄影距离 90～100cm。

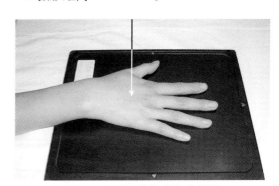

图 8-40　手后前位成像示意图

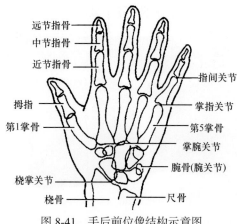

图 8-41　手后前位像结构示意图

（二）中心线

对准第 3 掌骨头垂直射入接收器。

（三）标准影像显示

1. 全部掌指骨及腕关节包括在照片内，第三掌指关节位于照片正中。

2. 五个指骨以适当的间隔呈分离状显示。

3. 2～5 掌指骨呈正位，拇指呈斜位投影。

4. 掌骨至指骨远端，骨纹理清晰可见，并能呈现出软组织层次。

二、手后前斜位（hand posteroanterior oblique projection ）（图 8-42、图 8-43）

（一）体位

1. 患者侧坐于摄影台一端，曲肘约 90°。

2. 五指均匀分开，稍弯曲，指尖触及接收器。手指内旋，使掌心面与接收器约成 45°。

3. 摄影距离为 90～100cm。

（二）中心线

对准第 5 掌骨头，垂直射入接收器。

（三）标准影像显示

1. 全部掌指骨及腕关节包括在照片内，呈斜位投影，第 3 掌指关节位于照片正中。

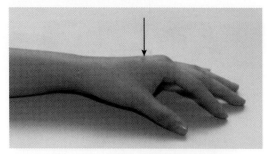

图 8-42　手后前斜位成像示意图

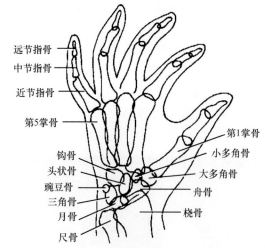

图 8-43　手后前斜位像结构示意图

2. 全部掌指骨骨纹理清晰可见，软组织层次显示良好。

3. 大多角骨与第 1 掌指关节间隙明确。

三、拇指正位（thumb anteroposterior projection ）（图 8-44、图 8-45）

（一）体位

1. 患者坐于摄影台一端，手背内旋使掌心向上，拇指背侧紧贴接收器。

2. 患者自己用健侧手将其余四指抓住并背曲。

3. 摄影距离为 90～100cm。

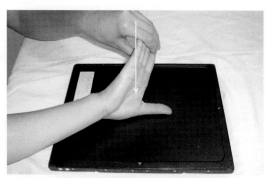

图 8-44　拇指正位成像示意图

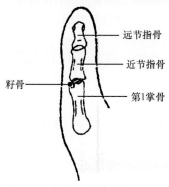

图 8-45　拇指正位像结构示意图

（二）中心线

对准拇指的指掌关节，垂直射入接收器。

四、拇指侧位（thumb lateral position）（图 8-46）

（一）体位

1. 患者侧坐于摄影台一端，肘部弯曲，约成直角，拇指外侧缘紧贴接收器，使拇指背面与接收器垂直。

2. 其余手指握拳，用以支持手掌，防止抖动。

3. 摄影距离为 90～100cm。

（二）中心线

对准拇指的指掌关节，垂直射入接收器。

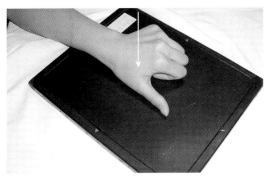

图 8-46　拇指侧位成像示意图

五、腕关节后前位（wrist joint posteroanterior projection）（图 8-47、图 8-48）

（一）体位

1. 患者取坐位，腕关节成后前位，肘部弯曲约成 90°。

2. 手半握拳，腕关节置于接收器中心，腕部掌面紧贴接收器。

3. 摄影距离为 90～100cm。

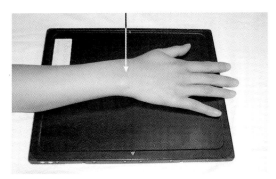

图 8-47　腕关节后前位成像示意图

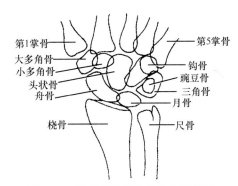

图 8-48　腕关节后前位像结构示意图

第1掌骨　第5掌骨　大多角骨　钩骨　小多角骨　豌豆骨　头状骨　三角骨　舟骨　月骨　桡骨　尺骨

（二）中心线

对准尺骨和桡骨茎突连线的中点，垂直射入接收器。

（三）标准影像显示

1. 腕关节诸骨位于照片正中，呈正位显示，照片包括尺桡骨远端及掌骨近端。

2. 掌腕关节及桡腕关节间隙显示清晰。

3. 诸骨纹理及周围软组织清晰可见。

六、腕关节侧位（wrist joint lateral position）（图 8-49、图 8-50）

（一）体位

1. 患者侧坐于摄影台旁，肘部弯曲，约成直角。

2. 手指和前臂侧放，将第五掌骨和前臂尺侧紧贴接收器，尺骨茎突置于接收器中心。

3. 摄影距离为 90～100cm。

（二）中心线

对准桡骨茎突，垂直射入接收器。

（三）标准影像显示

1. 腕关节呈侧位显示，位于照片正中。

2. 尺桡骨远端重叠良好。

3. 诸骨纹理及周围软组织清晰可见。

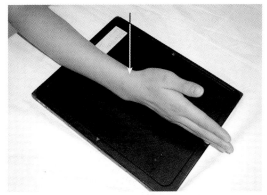

图 8-49　腕关节侧位成像示意图

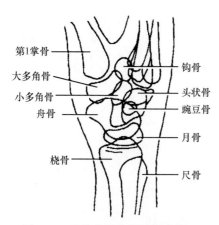

图 8-50　腕关节侧位像结构示意图

第1掌骨　大多角骨　小多角骨　舟骨　桡骨　钩骨　头状骨　豌豆骨　月骨　尺骨

七、腕关节外展位（wrist joint abduction position）（图 8-51、图 8-52）

（一）体位

1. 患者面向摄影台一端就坐，自然屈肘，掌心向下。

2. 接收器置于一个 20° 角度板上（或用沙袋垫高 20°）。

3. 腕部平放于接收器上，手掌尽量向尺侧偏移。

4. 摄影距离 90～100cm。（用于观察舟状骨）

（二）中心线

对准尺骨和桡骨茎突连线中点，垂直射入接收器。

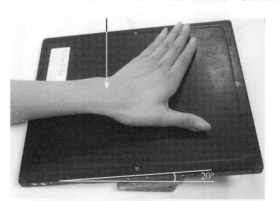

图 8-51　腕关节外展位成像示意图

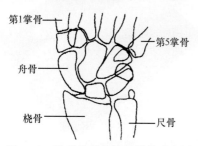

第1掌骨　第5掌骨　舟骨　桡骨　尺骨

图 8-52　腕关节外展位像结构示意图

八、前臂正位（forearm anteroposterior projection）（图 8-53、图 8-54）

（一）体位

1. 患者面向摄影台一端就坐，前臂伸直，掌心向上，背面紧贴接收器。

2. 前臂长轴与接收器长轴平行。

3. 接收器上缘包括肘关节，下缘包括腕关节。

4. 摄影距离 90～100cm。

（二）中心线

对准前臂中点，垂直射入接收器。

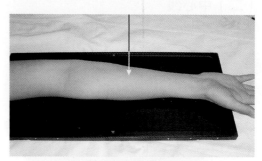

图 8-53　前臂正位成像示意图

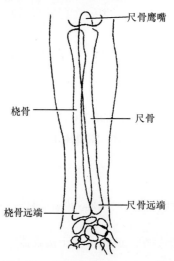

尺骨鹰嘴　桡骨　尺骨　桡骨远端　尺骨远端

图 8-54　前臂正位像结构示意图

（三）标准影像显示

1. 显示尺、桡骨正位影像。

2. 腕关节或（和）轴关节呈正位像显示。

3. 诸骨纹理及周围软组织清晰可见。

九、前臂侧位（forearm lateral position）（图 8-55、图 8-56）

（一）体位

1. 患者面向摄影台一端就坐，曲肘约成 90°。

2. 前臂呈侧位，尺侧紧贴接收器，肩部下移，尽量接近肘部高度。

3. 接收器上缘包括肘关节，下缘包括腕关节。

4. 摄影距离为 90～100cm。

（二）中心线

对准前臂中点，垂直射入接收器中心。

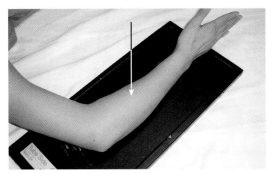

图 8-55　前臂侧位成像示意图

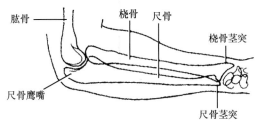

图 8-56　前臂侧位像结构示意图

十、肘关节正位（elbow joint anteroposterior projection）（图 8-57、图 8-58）

（一）体位

1. 患者面向摄影台一端就坐，前臂伸直，掌心向上。

2. 尺骨鹰嘴突置于接收器中心并紧贴接收器。

3. 摄影距离为 90～100cm。

（二）中心线

对准肘关节（肘横纹中点）垂直射入接收器。

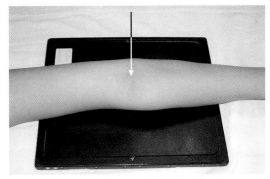

图 8-57　肘关节正位成像示意图

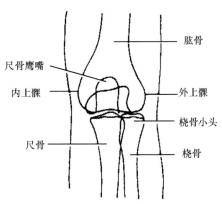

图 8-58　肘关节正位像结构示意图

（三）标准影像显示

1. 照片包括肱骨远端及尺桡骨近端，其关节间隙位于照片正中显示。

2. 肘关节面呈切线位显示，明确锐利。

3. 鹰嘴窝位于肱骨内外髁正中稍偏尺侧。

4. 肘关节诸骨纹理及周围软组织清晰可见。

十一、肘关节侧位（elbow joint lateral position）（图 8-59、图 8-60）

（一）体位

1. 患者面向摄影台一端侧坐，曲肘成 90°，肘关节内侧紧贴接收器。

2. 手掌心面对患者，拇指在上，尺侧朝下，呈侧位姿势。

3. 肩部下移，尽量接近肘部高度。

4. 摄影距离为 90～100cm。

（二）中心线

对准肘关节间隙，垂直射入接收器。

（三）标准影像显示

1. 肱骨远端与尺桡骨近端成 90°～120°。

2. 尺骨与肱骨的关节间隙显示明确，锐利。

3. 肱骨外髁重叠，呈圆形投影。

4. 肘关节诸骨纹理清晰，周围软组织层次分明。

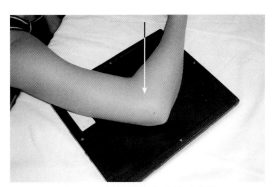

图 8-59　肘关节侧位成像示意图

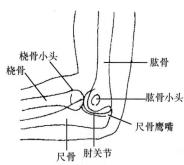

图 8-60　肘关节侧位像结构示意图

十二、肱骨正位（humerus anteroposterior projection）（图 8-61、图 8-62）

（一）体位

1. 患者仰卧于摄影台上，手臂伸直稍外展，掌心朝上。对侧肩部稍垫高，使被检侧上臂尽量贴近接收器。

2. 肱骨长轴与接收器长轴保持一致，接收器上缘包括肩关节，下缘包括肘关节。

3. 摄影距离为 90～100cm。

（二）中心线

对准肱骨中点，垂直射入接收器。

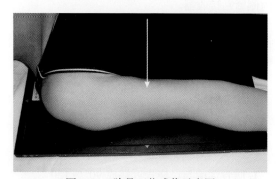

图 8-61　肱骨正位成像示意图

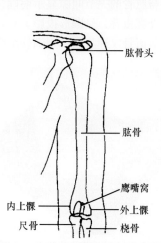

图 8-62　肱骨正位像结构示意图

（三）标准影像显示

1. 显示肱骨正位影像。

2. 软组织影像显示良好。

十三、肱骨侧位（humerus lateral position）（图 8-63、图 8-64）

（一）体位

1. 患者仰卧于摄影台上，对侧肩部稍垫高，使被检侧上臂尽量贴近接收器。

2. 被检侧上臂与躯干稍分开，肘关节弯曲成 90° 角，成侧位姿势置于胸前。

3. 肱骨长轴与接收器长轴平行一致。

4. 接收器上缘包括肩关节，下缘包括肘关节。

5. 摄影距离为 90～100cm。

（二）中心线

对准肱骨中点，垂直射入接收器。

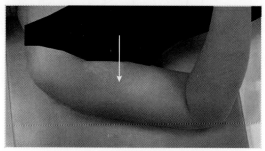

图 8-63　肱骨侧位成像示意图

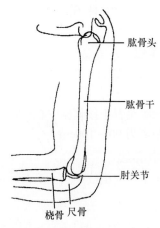

图 8-64　肱骨侧位像结构示意图

（三）标准影像显示

1. 显示肱骨侧位影像。

2. 软组织影像显示良好。

十四、肩关节正位（shoulder joint anteroposterior projection）（图 8-65、图 8-66）

（一）体位

1. 患者仰卧于摄影台上，被检侧肩胛骨喙突置于台面正中线上。

2. 被检侧上肢向下伸直，掌心向上。对侧躯干稍垫高，使被检侧肩部紧贴台面。

3. 接收器上缘超出肩部，外缘包括肩部软组织。

4. 接收器置于滤线器托盘内，摄影距离为 100cm。

（二）中心线

对准喙突垂直射入接收器。

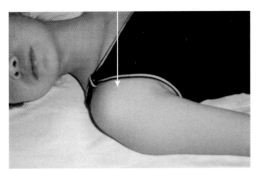

图 8-65　肩关节正位成像示意图

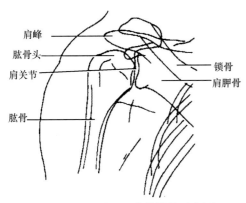

图 8-66　肩关节正位像结构示意图

（三）标准影像显示

1. 照片包括肩关节诸骨，其关节位于照片正中或稍偏外显示。

2. 肩关节盂前后重合，呈切线位显示，不与肱骨头重叠，关节间隙显示清晰明了。

3. 肱骨小结位于肱骨头外 1/3 处显示。

4. 肱骨头、肩峰及锁骨纹理显示清晰，周围软组织层次可辨。

十五、肩关节穿胸侧位（shoulder joint transthoracic lateral position）（图 8-67）

（一）体位

1. 患者侧立于摄影架前，被检侧上臂外缘紧贴摄影架面板。

2. 被检侧上肢及肩部尽量下垂，掌心向前，对侧上肢高举抱头。

3. 被检侧肱骨外科颈对准接收器中心。

4. 接收器置于滤线器托盘内，摄影距离为 100cm。

（二）中心线

水平方向通过对侧腋下，经被检侧上臂的上 1/3 处，垂直射入接收器。

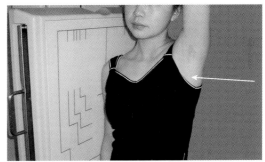

图 8-67　肩关节穿胸侧位成像示意图

十六、锁骨后前位（clavicle posteroanterior projection）（图 8-68、图 8-69）

（一）体位

1. 患者俯卧于摄影台上，被检侧锁骨中点对接收器上 1/3 横线中点。

2. 头面部转向对侧，使锁骨与台面贴近，被检侧手臂内旋，掌心向上。

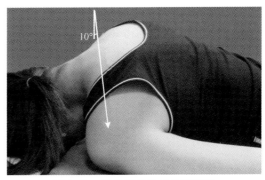

图 8-68　锁骨后前位成像示意图

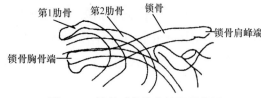

图 8-69　锁骨后前位像结构示意图

3. 肩部下垂，使肩部与胸锁关节相平。

4. 摄影距离为 90～100cm。

（二）中心线

通过锁骨中点，向足侧倾斜 10° 角。

十七、肩锁关节后前位（acromioclavicular joint posteroanterior projection）（图 8-70）

（一）体位

1. 患者直立于摄影架前，面向接收器，两足分开，使身体站稳。

2. 两臂下垂，两侧肩锁关节对接收器横轴中线，人体正中矢状面对接收器纵轴中线。

3. 两手各握重量相等的沙袋一只，使肩部下垂，锁骨呈水平状。

4. 摄影距离为 90～100cm。

（二）中心线

对准第 3 胸椎，水平方向与接收器垂直（深吸气后屏气曝光）。

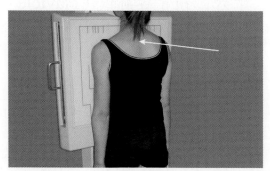

图 8-70　肩锁关节后前位成像示意图

十八、冈上肌出口位（outlet view of shoulder）（图 8-71、图 8-72）

（一）摄影目的

观察肩峰形态、骨质厚度及肩峰到肱骨头之间的距离，间接评估冈上肌损伤程度。

（二）摄影体位

1. 被检者站立于摄影架前，面向探测器，患侧肩关节与之紧贴。

2. 身体冠状面与探测器成 35°～40°，患侧肘关节屈曲、外展。

3. 探测器置于滤线器托盘内，摄影距离为 100cm。

（三）中心线

经肩锁关节水平射入探测器。

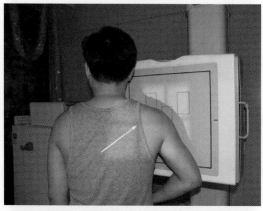

图 8-71　冈上肌出口位 X 线摄影图

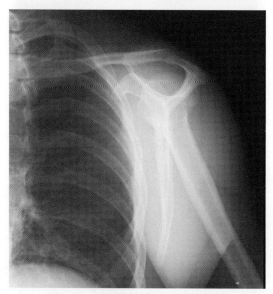

图 8-72　冈上肌出口位 X 线照片图

（四）标准影像显示

1. 影像包括肩峰、肱骨近端、肩胛骨以及锁骨远端。

2. 肱骨头位于冈上窝正中，肩峰形态完整清晰显示。

3. 肩峰、肱骨头及锁骨远端骨小梁清晰显示。

十九、肩关节内收、中立、外展三位

肩关节内收（internal rotation view）、中立、外

展（external rotation view）三位像 X 线成像示意图分别如图 8-73（A）、图 8-73（B）、图 8-73（C）所示，肩关节中立、内收、外展 X 线照片图分别如图 8-74（A）、图 8-74（B）、图 8-74（C）所示。

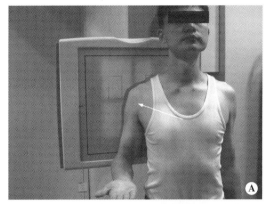
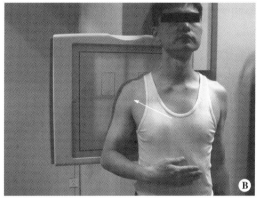
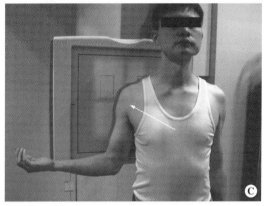

图 8-73　肩关节 X 线成像示意图
A. 肩关节中立位 X 线成像示意图；B. 肩关节内收位 X 线成像示意图；C.肩关节外展位 X 线成像示意图

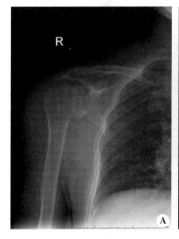
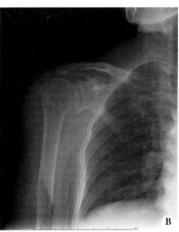
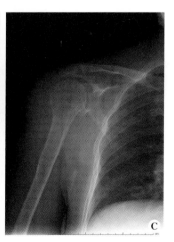

图 8-74　肩关节 X 线照片图
A. 肩关节中立位 X 线照片图；B. 肩关节内收位 X 线照片图；C.肩关节外展位 X 线照片图

（一）摄影目的

从不同角度下观察肩关节及周围病变（如钙化性肌炎等），内旋正位可以显示肱骨头后外侧骨缺损（Hill-Sachs 损伤）；中立位可以显示肱骨头、颈病变，外展位可以显示肱骨大结节的病变。

（二）摄影体位

1. 被检者站立位于胸片架前，被检侧肩部背侧紧贴探测器，健侧向前倾斜，身体冠状面与探测器成 45°，上肢向下伸直，肘关节屈曲 90°，掌心向上。

2. 前臂内旋，掌心放于腹部（内收位）。

3. 前臂外展，掌心朝上，前臂长轴与探测器垂直（中立位）。

4. 前臂外展，掌心朝上，前臂长轴与探测器平行（外展位）。

5. 探测器置于滤线器托盘内，摄影距离为100cm。

（三）中心线

对准喙突垂直射入探测器。

（四）标准影像显示

1. 影像包括肩关节诸骨。

2. 肩关节盂呈切线位，关节间隙清晰显示。

3. 肱骨头、颈及大结节显示清晰。

4. 肩关节诸骨骨小梁清晰显示，软组织层次分明。

二十、足正位（foot anteroposterior projection）（图 8-75、图 8-76）

（一）体位

1. 患者仰卧或坐于摄影台上，被检侧膝关节弯曲，足底部紧贴接收器。

2. 接收器上缘包括足趾，下缘包括足跟，第3跖骨基底部放于接收器中心，并使接收器中线与足部长轴一致。

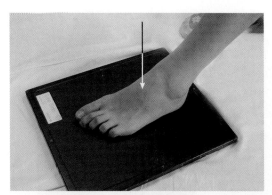

图 8-75　足正位成像示意图

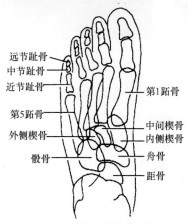

图 8-76　足正位像结构示意图

3. 摄影距离为 90～100cm。

（二）中心线

通过第3跖骨基底部，垂直（或向足跟侧倾斜15°）射入接收器。

（三）标准影像显示

1. 照片包括跗、趾及跖骨，第3跖骨基底部位于照片正中。

2. 跗骨到趾骨远端密度适当，骨纹理清晰可见。

3. 舟距关节与骰跟间隙清晰可见。

二十一、足内斜位（foot anteroposterior oblique projection with medial）（图 8-77、图 8-78）

（一）体位

1. 患者仰卧或坐于摄影台上，被检侧膝部弯曲，足底部紧贴接收器。

2. 接收器前缘包括足趾，后缘包括足跟。

3. 第3跖骨基底部放于接收器中心，将躯干和被检侧下肢向内倾斜，使足底与接收器成30°～50°。

4. 摄影距离为 90～100cm。

（二）中心线

通过第3跖骨基底部，垂直射入接收器。

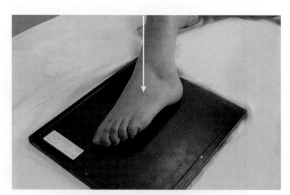

图 8-77　足内斜位成像示意图

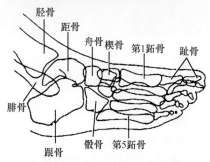

图 8-78　足内斜位像结构示意图

（三）标准影像显示

1. 全足诸骨呈斜位，第3、4跖骨基底部位于照片正中。

2. 第 1、2 跖骨部分重叠，其余均单独显示。

3. 距跟关节、楔舟关节及第 3、4 跗跖关节间隙显示明确。

4. 全足诸骨密度基本均匀，骨纹理清晰。

二十二、足侧位（foot lateral position）（图 8-79、图 8-80）

（一）体位

1. 患者侧卧于摄影台上，被检侧下肢外侧缘靠近台面，膝部弯曲。

2. 被检侧足部外侧缘紧贴接收器，足部呈侧位，使足底平面与接收器垂直。

3. 接收器上缘包括足趾，下缘包括跟骨。

4. 摄影距离为 90～100cm。

（二）中心线

通过足部中点，垂直射入接收器。

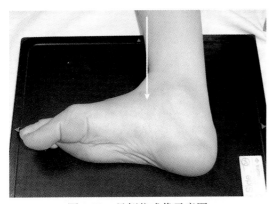

图 8-79 足侧位成像示意图

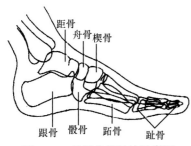

图 8-80 足侧位像结构示意图

二十三、跟骨侧位（calcaneus lateral position）（图 8-81、图 8-82）

（一）体位

1. 患者侧卧于摄影台上，被检侧下肢外侧缘紧

贴台面，膝部弯曲。

2. 被检侧足部外侧紧贴接收器，使足底平面垂直接收器。

3. 跟骨置于接收器中心。

4. 摄影距离为 90～100cm。

（二）中心线

对准跟距关节，垂直射入接收器。

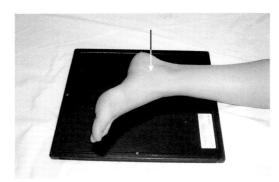

图 8-81 跟骨侧位成像示意图

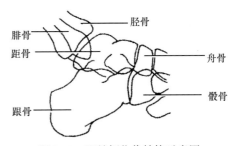

图 8-82 跟骨侧位像结构示意图

（三）标准影像显示

1. 照片包括踝关节及部分距骨，跟骨位于照片正中，呈侧位显示。

2. 距骨下关节面呈切线位显示，其关节间隙清晰可见。

3. 跟骨纹理显示清晰。

二十四、跟骨轴位（calcaneus axial position）（图 8-83、图 8-84）

（一）体位

1. 患者仰卧或坐于摄影台上，被检侧下肢伸直。

2. 小腿长轴与接收器长轴一致，踝关节置于接收器中心，踝部极度背屈。

3. 摄影距离为 90～100cm。

（二）中心线

向头侧倾斜 35°～45°，通过第 3 跖骨基底部射入接收器中心。

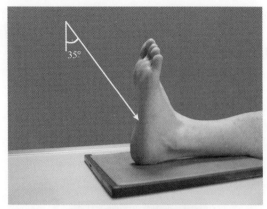

图 8-83　跟骨轴位成像示意图

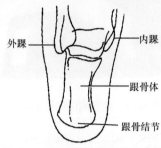

图 8-84　跟骨轴位像结构示意图

二十五、踝关节正位（ankle joint anteroposterior projection）（图 8-85、图 8-86）

（一）体位

1. 患者仰卧或坐于摄影台上，被检侧下肢伸直，将踝关节置于接收器中心。

2. 小腿长轴与接收器中线平行，足稍内旋，足尖下倾。

3. 摄影距离为 90～100cm。

（二）中心线

通过内、外踝连线中点上方 1cm 处，垂直射入接收器。

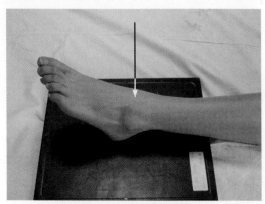

图 8-85　踝关节正位成像示意图

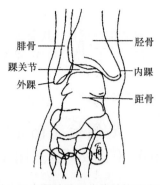

图 8-86　踝关节正位像结构示意图

（三）标准影像显示

1. 踝关节位于照片下 1/3 中央，关节面呈切线位，其间隙清晰可见。

2. 胫腓联合间隙不超过 0.5cm。

3. 踝关节诸骨纹理清晰锐利，周围软组织层次可见。

二十六、踝关节侧位（ankle joint lateral position）（图 8-87、图 8-88）

（一）体位

1. 患者侧卧于摄影台上，被检侧靠近台面。

2. 被检侧膝关节稍屈曲，外踝紧贴接收器，足跟摆平，使踝关节成侧位。

3. 小腿长轴与接收器长轴平行，将内踝上方 1cm 处置于接收器中心。

4. 摄影距离为 90～100cm。

（二）中心线

对准内踝上方 1cm 处，垂直射入接收器。

（三）标准影像显示

1. 距骨滑车面内外缘重合良好。

2. 腓骨小头重叠于胫骨正中偏后。

3. 踝关节位于照片下 1/3 正中显示。

4. 踝关节诸骨纹理及周围软组织清晰可见。

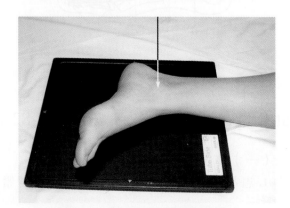

图 8-87　踝关节外侧位成像示意图

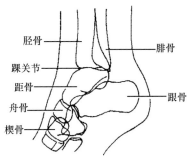

图 8-88 踝关节外侧位像结构示意图

二十七、胫腓骨正位（leg anteroposterior projection）（图 8-89、图 8-90）

（一）体位

1. 患者仰卧或坐于摄影台上，被检侧下肢伸直，足稍内旋。

2. 小腿长轴与接收器长轴一致，上缘包括膝关节，下缘包括踝关节。

3. 摄影距离为 90～100cm。

（二）中心线

对准小腿中点，垂直射入接收器。

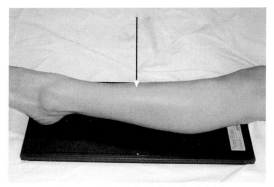

图 8-89 胫腓骨前后位成像示意图

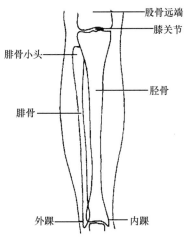

图 8-90 胫腓骨前后位像结构示意图

二十八、胫腓骨侧位（leg lateral position）（图 8-91、图 8-92）

（一）体位

1. 患者侧卧于摄影台上，被检侧靠近台面。

2. 被检侧下肢膝关节稍屈，小腿外缘紧贴接收器。

3. 接收器上缘包括膝关节，下缘包括踝关节。小腿长轴与接收器长轴一致。

4. 摄影距离为 90～100cm。

（二）中心线

对准小腿中点，垂直射入接收器。

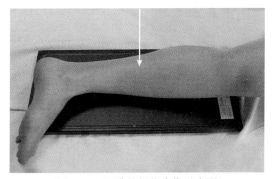

图 8-91 胫腓骨侧位成像示意图

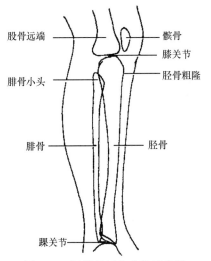

图 8-92 胫腓骨侧位成像示意图

二十九、膝关节正位（knee joint anteroposterior projection）（图 8-93、图 8-94）

（一）体位

1. 患者仰卧或坐于摄影台上，下肢伸直，接收器放于被检侧膝下，髌骨下缘对接收器中心。

2. 小腿长轴与接收器长轴一致。

3. 摄影距离为 90～100cm。

（二）中心线

对准髌骨下缘，垂直射入接收器。

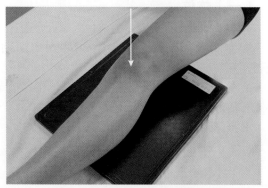

图 8-93　膝关节前后正位成像示意图

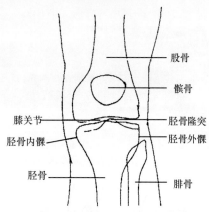

图 8-94　膝关节前后正位像结构示意图

（三）标准影像显示

1. 照片包括股骨两髁，胫骨两髁及腓骨小头，其关节面位于照片正中。

2. 腓骨小头与胫骨仅有少许重叠。

3. 膝关节诸骨纹理清晰可见，周围软组织层次可见。

三十、膝关节侧位（knee joint lateral position）（图 8-95、图 8-96）

（一）体位

1. 患者侧卧于摄影台上，被检侧膝部外侧靠近台面。

2. 被检侧膝关节屈曲成 120°～135°。

3. 髌骨下缘置于接收器中心，前缘包括软组织，髌骨面与接收器垂直。

4. 摄影距离为 90～100cm。

（二）中心线

对准胫骨上端，垂直射入接收器。

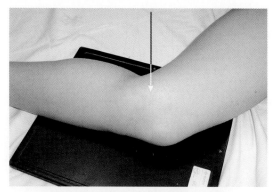

图 8-95　膝关节外侧位成像示意图

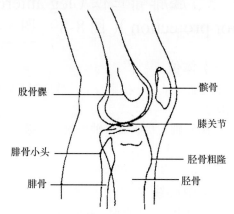

图 8-96　膝关节外侧位像结构示意图

（三）标准影像显示

1. 膝关节间隙位于照片正中，股骨内外髁重叠良好。

2. 髌骨呈侧位显示，其与骰骨间隙分离明确，关节面边界锐利，无双边。

3. 股骨与胫骨平台重叠极小。

4. 膝关节诸骨纹理清晰可见，周围软组织可以辨认。

三十一、髌骨轴位（patella axial position）（图 8-97、图 8-98）

（一）体位

1. 患者俯卧于摄影台上，被检侧膝部尽量弯曲，对侧下肢伸直。

2. 被检侧股骨长轴与接收器中线一致。髌骨下缘置于接收器下 1/3 处。

3. 摄影距离为 90～100cm。

（二）中心线

向头侧倾斜 15°～20°，对准髌骨下缘射入接收器。

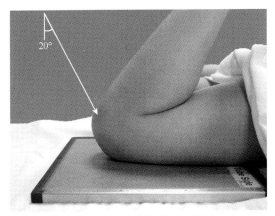

图 8-97 髌骨轴位成像示意图

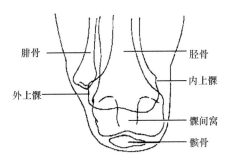

图 8-98 髌骨轴位像结构示意图

三十二、股骨正位（femur anteroposterior projection）（图 8-99、图 8-100）

（一）体位

1. 患者仰卧于摄影台上，下肢伸直足稍内旋，使两足趾内侧互相接触。

2. 接收器置于被检侧股骨下面，股骨长轴与接收器中线一致。

3. 接收器上缘包括髋关节，下缘包括膝关节。受限于接收器尺寸，可包括患处及一端关节。

4. 摄影距离为 90～100cm。

（二）中心线

对准股骨中点，垂直射入接收器。

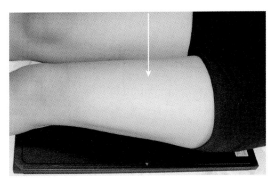

图 8-99 股骨前后正位成像示意图

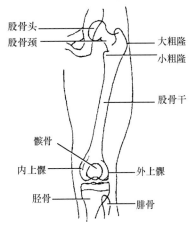

图 8-100 股骨前后正位成像示意图

三十三、股骨侧位（femur lateral position）（图 8-101、图 8-102）

（一）体位

1. 患者侧卧于摄影台上，被检侧贴近台面。

2. 被检侧下肢伸直，膝关节稍弯曲，接收器置于股骨外侧缘的下方，股骨长轴与接收器长轴一致。

3. 摄影距离为 90～100cm。

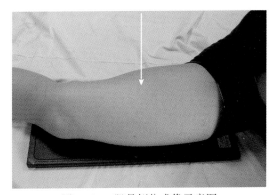

图 8-101 股骨侧位成像示意图

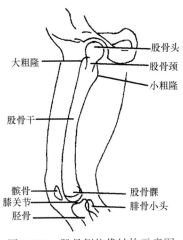

图 8-102 股骨侧位像结构示意图

（二）中心线

对准股骨中点，垂直射入接收器。

三十四、髋关节正位（hip joint anteroposterior projection）（图 8-103、图 8-104）

（一）体位

1. 患者仰卧于摄影台上，被检侧髋关节置于台面中线。

2. 下肢伸直，双足跟分开，两侧足趾内侧相互接触。

3. 股骨头放于接收器中心，股骨长轴与接收器长轴平行。

4. 接收器上缘包括髂骨，下缘包括股骨上端。

5. 接收器置于滤线器托盘内，摄影距离为100cm。

（二）中心线

对准股骨头（髂前上棘与耻骨联合上缘连线的中点垂线下方 2.5cm 处），垂直射入接收器。

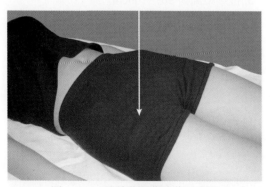

图 8-103　髋关节正位成像示意图

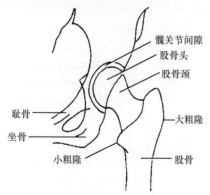

图 8-104　髋关节正位像结构示意图

（三）标准影像显示

1. 照片包括髋关节、股骨近端 1/3，同侧耻坐骨及部分髂骨翼。

2. 股骨头大体位于照片正中或位于照片上 1/3 正

中，大粗隆内缘与股骨颈重叠 1/2，股骨颈显示充分。

3. 股骨颈及闭孔无投影变形，申通氏线光滑锐利，曲度正常。

4. 髋关节诸骨纹理清晰锐利，坐骨棘明显显示，周围软组织也可辨认。

三十五、髋关节水平侧位（hip joint level lateral position）（图 8-105、图 8-106）

（一）体位

1. 患者仰卧于摄影台上，被检侧下肢伸直，足尖稍内旋。

2. 健侧髋关节和膝关节屈曲外展，避免遮挡 X 线束射入。

3. 接收器垂直台面竖放于被检侧髋部外侧，上缘紧贴髂骨嵴，下缘远离股骨，使接收器长轴与股骨颈长轴平行。

4. 固定滤线栅置于肢体与接收器间，并紧贴接收器。

5. 摄影距离为 100cm。

（二）中心线

水平方向，向头侧倾斜，从被检侧股骨内侧向外上方垂直股骨颈射入接收器。

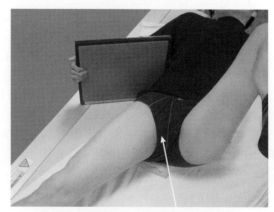

图 8-105　髋关节水平侧位成像示意图

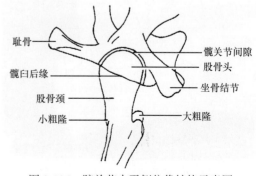

图 8-106　髋关节水平侧位像结构示意图

第四节　胸腹部 X 线摄影

一、胸部后前位（chest postero-anterior projection）（图 8-107、图 8-108）

（一）体位

1. 患者面向摄影架站立，前胸紧靠接收器，两足分开，使身体站稳。

2. 人体正中矢状面对接收器中线，头稍后仰，将下颌搁于胸片架上方，接收器上缘超过两肩 3cm。

3. 两手背放于髋部，双肘弯曲，尽量向前。两肩内转，尽量放平，并紧贴接收器。

4. 接收器置于滤线器托盘内，摄影距离为 150～180cm。（观察心脏时，摄影距离为 180～200cm）

5. 深吸气后屏气曝光。

（二）中心线

水平方向，通过第 5、6 胸椎，垂直射入接收器。

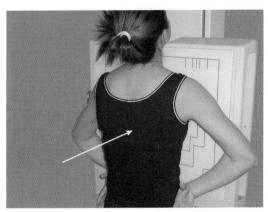

图 8-107　胸部后前位成像示意图

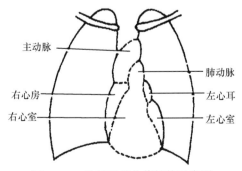

图 8-108　胸部后前位像结构示意图

（三）标准影像显示

1. 肺门阴影结构可辨。

2. 锁骨、乳房、左心影内可分辨出肺纹理。

3. 肺尖充分显示。

4. 肩胛骨投影于肺野之外。

5. 两侧胸锁关节对称。

6. 膈肌包括完全，且边缘锐利。

7. 心脏、纵隔边缘清晰锐利。

二、胸部侧位（chest lateral position）（图 8-109、图 8-110）

（一）体位

1. 患者侧立于摄影架前，被检侧胸部紧靠接收器，接收器上缘应超出肩部。

2. 胸部腋中线对准接收器中线，前胸壁及后胸壁投影与接收器边缘等距。

3. 两足分开，身体站稳，双上肢上举，环抱头部，收腹，挺胸抬头。

4. 接收器置于滤线器托盘内，摄影距离为 150～180cm。（观察心脏时，摄影距离为 180～200cm）

5. 深吸气后屏气曝光。

（二）中心线

水平方向，经腋中线第 6 胸椎平面垂直射入接收器。

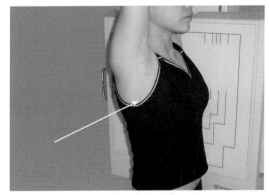

图 8-109　胸部侧位成像示意图

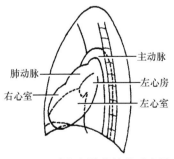

图 8-110　胸部侧位像结构示意图

（三）标准影像显示

1. 照片中无组织遮盖部分呈漆黑。

2. 第 4 胸椎以下椎体清晰可见，并呈侧位投影。

3. 从颈部到气管分叉部，能连续追踪到气管影像。

4. 心脏、主动脉弓移行部、降主动脉影像明了。

5. 胸骨两侧缘重叠良好。

三、膈上肋骨正位（rib anteroposterior projection above）（图 8-111、图 8-112）

（一）体位

1. 患者站立于摄影架前，背部紧贴摄影架面板，两足分开，使身体站稳。

2. 身体正中矢状面垂直摄影架面板并对准接收器中线，下颌稍仰，接收器上缘超出两肩。

3. 双肘屈曲，手背放于臀部，肘部尽量向前。

4. 接收器置于滤线器托盘内，摄影距离为100cm。

5. 深吸气后屏气曝光。

（二）中心线

水平方向，通过第 7 胸椎水平垂直射入接收器。

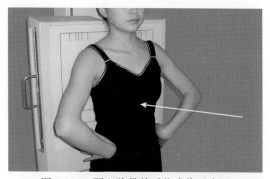

图 8-111　膈上肋骨前后位成像示意图

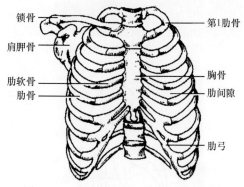

图 8-112　膈上肋骨前后位像结构示意图

（三）标准影像显示

1. 第 1～6 前肋与第 1～9 后肋投影于照片中，且包括两侧肋膈角。

2. 纵隔后肋骨边缘也应清晰显示。

3. 以上肋骨骨纹理显示清晰。

四、膈下肋骨正位（rib anteroposterior projection below）（图 8-113、图 8-114）

（一）体位

1. 患者仰卧于摄影台上，身体正中矢状面垂直台面。并对接收器中线。双上肢置于身体两侧，稍外展。

2. 接收器上缘包括第 5 胸椎，下缘包括第 3 腰椎，两侧包括腹侧壁外缘。

3. 接收器置于滤线器托盘内，摄影距离 100cm。

4. 呼气后屏气曝光。

（二）中心线

通过脐孔上，向头侧倾斜 10°～15° 射入胶片中心。

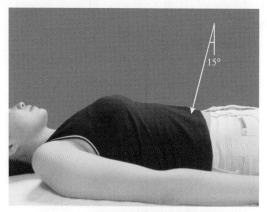

图 8-113　膈下肋骨前后位成像示意图

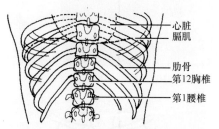

图 8-114　膈下肋骨前后位结构示意图

（三）标准影像显示

1. 第 8～12 肋骨在膈下显示，并投影于腹腔内。

2. 以上肋骨骨纹理清晰可见。

五、肋骨左与右斜位

膈上肋骨斜位 X 线摄影图（左后前斜位）如图 8-115 所示，膈上肋骨斜位 X 线摄影图（右后前斜位）如图 8-116 所示，膈上肋骨斜位 X 线照片图（左后前斜位）如图 8-117 所示，膈上肋骨斜位 X 线照片图（右后前斜位）如图 8-118 所示。

（一）摄影目的

观察肋骨骨折及病变，尤其肋弓病变及骨折的显示。

（二）摄影体位

1. 被检者站立于胸片架前，面向探测器，两足分开，身体站稳。

2. 将健侧手臂上举，被检侧肘部弯曲，手腕放于髋部，手臂及肩部尽量内转。

3. 身体向被检侧转 45°，使被检侧胸腋部靠近探测器。

4. 将脊柱至胸腔外侧缘的中点对探测器中心，探测器上缘超过肩部。

5. 呼吸方式：深吸气后屏气。

6. 滤线器（＋），摄影距离为 180cm。

（三）中心线

对准肩胛下角处垂直射入探测器。

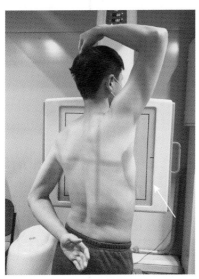

图 8-115　膈上肋骨斜位 X 线摄影图（左后前斜位）

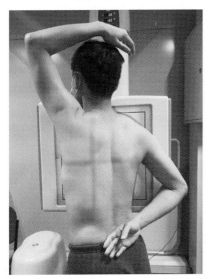

图 8-116　膈上肋骨斜位 X 线摄影图（右后前斜位）

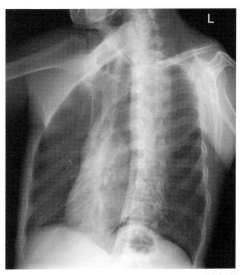

图 8-117　膈上肋骨斜位 X 线照片图（左后前斜位）

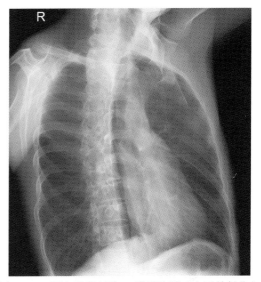

图 8-118　膈上肋骨斜位 X 线照片图（右后前斜位）

（四）标准影像显示

1. 第 1～9 肋位于影像正中显示。

2. 肋骨及肋弓清晰显示。

3. 肋骨骨纹理清晰显示。

六、肾、输尿管及膀胱平片（kidney ureter bladder position，KUB position）（图 8-119）

（一）体位

1. 患者仰卧于摄影台上，下肢伸直，人体正中矢状面垂直台面并与台面中线重合，两臂置于身旁或上举。

2. 接收器上缘超出胸骨剑突，下缘包括耻骨联合下 2.5cm。

3. 接收器置于滤线器托盘内，摄影距离为 100cm。

4. 呼气后屏气曝光。

（二）中心线

对准剑突与耻骨联合上缘连线中点垂直射入接收器。

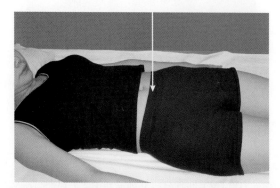

图 8-119　肾、输卵管及膀胱（KUB）平片成像示意图

（三）标准影像显示

1. 腹部全部包括在照片内。腰椎序列投影于照片正中并对称显示。

2. 两侧膈肌、腹壁软组织及骨盆腔均对称性地显示在照片内，椎体棘突位于照片正中。

3. 膈肌边缘锐利，胃内液平面及可能出现的肠内液平面，均应辨认明确。

4. 肾、腰大肌、腹膜外脂肪线及骨盆影像显示清楚。

七、腹部站立正位（abdomen erect anteroposterior projection）（图 8-120、图 8-121）

（一）体位

1. 患者站立于摄影架前，背部紧贴摄影架面板，双上肢自然下垂稍外展。

2. 人体正中矢状面与摄影架面板垂直，并与接收器中线重合。

3. 接收器上缘包括横膈，下缘包括耻骨联合上缘。

4. 接收器置于滤线器托盘内，摄影距离为100cm。

5. 呼气后屏气曝光。

（二）中心线

水平方向，经剑突与耻骨联合连线中点，垂直射入胶片。

（三）标准影像显示

1. 两侧膈肌、腹壁软组织及骨盆腔均对称性地显示在照片内，椎体棘突位于照片正中。

2. 膈肌边缘锐利，胃内液平面及可能出现的肠内液平面，均应辨认明确。

3. 肾、腰大肌、腹膜外脂肪线及骨盆影像显示清楚。

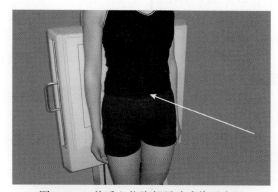

图 8-120　前后立位腹部平片成像示意图

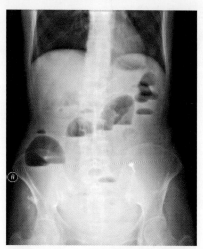

图 8-121　前后立位腹部平片照片图

第五节　特殊摄影体位

一、脊柱全长拼接位（图 8-122 和图 8-123）

（一）全脊柱站立正位（whole spine erect anteroposterior projection）

摄影体位

1. 被检者站立于摄影架前，背部贴近探测器，身体冠状面平行于探测器。使人体正中矢状面、X线管焦点、探测板纵轴中线三者重合。

2. 下颌上抬至枕骨水平，双上肢自然下垂，手心朝前，双足稍分开，足尖朝前。

3. **COI 选择**　根据被检者腋中线与扶手对应刻度录入数值。

4. 探测器置于滤线器托盘内，摄影距离为180cm。

中心线　照射范围上缘对准双眼眶下缘，下缘对准耻骨联合。探测器置于胸骨剑突中点。将 X 线管向上打 20°～30°，对准受检者鼻尖水平，设定为拍摄角度一；X 线管角度向下打 40°～60°，对准受检者耻骨联合水平，设置为拍摄角度二。嘱受检者吸气后屏气，按下曝光键，连续曝光三次即完成脊柱全长摄影。

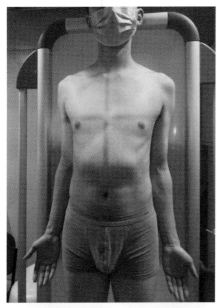

图 8-122　全脊柱站立正位 X 线摄影图

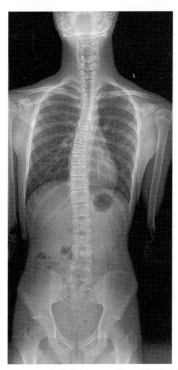

图 8-123　全脊柱站立正位 X 线照片图

标准影像显示

1. 影像上缘包括寰枕关节，下缘包括双侧髋关节。

2. C₁ 至骶尾椎位于影像正中显示，棘突位于椎体正中显示。

3. 下颌骨下缘与枕骨下缘重合，双侧肩关节、髋关节对称显示。

4. 图像拼接处椎体完整、骨质连续。

5. 脊柱各椎体骨小梁清晰显示。

6. 摄影目的是观察整体脊柱侧弯程度，能够测量 Cobb 角等，制订合理矫形和手术治疗方案。

（二）全脊柱站立侧位（whole spine erect lateral position）（图 8-124 和图 8-125）

摄影体位

1. 被检者站立于摄影架前，身体侧面贴近探测器，身体冠状面垂直于探测器。

2. 下颌上抬至枕骨水平，双上肢上举，肱骨与躯干呈 30°，肘关节屈曲，双手握紧摄影架扶手，双足稍分开，足尖朝前。

3. COI 选择　根据被检者身体正中矢状面与扶手对应刻度录入数值。

4. 探测器置于滤线器托盘内，摄影距离为 180cm。

中心线　照射范围上缘对准外耳孔上 3cm，下缘对准股骨近端外侧正中与耻骨联合水平。探测器置于侧剑突的中点，将 X 线球管再向上打 20°～30° 的角度，对准受检者外耳孔水平，设定为拍摄角度一；将 X 球管角度向下打 40°～60°，对准受检者股骨转子水平，设置为拍摄角度二。嘱受检者吸气后屏气，按下曝光键，连续曝光三次松开即完成拍摄。

标准影像显示

1. 影像上缘包括寰枕关节，下缘包括骶尾骨。

2. C1 至骶尾椎在影像正中清晰显示。

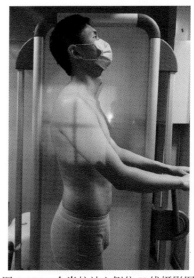

图 8-124　全脊柱站立侧位 X 线摄影图

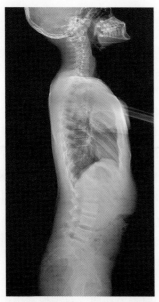

图 8-125　全脊柱站立侧位 X 线照片图

3. 下颌骨未与颈椎重合，双侧肩关节、髋关节完全重合显示。

4. 图像拼接处椎体完整、骨质连续。

5. 脊柱各椎体骨小梁清晰显示。

6. 摄影目的是观察脊柱生理曲度，判定脊柱前后凸程度，制订合理矫形和手术治疗方案。

二、全脊柱左侧与右侧屈曲位

全脊柱右侧屈位（right flexion of total spine）X 线摄影图如图 8-126 所示；全脊柱右侧屈位 X 线照片图如图 8-127 所示；全脊柱左侧屈位（left flexion of total spine）X 线摄影图如图 8-128 所示；全脊柱左侧屈位 X 线照片图如图 8-129 所示。

（一）摄影体位

1. 被检者仰卧于摄影床上，颈胸部及双下肢身体向同侧尽量弯曲。

2. 人体冠状面平行于平板探测器，骨盆居中且摆平。

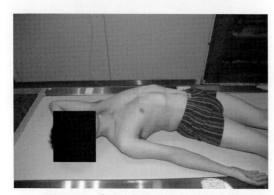

图 8-126　脊柱右侧屈曲位 X 线摄影图

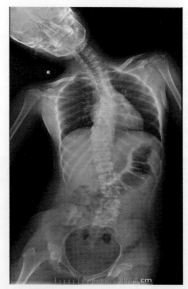

图 8-127　脊柱右侧屈曲位 X 线照片图

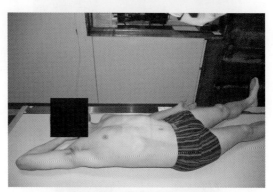

图 8-128　脊柱左侧屈曲位 X 线摄影图

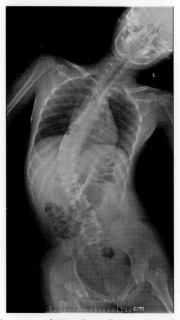

图 8-129　脊柱左侧屈曲位 X 线照片图

3. 探测器上缘包括外耳孔，下缘包括尾椎。

4. 探测器置于滤线器托盘内，摄影距离为 100cm。

（二）中心线

对准剑突与肚脐连线中点垂直入射探测器。

（三）标准影像显示

1. 影像包括颈、胸、腰、骶尾椎且位于图像正中。

2. 左、右侧凸起处脊柱椎间隙张开。

3. 脊柱各骨骨小梁清晰显示。

4. 摄影目的是观察脊柱侧方屈曲的活动范围，评估脊柱的柔韧度，从而制订合理的手术方案。

三、腰椎过伸和过屈侧位

腰椎过伸位 X 线摄影图如图 8-130 所示；腰椎过伸位 X 线照片图如图 8-131 所示；腰椎过屈位 X 线摄影图如图 8-132 所示；腰椎过屈位 X 线照片图如图 8-133 所示。

（一）摄影目的

观察腰椎的活动度及稳定性。

（二）摄影体位

1. 被检者侧卧于摄影床上，双下肢屈曲，双手抱住膝关节，身体向前弯曲或向后弯曲，腰部尽量保持屈曲或过伸状态。

2. 腰部用棉垫垫平，是腰椎序列平行于探测器，并置于探测器中心。

3. 探测器上缘包括第 11 胸椎，下缘包括上部骶椎。

4. 探测器置于滤线器托盘内，摄影距离为 100cm。

（三）中心线

对准第 3 腰椎垂直射入探测器。

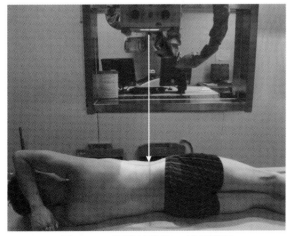

图 8-130　腰椎过伸位 X 线摄影图

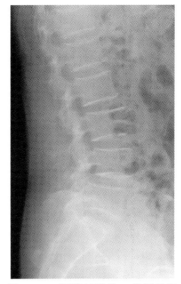

图 8-131　腰椎过伸位 X 线照片图

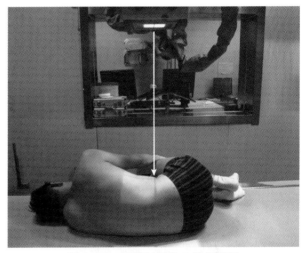

图 8-132　腰椎过屈位 X 线摄影图

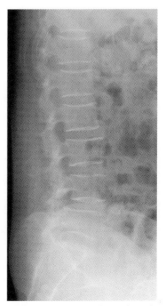

图 8-133　腰椎过屈位 X 线照片图

（四）标准影像显示

1. 影像包括第 11 胸椎至第 2 骶椎椎骨。

2. 腰椎椎体各缘无双边现象。

3. 椎体骨皮质和骨小梁结构清晰可见。

4. 椎弓根、椎间孔和椎小关节可见。

四、膝关节功能位

（一）膝关节内与外翻应力位

膝关节内翻应力位 X 线摄影图如图 8-134 所示；膝关节内翻应力位 X 线照片图如图 8-135 所示；膝关节外翻应力位 X 线摄影图如图 8-136 所示；膝关节内翻应力位 X 照片图如图 8-137 所示。

摄影目的 测量双侧膝关节内（外）侧关节间隙的差值，间接判断膝关节内（外）侧副韧带损伤程度。

摄影体位

1. 被检者仰卧或坐于摄影床上，患侧下肢伸直，足尖稍内旋。

2. 使用固定带把股骨固定在摄影床一侧，应力检查器的胫骨半圆形压板向胫骨远端近踝关节处的内（外）侧面施压。

3. 探测器置于患侧膝关节下方，使其长轴与下肢长轴平行。

4. 滤线器（—），摄影距离为 100cm。[注：— 表示不需使用]

中心线 对准髌骨下缘垂直射入探测器。

标准影像显示

1. 影像包括股骨远端、胫腓骨近端及周围软组织，关节面于影像正中。

2. 关节间隙呈切线位清晰显示。

3. 膝关节诸骨小梁清晰显示，周围软组织层次可见。

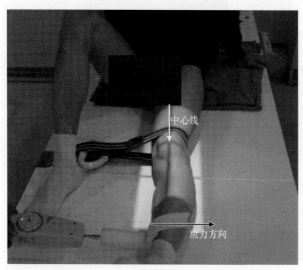

图 8-134 膝关节内翻应力位 X 线摄影图

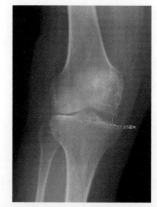

图 8-135 膝关节内翻应力位 X 线照片图

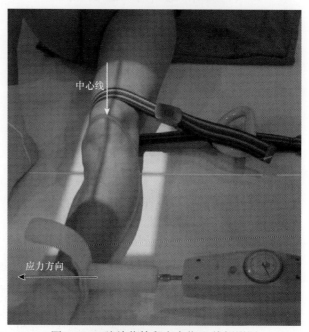

图 8-136 膝关节外翻应力位 X 线摄影图

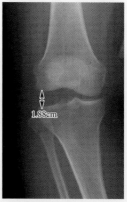

图 8-137 膝关节内翻应力位 X 照片图

（二）膝关节前交叉韧带应力位

膝关节前交叉韧带应力位 X 线摄影图如图 8-138 所示；膝关节后交叉韧带应力位 X 线摄影图如图 8-139 所示；膝关节前交叉韧带应力位 X 线照片图如图 8-140 所示；膝关节后交叉韧带应力位 X 线照片图如图 8-141 所示。

摄影体位

1. 被检者仰卧或坐于摄影床上，患侧下肢伸直，足尖稍内旋。

2. 在胫骨近端下方垫 5cm 厚长方形硬垫子，使用应力检查器的股骨半圆形压板向股骨远端及胫骨近端施压。

3. 探测器置于患侧膝关节外侧，使其长轴与下肢长轴平行，健侧髋关节和膝关节屈曲，避免遮挡 X 线束入射。

4. 滤线器（—），摄影距离为 100cm。

中心线　对准患侧股骨内髁中点水平方向射入探测器。

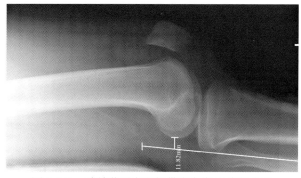

图 8-141　膝关节后交叉韧带应力位 X 线照片图

标准影像显示

1. 影像包括股骨远端、胫腓骨近端、髌骨及周围软组织，膝关节间隙显示于影像正中。

2. 股骨内外髁重叠，关节间隙清晰显示。

3. 膝关节诸骨小梁清晰显示，周围软组织层次可见。

五、踝关节功能位

（一）踝关节负重正位（使用辅助装置摄影）

踝关节负重正位 X 线摄影图如图 8-142 所示；踝关节负重正位 X 线照片图如图 8-143 所示。

摄影目的　根据距骨倾斜角评判踝关节韧带损伤程度。

摄影体位

1. 被检者站立于辅助摄影平台上，探测器放入垂直插槽内，患足站立于摄影平台碳纤维板上，踝关节置于探测器的中心。

2. 足长轴与探测器垂直，健侧足向外侧移动与患侧足分开，但在同一水平。

3. 滤线栅（—），摄影距离为 100cm。

中心线　中心线为水平方向，对准内外踝连线中点上 1.5cm 处射入探测器。

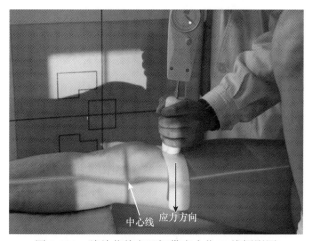

图 8-138　膝关节前交叉韧带应力位 X 线摄影图

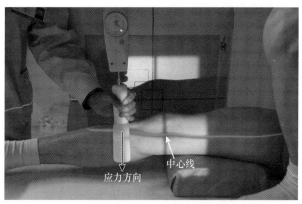

图 8-139　膝关节后交叉韧带应力位 X 线摄影图

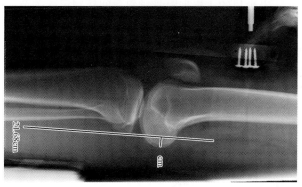

图 8-140　膝关节前交叉韧带应力位 X 线照片图

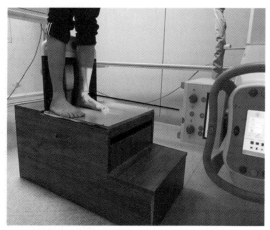

图 8-142　踝关节负重正位 X 线摄影图

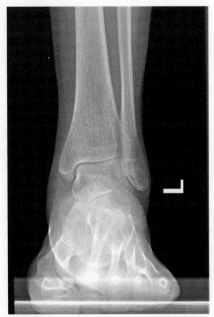

图 8-143　踝关节负重正位 X 线照片图

标准影像显示

1. 影像包括胫腓骨远端、距骨、跟骨和跗骨。

2. 踝关节位于影像下 1/3，关节面呈切线位，其间隙清晰可见。

3. 下胫腓骨联合间隙不超过 0.5cm。

4. 踝关节诸骨纹理清晰锐利，软组织层次可见。

（二）踝关节负重侧位（使用辅助装置摄影）

踝关节负重侧位 X 线摄影图如图 8-144 所示；踝关节负重侧位 X 线照片图如图 8-145 所示。

摄影目的　观察负重状态下胫距关节的对应关系及关节的稳定性。

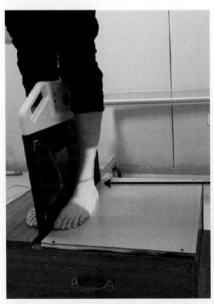

图 8-144　踝关节负重侧位 X 线摄影图

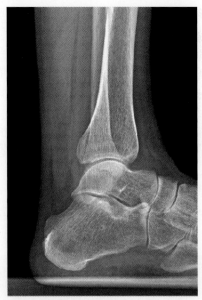

图 8-145　踝关节负重侧位 X 线照片图

摄影体位

1. 被检者站立于辅助摄影平台上，探测器放入垂直插槽内，患侧足站立于探测器的正面，踝关节内侧面紧贴探测器。

2. 足长轴平行于探测器，健侧足站立于探测器的背面平台上。

3. 滤线栅（-），摄影距离为 100cm。

中心线　为水平方向，对准外踝上 2cm 射入探测器。

标准影像显示

1. 影像包括胫腓骨远端、距骨、跟骨和跗骨。

2. 距骨滑车面内外缘重合良好，关节间隙清晰显示。

3. 踝关节位于影像下 1/3 正中显示。

4. 踝关节诸骨小梁清晰显示及软组织层次可见。

（三）踝关节内、外翻应力位

踝关节内翻应力位 X 线摄影图如图 8-146 所示；踝关节内翻应力位 X 线照片图如图 8-147 所示；踝关节外翻应力位 X 线摄影图如图 8-148 所示；踝关节外翻应力位 X 线照片图如图 8-149 所示。

摄影目的　根据距骨倾斜角间接判定踝关节韧带损伤程度及踝关节的稳定性。

摄影体位

1. 被检者仰卧或坐于检查床上，下肢伸直，足尖朝上，踝关节置于探测器中心。

2. 固定小腿远端内侧（外侧），用力把足向内侧翻转（向外侧翻转）。

3. 滤线器（-），摄影距离为 100cm。

中心线　对准内外踝连线中点上 1.5cm 垂直射入探测器。

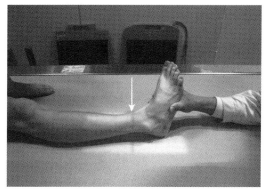

图 8-146 踝关节内翻应力位 X 线摄影图

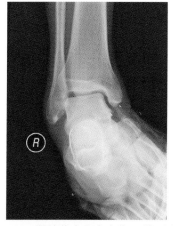

图 8-147 踝关节内翻应力位 X 线照片图

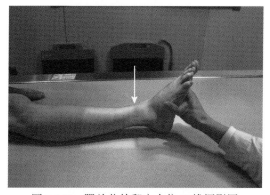

图 8-148 踝关节外翻应力位 X 线摄影图

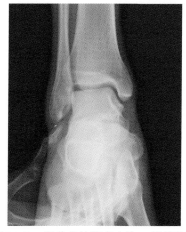

图 8-149 踝关节外翻应力位 X 线照片图

标准影像显示

1. 影像包括胫腓骨远端、距骨、跟骨及跗骨。

2. 踝关节位于照片下 1/3 中央，关节面呈切线位，其间隙清晰可见。

3. 踝关节诸骨小梁清晰锐利，软组织层次可见。

六、双下肢全长正位拼接

双下肢全长拼接正位 X 线摄影意图如图 8-150 所示；双下肢全长拼接正位 X 线照片图如图 8-151 所示。

摄影目的 观察双下肢内、外翻情况及测量下肢力线和相关角度，从而制订合理的矫形和手术治疗方案。

摄影体位

1. 受检者直立（或仰卧）于专用摄影架上，身体放松，被检测下肢伸直，足稍内旋。

2. 单侧下肢摄影，受检者被照侧下肢置于探测板中线；双侧下肢摄影，受检者正中矢状面置于探测板中线。

3. 放好标尺并嘱咐受检者保持体位。

中心线 全长摄影要求设置起始线和终止线。起始线设于髋关节上缘 5～10cm，终止线设于踝关节下缘 5～10cm。

摄影条件 SID 为 300cm，自动曝光系统控制。全长摄影程序采用 2～3 次分段曝光法采集信息。

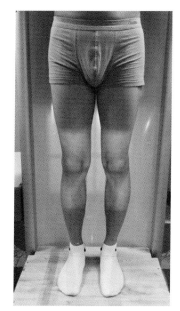

图 8-150 双下肢全长拼接正位 X 线摄影图

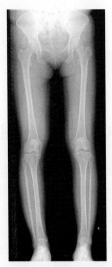

图 8-151 双下肢全长拼接正位 X 线照片图

标准影像显示

1. 影像上缘包括髋关节，下缘包括双侧踝关节。

2. 双下肢影像正中显示，髌骨位于膝关节正中。

3. 双侧闭孔、髋关节对称，踝关节呈中立位显示。

4. 图像拼接处完整、骨质连续。

5. 双下肢诸骨骨小梁清晰显示，软组织层。

思 考 题

1. 简述头颅后前位及侧位摄影要点（体位及中心线）。

2. 简述第 1、2 颈椎张口位摄影要点。

3. 简述 KUB 平片摄影要点。

4. 简述颈椎斜位、腰椎斜位摄影要点。

5. 简述全脊柱拼接位摄影要点。

6. 简述膝关节功能位摄影要点。

7. 简述双下肢全长拼接技术要点。

（牛延涛 郭建新 刘 杰 石思李 余建明）

第三篇　CT 成像技术

第九章　CT 构造与成像原理

本章主要叙述了 CT 的基本构造及其特性与附属设备，以及 CT 的成像原理。

This chapter describes the basic structure of CT, its characteristics and ancillary equipment, and the imaging principle of CT.

第一节　CT 的基本构造及附属设备

一、扫描系统

扫描系统包括扫描机架和数据采集系统等。

（一）扫描机架

扫描机架内部结构包括 X 线管、冷却系统和高压系统等。机架孔径一般为 70～80cm，大孔径 CT 的孔径可达 85cm，借助于安装在扫描孔中的激光定位装置对受检者进行扫描定位。机架可根据检查需要进行 ±20° 或 ±30° 的倾斜。扫描机架外形如图 9-1 所示。

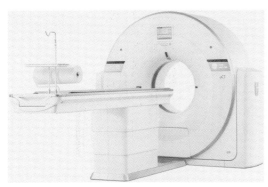

图 9-1　扫描机架外形图

1. X 线管　目前主要使用旋转阳极 X 线管，旋转阳极管其长轴与探测器垂直。旋转阳极管要求焦点小，热容量可达 3～6MHU，X 线管寿命一般可达 2 万次扫描。64 排 CT 的 X 线管阳极热容量大于 7.5MHU，或新型低热容量高散热率 X 线管，其热容量为 10MHU。X 线管阳极最大散热率大于 1.6MHU/min，大的散热率有利于 X 线管迅速冷却，提高检查的流通量。（Heat Unit，HU 热容量，

1HU=1kV·1mA·1s）

目前 X 线管也采用透心凉直冷散热技术，其原理是在于旋转轴承上有导油槽，导油槽的刻画条纹正好和汽车的轮胎条纹相反，汽车轮胎的条纹是把水排到外面，而透心凉技术把高压油往里挤，带走热量，直接冷却阳极靶面。X 线管为了提高热容量，还采用了"飞焦点"设计，即 X 线管阴极发出的电子束，曝光时交替使用，其变换速率约 1.0ms，利用锯齿形电压波形的偏转，导致电子束的瞬时偏转，使高压发生时电子的撞击分别落在不同的阳极靶面上，从而提高了阳极的使用效率，并能提高成像的空间分辨力。近期有的厂家推出电子束控管的 X 线管，即"零兆 X 线管"，该 X 线管的最主要改进是将阳极靶面从真空管中分离出来，使阳极靶的背面完全浸在循环散热的冷却油中，改变了以往阳极靶面的间接散热为直接散热，大大地提高了 X 线管的散热效率（与普通 CT X 线管相比，散热率提高了 5～10 倍，为 5MHU/min），满足了螺旋扫描长时间、连续工作的要求。

2. 冷却系统　一般扫描架内有两个冷却电路，即 X 线管冷却电路和电子冷却电路。CT 在扫描过程中均会产生大量的热，会影响电子的发射，甚至导致靶面龟裂，影响到 X 线质量，所以必须具备冷却系统。X 线管用绝缘油与空气进行热交换，扫描机架静止部分则用冷风或冷水进行热交换。X 线管和机架内都有热传感器把信号传给主计算机，当温度过高时，则会产生中断信号，机器停止工作，直到温度降到正常范围才可以重新工作。

另外，主计算机根据扫描参数的设定预算热量值，当预算值超过正常范围时，计算机会在屏幕上给出提示，操作者可通过修改扫描方案，如缩短扫描范围，降低毫安、千伏，增大螺距等方法。扫描机架内部温度的升高会影响到电子电路的热稳定性，温度一般在 18～27℃ 为宜。

3. 高压系统　包括高压发生器和稳压装置。高压发生器产生 X 线的形式主要是连续 X 线发生器和脉冲 X 线发生器。CT 机对高压的稳定性要求很高，

因为 CT 图像是计算机求解吸收值而重建出来的，X 线能量与物质的衰减系数 μ（或称吸收值）密切相关，电压的波动会影响到图像质量。

一般说来，CT 值的精度要求在 0.5% 以下。这就要求高压发生器的高压稳定度必须在 1/1000 以下，纹波因素为 5/10000。因此，任何高压系统都必须采用高精度的反馈稳压措施。新机型多采用高频逆变高压技术，这种电压一致性好，稳定，纹波干扰小，图像分辨力更高。

（二）数据采集系统

数据采集系统（data acquisition system，DAS）由探测器、缓冲器、积分器和 A/D 转换器等组成。由探测器检测到的模拟信号，在计算机控制下，经缓冲、积分放大后进行模数（A/D）转换，变为原始的数字信号，再传送至计算机进行运算，经计算机重建后得到人体的横断面图像，最后在显示器上显示。

1. 探测器（detector） 是一种能量转换装置，是 CT 的核心部件，负责收集穿过人体衰减后的 X 线，并将这些信息转换成数字信号输入计算机进行处理。一般 CT 常用的探测器为两种基本类型，一种是收集电离电荷的探测器，有气体和固体探测器两种。气体探测器主要有电离室、正比计数器、盖革计数器等。固体探测器主要是半导体探测器，另一种是闪烁晶体探测器。无论哪种探测器必须具备以下条件：

（1）电源适应性强：不同电压均能正常使用，有良好均匀性。

（2）动态范围宽：强弱信号都能检测，灵敏度高。

（3）余辉时间短：竭止性能好。

（4）成分稳定：受理化因素影响小、寿命长。

（5）体积小：空间配置容易。

气体探测器技术应用的是气体电离室，它是在一个公共压力下的探测器管套内，由排列着数百个至数千个单独通道所组成的，每一个通道为一个最小单元。电离室的两个电子阴极被连到高压电源，另一个阳极连接到电流 / 电压转换电路（图 9-2）。当 X 线进入探测器，极板间氙气被电离，形成带电离子，在电场作用下，带电离子沿着场线形移动形成电流。该电流在外电路电阻中就会产生一个电压信号，输送到检测电路。气体探测器结构原理图（图 9-3）所示。

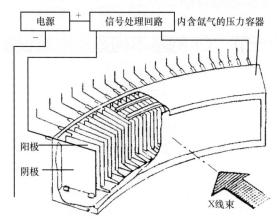

图 9-2 电流 / 电压转换电路

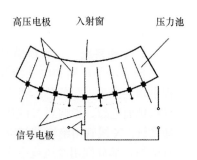

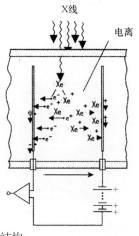

图 9-3 气体探测器结构

目前，CT 机上所用的气体探测器多采用化学性能稳定的惰性气体氙气（Xenon，符号 Xe）或氪气（Krypton，符号 Kr）等。气体探测器稳定性好，几何利用率高，但光子转换率低，通常使用高压气体（10～15 个大气压）来提高气体分子密度，增加电离概率，增强灵敏度。气体探测器要求密封性能好，精度高，有足够的机械强度，各通道气体压力和容积相等。

闪烁晶体探测器是利用某些晶体受射线照射后发光的特性制成的，组成部分是闪烁晶体、光导及光电倍增管等，图 9-4 为结构简图。当 X 线照射晶体后，原子接受 X 线光量子的能量，产生激发或电离，处于激发状态的原子返回到基态时，释放能量，这种能量以荧光光子的形态出现（荧光现象）。荧光经光导传给光电倍增管的光电阴极上，其上的光电敏感物质发出光电子，光电子经聚焦投射到光电倍增管的电子倍增极，经电子倍增极的光电倍增作用，光电子数大增，然后打在阳极上，并在输出电阻上形成一个电压脉冲（该脉冲幅度与被探测器单元探测到的放射强度成正比），再经前置放大后，输送到检测电路。

常用的闪烁晶体有碘化钠（NaI）、碘化铯（CsI）、锗酸铋（$Bi_4Ge_3O_{12}$）等。$Bi_4Ge_3O_{12}$ 具有残光少，转换效率高，易加工不易潮解，不易老化，性能稳定等优点，因而被多种 CT 机所采用。

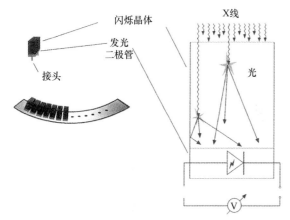

图 9-4　闪烁晶体探测器

目前主流厂家都采用高效稀土陶瓷作为探测器主要材料，可以将 X 线利用率提高到 99% 以上。

2. 模数转换器　模数转换器（A/D）由一个频率发生器和比较积分器组成，后者是一组固态电路，被称为"时钟"，它的作用是把模拟信号通过比较积分后转变成数字信号。从探测器所获得的信号是模拟信号，经缓冲处理后送至对数 - 双坡积分板，进行积分放大，然后经 A/D 转换器转变为数字信号后才能被计算机识别处理，常用的 A/D 转换器有两种，逐次逼近式和双积分式。

模数转换器有两个重要的参数，即精度和速度。精度是指信号采样的精确程度，与分辨力有关，分辨力用量化级数或比特描述。速度是指信号的采集速度，也就是数字化一个模拟信号的时间。而信号采集速度与精确性始终是一对矛盾，即采样信号数字化的精确性越高，采集时间越长；反之，采集速度越快，采样的精确性则越低。

（三）滤过器

CT 机 X 线管所产生的 X 线是多能谱，而 CT 扫描必须要求 X 线束的能量为均匀的硬射线，所以从球管发出 X 线必须进行过滤。CT 机中所使用的楔形补偿器（或称滤过器 / 板）的作用是：吸收低能量 X 线，优化射线的能谱，减少患者的 X 线剂量，使通过滤过后的 X 线束变成能量分布相对均匀的硬射线束。

目前 CT 机的滤过器 / 板主要有：① X 线管的固有滤过，通常为 3mm 厚的铝板，也使用 0.1～0.4mm 厚的铜板；②"适形"滤过器（如蝶形），形状为两面凹陷剖面观类似于蝴蝶形状的高密度物质，目的是适应人体形状射线衰减的需要。"蝶形"滤过器中心部分几乎无滤除散射线的作用，而四周有很强的滤除散射线作用，能滤除低能射线和去除散射线，降低到达探测器射线能的动态范围；其次是减少患者的辐射剂量。

（四）准直器

在 X 线管保护套里有阳极靶面，X 线束仅从窗口射出，CT 扫描仅需要非常小的扇形放射源，它必须能够调节 Z 轴方向厚度，以得到不同的扫描层厚，并抑制散射线，减少受检者辐射剂量，提高图像质量（图 9-5）。

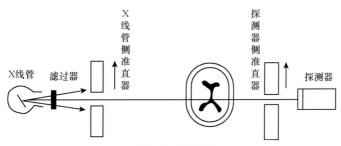

图 9-5　准直器

CT 机一般有两套准直器，一套在 X 线管侧称前准直器，控制放射源；另一套在探测器一侧，称后准直器。在扫描控制电路（SCU）控制下，根据主计算机指令，前准直器在 Z 轴方向变换不同的宽度以决定扫描层厚。前准直器在 X 轴方向的长度（d）决定射线束的扇形角度（α）（图 9-6），不同机型的 CT 机其 α 或 d 会有差异。后准直器主要起到减少散射线，减少读数误差，与前准直器配合，完成扫描层厚的作用。SCU 控制准直器要求前、后准直器在 Z 轴方向绝对平行，扇形束必须覆盖探测器排列在 X 轴方向的全范围，放射源焦点到每一个探测器距离相等。因为在第三代 CT 以后，焦点尺寸很小，经滤过器和前准直器的调整，X 线束具有很好的方向性。探测器窗口很小，中心射线以外的散射线很难到达探头。但是，因扫描速度加快，前后准直器的协调也难以同步，影响到接收质量，所以三代以后的 CT 机都不加后准直器。

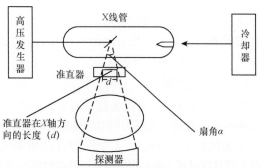

图 9-6 准直器在 X 轴方向的长度 d 与射线扇形束的角度 α 之间的关系

（五）滑环系统

CT 机器的滑环系统是实现螺旋扫描的关键器件。根据结构形状，滑环可有两种类型：盘状滑环和筒状滑环，盘状滑环的形状类似一个圆盘，其导通部分设在盘面上，而筒状滑环呈圆筒状，它的导通部分则位于圆筒的侧面。

导电刷通常有两种类型，金属导电刷和混合导电刷。金属导电刷采用导电的金属和滑环接触，每一道滑环有两个金属导电刷游离端与其接触，目的是增加可靠性和导电性。混合导电刷采用导电材料银石墨合金（又称碳刷）与滑环接触，同样，有两个导电刷游离端与滑环接触。

根据滑环传导的电压高低，可分为高压滑环和低压滑环。高压滑环通过滑环传递产生 X 线的电压达上万伏，而低压滑环通过滑环传递给 X 线发生器的电压为数百伏。低压滑环采用只有数百伏的交流电源，根据 X 线发生控制信号，借助于导电刷将电流送入滑环。在低压滑环供电方式中，电流进入滑环后，由滑环将电流送入高压发生器，再由高压发生器产生高电压并输送给 X 线管。低压滑环的 X 线发生器、X 线管和其他控制单元全部都安装在机架的旋转部件上。低压滑环的 X 线发生器需装入扫描机架内，要求体积小、功率大的高频发生器。目前 CT 机器基本采用低压滑环。

二、计算机处理系统

CT 机的计算机处理系统由主计算机和阵列计算机两部分组成。主计算机是中央处理系统，它与各部分利用 I/O 接口，通过数据系统总线进行双向通信，从而控制 CT 整个系统的正常工作。其主要功能有：

1. 扫描监控，存储扫描所输入的数据。

2. CT 值的校正和输入数据的扩展，即进行插值处理。

3. 图像的重建控制及图像后处理。

4. CT 机故障诊断。

阵列处理器（array processor，AP）是 60 年代发展起来的计算机技术。CT 扫描速度快、数据量大、成像质量要求高，并要求实时重建，普通计算机难以完成这项工作，因此必须由专用的数据处理设备——阵列处理器来完成。它与主计算机相连，在它的控制下高速进行数据运算（每秒可达数十兆次），本身不独立工作。AP 系统中有多条总线，如数据总线、进行加法浮点运算的输入输出总线、进行乘法浮点运算的输入输出总线、控制总线等。

扫描控制单元（scan control unit，SCU）安装在扫描机架内。扫描控制单元自身的中央处理器（CPU），连接在数据总线和控制总线上，接受来自主计算机的各种操作指令和向主计算机发送请求命令和输送数据。CT 机的扫描过程都是在主计算机控制下，由扫描控制单元来完成的。主计算机的扫描程序软件与扫描控制单元的监控程序、测试单元和初始化始终保持着双向通信。扫描控制单元控制的硬件主要有调整单元、脉冲控制、旋转控制和遮光板控制等。如：扫描旋转停止、复位电路、控制检查床升降移动及扫描架倾斜、扫描旋转运动，控制检查床的水平进退运动和 X 线的发生、扫描的开始和中断等都由调整单元控制。机架里面设有各种检测探头，如旋转速度检测、机架倾角、床面位置等，将检测信号通过数据总线传给主计算机，主计算机通过控制总线给扫描控制单元发出指令。扫描控制单元对准直器的调节是根据主计算机的预设层厚，相关电路自动调节准直器缝隙间距，控制扫描层厚。

操作系统又称为人机对话系统，主要通过操作台完成。操作台（operator console，OC）是操作人员与计算机对话的工作平台。扫描参数的编辑、设定、扫描过程的控制、观察分析、受检者资料的输入及机器故障诊断均在 OC 平台上完成。

三、附属设备

（一）高压注射器

CT 机器是临床上多种疾病诊断和判断疾病转归的主要影像设备。高压注射器是 CT 增强扫描和 CT 血管成像必不可少的设备之一，它可以在很短的时间内将对比剂集中注入患者的心血管内，高浓度地充盈受检部位，以获得对比度较好的影像。高压注射器还能使对比剂注射、CT 机曝光二者协调配合，从而提高了检查的准确性和成功率。它还可以遥控，从而使工作人员在造影时离开放射现场，极大地改善了操作者的工作条件。高压注射器可在一定范围内选择对比剂注射总量、注射速率、注射压力，以及与生理盐水的不同组合注射，来实现不同的检查目的。

CT 高压注射器的注射动作是由直流电机完成的。直流电机的转动通过转动轮及转动轴转化为直线运动，推动针栓完成注射。注射速率可由操作人员通过键盘进行设定。注射器启动后，CPU 借助于 D/A 转换提供电机驱动电压。电机旋转检测电路，通过电机的旋转产生脉冲信号，脉冲信号反馈到 CPU，CPU 根据这一反馈控制电机电压，以便获得设定的转速。

目前使用的 CT 高压注射器主要是针筒式高压注射器和蠕动泵高压注射器两种。针筒式采用的是针筒抽拉推注的方式，将对比剂注射到静脉中；蠕动泵注射器的动力来源是蠕动泵对管路的蠕动挤压，将对比剂输注到静脉中。

针筒式高压注射器有注射器系统和控制显示系统，另外还有支持固定部分及电源等附属配件。注射器系统包括注射器控制面板、注射器注射头、加热部件、外溢探测附件等；控制显示系统是一个能控制操作注射器系统的计算机操作系统，一般为显示和输入为一体的操作面板，主要有信息显示、技术参数选择、注射控制等功能。针筒高压注射器的主要功能是在检查时对所需的对比剂用量、注射速度及注射压力等进行控制。其工作原理是由微电脑处理器设定注射方案后，经控制电路控制注射电机，由电机转动推动注射器推杆前进，继而推动针筒内的活塞即开始注射。

蠕动泵高压注射器主要是由注射器主机和操作终端两部分组成，另外还需要和专用的软管系统配合使用。注射器主机包括介质入口、注射器操作装置、带有软管系统的蠕动泵、阀门、集液杯架、检测器和传感器（空气检测器、介质检测器、压力传感器）。操作终端安装在 CT 操作室内，通过一个触摸屏（touch screen）来操控。在终端设备上输入注射参数，主导和监控注射过程。注射器主机与终端设备之间的数据交换通过蓝牙无线进行。终端设备通过一个电源设备来供电。蠕动泵由电机驱动泵头运行，泵头内的三个输送轮沿着弹性输送软管交替进行挤压和释放来泵送流体。就像用两根手指夹挤软管一样，随着手指的移动，管内形成负压，液体随之流动。

（二）扫描床

扫描床由床面和底座构成，它的运动一般由两个电机控制，一个是床身升降电机，另一个是床面水平移动电机。扫描床的作用是准确地把患者输送到预定或适当的位置上进行扫描。检查床应能够上下运动，以方便患者上下；同时检查床还能够纵向移动，移动的范围应该能够满足从头部至大腿的 CT 扫描。床纵向的移动要相当平滑，定位精度要高，绝对误差不允许超过正负 0.5mm，一些高档 CT 机可达正负误差不允许超过 0.25mm，特别是对 1mm 的薄层扫描，检查床进床精度要求非常高。

另外，检查床的进退还应有准确的重复性，如扫描过程中有时要对感兴趣区反复扫描，每次扫描检查床必须能准确地到达同一层面。这就要求检查床不仅要有一定机械精度，控制信号也必须准确无误。在螺旋 CT 机中，床面还必须在扫描控制系统的控制下作恒速运动，其速度的准确性和稳定性直接影响图像质量。

所以要求床面水平移动范围≥200cm，最大无金属可扫描范围≥200cm，床面最大水平移动速度≥600mm/s，扫描床垂直升降可低至≤50cm，最大承重下的移床精度≤±0.26mm。

第二节 CT 成像原理

计算机体层成像（computed tomography，CT）是根据人体对 X 线吸收率不同，使用计算机重建方法得到人体二维横断面图像的影像设备。

一、数据采集

CT 图像数据采集的基本原理如图 9-7 所示，X 线管与探测器呈对称排列，每排探测器由 500~1000 个探测器单元组成。X 线穿过受检者时被衰减，每个探测器单元会接收透过受检者的 X 线并测量其衰减后的强度。单个探测器单元在每个角度每条射线上探测到的 X 线信号强度可通过衰减定律方程进行计算：

$$I=I_0 \cdot e^{-\mu d} \tag{9-1}$$

式中，I_0 代表 X 线在空气或未进入物体前的初始强度，I 为衰减后 X 线强度，d 为物体厚度，μ 为物体的线性衰减系数，e 是自然对数的底。

早期 CT 图像重建多采用滤波反投影法，利用平行线束几何学原理进行断层图像重建，要求在图像重建前要把所获的扇形线束投影数据转换为平行线束投影数据。在滤波反投影法的应用中，"重建函数核"代表对投影的高通滤波法，它决定图像的锐利度和噪声。重建图像用像素的数字矩阵来代表（通常为 512×512 像素），每个像素代表被 X 线束穿透受检体横断面时的衰减系数。每个像素的 X 线束衰减系数需要转换为 Hounsfield 单位（Hu），范围从 -1024 到 3071，作为以灰阶或彩色阶代表图像的基础。

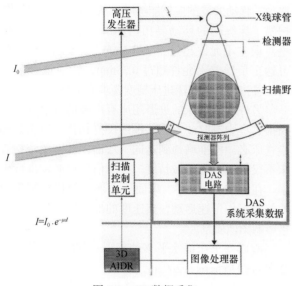

图 9-7 CT 数据采集

二、图像重建

螺旋扫描是对一个被检区段的信息进行容积采集，X 线的运行轨迹并不形成一个平面，故 DAS 采集到的扫描数据是非平面的。但 CT 图像是横断面，这就需要采用重建方法合成平面数据。

内插法是对重建图像的两端采集数据进行内插，使数据满足平面成像需要的方法。即取螺旋扫描数据段上的任何一点，将相邻两点扫描数据通过插值后，再作滤过投影并重建成一幅平面图像。最常用的数据内插方式是线性内插（linear interpolation，LI），有 360° 和 180° 线性内插两种算法。360° 线性内插法，是采用 360° 扫描数据以外的两点，通过内插形成一个平面数据，优点是图像噪声较小，缺点是实际重建层厚比标准层厚大 30%～40%，导致层厚敏感曲线（slice sensitivity profile，SSP）增宽，图像质量下降。180° 线性内插法，是采用靠近重建平面的两点扫描数据，通过内插形成新的平面数据。180° 线性内插法重建改善了层厚响应曲线，图像分辨力较高，但噪声增加。

多层螺旋 CT 由于探测器的列数与宽度增加，锥形射线束投影所造成的几何学误差进一步增大，因而多层螺旋 CT 须采用特殊的重建方法。不同厂家的多层螺旋 CT 采用的重建方法不同。常用的数据插补和重建方法有长轴内插、非线性插入、交叠采样、优化采样等。目的在于减少锥形线束伪影，保证图像 Z 轴方向的分辨力和提高数据采集速度。

CT 图像重建的基本算法有以下几种：

1. 直接反投影法 又称总和法，是将众多的投影近似地复制成二维分布的方法。基本原理是把与各向投影强度成正比的量沿投影反方向投影回矩阵里，并将它们累加起来，组成该物体的层面图像。

2. 迭代法 迭代法又称近似法，是将近似重建所得图像的投影同实测的层面进行比较，再将比较得到的差值反投影到图像上，每次反投影之后可得到一幅新的近似图像。通过对所有投影方向都进行上述处理，一次迭代便可完成；再将上一次迭代的结果作为下一次迭代的初始值，继续进行迭代。迭代重建技术有三种方法：联立迭代重建法（SIRT）、代数重建法（ART）和迭代最小二乘法（ILST）。迭代重建的最大优点是，通过反复多次的迭代可降低辐射剂量并可相应减少伪影，一般可降低辐射剂量 30%～70%。

与传统的 FBP 算法比较，迭代算法在图像校正过程中，除了采用建立系统光学模型，还采用了系统统计模型，该模型分析每一个独立光子的统计波动的特征，并与正确的统计分布进行比较，通过重复容积迭代重建循环有效地降低了统计波动引起的图像噪声，并在低剂量情况下通过多次的迭代和校正更新能够重建出高质量和低噪声的图像。

3. 解析法 是目前 CT 图像重建技术中应用最广泛的一种方法，它利用傅里叶转换投影定理。主要有三种方法：二维傅里叶转换重建法、空间滤波反投影法和滤波反投影法。其中褶积反投影法目前应用最多，其无须进行傅里叶转换，速度快，转换简单，图像质量好。解析法的特点是速度快，精度高。

滤波反投影（FBP）不能完全分辨采集数据的基本成分，将采集数据理想化，忽略了采集过程中量子噪声和电子噪声对投影数据的污染，并将噪声带到重建图像中，有时甚至会放大噪声，影响图像质量，从而可能掩盖病变和有价值的诊断信息。

4. 自适应多平面重建（AMPR） 是将螺旋扫描数据中两倍的斜面图像数据分割成几个部分。重建时，各自适配螺旋的轨迹并采用 240° 螺旋扫描数据。经过上述的预处理后，最终图像重建的完成还需要在倾斜的、不完整的图像数据之间采用适当的内插计算。

三维自适应迭代剂量降低重建技术（adaptive iterative dose reduction 3-Dimensional，3D AIDR）可以有效地降低图像噪声，改善图像质量，在保证同样图像质量和相似重建速度的前提下，剂量可以明显降低。

自适应性统计迭代重建（adaptive statistical iterative reconstruction，aSiR）是近年来开发的一种全新的 CT 图像重建算法，能够有效降低图像噪声。

5. 加权超平面重建　是先将三维的扫描数据分成一个二维的系列，然后采用凸起的超平面作区域重建。如先收集全部投影数据中的 1～9，然后 2～10、3～11，最后再将所有扫描数据加权平均处理。经过参数优化后，可获得良好的噪声、伪影和层厚敏感曲线形状的图像。

6. 心脏图像重建方法　多层螺旋 CT 心脏图像重建方法主要有单扇区重建法（cardiac half reconstruction，CHR）和多扇区重建法（multi-sector reconstruction，MSR）。单扇区重建法（CHR）是用回顾性心电门控获得螺旋扫描原始数据，利用半重建技术进行影像重建。多扇区重建法（MSR）是利用心电门控的同期信息，从不同的心动周期和不同列的检查器采集同一期相但不同角度半重建所需的原始数据来进行影像重建。单扇区与多扇区重建的主要区别是单扇区重建的时间分辨力仅由 X 线管的旋转速度决定，而多扇区重建的时间分辨力不仅受 X 线管的旋转速度的影响，同时也受心率的影响。

三、成像基本原理

CT 成像是以 X 线为能源，以 X 线的吸收衰减特性为成像依据，以数据重建为成像方式，以组织的密度差异为 CT 成像的基础，使用数据采集和图像重建的方法获得的 CT 图像。

CT 成像的基本过程为：X 线→人体→采集数据→重建图像→显示图像。CT 的 X 线管产生的射线经准直器校准后，穿过具有密度差异的被检体组织，部分能量被吸收，衰减后带有组织的信息由探测器接收，通过数据采集系统进行模数转换，数据转换后由计算机重建成横断面图像，最后由显示器显示图像（图 9-8）。

依据 CT 成像的过程，CT 图像的产生可分为以下几个步骤。

1. 被检体被送入扫描区后，CT 球管与探测器围绕被检体旋转扫描采集数据，所发出的 X 线经由球管端的准直器准直。

2. X 线通过被检体后，源射线被衰减，衰减的射线由探测器接收，探测器阵列由两部分组成，前组探测器主要测量源射线的强度，后组探测器则主要记录通过被检体后的衰减射线。

3. 参考射线和衰减射线均转换为电信号，由放大电路进行放大，再由逻辑放大电路根据衰减系数和体厚指数进行计算和放大。

4. 经计算后的数据传送给计算机前，需由模数转换器将模拟信号转换为数字信号，然后再由数据传送器将数据传送给计算机。

5. 数据处理过程包括校正和检验。校正为去除探测器接收到的位于预定标准偏差以外的数据，检验是将探测器接收到的空气参考信号和射线衰减信号进行比较。校正和检验是利用计算机软件来重新组合原始数据。

6. 通过阵列处理器的各种校正后，计算机进行成像的卷积处理。

7. 依据扫描所获得的解剖结构数据，计算机采用滤过反投影重建算法进行图像重建。

8. 重建的图像再由数模转换器转换成模拟信号，传输到显示器显示，或传输到硬盘储存，也可交由激光相机打印胶片。

由此可见，CT 球管产生的 X 线经准直器准直后，通过具有密度差异的被检体组织，部分能量被吸收，衰减后带有组织的信息则由探测器接收，通过数据采集系统进行模数/数模数据转换后由计算机重建成横断面图像，继而由显示器显示出图像。因此，CT 是以 X 线为能源，以 X 线的吸收衰减特性为成像依据，以数据重建为成像方式，以组织的密度差为 CT 成像的基础，以数据采集和图像重建为重要环节的医学影像成像技术。

思 考 题

1. 简述 CT 基本结构。
2. 简述 CT 成像基础。
3. 试述 CT 图像重建的基本算法。

（雷子乔　余建明）

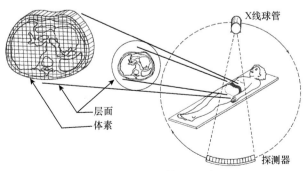

图 9-8　CT 成像原理图

第十章　CT 成像基本概念与检查方法

本章叙述了 CT 基本概念与扫描方法和 CT 检查前准备。

This chapter describes the basic concepts and scanning methods of CT and preparation for CT examination.

第一节　CT 基本概念与扫描方法

一、基本概念

（一）CT 值

CT 值是重建图像中像素对 X 线吸收系数的换算值，是衡量组织密度差异的统一计量单位，是测量 CT 图像中相对密度的简便指标。单位是亨氏单位（Hounsfield unit，Hu）。当 X 线穿过人体不同组织后，由于 X 线的波长、组织的原子序数和组织的密度不同，人体内不同的组织具有不同的衰减系数。衰减系数 μ 值是表示物质的相对密度。

Hounsfield 以水的 $\mu_{水}$ 作为标准，定义了 CT 值。某物质的 CT 值等于该物质的衰减系数 $\mu_{物}$ 与水的衰减系数 $\mu_{水}$ 之差，再除水的衰减系数 $\mu_{水}$ 的商，乘以分度系数 1000。其公式如下：

$$CT 值 = （\mu_{物} - \mu_{水}）/\mu_{水} \times 1000 \qquad （10\text{-}1）$$

若把人体组织的 CT 值界限划分为 2000 个单位，水的 CT 值为 0Hu，空气和密质骨的 CT 值分别为 -1000Hu 和 +1000Hu。已知人体各组织的衰减系数，根据上述公式，即可得到各组织的 CT 值（表 10-1）。从表中可以看出，组织密度越大，CT 值越高。在分析 CT 图像时，用测量 CT 值的方法，可以大体估计组织器官的结构情况，如出血、钙化、脂肪或液体等；此外，还可以根据 CT 值选择阈值进行图像后处理，根据 CT 值进行实时增强监视和骨密度测定等。由于 CT 值会因 X 线硬化、电源状况、扫描参数、温度及邻近组织等因素发生改变，故 CT 值只能作为诊断的参考依据。

表 10-1　人体常见组织 CT 值

组织	CT 值（Hu）	组织	CT 值（Hu）
密质骨	>250	血浆	25~30
松质骨	30~230	渗出液	>15
钙化	50~500	漏出液	<18
血液	50~90	脑积液	-10~15

续表

组织	CT 值（Hu）	组织	CT 值（Hu）
水	0	甲状腺	90~120
肝脏	45~75	脂肪	-120~-90
脾脏	35~55	肌肉	30~100
肾脏	20~40	脑白质	18~38
胰腺	25~55	脑灰质	24~42

（二）视野

视野（field of view，FOV）或称观察野，是 CT 扫描成像范围或图像显示范围的统称，在实际工作中又可把它分为扫描野和显示野。

1. 扫描野（scanning field of view，sFOV）　扫描野是 CT 扫描时视野/成像所包括的范围。根据不同的检查部位，通常应选择大小合适的扫描野，合适的扫描野可改善显示图像的分辨力，并有利于图像的观察和病变的诊断。

2. 显示野（display field of view，DFOV）　显示野是已成像的图像层面可显示的范围大小。一般而言，CT 检查中的显示野等于扫描野。在某些情况下，可以通过后处理电子放大的方式来改变显示野，如为了突出显示病灶和细微结构，根据选择经放大后的显示野则不同于扫描时成像范围的大小。

3. 图像像素　大小的计算根据扫描野和已知的矩阵大小，还可求出某幅图像的像素尺寸。如常用的矩阵 512×512，可以利用下述公式求出某图像像素的大小。

$$像素尺寸 = 重建范围/矩阵尺寸$$

一般，CT 扫描仪的像素尺寸大小范围在 0.1~1.0mm。从上式可以看出，如果扫描野的范围不变，像素随矩阵的变化而变化，矩阵大，重建像素值就小，图像分辨力就高。如果矩阵大小固定不变，减小显示野的范围，可获得较小的像素值，从而提高图像的空间分辨力。

（三）部分容积效应与周围间隙现象

1. 部分容积效应（partial volume effect）　在一个层面同一体素中，如有不同衰减系数的物质时，其所测得的 CT 值是这些组织衰减系数的平均值。换言之，在同一扫描层面的体素内，含有两种或两种以上的不同密度的组织时，其所测得的 CT 值不能真实反映其中任何一种组织的 CT 值。因此，在临床扫描工作中，对小病变的扫描，应使用薄层扫描或部分重叠扫描，以避免部分容积效应的干扰。

2. 周围间隙现象（peripheral space phenomenon） 在同一扫描层面上，与该层面垂直的两种相邻且密度不同的组织，其边缘部分所测得的 CT 值不能真实反映各自组织的 CT 值。同时由于两种组织交界处相互重叠造成扫描射线束的衰减误差，导致了交界处边缘模糊不清，该现象被称为周围间隙现象。一般，密度高的组织，其边缘 CT 值比本身组织的 CT 值低。反之，密度低的，其边缘 CT 值比本身组织的 CT 值高。

（四）窗口技术

1. 定义 窗宽（window width）表示图像所显示的像素值的范围。窗宽越大，图像层次越丰富，对比度越小；窗宽越小，图像层次越少，对比度越大；窗位（window level）又称窗中心（window center），是指图像显示时图像灰阶的中心值；窗技术（windowing）：系指调节数字图像灰阶亮度的一种技术，即通过选择不同的窗宽和窗位来显示成像区域，使之合适地显示图像和病变部位。

2. 设置 数字图像的显示是经计算机对数据计算，得出图像矩阵中每个像素的数值，再按每个像素数值的大小转换到显示器上，形成亮暗灰度不同的图像。为了更好、更多地显示组织的结构和细微信息，需要选择不同的窗技术来观察图像。

不同组织的密度值不同，通常以欲观察某一组织的密度值作为窗中心。在 CT 图像中，如肝组织的窗位为 40Hu，而窗宽常用 200Hu，如某显示器的显示灰阶为 16 个灰阶，那么该窗设置的 CT 值范围为 -60Hu～+140Hu，则 CT 值在 -60Hu 与 +140Hu 间的组织以 16 个不同的灰阶显示，由于 200 个 CT 值被平均，分配到每个灰阶时为 12.5，故肝内组织密度的 CT 值差别大于 12.5Hu 就能被该窗值设置所分辨。

双窗技术主要用于 CT 扫描图像中密度相差较大的部位，即同时能观察低密度组织，又能观察高密度组织，常见如胸部的肺和纵隔，骨骼肌肉系统的骨和软组织等。

同样的窗宽，由于窗位不同，其所包含的 CT 值范围不同。例如，取窗宽为 100Hu，窗位为 0Hu 时，其包含 CT 值范围为 ±50Hu；当窗位为 40Hu 时，所包含 CT 值范围则为 -10Hu～+90Hu。数学表达公式如下：

$$（下限）C-W/2～C+W/2（上限）\qquad（10-2）$$

调节窗宽、窗位能改变图像的灰度和对比度，能抑制或去除噪声和无用的信息，增强显示有用的信息，但不能增加图像的信息。

CT 机上窗宽、窗位的一般设置原则是当病变和周围组织密度相近时，应适当调大窗宽；如观察的部位需要层次多一些，也应适当加大窗宽；如果显示部位的图像密度较低，可适当调低窗位，反之则可调高窗位。

3. 灰阶与窗宽窗位 将重建图像矩阵中每一像素的 CT 值，转变成相应从黑到白不同灰度的信号，并显示在图像或显示器上，这种黑白信号的等级差别，称为灰阶（grey scale）。为适应人眼可识别的灰度差别，早期的显示系统灰阶设置范围通常被设置为 16 个刻度，每一刻度内有四级连续变化的灰度，故共有 64 个连续不同的灰阶等级。现代影像设备显示系统显示器的灰阶多数为 256 个。

窗宽越宽，可以观察组织 CT 值的范围越大，可用于观察 CT 值变化范围较大的组织，如肺和骨组织等。窗位是对应图像灰阶的中心位置，也就是所观察组织的中心 CT 值。一般情况下，可将所观察组织本身的 CT 值定为窗位，它既能显示比该组织密度高的病变，也能观察比该组织密度低的病变。如果观察某组织时设定窗位为 C，窗宽为 W，那么显示该组织的 CT 值范围为 C-W/2～C+W/2。

窗技术是利用数字图像的特点，改变亮度与 CT 值的范围，显示不同组织密度变化的技术。选择合适的窗宽和窗位，将感兴趣区的病变信息适当显示，是窗技术的最终目的，也是阅读数字图像的重要方法。

（五）噪声与伪影

1. 噪声 噪声是指均匀物体的影像中 CT 值在平均值上下的随机涨落，图像呈颗粒性，影响密度分辨力，与图像的质量成反比，分为随机噪声和统计噪声。一般所指的噪声为统计噪声，用 CT 值的标准偏差来表示，以 w 表示体素的大小，h 表示体层厚度，d 表示辐射剂量，k 表示常数，σ 表示标准偏差，其数学表达式为：

$$\sigma^2 = k/w^3 hd \qquad（10-3）$$

信号和噪声同时存在，其比值即信噪比（SNR）。比值越大，噪声影响越小，信息传递质量越好。信噪比是评价机器性能的一项重要的技术指标，如图 10-1 所示。

2. 伪影（artifact） CT 图像中与被扫描组织结构无关的异常影像称为伪影，产生原因较多。常见的有：运动条纹伪影是在 CT 扫描过程中，由于患者的自主和不自主运动（如呼吸、心跳和胃肠运动等）使检测不一致，图像上表现为粗细不等、黑白相间的条状伪影；交叠混淆伪影是在照射体内出现高于采样频率的空间频率而产生的伪影；杯状伪影和角状伪影是当 X 线穿过人体后，X 线束能量保持不变而产生的伪影，称为杯状伪影。当投射曲线作角分布时产生的伪影，称为角状伪影；模糊伪影和帽状伪影是图像重建中心与扫描旋转中心重合时产生的伪影，称之模糊伪影。

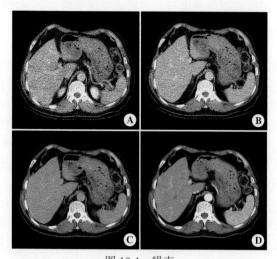

图 10-1　噪声
A. 采用 80kV、180mA 扫描；B. 采用 80kV、300mA 扫描；C. 采用 120kV、180mA 扫描；D. 采用 120kV、300mA 扫描

当被检体在扫描野内时，产生截止于边缘处的伪影，称之为帽状伪影；环状伪影是由于探测器的灵敏度不一致，采样系统故障造成的伪影，常出现在图像的高对比区，并向低对比区扩散；金属异物、钡剂、碘油等可产生条状或星芒状伪影；颅底、肩部、扫描野外的肢体，胃肠道内的气体等亦可产生伪影；选用的扫描野和显示野与扫描部位大小不匹配、扫描参数设定过低等亦可产生伪影，如图 10-2 所示。

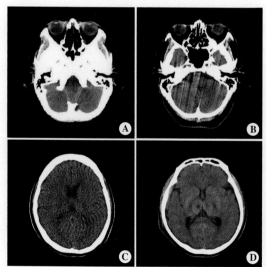

图 10-2　伪影
A. 硬化伪影；B. 运动伪影；C. 螺旋伪影；D. 环状伪影

（六）扫描方式

1. 非螺旋扫描方式　又称逐层扫描，X 线束轨迹呈不相连续的环形，数据采集不连续，是真正的断面影像，此时层厚等于准直宽度。

2. 螺旋扫描方式　分单层螺旋和多层螺旋，X 线束轨迹呈螺旋状，每层是一个不封闭的圆，需用插值方法重建图像。数据采集是容积数据，可以改变层厚进行回顾性重建图像。优化扫描方案可选择最小准直宽度，小螺距及尽可能薄层重建图像。

3. 螺旋 CT 血管造影（spiral CT angiography，SCTA）　指静脉内团注对比剂后，靶血管内的对比剂浓度快速达到峰值时，进行螺旋扫描，经工作站后处理，重组出靶血管的多维图像。优点是微创检查，简便易行，可以从任意角度和方位去观察病变。常用后处理方法有最大密度投影和表面遮盖显示，前者当血管和组织密度差别大时，重组效果好；后者空间立体感强，解剖关系清楚，可以进行伪彩色处理，有利于病灶定位。但容易受 CT 阈值选择的影响，阈值过高易造成管腔狭窄，分支血管及小血管显示少或不显示；阈值太低易造成血管边缘模糊，同时容易丢失容积资料，细节显示差，不利于病灶的定性。

（七）常用术语

1. 纵向分辨力和各向同性（longitudinal resolution and isotropy）　空间分辨力主要表示 CT 扫描成像平面上的分辨能力（或称横向分辨力，即 X、Y 方向）。在螺旋 CT 扫描方式出现后，纵向分辨力或称 Z 轴分辨力。纵向分辨力的含义是扫描床移动方向或人体长轴方向的图像分辨力，它表示了 CT 机多平面和三维成像的能力。纵向分辨力的优与劣主要涉及与人体长轴方向有关的图像质量，如矢状或冠状位的多平面图像重组。4 层螺旋 CT 的纵向分辨力约 1.0mm，16 层螺旋 CT 的纵向分辨力是 0.6mm，而 64 层的纵向分辨力可达 0.4mm。

由于在 CT 成像范围的 3 个方向（X、Y 和 Z）的分辨力接近或一致，该现象又被称为各向同性。

2. 单扇区和多扇区重建（single segment and multi segment reconstruction）　目前主要用于冠状动脉 CTA 检查。根据雷登（Radon）的图像重建理论，一幅图像重建至少需要 180° 旋转的数据。目前，不同厂家冠状动脉 CT 图像的重建分别采用 180° 或 240° 的扫描数据，被称为单扇区重建；采用不同心动周期、相同相位两个 90° 或 120° 的扫描数据合并重建为一幅图像称为双扇区重建；采用不同心动周期、相同相位的 4 个 60° 扫描数据合并重建为一幅图像称为多扇区重建。单扇区重建的影像可靠性高，是首选。由于心率较快或设备扫描速度相对较慢，单扇区采集不能成像时，使用多扇区重建可以作为一种替补方法。

3. 矩阵与像素及体素　矩阵（matrix）是二维排

列的方格，计算机所计算的人体横断面每一点（像素）的 X 线吸收系数按行和列排列，行和列对像素而言又起到识别和寻址作用。目前 CT 机常用的矩阵有 256×256、512×512、1024×1024 等。在相同扫描野内，矩阵大小与像素的多少成正比，矩阵越大，像素越多，图像质量越高。矩阵分为显示矩阵和采集矩阵，为确保显示图像的质量，显示矩阵应 ≥ 采集矩阵。

像素（pixel）是组成图像矩阵的基本单元，等于观察野除以矩阵。如果 CT 像素单元为 1mm×1mm，矩阵为 512×512，则一幅图像有 512×512=262 144 个像素。像素是一个二维概念，是面积单位。

体素（voxel）则是一个三维概念，是体积单位，是某组织一定厚度的三维空间的体积单元。如果以 X 线通过人体的厚度作为深度，那么，像素 × 深度 = 体素。例如，某组织的深度为 10mm，像素为 1mm×1mm，体素 =10mm×1mm×1mm。体素减少，层厚变薄，探测器接收到的 X 线光子的量相对减少。CT 图像中，像素显示的信息实际上代表的是相应体素信息量的平均值。

4. 重建与重组及重排　重建技术用于使用原始数据经重建数学运算得到的横断面影像，可将 CT 图像的原始数据，改变矩阵、视野、层厚等，进行图像再次重建，还可根据所选滤波函数，改变算法，再次重建图像。比如内耳骨算法扫描后，可改变为软组织算法重建图像，提高了组织间的密度分辨力，使图像更细致、柔和。一次扫描，能获得不同重建算法的数套影像，用不同窗值来观察，诊断信息更丰富。

重组（reformation）：重组是利用横断面图像数据重新构建图像的一种处理方法，如多平面图像重组、三维图像处理等。重组一般要求断面层厚薄、连续、层数多，所以，扫描和重建的横断面层厚越薄、图像的数目越多，重组后的图像质量越高、三维显示的效果越好。

重排（rebinning）：重排是多层螺旋 CT 扫描图像重建阶段，根据锥形束的形状调整线束角度，是适应标准图像重建平行线束的一个中间处理步骤。

5. 卷积核与内插　卷积核（convolution kernel）又称重建算法、重建滤波器或滤波函数，它是一种算法函数。重建函数的选择可影响图像的分辨力及噪声等。在实际使用中，该参数可由操作人员选择。

内插（interpolation）是螺旋 CT 图像重建的一种预处理方法。其基本含义是采用数学方法在已知某函数两端数值，估计一个新的、任一数值的方法。由于 CT 扫描采集的数据是离散的、不连续的，需要从两个相邻的离散值求得其间的函数值。目前，单、多层螺旋 CT 都需采用该方法作图像重建的预处理。

6. 阵列处理机与动态范围　阵列处理器（array processor，AP）指快速重建计算及数据处理用的专用计算机，它将原始数据重建成显示数据矩阵，其运算速度决定图像的重建时间。

动态范围（dynamic range）是指探测器线性段最大响应值与最小可探测值之间的比值，在 CT 中其响应与转换的效率通常与接收器所采用的介质和材料有关。CT 探测器中钨酸钙的吸收转换效率是 99%，动态范围是 1 000 000 : 1。

7. 扫描覆盖率（scan coverage）　扫描覆盖率与多层螺旋扫描方式有关，其含义是指扫描机架旋转一周扫描所能覆盖的范围。在相同扫描时间内，螺旋扫描范围的大小或扫描时间与覆盖范围的比值被称为扫描覆盖率。一般所采用探测器的排数越多、准直器打开的宽度越大，扫描覆盖范围越大。扫描覆盖率的大小取决于以下两个因素：一是扫描所使用探测器阵列的宽度，二是扫描机架旋转一周的速度。如探测器阵列 Z 轴的总宽度为 4cm，旋转一周即产生 4cm 的覆盖，因扫描机架的旋转时间不同，乘以一次扫描所用的总时间，即为扫描覆盖率。

8. 灌注参数（parameter of perfusion）　灌注是指单位时间内流经 100g 组织的血容量。如果时间单位用 min，血容量单位用 ml，那么灌注的单位就是 ml·min^{-1}·100g^{-1}。但是，由于 CT 检查难以测得人体组织的质量，而测定组织的体积则较容易。所以，影像诊断中灌注的另一种定义方法是，单位时间内流经单位体积的血容量。

组织血流量（blood flow，BF）是单位时间内流经某一体积（V）组织的血容量称为组织血流量，其单位为 ml/（min·100g）。

组织血容量（blood volume，BV）是某一体积组织内血液的含量称为组织血容量，单位是 ml，单位体积的含血量称为相对组织血容量（relative blood volume，rBV），它没有单位，常以百分数表示。

平均通过时间（mean transit time，MTT）指血液流过毛细血管床所需的时间。该时间很短，一般仅数秒钟，那么，组织的血容量除以平均通过时间即为组织血流量。

9. 原始数据与显示数据　原始数据是由探测器接收，经过放大和模 - 数（D/A）转换后得到的数据。显示数据是将原始数据经权函数处理后所得到的构成组织某层面图像的数据。

10. 间距与螺距（interval and pitch）　非螺旋扫描的间距为上一层面的中心与下一层面的中心的距

离，它可以等于、小于或大于层厚，小于层厚为重叠扫描。螺旋扫描中间距定义为：被重建的相邻图像间长轴方向的距离，通过采用不同的间距，确定重建图像层面的重叠程度，如重建间距小于层厚即为重叠重建。重建间距的大小与重建图像的质量有关，即重建间距减小，图像的质量改善，重叠重建可减少部分容积效应和改善 3D 后处理的图像质量。

单层螺旋 CT 的螺距 $P=S/D$ 扫描机架旋转 150°，检查床移动距离 S 与射线束宽度 D 的比值。多层螺旋 CT 螺距 $P=S/D$ 扫描机架旋转 150°，床移动距离 S 与全部射线束宽度 D 的比值。当 $P<1$ 时，说明在进行重叠扫描，$P>1$ 时，表明成像质量可能会下降。

11. 滤波函数（filter function）　滤波函数是图像重建时所采用的一种数学计算程序，主要用于图像重建，不同的算法所得到的图像效果有很大差别。在 CT 扫描中，为了提高图像的密度分辨力和空间分辨力，根据诊断的需要，重建算法常采用高分辨力算法、标准算法和软组织算法等三种算法。高分辨力算法的重建图像边缘清晰锐利，对比度和空间分辨力高，但图像的噪声大，常用于显示骨的细微结构或分辨密度相差较大的组织，如内耳、肺及骨组织等；标准算法的重建图像是不采取附加平滑和突出轮廓的算法，常用于分辨力要求不高的部位，如脑和脊髓等；软组织算法的重建图像边缘平滑柔和，密度分辨力高，软组织层次分明，虽图像对比度下降，但减少了图像的噪声，常用于密度差别不大的组织，如肝、胰和肾等。

12. 扫描时间和周期时间（scanning time and cycle time）　扫描时间是指 X 线球管和探测器阵列围绕人体旋转扫描一个层面所需的时间，常见的有全扫描（360° 扫描），其他还有部分扫描（小于 360° 扫描）和过度扫描（大于 360° 扫描）。

目前的 CT 机都有几种扫描时间可供选择，多螺旋 CT 机最短扫描时间可达 0.23 秒。减少扫描时间除了可缩短患者的检查时间、提高效率外，还是减少患者运动伪影的一个有效手段。从开始扫描、图像的重建一直到图像的显示，这一过程称为周期时间。一般周期时间与上述因素有关，多数情况下是上述两个因素的总和。但目前的 CT 机的计算机功能强大，并且都有并行处理和多任务处理的能力。所以，在一些特殊扫描方式情况下，扫描后的重建未结束，就可以开始下一次的扫描。所以，周期时间并非始终是扫描时间和重建时间之和。

13. 重建时间（reconstruction time）　重建时间是指计算机的阵列处理器，将扫描原始数据重建成图像所需的时间。重建时间与被重建图像的矩阵大小有关，矩阵大，所需重建时间长；另外，重建时间的长短也与阵列处理器的运算速度和计算机内存容量的大小有关，阵列处理器的速度快、内存的容量大，图像重建的时间短。

14. 重建间隔（reconstruction increment）　被重建图像长轴方向的距离。通过采用不同的重建增量，可确定螺旋扫描被重建图像层面的重叠程度，如重建增量小于层厚即为重叠重建。重建增量大小与被重建图像的质量有关，即重建增量减小图像的质量改善，重叠重建可减少部分容积效应和改善 3D 后处理的图像质量。

15. 共轭采集和飞焦点采集重建（conjugate and fly focus acquisition）　共轭采集重建是在扫描时快速地改变探测器的位置，分别采集 180° 和 360° 的扫描数据，并利用两组数据重建图像。飞焦点采集重建是在扫描时使焦点在两个点之间快速变换，得到双倍的采样数据并重建图像。共轭采集和飞焦点采集都可提高扫描图像的纵向分辨力。

16. 头先进和足先进（head first and foot first）　头先进和足先进是 CT 检查体位摆放的专用术语。头先进含义是检查床运行时，头朝向扫描机架方向，扫描从头方向往下（朝向足）；而足先进则表示检查床运行时，足朝向扫描机架方向，扫描则从足方向往上（朝向头）。

二、扫 描 方 法

（一）普通扫描

普通扫描（non-contrast scan），又称平扫，常采用横断面扫描和 / 或冠状面扫描。

1. 定位扫描　是正式扫描前确定扫描范围的一种扫描方法。定位扫描时扫描机架内的 X 线管在 12、9、3 点钟位置固定不动，曝光时只有检查床做一个方向的运动。定位扫描一般一个患者或一个检查部位只做一次。

2. 逐层扫描　又称非螺旋式扫描。通常扫描时需预设层厚、层距和扫描范围，每扫描一层检查床移动相应的距离，然后做下一个层面的扫描，如此循环往复，直至完成整个预设范围的扫描。

3. 螺旋扫描　也称为"容积扫描"。可分为单层螺旋扫描和多层螺旋扫描。螺旋扫描方式是在扫描机架和检查床同时旋转和移动，X 线同时连续曝光采集图像，一次完成一个部位或器官的扫描。由于该扫描方式 X 线管焦点的运行轨迹在人体表面的投影类似螺旋状，故被称为螺旋扫描。

（二）增强扫描

增强扫描（enhancement scan）是静脉内注射对

比剂来增加组织与病变间密度的差别，有利于发现平扫未显示或显示不清楚的病变，以及观察血管结构和血管性病变，有助于病变的定位、定性。增强扫描有多种扫描方法。

1. 常规增强扫描 常规增强扫描多采用静脉团注法（bolus injection）注入对比剂，即以 2～4ml/s 的流速注入对比剂 60～100ml，延迟一定时间后进行扫描。

2. 动态增强扫描 动态增强扫描是指静脉注射对比剂后对感兴趣区进行快速连续扫描，有以下几种：

（1）进床式动态扫描（incremental dynamic scanning）：扫描范围包括整个被检查器官，可分别在血供的不同时期，进行双期和多期螺旋扫描。

（2）同层动态扫描（single level dynamic scanning）：是对同一感兴趣层面连续进行多次扫描，测定 CT 值制成时间-密度曲线，研究该层面病变血供的动态变化特点，鉴别病变性质。感兴趣层面的选择是关键。

（3）两快一长扫描：是动态增强扫描的特殊形式，两快是指注射对比剂速度快，开始扫描的时间快，一长是指扫描持续的时间足够长，一般持续数十分钟。主要用于肝海绵状血管瘤、肝内胆管细胞型肝癌，以及肺内孤立性结节的诊断和鉴别诊断。

（三）能谱成像

CT 能谱成像（spectral CT imaging）是利用物质在不同 X 线能量下产生的不同的吸收来提供影像信息的，通过单球管高低双能（80kVp 和 140kVp）的瞬时切换（＜0.5ms 能量时间分辨力）获得时空上完全匹配的双能量数据，在原始数据空间实现能谱解析，可以提供双能量减影、物质分离、物质定量分析、单能量成像和能谱曲线分析等功能。

（四）功能成像

1. CT 灌注成像 是结合高速静脉注射（4～12ml/s）对比剂和快速 CT 扫描技术而建立起来的一种扫描方法，属于功能成像。CT 灌注成像时，需要在一段时间内记录待测层面的一系列影像和 CT 值，从而生成与对比剂浓度有关的时间-密度曲线，通过对兴趣组织和血管系统获得数据进行合适的数学模型处理，如组织的血流量、组织的血容量、平均通过时间以及峰值时间等，主要用于了解组织的血流灌注情况，对缺血性脑梗死的早期诊断具有明显的优越性，且简便易行。目前也逐渐用于心肌、肝、脾、肾、肿瘤等的诊断，以及用于器官移植后了解移植血管的存活情况和移植器官的血流灌注情况，如图 10-3 所示。

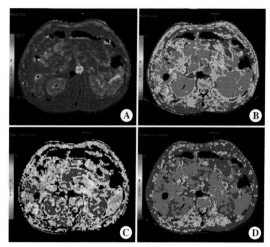

图 10-3 CT 胰腺灌注成像参数图
A. BF 图；B. BV 图；C. MTT 图；D. PS 图

2. CT 定量测定 CT 的定量测定常用的有定量骨密度测定、心脏冠状动脉的钙化含量测定和肺组织密度测量等。

定量骨密度测定（bone density measure）是 CT 的一种检查方法。它是利用 X 线对人体组织的衰减，其 CT 值与物质的密度线性相关，并借助于已知密度的专用体模，通过人工或专用软件的计算，最后得出人体某一部位的骨密度值。它是确定有无骨质疏松的一种常用检查手段，目前大多数 CT 机所做的骨密度测定都是单能定量 CT（single energy quantitative CT，SEQCT）。

心脏冠状动脉的钙化含量测定是在序列扫描后，利用软件测量、定量功能测量钙化体积的一种扫描检查方法。该方法需借助心电门控装置，在屏住呼吸后一次完成心脏的容积扫描，然后以 3mm 的重建层厚重建图像，利用专用的软件程序采用人工定义的方法确定钙化的范围，最后由软件程序计算钙化的体积并确定冠心病发生的危险程度。

肺组织密度测量也是 CT 扫描后利用专用的软件来进行肺组织通气功能评估的一种 CT 检查方法。

（五）CT 血管成像

指静脉内注入对比剂后，在靶血管内的对比剂浓度快速达到峰值时，进行螺旋扫描，经工作站后处理，重组出靶血管的多维图像。如何确定靶血管内的对比剂达到峰值的时间至关重要，通常经静脉内注射对比剂后，影响靶血管对比剂达到峰值的时间的因素包括以下几个方面：对比剂循环时间、扫描延迟时间、对比剂注射速率、对比剂注射总量、扫描时间、患者年龄及体重。

1. 人体各脏器的对比剂循环时间及对比剂用量 通常情况下，经手背静脉或肘静脉高压注射器注射非离子型碘对比剂（浓度 300～370mgI/ml，注射流率 3.5～4.0ml/s），对比剂到达各部位的时间及各部位对比剂用量见表 20-2。

表 10-2 人体各脏器的对比剂循环时间及对比剂用量

人体部位	颈动脉	脑血管	肺动脉	胸主动脉	腹主动脉	下肢动脉
到达时间（s）	12～20	15～18	12～14	18～20	20～25	30～50
对比剂用量（ml）	50～55	50～60	35～40	60～70	70～80	90～100

2. 扫描延迟时间的确定方法

（1）经验延迟法：即根据对比剂在人体各脏器的循环时间来确定扫描的延迟时间，此方法受个体差异的影响，不能完全准确判断扫描延迟时间。

（2）对比剂自动跟踪技术：该技术通常是在靶血管或该血管附近设定一个感兴趣区，并设定一定的 CT 增强阈值，注射对比剂后一定时间开始扫描，当靶血管密度增高达到阈值时，软件自动启动将扫描床移动到扫描位置开始扫描。目前已有专用的注射对比剂增强程度智能化跟踪软件，它们有实时监控功能，一旦靶血管的 CT 值增加达到设定的阈值，即自动开始扫描。使用该方法需要注意如下

几点：①选择靶血管区域适当的感兴趣血管作为获得启动扫描阈值获得区，该感兴趣血管最好选择靶血管或与靶血管邻近，而且直接与靶血管连接的血管；②设定的阈值通常比靶血管增强最佳 CT 值低 100～150Hu；③感兴趣血管 CT 值达到阈值后，设备从感兴趣的血管扫描层面到正式开始扫描层面有一定移动扫描床的时间，通常为 1～2s；④在感兴趣血管密度达到阈值，扫描床移动到开始扫描层面这个时间内，靶血管内对比剂仍然在发生变化。

（3）时间-密度曲线：又称小剂量对比剂团注测试到达时间法，是指采用团注方法，将小剂量对比剂以一定速度注射后扫描靶血管，获得对比剂达到靶血管的峰值时间，通常使用同一批号、相同浓度对比剂 15～20ml。使用该方法的注意事项包括以下几点：①测试到达靶血管达峰时间的对比剂注射速率应与正式扫描注射对比剂速率一致；②确定正式扫描延迟时间的时候，一定要累加测试达到时间和扫描开始前的时间；③小剂量团注测试的时间分辨力可为 1～2 秒，只要能满足临床要求即可，可以减少患者所接受的不必要的辐射，通常使用低剂量扫描，每次扫描时间 2 秒，如图 10-4 所示。

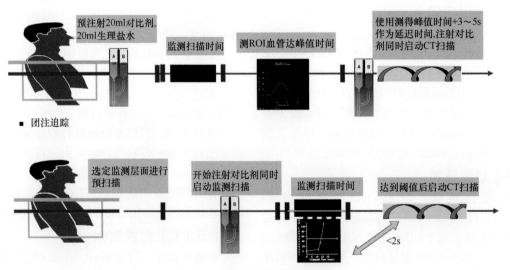

图 10-4 CTA 扫描流程示意图

（六）CT 导向穿刺活检

CT 导向穿刺活检（CT guided needle biopsy）是在 CT 扫描基础上，确定病灶位置，然后在病灶区所对应的体表表面，贴上进针的体表定位标志，并选定此区域进行平扫，找出病灶的中心层面所对应的体表标志的进针点。根据 CT 图像的处理软件，确定进针的深度和角度，按此深度和角度进针完毕后，还需在进针点再扫描 1～2 层，以观察针尖是否

到位。如若到位，即将穿刺针小幅度地上下来回穿刺几次，抽出针芯，换上大空针，加上适当的负压，抽出病变组织，送去活检。最后在所穿刺的部位再扫描几层，了解有无出血和气胸等，该方法主要用于病灶的活检。

（七）低剂量扫描

低剂量扫描（low dose spiral CT，LDSCT）指在保证诊断要求的前提下，降低螺旋 CT 的扫描参

数,从而既能清楚地显示组织及组织内部的结构,又能降低X线球管及机器本身的消耗,同时可减轻患者的X线接受剂量。主要用于肺癌的高危人群的普查,可清晰显示肺内段与亚段支气管以及肺内结构的变化,肺内微小病灶显示准确,同时辐射剂量较普通扫描降低40%~60%。

(八)特殊扫描

1. 薄层扫描(thin slice scan) 指扫描层厚<5mm的扫描,一般采用0.25~3mm。目的是减少部分容积效应,观察病变内部细节以及用来发现小病灶,如肺内的孤立性或弥漫性小结节、胆系或泌尿系的梗阻平面、胰腺病变、内耳以及主动脉夹层撕裂的内膜片等。某些特定部位,常规也采用薄层扫描,如鞍区、眼眶、桥小脑角、肾上腺和内听道等。另外,对于某些需要重建和后处理的部位,原则上也应采用薄层扫描。

2. 重叠扫描(overlap scan) 指层间距<层厚,使相邻的扫描层面部分重叠的CT扫描。如层厚为10mm,层间距为7mm,相互两层面就有3mm的重叠。重叠扫描的目的除减少部分容积效应,使图像更真实地反映病灶外,关键是提高小病灶的检出率。但过多的重叠,扫描层数增加,患者接受X线量加大,该方法不作为常规CT检查。

3. 目标扫描(object scan) 又称靶扫描(target CT scan)或放大扫描(enlarge scan),是专对感兴趣区进行扫描的一种方法。有别于普通扫描后感兴趣区的放大影像,该影像仅是感兴趣区的像素放大,像素数目不变,空间分辨力没有提高。而靶扫描图像则增加了感兴趣区的像素数目,提高了空间分辨力,常常与薄层扫描配合使用,主要用于小器官和小病灶的显示,如垂体、椎间盘、内耳、肾上腺和肺内的孤立结节,胆系和泌尿系的梗阻部位等。

4. 高分辨力CT扫描(high resolution CT scan,

HRCT) 通过薄层、大矩阵、高的输出量、骨算法和小视野图像重建,获得良好的组织细微结构及高空间分辨力的CT扫描方法,用于观察小病灶内部结构的细微变化,如内耳耳蜗和中耳听小骨等;观察肺内的细微结构及微小的病灶,如肺部的弥漫性间质性、结节性病变及支气管扩张症等。虽然高分辨力CT对小病灶及病灶的细微结构优于普通扫描,但由于层薄,增大了量子斑点,势必加大电压和电流,导致机器的负荷增加,患者接受X线剂量增加,且软组织显示效果差。

HRCT的图像有以下特点:①空间分辨力高;②图像的细微结构清晰;③边缘锐利度高;④噪声大;⑤伪影较多。

5. CT透视(CT fluoroscopy) 是快速扫描、快速重建和连续图像显示技术的结合,由CT机附加功能完成。首先扫描150°采集数据,然后再每扫描60°或45°,采集的新数据替代相应部分的原有数据,与原有的300°或315°数据组成一幅新的图像,即透视图像。

(九)CT结肠造影

CT结肠造影(computed tomography colonography,CTC)基于MDCT进行的结肠注气后的检查被称为CT结肠造影。CTC是一种新型成像技术,采用螺旋CT扫描和后处理获得高清晰的二维和三维结肠图像,对出现结直肠癌症状的患者进行结直肠癌诊断。CTC精确度高、安全性好、患者易接受,成为潜在的结直肠癌和息肉筛查手段。CTC优势:①可采用超低辐射剂量扫描,辐射剂量仅为常规腹部CT扫描剂量的20%左右;②检查前准备简单;③患者耐受性好;④全方位多种成像模式(VR、结肠平铺、仿真内镜、MPR等);⑤观察范围广泛,如图10-5所示。

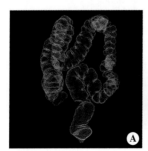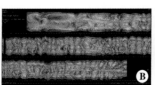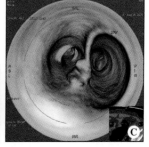

图10-5　CTC重组图像
A. CTC MinIP图像;B. CTC平铺;C.仿真内镜

(十)CT尿路成像

CT尿路成像(computed tomography urography,CTU)是一种专用于肾脏、输尿管、膀胱疾病的影像学检查方法。受检者经静脉注入对比剂,由于肾脏的分泌使对比剂在肾盂、肾盏、输尿管及膀胱内充盈,利用CT对受检部位进行连续扫描,将原始图像经工作站后处理软件重组,获得整个泌尿系统的二维和三维图像。CTU 检查以其较快的扫描速度、良好的密度分辨力、丰富的图像后处理功能和较高的诊断效能为泌尿系统疾病的诊断和治疗提供了重要信息，但也是一种辐射剂量相对较高的检查方法，临床应用时必须严格掌握适应证，根据不同情况采用个体化扫描方案，尽量降低扫描剂量，如图 10-6 所示。

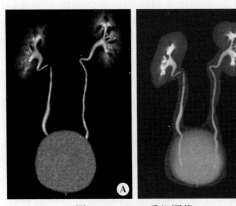

图 10-6　CTU 重组图像
A. CTU VR 图像；B. CTU MIP 图像

第二节　CT 检查前准备

CT 检查的目的是按照一定的操作规程和技术要求，使人体的正常解剖结构和病变形成影像，医生运用影像资料对疾病进行诊断和治疗。为了实现上述目标，需作好以下几个方面的准备。

一、设备准备

CT 设备的正常运转是 CT 检查最终成像质量得以保证的前提条件，每天早晨开机前检查设备的完整性、观察温湿度、稳压电源工作状态。并按照规程完成如下操作：

1. 开机　开启变压器电源；开启 UPS（如果关闭）；开启主计算机。

2. 预热　X 线球管的预热对球管从低千伏、毫安到高千伏、毫安的多次曝光，目的主要是使一段时间不使用的球管逐步升温，避免突然过冷、过热的情况出现，以起到保护球管的作用。该训练的程序由于 CT 设备型号的差别而有所不同。

3. CT 值校准　CT 成像的整个过程是一系列的、多部件参与的过程。成像中的主要部件如探测器之间由于存在扫描参数和余辉时间的差异，以及 X 线输出量的变化，CT 机执行下一次扫描时各通道的 X 线输出量也不同，有的通道是零，而另一些可能是正数或负数，导致探测器接收的空气 CT 值不是 -1000，这种现象被称为探测器的零点漂移。校

准是对电气设备由于环境的变化在扫描时引起的误差进行修正，又称为"零点漂移校正"。

4. 检查硬盘　可用空间删除一些较早期的患者资料，可用空间过小时，将影响系统运行速度。

二、患者准备

扫描模式不同，检查部位不同，患者的准备情况略有差异。

（一）常规 CT 平扫检查

1. 做 CT 检查前，患者需携带有关检查资料。

2. 被检查的患者和陪伴家属（特殊需要情况下）进入 CT 室必须换鞋，以免灰尘等进入而影响设备的正常运行。检查前均应对机房内的陪伴家属及患者做好相应的防护准备，以尽量降低对他们的辐射损害。

3. 检查前去除受检部位的可移除金属异物，尽量减少射线束硬化伪影的产生。

4. 对于不能合作的患者，如婴幼儿、意识欠清、烦躁的患者，需征求临床医生意见，给予适量镇静剂，防止意外（坠床）的发生，并最大限度减少移动伪影的产生。

5. 对胸腹部检查的患者，常规检查需做必要的呼吸训练，以避免呼吸移动伪影的产生。对于心脏冠状动脉（以下简称冠脉）检查或支气管动脉检查，还需接心电监护仪，对心率较快者根据患者实际情况给予一定量的药物（酒石酸美托洛尔等）控制降低患者的心率。

6. 对于做腹部检查的患者，须根据需要，给予适量 1%～2% 的口服碘对比剂或适量水。

7. 检查前一周内，做过食管、胃肠钡餐和钡剂灌肠的患者不能做腹部 CT 扫描，以避免肠道内遗留的钡剂产生放射状伪影。

（二）CT 增强检查

常规增强 CT 检查，除平扫检查中患者准备的几点注意事项外，还需做如下准备：

1. 患者或家属仔细阅读 CT 增强检查注意事项，根据患者自身情况，初步判断是否适合做此检查，不解之处可征求医生意见。不适合做此检查应及时主动告知工作人员。

2. 糖尿病患者如日常服用双胍类药物，如二甲双胍、苯乙双胍等，应在检查前 48 小时停药，并一直持续到检查后 48 小时。如病情紧急，未停药者也应及时告知医生，并询问临床医生确认患者是否适合检查。

3. 检查前应详细询问有无药物过敏史，有无不

宜使用对比剂的身心疾病，根据药物使用说明做或不做过敏试验。提前做好静脉通道的建立，通常选肘正中静脉或贵要静脉为穿刺静脉。

4. 患者或家属需在CT增强检查知情同意书上签字同意后方可进行检查。

（三）几项特殊CT检查

患者除上述内容外，还需做更多的准备：

1. 头颅CTA或CTP检查患者除常规增强检查的准备外，还应特别固定患者头颅，意识不清者，应给予药物镇静后方可进行检查。

2. 行心脏冠脉检查或支气管动脉检查患者

（1）调整患者心率，应尽量控制在80次/分以下，心率过快或心律不齐者，根据实际情况给予适量的药物（酒石酸美托洛尔）控制。

（2）屏气训练，具体方法如下：①全身心地放松；②先吸气再闭气，吸气不要太满，吸气量应是最大吸气量的70%～80%为宜；③屏气时，鼻子和嘴都不能出气或吸气，并控制住腹部不运动。

（3）扫描前含服硝酸甘油，硝酸甘油可直接松弛血管平滑肌，特别是小血管平滑肌，使全身血管扩张，外周阻力减少，静脉回流减少，减轻心脏前后负荷，降低心肌耗氧量、解除心肌缺氧。亦有利于冠状动脉的扩张。

3. 小肠CT检查患者

（1）肠道准备：检查前一天晚上进行清洁灌肠，检查前12小时禁食。

（2）扩张小肠：检查前2小时开始，口服浓度为20%甘露醇溶液1200ml，方法如下：先口服600ml，分3次口服，每隔15分钟口服200ml，600ml喝完以后15分钟再喝300ml，并告知检查医生，扫描前再把剩下的300ml溶液喝完。

4. 胃、结肠CT仿真内镜检查患者

（1）胃：检查前12小时禁食、禁水；扫描前10分钟肌内注射654～220mg，口服发泡剂1.5～2包。

（2）结肠：①清洁肠道：按常规纤维结肠镜的检查要求进行准备，也可在检查当日进行清洁灌肠，灌肠后1.5小时才能行螺旋CT扫描，以免残留水分影响图像质量；②扩张结肠：扫描前5分钟肌内注射解痉药（如胰高血糖素1mg），减少肠道痉挛、蠕动和患者不适，经肛管注入适量气体（1000～2000ml）。

三、对比剂及急救物品准备

（一）对比剂

选择非离子型对比剂，尽量选择使用等渗或次高渗对比剂，避免使用高渗对比剂。

签署知情同意书，使用碘对比剂前，建议与患者或其监护人签署"碘对比剂使用患者知情同意书"。签署前，技师或护士需要做到：①告知对比剂使用的适应证和禁忌证，可能发生的不良反应和注意事项；②询问患者或监护人，了解患者既往有无碘对比剂使用史，是否有中、重度不良反应史；有无使用肾毒性药物或其他影响肾小球滤过率的药物及疾病；有无脱水、充血性心力衰竭；③需要高度关注的相关疾病：甲状腺功能亢进、糖尿病肾病、肾功能不全，此类疾病需要咨询相关专科医生。

（二）急救物品

CT室应配备常规急救器械和药品，在患者发生对比剂过敏或其他意外情况时急救。

1. 检查机房中必须准备的抢救器械　①装有复苏药物（必须定期更换）和器械的抢救车；②必须备有医用管道或氧气瓶或氧气袋；③血压计、吸痰设备、简易呼吸器等。

2. 必须备有的紧急用药　①1：1000肾上腺素；②组胺H_1受体阻滞剂（抗组胺药，如异丙嗪、苯海拉明）；③地塞米松；④阿托品；⑤生理盐水或林格氏液；⑥抗惊厥药（如地西泮等）。

四、操作者准备

（一）资料录入

1. 审读检查申请单　了解患者一般资料和检查目的。

2. 患者资料录入　按步骤录入患者的影像号、检查号、姓名、性别、出生年月等。有放射科信息系统（RIS）的医院，可利用RIS在设备端检索到患者的信息数据。

（二）摆放患者体位

根据检查目的，选择仰卧或俯卧位，头先进或者足先进，升高检查床到合理高度后将患者送入扫描孔中。

（三）选择扫描程序

1. 根据申请单上的检查目的，选择合适的扫描程序。

2. 检查所选序列参数是否与患者体位、检查目的相符合，若不符则进行修改。参数包括：层厚、层间距、螺距、观察野（SFOV、DFOV）、窗宽、窗位、重建算法、重建模式、管电压、管电流等等。

（四）扫描前的定位

定位就是确定扫描范围，一般有两种方法。

1. 扫描定位片法 根据检查的要求定位片可以是前后位或侧位，利用 CT 机扫描软件中的定位功能确定扫描的起始线和终止线。

2. 摆体位时，利用定位指示灯直接从患者的体表上定出扫描的起始位，优点是省时，缺点是定位不精确。常用于颅脑、鼻咽和鼻旁窦的扫描。

（五）扫描

扫描是 CT 检查的主要步骤。

1. 扫描方式 有序列扫描、螺旋扫描、容积扫描、双能量扫描。

2. 扫描的步骤 先确定扫描方式，然后选择扫描条件，再开始扫描。整个扫描过程中，操作者要密切观察每次扫描的图像，根据需要有时要调整扫描范围。

（六）图像的储存及打印

1. 储存 检查完成的图像一般都暂存于 CT 机自身的硬盘。配有 PACS 的医院，一般都可以通过设置自动上传至 PACS 中央服务器进行集中管理，图像可多部门共享；无 PACS 的医院可通过 CD 或 DVD 光盘刻录离线存储。

2. 胶片打印

（1）可设置为自动打印：速度快但无法对图像进行后处理和选择，容易造成资源浪费，不可取。

（2）手动打印：先调整合适的窗宽窗位，确定图像排版格式，选择合适的图像进行拍摄。

（七）原始数据的重建

1. 重建算法的选择在扫描完成后，如发现选择的重建算法不合适，则需通过原始数据的重建算法的修改，重新选择最佳的重建模式，以满足诊断的需要。

2. 重建算法的合理运用出于诊断的目的和要求，不同的组织选择不同的算法，以 GE 公司的 VCT 为例，重建的算法有 standard、soft、bone、bone plus、lung、detail 等。如肺组织的肺窗应选用 lung 算法重建，内耳及乳突采用 bone plus 算法重建等。

（八）其他

增强扫描时，应根据检查部位和目的的不同，制定相应的注射剂量和注射流速，在满足诊断需要的同时，应尽量减少对比剂肾病的发生。

思 考 题

1. 简述 CT 的扫描方式。
2. 简述 CT 增强扫描的方法。
3. 简述功能成像的特点。
4. 简述 CT 的扫描前准备。

（刘义军 余建明）

第十一章　CT 检查技术

本章从适应证与相关准备和检查技术及图像后处理三个方面，分别叙述了人体各个部位的 CT 平扫和增强检查技术。

This chapter describes the CT plain and enhanced examination techniques for various parts of the human body from three aspects: indications, related preparation and examination techniques, and image post-processing.

第一节　颅脑 CT 检查技术

一、适应证与相关准备

1. 适应证　颅脑创伤、脑血管病变、脑肿瘤、新生儿缺氧缺血性脑病、颅内炎症、脑实质变性、脑萎缩、术后和放疗后复查以及先天性颅脑畸形等。

2. 相关准备　检查前去掉受检者头上发夹、假牙、耳环、眼镜等高密度饰物，检查前叮嘱被检者保持头部不动。对于配合度较差患者，请家属陪同或配合做检查，可在检查前采用药物镇静，成人一般用静脉注射或肌内注射 10mg 地西泮，小儿口服水合氯醛。婴幼儿 CT 检查可待其熟睡时进行。增强检查需签署知情同意书及建立静脉通道。做好受检者非被检部位和陪护人员的辐射防护。

二、检查技术

（一）常规平扫

1. 扫描体位　患者采取仰卧位，头部置于检查床头架内，听眦线垂直于检查床，头部正中矢状面与定位灯中线重合，使头部位于扫描野的中心。特殊患者的扫描体位需作适当矫正，若矫正不满意，可在后枕部加放头垫，或倾斜扫描机架予以弥补。常规头部 CT 检查常规以听眦线为扫描基线，扫描范围从颅底至颅顶，如图 11-1 所示。头颅灌注时，患者后枕部加放头垫，下颌内收，使听眉线垂直于扫描床平面，以避免晶状体直接受辐射照射，同时固定头颅。

2. 扫描参数　常规头颅扫描参数为管电压 100～120kV，管电流 200～250mA；根据机型的不同探测器组合为 16×1.5，32×1.2，64×0.625，128×0.6，320×0.5；层厚 5mm，层间距 5mm。

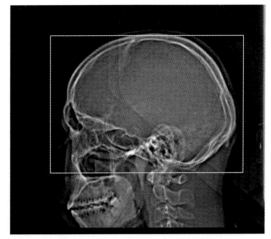

图 11-1　颅脑横断位扫描定位图

（二）增强扫描

1. 常规增强扫描　对于颅内占位性病变、炎症、血管性疾病及脑损伤慢性期病变，在平扫基础上加做增强扫描序列，扫描参数与常规平扫相同。对比剂用量为 50～70ml，用高压注射器进行团注，流率为 2～3ml/s。观察血管病变（如动脉瘤、动静脉畸形等），注射流率可达 3～4ml/s。由于血脑屏障使碘对比剂到达颅脑血管和脑组织的时间相差较大，可根据病变的性质设置头部增强的延迟扫描时间。血管性病变 25s；感染、囊肿 3～5min；转移瘤、脑膜瘤 5～8min。

2. 颅脑 CTA　当怀疑颅内血管病变，如动脉瘤、动静脉畸形等，应行颅脑 CT 血管成像。对比剂用量 50～60ml。采用生理盐水（20ml）＋对比剂（50～60ml）＋生理盐水（30ml），流率 3.5～5.0ml/s 的注射方式。患者体弱或 BMI 小于 18，对比剂用量酌减；长期化疗或心功能差的患者，可适当降低对比剂的注射流率。

颅脑 CTA 常采用对比剂团注跟踪自动触发扫描方式，阈值为 100～150Hu，感兴趣区（ROI）置于舌骨层面的颈总动脉分叉处颈内动脉内，或者主动脉弓层面，重组层厚 0.7～1mm，重组间隔 0.5～0.7mm。

3. 脑血流灌注成像　头颅灌注扫描参数：

（1）4D 螺旋自适应扫描（容积穿梭或摇篮床模式）：使用管电压 70～80kV，应用固定管电流模式，参考值 100～200mA，重建层厚 5mm，重建间隔 ≤5mm，重建算法为标准算法或软组织算法。

（2）宽体探测器容积 CT：全脑灌注使用管电压 70～80kV，应用固定管电流模式，参考值

100~300mA，重建层厚 5mm，重建间隔≤5mm，重建算法为标准算法或软组织算法。在脑缺血性卒中发作的超早期，头部 CT 灌注成像可显示病灶，定量分析颅内缺血性病变的程度、动态观察脑血流动力学变化以及病变的位置和范围等。CT 灌注检查是在注入碘对比剂后，对设定区域作 16~25 次相同范围的扫描。对比剂注射方式根据 CT 设备或后处理工作站的应用软件情况而定。

（3）采用最大斜率法运算模型：通过高压注射器以 5~7ml/s 的注射流率注射 35~45ml 对比剂，再以相同的流率注射 30~40ml 生理盐水。

（4）采用去卷积运算模型：注射流率可适当降低，一般为 4~5ml/s，后续跟注相同流率生理盐水 30~40ml。扫描延迟时间为注射对比剂后 5~10s。灌注扫描层厚 5mm，重组间隔 5mm。在保证灌注图像质量满足诊断需要的前提下采用低剂量扫描，推荐使用 80kV，采用 70kV 的低剂量灌注可大大降低患者的辐射剂量。

三、图像后处理

1. 窗宽窗位调节　用脑窗和骨窗显示图像。脑窗窗宽 70~90Hu，窗位 35~50Hu，骨窗窗宽 3000~3500Hu，窗位 500~700Hu。

2. 常规三维图像重组　用薄层横断面数据进行多平面重组（MPR），可获得脑组织的冠状面、矢状面、斜面图像，从不同角度显示肿瘤与周围软组织的相互位置关系。运用容积再现（VR）显示颅骨的骨折线、病变与周围解剖结构的关系等，如图 11-2 所示。

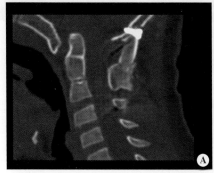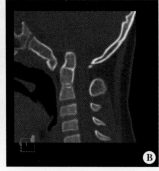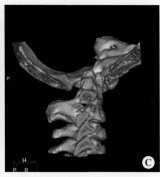

图 11-2　颅底凹陷症后处理图像

A. 颅底凹陷症后处理术前 MPR；B. 颅底凹陷症后处理术后 MPR；C. 颅底凹陷症后处理术后 VR

3. CTA 三维图像重组　头部血管图像后处理常包括 MIP、VR。由于头部血管走行迂曲，MPR 用得较少。不同平面的 MIP 能清晰显示血管的走行、钙化情况。利用去骨软件去掉颅骨，使血管的走行清晰明了地显示出来。颅内动脉瘤时，VR 可以三维立体观察血管情况，多角度多方位旋转显示瘤体的大小、瘤颈的位置以及动脉瘤与周围血管的关系，如图 11-3 所示。

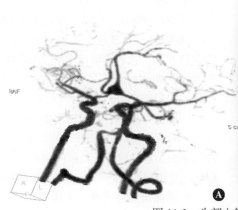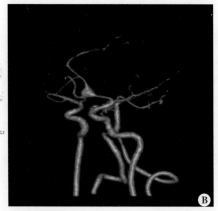

图 11-3　头部血管后处理图像

A. 头部血管后处理反转；B. 头部血管后处理 VR

4. 脑血流灌注成像　使用 CT Perfusion 专用软件进行后处理，在病变侧及相应对侧部位选取感兴趣区（ROI），获得每一感兴趣区的时间 - 密度曲线。根据数学模型计算局部脑组织的血流灌注量，观察毛细血管内对比剂浓度变化。可测量的参数有脑血流量（CBF）、脑血容量（CBV）、对比剂平均通过时间（MTT）和对比剂达峰时间（TTP）等，通过测量和计算进行脑部灌注量化分析，如图 11-4 所示。

颅脑灌注"一站式"CT 检查包括头颅 CT 平扫、头颅 CT 灌注、头颈部 CT 血管成像，可以精确评估脑卒中的责任血管和梗死周围脑组织血流灌注情况，为临床医师对受检者精确和个性化的治疗方案提供保障，提高受检者的疗效及预后。

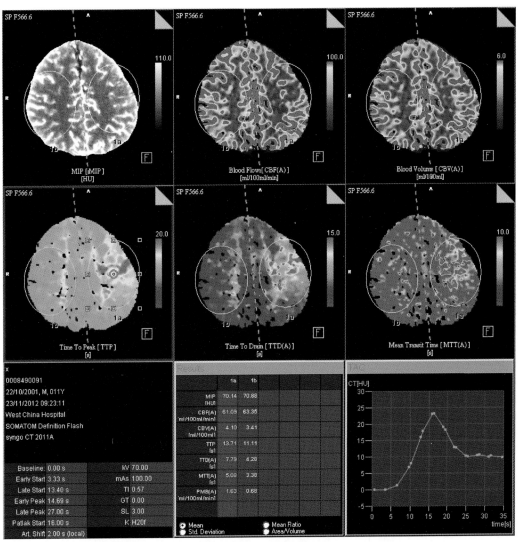

图 11-4　头颅低剂量灌注

第二节　急诊脑卒中 CT 检查技术

脑卒中（stroke）是临床常见的脑血管疾病，分为缺血性脑卒中和出血性脑卒中。其中急性缺血性脑卒中（acute ischemic stroke，AIS）是最常见的卒中类型，发病率、致残率和死亡率占我国脑卒中总数的 69.6%～70.8%。多层螺旋 CT 因其成像速度快，对急性脑卒中早期诊断的准确性高而被广泛地应用于临床。

一、概　　述

脑卒中多模式 CT 检查包括头部的 CT 平扫（CT plain scan）、头部的 CT 灌注（CT perfusion，CTP）、头颈部的 CT 血管成像（CT angiography，CTA）在内的"一站式"影像检查。"一站式" CT 检查可以精确评估卒中的责任血管和梗死周围脑组织血流灌注情况，为临床医生对受检者的精确的、个性化的治疗方案提供了保障，提高受检者的疗效及预后。

（一）CT 平扫

CT 平扫虽对急性缺血性卒中的敏感性较差，早期发现率仅有 52%～65%，但其可准确识别颅内出血，并帮助鉴别非血管性病变（如颅内肿瘤），以及早期判断脑缺血和对治疗的预后评估提供重要信息，仍是疑似脑卒中受检者首选的影像学检查方法。且 CT 平扫对 CT 设备的要求不高，使用广泛，多数医疗机构都可通过 CT 平扫快速鉴别脑卒中类型，为后续检查提供依据。缺血性脑卒中建议先行头部 CTP，证实梗死区域是否存在缺血半暗带（ischemic penumbra，IP），再行头颈部 CTA，证实病变的责任血管；出血性脑卒中建议直接行头颈部 CTA。

（二）CT 灌注

CTP 是一种快速、准确、多参数、操作简便的影像学功能检查方法。其主要参数包括脑血容量（cerebral blood volume，CBV），为通过一定脑组织的血流量，单位为每 100 克脑组织的血液容量；脑血流量（cerebral blood flow，CBF），为单位时间内通过一定大脑组织的血液量，每 100 克组织每分钟的血液通过量；平均通过时间（mean transit time，MTT），为血液通过一定大脑组织的平均时间；达峰时间（time to peak，TTP），对比剂在脑组织的特定区域达到最大密度所需的时间，两者时间都以秒为单位。CTP 目前主要应用于急性及超急性缺血性脑卒中检查，对于评价脑卒中受检者的病变范围、侧支循环、脑灌注和代谢信息，具有重要的临床价值。

（三）头颈部 CTA

头颈部 CTA 是目前诊断头颈部血管病变、观察血管解剖和血管病变以外其他疾病血供来源的重要影像学方法，可提供有关血管的形态、闭塞部位及范围、侧支循环等信息。颅内、外血管病变检查有助于了解脑卒中的发病机制及病因，指导治疗方法的选择。头颈部 CTA 是血管再通及预后的重要判断因素，在条件许可的情况下，脑卒中受检者应尽量行头颈部 CTA。

二、检查前准备

（一）适应证与禁忌证

1. CT 平扫适应证　急性脑卒中临床症状，具有下列条件者：①快速确认受检者卒中类型；②发病 4.5 小时之内已完成静脉溶栓治疗的受检者；③选择常规治疗的受检者。

2. 头部 CTP 的适应证　急性缺血性脑卒中临床症状，具有下列条件者：①显示缺血性核心；②显示具有潜在可挽救组织的缺血半暗带的大小；③区分良性血量减少与真正"有风险"的缺血半暗带；④预测持续动脉闭塞受检者的梗死风险；⑤区分血管痉挛相关的脑缺血和梗死；⑥为后续治疗措施的选择（静脉溶栓和机械取栓）提供更多证据；⑦了解侧支循环建立的情况。

3. 头颈部 CTA 适应证　①为脑卒中提供血管狭窄或闭塞部位信息；②评估侧支循环。

4. 绝对禁忌证　甲状腺功能亢进未治愈者。

5. 相对禁忌证　①心肺疾病；②妊娠和哺乳期妇女；③副蛋白血症，包括多发性骨髓瘤等；④高胱氨酸尿。

（二）受检者准备

1. 与受检者及其家属仔细沟通检查事宜，消除受检者紧张心理，以配合检查。

2. 详细询问受检者是否有过敏史，指导其签署对比剂知情同意书，并建立静脉通道。

3. 去除受检者头颈部所有金属物品，如耳饰、发夹、假牙、眼镜等。

4. 嘱咐受检者在扫描过程中保持头颅静止，避免吞咽及眨眼，若受检者无法配合检查，可使用外物进行头部固定；或在不影响溶栓治疗的前提下，可在临床医生的指导下适当镇静后再行检查。

5. 做好受检者非被检部位和陪护人员的辐射防护。

（三）CT 设备及高压注射器的准备

1. CT 设备要求　由于一站式中 CTP 检查的特殊性，成像设备应满足以下规格：具有自适应 4D 螺旋扫描模式（容积穿梭或摇篮床模式）或宽体探测器的螺旋 CT；优选具有电影和轴向或体积切换能力的多排 CT。

2. CT 设备准备　扫描前保证设备运行正常。扫描间及控制室温度、湿度是否在正常范围之内，环境温度：扫描间为 20～28℃、控制室为 18～28℃；相对湿度：扫描间为 30%～70%、控制室为 20%～80%。

3. 高压注射器类型　建议使用双筒高压注射器。增强之前检查高压注射器的电源、连接管等是否处于正常待用状态。

（四）对比剂准备

建议选择等渗或次高渗的非离子型对比剂，尽量避免使用高渗对比剂。碘浓度可以选择 320～400mgI/ml，注射前保证对比剂的温度接近人体温度，即 37℃左右。

三、CT 扫描方案

（一）扫描体位

受检者取仰卧位，头先进，头部置于检查床头架内，双肩下垂、双上肢置于身体两侧；嘱受检者平静呼吸，勿做吞咽动作并保持头颈部不动，受检者头颈部位于扫描野中心，头颈部正中矢状面垂直于床面。收下颌，或后枕部垫高，尽量使听眉线垂直于扫描床平面，以减少晶状体的接受剂量。

（二）扫描方法

行正、侧位双定位像，可降低受检者的辐射剂量。

1. CT 平扫　以听眉线为基准平面，避免晶状体直接照射。扫描范围从颅底至颅顶，常规采用轴扫。扫描参数：管电压100~120kV，管电流200~250mA，旋转时间0.5~1s/r，扫描层厚≤5mm，层间距≤5mm，矩阵512×512，重建算法为标准算法或软组织算法。

2. 头部CTP 以平扫作为参考图像，注射碘对比剂后，延迟4~5s对感兴趣区做16~30次相同范围的扫描。根据探测器宽度的不同，分为4D螺旋自适应扫描（容积穿梭或摇篮床模式）和容积CT全脑灌注两种扫描模式。

（1）4D螺旋自适应扫描：传统CT受限于探测器的宽度，覆盖范围有限，自适应4D螺旋扫描模式（容积穿梭或摇篮床模式）可超越探测器宽度的限制，达到全脑或全器官的覆盖，且灌注数据准确。

（2）容积CT全脑灌注：宽体探测器的CT，覆盖范围明显增大，可达16cm。无须移动检查床，可一次获得各向同性容积数据，从而进行全脑灌注的评价。和4D自适应螺旋扫描模式相比较，具有覆盖范围广、时间分辨力高、同时相采集、辐射剂量小等优点。

扫描参数：①4D螺旋自适应扫描使用管电压70~80kV，应用自动管电流模式，参考值100~200mA，球管旋转时间1s，重建层厚5mm，重建间隔3mm，矩阵512×512，FOV尽可能地小，包住头皮即可，一般为：180~210cm，时间分辨力1.5s，扫描时间不大于60s。②容积CT全脑灌注使用管电压70~80kV，应用自动管电流模式，参考值100~300mA，球管旋转时间1s，重建算法为标准算法或软组织算法。扫描层厚≤1mm，层间距≤1mm，重建层厚5mm，重建间隔3mm，矩阵512×512。11~35s为动脉期，间隔时间为1~2s；35~60s为静脉期，间隔时间为2~3s，扫描总时间不大于60s。

对比剂注射方案：对比剂的注射流速根据CT设备或后处理工作站的软件情况而定。①采用最大斜率法运算模型，通过高压注射器以5~7ml/s的注射速率注射35~45ml的对比剂，再以相同的速率注射生理盐水30~40ml，建议注射时间小于8s，较高的注射速率将通过增加瞬时对比剂浓度，从而提高时间-密度曲线信噪比，提高CT灌注的图像质量。②采用去卷积运算模型，注射速率可适当降低，一般为4~5ml/s。对比剂的总体积和注射速率应根据受检者的各种生理病理情况进行优化。

延迟时间的设定：在对比剂到达感兴趣的组织之前，至少获得1个基线图像，通常在注射5s后启动扫描足以实现该目标。研究表明，心输出量严重减少的受检者，需要更长的灌注时间，以使动脉流入（AIF）和静脉流出（VOF）曲线恢复到基线。对于此类受检者，应比标准方案多延迟6s，扫描时间延长11s。

3. 头颈部CTA 扫描方向从足侧到头侧，扫描范围自主动脉弓至颅顶。采用对比剂自动追踪触发扫描技术，监测层面为主动脉弓层面。为避免上腔静脉放射状伪影干扰，ROI尽量放置在远离上腔静脉的升主动脉。碘对比剂注射后延迟10s开始监测，阈值设置为100~150Hu（根据CT扫描速度设定），或采用小剂量对比剂团注实验，即以10ml对比剂经静脉注射后，以升主动脉层面为监测平面，并以1~2s时间间隔动态扫描，获得该平面时间-密度曲线，根据CT值峰值时间计算血管扫描延迟时间。

扫描参数：管电压100~120kV，管电流240~480mA，球管旋转时间0.27~0.50s/r，螺距0.984~1.5，FOV为（200.00~250.00）mm×（200.00~250.00）mm，扫描时间小于5s，采集层厚0.50~1.25mm，重建间隔0.50~1.25mm，重建矩阵512×512，重建算法为标准重建。窗宽800Hu、窗位200Hu。

对比剂注射方案：避免由于未经稀释的对比剂在左头臂静脉产生的伪影，注射部位建议选择右上肢。使用高压注射器，经静脉以5~6ml/s的速度注射20ml生理盐水，检测静脉通道是否通畅可用；随后以4~5ml/s的速度注入非离子型碘对比剂，总量50ml，受检者体弱或BMI小于18，对比剂用量酌减；长期化疗或心功能差的受检者，可适当降低对比剂的注射速率；对比剂注射结束后以同样速率再注射20~40ml生理盐水，以减少上腔静脉残留碘对比剂产生的放射状伪影，而提高图像质量。

四、图像后处理

（一）CT平扫的图像后处理

无须特殊后处理技术。常用于观察脑卒中的窗技术为脑窗和骨窗。脑窗一般包括标准窗（80Hu/35Hu）和非标准窄窗（8Hu/32Hu），骨窗窗位300~500Hu，窗宽1500~2000Hu。

（二）CTP的图像后处理

CTP成像后期的数据处理因不同的程序软件和计算方法而迥异，目前分为两大类，即最大斜率法运算模型和去卷积运算模型。

最大斜率法运算模型：亦称非去卷积运算模型，利用随机灌注分析软件生成MIP；选择缺血性卒中过程中未受到影响的大动脉和上矢状窦，得到各自时间-密度曲线（TDC）；定义适当的CT阈值，消除颅骨、脑脊液和较大血管，在MIP图上分别勾画出灰质和白质的 ROI；以上矢状窦的时间-密度曲线（TDC）作为输入动脉 TDC，软件自动计算脑灰质和白质的脑血流量。以四个感兴趣层面灰质、白质 CBF 的平均值作为正常脑灰质、白质的 CBF。该数学模型在计算中不需要进行伽马变量来消除对比剂再循环的影响，仅需要首过早期的数据，计算简便。但需满足三个前提条件：没有对比剂外渗；消除对比剂再循环；适用于足够快的注射速率。

去卷积运算模型：主要反映注射对比剂后组织器官中存留的对比剂随时间的变化量。因此，对于对比剂的注射速率没有过高要求，可以较低流率注射，一般为 4～5ml/s。使用 CT-Perfusion 专用的软件进行图像后处理，经过运动校正和图像降噪后，选择颅内较大动脉绘制 TDC 并且定义前期平台期。选择大脑上静脉或者健侧大脑中动脉和上矢状窦垂直段来定义大脑的 AIF 和 VOF 的参考血管，生成扫描层面内每一像素的 TDC。

在定义 AIF 和 VOF 时，可选择手动选择和软件自动识别模式，在日常工作中，建议选择自动识别模式，可降低 CBV、CBF、MTT 和 TTP 测量中观察者间的变异性。自动化后处理得出的基于 CBV 和 MTT 阈值的梗死核心和半影的体积，在广泛使用时确保了 CTP 技术的可靠性。自动化后处理更快、更方便、同时有和手动处理一样的准确率，使得它对急诊卒中患者的分类有着潜在的价值。

通过标记病变半球，根据脑的血供区域避开血管和脑沟绘制 ROI，感兴趣区包含基底节区和大脑前、中、后动脉的主要供血区域，得到大脑前、中、后动脉及交界区域 CBF、CBV、MTT、TTP 等定量参数的伪彩图。CT 灌注图反映了毛细血管水平的血流动力学，分配不同的颜色代表每个参数的值以便于阅读。通过与 CBF 和 CBV 的预定阈值进行对比，可以划分 NVT（非活性组织）和 TAR（高风险组织）。所有低于 CBF 和 CBV 阈值的实质区域标记为 NVT，低于 CBF 阈值但高于 CBV 阈值的实质区域标记为 TAR。

每一层的 ROI 绘制完成后点击保存，将数据全部上传至 PACS。

（三）头颈部 CTA 的图像后处理

后处理原则是显示病变责任血管，常用的图像后处理方法包括多平面重组、容积重组、曲面重组和最大密度投影。

1. 头部 CTA 图像重建及后处理 首先在轴位原始薄层图像及 VR 图像上观察颅内动脉及其分支的大致情况，寻找责任血管或可疑病变。针对全脑血管以 VR、MIP 的重组方式多方位显示，再以责任血管的病变为中心进行 CPR、MPR 显示及相关测量，

如颅内动脉瘤，以瘤颈为中心，进行多角度、多方位的 VR、MPR 显示瘤体的大小、瘤颈的位置以及动脉瘤与周围血管的关系；还可利用反转技术，显示类似于 DSA 的图像，便于临床介入治疗的路径选择及对比。将后处理图像推送至 PACS，必要时可进行光盘刻录。

2. 颈部 CTA 图像重建及后处理 首先轴位原始图像结合去骨 VR 图像观察颈动脉、椎动脉的大致走行。再针对责任血管的可疑病变进行多角度、多方位的 VR、MIP、MPR、CPR 等后处理图像重组。VR 可显示血管的空间解剖关系；MIP 可很好地显示钙化；MPR 可进行冠状面、矢状面及任意斜面重组，真实地反映靶血管斑块的垂直断面，对于血管的狭窄程度和颈动脉斑块类型有较好的显示能力，保证更为精确的测量；CPR 可自动沿血管路径生成血管长轴的曲面重组图像，能够以血管中心为轴进行多角度旋转观察，对于显示血管腔内外病变及其支架是否通畅有较好的优势。临床医生需要了解血管与骨骼之间的解剖关系或者无法去骨时，可以带骨 VR 形式多角度显示血管与椎体之间的关系。

第三节　鞍区 CT 检查技术

一、适应证与相关准备

（一）适应证

1. 普通 X 线检查发现鞍区形态发生改变，如鞍区骨质破坏、钙化、蝶鞍扩大等。

2. 临床怀疑垂体肿瘤和鞍区占位性病变。

（二）相关准备

1. 去除患者耳环、发夹、假牙等金属物品。

2. 要求患者在扫描过程中保持头颅不动，对不合作的患者采用药物镇静。

3. 做好患者非检查部位和陪护人员的辐射防护。

二、检查技术

（一）常规平扫

1. 扫描体位 患者仰卧于扫描床上，头部置于头架内，患者体位同颅脑轴位，扫描基线听眶线，扫描范围从颅底至鞍顶，以包全病变为主。

2. 扫描参数 采用螺旋或非螺旋扫描，管电压 100～120kV，管电流 200～250mAs，探测器组合 16×1.5、32×1.2、64×0.625、128×0.6、320×0.5，层厚 1～2mm，层间距 1～2mm。

（二）增强扫描

扫描参数同平扫；对比剂采用300~370mgI/ml的非离子型碘对比剂，对比剂量1~1.5ml/kg，总量50~70ml，采用高压注射器团注给药，注射流率3.0~4.0ml/s。

常规增强扫描延迟扫描时间动脉期20~25s，实质期为60~70s，垂体微腺瘤动态增强扫描注入对比剂后10s启动扫描，扫描次数5~8次。

三、图像后处理

1. 窗宽窗位调节　鞍区CT图像常用软组织窗观察。软组织窗的窗宽350~400Hu，窗位35~40Hu。病变侵犯颅骨时需加照骨窗，骨窗窗宽2500~3000Hu，窗位500~700Hu。

2. 三维图像重组　垂体瘤术前评价时，需重组鞍区冠、矢状位图像，重组层厚及间距不超过2mm，便于了解蝶窦与鞍区的关系，如图11-5所示。

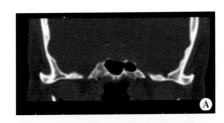
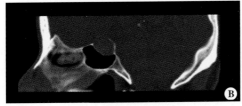

图11-5　垂体瘤术前MPR图
A. MPR冠状位；B. MPR矢状位

第四节　眼及眼眶CT检查技术

一、适应证与相关准备

（一）适应证

眼球内和眶内肿瘤、炎性假瘤和血管性疾病、眼创伤、眶内异物、炎症及先天性疾病。

（二）相关准备

1. 去除患者耳环、发夹、假牙等金属物品。

2. 检查时要求患者闭眼或尽量保持眼球不动。

3. 做好患者非被检部位和陪护人员的辐射防护。

二、检查技术

（一）常规平扫

1. 扫描体位　患者仰卧于扫描床上，听眶线与床面垂直，两外耳孔与床面等距，正中矢状面与床面中线重合。扫描范围从眶下缘1cm至眶上缘1cm。

2. 扫描参数　采用螺旋扫描方式，管电压100~120kV，管电流200~250mAs，探测器组合16×0.75、32×1.2、64×0.625、128×0.6、320×0.5，层厚1~2mm，层间距1~2mm。

（二）增强扫描

对比剂采用300~370mgI/ml的非离子型碘对比剂，对比剂量1~1.5ml/kg，总量60~80ml，采用高压注射器团注给药，注射流率2.0~3.0ml/s。普通增强检查延迟35~45s扫描，血管性病变时可采用动静脉双期扫描，动脉期25s，静脉期70s。

三、图像后处理

1. 窗宽窗位调节　软组织窗的窗宽350~400Hu，窗位35~40Hu。眼眶创伤、肿瘤侵犯骨组织、眼部异物时需加照骨窗，骨窗窗宽2500~3000Hu，窗位500~700Hu。

2. 常规三维图像重组　眼部创伤常规采用薄层MPR进行多平面的观察，眶壁细小部位的骨折常需结合多方位薄层图像观察。眼球内异物定位时，通常需采用薄层横断面和冠状面结合定位。怀疑视神经病变或者视神经管细小解剖部位骨折时，需采用薄层重组，以免遗漏病变。与视神经相关的病变，取平行于患侧视神经走行方向进行斜矢状面MPR图像重组，能更好地显示视神经，如图11-6所示。

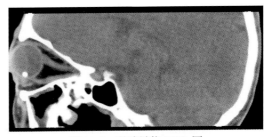

图11-6　眼球异物MPR图

第五节　鼻骨CT检查技术

一、适应证与相关准备

（一）适应证

鼻创伤，鼻整形等。

（二）相关准备

1. 去除患者耳环、发夹、假牙等金属物品。

2. 要求患者在扫描过程中保持头颅不动，对不合作的患者采用药物镇静。

3. 创伤患者出血较多时，必须经临床对症处理后才行 CT 检查。

4. 做好患者非检查部位和陪护人员的辐射防护。

二、检查技术

1. 扫描体位 患者采取仰卧位，头部置于头架内，听眦线垂直于床面，扫描范围从额窦上缘至上颌窦下缘 1cm。

2. 扫描参数 采用螺旋扫描方式，扫描管电压 100～120kV，管电流 250～300mAs。探测器组合 16×1.5、32×1.2、64×0.625、128×0.6、320×0.5，层厚 1～2mm，层间距 1～2mm，采用标准算法和骨算法重建为 0.7～1mm 薄层。

三、图像后处理

1. 窗宽窗位调节 软组织窗的窗宽 350～400Hu，窗位 35～40Hu。鼻部外伤、骨窗窗宽 500～700Hu，骨窗窗位 350～550Hu。

2. 三维图像重组 鼻部创伤患者，MPR 及 VR 三维重组有助于观察鼻部骨折的位置、类型及与邻近解剖结构的关系。

第六节 耳部 CT 检查技术

一、适应证与相关准备

（一）适应证

先天性耳道畸形、肿瘤、炎症、创伤、面神经管异常、颈动脉异位、耳硬化症等疾病。

（二）相关准备

1. 去除患者耳环、发夹、假牙等金属物品。

2. 要求患者在扫描过程中保持头颅不动，对不合作的患者采用药物镇静。

3. 做好患者非检查部位和陪护人员的辐射防护。

二、检查技术

（一）常规平扫

1. 扫描体位 人仰卧于扫描床中间，头部置于头架内，两外耳孔与床面等距，使患者的头颅摆成标准的前后位，人体正中矢状面和床台垂直。扫描范围从外耳道下缘至岩骨上缘。炎症、创伤等用薄层非螺旋高分辨扫描，外耳道畸形、听骨链以及面神经管成像用薄层螺旋 CT 扫描。

2. 扫描参数 管电压 100～120kV，管电流 250～300mAs。探测器组合 16×0.75、64×0.625、128×0.6、320×0.5，层厚 0.6～1.0mm，层间距 0.6～1.0mm。

（二）增强扫描

采用高压注射器团注给药，对比剂总量 60～80ml，注射流率 2.0～3.0ml/s，普通增强扫描延迟时间 40～50s 扫描。扫描参数同平扫。

三、图像后处理

1. 窗宽窗位调节 HRCT 图像用特殊的窗技术，窗宽 3000～4000Hu，窗位 350～550Hu；增强扫描图像用软组织窗，软组织窗的窗宽 350～400Hu，窗位 35～40Hu。

2. 常规三维图像重组 了解中内耳结构使用高分辨重组，观察听神经瘤的大小或范围可用软组织模式重组。观察听骨链和耳内情况，常在横断面薄层图像基础上重组冠状面，并结合曲面重组方法、仿真内镜对内耳的病变进行显示。听骨链整体显示可采用三维容积再现（VR）的方法，如图 11-7 所示。

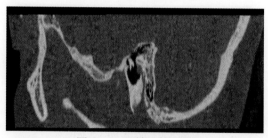

图 11-7 面神经管图像

第七节 鼻窦 CT 检查技术

一、适应证与相关准备

（一）适应证

鼻和鼻窦先天性发育畸形、囊肿、炎症、肿瘤、创伤等疾病。

（二）相关准备

1. 去除患者耳环、发夹、假牙等金属物品。

2. 要求患者在扫描过程中保持头颅不动，对不合作的患者采用药物镇静。

3. 创伤患者出血较多时，必须经临床对症处理后才行 CT 检查。

4.做好患者非检查部位和陪护人员的辐射防护。

二、检查技术

（一）常规平扫

1.扫描体位 患者采取仰卧位，头部置于头架内，听眦线垂直于床面，扫描范围从额窦上缘至上颌窦下缘 1cm；用 1mm 容积扫描的图像重组得到冠状位图像，重组范围额窦前缘至蝶窦后缘，参考线和硬腭垂直。

2.扫描参数 采用螺旋扫描方式，扫描管电压 100～120kV，管电流 250～300mAs。探测器组合 16×1.5、32×1.2、64×0.625、128×0.6、320×0.5，横断面层厚 3～5mm，层间距 3～5mm，采用标准算法和骨算法重建为 0.7～1mm 薄层。冠状位重组的图像，层厚和间距≤2.5mm，有利于显示窦口鼻道复合体。

（二）增强扫描

对比剂采用 300～370mgI/ml 的非离子型碘对比剂，对比剂量 1～1.5ml/kg，总量 60～80ml，采用高压注射器团注给药，注射流率 2.0～3.0ml/s。普通增强检查延迟 35～45s 扫描，血管性病变时可采用动静脉双期扫描，动脉期 25s，静脉期 70s。

三、图像后处理

1.窗宽窗位调节 软组织窗的窗宽 350～400Hu，窗位 35～40Hu。鼻部创伤、肿瘤侵犯骨组织时需加骨窗，骨窗窗宽 2500～3000Hu，骨窗窗位 350～550Hu，观察蝶窦、筛板及额窦有无分隔时，图像窗宽用 2000～3000Hu，窗位 -200～100Hu。

2.三维图像重组 鼻窦冠状面图像可显示窦腔病变，窦口鼻道复合体区域病变以及解剖结构是否异常。鼻部创伤患者，MPR 及 VR 三维重组有助于观察鼻部骨折的位置、类型及与邻近解剖结构的关系，如图 11-8 所示。

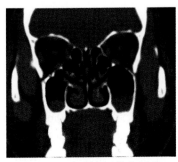

图 11-8 鼻旁窦冠状位图像

第八节 口腔颌面部 CT 检查技术

一、适应证与相关准备

（一）适应证

颌面部囊肿、肿瘤及肿瘤样病变、涎腺疾病、颌面部炎症、颌面部创伤、牙及牙周疾病、颞下颌关节疾病、颌面骨发育不良或畸形整形术前检查。

（二）相关准备

1.去除患者耳环、发夹、假牙等金属物品。

2.要求患者在扫描过程中保持头颅不动，对不合作的患者采用药物镇静。

3.创伤患者出血较多时，必须经临床对症处理后才行 CT 检查。

4.做好患者非检查部位和陪护人员的辐射防护。

二、检查技术

（一）常规平扫

1.扫描体位 患者取仰卧位，下颌稍内收，必要时咬合纱布卷以避免上下牙重叠。扫描基线为听眦下线。面部从眉弓至整个下颌；牙齿从上牙床上缘 1cm 至下牙床下缘 1cm。

2.扫描参数 采用螺旋扫描方式，管电压 120kV，管电流 250～300mAs。探测器组合 16×1.5、32×1.2、64×0.625、128×0.6、320×0.5，层厚 3～5mm，层间距 3～5mm，采用标准算法和骨算法重建为 0.7～1mm 薄层。

（二）增强扫描

颌面部炎症、血管病变、肿瘤等需作增强扫描。扫描范围、层厚及层间距同颌面部平扫。对比剂采用 300～370mgI/ml 的非离子型碘对比剂，对比剂量 1～1.5ml/kg，总量 60～80ml，采用高压注射器团注给药，注射流率 2.0～3.0ml/s。增强扫描采用双期扫描，动脉期 25s，实质期 70s。

三、图像后处理

1.窗宽窗位调节 软组织窗窗宽 350～400Hu，窗位 35～40Hu。颌面部创伤、肿瘤侵犯骨组织用骨窗显示，骨窗窗宽 2500～3000Hu，窗位 350～550Hu。

2.三维图像重组 多平面重组（MPR）结合容积再现技术（VR）进行多角度观察。牙齿三维重组，可适当调节阈值，并去除牙齿以外的骨组织，运用曲面重组（CPR）显示牙列、牙槽突等弯曲走行结构，如图 11-9 和图 11-10 所示。

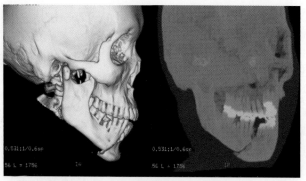

图 11-9 同一患者的颌面骨三维重组图像
显示下颌骨体右份骨折、断端错位、骨折线累及邻近下牙槽骨

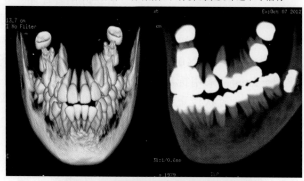

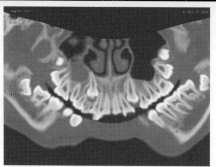

图 11-10 牙齿三维及曲面重组图像
清晰显示左、右上颌尖牙埋伏阻生牙情况

第九节　咽喉部 CT 检查技术

一、适应证与相关准备

（一）适应证

咽喉部肿瘤、鼻咽腺样体肥大、喉息肉、创伤及放疗后损伤等疾病。

（二）相关准备

1. 去除患者耳环、发夹、假牙等金属物品。

2. 要求患者在扫描过程中保持头颈部不动，不能做吞咽动作，对不合作的患者采用药物镇静。

3. 创伤患者出血较多时，必须经临床对症处理后才行 CT 检查。

4. 做好患者非检查部位和陪护人员的辐射防护。

二、检查技术

（一）常规平扫

1. 扫描体位　患者取仰卧位，使听眦线与床面垂直，两外耳孔与床面等距，正中矢状面与床面中线重合。扫描基线分别与咽部或喉室平行。扫描范围依检查部位而定：鼻咽部从鞍底至硬腭平面，口咽部从硬腭至会厌游离缘，喉咽部从会厌游离缘或舌骨平面至环状软骨下缘，喉部从舌骨平面至环状软骨下 1cm。若发现肿瘤可扫描至颈根部，以了解淋巴结受累情况，如图 11-11 所示。

2. 扫描参数　扫描参数采用螺旋扫描方式，管电压 120kV，管电流 250～300mAs。探测器组合 16×1.5、32×1.2、64×0.625、128×0.6、320×0.5，层厚 3～5mm，层间距 3～5mm，采用软组织算法重建为 0.7～1mm 薄层。

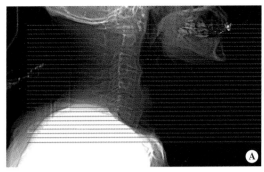
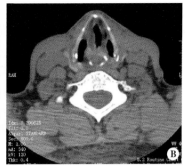

图 11-11　咽喉部横断位扫描定位图

A. 喉部定位图；B. 喉部轴位图

（二）增强扫描

咽喉部肿瘤或血管性病变需作增强扫描，以确定肿瘤侵犯范围及分期，了解淋巴结有无转移。对比剂采用 300～370mgI/ml 的非离子型碘对比剂，对比剂量 1～1.5ml/kg，总量 60～80ml，采用高压注射器团注给药，注射流率 2.0～3.0ml/s。增强扫描采用双期扫描，动脉期 25s，实质期 70s。

三、图像后处理

1. 窗宽窗位调节　软组织窗窗宽 350～400Hu，窗位 35～40Hu。咽喉部创伤、肿瘤侵犯骨组织时需用骨窗显示，骨窗窗宽 2500～3000Hu，窗位 350～550Hu。

2. 三维图像重组　多平面重组（MPR），可以更好地显示解剖结构和病变，如图 11-12 所示；咽喉部 CT 仿真内镜（CTVE），可提供咽喉腔表面解剖及病变的信息，可作为喉镜的补充，如图 11-13 所示。

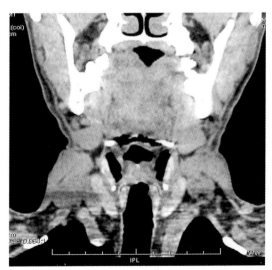

图 11-12　喉部 MPR 图

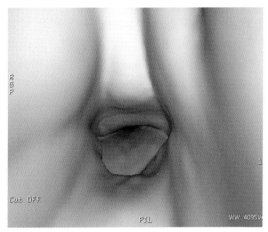

图 11-13　咽喉部仿真内镜图

第十节　颈部 CT 检查技术

一、适应证与相关准备

（一）适应证

颈部占位性病变、颈部淋巴结肿大、颈部血管性病变、颈部创伤等病变。

（二）相关准备

1. 去除患者耳环、发夹、假牙等金属物品。

2. 要求患者在扫描过程中保持头颈部不动，不能做吞咽动作，对不合作的患者采用药物镇静。

3. 创伤患者出血较多时，必须经临床对症处理后才行 CT 检查。

4. 做好患者非检查部位和陪护人员的辐射防护。

二、检查技术

（一）常规平扫

1. 扫描体位　患者仰卧于床面上，使颈部与床面平行，同时两肩部放松，两上臂置于身体两侧，两外耳孔与床面等距。扫描范围从颞骨岩部上缘至胸骨颈静脉切迹，也可根据实际情况在颈部病变处进行局部范围扫描，包括全病变部位。

2. 扫描参数 扫描参数采用螺旋扫描方式，管电压 120kV，管电流 250～300mAs。探测器组合 16×1.5、32×1.2、64×0.625、128×0.6、320×0.5，层厚 3～5mm，层间距 3～5mm，采用软组织算法重建为 0.7～1mm 薄层。

（二）增强扫描

1. 常规增强扫描 增强扫描可区别颈部淋巴结与丰富的颈部血管，了解病变的侵犯范围，协助对占位性病变的定位和定性。对比剂采用 300～370mgI/ml 的非离子型碘对比剂，对比剂量 1～1.5ml/kg，总量 60～90ml，采用高压注射器团注给药，注射流率 2.0～3.0ml/s。延迟 25～30s 扫动脉期，60～70s 扫实质期。

2. 颈部 CTA 扫描范围从主动脉弓至颅底；对比剂采用 320～370mgI/ml 的非离子型碘对比剂，对比剂量 0.6～0.8ml/kg，总量 30～50ml，采用高压注射器团注给药，注射流率 4.0～5.0ml/s，对比剂注射完后续跟注相同流速的 50～60ml 生理盐水。颈动脉成像对比剂总量不能太多，避免上腔静脉和锁骨下静脉高浓度对比剂伪影。采用团注跟踪，同层动态监测，监测层面主动脉弓，达到 CT 阈值 120Hu 启动扫描，扫描方向足向头。

三、图像后处理

1. 窗宽窗位调节 软组织窗窗宽 350～400Hu，窗位 35～40Hu。颈部创伤、肿瘤侵犯骨组织时需用骨窗显示，骨窗窗宽 2500～3000Hu，窗位 350～550Hu。

2. 三维图像重组 重组获得冠状面和矢状面图像，获得的图像可补充横断面的不足。如颈椎骨折、颈部肿瘤对气管挤压情况和颈部肿瘤与周围血管关系；颈部 CTA 可用 MIP、VR 等后处理技术，显示颈部血管，旋转 CTA 的角度，进行多方位观察，如图 11-14 所示。

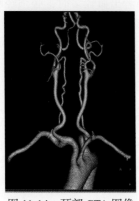

图 11-14　颈部 CTA 图像

四、甲状腺 CT 检查技术

（一）适应证与相关准备

1. 适应证 甲状腺肿瘤及颈部各种肿块等；各种原因引起的颈部淋巴结肿大。

2. 相关准备 扫描前嘱受检者去除颈部金属饰物；要求在扫描时不做吞咽动作；做好受检者非检查部位和陪护人员的辐射防护；需增强扫描者，预先建立静脉通道。

（二）平扫检查

1. 扫描体位 取仰卧位，下颌上仰，勿行吞咽动作，肩膀尽量下移，避免锁骨干扰。

2. 扫描技术

（1）定位像：常规扫描颈部侧位定位像，必要时可扫描正、侧位双定位像。

（2）扫描基线：常规将瞳间线与横向定位线平行，以垂直于颈部为扫描基线。

（3）扫描范围：下颌骨下缘至主动脉弓水平，胸廓内甲状腺继续向下扫描至包全病变。肿瘤向胸内延伸或了解上纵隔淋巴结情况时，可扩大扫描范围。

（4）成像参数：见表 11-1。

表 11-1　甲状腺扫描参数

项目	内容
管电压	80～120kV
管电流	200～350mA
探测器组合	16×0.75、64×0.625、128×0.625
重建层厚	1～3mm
重建间距	0.7～2.5mm
重建 FOV	200～300mm
矩阵	512×512

3. 图像后处理

（1）窗口技术：普通扫描预置窗宽、窗位：软组织窗宽 250～350Hu，窗位 30～50Hu。

（2）图像重组技术：用薄层横断面数据（重建层厚≤1mm，采用 20%～30% 重叠重建）进行多平面重组，可获得甲状腺的冠状面、矢状面图像。进行多方位观察，显示甲状腺病变与周围解剖结构的关系等。

第十一节 胸部 CT 检查技术

一、适应证与相关准备

（一）适应证

1. 纵隔 纵隔肿瘤、食管或气管支气管异物、肿大淋巴结、血管病变等。

2. 双肺 良恶性肿瘤、结核、慢性支气管炎、肺气肿、炎症病变等。

3. 胸膜和胸壁 定位胸膜腔积液和胸膜增厚的范围与程度，鉴别包裹性气胸与胸膜下肺大泡，了解胸壁疾病的侵犯范围及肋骨和胸膜的关系，了解创伤后有无气胸、胸腔积液及肋骨骨折等情况。

4. 心包和心脏 明确心包积液、心包肥厚及钙化程度及心脏轮廓、形态。增强扫描可以对心脏的原发或继发肿瘤作出诊断。

5. 大血管病变 胸部 CTA 可发现和诊断各种胸部大血管病变，包括主动脉瘤、夹层动脉瘤、肺动脉栓塞、大血管畸形等，对病变的程度、范围、并发症能较好显示。

（二）相关准备

1. 去除检查部位的金属异物。

2. 对不合作的患者给予镇静、绑带固定，必要时给予麻醉。

3. 对患者进行呼吸训练。

4. 增强检查前需详细询问禁忌证并告诉家属注意事项。

5. 做好患者非检查部位和陪护人员的辐射防护。

二、检查技术

（一）常规平扫

1. 扫描体位 患者仰卧、头先进，两臂上举抱头，身体置于床面正中，常规扫描胸部前后正位像，扫描范围从肺尖至肺底，如图 11-15 所示。

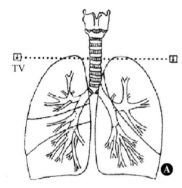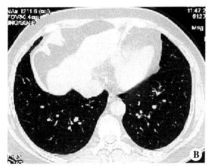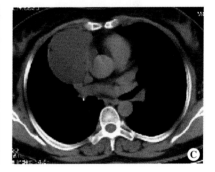

图 11-15 胸部 CT 平扫
A. 定位示意图；B. 肺算法重建；C. 标准算法重建图

2. 扫描参数 常规胸部 CT 扫描采用螺旋扫描方式，管电压 120kV，管电流 250～300mAs，螺距 1.35，球管转速 0.5～1.0r/s；采用标准算法和肺算法重建 1mm 薄层。

（二）高分辨力扫描

对于肺的弥漫性、间质性病变，特别是怀疑支气管扩张时可采用高分辨力扫描模式，常规将层厚和间隔均设 0.6～1.0mm，采用高分辨力算法、小 FOV 重建，如图 11-16 所示。

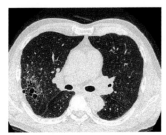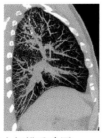

图 11-16 胸部 CT 高分辨力扫描重建图

（三）增强扫描

1. 常规增强扫描 静脉注射对比剂 60～80ml，流率 3～4ml/s，延迟扫描时间 25～30s，必要时扫延时双期（图 11-17）。扫描范围和扫描参数同常规平扫。

2. 胸部 CTA 对于肺动脉高压、肺动静脉畸形、可疑肺栓塞或肺隔离症的患者，可进行肺动脉 CTA（图 11-18）。对比剂用量 20～40ml，采用高压注射器团注给药，注射流率 4.5～5ml/s，延迟扫描时间用同层动态监测法，监测上腔静脉平面，CT 阈值达 100Hu 启动扫描；也可采用小剂量测试（test bolus）确定扫描延迟时间。若怀疑胸主动脉夹层或胸主动脉瘤，可进行胸主动脉 CTA，对比剂用量 0.8～1.2ml/kg 体重、注射流率 4.5～5.5ml/s，延迟扫描时间可用对比剂示踪技术自行测定，监测主动脉弓层面，CT 阈值达 150Hu 启动扫描，需观察夹层与冠脉关系时需加心电门控进行扫描。

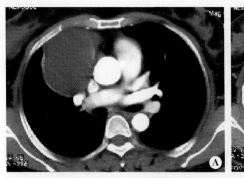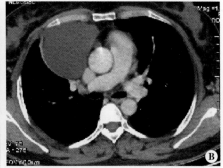

图 11-17 胸部 CT 常规增强
A. 动脉期；B. 静脉期

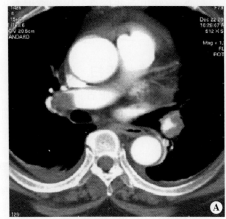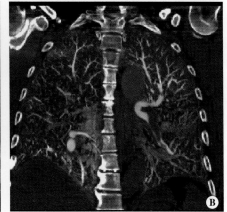

图 11-18 肺动脉 CTA：肺动脉栓塞
A. MPR 显示右肺动脉主干栓塞；B. 碘密度图显示左下肺动脉主干栓塞

三、图像后处理

1. 根据临床和诊断需要，不同病变的显示要求调节窗宽、窗位。通常肺窗：窗宽 1200～1600Hu，窗位 -400～-600Hu；纵隔窗：窗宽为 200～350Hu，窗位 30～50Hu。胸部图像的显示和摄影也可采用双窗技术，即肺窗和纵隔窗同时在一幅图像上显示。如有创伤需查看有无骨折，还应拍摄骨窗。骨窗的窗宽和窗位为：窗宽：1200～1600Hu，窗位：300～600Hu。对于肺部片状影、块状影及结节病灶，适当缩小窗宽、提高窗位，可得到病变的较佳显示，方法是将显示的肺窗慢慢向纵隔窗调节，即所谓的中间窗观察。

2. 肺部发现病灶必要时可做多平面及支气管血管束重组，可帮助病灶定位、定性。对气管异物可做 CT 仿真内镜及支气管三维重组，此方法可较好显示支气管及亚段支气管，同时还可多方位显示管腔内外的解剖结构，并对气管肿瘤亦能对壁外肿瘤精确定位、确定其范围。胸部 CTA 可用 MIP、SSD、VRT 等后处理技术，作多方位的观察。

四、食管 CT 检查技术

（一）适应证与相关准备

1. 适应证　主要适用于食管肿瘤性病变，胸部手术需要了解食管相关解剖关系，以及食管裂孔疝和食管支气管瘘及食管下段静脉曲张等其他食管病变。

2. 相关准备

（1）认真审阅申请单，了解受检者的检查目的和要求，详细阅读临床资料及其他影像学资料。

（2）受检者禁食 4～6 小时以上，检查前向受检者解释扫描的全过程，以取得受检者配合。

（3）去除检查部位的金属物品，如金属纽扣、钥匙、硬币等，以防产生伪影。

（4）对不合作的受检者，包括婴幼儿、躁动不安和意识丧失的受检者需给予镇静剂，必要时给予麻醉。

（5）向受检者说明呼吸方法，做好呼吸训练。

（6）对于听力差和不配合屏气受检者，在病情许可情况下，可训练陪伴帮助受检者屏气。方法是当听到"屏住呼吸"的口令时，一手捏住受检者鼻子，一手捂住受检者口部，暂时强制受检者停止呼吸，等曝光完毕后，听到"可以呼吸"的指令后立即松手。

（7）如果呼吸困难不能屏气或婴幼儿，也可调整扫描参数，缩短扫描时间，以减轻运动伪影。

（8）需增强扫描受检者，预先建立静脉通道。

（9）做好受检者非检查部位和陪护人员的辐射防护。

（二）平扫检查

1. 扫描体位 受检者取仰卧位，头先进，颈部尽量仰伸，两臂上举抱头，身体置于床面正中，侧面定位像对准人体腋中线。

2. 扫描技术 定位像常规采用胸部正、侧位双定位像；扫描基线是水平线齐于腋中线，扫描基线于环状软骨平面；扫描范围从第 6 颈椎下缘到第 12 胸椎椎体。采用自动毫安调节技术，管电压 120kV，球管旋转速度 0.4s/r，螺距 1.375∶1，FOV 50cm，矩阵 512×512，层厚 5mm，层间距 5mm，重建层厚 0.625mm。

3. 成像参数 采用自动毫安调节技术，管电压 120kV，球管旋转速度 0.4s/r，螺距 1，FOV 50cm，矩阵 512×512，层厚 5mm，层间距 5mm，重建层厚 0.625mm。

4. 图像后处理

（1）窗口技术：一般使用软组织窗，窗宽：300～350Hu，窗位：30～40Hu。

（2）图像重组技术：食管横断面图像经冠状面、矢状面重组，可较好显示解剖结构与病变。

（三）增强检查

1. 扫描体位（同平扫）

2. 扫描技术（同平扫）

3. 对比剂使用方案 静脉内团注对比剂 60～70ml，注射速率 2.5～4ml/s，开始注射对比剂后 25～30s 启动扫描，必要时延迟双期扫描。可以使用智能触发扫描模式，分别延迟 25s、35s 和 65s 进行早动脉期、晚动脉期和静脉期增强扫描。

4. 图像后处理 食管横断面图像经冠状面、矢状面重组，可较好显示解剖结构与病变。

五、胸腺 CT 扫描技术

（一）检查技术

1. 扫描体位 被检者头先进，仰卧位，胸部正中矢状面垂直于扫描床平面并与床面长轴中线重合，双上肢自然上举抱头，若受检者双上肢上举困难则可自然置于身体两侧，特殊情况可俯卧。

2. 检查技术

（1）定位像：常规扫描胸部正位定位像。

（2）扫描基线：水平定位线平对腋中线，定位线定于颈静脉切迹。

（3）扫描范围：自肺尖至较低侧肋膈角下 2cm。

（4）成像参数：常规 CT 扫描采用螺旋扫描方式，扫描参数依据被检者具体情况而设置，BMI 小于 25，管电压可选择 100kV；BMI 大于 25，管电压可选择 120kV。扫描参数见表 11-2。

表 11-2　胸腺扫描参数

项目	内容
管电压	100～120kV
管电流	自动管电流
扫描层厚	0.5～1mm
扫描层间距	1mm
重建层厚	5mm
重建间隔	5mm
扫描 FOV	350～400mm
矩阵	512×512

（二）图像后处理

1. 窗口技术 普通扫描预置窗宽、窗位：软组织窗窗宽 300～350Hu，窗位 30～45Hu。

2. 图像重组技术 用薄层横断面数据（横断面 ≤1mm，采用 2/3 重叠重建）进行多平面重组，可获得胸腺的冠状面、矢状面图像。进行多方位观察，显示胸腺病变与周围解剖结构的关系等。

六、肋骨 CT 检查技术

（一）适应证和相关准备

1. 适应证 肋骨创伤患者；临床其他各种肋骨病变患者：肋骨肿瘤、转移瘤等。

2. 相关准备 同胸部 CT 检查相关准备。

（二）检查技术

1. 定位像扫描 胸部正位定位像，确定扫描范围和层次。

2. 扫描体位和方式 仰卧位，两臂上举抱头；横断面螺旋容积扫描。

3. 扫描角度 与扫描床面成 90°，扫描机架 0°。

4. 扫描范围 包括双侧全部肋骨（较常规胸部扫描范围稍大）。

5. 扫描视野（FOV） 35cm×35cm～40cm×40cm（视受检者体型而定，需包括胸壁皮肤）。

6. 扫描参数 100～120kV，自动管电流（100～300mA），0.5～1.0s/r。

（三）图像后处理

1. 重建算法及方法 软组织算法及骨算法。肋骨斜横断位重建法：用侧位重建像定位，后上前下成大约45°角斜横断位重建（尽量与肋骨后上前下走行一致重建）。

2. 重建层厚 ≤3mm。

3. 窗宽窗位 软组织窗窗宽300～500Hu，窗位30～50Hu；骨窗窗宽2000～4000Hu，窗位600～1000Hu。

第十二节 肺动脉 CTA 检查技术

一、适应证和相关准备

1. 适应证 肺栓塞或肺隔离症。

2. 相关准备 检查前去除检查部位的金属物品，如金属纽扣、钥匙、硬币等。不合作受检者需在检查前采用药物镇静，成人一般静脉或肌内注射10mg地西泮。预先建立增强静脉通道。

3. 做好受检者非检查部位和陪护人员的辐射防护。

二、检查技术

1. 扫描体位 头先进，仰卧位，胸部正中矢状面垂直于扫描床面并与床面长轴中线重合，双手上举。体位受限者，可将双手垂放于身体两侧，特殊情况可俯卧。

2. 扫描技术 定位像是常规采用胸部正位定位像；扫描基线是水平线齐于腋中线，扫描基线于胸廓入口；扫描范围主动脉弓上1cm至膈顶或依据病变范围确定；扫描管电压100～120kV，管电流采用智能管电流技术，机架旋转时间0.3～0.5s，扫描层厚0.6mm，螺距1.2。扫描野30～40cm，见表11-3。

表 11-3 肺动脉栓塞 CTA 扫描参数

项目	内容
管电压	120kV
管电流量	90～200mAs
旋转时间	0.5s/round
探测器准直器	64×0.6mm
扫描螺距	1.1～1.2
扫描方向	头→足方向
扫描方式	人工智能触发
监测层面	肺动脉主干
监测阈值	50Hu
延迟时间	3s

3. 注射方案 经肘静脉注射对比剂。碘对比剂浓度为300～400mgI/ml，对比剂注射流率为4～5ml/s随后以同样速率注射生理盐水40ml。对比剂总量由流率和扫描时间确定，一般为50～70ml。

扫描延迟通常采用肺动脉CTA扫描专用程序，选择团注测试或团注追踪法。①团注测试：即用低剂量扫描条件，选择气管分叉层面肺动脉内设置感兴趣区，注射流率同肺动脉CTA扫描。选择肘静脉注入非离子型对比剂20ml，注射后延时5s开始扫描，此时靶血管内对比剂的浓度由低向高迅速增加，连续扫描至目标血管对比剂浓度开始下降时中止扫描。将所获得的序列图像用动态评估软件进行分析，得到靶血管的时间密度曲线及平均峰值时间。根据平均峰值时间，设定扫描开始的延迟时间；②团注追踪：在气管分叉层面肺动脉内设置感兴趣区，设定触发阈值为90～110Hu，流率4～5ml/s，由肘静脉注射后，延时5s开始低剂量扫描，当感兴趣区内对比剂浓度到达设定阈值时，CT扫描控制自动启动扫描。

三、图像后处理

主要包括多平面重组、曲面重组、最大密度投影、容积再现技术、CT仿真内镜成像等。图像重建层厚0.6～1mm，重建间隔0.5～0.7mm，根据临床诊断需要做3D、MIP、VRT或MPR图像重组。旋转显示图像，以多角度观察血管与病变的情况，并选择显示病变最佳的图像摄影。图像重组技术的最大密度投影（MIP）可清楚显示胸部血管管壁的钙化斑块，以及血管、气道及食管内支架情况，结合MPR可显示支架内腔通畅情况。

第十三节 先天性心脏病 CT 扫描技术

一、适应证与相关准备

（一）适应证

各种先天性心脏病：如房间隔缺损、单心房、单心室、左侧三房心、室间隔缺损、动脉导管未闭、主动脉-肺动脉间隔缺损、法洛四联症、完全性大动脉转位、先天性主动脉缩窄等。

（二）相关准备

1. 镇静 新生儿或者不能配合的小儿留置24G套管针后给予口服10%的水合氯醛0.5～0.6ml/kg镇静。

2. 心电门控准备　新生儿、小儿的电极片可以贴在四肢上。

3. 呼吸训练　需要对患者进行呼吸训练，镇静的小儿可以通过捆扎胸部束带抑制胸式呼吸或者平静呼吸。

4. 辐射防护　对于心脏外的部位如头颅、颈部和盆腔分别用铅衣片进行防护。

二、检查技术

（一）对比剂注射方案

1. 对比剂浓度　通常采用300mgI/ml即可达到良好的增强效果。

2. 对比剂用量　根据扫描方式不同：成人用量30～80ml；婴幼儿用量按公斤体重计算，根据分流量大小，可以选择1.5～2.0ml/kg。

3. 对比剂流率　5岁以下可以根据体重选择1.5～2ml/s，5岁以上选择1～1.5ml/s。为避免无名静脉内高浓度对比剂干扰周围结构显示，尽量选择下肢静脉给药。

4. 扫描延迟时间的确定　扫描延迟时间是指从注射对比剂到开始曝光扫描的时间，它是获得良好增强扫描效果的关键，可通过三个方法确定扫描延迟时间。

（1）经验值法：2岁以内患儿，若对比剂经头皮或手背静脉注射，延迟时间为11～14s；经足外周静脉注射，延迟时间为14～16s；2岁以上患儿在上述基础上适当延长2～5s。

（2）小剂量测试（test bolus）：自肘静脉注射小剂量碘对比剂，进行感兴趣区ROI同层动态扫描，测量ROI内的时间-密度曲线（time-density curve，T-D曲线），曲线峰值时间即为扫描延迟时间。对于复杂先天性心脏病的检查者，可在肺动脉层面测量肺动脉和主动脉两个ROI，都强化后即为扫描延迟时间。

（3）团注追踪法（bolus-tracking）：设定肺动脉层面作为连续曝光层面，并选择对比剂观察ROI（肺动脉和主动脉两个ROI），注射对比剂后，实时观察感兴趣区CT值上升情况，当CT值达阈值后，手动或自动触发扫描。

对存在心内结构复杂畸形者（如心内膜垫缺损、单心室等）可加扫第二期，扫描延迟时间为注药后35～45s，即第一期扫描后的8～15s。

（二）扫描体位与参数设置

1. 扫描体位　检查者取仰卧位，根据静脉针的位置选择头先进或足先进，两臂上举抱头，身体置于床面正中，侧面定位线对准人体正中冠状面。如果检查者系镇静后的小儿，可以将上臂自然放于体侧。

2. 扫描范围　由胸廓入口至左膈下3～5cm。

3. 扫描参数　层厚1.25～2.5mm，层间隔1.25～2.5mm。由于儿童对辐射敏感，管电压使用100kV或80kV；管电流可以使用自动管电流调制技术。

三、图像后处理

先天性心脏病CTA根据病变进行恰当的图像后处理至关重要，通常需要联合多种后处理方法全面、清晰显示病变，并进行必要的径线测量。常用的方法有VR、薄层MIP、多平面重组（MPR）、曲面重建（CPR）等，如图11-19、图11-20所示。

1. VR　可以清晰、直观、多角度地显示复杂的心血管解剖结构，系统观察心脏和大血管的关系、血管走行以及空间位置等，如主动脉骑跨、肺动脉狭窄、动脉导管未闭、心室大血管连接等。

2. 薄层MIP　可以观察局部的解剖结构和变异，层厚通常选择3～5mm。例如：四腔位（左前斜40～45+足头位30～40）用于显示房室间隔缺损、房室瓣骑跨、单心室等。

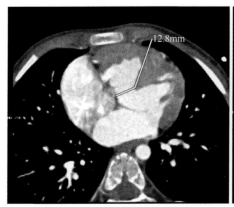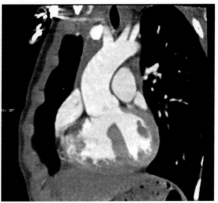

图11-19　先天性心脏病CTA三维重组图像

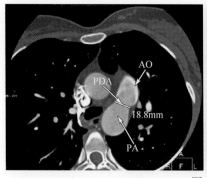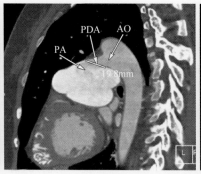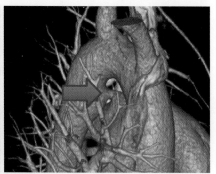

图 11-20　动脉导管未闭 CTA 图像重组及测量

3. 多平面重组（MPR）

（1）横断位：断面图像与身体长轴垂直，显示人体横断面影像，是显示心脏大血管的常规体位。

（2）短轴位：断面图像与心脏长轴垂直，显示心脏短轴位影像，范围包括心尖至心底部。心脏短轴位可适于观察心室的前、侧、后壁及室间隔，也适于观察主动脉瓣。

（3）长轴位：断面图像与心脏长轴平行，显示心脏长轴位影像。心脏长轴位用于观察二尖瓣、左室根部、主动脉流出道和心尖部病变。

第十四节　冠状动脉 CT 扫描技术

一、适应证与相关准备

（一）适应证

冠心病筛查、冠状动脉术前影像学评估 [经皮腔内血管成形术（PTCA）及冠状动脉搭桥术（CABG）等] 及术后复查、冠状动脉变异或血管畸形、冠状动脉窦瘘、心脏梗死患者稳定期的复查等。

（二）特殊准备

1. 心理干预　检查前需要向患者简单介绍检查的过程和可能出现的正常反应，如注射对比剂后出现的灼热感等，以及呼吸屏气的重要性和需要屏气的次数和检查大概时间，消除患者的紧张情绪，有利于对心率、呼吸的控制。

2. 心率控制　通常 64 排 CT 机型心率需要控制在 70 次 / 分以下，对于 128 层以上的 CT 机型，控制在 90 次 / 分以下。对于基础心率过快的患者可使用 β 受体阻滞剂，如速效酒石酸美托洛尔（服用方法：于检查前 10～20min 口服 1mg/kg）。

3. 呼吸训练　检查前训练患者做屏气及呼气动作，观察腹部的运动或者用手放到检查者胸前确定是否能屏气良好。

4. 心电门控　冠状动脉 CTA 需与心电门控相结合，获得清晰可靠的冠状动脉图像。心电电极放置参照不同设备的具体要求使用三个导联，在患者上臂上举后粘贴稳妥，避免心电信号弱或不稳定导致检查失败；个别电极片接触不良者可以用酒精棉球擦拭患者胸壁皮肤后重新粘贴。

二、检查技术

（一）对比剂注射方案

1. 生理盐水的使用　盐水冲刷可以提高冠脉的强化以及维持团注时间，减少对比剂用量；缩短肺动脉增强时间、减少上腔静脉的高衰减伪影。

2. 对比剂注射方案设定　通常使用 350～370mgI/ml 浓度的对比剂，辅以 20～30ml 生理盐水冲刷。对比剂总量 50～70ml，4～5.5ml/s 的流速；根据患者体重及设备曝光时间适当调整用量和流速。

3. 扫描延迟时间　冠状动脉 CTA 扫描延迟时间的确定非常重要，经验时间是延迟 25～30s 启动扫描。通常选择测定靶血管内对比剂峰值变化来选择适当的扫描启动时间，方式有两种。

（1）小剂量对比剂团注测试法（test-bolus）：使用小剂量（15～20ml）对比剂团注测定循环时间，即峰值时间加 3～6s 的经验值设置为扫描延迟时间。

（2）团注追踪法（bolus-tracking）：在降主动脉内设置一个 ROI 检测区，ROI 内的 CT 值达触发阈值时（100～150Hu）启动扫描。

这两种方法都可以达到较好的增强效果，小剂量测试法相对比较可靠和准确，但是需要两次注射对比剂，对比剂用量多、检查时间长、操作较复杂，故通常采用团注追踪法。但是，对于左心室显著增大和左心功能不全（左心室射血分数<40%）患者，使用团注测试法更加准确。此外，如果是 CABG 术后复查等扫描范围增大时，需要提前 2～3s 启动扫描。

（二）扫描体位与参数设置

1. 扫描体位　患者取仰卧位，头先进，两臂上举抱头，身体置于床面正中，侧面定位线对准人体正中冠状面。

2. 定位像 常规扫描胸部前后定位像和侧位定位像，双定位有利于将心脏图像定位到显示野中心。

3. 扫描范围 根据检查需要设定扫描范围。①常规冠状动脉CTA扫描从气管隆嵴下到心底，包括整个心脏，如图11-21所示。②CABG术后复查，搭静脉桥的，扫描范围从主动脉弓向下到心底，包括整个心脏大血管。③CABG术后复查，搭动脉桥的，扫描范围从锁骨上窝向下到心底，包括整个胸骨，心脏大血管。

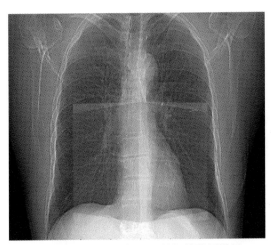

图 11-21 冠状动脉 CTA 的扫描范围设置

4. 扫描参数 ①平扫，≤2.5mm层厚，2.5mm间距，显示野25cm，选择ECG前瞻门控扫描，显示野固定不动。平扫可以解决三个问题：一是观察扫描范围是否合适，如果不合适，可在增强扫描时适当调整；二是进行钙化积分的计算或者进行冠状动脉钙化的观察和评价；三是观察检查者是否能配合屏气。②冠状动脉CT血管成像，0.5~1mm层厚，0.5~1mm间距。使用ECG门控扫描方式进行扫描。

（三）ECG门控扫描方式

冠状动脉CTA检查是扫描不停运动的心脏，所以需要较高时间分辨力来"冻结"运动的心脏和冠状动脉。由于心脏是有节律地重复运动，可以根据ECG在相对静止的心脏时相来进行扫描。常规扫描方式有两种，ECG前瞻门控扫描（序列扫描）和ECG回顾门控扫描（螺旋扫描）技术来完成检查。

1. ECG前瞻门控扫描 根据前3~5个心动周期的搏动，预测下一个心动周期R波的位置和并在相应的时相触发扫描，可大幅度降低射线剂量。扫描方式为步进式床移动（轴扫），心脏容积通过"踩点触发"技术采集，依据患者的ECG信号用来启动序列扫描。由于ECG触发序列扫描需采用先前R-R间隔的平均值对患者下一个R-R间隔作出可靠的预测，该方法不应用于心率过快或心律不齐的患者。

2. ECG回顾门控扫描 采用螺旋扫描方式，ECG信号和原始数据被同时记录下来，可根据心电图信号采用回顾式重建R-R间期任意时相的冠脉图像。但是由于辐射剂量过高，通常用于评估心功能等其他适应证，且管电流调制模式控制全剂量曝光时间窗在40%~75%的R-R间期（图11-22）。

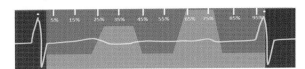

图 11-22 冠状动脉 CTA 的 ECG 门控扫描期相示意图

三、图像后处理

（一）图像处理

1. 心电编辑 ECG回顾门控扫描由于记录了ECG信号和原始数据，所以当ECG信号不理想时，可通过对ECG信号进行编辑来补救一些图像质量较差的扫描。多层螺旋CT心电图编辑方法有消除（delete）、忽略（disable）、插入（insert）、R波偏移（shift R-peak）等。对于有严重心律不齐的患者，可联合使用多种心电图编辑技巧，最终获得理想的冠状动脉图像，如图11-23所示。

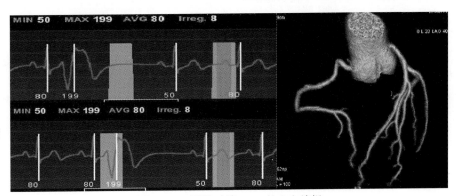

图 11-23 冠状动脉 CTA 的心电编辑

由于心律不齐无法获得足够的数据重建图像，添加新的起搏点、挪动起搏点位置，获得足够重建的数据，图像质量明显改善

2. 图像的显示 平扫的窗宽为 250～350Hu，窗位为 35～45Hu，增强扫描的窗宽 600～800Hu，窗位 300～400Hu。总之，将增强的冠状动脉的 CT 值作为窗位，适当调整窗宽，达到冠状动脉为灰色，钙化为白色，软斑块为黑色。

3. 冠状动脉重建时相的选择 心率决定冠状动脉的重建时相，通常来说，对于 64 层螺旋 CT，由于时间分辨力有限，心率小于 65 次 / 分，在舒张末期即75%～80% 时相，右冠状动脉和左冠状动脉都可以得到很好显示。但当心率在 70～80 次 / 分时，右冠状动脉的最好时相为 45%～50%，而左冠状动脉为 75%。

4. 三维重组后处理 由于冠状动脉走行不规律，所以三维重组对于冠状动脉的诊断非常重要（图 11-24）。常规三维重组的方法有：①整个心脏冠状动脉的VRT 重组，用于显示冠状动脉的开口、起源和大体解剖并帮助对冠状动脉进行命名。②冠脉树的 VRT和 MIP，观察冠状动脉的走行狭窄以及钙化，也可使用薄层 MIP 来进行重组。③曲面重组（CPR），是观察冠状动脉狭窄情况的主要方法，配合横断位以及长轴位可以较准确地评估狭窄的程度。特别是对于＞50% 的狭窄，与 DSA 相比，其准确性达到98%，如图 11-25 所示。

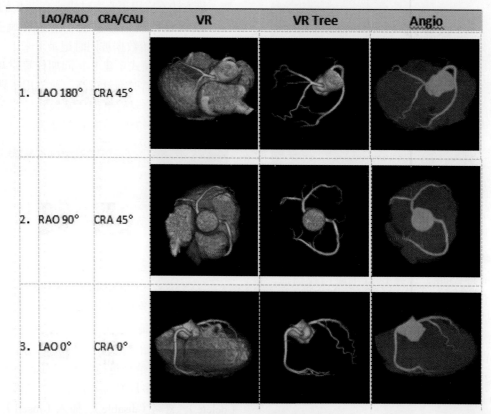

图 11-24　冠状动脉 CTA 智能化图像重组

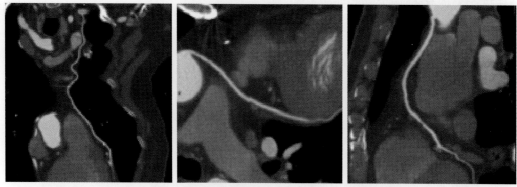

图 11-25　冠状动脉 CTA 曲面重组（CPR）

5. 心肌灌注成像 心肌灌注成像的扫描方式同冠状动脉 CTA，需要对比剂的总量超过 50ml，通过对增强后的心脏反复扫描得到心肌灌注的数据，在

CT 工作站上使用心肌灌注软件进行分析，软件在确定左心室内外膜边界后可自动计算出各个心肌节段的透壁灌注指数（transmittal perfusion ratio，TPR）。

TPR 定义为每个节段心内膜下 1/3 心肌的 CT 值与相应层面整个心外膜下 1/3 平均 CT 值的比较。并可根据 TPR 自动生成彩色心肌灌注图，如图 11-26 所示。

6. 左心室的功能分析　通过回顾性心电门控扫描，可以重建出心脏舒张期和收缩期的两个时相的图像。在 CT 后处理工作站，选出左心室容积最小的时相作为收缩期，左心室容积最大的作为舒张期，以主动脉瓣为界，选出左心室的容积，还需要人工确定左心室的边界。确定后可以计算出舒张末容积（end-diastolic volume，EDV）、收缩末容积（end-systolic volume，ESV），每搏输出量（stroke volume，SV）和射血分数（ejection fraction，EF），与超声心动比较有较好的一致性，如图 11-27 所示。

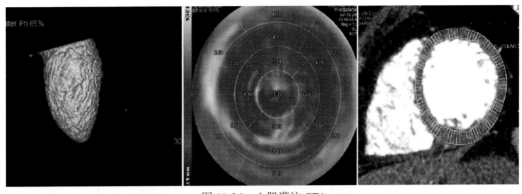

图 11-26　心肌灌注 CTA

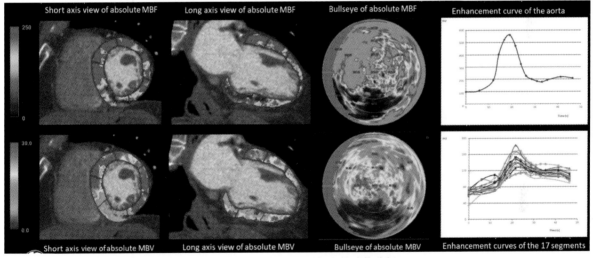

图 11-27　心脏 CTA 左心室的功能分析

（二）心率过快的处理方案

1. 缓解心理紧张情绪　扫描过程中出现心率不稳定，心跳突然加快会导致冠状动脉成像质量欠佳，因此需要检查前与患者充分沟通，缓解紧张情绪。

2. 尽量缩短检查时间　避免患者因屏气时间过长和对比剂用量过大造成心率增快。

3. 应用 β 受体阻滞剂　β 受体阻滞剂可以适当降低心率。

4. 心率预设的方法　根据小剂量试验和屏气训练时的心率变化预测患者在检查中可能出现的心率，找到可能获得最高时间分辨力的球管旋转时间，以获得最佳扫描效果。

5. 变速扫描技术　对于过快心率，可以使用变速扫描技术，即随心率的增快而增加螺距和床速，使扫描速度与心率匹配，得到最佳影像质量。

6. 清晰图像的时相选择　为了获得清晰的横断面图像，冠脉成像均需要选择心脏舒张中期或收缩中末期进行成像。对于过快心率，需将扫描原始数据按心动周期的不同相位窗进行横断面重建，寻找显示最清晰的冠状动脉不同节段的最佳相位窗，然后对相应横断面进行三维重组。

7. 多扇区重建技术　为了提高时间分辨力有时需要使用半扫描重建技术或多扇区重建技术，当扫描速度和心率达到最佳匹配关系时，应用多扇区重建算法能够得到最小的扇区角度，明显提高 X-Y 轴的时间分辨力，可以改善心率过快对图像质量造成的影响。

8. 后处理方法减少运动伪影　通用公司处理冠

状动脉运动的冠脉追踪冻结技术（snapshot freeze, SSF）使用相邻心动周期的图像信息补偿冠脉运动造成的伪影，从而改善图像质量。

（三）心律不齐造成图像质量的下降的处理方法

1. 绝对延迟方法重建 由于 R 波后紧邻时相为收缩期，受心律变化影响较小，进行收缩末期重建可获得错层伪影较小的图像。

2. 冠状动脉进行分段分时相重建 这样可以获得冠状动脉各个分支不同相位窗的清晰图像。

3. 自动化最佳期相选择技术 通过计算各支冠状动脉的运动速度从而自动化选择运动速度最低的 2 个时相进行重建，可以获得最佳收缩期和舒张期的冠状脉图像。

4. 进行相应的心电图编辑

（1）单发期前收缩：可导致瞬时心脏运动加快，此时可以应用心电图编辑软件忽略或删除这一心动周期，用下一个心动周期的数据来补足加以纠正。

（2）代偿间歇：可以造成与其他心动周期运动状态不一致的现象，此时需要对其前一个 R 波进行人为调整，对缺失的信号进行人为的插入，以保证其运动时相的一致性。

（3）心房颤动：此时的心动周期长度变化范围更大，心动周期更短，图像质量更差。舒张期重建方法已经无法满足时间分辨力的要求，只能进行收缩末期重建和绝对时间延迟重建。

（4）房室传导阻滞：可引起心动周期延长，改善方法是利用绝对时间延迟进行重建，或个体化心电图编辑，采用手动偏移 R 峰的办法纠正 R-R 间期不等造成的数据不匹配，尽量使重建数据保持在心脏搏动的同一相位。

5. 使用宽体探测器单心率多次采集 宽体探测器由于单圈的扫描覆盖范围包括了整个心脏，快速的单圈旋转时间（≤0.3 秒），常规心率可以采用前瞻门控在一个心动周期采集到整个心脏的数据，所以不会出现节段伪影。如果出现心律不齐，可以采集多个心动周期，选择图像质量好的进行处理。

（四）其他因素对成像质量的影响

1. 冠状动脉钙化对图像的影像 钙化斑块明显者，产生明显伪影，影响冠状动脉的血管观察效果，钙化斑块的膨胀效果将会导致对于管腔狭窄程度的过度评价。

2. 运动伪影 检查时身体移动所造成的运动伪影，重建后出现图像模糊。

3. 右心房高密度对比剂伪影缩短扫描时间、减少对比剂用量和采用双筒高压注射器，能有效消除右心房对比剂伪影对 RCA 显示的影响。

4. 呼吸运动伪影检查前对患者进行屏气训练，使用尽可能短的扫描时间，一般能消除呼吸运动伪影。采用宽体探测器进行一个心动周期采集整个心脏的图像数据。

5. 扫描时间及扫描延迟时间 扫描时间越短，图像质量受屏气后心率波动的影响越小；扫描延迟时间确定得越准确则冠状动脉对比剂充盈得越好，图像质量就越好。

第十五节 肺静脉与左心房 CT 扫描技术

一、适应证与相关准备

（一）适应证

1. 射频消融术前评价及术中引导 射频消融术需要通过电极消融产生心房颤动的异常兴奋点。由于肺静脉的变异多样，术前可通过 CT 对肺静脉的情况进行评估选择合适的手术方案，同时还可利用原始数据对射频消融术术中进行定位引导。

2. 射频消融术后的评价 射频消融术后的复查，观察射频后肺静脉的孔径变化。

（二）特殊准备

由于心率会影响图像质量，需要同冠状动脉 CTA 一样的方法进行心理干预、心率控制、呼吸训练及安装心电图电极。

二、检查技术

（一）对比剂注射方案

1. 对比剂注射方案设定 对比剂的浓度通常使用 350～370mgI/ml，肺静脉的增强不像冠状动脉 CTA 的增强效果，一般需要肺静脉强化，肺动脉增强值尽量低于肺静脉。需要使用双筒高压注射器，配合盐水的使用，对比剂注射方案采用单流速双期即可满足。4～5ml/s 的流速，第一期对比剂 50～60ml，第二期盐水 25～40ml。肺循环可以用盐水代替并且使肺动脉的增强效果降低，最后需要用盐水冲刷上腔静脉。

2. 扫描延迟时间 经验时间是延迟 25～30s 启动扫描。通常采用团注追踪法（bolus-tracking）测定靶血管内对比剂峰值变化来选择适当的扫描启动时间。设定肺静脉层面（气管隆嵴下 4cm）作为连续曝光层面，并选择升主动脉作为观察感兴趣区，注射对比剂 8～10s 后连续曝光，实时观察感兴趣区 CT 值上升情况，当 CT 值达 150Hu 预定值后，自动或手动触发扫描。对于左心室显著增大和左心功能不全（左心室射血分数＜40%）患者，可适当增加对比剂用量并延迟扫描触发时间。

（二）扫描体位与参数设置

1. 扫描体位　患者取仰卧位，头先进，两臂上举抱头，身体置于床面正中，侧面定位线对准人体正中冠状面。

2. 定位像　常规扫描胸部前后定位像，双定位有利于将肺静脉图像定位到显示野中心。

3. 扫描范围　从气管隆嵴上 2cm 向下至心底，包括整个心脏。

4. 扫描参数

（1）平扫：2.5mm 层厚，2.5mm 间距，120kV，选择 ECG 前瞻门控扫描，显示野固定不动。平扫可以解决两个问题：一是观察扫描范围是否合适，如果不合适，可在增强扫描时适当调整；二是观察检查者是否能配合屏气。

（2）肺静脉 CT 血管成像：扫描范围同平扫，0.5～1.25mm 层厚，0.5～1.25mm 间距。使用 ECG 门控的方式进行扫描。如果患者心律不齐或者屏气不良，可以选择使用螺旋扫描，0.5～1.25mm 层厚，0.5～1.25mm 间距，调整螺距和旋转时间，使用最快方式扫描。

（三）ECG 门控扫描方式

肺静脉 CTA 检查同冠状动脉 CTA 一样由于需要扫描不停运动中的心脏，所以需要较高时间分辨力来"冻结"运动的心脏和冠状动脉。常规扫描方式有两种，ECG 前瞻门控扫描（序列扫描）和 ECG 回顾门控扫描（螺旋扫描）。

1. ECG 前瞻门控扫描　同冠状动脉 CTA 的门控扫描一样，由于 ECG 触发序列扫描需采用先前 RR 间隔的平均值，对患者下一个 RR 间隔作出可靠的预测。因此该方法不适应于心律失常或心律不齐的患者，特别是进行肺静脉检查的患者通常会有心房颤动，所以 ECG 前瞻门控扫描很容易失败。而且通常只能选择一个时相成像，或者选择肺静脉开口最大的时相 35%～45%，或者选择开口最小的时相 85%～（下一个心动周期的）5%。

2. ECG 回顾门控扫描　采用螺旋扫描方式，ECG 信号和原始数据被同时记录下来，根据心电图信号采用回顾式图像重建。CT 图像重建至少需要 180° 扫描数据，即单扇区扫描，时间分辨力为 145～200ms，由于是肺静脉成像对于运动没有冠状动脉要求高，基本都采用单扇区重建。可以重建两个时相即肺静脉开口最大的时相 35%～45% 和开口

最小的时相 75%～85%。

三、图像后处理

1. 图像的显示　平扫的窗宽为 250～350Hu，窗位为 35～45Hu，增强扫描的窗宽为 600～800Hu，窗位为 300～400Hu。

2. 三维重组后处理

（1）肺静脉的 VRT 重组：用于显示肺静脉的开口、起源和大体解剖。可以在肺静脉后前位测量肺静脉开口处的宽度，多角度显示左右肺静脉的开口，其变异对于临床手术非常重要。

（2）如果需要，可以测量肺静脉各分支起始处横轴位的最大径和最短径，如图 11-28 所示。

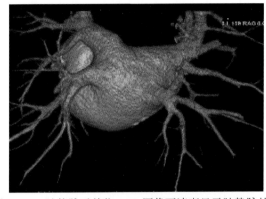

图 11-28　肺静脉后前位 VRT 图像可清晰显示肺静脉的分支和走行

第十六节　急诊胸痛三联征 CT 检查技术

一、适应证与相关准备

（一）适应证

急性胸痛患者，临床怀疑急性冠状动脉综合征、肺动脉栓塞及主动脉夹层。

（二）相关准备

1. 受检者准备　详细询问受检者的病情，尤其是过敏史，签署碘对比剂知情同意书。询问是否服用西地那非、伐地那非、他达拉非等药物。

2. 受检者心率要求　胸痛三联征 CTA 检查属于急症检查，原则上一定要根据受检者的心率和 CT 设备情况采取不同的扫描方式，一般不建议在扫描之前要求患者口服 β 受体阻滞剂以降低心率。通常情况下，对于 64 排 CT，建议心率低于 70 次/min，双源 CT、宽体探测器 CT 建议低于 90 次/min。对

于心律不齐受检者，建议心率控制低于 70 次 /min 后进行扫描，如出现期前收缩导致的图像伪影，可通过心电编辑技术进行调整。对于高心率或心律不齐的患者根据临床医生的需求，可不控制心率，建议采用回顾性心电门控采集全心动周期图像结合后期采用心电编辑的方式，以获得最佳的冠脉图像。

3. 受检者呼吸和屏气要求　前后每次屏气幅度保持一致，观察并记录受检者屏气时的心率情况，心率变化不应超过基础心率的 10%。部分受检者屏气后会出现心率快速上升并缓慢下降的趋势，应及时发现这种趋势，并据此调整图像采集的开始时间。

4. 硝酸甘油的使用　硝酸甘油可使血管扩张，有利于冠状动脉末梢细小血管的显示，使用应严格遵照硝酸甘油使用的适应证和禁忌证。

5. ECG 的连接　心电电极的放置可采用美国标准（白色导联：右锁骨中线、锁骨下；黑色导联：左锁骨中线、锁骨下；红色导联：左锁骨中线、第 6 或第 7 肋间；绿色导联：右锁骨中线、第 6 或第 7 肋间）。

欧洲标准（红色导联：右锁骨中线、锁骨下；黄色导联：左锁骨中线，锁骨下；黑色导联：右锁骨中线，第 6 或第 7 肋间；绿色导联：左锁骨中线、第 6 或第 7 肋间）。对于心电信号不佳，QRS 波形识别不好的受检者，多由于电极片接触不良所致，可用酒精棉球擦拭受检者胸壁皮肤后重新粘贴电极片，或者检测其他干扰因素，确保心电信号良好。对于起搏器植入后受检者，需要护士或者技师确定能否扫描。心电信号识别标准为：信号能被监测仪识别出 R 波，并且规律、无杂波干扰。

二、检查技术

（一）扫描体位

受检者取仰卧位，足先进，双手上举置于头顶，受检者身体位于扫描野中心，胸部正中矢状面垂直于床面。

（二）扫描方法

1. 定位像　行正、侧位双定位像，便于扫描时心脏、胸主动脉及肺动脉位于视野的中心。

2. 心脏心电门控扫描　胸痛三联征 CT 扫描参数的设定应根据受检者的身高、体重、心率和心律以及前瞻性门控和回顾性门控等情况综合考虑，由于各个厂家参数不同，需根据具体情况选择采集模式和扫描参数。①在所有心率≤65 次 /min 的受检者中使用前瞻性心电门控轴扫模式进行图像采集（时间分辨力＜150ms 的 CT 设备，心率限制可放宽至80 次 /min）；受检者心率＜65 次 /min 且波动较小，采用大螺距前瞻性门控方式采集，可大幅度降低辐

射剂量。②对于高心率（＞90 次 /min）和心律不齐受检者，建议控制心率后再做 CCTA 检查。③宽体 256 排 CT，Z 轴覆盖 16cm，具备 2 个前瞻门控扫描完成全胸段检查，对心率要求无限制，并降低辐射剂量。④回顾性心电门控螺旋采集模式，建议使用基于 ECG 的管电流调制模式，根据不同心率选择全剂量曝光窗控制，心率≤65 次 /min，全剂量曝光时间窗选择 65%～75% 的 R-R 间期；心率65～80 次 /min，全剂量曝光时间窗在 35%～75% 的R-R 间期；心率＞80 次 /min，全剂量曝光时间窗选择 40%～60% 的 R-R 间期。⑤推荐所有具有迭代重建功能的 CT 设备使用该功能进行图像重建，使用时可降低一挡管电压（如从 120kV 降低到 100kV）。⑥推荐有管电压自动选择功能的 CT 设备使用该功能自动选择管电压，可通过降低管电压有效减少辐射剂量。⑦运动校正算法：也称快速冻结技术（snap shot freeze，SSF），该技术可在高心率患者中部分消除冠状动脉运动所导致的伪影，推荐在具有该技术的 CT 设备中常规使用。

3. CTA 扫描　胸痛三联征 CT 检查必须包括整个胸主动脉以及心脏。在定位图上，胸痛三联征扫描一般从主动脉弓上方 1cm 处开始至心底部结束，起始位置通常位于锁骨头的下缘。因为对受检者的辐射剂量与扫描长度成正比，所以不包括高于主动脉弓水平的肺顶。虽然 5% 的肺栓塞受检者有上肺叶栓塞，但主动脉弓水平以上的孤立的亚段肺栓塞极为罕见。胸痛三联征 CT 扫描一般采用为头 - 足方向。但对于不能配合憋气或憋气时间较短的受检者，可采用足 - 头方向扫描，以减少冠状动脉运动伪影。

常见的扫描方法有：①对比剂小剂量测试法：通过注射 10～20ml 对比剂预注射测试，通过计算获得肺动脉、冠脉、主动脉达峰时间，可获得最佳的血管强化图像，但操作较复杂，耗时较长，对比剂使用量较大，对危重急性患者一般不作推荐。②团注追踪法：先行心电门控冠脉增强扫描，再行主肺动脉螺旋 CT 扫描，采用阈值触发的方式，在降主动脉区域内设置一个监测区 ROI，设定阈值为（100～150Hu），ROI 内 CT 值达到阈值后即可启动扫描。心脏扫描结束后以最短时间切换为螺旋扫描。以保证血管强化质量。

4. 扫描参数　管电压设置：推荐具备 70 或者80kV 管电压输出的 CT 设备，在体重≤60kg 的患者中采用该管电压进行扫描。在体重≤90kg 的患者中，采用 100kV 或 120kV 管电压进行扫描，根据噪声指数的设定，管电流采用自动调节技术，如设备具有迭代重建功能，建议采用迭代重建技术以降低图像噪声，迭代权重不宜过大，一般推荐采用迭代权重

比例 40%～60%。

（三）对比剂注射方案

使用双筒高压注射器，将 80～100ml 对比剂和 80～100ml 生理盐水分别抽入 2 个高压注射器针筒中，连接延长管，排气完毕后等待连接；用 20G 以上静脉套管针穿刺手臂上粗大的静脉（桡静脉或肘静脉），必要时穿刺股静脉。右肘前静脉是最佳选择，其次是左肘前静脉，但通过左肘前静脉进行对比剂注射会导致对比剂通过左侧头臂静脉时出现较大量的条纹伪影，可能会降低图像质量。除非不能建立其他合适的通道，应避免使用手部静脉（掌骨和背侧）。连接高压注射器后，将受检者手臂置于头部，保持伸直、放松并告知受检者对比剂注射时有正常的发热现象。对比剂注射流率选择见表 11-4。

表 11-4　按照受检者体重推荐使用的不同浓度对比剂注射流率

对比剂浓度（mg I/ml）	体重（kg）				
	<50	50～<60	60～<70	70～<80	>80
270	5.2	5.9	6.7	7.4	8.1
300	4.7	5.3	6	6.7	7.3
320	4.4	5	5.6	6.2	6.9
350	4	4.6	5.1	5.7	6.3
370	3.8	4.3	4.8	5.4	5.9
400	3.5	4	4.5	5	5.5

对于胸痛三联征 CT 扫描，合理的增强目标是冠状动脉 CT 值 300～450Hu，肺动脉 CT 值高于 200Hu，主动脉 CT 值高于 250Hu。对比剂注射过量会造成上腔静脉对比剂伪影过大，影响邻近肺动脉的诊断；右心对比剂浓度过高影响右冠状动脉的观察，所以胸痛三联征 CT 扫描对比剂注射推荐采用三相注射的方案。Ⅰ期：流率 5ml/s，总量 50～70ml；Ⅱ期：流率 3ml/s，30ml 对比剂；Ⅲ期：流率 3ml/s，注射 30ml 生理盐水。

对于双筒双流功能的高压注射器，可采用以下方案，Ⅰ期：流率 5ml/s，总量 50～70ml；Ⅱ期：流率 3ml/s，50ml 对比剂与盐水的混合液（50% 对比剂 +50% 盐水），以降低上腔静脉和右心的对比剂浓度，减少射线硬化束伪影。

三、图像后处理

（一）常规图像后处理技术

以 1.0mm 重建层厚、0.7mm 重建层间距重建包括整个胸廓范围的轴位图像；同时在心脏区域适应心脏大小的显示视野（FOV 17.0～20.0cm）中重建图像，重建层厚 0.60～0.75mm，重建层间距

0.40～0.50mm，由设备自动重建最佳舒张压和最佳收缩期图像。当冠状动脉存在运动伪影时，手动选择适当的时相重建。常规选择平滑的卷积核观察各血管的图像，如需观察肺野病变，可选择锐利的卷积核重建肺部的图像。

（二）三维重组后处理技术

MIP 和 CPR 图像主要用于观察管腔内结构，VR 图像主要用于观察肺动脉整体结构、胸主动脉走行、心脏外形和冠状动脉走行，但值得注意的是，VR 图像无法观察管腔内结构，不能用于狭窄的评估。

1. 肺动脉 CTA 重建　对于肺动脉栓塞的受检者，可在轴位图像上寻找栓塞，并通过 MIP、MPR、VRT 和 VE 等技术能够较真实地反映组织间的密度差异，显示血管内的栓塞及其分布范围，能够直观、立体地显示肺动脉的解剖、走行，尤其对于外周肺动脉的显示较好。

2. 胸主动脉 CTA 重建　对于夹层患者，可在轴位图像上寻找破口，主破口通常位于近心端；主动脉弓下破口可用斜冠状显示出来。可通过 MIP、MPR 和 CPR 等重建技术显示破口与重要血管关系，以破口为中心旋转，显示破口最大直径，破口与主动脉弓上 3 支血管的关系；同时测量破口的宽度，破口与左锁骨下动脉的距离和主动脉的直径。

3. 冠脉 CTA 重建　主要采用 MIP、MPR 和 CPR 技术显示冠脉狭窄级斑块情况，冠状动脉建议尽可能参照经导管 CAG 的摄影体位，CAG 的参考摄影体位如下。

左冠状动脉采用：①左前斜位 60°；②左前斜位 60°+ 足位 20°；③左前斜位 60°+ 头位 20°；④右前斜位 30°；⑤右前斜位 30°+ 足位 20°；⑥右前斜位 30°+ 头位 20°。

右冠状动脉采用：①左前斜位 60°；②前后位；③右前斜位 30°。但由于冠状动脉解剖走行存在个体差异，且狭窄病变多为偏心性，选择固定的摄影体位可能无法准确地显示病变形态，因此 CAG 的摄影体位因人而异。

第十七节　腹部 CT 扫描技术

一、适应证及相关准备

（一）适应证

1. 肝脏、胆囊　包括肝肿瘤、肝囊肿、肝脓肿、脂肪肝、肝硬化、胆道占位、胆管扩张、胆囊炎和胆结石等；确定肿瘤的性质及范围，有无转移及门静脉、肝静脉和下腔静脉内有无瘤栓形成等；确定

肝囊肿、肝脓肿的部位、范围和大小等；增强检查对鉴别肝脏肿瘤性质、病灶早期检出等有重要价值。

2. 脾脏　能确定脾脏的大小、形态、内部结构和先天变异等，区分良、恶性肿瘤、炎症及创伤引起的出血等。

3. 胰腺

（1）确定急性胰腺炎的类型，炎症渗出的范围以及有无假性囊肿形成和合并症，为外科治疗提供依据。

（2）可显示慢性胰腺炎微小的钙化、结石，为内科保守治疗或术后作随访观察。

（3）能确定有无肿瘤，肿瘤的来源、部位和范围。

（4）了解创伤后胰腺有无出血等。

4. 肾和肾上腺

（1）确定肾脏有无良恶性肿瘤及其大小、范围，有无淋巴结转移等。

（2）确定有无肾脏的炎症、脓肿及结石的大小和位置。

（3）肾动脉 CT 血管成像可显示有无血管狭窄及其他肾血管病变。

（4）显示创伤后有无肾损伤及出血情况。

（5）确定肾上腺有无良、恶性肿瘤的存在，以及功能性疾病如肾上腺皮质功能减退等。

5. 腹部及腹膜后腔

（1）可以明确有无良、恶性肿瘤的存在，如血管夹层动脉瘤、脂肪瘤和平滑肌肉瘤等。

（2）观察有无腹部肿瘤及腹膜后腔的淋巴结转移、炎症和血肿等。

6. 胃肠道　明确胃肠道病变的侵犯范围，探查胃肠道恶性肿瘤的局部或远处转移，进行 TNM 分期；小肠克罗恩病等。

7. 急腹症　急性阑尾炎、各种类型的肠梗阻、溃疡性胃肠穿孔、腹膜炎等。

（二）相关准备

1. 检查前一天，尽可能少渣饮食，禁服含金属的药品或进行消化道钡剂造影。

2. 检查当日以空腹为宜。

3. 患者应携带其他影像学资料及其他临床相关检查资料。

4. CT 增强的患者应严格掌握适应证和禁忌证。

5. 检查肝脏、胰腺及脾脏时，扫描前 15 分钟饮水 500ml，使胃及十二指肠壶腹部充盈，形成良好对比。检查前再饮水 300～500ml，以便胃充盈，可有效克服部分容积效应，避免伪影，使扫描图像能更好地将胃与其他相邻脏器区别开来。若观察肾及肾上腺则要提前 20～30 分钟饮水。腹膜后腔检查提前 2 小时分段口服 1%～2% 浓度的对比剂

800～1000ml，以便于充盈整个肠道系统。胃肠道检查需清洁肠道，并于检查前 40 分钟分段口服 20% 浓度的甘露醇 250ml 与 1750ml 温水配成的等渗溶液，保障肠道系统充盈。

6. 去除检查部位的金属异物。

7. 做好耐心细致的解释工作，使患者消除疑虑和恐惧，明白检查的程序和目的。训练患者的呼吸，并保持每次呼吸幅度一致。

二、检查技术

（一）常规平扫

1. 扫描体位　患者取仰卧位，头先进，两臂上举抱头，身体尽量置于床面正中间，侧面定位线对准人体正中冠状面。有时也采用侧卧位或俯卧位。

（1）定位扫描：为确定扫描基线和扫描范围应摄取一个正位定位像。

（2）扫描基线：在定位像上设定，肝脏和脾脏以膈顶为扫描基线，胆囊和胰腺以肝门为扫描基线，肾和肾上腺以肾上极为扫描基线，腹膜后腔以肝门为扫描基线。

（3）扫描范围：肝、脾从膈顶扫描至肝右下角；胆囊及胰腺从肝门直至胰腺扫描完整；肾从肾上极扫描到肾下极；肾上腺从起始扫描到肾门；腹膜后腔从肝门扫描到髂前上棘。

2. 扫描参数　腹部扫描常规采用螺旋扫描方式，可选择大螺距快速扫描模式尽可能避免运动伪影。管电压 100kV 或 120kV，管电流 200mA 或自动毫安，矩阵为 512×512。肝、脾常规采用 5mm 层厚和 5mm 层间距；胆道 3mm；肾脏 5mm；肾上腺 3mm；腹膜后腔 5mm。

（二）增强扫描

1. 常规增强扫描　腹部增强扫描通常在平扫后进行，把增强扫描前后的图像互相对比，便于发现病变并作出定性诊断。对比剂注射方法采用静脉内团注法，用量 60～80ml，流率 2～3ml/s。肝脏、脾脏增强通常采用三期扫描（图 11-29），动脉期延迟扫描时间 25～30s，门静脉期延迟扫描时间 60～70s，实质期延迟扫描时间 90～120s。若怀疑肝血管瘤，则实质期的延迟扫描时间为 3～5min 或更长，直至病灶内完全强化为止；胰腺增强扫描通常采用"双期"，动脉期延迟扫描时间 35～40s，胰腺期延迟扫描时间 65～70s；肾脏增强扫描通常扫描皮质期、髓质期和分泌期，皮质期延迟扫描时间 25～30s，髓质期延迟扫描时间 60～70s，分泌期延迟扫描时间 2～3min。胃肠道增强扫描通常采用动脉期、门脉期"双期"，胃肠道肿瘤 TNM 分期可加扫延迟期。

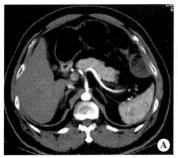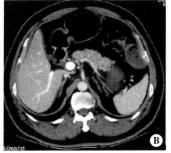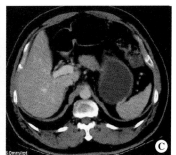

图 11-29　肝脏 CT 常规增强
A. 动脉期；B. 门静脉期；C. 延迟期

2. 腹部血管成像　腹部 CT 血管成像（CT angiography，CTA）通常用于腹主动脉及其大分支的血管显示，也可用于诊断腹主动脉夹层、腹主动脉瘤、肝血管异常及肾动脉狭窄等。CT 门静脉成像（portal vein computed tomography angiography）常用于临床门脉高压症的病因诊断，包括慢性活动性肝炎、血吸虫、慢性酒精性肝硬化、门脉海绵样变以及门静脉系统血栓形成及 Budd-Chiari 综合征等。检查前不宜口服高密度对比剂，以免干扰血管的显影。对比剂总量 80～100ml，流率 3～4ml/s，CTA 延迟扫描时间通常为 15～20s，可采用团注追踪法在降主动脉内设置 ROI 检测区，ROI 内的 CT 值达触发阈值时（100～150Hu）启动扫描；CTPV 延迟时间的设置要求在门静脉对比剂高峰期扫描，一般为 60s 左右，层厚 0.5～1mm，层间距 0.5～1mm，标准算法重建。对扫描后获得的薄层图像进行 MIP、SSD、VRT 重组（图 11-30、图 11-31），有助于对病变的显示和诊断。

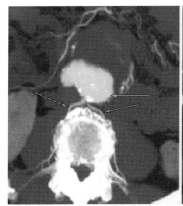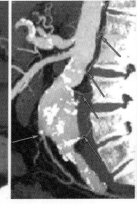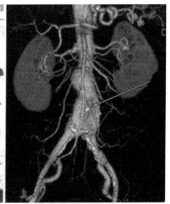

图 11-30　腹主动脉瘤 CT 血管成像 MIP 和 VRT 重组图像
箭头显示"腹主动脉瘤"

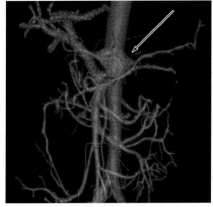

图 11-31　门静脉、腹主动脉融合 CRT 图，清晰显示肿瘤与血管关系

3. 肾、输尿管和膀胱 CTU　检查前患者憋尿，增强后延迟 20～30min，必要时改变体位。对比剂 60～180ml，速率 3～4ml/s，层厚 0.5～1.0mm，层间距 0.5～1mm。对扫描后获得的薄层轴位图像进行 MIP、SSD、VRT 重组（图 11-32），有助于对病变的显示和诊断。

4. 肝脏或胰腺灌注成像　CT 灌注成像不同于动态扫描，是在静脉快速团注对比剂时，对感兴趣区层面进行连续 CT 扫描，从而获得感兴趣区时间-密度曲线，并利用不同的数学模型，计算出各种灌注参数值，因此能更有效并量化反映局部组织血流灌注量的改变。一般情况下，以 5～6ml/s 的速率经静脉团注 70ml 对比剂，灌注时间为 30～40s，以电影方式采集。利用 Perfusion 软件包对扫描后获得的薄层轴位图像进行计算，得到相应的灌注参数及灌注伪彩图（图 11-33）。

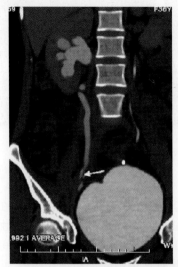

图 11-32　肾、输尿管和膀胱 CTU 图

三、图像后处理

（一）图像处理

腹部 CT 图像的显示一般用软组织算法，根据观察脏器和病变情况，适当调节窗宽和窗位。肝、胆、胰、脾、肾及腹膜后腔窗宽 200～250Hu、窗位 30～50Hu；肾上腺窗宽 250～300Hu、窗位 30～50Hu。腹部 CT 图像在摄影定位像时，应摄影有无定位线的图像各一幅，便于分析时参考。按解剖顺序将平扫、增强、延迟扫描的图像依时间先后摄影，对肾上腺的图像应放大摄影。有些小病灶除放大摄影外，还可行矢状位、冠状位等三维重组；CTA 需选择 VR、MIP、CPR 等多种图像后处理清晰显示血管形态、走行、空间位置等（图 11-34）。

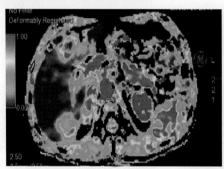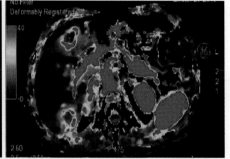

图 11-33　肝脏或胰腺灌注伪彩图

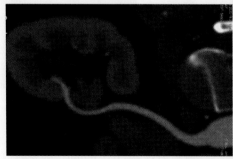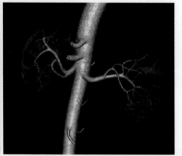

图 11-34　肾动脉 CTA 图像后处理

（二）图像要求

清晰显示整个受检范围内的器官及结构，两侧对称结构在同一扫描层面显示。增强扫描期相应能满足疾病诊断需求，肝脏增强扫描动脉期主动脉明显强化、肝静脉处于低密度，门静脉期门静脉、肝静脉明显强化；肾脏增强扫描肾皮质期肾皮质明显强化，皮质、髓质分界清楚，髓质期肾脏明显强化，皮髓质无明显分界，排泄期肾盂及近端输尿管有对比剂充盈。CTA 血管清晰显示，CT 值 350～450Hu。

第十八节　盆腔 CT 扫描技术

一、适应证与相关准备

（一）适应证

1. 盆腔结构在男、女两性方面有较大差别，男性 CT 检查可观察膀胱、前列腺和睾丸有无良、恶性肿瘤以及前列腺增生等。女性可观察膀胱、子宫和卵巢有无良、恶性病变及其他病变。

2. 在创伤情况下，可观察有无骨折，泌尿生殖器官的损伤和出血等。

（二）相关准备

1. 检查前应尽可能少渣饮食，特别不能服用含有重金属的药品或进行消化道钡剂造影。

2. 检查前2小时口服饮用水800～1000ml，以充盈小肠和结肠，形成良好对比，待膀胱胀满时行CT扫描。

二、检查技术

（一）常规平扫

1. 扫描体位 患者取仰卧位，头先进，两臂上举抱头，身体置于床面正中间，侧面定位线平人体正中冠状面。

2. 定位像 身体盆腔正位定位像。

3. 扫描范围 从髂嵴扫描至耻骨联合下缘。

4. 扫描参数 常规采用螺旋扫描模式，管电压100kV或120kV。主要检查膀胱和前列腺时采用5mm层厚，5mm间距。有三维后处理要求的可以重建出1～1.25mm层厚的图像数据。

（二）增强扫描

为了给盆腔占位病变进行定性，并确定其部位、大小和范围，以及是否引起盆腔淋巴结转移等，需要作增强扫描。增强扫描常规用静脉内团注法，对比剂总量60～80ml，流率2～2.5ml/s，动脉期延迟30～35s，静脉期延迟60～75s。

三、图像后处理

1. 图像重建 盆腔图像重建一般用软组织算法，窗宽200～300Hu，窗位30～50Hu。若脏器或病变密度相对较低时，可适当调低窗位或者增加窗宽显示（图11-35）。骨折、外伤、骨肿瘤等骨骼病变需增加骨算法重建，窗宽2000Hu，窗位400～600Hu。

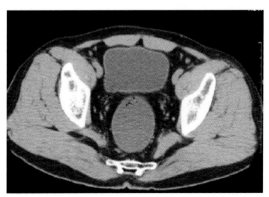

图11-35 盆腔CT平扫

2. 三维后处理 容积采集的CT数据可以用来进行三维后处理，有利于对占位性病变空间关系的显示以及同周围组织联系的显示。由于增强图像的信息更丰富，通常使用增强后的图像进行三维后处理。

（1）MPR多平面重组：对于子宫、前列腺、直肠等位置的一些占位病变可行矢状面MPR重组；膀胱、女性附件等占位性病变可以选择增加冠状面MPR重组。

（2）血管三维后处理：对于需要观察供血动脉的占位，或者需要观察占位同血管的关系可以进行血管的MIP、VR等三维后处理。

第十九节　脊柱CT扫描技术

一、适应证与相关准备

（一）适应证

1. 各种原因引起的椎管狭窄及椎管内占位性病变。

2. 椎间盘变性或病变。

3. 椎骨创伤，如骨折、脱位等，特别是观察碎骨片的情况和金属异物的位置以及脊髓的损伤情况。

4. 椎骨骨病，如结核、良恶性肿瘤以及椎旁肿瘤对椎骨的侵犯情况。

5. 椎骨及脊髓的先天性变异。

6. 协助进行介入放射学检查。

（二）相关准备

1. 扫描前应去除检查部位金属异物。

2. 询问临床病史、告知检查流程及注意事项。

二、检查技术

（一）常规平扫

1. 扫描体位 患者仰卧于检查床上，身体置于检查床中间。①颈椎扫描：患者头部略垫高，使椎体尽可能与床面平行，双臂置于身体两侧，并尽量往下沉肩；②胸椎扫描：患者双手抱头；③腰椎扫描：最好用一专用的腿垫，把患者的双腿抬高，这样可以使腰椎的生理弧度尽可能与床面平行。

（1）定位像：颈椎和腰椎常规扫描侧位定位像，便于设计扫描角度，胸椎可以根据具体情况扫描正位或侧位定位像。胸椎和腰椎要显示出骶骨，便于计数椎体。

（2）扫描基线：若是以观察椎体和椎旁组织为主，则扫描基线应平行椎体；若是以观察椎间盘为主，则扫描基线应平行相应的椎间盘（图11-36、图11-37）。

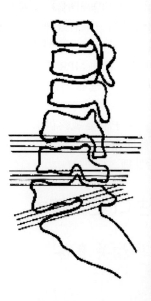

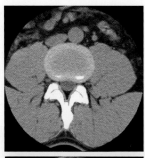

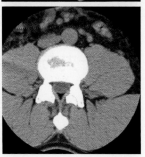

图 11-36 腰椎间盘常规 CT 平扫（轴扫模式）

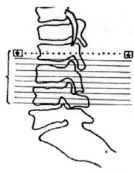

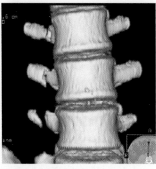

图 11-37 腰椎常规 CT 平扫（容积扫描模式）

（3）扫描范围：颈椎椎体扫描应扫描全部颈椎，颈椎椎间盘扫描则把所有椎间盘扫描完；胸椎扫描应扫描全部椎体及椎间盘；腰椎和骶尾椎扫描应扫描所包含的椎体；腰椎间盘扫描常规扫描 $L_{2\sim3}$、$L_{3\sim4}$、$L_{4\sim5}$、$L_5\sim S_1$ 四个椎间盘。

2. 扫描参数 管电压 120kV，层厚和层间距以扫描椎体的大小而定，通常采用颈椎椎体 5mm、颈椎椎间盘 2mm、胸椎 5~8mm、腰椎椎间盘 3~5mm、腰椎及骶尾椎椎体扫描采用 5mm。

（二）容积扫描方案

对于脊柱检查往往因为各种原因临床无法判断疼痛的来源是椎体或者是椎间盘，只能凭经验判断，所以通过容积数据采集，进行三维后处理后可以重组成椎间盘的图像和冠矢状位以及三维立体图像，可更有效地诊断疼痛的来源以及病变的部位和性质。相对于只进行椎间盘平扫的检查来说，容积扫描辐射剂量有所增加，但是可以获得更有效和准确的图像信息。层厚和层间距通常使用 1~1.25mm。

（三）增强扫描

脊柱常规不作增强扫描，若平扫发现占位性病变，可行增强扫描以确定病变性质、范围、大小以及与周围结构的关系和血供情况。对比剂用量 60~80ml，流率 2~2.5ml/s，延迟扫描时间 60~70s。

三、图像后处理

（一）图像显示

脊椎检查应包括相应部位的全部椎体及附件，椎间盘检查应包括扫描范围内的上位椎弓下缘至下位椎弓上缘。两侧对称结构应在同一层面显示。骨皮质、骨小梁、椎小关节、椎间孔、椎间盘和周围软组织清晰显示。需同时采用椎体窗和骨窗。椎体窗：窗宽 240~350Hu，窗位 35~45Hu；骨窗：窗宽 800~1500Hu，窗位 200~400Hu。

（二）三维后处理

（1）间盘图像重组：对于容积数据采集的检查，需要重组椎间盘图像，使用 MPR 重组，层面平行椎间隙，颈椎椎间盘扫描采用 2mm 层厚，2mm 层间距；胸腰椎椎间盘扫描采用 5mm 层厚，5mm 层间距。

（2）VRT 图像三维重组：颈椎、胸椎、腰椎可以重组三维立体骨结构图像 VRT，可以观察骨质增生的情况以及椎体的变异、肿瘤生长等情况，空间关系清楚明确。

（3）MPR 重组：矢状位 MPR 重组，层厚、层间隔 2~3mm，可以观察脊髓压迫的情况，如果有神经压迫的情况还可以沿脊神经方向重组脊神经图像。对于骶骨图像需要增加冠状位的 MPR 成像，有利于左右对比观察。

第二十节　四肢骨关节及软组织 CT 扫描技术

一、适应证与相关准备

（一）适应证

1. 骨折 CT 平扫可以显示骨折碎片及断端移位情况，同时还能显示出血、血肿、异物以及相邻组织情况，图像三维重组对上述情况的显示一目了然。

2. 骨肿瘤 CT 平扫及增强可观察和显示肿瘤病变的部位、形态、大小、范围及血供等情况，有助于对肿瘤进行定性诊断。

3. 其他骨病 如骨髓炎、骨结核、骨缺血性坏死等，CT 可显示骨皮质和骨髓质的形态与密度的改变，同时可观察病变与周围组织的关系。

4. 各种软组织疾病　CT可利用其密度分辨力高的优点显示软组织病变的部位、大小、形态以及与周围组织结构的关系。

5. 半月板的损伤　如膝关节的CT扫描可显示半月板的形态、密度等，有助于对半月板损伤的诊断。

（二）相关准备

去除相应部位的高密度异物。

二、检查技术

（一）常规平扫

1. 扫描体位　上肢选择头先进，下肢选择足先进，侧面定位线平肢体正中冠状面。扫描四肢长骨时，扫描范围以病变部位为中心，至少包括邻近的一个关节。

（1）双手及腕关节：采用俯卧位，头先进，双臂上举平伸，双手间隔5cm，手指并拢，手心向下，两中指末端连线与检查床中轴线垂直。

（2）双肩关节、胸锁关节及锁骨：采用仰卧位，头先进，双上臂自然平伸置于身体两侧，双手手心向上，身体置于床面正中。

（3）肘关节及上肢长骨：单侧肘关节可采用仰卧位，头先进，患侧上臂上举与头侧双手手心向上，上臂可向床面正中靠拢。如果患者无法上举可采用双上臂自然平伸置于身体两侧，双手手心向上，身体置于床面正中，并且扫描期间需要患者屏气。如果双臂上举可以避开心、胸、腹等活动器官对成像的影响，有效降低扫描剂量；如果双臂下垂，需要在扫描时进行屏气，否则呼吸以及心跳影响会带来运动伪影。

（4）双髋关节及股骨上段：采用仰卧位，头先进，双足跟略分而足尖向内侧旋转并拢。双上臂抱头，身体躺平。

（5）双膝关节、踝关节和下肢长骨：采用仰卧位，足先进，双下肢伸直并拢，足尖向上，双足跟连线与检查床中轴线垂直，双上臂抱头。

（6）双足扫描：采用仰卧位，足先进，双下肢弯曲，双足平踏于检查床面，双足纵轴相互平行且均平行于检查床纵轴，双足间隔约5cm，双足跟连线垂直于检查床中轴线。

2. 定位像　四肢关节的扫描均需扫描定位像，以正位像为主，为了准确定位可以增加侧位像扫描。定位像应包含关节及相邻长骨。

3. 扫描范围　在定位像上设定扫描范围。关节的扫描还应包含相邻长骨的一部位，长骨的扫描也应包含相邻的关节。

4. 扫描参数　螺旋扫描120kV；双手及腕关节的扫描常规采用80～100mA，2～3mm层厚，2～3mm层间距；肘关节扫描采用300～360mA，2～3mm层厚，2～3mm层间距；肩关节及髋关节559～750mA，采用5mm层厚及层间距；膝关节为400～450mA，常规为5mm层厚及层间距；观察半月板则应采用1mm层厚，1mm层间距；踝关节及双足259～300mA，2mm层厚及层间距。以上扫描均采用标准算法。若观察骨骼的细小结构或者细微骨折，可采用高分辨力算法。

（二）增强扫描

骨关节及软组织的增强扫描，主要是了解肿瘤病变的血供情况以及周围血管动脉瘤的位置和形态，还可以显示骨骼、肌肉内肿块与邻近动静脉血管的关系。增强扫描常规用静脉内团注，对比剂总量为60～80ml，流速2～2.5ml/s，延时扫描时间为60～70s。

（三）上肢与下肢血管成像

上肢与下肢动脉血管成像检查常用于显示肢体血管病变，以及血管与软组织肿块之间的关系等。

1. 上肢CTA检查方法

（1）检查者体位：如果检查者可以上臂上举，首选采用仰卧位，可将患侧上臂上举，如果检查者无法上举双臂，需要将上臂自然放到身体两侧，双手手心向上，身体置于床面正中。

（2）扫描参数：使用螺旋扫描，标准算法；层厚1～1.5mm，层间距0.7～1.2mm。扫描范围需包全病变组织和一个相邻关节。

（3）对比剂的使用

1）对比剂注入路径一般选择健侧的肘正中静脉，以避免留置针产生的伪影和静脉血管内碘剂对动脉血管的影响。如果需要检查双上臂，选择从足部注射对比剂。

2）对比剂用肘静脉团注，对比剂含碘浓度300～370mgI/ml，总量60～80ml，流速3～4ml/s。

3）双筒注射可使用盐水推注，20ml盐水用于试注射，30ml盐水用于注入对比剂后对手臂静脉血管内对比剂的冲刷，使对比剂在目标血管内保持高浓度和较长时间，同时可避免上臂CTA扫描时静脉内高浓度碘剂的影响。

4）扫描延迟扫描时间的经验值为23～25s。

5）实时血流检测法（bolus-tracking），检测层面选择主动脉弓层面，监测区域选择主动脉弓，阈值为100～150Hu，扫描时需要注意扫描的方向，扫描方向一定是从血管的近端到血管的远端，即扫描方向一定是沿着目标血管的血流方向进行扫描。如果出现感兴趣区置于组织外时，需密切观察 CT 透视扫描层面内血管亮度的变化，一旦血管变亮，立即启动 CTA 扫描。

2. 下肢 CTA 动脉成像的检查方法

（1）检查者体位：检查者取仰卧位，足先进，需要将上臂上举或自然放到腹侧，身体置于床面正中。

（2）扫描参数：螺旋扫描，标准算法：层厚 1～1.5mm，层间距 0.7～1.2mm。扫描范围需从髂嵴到足背，通过设置球管的旋转时间和扫描螺距，将曝光时间控制在 20～25s 之间，如果需要照相和方便浏览，可以重建出 5mm 的厚层图像。

（3）对比剂的使用

1）对比剂注入路径选择肘正中静脉团注，对比剂浓度 300～370mgI/ml，总量 80～100ml。

2）双筒注射可使用双流速对比剂方案，20ml 盐水用于试注射，不建议使用盐水于注入对比剂后对手臂静脉血管冲刷，因为扫描范围内没有静脉对比剂的影响，通常使用对比剂推注，即双流速的方法。第一期 3.0～4.0ml/s 注射对比剂 60ml，2.0～3.0ml/s 注射对比剂 30～40ml，这样既能保证长时间扫描在下肢远端对比剂的团注效果，又能有效地控制对比剂使用的总量。

3）扫描延迟扫描时间的经验值：30～35s。

4）实时血流监测法（bolus-tracking）：检测层面选择腹主动脉髂动脉分叉以上层面，监测区域选择腹主动脉，设定阈值为 100～150Hu，扫描启动延迟时间选择 7s，扫描方向头尾方向，扫描方向一定要沿着目标血管的血流方向进行扫描。如果出现把感兴趣区置于组织外时，需密切观察 CT 透视扫描层面内血管亮度的变化，一旦血管变亮，立即启动 CTA 扫描。

5）小剂量测试（test bolus）：自肘静脉以 20ml 小剂量注射碘对比剂，在腘动脉水平进行同层动态扫描，测量腘动脉的时间-密度曲线（time-density curve，T-D 曲线），曲线峰值时间即为扫描延迟时间。此方法对于循环障碍者可以有效探测出强化时间，但测量花费的检查时间长，同时如果出现腘动脉栓塞的患者，就无法计算出扫描延迟时间。

三、图像后处理

1. 图像显示　四肢骨关节的显示和摄影应包括骨窗和软组织窗，根据扫描部位的不同和病变的情况选择合适的窗宽、窗位。软组织窗：窗宽 200～400Hu，窗位 40～50Hu；骨窗：窗宽 1000～1500Hu，窗位 300～400Hu。图像摄影时应双侧同时摄影，以便对比，定位像要摄有、无定位线的图像各一幅。

2. 常规三维重组图像　四肢骨关节的检查通常需要进行三维图像重组，因为这一检查多数为创伤或者肿瘤检查，三维图像重组有利于显示病变的全貌，可以帮助诊断和临床医生建立良好的空间关系，如图 11-38 和图 11-39 所示。

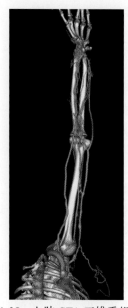

图 11-38　上肢 CTA 三维重组图像

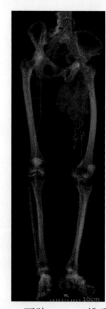

图 11-39　下肢 CTA 三维重组图像

**3. CTA 检查需进行 MPR、MIP、VRT 等二维和三维图像后处理。对于上肢和下肢动脉血管 CTA 需要进行保留骨骼的 VRT 图像，有效的定位血管，去除骨骼的 VRT 更好地显示血管全貌，并且能够排除掉骨骼在部分位置的遮挡，去除骨骼的 MIP 图，有效地显示血管的狭窄、钙化等病变。

为了更有效地观察血管情况，在同一个位置保

存 VRT 和 MIP 两幅图像，进行对比观察。双下肢
动脉血管 CTA 扫描的图像保存，尽量将后处理屏幕
放到最大进行保存，这样可以获得 1024 的图像矩阵，
图像更清晰，否则将近 1 米的扫描范围图像矩阵才
512×512，相当于进行 2.5mm 层厚重组的图像质量，
严重影响下肢血管特别是细小分支的观察。如果需
要观察狭窄血管累及的范围和程度，可以进行血管
的 CPR 显示。

思 考 题

1. 简述颅脑 CT 检查技术。

2. 简述鼻窦 CT 检查技术。

3. 简述颈部常规增强和颈部 CTA 检查的区别。

（雷子乔　余建明　刘义军　刘建莉　吴　岩　张　艳）

第十二章　CT 成像质量控制

本章分别叙述了 CT 图像质量评价、CT 硬件和软件与图像质量和 CT 图像质量控制的内容与方法。

This chapter describes the content and methods of CT image quality evaluation，CT hardware and software and image quality，and CT image quality control.

第一节　CT 图像质量评价

CT 图像质量的评价指标有空间分辨力、密度分辨力、时间分辨力、噪声、图像伪影、CT 值准确性、部分容积效应、X 线剂量等。

一、空间分辨力及其影响因素

空间分辨力（spatial resolution）又称为高对比度分辨力，是 CT 扫描系统在高对比度状态下（密度分辨力大于 10% 或 CT 值差异大于 100Hu）分辨组织细微结构的能力，即鉴别物体几何尺寸大小的能力。CT 的空间分辨力不仅是衡量设备本身性能的指标，同时也是影响图像质量的重要因素。其包括两部分：即扫描平面内的空间分辨力（X-Y 轴）、垂直扫描平面的 Z 向空间分辨力（Z 轴）。其影响因素有像素的大小、探测器的宽度及其相邻间距、矩阵、数据取样、X 线焦点的尺寸、卷积滤波函数的形式和机器的精度等，其中像素的大小是影响空间分辨力最主要因素。扫描图像矩阵中像素越大，数目越少，图像的空间分辨力越低，显示图像细节也就越少；反之，扫描图像矩阵中像素越小，数目越多，图像的空间分辨力越高，显示图像细节也就越多。

CT 空间分辨力的检测方法主要有两种：主观法又称直接测试方法，是对线对体模或圆孔体模进行评估。线对体模的测量结果通常用单位宽度范围内可识别的线对数（LP/mm）表示，而圆孔体模的测量结果可以直接用毫米线径数（mm）表示。二者的换算关系：5÷LP/mm= 能区分物体的最小尺寸（mm）。另一种方法是间接测试法。通过测试调制传递函数（MTF）反映图像的空间分辨力。该方法是目前最常用的测试空间分辨力的方法。MTF 是 CT 成像系统与理想成像系统中调制度之比相对于空间频率的函数，定义在 0~1。理想的成像系统中，MTF 是一条平滑的曲线，而实际情况下，多数系统的 MTF 都会在高频下迅速下降。当 MTF=0 时，对应的输入频率又称为截止频率。截止频率决定了 CT 设备的极限空间分辨力。通常 5% MTF 或 10% MTF 更为常用来衡量 CT 设备的空间分辨力。

二、密度分辨力及其影响因素

密度分辨力（density resolution）又称为低对比度分辨力，是 CT 扫描系统在低对比度状态下（密度分辨力小于 1% 或 CT 值差异小于 10Hu）分辨组织密度差异的能力，即区分密度差别的能力。其影响因素有 X 线剂量、噪声、探测器灵敏度、层厚及体素大小等，其中噪声是最主要的影响因素。被检体的几何尺寸增大、X 线剂量增大时，噪声减小，信噪比提高，密度分辨力增加；反之，被检体的几何尺寸降低、X 线剂量减小时，噪声增大，信噪比降低，密度分辨力下降。

空间分辨力和密度分辨力密切相关并相互制约。增大矩阵、像素增多，将提高空间分辨力，但在 X 线剂量不变的情况下，像素增多势必造成每个像素单位容积所获得光子数量按比例减少，噪声加大，从而导致密度分辨力下降，与组织结构密度相近的病灶显示欠佳或不显示。若要保持密度分辨力不变，必然要适当增加 X 线光子数量，使每个像素所获得的光子数量不变，势必增加受检者的辐射剂量。

CT 密度分辨力的检测方法为：密度分辨力体模。根据图像寻找能看到的最小孔径，孔径越小，CT 设备的密度分辨力越高。一般情况下，大多数 CT 设备的密度分辨力范围为 0.25%~0.5%/1.5~3mm。

三、时间分辨力及其影响因素

时间分辨力（temporal resolution）是评价影像设备性能的重要参数，即 CT 设备采集到可以重建出一层完整图像所需数据的时间。时间分辨力是相邻两次数据采集最短的时间间隔，与每帧图像采集时间、重建时间、螺距及系统连续成像的能力有关。时间分辨力越高，数据采集越快，CT 动态扫描能力越强，血管成像成功率越高。对于大多数临床应用而言，CT 时间分辨力的影响并不明显，因为成像的组织和器官仅有小程度运动。而在心脏 CT 成像，尤其是在冠状动脉的评估中尤其重要。

时间分辨力又分为图像时间分辨力（X-Y 轴时

间分辨力）和扫描时间分辨力（Z 轴时间分辨力）。图像时间分辨力指重建 CT 图像所需的时间窗宽度，其主要影响因素为机架旋转时间。理论上，机架旋转时间越快，图像时间分辨力越高。扫描时间分辨力指扫描 Z 轴方向上一定范围的受检对象所需的时间窗，其主要影响因素为 Z 轴方向上检查床移动速度，因此受探测器准直宽度、螺距及机架旋转时间的共同影响。Z 轴移床速度越快，扫描时间分辨力越高。

四、噪声及其影响因素

噪声（noise）是均匀物质的 CT 成像，其 CT 值在平均值上下的随机涨落，即标准偏差，其主要原因是单位体积（体素）内光子量的不均衡，导致采样过程中接收到的某些干扰正常信号的信息。噪声的检测标准为信噪比（signal to noise ratio，SNR）。噪声表现为图像的均匀性差，呈颗粒性，密度分辨力降低。其主要来源有三个方面：一是探测器，它包括 X 线的量、探测器的灵敏度、像素的大小和准直器的宽度；二是系统元件，如电子线路元件和机械振动因素；三是重建方法和散射等。

一般将噪声分为两大类，即组织噪声和扫描噪声。前者由各种组织的平均 CT 值的差异造成，即同一组织的 CT 值有一定范围的变化，不同组织也可具有相同的 CT 值。后者又称光子噪声，即 X 线穿过人体后到达探测器的光子数量有限，致使光子在矩阵内各像素上分布不均，造成扫描均匀组织的图像上各点的 CT 值不相等。降低扫描噪声主要通过增加 X 线光子量来实现。X 线光子量增加，影像中亮度或密度的随机波动得以降低，密度分辨力提高。改变 X 线光子量是通过改变管电流、管电压和扫描时间来实现。X 管电流增加，光子量增多，噪声减小；X 线管电压增高，X 线波长越短，能量越高，穿透力越强，衰减减小，相应的探测器接收到的光子数增多，图像噪声减小。

在临床扫描工作中，在检查部位较厚、重叠较多或密度较大的组织时，为了减少图像的噪声，必须增加 X 线光子量，即选择较高的管电流和较长的扫描时间。对于病变较小，采用薄层扫描时，单个体素容积减小，为了保证每个体素的 X 线光子的量以减少噪声，应增加 X 线光子量。一般来说，噪声与 X 线光子量的关系是：X 线光子量增加 4 倍，图像的扫描噪声减小一半。

五、伪影及其影响因素

伪影（artifact）是指 CT 图像中重建数据与物体

实际衰减系数之间的差异，即指在 CT 成像过程中，由于种种原因造成受检体不存在，而在图像显示出来的假象（图 12-1）。主要来源于两个方面：一是机器性能导致；二是受检者本身。

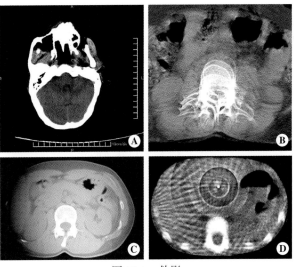

图 12-1 伪影
A. 硬化伪影；B. 运动伪影；C. 探测器模块故障；D. 环状伪影

前者主要是由于机器设备的制造不良，调试不当或机器本身的故障而造成，常造成放射状和环状伪影、高密度的界面伪影、宽条状伪影和帽状伪影。除此之外，还可出现螺旋伪影、杯状伪影、假皮层灰质伪影、角状伪影和指纹状伪影等。若水芯模型调试不当或采样中心的位置不适，还可引起多角星形伪影。因此，为了减少这些伪影的产生，除对机器进行严格的性能检验外，CT 设备安装后的调试和校准、定时的维修和保养，使 CT 各系统处于良好的、正常的运转状态也是必要的，同时还必须保证周围环境的稳定，如必须配备稳压装置，恒定室内温度（18～22℃）和湿度（40%～65%）等。

患者自身产生的伪影主要是由于患者自主或不自主运动、被检组织相邻部位密度差太大及被检部位的高密度异物等导致数据采集前后不一致。对于自主或不自主运动所致的运动伪影，常表现粗细不等、黑白相间的条状伪影或叉状伪影，可通过增大螺距缩短采集时间、运动矫正算法等方法来克服。有时也可辅以药物镇静或安眠患者；对于内脏器官的不自主运动，常采取肌内注射 6542 或胰高血糖素。对于被检组织相邻部位密度差太大所致的伪影，即射线硬化伪影，表现为细条状或块状低密度阴影，它是由于 X 线光子衰减大小与光子的能量有关，高能量光子衰减较少，低能量光子衰减较大。光子穿透组织前后，其能量谱特征并不一致，因而 X 线经过两种密度差交界面后硬化程度不均，经计算和重建在交界面处出现的假象，如颅内的枕大粗隆、窦腔内的气体和胃泡气体等，可通过校正算法、迭代重建或口服对比剂等方法来减小组织的密度差，或适当加大窗宽来克服。如胃泡气体可在扫描前饮用清水来减少伪影对腹部脏器的干扰。对于被检部位的高密度异物所致的交叠混淆伪影，常为放射状或星芒状伪影，如体内手术后的银夹、骨折的固定钢板以及体内的金属异物等，此伪影主要是由于高密度异物在扫描过程中吸收了大部分X线，其投影影响了吸收值的计算和测量，该伪影可通过长、短内插或交叠采样等方法来克服，临床常通过加大窗宽来减轻干扰。

六、CT值准确性

CT值的大小与组织的X线衰减系数对应。在许多临床应用中，CT值被用来区分健康组织与病灶，CT值准确性十分重要。CT值的准确性涉及两个方面：一致性与均匀性。CT值一致性是指对同一模体以不同层厚进行CT扫描，模体CT值应该不受图像上层厚的影响。CT值均匀性是指均匀体模的CT图像，CT值不应受感兴趣区位置的影响。

七、部分容积效应及其影响因素

部分容积效应（partial volume effect）是影响图像质量的重要因素，周围间隙现象是部分容积效应的特殊表现。CT图像上各个像素的数值代表相应单位体积CT值的平均数，同一层面中含两种或两种以上不同密度的组织，感兴趣区的CT值不能真实地反映其中任意一种组织的CT值，它是该感兴趣区组织的平均CT值，这种现象称为部分容积效应。而部分容积伪影则源于高对比组织结构边缘部分进入到探测器单元，并影响某一探测通道，该探测器单元记录的信号是投影束经过高对比组织及背景组织的累积衰减。它主要与层厚和周围组织的密度有关，层厚越薄，所测组织与周围组织的密度差越小，CT值越接近真实组织的CT值；相反，层厚越厚，所测组织与周围组织的密度差越大，CT值就不能反映真实组织的CT值。如果感兴趣组织密度高于周围组织，所测得的CT值比实际CT值低；反之，如果感兴趣组织密度低于周围组织，所测得的CT值比实际CT值高。减少部分容积效应的方法：一是正确设置标准的体位；二是对小于层厚的病灶，必须采用薄层扫描；三是力求在病灶中心测量CT值，感兴趣面积要小。

第二节 CT硬件和软件与图像质量

CT设备的硬件与软件参数影响着CT成像质量。

一、X线源与成像几何因素

CT检查的X线发生装置与CT图像质量有着直接关系。X线源发射量子的过程是随机的，通常可以给出图像中单位面积上光子的平均值，而不能给出准确数值，这就是量子的自然起伏。X线产生和CT图像质量受到量子起伏的影响。原则上应使初级的接收获得尽可能多的光子，而可观察的最小对比度则直接依赖于光子数量的多少。总体来讲，曝光条件越大，X线光子数量越多，噪声越小，图像信噪比提高。

成像几何因素是指成像过程中与数据采集有关的元器件和参数的设置，包括球管焦点尺寸、探测器孔径大小与灵敏度、采样频率、扫描野中心射线宽度、探测器灵敏度等。CT扫描使用大小两种球管焦点，小焦点球管产生窄的X线，测量精度高，图像空间分辨力高。X线经被检体衰减后到达探测器，根据探测器数量被分解成相对独立的散射线，因此，空间分辨力与探测器孔径大小有关。当被检体小于探测器孔径大小时，该物体不能被分辨。同时，探测器灵敏度越高，噪声越低，信噪比越高。采样频率是指数据传送和读取的间隔，一般采样频率越高，CT空间分辨力越高，图像重建越精确。扫描野中心射线宽度，又称为有效射线束宽度（Web），决定了空间分辨力大小。而Web则与焦点尺寸、探测器孔径、一次投影射线束通过路径、焦点至探测器距离和焦外辐射至探测器距离比值等系统参数密切相关。随着CT探测器技术的迅速发展，新型整合回路探测器实现了模数转换在一个芯片内实现，有效降低电子噪声干扰，信噪比增加，从而提高图像质量。

二、CT图像重建方法

CT图像重建是指原始数据经计算机采用特定的算法处理得到能用于诊断的断层图像的过程。目前有两大类常用的重建技术：一类是解析重建（analytic reconstruction，AR），另一类是迭代重建（iterative reconstruction，IR）。AR运算速度快，图像精度高，其中，滤波反投影（filtered back projection，FBP）重建技术是在诸多解析算法中临床应用最广泛的。但FBP容易受到量子噪声和电子噪声的双重干扰，对辐射剂量敏感，在降低辐射剂量方面的应用受到限制。IR技术引进噪声数学模型，通过采用多种数学方法对噪声的特性进行描述和预估，然后用真实值修正预估值，并进行不断迭代，最终实现选择性地识别和去除噪声，从而改善图像质量。IR 技术可以有效降低量子噪声，从而为管电流的降低提供了空间。随着重建模型的优化和计算机运算速度的提高，迭代重建技术目前已逐步被临床认可和推广。

三、重建函数核与滤波函数

重建算法（reconstruction algorithm）又称卷积核（convolution kernel），是图像重建时所采用的一种数学计算程序。CT 机内部系统设置有许多的数字软件过滤器，在成像处理过程中，根据不同组织病变的对比和诊断的需要，宜选择合适的滤波函数显示最佳图像，提高图像的空间分辨力和密度分辨力。在图像重建过程中，常采用标准函数算法、软组织函数算法和骨函数算法等三种算法（图 12-2）。

标准函数算法使图像的密度分辨力和空间分辨力相均衡，是密度要求不高的组织，即对分辨力没有特殊要求的部位而设定的重建算法，常用于脑组织和脊髓的重建；软组织函数算法在图像处理上更强调图像的密度分辨力，常用于密度差别不大的组织，图像显示柔和平滑，如肝、脾、胰、肾和淋巴结等；骨函数算法在图像处理上更强调图像的空间分辨力，主要适用于密度相差较大的组织及组织细节特征的显示，图像显示边缘锐利、清晰，如内耳、肺和骨盆等的显示。

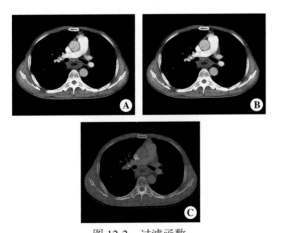

图 12-2　过滤函数
A. 采用骨标准函数算法；B. 采用软组织函数算法；C. 采用骨函数算法

四、层　　厚

层厚（slice thickness）是指断层图像所代表的实际解剖厚度，它是影响图像质量的重要因素。层厚越薄，图像的空间分辨力越高，此时探测器所获得到的 X 线光子数减少，噪声增加，CT 图像的密

度分辨力下降。增加层厚，探测器所获得到的 X 线光子数就增多，噪声降低，密度分辨力提高，而空间分辨力下降。CT 扫描层厚的大小主要根据组织和病变的大小而定，小病灶和微小结构的显示，必须采用薄层采集或薄层重建，同时要适当增加 X 线剂量；大病灶或组织范围较大的部位，应选择厚层采集，层厚和层间距尽量相等；但对病灶内部结构及细微信息的显示，必须进行薄层采集，以利于观察细节和测量 CT 值，帮助病变定性。

五、视野与矩阵

视野（field of view，FOV）即观察的范围，可分为扫描野（SFOV）和显示野（DFOV）。扫描野或称有效视野，是扫描前设定的可扫描范围。各厂家 CT 设备扫描野设置不同，可有一个或多个，一般单个扫描野的 CT 机，其扫描野大小在 40～50cm，在定位相扫描后、正式扫描前，扫描野还可以再次设置，以获得诊断需要的 CT 扫描图像。显示野指 CT 图像显示的范围，显示野可以根据病变所处部位、大小和性质来调整，缩小显示野可以突出病灶的细微结构。通常情况下，都是通过改变显示野或选择不同的矩阵等方法来提高图像的分辨力，但图像重建像素的大小还受 CT 扫描机本身固有分辨力的影响。重建像素、显示野（DFOV）和矩阵（matrix）三者的关系是：

$$重建像素 = 显示野 / 矩阵$$

如果显示野不变，重建像素随矩阵的变化而变化。矩阵大，重建像素值就小，图像分辨力就高，但图像重建时间延长。如果矩阵固定不变，在不影响图像质量的前提下，减小显示野，也可以获得较小的像素值，从而提高图像的空间分辨力。

六、X 线剂量选择

X 线剂量（X-ray dose）指在 X 线的扫描过程中，扫描被检体所使用的 X 线的剂量。在 CT 扫描过程中，对不同的患者以及同一患者的不同部位，应根据组织的厚度、密度、个体因素及不同疾病等选择不同的射线剂量。X 线的剂量主要是通过改变管电流、管电压及不同重建算法等来决定。管电流增加，扫描时间长，剂量同比例增加，光子数增加，图像噪声降低，密度分辨力提高；反之，图像密度分辨力降低。X 线强度与管电压相关。管电流不变，管电压增加，X 线波长缩短，射线强度增加，噪声减小。管电压越高，可使骨和对比剂的 CT 值降低，软组织对比度也降低。但是，因管电压增加降低了噪声，也提高了密度分辨力使图像显示更清晰。使用迭代重建算法，可以有效降低噪声，可以在相同图像质量基础上降低患者受照射线剂量。

选择剂量大小的原则是合理可能尽量低原则（as low as reasonably achievable，ALARA）：在保证图像质量的前提下，尽可能降低患者所接受的 X 线剂量。对于密度较大的组织或微小的结构，为了保证图像质量，必须加大剂量，以提高图像的密度分辨力和空间分辨力。

第三节　CT 图像质量控制的内容与方法

一、CT 图像质量控制内容

根据欧洲共同体工作文件（EUR16260EN.1996.6），CT 图像质量控制内容（contents of image quality control）包括以下四个方面：

（一）诊断学标准（diagnostic standards）

包括影像解剖学标准和物理学影像标准两个方面，影像解剖学标准必须满足临床提出的诊断学要求，这些标准可通过解剖特征的"可见度"和"清晰显示"来表述。以解剖学标准为依据的 CT 影像质量评价，应考虑病理改变时检查区域的解剖结构与不同组织间的对比状况；物理学影像标准是通过客观方法进行测试，可用物理参数的术语来表征，如一致性、线性 CT 值、层厚、空间分辨力、密度分辨力、伪影和噪声等，它依赖于 CT 设备的技术性能和扫描参数。可通过体模测试对以上参数进行量化测定，通过伪影的显现来评估。为了保证 CT 设备性能的一致性，必须按常规对设备的性能等进行测试校准，它是优良 CT 影像质量的保证。

（二）成像技术条件（image technique conditions）

包括螺距、采集层厚、层间距、视野（FOV）、滤波函数、机架倾斜角度、曝光参数、体层厚度、重建方法、窗宽、窗位等参数。

（三）临床和相关的性能参数（clinical and relative function indexes）

一系列的临床和相关的性能参数在 CT 检查的正当化和成像最优化方面起着重要作用。为了确保 CT 检查规范进行，并在合理的辐射剂量下提供满意的诊断质量，其性能参数包括：针对临床的问题回答、患者准备（包括合作、交流、禁食、体位、运动、对比剂的服用、防护屏蔽等）、扫描方法、影像观察条件等。

（四）受检者辐射剂量

CT 检查的辐射剂量相对较高，检查中对受检者辐射剂量的防护应予以特别重视，应遵循辐射剂量防护原则。在不影响单次检查的诊断价值的前提下，应低于正常参考值的剂量，适度接受噪声。

二、CT 图像质量控制方法

CT 成像是一个调制和传递的过程，CT 图像质量的影响因素繁多而复杂，必须掌握图像质量控制方法（methods of image quality control），保证 CT 图像能如实地反映人体组织的解剖结构，并提供丰富的诊断信息。

（一）优化扫描方案

扫描方案涉及 CT 检查过程中的各种参数，包括 kV、mAs、准直器宽度、螺距、重建层厚、重建间距等成像参数，也包括增强扫描及血管成像中对比剂量、注射速率、扫描延迟时间等重要参数。优化扫描方案应根据检查部位和项目的需要，选择适宜的成像参数，增强扫描及血管成像应在靶器官对比剂达峰时进行数据采集。

（二）提高空间分辨力

提高空间分辨力，即提高单位宽度范围内的线对数。主要方法有减小像素、加大矩阵、减小探测器孔径、减小探测器间的距离、增加探测器的数量、采用骨细节算法等，其中减小层厚，减小像素，增大矩阵及骨算法是临床提高空间分辨力常用的方法。

（三）增加密度分辨力

密度分辨力主要取决于每个体素接受的 X 线光子的量，即增加探测器接收的 X 线光子数。可通过提高管电压、管电流和曝光时间（毫安秒）来实现；其次，密度分辨力与层厚成正比，增加层厚，即增大被检组织的几何尺寸，体素加大，光子量增加，密度分辨力增加；采用软组织滤波函数重建，降低噪声，密度分辨力也可提高。总之，临床常通过提高管电压、管电流和曝光时间、增加层厚、使用软组织函数等来增加密度分辨力。

（四）降低噪声

噪声大小受层厚、X 线剂量大小和重建算法等因素的影响。克服的办法首先是减小层厚，提高 CT 值的测量精度；其次是提高 X 线的曝光条件，增加曝光量；再次是增大像素，提高光子量；最后是提高探测器的质量，在图像重建中采用恰当的算法

（标准算法或软组织算法）。总之，增加曝光量、增加厚度、增大体素、提高探测器的质量、采用恰当的滤波算法等可降低噪声。临床检查主要根据患者的年龄、体质指数、检查部位及不同疾病等来调整曝光量，从而达到降低辐射剂量和保证图像质量的目的。

（五）消除伪影

CT设备伪影涉及CT机部件故障、校准不够及算法误差甚至错误等因素，要消除此类伪影，需根据图像伪影的形状、密度变化值及扫描参数等进行具体分析处理。选探测器的几何尺寸及间隙尽量小，同时探测器及电路的稳定性要好，这是减少设备故障伪影的根本。安装CT设备后，必须进行调试、空气校准以及定期维修保养，经常检测采样线路和采样投影值，使设备各系统处于良好的正常运转状态，且客观环境给予保证，如配有专线稳压装置，室内温度、湿度符合要求等。对于患者因素所造成的人为伪影，应针对原因加以去除，如去除金属物，对于不合作患者给予镇静等，生理性运动伪影则采用屏气和缩短扫描时间的方法解决。

（六）减少部分容积效应的影响

部分容积效应直接影响图像质量，扫描层厚与被扫描物体的大小有很大的关系：当被扫描物体的厚度等于扫描厚度，所测CT值全部真实；当被扫描物体部分在扫描层面内或被扫描物体小于层面厚度，所测CT值都不真实。一般来说，薄层扫描或薄层重建可减少部分容积效应，但层厚减薄会增加噪声，影响密度分辨力。为避免过多的辐射剂量，扫描层厚为被扫描物体直径的一半时，可以最大限度地避免部分容积效应的影响。

（七）控制辐射剂量

由于X线是一种电离辐射，当它穿过物质时，会在物质内部引起电离。辐射剂量的测量方法是利用X线照射空气，测量空气中产生的正负电荷。辐射剂量的单位分为照射剂量和吸收剂量两种，前者用伦琴（R）表示，后者用戈瑞（Gy）表示。辐射剂量作为CT机的一项重要的技术指标，它反映的是X线的强度和硬度。增大X线的剂量可以减少图像的噪声，但受X线防护原则的限制，受检者在接受X线的剂量时存在着一个安全标准，不能无限制地增加剂量。

总之，图像质量控制的方法很多，任意一个成像参数的改变，图像质量将随之改变。只有真正了解成像参数对图像质量影响的原理，才能掌握图像质量控制的方法。另外，熟悉人体解剖，掌握各系统疾病的影像诊断知识，对图像质量控制的改进有很大的帮助。

思　考　题

1. 简述CT图像质量的评价指标。

2. 简述影响CT图像质量的软件参数有哪些。

3. 简述CT图像质量控制的内容及方法。

4. 简述部分容积效应定义及减少部分容积效应的方法。

5. 简述提高密度分辨力的方法。

（雷子乔　张　艳　刘义军　刘建莉　吴　岩　余建明）

第四篇 DSA 成像技术

第十三章 DSA 设备及成像技术

本章主要叙述 DSA 设备及成像原理，分别介绍了 DSA 设备的构造及其特性、DSA 基本原理、DSA 图像采集、DSA 的成像与减影方式、DSA 图像处理、DSA 图像质量控制，以及 DSA 的几种特殊成像技术。

This chapter mainly describes digital subtraction angiography（DSA）equipment and imaging principle, introduces DSA equipment structure and its characteristics, DSA basic principle, DSA image acquisition, DSA imaging and subtraction modes, DSA image processing, DSA image quality control, as well as several special DSA imaging techniques.

第一节 DSA 设备的构造及其特性

DSA 设备主要由高压发生器、X 线管、探测器、计算机系统、导管床和专用机架等部件组成。

一、高压发生器与 X 线管

高压发生器是向 X 线管两端施加高电压的 X 线装置，它能产生高千伏、短脉冲、输出稳定的高压。目前数字血管造影系统均采用微机控制的大容量脉冲式高频逆变式变压器，使得高压纹波减少到万分之一，X 线输出稳定，保障了高质量的图像，同时使得低能的 X 线更少，降低了射线对医患的损伤。计算机控制管电压和管电流以及曝光参数，功率≥100kW，最大管电流≥1250mA，最小管电压≤40kV，最大管电压≥125kV，最短曝光时间≤1ms，自动 SID 跟踪，全自动曝光控制，无须测试曝光。目前 DSA 高压发生器为智能型高频逆变发生器，它体积小、精度高、计算机控制管电压和管电流及曝光参数，输出功率可达 100kW。

目前 DSA 的 X 线管采用液态金属球管，消除了玻璃壳由于钨沉积层所致 X 线球管损坏的危险，还可将灯丝加热到较高温度，以提高 X 线管的负荷。旋转阳极采用液态金属轴承高速旋转速率可达 9000 转／分以上，并且磨损度极小。对球管产生的高温冷却用油冷或水冷外循环式散热，保证 X 线管的连续使用。

X 线球管带有防碰撞保护装置，球管阳极热容量≥6.4MHU，球管管套热容量≥9.4MHU，最大阳极冷却速率≥1750kHU/min，球管阳极散热率≥21000W，球管阳极转速≤4200 转／分钟。球管焦点≥2 个，最小焦点≤0.4mm，最小焦点功率≥42kW；最大焦点≥0.8mm，最大焦点功率≥100kW。为提升透视图像质量，小焦点要求采用平板灯丝技术，非传统钨丝技术，并可实现标准正方形焦点。

球管内置栅控技术可以消除脉冲透视产生的软射线。球管内置多档频谱铜滤片，最厚达 1.0mm，它在 X 线到达患者之前，将 X 线分解成不同频谱波段，保留其中高频率短波长 X 线，它有利于与血管内的对比剂吸收形成高清、高对比的图像，更易于穿透厚重的人体结构。

二、计算机系统

计算机系统主要完成系统控制和图像处理功能。

1. 系统控制 由计算机控制 X 线的发生、图像的采集及处理图像。多采用医学影像专用多芯片组并行处理服务器，主频高，运算速度快，硬盘容量大，能满足图像大数据量实时处理的要求，同时具备 DICOM3.0 图像存储、传输及打印功能，能够方便连接 PACS 及 RIS 网络。

2. 图像处理功能 图像采集、处理和存储为 2048^2 矩阵，图像 0.5～6 帧／秒，提供 2K 影像链。心脏采集、处理和存储为 1024^2 矩阵，图像 15～30 帧／秒。实时减影，脉冲透视。可存储单幅及序列透视图像，单次储存≥20s，且≥600 幅的连续动态透视图像。透视序列可以同屏多幅图像形式显示于参考屏上。最大脉冲透视速度≥30 幅／秒。最小脉冲透视速度≤3.75 幅／秒。具有透视末帧图像保持功能。硬盘图像存储量 1024 矩阵≥50 000 幅，2048 矩阵≥12 500 幅。

主机可并行处理当前手术患者数据和后处理患者数据，同屏幕显示，互不干扰；图像处理包括窗宽／窗位可调节，噪声滤过及图像边缘增强的功能；左心室分析软件可测量舒张末期和收缩末期容积、射血分数、每搏量测定，室壁运动曲线测量；冠脉分析软件可选血管段直径、狭窄信息、截面积、狭窄百分比、压力级值等测量；血管分析软件可选血管段直径、狭窄信息、截面积、狭窄百分比、压力级值等测量。智能二维路径导航功能可实现传统Roadmap功能，可使用DR采集序列中任意一幅图像或任意一幅透视图像作为路径图，实时透视图像与路径图像叠加，循环显像。

三、专用机架与导管床

1. 专用机架　机架的作用是固定X线管组件和探测器，满足各种投射角度；特点是多轴、等中心、移动速度快并稳定、多种投射角度预设存取。机架种类或形式比较多，主要有落地式、悬吊式、双向式（落地与悬吊）、一体化式四种。机架多轴进行等中心旋转，具有智能床旁控制系统来控制机架和导管床的运动。机架运动包括电动和手动两种方式，具有多种摄影角度。机架可移动至抢救位，即机架可与检查床完全分离，便于开展抢救或特殊治疗。无论C臂机架与检查床照射角度如何，平板探测器始终与检查床保持相对静止，实时图像始终保持正直向上无偏转。多种角度摄影，C臂旋转至任何角度均可照射。

具有角度记忆功能：当C臂转到需要的角度进行透视观察时，系统能自动搜索并重放该角度已有的造影像，供医生诊断或介入治疗时参考。这种功能可以减少重复工作，提高工作效率。

具有体位记忆功能：当透视某一病变时，确认为最佳体位，把它存储下来，执行其他任务后再要回到先前的最佳位置时，按下设定键，机架会自动回到所需的位置。这样可以获得原来的图像，便于前后对比，提高了手术效率，也减少了反复透视或采集图像的流程，确保图像质量。

2. 导管床　导管床主要有通用导管床、步进导管床、可倾斜导管床、手术室多用途导管床四种。床板使用对X线吸收率低的碳素材料，具备一定强度床而没有金属边框。大倾斜角度摄影时，导管台与机架无碰撞冲突，自动保护防碰撞。纵向运动范围≥120cm，导管床横向运动≥36cm，床面升降范围≥28cm，床面患者最大有效覆盖≥223cm。

床旁可以单手柄控制，操作C形臂机架的运动，满足全身检查和治疗的要求，并且具有连续行进功能。提供床旁液晶触摸控制屏，控制C臂机架及导管床的所有机械运动。介入医师根据显示的图像进行及时调整机架和C臂的运动，改变照射体位，更好地显示自己所需的图像。床边图像操控，采用摇杆手柄控制（非触摸屏控制），进行图像采集条件控制，在床边进行图像分析、回访、路径图调阅等功能。明确病变的位置、范围及供血血管情况，图像后处理及量化分析，提高影像的诊断率，确定介入治疗的方案。

四、平板探测器系统

DSA设备中所使用的图像获取探测器目前主要有影像增强电视系统和平板探测器两种，后者基本取代了前者。探测器主要是非晶硅碘化铯平板探测器，有少量的使用非晶硒平板探测器。非晶硅碘化铯平板探测器的构造及其特性已经在DR成像技术中作了介绍，在此不再赘述。

大型心血管机使用的探测器有其特殊要求：最大有效成像视野（边长）≥30cm×38cm；≥8种物理成像视野，以适应不同部位介入需要。最小探测视野≤11cm×11cm；最大图像矩阵灰阶为16bits；分辨力≥3.25LP/mm，像素尺寸≤154μm，DQE≥77%；平板可90°旋转，平板探测器带有非接触式防碰撞保护装置及防碰撞自动控制，当平板探测器和球管的四周均配有磁力线感应装置，在接近患者身体时，可以发出蜂鸣警告，在快要接触到患者时，则会自动停止运动。

五、高压注射器

高压注射器是一种具有高速度的推力，能精准控制推注速度和剂量，满足心血管造影和介入治疗要求的自动推注系统，确保在短时间内将对比剂注入靶血管，从而获得更佳的血管造影图像。

高压注射器由注射头、主控箱、操作面板、多向移动臂及移动支架组成。注射头由机械部分和电路控制部分组成，包含电机、螺杆、传动齿轮、皮带、电位器和控制面板。高压注射器的注射头及主控箱均置放在支架上方便移动，移动臂可使注射器更靠近受检者。

高压注射器工作原理：电机转动推动螺杆前进，继而推动针筒内的活塞即开始注射。通过多圈电位器转动反馈螺杆所处的位置，并由机械限位装置控制最前和最后位置，以此控制注射量，防止过量发生。在微机设定注射速度后，由控制电路控制电机转速。当设定的速度与实际速度不等时，电机转动。电机后端具有反馈线圈，把电机转动的信息反馈给控制板，当超速时，停止电机转动，终止注射。

注射压力是由控制电路来监测与限制主电路采样电机电流，通过速度的反馈计算出压力值，并与预置的压力极限比较，如果达到压力极限，电机会以 10% 减速，注射继续进行。如果在短时间内速度无法下降，则报错并停止注射。在整个注射结束后，控制制动交换器切断电机电源，使电机停转。

第二节　DSA 成像原理

DSA 是通过计算机把血管造影影像上的骨与软组织影像消除，而突出血管的一种技术，是电子计算机与常规 X 线血管造影相结合的一种检查方法。

一、DSA 信号与信号幅度

（一）DSA 信号

DSA 使用 X 线成像，经减影形成仅含有对比剂的血管图像。在造影期间进行两次曝光，一次是在对比剂到达感兴趣区之前，一次是在对比剂到达感兴趣区并出现最大浓度时，相应的图像被称为 mask 像和造影像。如果受检者在曝光过程中保持体位不移动，则两图像之间的唯一差别就是含有对比剂的血管影像，它们二者的差值就是 DSA 的信号。这个信号与整个未减影的视频信号范围相比是非常小的，但经过对数或线性放大、窗口技术等处理将差值信号放大到充满整个亮度范围，这就是通常所说的 DSA 具有探测非常小的信号等级的能力，被描述为对比灵敏度或对比分辨力。在 DSA 成像中，感兴趣区的信号是对比剂的摄影碘浓度，即血管的直径与该处血管内碘浓度的乘积，随着二者的增加，DSA 的差值信号也增加。

（二）DSA 的信号幅度

在血管造影中，同一感兴趣区不同时相的影像对射线衰减的变化，取决于感兴趣区内的碘含量。时间-视频密度曲线则间接地反映该感兴趣区血管内碘的廓清过程，DSA 探测到的视频密值为亮度值或称灰度，其亮度值是由感兴趣区所含的碘信号与 X 线透射量共同决定的，只要知道感兴趣区的 X 线透射量就可求得感兴趣区含碘量（$I = e^{-K \cdot m}$），最理想的时间-视频密度曲线是高的脉冲峰值和窄的脉冲宽度。曲线的高峰值表示，图像的信噪比高，窄的宽度表示成像序列短，可避免在造影中因受检者移动和吞咽等产生的伪影。在 DSA 中，血管显影所需的最低限度的碘量与血管直径成反比。在较大血管显示上，于显影高峰期间增加碘浓度使之超过最低限度值并无助于获取更多的信息。相反，在直径较小的血管，增加血管内的碘浓度将改善显示。

二、DSA 图像采集

（一）一般资料输入

对受检者进行 DSA 检查治疗前，应将有关资料输入计算机内，便于检查后查询，对图像进行分析，为复查提供依据。

（二）图像采集

DSA 采集可以采用单帧采集和序列采集两种方式，主要采集掩膜像（蒙片）和造影像。一般采用固定帧率的序列采集方式，获得一个序列的血管减影图像。常规采集帧率选择范围为 0.5～7.5 帧 /s，用于胸腹部和四肢检查等相对静止部位；高速采集帧率为 7.5～30 帧 /s，多用于心脏和冠状动脉等运动部位。

采集时机及帧率的选择原则，是使对比剂的最大浓度出现在所摄取的造影系列图像中，并尽可能减少受检者的曝光量。采集时机可在 DSA 键盘上输入计算机，也可在高压注射器上进行选择，即采集延迟或注射延迟。所谓采集延迟就是先注射对比剂，然后曝光采集图像；所谓注射延迟则先曝光采集图像，后注射对比剂。延迟的选择取决于造影方法及导管顶端至造影部位的距离，导管顶端距感兴趣区较远时，应使用采集延迟；选择性和超选择性动脉造影时，应选用注射延迟。如延迟时间选择不当，在曝光采像时要么对比剂先流走，图像上无碘信号；要么曝光时间很长，图像上出现的碘信号达不到要求，延迟时间选择必须恰到好处。

采集帧率根据 DSA 装置、病变部位和病变特点不同而不同。大多数 DSA 装置的采像帧率是可变的，一般有 2 帧 /s、3 帧 /s、4 帧 /s、6 帧 /s、12 帧 /s、25 帧 /s、30 帧 /s 等。有的超脉冲式和连续方式高达每秒 50 帧。这些帧率在造影前进行选定，输入计算机内自动执行。一般来说，头颅、四肢、盆腔等不移动的部位，每秒取 2～3 帧采集；腹部、肺部、颈部较易运动的部位，每秒取 6 帧，对不易配合者可取每秒 12.5 帧；心脏和冠状动脉运动大的部位每秒在 25 帧以上，才能保证采集的图像清晰。至于采集的时间要依据插管动脉的选择程度、病变的部位和诊断的要求而定，如腹腔动脉造影时又要观察门静脉，颈内动脉造影要观察静脉窦期等，采像时间可达 15～20s。

三、DSA 注射参数的确立

（一）对比剂的浓度及用量

在 DSA 检查中，不同的造影方式需要不同的对比剂浓度和用量，对比剂浓度随着观察病变的细致程度不同而不同，过高过低的对比剂浓度对血管的显示均不利。

在对比剂的用量上，总的用量按患者的体重计算，成人一次量为 1.0ml/kg，儿童一次量为 1.2～1.5ml/kg；注药总量成人 3～4ml/kg，儿童总量为 4～5ml/kg。在实际应用中，对比剂的每次用量应根据造影方式，造影部位和病情状况等全面考虑。根据对比剂 - 血管直径曲线可知，血管里所需最低对比剂的量与血管的直径成反比。在直径大的血管，显影高峰期间增加对比剂浓度，使之超过最低限度值并无助于血管的显示。相反，在直径较小的血管，增加血管内对比剂浓度，将改善其血管的显示。

（二）注射流率和斜率

注射流率指单位时间内经导管注入对比剂的量，一般以 ml/s 表示，还有以 ml/min，ml/h 表示，以适应不同造影部位以及不同的诊断和治疗要求。选择流率的原则，应与导管尖端所在部位的血流速度相适应。注射流率低于该部位的血流速度时，对比剂被血液稀释、显影效果差。注射流率增加，则血液中对比剂的浓度增高，影像的对比度提高。如注射流率过大，势必增加血管内的压力，造成患者不适，或有血管破裂的危险，尤其是血管壁脆性增加和血管壁变薄的病变。如夹层动脉瘤、动脉粥样硬化等。

DSA 所选用的注射流率往往大于造影时血管内的实际所需要的流率，因为注射流率受多种因素的影响，即造影导管的内径、长度、单或侧孔、对比剂的黏稠度、导管端与血管的方位关系等。从动力学的观点看来，要使导管内的对比剂做匀速运动，必须有一个外力来抵消内摩擦力，这个外力就是来自导管两端的压力差，即注射压力。实验表明，流率与导管的长度成反比，与对比剂的黏滞系数成反比，与导管半径的四次方及注射的压力成正比。可见，导管的型号和对比剂的黏滞度对流率有影响，导管半径的微小变化，注射流率将会出现显著的变化。如果导管半径增加一倍，注射流率就会增加 16 倍。对比剂的注射流率的大小，与血管显示的数量级及影像的分辨力呈正相关。较高的注射速率可形成较密集的对比剂团块，提高小血管内的碘浓度，对判断毛细血管的病变很有帮助。

注射斜率是指注射的对比剂达到预选流率所需要的时间。即注药的线性上升速率。相当于对比剂注射速度达到稳态时的冲量，冲量越大，对比剂进入血管内越快，线性上升速率也就越高，反之亦然。线性上升速率的选择应根据不同的疾病，导管顶端所处的位置等决定。一般来说，在靶血管承受范围内，线性上升速率与血管的显示率成正比。

（三）注射压力

对比剂进入血管内作稳态流动需要一定的压力，也就是克服导管内及血管内的阻力。一般来说，压力选择是根据造影部位和病变要求决定，亦应与导管的型号相匹配。造影部位不同，注射的压力也不一样，压力与血管的大小呈正相关；造影方式不同，注射压力也有区别，即外周静脉法与中心静脉法，选择性与超选择性造影时注射压力各不相同；病变的性质不同，注射压力也不同，处于血管壁变薄和变硬脆的病变，注射压力较正常时要小；导管的型号不同，注射压力也有区别。各种不同型号的导管都有一定的压力范围，若对比剂注射的压力超过导管可承受的压力界限，造影导管就会从插入的血管内弹出，使得此次插管造影失败，同时会引起该造影血管因刺激而发生血管痉挛，造成再次插管的困难。

（四）导管顶端的位置

造影导管顶端所处的位置与 DSA 的采像时机和成像质量，以及对比剂的浓度和用量密切相关。在其他条件不变时，导管顶端至感兴趣区的距离越近，成像质量越好，同时对比剂浓度也低，用量也小，反之亦然。

造影导管顶端的位置最好置于血管中间，并与血管长轴平行。根据流体力学可知，血管中心轴的液体流速最快，距血管壁愈近，流速愈慢，紧靠血管壁的液层，流速为零。对于动脉瘤的患者，该部位的血管壁失去了正常的弹性，壁变薄，张力变大，血流在此处形成湍流，血管壁内外的跨膜压失去动态平衡。根据球面的"拉普拉斯"定律可知，一个由弹性膜所形成的球面，其凹面的一侧压强大于凸面的一侧压强。两侧的压强差与单位膜长的张力成正比，与曲率半径成反比。如果将导管顶端置于瘤体内注药，因血液湍流的压力不可以很快顺血流传递出去，瘤体压力进一步增大，此时瘤体就有破裂的危险。因此，造影时导管顶端应远离病变部位，使对比剂顺着血流方向来显示动脉瘤。

四、成像基本原理

不同类型探测器的 DSA 设备具有不同的成像原理。目前临床使用最多的 DSA 设备的探测器为非晶硅碘化铯平板探测器和少量的非晶硒平板探测器，二者的成像原理已经在 DR 成像技术中作了介绍，在此不再赘述。下面仅介绍使用影像增强器的 DSA 设备的成像原理。

数字减影血管造影是利用影像增强器将透过人体后已衰减的未造影图像的 X 线信号增强，再用高分辨力的摄像机对增强后的图像做一系列扫描。扫描本身就是把整个图像按一定的矩阵分成许多小方块，即像素。所得到的各种不同的信息经模 - 数转换成不同值的数字存储起来，再把造影图像的数字信息与未造影图像的数字信息相减，所获得的不同数值的差值信号，经数 - 模转制成各种不同的灰度等级，在显示器上还原成影像。由此，骨骼和软组织的影像被消除，仅留下含有对比剂的血管影像。

总之，数字减影血管造影是将未造影的图像和已造影图像经影像增强器分别增强，摄像机扫描而矩阵化，经模 / 数转换成数字化，两者相减而获得数字化图像，最后经数 - 模转换成减影图像。其结果是消除了造影血管以外的结构，突出了被造影的器官影像。

减影技术的基本内容是把两帧人体同一部位的图像相减，从而得出它们的差值部分。实际上 mask像是要从其他图像中减去的基准图像，造影过程中任一幅图像都可以作为 mask 像。注入对比剂后得到的图像称之为造影像，造影像是指要从中减去mask 像的图像，造影系列中任何一幅图像都可以作为造影像，mask 像与造影像的确定依据所观察的血管期而定，如动脉期、毛细血管期、静脉期等，如图 13-1 和图 13-2 所示。

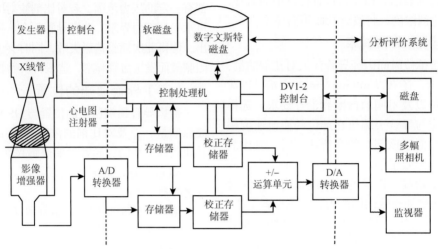

图 13-1　DSA 成像方框图

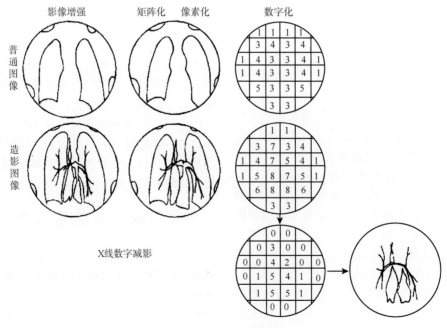

图 13-2　数字减影血管造影流程图

第三节 DSA 成像方式与时间减影方式

一、DSA 的成像方式

DSA 成像方式分静脉 DSA 和动脉 DSA 两类。静脉 DSA 分外周静脉法和中心静脉法，动脉 DSA 分选择性和超选择性方法。

DSA 发展最初的动机是希望经外围静脉注射对比剂显示全身动脉系统，通过临床验证这种方法产生的图像质量难以满足诊断和介入治疗的要求。目前这种静脉 DSA 成像方法基本废弃，仅用于门静脉、髂静脉、四肢静脉的检查。

动脉 DSA 是目前使用的主要方法，并以选择性和超选择性动脉 DSA 在临床上广泛使用。这样，对比剂团块不需要长时间的传输与涂布，使用的对比剂浓度低，并在注射参数的选择上有许多灵活性。同时影像重叠少，成像质量高，辐射剂量也低。

在 DSA 成像过程中，球管、人体和探测器在规律运动的情况下，而获得 DSA 图像的方式，称之为动态 DSA。常见的是旋转 DSA 和步进式 DSA。

DSA 成像时，由于 DSA 显示血管的能力与血管内碘浓度和曝光量平方根的乘积成正比，若想使一直径 2mm 的血管及其内径 1mm 的狭窄，与一直径 4mm 的血管及其内径 2mm 的狭窄成像一样清晰，可将血管内的碘浓度加倍或将曝光量增强到 4 倍。从设备的负荷与患者的辐射剂量方面考虑，采用提高血管内碘浓度的方式更为可取。

二、DSA 减影方式

DSA 是通过计算机处理突显血管而消除其他组织干扰的技术，它的减影方式有时间减影、能量减影及混合减影，目前主要使用时间减影。时间减影（temporal subtraction）是注入的对比剂团块进入感兴趣区之前，将一帧或多帧图像作 mask 像储存起来，并与按时间顺序出现的含有对比剂的充盈像进行相减。这样消除了两帧间相同部分的影像，而突出显示对比剂通过的部分。因造影像和 mask 像两者获得的时间先后不同，故称时间减影。它包括脉冲方式、超脉冲方式、连续方式、时间间隔差方式、路标方式、心电图触发脉冲方式等。下面介绍常用的几种方式。

（一）连续减影方式

连续方式（continuous mode）此方式与透视一样，X 线机连续发出 X 线照射，得到与电视摄像机

同步，以 25～50 帧/s 的连续影像的信号，亦类似于超脉冲方式，它以电视视频速度观察连续的血管造影过程或血管减影过程。连续方式频率高，能显示快速运动的部位，如心脏、大血管，单位时间内图像帧数多，时间分辨力高。在这种方式时，采用连续 X 线或脉冲 X 线照射，在摄制了 mask 以后每张图像都与之相减，产生一个连续的图像系列，如图 13-3 所示。

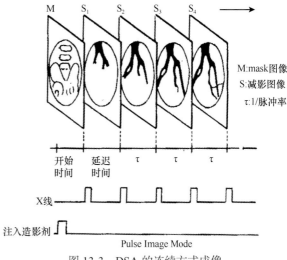

图 13-3 DSA 的连续方式成像

（二）脉冲减影方式

脉冲方式（serial mode or pulse mode）为每秒进行数帧摄影，采用间隙 X 线脉冲曝光，持续时间（脉冲宽度）在几毫秒到几百毫秒之间，得到一系列连续的减影图像。脉冲方式以一连串连单一曝光为特点，射线剂量较强，所获得的图像信噪比较高，图像质量好，是一种普遍采用的方式。这种方式主要适用于活动较少的部位，如头、颈、四肢、胸腹部和盆腔等，如图 13-4 所示。

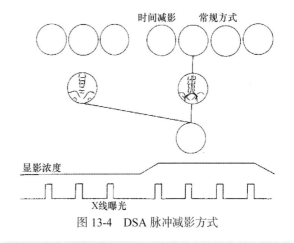

图 13-4 DSA 脉冲减影方式

（三）超脉冲减影方式

超脉冲方式（super pulse mode）是在短时间进

行每秒6～30帧的X线脉冲采像，然后逐帧高速度重复减影，具有频率高、脉宽窄的特点。应用于快速运动的器官，如心脏大血管，减少运动性模糊。由于每帧的X线量较低，噪声相应增加，对比分辨力降低。因在短时间内一连串单一曝光，故对X线机要求较高，它使X线管的负荷增大，需用大容量的X线管，以及极少延时的快速控制电路。这种方式适用于心脏、冠脉、不宜配合的胸腹部检查，如图13-5所示。

（四）心电图触发脉冲方式

心电图触发X线脉冲与固定频率工作方式不同，它与心脏大血管的搏动节律相匹配，以保证系列中所有的图像与其节律同相位，释放曝光的时间点是变化的，以便掌握最小的心血管运动时段。外部心电图以三种方式触发采像：①连续心电图标记。②脉冲心电图标记。③脉冲心电门控。在系列心电

图触发工作中，由于避免了心电图搏动产生的图像运动性模糊，所以在图像频率低时也能获得对比度和分辨力高的图像。此方式用于心脏和冠脉的DSA检查，如图13-6所示。

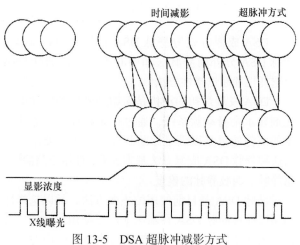

图 13-5　DSA 超脉冲减影方式

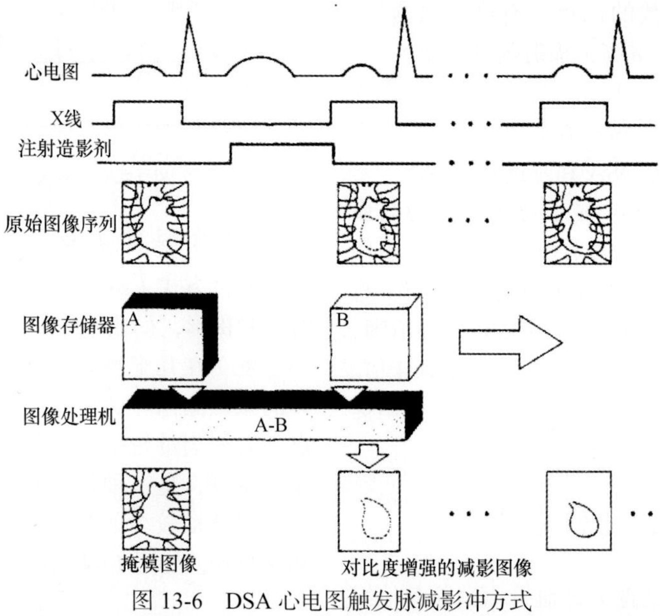

图 13-6　DSA 心电图触发脉减影冲方式

第四节　DSA 特殊成像技术

一、透视路径图技术与造影转化路径图技术

（一）透视路径图技术

它是先注入少许对比剂后摄影，再与透视下插管的影像作减影，形成一幅减影的血管图像，作为一个轨迹，并重叠在透视图像上。这样，可以清楚地显示血管的走向和形态，然后操作者能够依据靶器官的血管走行，将导管迅速插入目标区域。其操作分三个阶段：第一阶段是活动的数字化透视图像。

踩透视脚闸并注射对比剂，当血管的对比剂达到峰值时到松开脚闸，辅助mask形成；第二阶段获得基础血管图再次透视，此时充盈对比剂的血管图显示在显示屏上；第三阶段是活动的透视图像与血管图像重叠。此时，导管在操作者的控制下，沿着背景的血管图进行运动，能准确地把导管或导丝送进靶血管。在制作路径图时应注意下面两个方面：

1. 在运用二维路径图功能的时候，必须保持机架、导管床及患者的固定。

2. 在第二阶段手推对比剂时，推注的速度应该相对较快，对比剂要达到一定的量，血管显示清晰时松开脚闸，这样才能获得清晰的路径图的图像。

（二）造影转化路径图技术

当进行血管造影时，采用高压注射，这样的血管显示比较丰富。为了减少操作流程，采用造影的血管图像作为路径图的参考图像称为造影转化路径图技术。操作流程：进行靶血管造影，选取最佳图像，按下造影转化路径图功能键，再进行透视，即可获得路径图，如图 13-7 所示。

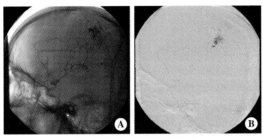

图 13-7　造影转化路径图

A. 导引微导管进入血供动脉；B. 减去颅骨液体栓塞材料的减影图像

二、旋转 DSA 与 3D-DSA 技术

（一）旋转 DSA

旋转 DSA 技术是利用血管造影机的 C 臂旋转来达到检查要求的新技术，它可以多方位显示感兴趣区的减影血管解剖。在进行旋转 DSA 成像时，心血管造影机的 C 臂做两次旋转运动，第一次旋转采集蒙片像，第二次旋转时采集含有对比剂的影像，在相同运动轨迹采集的两帧图像进行减影，以获取序列减影图像。

旋转 DSA 技术的优点是可获得不同角度的多维空间血管造影图像；增加了血管影像的观察视度，从多方位观察血管的正常解剖和异常改变，提高病变血管的显示率。该技术实际上是对正侧位 DSA 检查的重要补充，而旋转起始位置及方向的设定、旋转角度的设定、对比剂注射参数及对比剂总量与旋转角度匹配等都影响病变血管的显示效果，而旋转速度的大小与图像质量有关。旋转 DSA 目前主要应用于：

1. 头颈部血管性病变，尤其是颅内动脉瘤的诊断，应用旋转 DSA 可提高病变检出率，并可清晰地显示动脉瘤的瘤颈，利于治疗方法的选择和治疗方案的确定。

2. 明确腹部血管病变的诊断，尤其是肝脏疾病的诊断中应用此项技术可以清楚地显示肝脏肿瘤的供血动脉。

3. 能清晰显示感兴趣区的血管走向，有利于选择性和超选择性插管，提高了选择性插管操作的成功率，如图 13-8 所示。

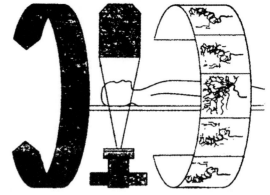

图 13-8　旋转 DSA 脑血管造影模式图

（二）3D-DSA 技术

3D-DSA 技术是近几年在旋转 DSA 技术上发展起来的一项新技术，是旋转血管造影技术、DSA 技术及计算机三维图像处理技术相结合的产物。其作用原理为通过二次旋转 DSA 采集图像，再将图像传至工作站进行容积再次重建（VR）、多平面重建（MPR）和最大密度投影（MIP），这些后处理方法主要是为了对感兴趣区的病变进行任意角度观察，以便提供较常规 DSA 更丰富的信息，在一定程度上克服了血管结构重叠的问题，可任意角度观察血管及病变的三维关系。目前主要应用于：

1. 脑动脉瘤的治疗，可提高其确诊率，减少假阳性率，清晰显示动脉瘤的载瘤动脉、瘤颈，并可提供栓塞的部位。

2. 可清晰地判断脑动脉狭窄程度。

3. 对胸、腹盆部肿瘤的供血动脉可清晰显示，并可显示一些异常血管的起源及走行。

4. 对于腹部一些血管的狭窄及变异亦可清晰显示，并可指导介入导管的临床使用。

5. 清晰显示骨肿瘤的供血动脉，以及肿瘤病变组织与骨骼的关系，对栓塞治疗有利，更为外科医生提供直观的影像，利于外科手术方案的制订，如图 13-9 所示。

三、实时 3D 路径图技术

最初的路径图采用"冒烟"和峰值保持技术，将导管前端血管分布图像与连续透视图像重合，利于指引导管及导丝便捷地送入病变部位的血管内。新近的三维路径图技术则是对该部位进行血管重建，形成三维血管图像后，随着三维图像的旋转，C 臂支架则自动地跟踪，自动调整为该投射方向的角度，使透视图像与三维图像重合，以便最大限度地显示血管的立体分布，利于指引导管或导丝顺利地进入目标血管内。

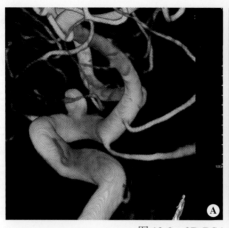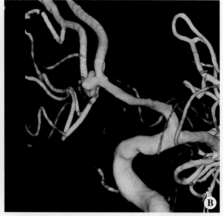

图 13-9　3D-DSA 动脉瘤显示清晰
A. 展开显示虹吸部动脉瘤全貌；B. 从另外角度显示动脉瘤

另外，由于三维血管成像，则更容易选择性进入病变区的 C 形臂的工作位，这样易于显示病变形态，如颅内动脉瘤时，可清晰地显示瘤颈，便于确定微导管进入瘤腔内的角度和动脉瘤颈与载瘤动脉的关系；指导体外对微导管前端进行弯曲塑形，使导管更容易进入动脉瘤内，并可在载瘤动脉内形成最大的支撑力。这样，在送入微弹簧圈时，弹簧圈才不易弹出，使之容易致密地填塞动脉瘤。

除此之外，还有实时动态 3D 路径图功能。它是将重建的 3D 容积图像与实时透视 2D 数据集相套叠，就如同一个立体的路径图一般。该技术对神经放射临床起到了重大意义，如实时导管头导航和监视输管过程中的缠绕。3D 路径图功能是完全动态的，操作医师可在术中自由改变视野、机架旋转参数等，如图 13-10 所示。

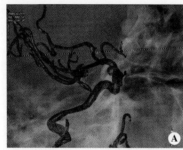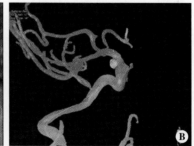

图 13-10　实时 3D 路径图
A. 3D 容积图像与实时透视 2D 数据集相套叠；B. 三维路径图术中指导弹簧圈充填动脉瘤腔

四、步进 DSA 技术

步进 DSA 技术采用快速脉冲曝光采集，实时减影成像。在注射造影前摄制该部位的蒙片，随即采集图像进行减影，在脉冲曝光中，X 线管组件与探测器保持静止，导管床携人体自动匀速地向前移动，以此获得该血管的全程减影图像，即为下肢血管造影的跟踪摄影。为了控制床面移动速度，分段采集血管造影图像，计算机减影后拼接连成整体图像，并实时显示 DSA 图像。该技术提供了一个观察全程血管结构的新方法，解决了以前的血流速度与摄影速度不一致，而出现血管显示不佳或不能显示的问题。该技术在不中断实时显示血管对比剂中进行数据采集，在减影或非减影方式下都可实时地观察摄影图像。操作者可采用自动控制速度进行造影跟踪

摄影，或由手柄速度控制器人工控制床面的移动速度，以适应于对比剂在血管内的流动速度。

该技术特点是对比剂用量少，一次序列曝光显示全程下肢血管影像，尤其适用于不宜多用对比剂的受检者。目前应用于临床的步进 DSA 有单向的，即从头侧至足侧；亦有双向的，既能从头侧向足侧，也可以从足侧向头侧观察受检者。该技术适用于双下肢血管性病变的诊疗，如图 13-11 所示。

五、C 臂 CT 技术

DSA 的类 CT 技术是平板探测器 DSA 与 CT 结合的产物，不同的厂家名称各不一样。它们是利用 DSA 的 C 形臂快速旋转采集数据，然后重建成像，一次旋转可获得多个层面的图像。该技术图像采集与旋转血管造影基本类似，旋转角度一般大于 180°，

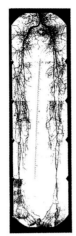

图 13-11　步进式 DSA 下肢动脉减影

图像采集过程中也需注射对比剂，所采集到的系列图像存放在存储单元中，在后处理工作站上由技术人员根据要求选择不同处理技术获得不同三维图像，可以任意角度观察，或获取去骨血管三维图像，或只有骨骼与血管的图像，或只有骨骼的图像，还有虚拟内镜、导航等诸多技术，使过去只能在 CT 可以实现的许多功能，现在能在 DSA 成像设备上实现，所以叫作类 CT 成像技术。

由于平板探测器每个像素的面积很小，采集数据的信噪比差，其空间分辨力优于 CT，但密度分辨力不及 CT 图像，可与 3D 血管图像相重叠，更直观。目前临床上主要用于头部的 DSA，它可以观察栓塞效果，尤其是在脑动脉瘤栓塞中，有无再次出血及显示微弹簧圈的位置，有无外逸出动脉瘤腔显示更为清晰。该成像技术与导航技术结合应用，解决了介入治疗过程中需进行 CT 检查的不便，为介入治疗带来了极大的方便，如图 13-12 所示。

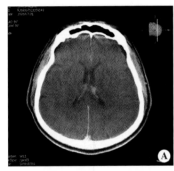 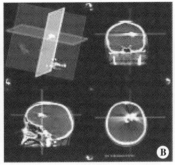 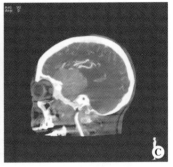

图 13-12　头颅多方位 Xper CT 图
A. 正常头颅 Xper CT；B. 多个截面头颅 Xper；C. 矢状位头颅 Xper CT

六、虚拟支架置入技术

应用血管内介入治疗技术可使狭窄或闭塞的血管再通，在治疗大动脉瘤方面也有很大优势，创伤小，恢复快，并发症少，死亡率低，其治疗效果可与传统的外科手术相媲美。但要取得手术成功的关键是正确选择合适的置入支架，对于大动脉的动脉瘤，支架的选择一般根据 CT 测量的数据。而脑动脉和头颈部动脉的狭窄性病变，支架的选择则主要依据血管造影的测量结果，但不管是 CT 测量还是血管造影的测量，两者都受到主观因素的影响。根据临床上的实际需要，虚拟支架置入系统应运而生，该系统可在进行支架置入的病变血管部位形象地展示支架置入的效果，可清晰地模拟显示内支架置入后的情况，包括支架置入的位置、大小是否合适、支架贴壁情况、封闭部位是否合适，如不合适可再次更换支架，直至欲置入支架十分适合。再选择同样支架置入体内，就会取得一个良好的治疗效果。

另外，对于颅内动脉瘤，尤其是宽颈动脉瘤，在虚拟支架置入系统操作下，除了可以显示支架置入后的情况外，还可以利用图像工作站的处理，清晰显示瘤腔的大小，这样更容易确定第一次微弹簧圈置入的大小。因为微弹簧圈过小不能充分成篮，过大则可挤压支架使之变形。因此，利用虚拟支架系统可达到事半功倍的效果。从临床应用认为虚拟支架置入系统，在提高有待置入支架的几何学数据方面具有有效、快速和可观性等优点，能更好地指导临床血管内介入治疗的操作。另外，该系统还可用于神经介入治疗的医师培训，尤其是对在颈动脉狭窄性疾病的血管内支架置入术和脑动脉瘤的填塞术，如图 13-13 所示。

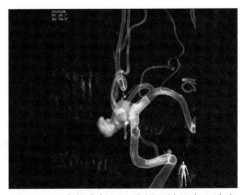

图 13-13　虚拟支架置入应用于神经介入治疗

七、智能低剂量技术

剂量控制不是某一个参数就可以完成的，是从X线的源头开始，以至于整个剂量链的单元中采用多种技术的组合，进行剂量的优化、控制和检测，实现主动式和被动式的双重防护，保障医患的剂量安全。血管机是实时成像设备，图像质量是手术诊疗的核心；然而图像质量和X线剂量密不可分。如何在成像过程实现图像质量最大化，所需剂量最小化，是高级算法追求的目标。飞利浦公司 Xres™ 技术可在实时透视和心脏曝光采集的过程中，在低剂量条件下增强成像信号，同时降低噪声对图像质量的影响。Xres™ 技术进一步提高了对图像解剖信息

和噪声进行提取、分离、处理的算法效率，通过实时图像优化处理，让使用低剂量也能获得满意图像变为可能。Xres™ 技术通过多重分辨率分析算法，提取解剖信息和背景噪声信号，加以分离；以此为基础，分别实施信号增强和噪声平滑，该高级算法将过去逐帧的信号和噪声分析和优化，扩展到了序列图像的序贯分析。动态采集每一帧的噪声和信号特征，自动分析出整个序列的信号和噪声规律，最终快速实现逐帧的图像和噪声最优化。Xres™ 技术还可以自动根据手术部位和不同视野启动自适应计算，并配合自动运动补偿，满足不同手术对图像的不同要求，如图 13-14 所示。

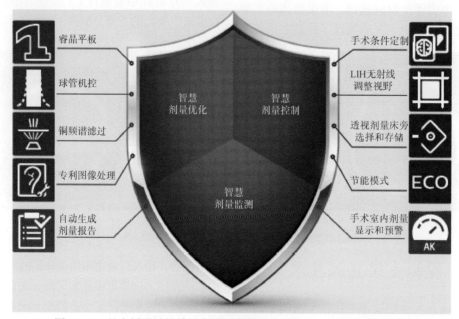

图 13-14　整个剂量链的单元中采用多种技术的组合，进行剂量的优化

零剂量定位允许不使用射线透视导航到感兴趣区域，最新的图像处理软硬件 BLUE 技术，在达到同样质量的情况下，可降低 50% 的射线剂量。

八、图像融合技术

图像融合（image fusion）是指将各种影像设备获得的数字影像信息，关于同一目标的图像数据经过计算机及图像处理技术的计算、处理等，最大限度地提取各自的数字影像的有效信息，最后融合成高质量的图像，提高图像信息的利用率，以形成对目标的清晰、完整、准确的信息描述。

DSA 图像融合技术是将 CT、MR 等图像与DSA 采集三维图像，或是 DSA 采集的不同类型的三维图像之间融合在一起技术。其弥补了单一成像模式的局限性，可以更直观地显示解剖及病变结

构，提高治疗的精准性。DSA 图像显示血管具有较大优势，但无骨性标记对病变部位及手术的精确指导具有很大的局限性。三维影像融合技术是利用计算机技术将各种影像设备获得的数字影像信息通过 DICOM 接口传输到一个特定的工作站进行数字化综合处理，并进行空间配准，获得全新的影像。也就是说将各自单一的影像融合成一个影像，显示更多的具有各自特点又在一个图像上显示的一种特殊成像技术。既能显示解剖结构，又能显示功能，提高影像诊断的精准度，也能更准确地指导微创手术。

根据信号源及融合的结果，融合方式有自身融合、实时三维影像融合和其他融合。自身融合是信号源来自 DSA 设备，即术前 DSA 检查同时采集类CT 图像与三维图像，在后处理工作站进行图像融合；实时三维影像融合是 DSA 设备通过一键融合技术实现对所有厂家的 CT、MRI、PET 和超声等影像信息

进行无缝融合，实现三维影像的实时融合，直接指导介入手术，缩短手术时间，减少辐射剂量，降低手术风险；其他融合是信号源来自外部的不同影像设备，通过 PACS 进入目标 DSA 设备的后处理工作站，进行图像融合，如图 13-15 所示。

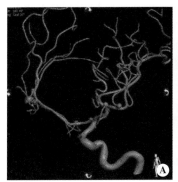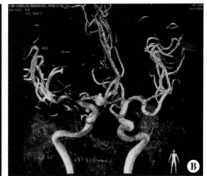

图 13-15　图像融合
A. 3D-DSA 技术可任意角度观察血管病变的三维关系；B. 显示双侧血管与动脉瘤图像的融合

九、4D-DSA 技术

4D-DSA 技术是指在传统 3D 显像技术上加上"时间变量"，不仅包含 3D 的长、宽和高的形态结构，更增加了一个时间轴，使含有对比剂的血管随着时间推移，其形态结构上逐渐呈现。4D-DSA 是一种全新的成像技术，该技术于 2010 年开始应用于临床，可提供脑血管造影全过程连续动态立体影像，对脑血管的结构，包括供血动脉、畸形血管团（病灶内动脉瘤、静脉瘤及瘘结构）了解得更精准，并可进行血流动力学评估。

4D-DSA 技术更多的应用于脑动静脉畸形等方面的介入诊疗。在 DSA 对脑 AVM 血管构筑的判断来讲，2D-DSA、3D-DSA 都有较大的诊断价值，2D-DSA 是特定造影角度下获得的平面图像，可任何时间段观察血流变化，但存在血管解剖结构重叠的缺点；3D-DSA 实现了从平面到立体的飞跃，利用三维重建技术得到了血管的三维形态结构，并可以从多角度进行观察，获得详细的血管解剖结构，但仍无法在时间轴上体现血管流动性；4D-DSA 能展示特定时间点上的图像，展现对比剂随时间推移逐渐流入、充盈、流出血管的过程，在任何角度、任何时间都可以看到血管流动性和详细的解剖结构，特别对于一些动静脉瘘和畸形，很容易就能发现供给动脉和引流静脉，大大提高了疾病的诊治水平。

与 2D-DSA 和 3D-DSA 相比，4D-DSA 对病灶的血管构筑显示更清晰，诊断更精准，对畸形血管团内的血管结构显示更清晰，同时由于 4D-DSA 的优势，术者可以减少临床上 2D-DSA 及 3D-DSA 的采集量，从而减少患者的对比剂和射线的摄入量。

十、血流灌注技术

灌注成像是利用影像学技术对人体器官进行灌注成像，通过软件可测量局部组织血液灌注，了解其血流动力学及功能变化，对临床诊断及治疗均有重要参考价值。灌注成像可应用于脑缺血性疾病的辅助诊断及治疗效果评估、实体肿瘤介入栓塞后效果辅助评估以及其他脏器缺血性辅助诊断等。

DSA 血流灌注技术与 CT 灌注一样具有很好的疗效，特别是脑缺血性病变可实现血流量分析，三维全脑组织血流灌注。其一站式的优势可避免转移到 CT 室检查，在 DSA 室即可作实时评估，大大缩短诊疗及抢救所需时间。同时由于导管的引导，DSA 血流灌注比 CT 灌注节约更多的对比剂用量。DSA 血流灌注具有特定的采集程序，需掌握其操作技术和注意事项，以便在后处理工作站重建后对感兴趣区域的脑血容量作更好的对比，如图 13-16 所示。

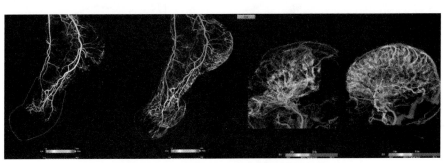

图 13-16　2D perfusion 组织灌注成像技术

十一、定量血管分析技术

定量分析功能精确量化地进行冠脉狭窄分析、心功能分析（射血分数），自动、精确、可重复的血管分析、左心室分析功能，方便介入医生在术中或术后对病变进行测量，为后续的治疗作参考。可估计冠脉或外周血管狭窄的严重程度，自动轮廓测量、狭窄分析，省去大部分烦琐的手工操作，同时支持手动修正轮廓，以得到更满意的分析结果。①自动轮廓显示：校准处理后，从病变起点沿着动脉血管中心直到病变终点，轮廓检测算法可自动检测血管边界。如果对轮廓显示不满意，可以进行手动修正，以得到最精确的结果。②自动狭窄分析：轮廓检测完毕后，根据不同需要选择相应分析方法，系统将依据用户定义的参考直径（b图在血管中显示为白点）进行自动狭窄分析，并自动定义狭窄段的近端边界和远端边界。必要时，可通过移动右上角小图中两条虚线来重新定义边界，如图 13-17 所示。

与动脉瘤血栓形成相关。患者手术过程中该信息可以支持实时决策，为了确保可靠的结果，AneurysmFlow 技术使用基于流量原理的新算法，将信息从 3D-DSA 采集和 2D-DSA 序列转换为定量流量值，用于在脑动脉瘤导向装置植入前和后可视化和量化流动动力学。AneurysmFlow 技术的关键特性：实时查看载瘤动脉和瘤囊内血流流型；血流转向装置植入后即刻定量分析动脉瘤内血流变化；计算术前术后的平均动脉瘤血流幅度（MAFA 比率）表示动脉瘤瘤体内血流的改变。

AneurysmFlow 技术的工作原理：治疗前后血流对比，计算血流量的变化，MAFA 比率，即 MAFA 比率 =1（术前术后血流无变化）、MAFA 比率 <1（术后血流减少）、MAFA 比率 >1（术后血流增多）。MAFA 比率用于即刻评价瘤体内血流的变化，是手术成功的潜在指标（图 13-18）。高端设备对动脉瘤介入诊断和治疗提供许多新技术和后处理软件，如图 13-19、图 13-20 和图 13-21 所示。

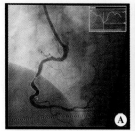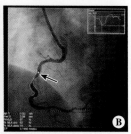

图 13-17 冠状动脉的定量血管分析
A. 直径最小值、最大值和平均值显示在小窗口中；B. 自动狭窄分析、自动定义边界（箭头指向的虚线所示）

飞利浦公司的 AneurysmFlow 技术是一个可视化和量化血流导向装置（密网支架）植入前和后的母体血管和动脉瘤中的流量变化的工具。流量变化以平均动脉瘤流量幅度（MAFA）比率表示，显示

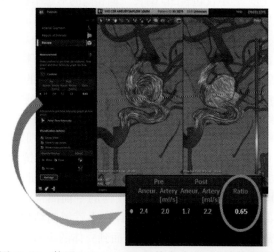

图 13-18 使用 AneurysmFlow 技术治疗颅内动脉瘤前后血流量对比

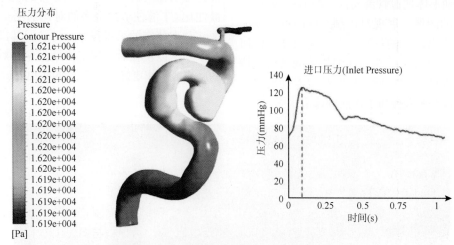

图 13-19 DSA 新技术检测颅内动脉瘤的压力分布

时间平均壁面切应力分布图

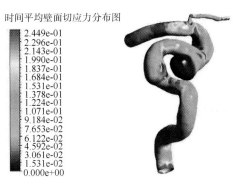

$$TAWSS = \frac{1}{T}\int_0^T \vec{\tau_\omega}\,dt$$

◆ τ_ω 为WSS，T 为时间，dt 为微分时间

◆ WSS对时间的平均

◆ 影响动脉粥样硬化长期发展、动脉瘤破裂的指标

图 13-20　DSA 新技术检测颅内动脉瘤的时间平均壁面切应力（TAWSS）

振荡剪切指数分布图

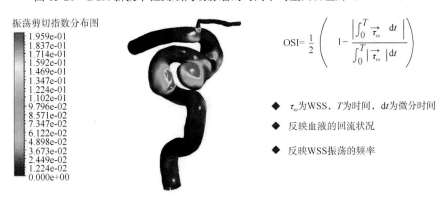

$$OSI = \frac{1}{2}\left(1 - \frac{\left|\int_0^T \vec{\tau_\omega}\,dt\right|}{\int_0^T |\vec{\tau_\omega}|\,dt}\right)$$

◆ τ_ω 为WSS，T 为时间，dt 为微分时间

◆ 反映血液的回流状况

◆ 反映WSS振荡的频率

图 13-21　DSA 新技术检测颅内动脉瘤的振荡剪切指数（OSI）

十二、冠状动脉图像采集与分析技术

冠状动脉造影术采集次数多，采集时间长，在常规冠脉造影中，为了显示冠脉左右主干、分支开口以及各个节段的情况，通常需要 9 个左右不同角度的摄影采集。飞利浦公司的 XperSwing 技术通过计算机智能程序控制，使机架在患者左右轴和头足轴旋转，围绕冠脉做三维弧形全景采集。只需注射一次对比剂，可单次采集覆盖大部分左冠或右冠常规的 6～8 个摄影角度；在保证原来所有摄影角度的基础上，能够增加对冠脉更多角度的观察；减少对比剂用量；减少患者和医生的辐射剂量，对解剖结构复杂的冠脉病变观察有很大作用，如偏心性狭窄、重叠在大血管中的分支狭窄、冠脉分叉病变（图 13-22）。

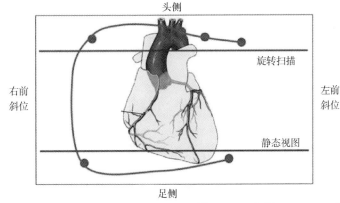

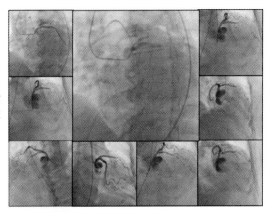

图 13-22　左冠 XperSwing 多轴旋转示意图

在冠状动脉 PTCA 介入手术中，支架的展开情况是手术成功与否的关键因素，特别是在分叉病变时由于需要安装双支架，更需要清晰地显示两个支架的相对关系和展开程度，以提高手术的成功率。飞利浦公司研发了支架精细显影技术，是在支架放置扩张后和传输系统仍未撤出前，清晰地显示支架的展开情况，并根据对比剂显示的血管壁来判断支架的贴壁情况，降低由于支架贴壁不良造成的再狭窄的发生率，可以根据图像中显示的支架展开情况来决定是否后扩。

一体化三维工作站为支架影像的清晰显影提供了高速处理平台，能清晰显示支架膨胀、提示支架与周围分支血管的关系、清晰显示钙化分布并在线分析狭窄，其在床旁即可操作，完全不干扰常规手术流程，透视采集结束后 1.5 秒即时得到支架显影图像，并在参考屏上显示，节约宝贵的手术时间，让手术流程更简单合理。StentBoost 技术提供了用户实时操作界面，处理前后支架序列的回放、图像显示最佳化浏览工具、支架感兴趣区的定义、自动探测支架释放导管的标记点、为支架增强序列显示提供可靠的反馈信息，并可以创建 AVI、JPEG 格式的支架显影序列、图像供教学及科研之用（图 13-23、图 13-24）。

用 StentBoost 技术迅速判断支架效果，及时调整治疗策略，用于急诊经皮冠状动脉介入治疗（PCI），可快速评估支架的展开情况，对扩张不良情况即时进行干预，既提高治疗有效性又节约了宝贵的抢救时间。

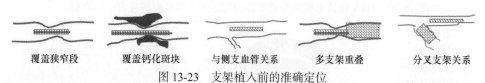

覆盖狭窄段　　　覆盖钙化斑块　　　与侧支血管关系　　　多支架重叠　　　分叉支架关系

图 13-23　支架植入前的准确定位

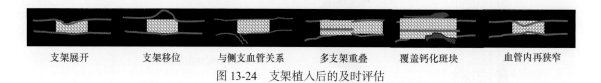

支架展开　　　支架移位　　　与侧支血管关系　　　多支架重叠　　　覆盖钙化斑块　　　血管内再狭窄

图 13-24　支架植入后的及时评估

思　考　题

1. 简述 DSA 设备的基本结构。
2. 简述高压注射器的工作原理。
3. 简述非晶硅平板探测器的成像原理。
4. DSA 检查时，如何设定对比剂注射剂量？
5. DSA 主要减影方式有哪些？简述脉冲方式特点。
6. DSA 特殊成像技术有哪些？

（罗来树　林建华　余建明）

第十四章　影像导向的介入治疗技术

本章分别叙述了介入治疗的器械，介入治疗的相关技术和介入治疗的并发症及其处理。

This chapter describes the devices and related techniques of interventional therapy, and the complications of interventional therapy and their treatment.

第一节　介入放射的器械

一、影像导向设备

介入治疗的各项技术均需要影像学导向设备，包括带透视的 X 线机、DSA、CT、超声仪及 MRI 设备等。

（一）X 线透视与 DSA 设备

在 X 线透视下进行介入操作，是一种实时显像和简便易行的导向监测手段，得到广泛应用，X 线透视是血管造影和经血管介入治疗操作的首选影像导向方法。在 DSA 设备中，X 线透视仍为最基本的功能，大多采用脉冲方式，这有利于患者和手术者的辐射防护。

（二）介入性超声

介入性超声（interventional ultrasound），是应用超声波诊断装置和穿刺探头或穿刺导向器，在实时监视导引下，将穿刺针或导管准确地插入人体的病变器官或组织内，完成穿刺活检、抽吸液体、注入药物、造影或支架置入等导向工作。

（三）CT 与 MRI 导向设备

在 CT 和 MRI 导向下，定向穿刺的诊疗技术也在逐渐展开。由于 CT 和 MRI 技术具有很高的密度分辨力，可以层面成像、实时成像或三维成像，能清楚地显示脏器内的较小病变，并能明确病灶与周围的组织结构关系，对小病灶和精确部位的穿刺成功率较高，越来越多的微创治疗采用 CT 或 MRI 作导向。

二、介入放射学常用器材

（一）穿刺针

1. 结构　穿刺针由套针和针芯构成。套针为钝头，针芯为尖头。穿刺针的材料一般为不锈钢，但套针钝头针芯（闭塞器）也可用塑料制作。整个穿刺针，分为针尖、针干、针座三段所示。针尖多为针芯的尖端，呈矛刺状。针干为针管部分，长 5～7cm。针座可为盘状或杆状，有金属和塑料二种，如图 14-1 所示。

2. 规格　国产针头以号数表示规格，针头号数为针管的外径，即 6 号、7 号、14 号、16 号针头，分别表示其外管直径为 0.6mm、0.7mm、1.4mm、1.6mm。国外针头以 Gauge 表示管径，在数字后加字母 G 以表示规格，如 23G、18G 等。与国产针头相反，数字越大，针头外径越细；国内与国外针头大小关系近似为：23 G ≈ 6 号，22 G ≈ 7 号，18G ≈ 12 号，16G ≈ 16 号，14G ≈ 20 号。

3. 种类　穿刺针可分静脉注射针，由针杆、按把和接管组成；金属套管针，由金属针芯和针管组成；塑料外套针，由金属穿刺针和聚四氟乙烯套管组成。穿刺针常也分动脉穿刺针、导管针和细针。动脉穿刺针常用 12 号、14 号和 16 号，允许相应导丝顺利通过针孔；导管针由穿刺针及导管两部分组成，有 9 号、12 号或 14 号，长 10cm、15cm 或 20cm。细针即国产 7 号长针、外径 0.7mm，长 15 或 20mm，为薄壁不锈钢管制成，带有针芯，比较柔软、富于弹性，如图 14-1 所示。

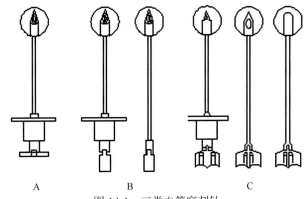

图 14-1　三类血管穿刺针
A. 一部件针；B. 两部件针；C. 三部件针

（二）导管

1. 结构与种类　导管是选择性或超选择性动脉造影插管的主体，要求具有适当的硬度、弹性和扭力，有可塑性，在改变形态后能即刻恢复原来形态，能耐高温或消毒液消毒，并且要求其表面摩擦系数小。

诊断和治疗中常用的导管都含有钡、铋或铅等重金属，使之不透X线，便于透视下监视插管操作或摄影留下记录。为了增强导管的扭力，可在塑料导管壁内放置一层极细钢丝制成的网状物。

导管分为管尖、管干、管尾三部分。管尖呈锥形，壁薄而腔细，仅允许相应的导丝通过，导管的尖端有单孔或多个侧孔；尾端为了便于注射器吻合，结构与一般针头的尾端相同，可为金属制品，也可为塑料制品；管干有两种类型，一种为普通血管导管，管壁为塑料构成。另一种为钢丝网络导管，管壁内以纤细的不锈钢丝网络为支架，加强导管的强度，可以耐受更高的注射压力，同时在插管时，旋转导管、通过旋扭力钢丝网络传导到导管的前方，以利于控制导管前端转向。导管前端的形状多种多样，如图14-2所示。

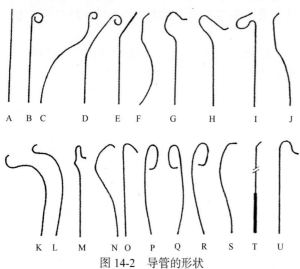

图14-2　导管的形状

A. 多侧孔直形导管；B. 多侧孔猪尾巴导管；C. Grollman 肺动脉猪尾巴导管；D. Angled 心室猪尾巴导管；E. 多用途导管；F. Hinck 猎人头 I 型导管；G. Hinck 猎人头 II 型导管；H. Simmons I 型导管（头端缩细）；I. Mani 脑导管；J. Bentson-Hanafee-Wilson I 型脑导管；K. 上述 I 型脑导管；L. 上述 II 型脑导管；M. Mikaelson 导管；N. Cobra 导管；O. Chuang 单弧导管；P. Rosch 肝型导管；Q. Rosch 脾型导管；R. Judkins 左冠状动脉导管；S. Judkins 右冠状动脉导管；T. Davis 导管；U. Shepherd 钩形导管

2. 规格　导管的规格各厂家不一样，长度有的仅长 15～20cm，一般为 90～100cm，有的长达 125cm。导管的粗细多用 French 表示，即 F 数，如 5F、6F 等，F 数等于导管的周径的毫米数。管壁厚薄因材料不同或制作厂家不同而异，故同样 F 数的导管，内径不一定相同；即使是 F 数和长度均相同的导管，所能承受的压力等也不尽然相同。导管的管径也可用英寸或毫米来表示，它们的换算关系是：

1French=0.333 毫米 =0.133 英寸；1 英寸 =25.4 毫米；1 毫米 =0.0394 英寸

（三）导丝

1. 结构　导丝的材料为一种特殊的不锈钢，由芯子和外套构成。为了避免损伤血壁，导丝的前端相对柔软，柔软段一般长 3～5cm，特殊用途者可长达 20cm。外套由细的不锈钢线绕成弹簧状套管，套在芯子的外面，其两端都是封闭的、圆钝的。弹簧应能耐受反复弯折，不易断折。弹簧中心的空腔装有一直而硬的钢丝芯，前端渐渐变细与弹簧末端焊接，钢丝芯尾端与弹簧尾端焊接。

根据外套与芯子之间的关系的不同，导丝的结构基本上可分为固定芯子和活动芯子两种。固定芯子的导丝柔软段只有一段细的不锈钢的丝芯子，其他部分还有一段与上述细芯子焊在一起的较粗的不锈钢丝，芯子的较粗段的前部可以是突然变秃，也可以是逐渐变细；活动芯子导丝的粗芯子与细芯子不焊接在一起，细芯子的两端固定在导丝外套的两端，粗芯子的尾端与把手相连，并可在外套中进退移动。有的导丝表面经肝素处理，具有表面抗凝血作用；有的导丝外层，涂有极薄四氟乙烯，以增加表面光洁度。为了使导丝光滑，减少凝血而形成血栓和栓塞的机会，导丝表面可涂一层亲水复合物，如图 14-3 所示。

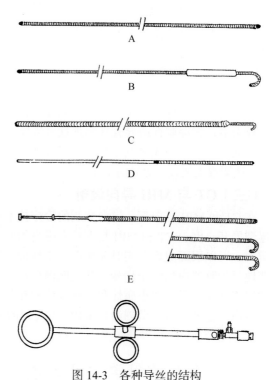

图14-3　各种导丝的结构

A. 直形导丝；B. J 形导丝；C. 引导大直径导管的导丝；D. 用于经皮经肝插管的硬茎导丝；E. 可控方向导丝及其把手

2. 种类　根据导丝柔软段的形状可分直形导丝、弯形导丝和变形导丝。直形导丝为通用的标准型号，导丝前端有 3～5cm 柔软段，长者达 15～20cm；J 型导丝前端（即弯形导丝）呈 J 形弯曲，其优点是插管时遇到弯曲变形的血管，导丝前端不会顶在血管壁上，以免损伤血管；转向导丝（即变形导丝）由两部分构成，一根前端可弯 180° 的可控导丝及一个操纵把手。导丝尾端固定在把手后，操纵把手即可使导丝前端伸直或弯曲，这种导丝对弯曲成角的动脉或超选择性动脉插管尤为适用。

3. 规格　导丝的规格因各厂商不同而异，国产导丝有两种，一种长 130cm 以上，较粗，适用于 6F 以上的导管；另一种长 130cm 以下的短导线，较细，适用于 5F 以下的导管，均为直形固定芯，前端有 5cm 左右柔软段。导丝的粗细一般以寸或 mm 表示。

（四）扩张器

扩张器也叫扩张管，常用质地较硬的聚四氟乙烯（polytetrafluoroethylene，PTFE）制成，为长 15～20cm，前端呈光滑的细锥形鞘状物。其作用是当导丝经穿刺针进入血管后，拔出穿刺针，沿导丝插入扩张器并反复数次，以扩大血管壁穿刺口，利于导管头端进入血管穿刺口时减轻血管壁的损伤。

（五）导管插入鞘

血管穿刺口经扩张器扩张后的下一步骤即插入导管插入鞘，简称导管鞘。用于引导诊治性导管、球囊导管或其他器具顺利进入管腔，同时也可用于交换导管。特别是当导管内发生凝血阻塞、导管折曲等情况时，可通过导管鞘直接拔出不能使用的导管，更换新导管，以保证在血管内进行导丝或导管操作的通道。目前常用的导管鞘一般由外鞘、扩张器和短导丝组成，外鞘长 7～13cm，扩张器长 13～20cm，导丝长 30～50cm，粗细有不同型号，以匹配不同粗细的导管。

在外鞘设计方面，利用早期直形薄壁短导管为基础，添加了止血垫圈和侧壁管。止血垫圈可设计成瓣膜式或管圈式，位于外鞘柄腔内，导管鞘从尾部外观上好像是封闭了外鞘内腔，但当导管经止血垫圈的中央孔通过外鞘内腔插入血管腔后，止血垫圈即与导管外壁贴紧而防止血液反流。侧壁管带有开关，通过此管可以注入药物，或用肝素盐水冲洗外鞘与导管间隙，以防止凝血，也可作为压力监测通道。

（六）连接管与通断开关

连接管是用于连接导管与注射器、导管与压力监测设备之间的透明塑料管，两端可用金属或塑料制成接头，按接头可分为公母型（FM 型）或公公型（MM 型）。长度 30～240cm 不等，管径的大小也用"F"号表示。通断开关有金属和塑料制品两种，从功能上分为一路、多路和多侧口开关。

除了上述常用器材外，因不同的介入诊疗目的尚需其他一些器材和药物：如球囊扩张导管、内支架、弹簧圈、可脱性球囊、封堵器和栓塞剂等，以及用于造影、化疗、溶栓、解痉、止痛、止吐和急救的药物。

第二节　介入治疗的相关技术

一、穿刺插管技术

穿刺插管技术多用 Seldinger 技术，即在局麻或对不能合作的患者施行全麻下，皮肤消毒后，用刀片尖挑开穿刺点处皮肤约 2mm 小口，选择合适的含针芯穿刺针，左手摸准被穿刺的动脉并用示指和中指（或环指）固定之；右手持针，保持针尖斜面向上与皮肤成 30°～40° 角，经穿刺点快速进针；当针刺中动脉并松开右手时，可见穿刺针跳动方向与动脉纵轴一致。此时拔出针芯并缓慢向外退针，可见血液从针尾喷出，立即插入导丝并退出穿刺针，通过导丝引入扩张鞘管或导管，直至将导管引入靶血管。此技术开始主要用于穿刺动脉，后扩展到穿刺静脉。

二、药物灌注术技术

药物灌注术（intraarterial infusion，IAI）通过导管经血管注入各种不同的药物到病变的组织和器官，以达到疗效高而副作用轻的治疗效果介入治疗技术。在介入放射治疗中将导管作为体表到靶动脉的通道，通过这个通道将药物注入靶动脉，在提高局部药物浓度和作用时间的同时又不增加外周血管的药物浓度，减少了药物对全身的副作用，可显著提高药物效能。临床上主要用于恶性肿瘤的治疗、动脉血栓的溶栓治疗、止血治疗和扩管治疗等，如图 14-4（A 和 B）、图 14-5（A 和 B）所示。

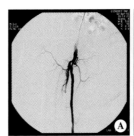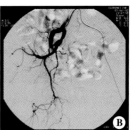

图 14-4　髂外动脉溶栓
A. 溶栓前；B. 溶栓后

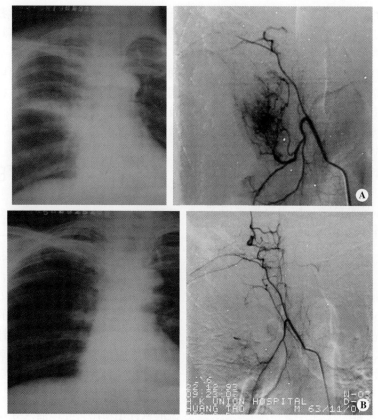

图 14-5　肺癌动脉内灌注化疗

A.肺癌动脉内灌注化疗前；B.肺癌动脉内灌注化疗后

根据影响动脉灌注疗效的因素及治疗疾病的不同，药物灌注术目前在临床应用方面可分为 5 种：

（1）一次冲击性灌注：较短时间内（20 分钟以上）将药物注入靶血管，优点是手术时间短，并发症少。但药物与病变接触时间短同时不能多次重复给药。

（2）动脉阻滞化疗：是通过各种办法将靶血管的血流减少，之后再行药物灌注。此法可使病变区药物浓度提升同时延长药物的留滞时间，减少对正常组织的药物损害。

（3）长期药物灌注：长时间将导管滞留在靶血管内（一般在 48 小时以上）持续或间断地将药物注入靶血管，达到治疗的目的。目前临床常用的有肝动脉持续灌注化疗（HAIC）、胃肠道出血止血或溶栓治疗等。

（4）药物灌注与动脉栓塞配合进行（载药微球）：将药物的局部化疗作用和肿瘤栓塞的缺血坏死作用相叠加。

（5）血流重分布：先将非靶血管或肿瘤供血动脉的细小分支栓塞后，在肿瘤供血动脉的主干上进行药物灌注，提高了药物灌注的效率防止对非肿瘤供血动脉的损伤。

三、血管栓塞术技术

经导管血管栓塞术（transcatheter arterial embolization，TAE），血管栓塞术也叫经导管血管栓塞术，在影像图像的引导下，经导管将栓塞物质注入或送入靶血管，使得靶血管闭塞，血供中断，从而达到预期治疗目的的介入技术。根据不同病变和治疗目的，栓塞物质可从毛细血管床、分支至主干逐级栓塞，也可三者同时被栓塞。栓塞术对病变治疗作用的机制主要是：阻塞靶血管使肿瘤或靶器官缺血坏死；阻塞或破坏异常血管床、腔隙或通道；阻塞血管，使远端压力下降或直接从血管内封堵破裂的血管，以利于止血。

经导管血管栓塞术（transcatheter arterial embolization，TAE）是将导管选择性或超选择性插入到肿瘤供血靶动脉后，以适当的速度注入适量的栓塞剂，使靶动脉闭塞，引起肿瘤组织的缺血坏死，再使用抗癌药物或化疗药物联合微粒、微球进行栓塞起到化疗性栓塞的作用的技术。血管栓塞术技术临床上主要用于：

1. 肿瘤的栓塞治疗　可分为术前的辅助性栓塞和姑息性栓塞治疗，术前辅助性栓塞主要是为了减少肿瘤外科手术中的出血，降低手术的风险，提高了手术成功率，有利于患者术后的恢复。姑息性栓塞治疗主要是为了控制肿瘤生长，减轻肿瘤引起的症状，延长患者的生存时间和生存质量，治疗的原理是阻断肿瘤的血供，使得肿瘤组织缺血、缺氧、坏死，达到杀死肿瘤细胞的作用。

2. 出血性疾病的止血治疗　可用于全身各部位的出血性疾病的治疗，减少了过去外科手术止血的情况，是目前临床常用的止血治疗方法。但需要注意的是如果是慢性渗血，单位时间内出血量较小，在 DSA 图像下很难发现渗血的血管，无法进行精准栓塞治疗。出血性疾病主要是指动脉或静脉的破裂出血，其中动脉出血栓塞治疗主要有两种方法：①栓塞器材直接堵塞出血部位；②降低阻塞远端的血管压力，使得血流减慢，促进凝血机制形成血栓封闭裂口。内脏器官可通过栓塞靶组织的部分供血动脉，使之缺血坏死。常见的有脾功能亢进、脾大、肾性高血压等的介入治疗。血管性病变的治疗主要见于动静脉畸形、动脉瘤等疾病的治疗，如图 14-6（A 和 B）、图 14-7（A 和 B）和图 14-8（A 和 B）所示。

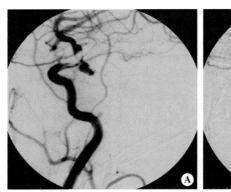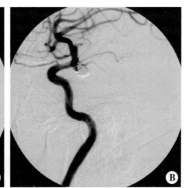

图 14-6　脑动脉瘤栓塞术
A. 栓塞前；B. 栓塞后

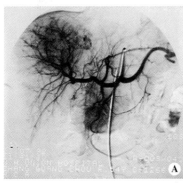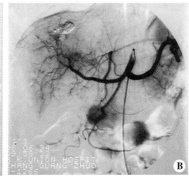

图 14-7　肝癌栓塞治疗
A. 栓塞前；B. 栓塞后

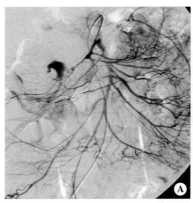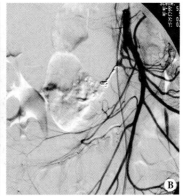

图 14-8　小肠出血介入栓塞治疗
A. 栓塞前；B. 栓塞后

四、成形技术与支架植入技术

血管成形术可分为经皮经腔球囊成形术（PTA）和经皮经腔支架成形术（PTSA）。PTSA 是治疗各种原因引起的动、静脉病变（狭窄、动脉瘤、动静脉瘘），如主动脉夹层、胸主动脉瘤、腹主动脉瘤、颈动脉狭窄、肾颈动脉狭窄、上腔静脉阻塞综合征、下腔静脉阻塞、肢体动脉瘤、肢体动静脉瘘、髂股静脉狭窄等；经皮腔内血管成形术（percutaneous transluminal angioplasty，PTA）通过较粗的血管造影导管将发生狭窄或阻塞的血管扩张，其血流恢复正常。

球囊扩张血管成形术主要是通过球囊对病变段血管进行一定程度的挤压扩张，使得病变段动脉壁扩张，粥样斑块脱落，动脉腔扩大或是部分粥样斑块被挤压到动脉壁上进行重新分布。目前球囊导管主要应用于①动脉粥样硬化、大动脉炎、血管发育畸形等先天或后天因素造成的血管狭窄、闭塞。②各类血管手术后的狭窄。③布 - 加综合征。④血液透析通路的狭窄。⑤放射治疗后引起的血管狭窄。⑥血管移植术前病变血管的扩张。⑦缺血引起的严重并发症，术前可改善局部缺血组织的血供，挽救部分缺血组织。球囊扩张最佳的适应证为大、中血管的局限性短段狭窄或闭塞，长段狭窄或小血管病变疗效较差。

支架血管成形术主要是减少血管的回弹，使其保持良好的血管通畅性。支架血管成形术在临床上主要应用于：①PTA 术后出现并发症或术后再狭窄。②狭窄病变累及主动脉或粥样硬化明显者。③颈部、颅内动脉狭窄。④腔静脉或较大静脉狭窄。⑤重建血管通道并纠正血流动力学的异常。⑥动脉瘤或动脉夹层的治疗。⑦粥样斑块溃疡。⑧较长的血管狭窄或闭塞。⑨心脏冠脉搭桥术后再狭窄。球囊扩张和支架置入除了应用于血管外，目前临床上在非血管腔的应用也非常普遍，如气道的狭窄或堵塞、消化道的狭窄、胆道的狭窄等都可应用球囊扩张或支架植入进行非血管腔管腔成形，如图 14-9（A 和 B）、图 14-10（A、B 和 C）所示。

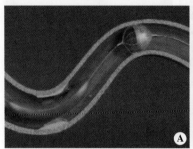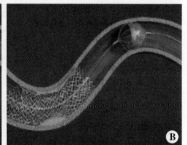

图 14-9　动脉狭窄支架植入术
A. 对狭窄血管的球囊扩张；B. 在狭窄部位放置支架

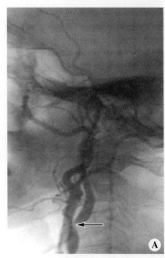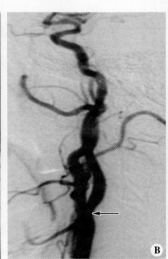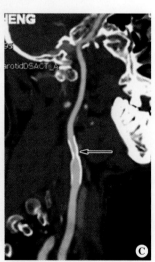

图 14-10　颈动脉狭窄支架植入术
A. 支架置入前造影；B. 支架置入后造影；C. 术后一周复查 CTA

五、针穿（抽吸）活检技术

明确判定病变组织的良、恶性，决定着临床的治疗方案。介入性穿刺活检术是一种简单易行、并发症少且很有价值的诊断方法。它包括抽吸活检术、切割活检术以及旋切活检术等。

现以抽吸活检术为例介绍其过程：在 X 线透视、超声或 CT 影像定位下，将抽吸活检针穿刺入病灶中，退出针芯，连接 10ml 或 20ml 注射空针并保持在负压状态下，将穿刺针小幅度推拉数次，以利于病变组织或细胞吸入针内。抽吸结束拔针时，不再抽拉注射器以保持针内负压。当针退出皮下组织和皮肤时，要停吸负压，以防止针内标本吸进针筒内，造成涂片困难；当针退出后，将针内标本轻轻推注在玻璃载片上，随即推片、固定并送病理。用无菌纱布敷盖穿刺点并稍加压迫，以防穿刺点出血。

一般地，肿瘤较大者其中心可能已发生坏死，而肿瘤边缘部分常生长活跃，此时取材应注意吸取其边缘部分，也可采用多向取材的方法。

六、引流技术

引流技术（drainage technique）是在影像引导下进行经皮穿刺，将人体组织器官内的生理管道或体腔内的病理性积液、积血或积脓等诊断或治疗性引出来的技术。临床上主要用于：

1. 经皮肝穿刺胆道成像（percutaneous transhepatic cholangiography，PTC） 胆道梗阻会引起胆汁排出受阻，胆道压力增高，造成皮肤巩膜黄染；还会造成肝细胞肿胀，导致肝细胞功能受损甚至多器官功能障碍。通过胆汁引流降低胆道压力，改善肝功能，缓解患者痛苦，提高患者的生存质量。PTCD可通过内引流和外引流的方式引流胆汁。对于恶性梗阻性黄疸患者，术中导丝不易经过狭窄，将胆汁引入体外的方式为外引流。多侧孔导管远端通过狭窄区将胆汁引入肠道者为内引流，这种方式近似生理性胆汁引流，对肠道功能影响较小。经 PTCD 管置入支架经过狭窄段同样可以实现内引流，现已成为治疗胆系恶性肿瘤的一种重要的姑息治疗方法（图 14-11）。

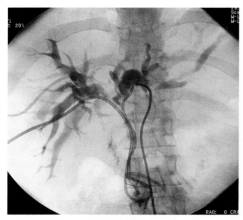

图 14-11　胆道引流术手术效果图

2. 其他病变的引流 如尿路梗阻；肝、脾及肾脓肿；肝及肾囊肿或囊性变等（图 14-12）。

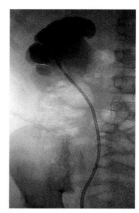

图 14-12　肾盂积水引流术手术效果图

七、肿瘤射频消融治疗技术

肿瘤消融治疗是经皮穿刺肿瘤，利用化学、物理方法破坏肿瘤。具体方法有：经皮酒精灭活（PEI）；经皮微波固化治疗（PMCT），采用特制微波天线插至肿瘤中心，利用微波热效应加热肿瘤，使肿瘤坏死；经皮射频消融治疗（RFA）。因具有微创、安全、可操作性高及重复性好等优点，在肿瘤的临床治疗中得到越来越广泛的应用。国内外常见的消融手段主要是微波消融、射频消融和冷冻消融，其中微波消融和射频消融属于热消融。三种消融方式因其原理的差别而各有其临床特点，在肿瘤的消融治疗中能够优势互补。

微波消融原理是一种高频电磁波，常用的频率为915MHz 和 2450MHz。微波作用于组织时由于组织自身吸收大量的微波能，使得被作用组织内部迅速产生大量的热量，肿瘤因高热而瞬间热凝坏死。由于人体主要是由水、碳水化合物、蛋白质等极性分子和大量细胞内外液中的钾、钠、氯带电粒子等成分组成，极性分子和带电粒子是在微波场作用下产生热效应的物质基础，极性分子的转动可产生位移电流，而带电离子的振动产生传导电流，极性分子和带电粒子在微波场的状态、运动形式和产热方式有一定的不同，组织中的水分子、蛋白质分子等极性分子在微波电场作用下激烈振动，造成分子之间的相互碰撞、摩擦，将一部分动能转化为热能，使组织温度升高，此称为生物的偶极子加热。细胞内外液中的钾、钠、氯离子等带电粒子在外电场作用下会受电磁力的作用而产生位移，带电粒子受到微波交变电场作用后，随微波频率而产生振动，在振动过程中与周围其他离子或分子相互碰撞而产热，称为生物体的离子加热。在活体组织内的微波消融主要是通过水、蛋白质等极性分子的旋转摩擦产热来进行热消融的。

射频消融原理是利用高频电流（＞10kHz）使活

体中组织离子随电流变化的方向振动，从而使电极周围有电流作用的组织离子相互摩擦产生热量而导致组织的凝固性坏死。通过影像引导将射频电极针准确穿刺到肿瘤靶区，消融开始后电极针周围的离子在交替电流的激发下发生高频振荡，离子相互摩擦、碰撞产生热量，射频消融温度可达到80～100℃，在局部温度达到45～50℃时组织脱水，活体细胞蛋白质变性、细胞膜崩解，达到70℃时热量的沉积超过肿瘤细胞所耐受的温度，致使细胞内的线粒体酶以及核酸组蛋白复合物的蛋白质凝固变性，细胞产生凝固性坏死，达到杀死肿瘤细胞的目的。

冷冻消融的原理是基于气体节流效应（焦耳-汤姆孙效应），即高压气体流经小孔后，在膨胀空间内产生急剧膨胀，吸收周围的热量，使其周围温度发生显著降低。通过冷冻及复温对肿瘤组织、细胞进行物理性杀灭。冷冻消融治疗的机制可分为冷冻破坏、升温破坏、微血管破坏和免疫调控机制。冷冻初期，细胞外冰晶形成，细胞内水分进入细胞外，引起细胞内渗透压上升，细胞内脱水，失去水分的细胞变得皱缩，细胞膜和细胞器因此而受损。随着冷冻的继续加深，细胞内形成冰晶，细胞器（如线粒体、内质网）相继发生不可逆性损伤，当温度降低到-15℃或以下时细胞内出现不均匀性冰核，当温度降至-40℃时，细胞内形成均质性冰晶，细胞膜也损伤，最后导致细胞死亡。

八、经皮椎体成形技术

经皮椎体成形术（percutaneous vertebroplasty，PVP）是一种新的脊柱微创技术，在影像设备监视下，经皮椎体穿刺的方法，通过椎弓根或直接向椎体内注入骨水泥（聚甲基丙烯酸甲酯，PMMA），以达到增强椎体强度和稳定性，防止塌陷，缓解腰背疼痛，甚至部分恢复椎体高度的目的。

在DSA导向下，经皮穿刺进入椎体的途径则根据椎体的水平，颈椎是前侧方直接进入，而胸腰椎是经椎弓根穿刺进入，这样可以避免骨水泥沿穿刺针渗漏的危险，对椎弓根已破坏的患者可从后侧方直接穿刺进入椎体。根据病变部位采取合适的体位，即颈椎病变取仰卧位，胸腰椎病变取俯卧位。操作在严格无菌状态下进行。经椎弓根穿刺者在正位透视下选好皮肤进针点，用1%利多卡因作进针通道的局麻，并于皮肤作一小切口，然后即行穿刺。穿刺针经过骨皮质时阻力较大，可边旋转边进针，常需借助于外科锤的帮助。一定要进行双向透视，正位观察穿刺针的方向，侧位看进针深度。经椎弓根或后侧方穿刺时，穿刺针针芯最好位于椎体前中1/3交界处，这样退出针芯后针尖即位于椎体的中部或稍偏前。先经穿刺针内注入5～10ml碘对比剂进行造影，以排除穿刺针直接位于体静脉丛内，也可观察椎体后壁的连续性。

骨水泥的主要成分是聚甲基丙烯酸甲酯（PMMA），主要用于矫形外科手术，对在活体骨内植入金属与塑料合成物起快速固定作用。在一个清洁干燥的无菌混合体内将1～1.5g钽粉与40g的骨水泥粉混合，再加入5ml的骨水泥液，搅拌1分钟左右，直至成为均匀一致的浆糊状水泥。接着通过10～20ml注射器将其装入1～3ml的带锁注射器。先将针内的对比剂用等渗盐水冲洗，再将水泥从针内注入，注射一定要在侧位透视下进行，越到后面阻力越大，无法推动则自行停止。一旦水泥渗至椎体后壁或进入椎旁静脉也应立即停止注射，以免水泥渗至椎管或神经孔，或引起肺栓塞。椎体充填后插入针芯，将针轻轻退至椎体的皮质壁。如PMMA充填不到椎体的50%，应调整位置后追加注射量或进行对侧穿刺与注射，一个椎体内骨水泥的注射总量一般为2～15ml。注射完毕后，应在骨水泥硬化前拔针，骨水泥硬化时间为调配后6～7min（图14-13）。

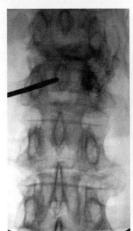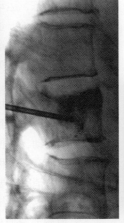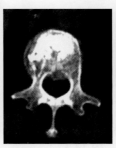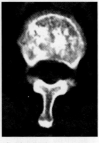

图 14-13　男，98 岁。骨质疏松症 T_9 压缩骨折行椎体成形术手术效果图

第三节　介入治疗的并发症及其处理

一、介入治疗的常见并发症

（一）穿刺插管所致并发症

1. 穿刺部位血肿　是 DSA 检查的常见并发症，主要是穿刺不当、反复穿刺致血管损伤或拔管后压迫止血不当，导致血液外渗至血管外的组织间隙。血肿累及盆腔、腹膜腔时，若包膜破裂，则出现大出血，严重时危及生命。

2. 动脉痉挛　多因导丝、导管反复刺激血管或在血管内停留时间过长所致。若在检查与治疗中产生，则影响手术的继续进行。停止导管或导丝运动，或可通过注射利多卡因或罂粟碱来解除痉挛的动脉。四肢血管痉挛会导致四肢发麻，严重的导致肢体缺血坏死，应及时处理。

3. 假性动脉瘤、动脉夹层、动静脉瘘的形成　由于操作不当或导管、导丝过硬致使有动脉壁粥样斑块的血管内膜受损，插入的导管或导丝进入血管内膜而导致假性动脉瘤或动脉夹层的形成；若穿破动脉进入邻近的静脉则形成动静脉瘘。

4. 动脉切割、血管破裂

（1）动脉切割：导管穿破血管进入非血管区，进行血管造影时靶血管消失。

（2）血管破裂：因外界因素导致血管破裂，造影时对比剂进入血管腔外，一般为球囊扩张时由于扩张力或扩张球囊的大小超过本身血管的大小而导致血管破裂，若大血管的破裂，严重危及患者的生命。

5. 异位栓塞、血栓、气栓的形成

（1）异位栓塞是栓塞剂通过其他渠道进入非靶血管或组织，对其进行栓塞。

（2）血栓来自导管及导丝表面血液凝块、动脉斑块的脱落：因导管、导丝反复移动而致斑块脱落，脱落的血块、斑块随血流的运动进入某个血管而致血管栓塞，引起组织或器官的缺血坏死。若进入肺部产生急性肺栓塞而死亡。

（3）气栓形成：有两个方面因素：一方面是插管时导管及血管鞘未进行排气；另一方面为注射药液及对比剂时未排气或排气不充分使气体进入血管内，导致血管闭塞，严重的气栓，可引起血管闭塞，若使脑血管的闭塞则引起脑梗死。

6. 导管在动脉内打结或折断　主要由于操作不当、导管的质量问题，或拔管时没有进行导丝的引导而直接拔管而导致导管折断。严格按介入操作规程进行操作，插入导管前，应先进导丝，再在导丝的引导下插入导管；退出导管时应在 X 线监控下退出。严格按国家要求使用一次性导管，严禁导管反复使用。

7. 栓塞后综合征　栓塞后综合征是指对任何组织或器官进行栓塞后 2～3 天内，因局部和周围组织缺血而引起的炎性反应。临床表现为发热（一般不超过 38.5℃）、局部疼痛、恶心、呕吐、乏力等。

8. 感染　操作时消毒不严密或无菌观念不强，加上受检者抵抗力低下可能发生局部或全身感染，严重者引起败血症。

9. 化疗药物副反应　尽管动脉插管灌注化疗副反应比全身用药要轻，但由于它是一次性给药，剂量大，故对受检者仍有不同程度的毒副作用，应引起医护人员的重视。

10. 皮肤硬结　最常见是臀部及骶尾部硬结，由于髂内动脉的后支被栓塞，使臀部的肌肉和皮肤血供受阻，同时术后长时间平卧使臀部持续受压等因素，导致局部组织营养障碍，引起皮肤红肿、硬结伴明显触痛。

11. 严重的心律失常　冠状动脉造影及心脏各房、室的检查，由于导管进入心室刺激房室的异位起搏点导致心律失常。

12. 心脏压塞　冠状动脉介入治疗所致的心脏压塞均为器械损伤引起。一般球囊或支架损伤的后果多比较凶险，需要紧急心包穿刺引流，甚至紧急外科手术。

13. 神经损害　神经损害与化疗药物的毒性和营养神经血管的堵塞有关，导致感觉和运动障碍。表现为下肢（尤其是大腿）麻木、乏力、疼痛、感觉过敏等。

14. 术后下肢深静脉血栓形成　手术后需要长时间的制动，下肢血流速度减慢，引起血栓形成，大块血栓的存在，易发生肺动脉栓塞，严重者危及生命。

（二）对比剂过敏所致严重并发症

1. 碘过敏反应或特异质反应　特异质反应就是我们常说的个体过敏反应，一般与使用剂量无关。主要为过敏性休克、荨麻疹、血管神经性水肿、喉头水肿、急性肺水肿、急性肾衰竭、横断性脊髓炎、癫痫和急性脑水肿。

2. 剂量依赖或物理化学反应　与对比剂用量、注入方式和速度有关。因对比剂具有高渗性、离子性和化学毒性，注射后会产生如恶心、呕吐、心动过速或心动过缓，甚至心搏骤停等一系列反应。

二、介入治疗并发症的预防与处理

（一）穿刺部位出血的预防与处理

1. 术前根据受检者的情况准备型号合适的穿刺

针、导管和导丝。

2. 术前了解受检者的凝血机制是否正常，有否高血压病史，对异常者术后要延长穿刺口压迫时间并加强观察，解除压迫后如有渗血，应重复压迫10～20min，按医嘱使用止血剂。

3. 拔管后采用正确的压迫止血方法：一般以右手示、中、无名指指腹在动脉穿刺部位稍上方压迫股动脉，压力以能触摸到股动脉搏动而不渗血为标准。如仅压迫皮肤伤口而未压迫穿刺血管，会引起皮下血肿；若加压过度反而会由于完全阻断血流导致血管近端血栓形成、远端缺血现象。

4. 穿刺点采用弹力绷带包扎，并放置重量为1kg的沙袋进行加压止血，要注意观察绷带松紧度是否合适，沙袋有否移位，因为绷带过松或沙袋移位可使局部压力减低，血流加快，使血痂不易形成而导致出血或渗血。

5. 术前健康教育　应向受检者和家属说明术后肢体制动的目的和早期活动的要点，争取受检者的配合。手术结束后受检者术侧肢体绝对制动6～8小时，12小时后可取半坐卧位，24小时后可以下床活动，但应避免下蹲、使用腹压等动作。一般固定尿管24小时或指导受检者在床上大、小便，避免因过早活动引起血痂的脱落造成继发性出血。

6. 术后6小时受检者若需更换体位，可在护士或家属的帮助下，用手按压穿刺部位向健侧转身，在变换体位时术肢应避免突然大幅度活动，如出现咳嗽、呕吐等增加腹压的动作时，要注意按压好穿刺部位。

7. 当出血或血肿过大，失血过多时，特别是伴血压不能维持（＜90/60mmHg）、贫血貌和血红蛋白或血细胞比容降低时，应给予配血和输血。

8. 当引起腹膜后血肿时治疗应立即给予升压药物，立即在腹股沟韧带上方高位穿刺点处压迫止血，同时扩容和输血，经此处理，大多数出血均能得到控制，若无效，则应立即请外科行动脉缝合止血。

9. 当形成假性动脉瘤时可先用血管压迫器或手加压压迫假性动脉瘤的瘤颈部位60min，然后加压包扎24～48小时，若搏动和杂音消失，超声显示破口封闭，瘤体与动脉壁隔断，多可完全恢复。应避免压迫静脉引起静脉血栓，避免压力过大、包扎过紧，引起下肢缺血或局部皮肤破溃、坏死。若经压迫处理无效，可试用稀释的凝血酶在超声的引导下自瘤体的顶部缓慢注射，一般15～30min可见瘤体口的愈合，但应避免注入股动脉内造成股动脉血栓的严重后果。若仍无效可行假性动脉瘤切除和动脉修补术。

10. 当形成动静脉瘘时，对于损伤较小的动静脉瘘，可在血管超声指导下试行压迫，但效果不确定，对损伤较大的动静脉瘘，压迫方法不能奏效者，可行外科手术治疗。动静脉瘘预防的关键在于准确的股动脉穿刺。

（二）急性动脉内血栓形成和栓塞预防与处理

1. 在穿刺时动作要轻柔，操作细心，减轻血管内膜的损伤；尽量缩短导管在血管内的时间；导管插入血管后注入肝素使全身血液肝素化。

2. 术前在足背动脉搏动最明显处打一记号，便于术中、术后观察。若双下肢远端动脉搏动情况有异常者要详细记录，以便术后与之鉴别。

3. 受检者术后平卧12～24小时，并保持穿刺侧肢体伸直及制动，以利于血管穿刺点的收缩闭合，保持血流通畅，防止血栓形成。

4. 密切监测下肢血循环情况　观察远端肢体的皮肤颜色、温度、感觉、肌力及足背动脉搏动情况，注意有无"5P征"发生。"5P征"：疼痛（pain）、感觉异常（paresthesia）、瘫痪（paralysis）、无脉（pulselessness）、苍白（pallor）是动脉栓塞的典型症状。

5. 术后每30min触摸足背动脉搏动一次，6小时后改为每小时一次至24小时。观察时需双下肢一起触摸，便于对照。若发现术侧肢体动脉搏动减弱，先取出沙袋观察，若有好转考虑可能是穿刺部位弹力绷带包扎过紧及沙袋压迫，造成股动脉血流受阻，应给予重新包扎和加强观察，若症状加重（动脉搏动较弱甚至消失）或伴有肢体麻木，皮肤颜色苍白、温度低、胀痛，肌力减弱，考虑可能血栓形成。对已形成的血栓和栓塞，应立即灌注溶栓剂如尿激酶10 000 IU/d或链激酶10 000 IU/h。必要时做好手术取血栓的准备。

6. 对合并有冠心病、动脉粥样硬化及一侧血管反复穿刺者更应加强观察，因为这类受检者动脉内膜脆弱，易形成血栓。

（三）动脉痉挛的预防与处理

1. 对于手术时间长的受检者给予更多的安慰和鼓励，缓解其紧张情绪，对于过度紧张者可给予镇静剂。

2. 术中一旦出现肢体血管痉挛，可经导管注入苯甲唑啉25～50mg或局部热敷；出现内脏血管痉挛时可给予2%利多卡因5ml或罂粟碱30mg或硝酸甘油200μg局部动脉内注射，多可解除痉挛。

3. 术后要注意观察双侧肢体的皮肤温度、感觉情况，如皮肤温度降低、有麻木感而远端动脉搏动正常者要注意肢体保暖，可给予热敷或按摩下肢，其症状多能改善。

（四）栓塞后综合征的处理

1. 发热的处理　做好体温的监测工作，发热期间鼓励受检者多喝水，促进对比剂及毒物排泄；受检者发热伴有头痛等不适，可给予物理降温，也可按医嘱使用退热止痛药物如尼美舒利；按医嘱常规使用抗生素静脉滴注 3 天，预防感染；对于高热且发热时间长的受检者需查找发热原因，给予对症处理。

2. 疼痛的处理　疼痛可在术中栓塞动脉后立即出现，多较剧烈，可肌内注射盐酸哌替啶 75～100mg 对症处理，能有效缓解此类急性疼痛；对于轻微疼痛者，多给予安慰，让受检者做力所能及的事情，分散其注意力，手术 24 小时后可给予热敷、频谱仪照射或微波治疗，同时按医嘱给予消炎镇痛药物，如吲哚美辛、美苏宁、乐松等；若疼痛超过一周并较剧烈时，应警惕继发感染、误栓等严重并发症，及时进行处理。

3. 恶心、呕吐、乏力的处理　应保持病室空气清新，必要时给予氧气吸入，增加舒适感，指导受检者进食清淡半流食，注意补充热量和离子，防止电解质平衡失调。当恶心出现时指导受检者做主动吞咽动作，以抑制呕吐反射。受检者出现呕吐时应协助用温开水漱口，及时清理呕吐物，术后 24 小时内发生呕吐应注意保护穿刺部位，避免腹压增高引起穿刺口出血。使用止吐药物，如甲氧氯普胺、康泉、恩丹西酮等，可有效缓解症状。

（五）异位栓塞的预防与处理

介入栓塞治疗时，一定要做到对靶血管的超选择性插管，在 X 线监视下，导入栓塞剂时推注压力不宜过高，防止栓塞剂的反流。一旦发现有栓塞剂流入非靶血管时，即停止栓塞剂的导入，重新调整插入导管后方可再进行。一旦误栓其他非靶器官，应尽量采取措施保护器官的功能。

（六）动脉夹层形成的预防与处理

操作者应在透视直视下使导丝穿过动脉中部尽量减少动脉创伤，可减少动脉夹层的概率。操作者必须保持警惕，认识到可能存在的动脉夹层，根据不同的病变血管，合理选择手术器材及手术操作方案。一旦出现动脉夹层，可能导致后续的血栓形成和堵塞。需要进一步进行造影检查，了解病变的发展。

（七）感染的预防与处理

术前预防性使用广谱抗生素一天，术中严格遵守无菌操作规程，术后预防性使用广谱抗生素 1～2 天，穿刺口要注意保持局部皮肤清洁，观察切口有无红肿渗液，如有敷料污染需及时更换。

（八）对比剂不良反应的预防与处理

由于目前尚无特效办法控制对比剂不良反应（尤其是中、重度不良反应）的发生，因此除了备齐急救用药和物品外，还应该掌握对比剂不良反应的观察和防治。

术前评估对比剂反应的高危因素，如患糖尿病、肾功能不全、哮喘及有其他过敏史、肺疾病、肝功能损害、饥饿、低血糖等；术中评估受检者面色、脉搏、心率、呼吸及血压，观察受检者有无头晕、心慌、胸闷、荨麻疹等症状；术后评估对比剂的迟发反应，迟发反应多发生于造影结束后 30 分钟至 7 天（90% 以上在 2 天内），多为一过性反应。

思　考　题

1. 简述介入放射学的常用器械。
2. 简述介入放射学导向设备有哪些。
3. 简述介入放射学的相关技术。
4. 简述介入治疗有哪些并发症的发生。

（罗来树　余建明）

第十五章　DSA 检查技术

本章主要叙述 DSA 的临床检查技术，分别介绍了检查前准备、人体各部位的 DSA 成像技术以及相关病变的介入治疗技术。

This chapter mainly introduces DSA（digital subtraction angiography）clinical examination techniques, including the pre-examination preparation, DSA imaging technique of various body parts, and the interventional therapy techniques for related diseases.

第一节　检查前准备

一、适应证和禁忌证

DSA 技术是目前诊断血管疾病最可靠的影像技术，是诊断血管疾病的金标准，它还是介入治疗不可缺少的影像工具。但 DSA 的检查与治疗具有创伤性，需要进行穿刺插管、注射碘对比剂，导管留置在血管内的时间比较长，在检查中可能出现出血、栓塞及梗死等现象。因此，为确保每次手术的成功，在行 DSA 检查前要掌握其适应证、禁忌证，特别要注意其并发症的产生。

（一）适应证

1. 血管性疾病

（1）血管本身的病变：血管瘤、血管畸形、血管狭窄、血管闭塞、血栓形成等诊断；血管疾病的介入治疗；血管病变的手术后随访。

（2）创伤所致血管病变：血管创伤有开放性的和闭合性的，尤其内脏血管的创伤对开放性手术治疗是复杂的，通过 DSA 的造影可发现创伤血管的部位、出血的情况。通过栓塞术可有效地对靶血管进行栓塞，以达到治疗的目的。

2. 肿瘤性疾病

（1）肿瘤病变的诊断与治疗：了解肿瘤的血供、范围及肿瘤的介入治疗；对细小的肿瘤，DSA 可根据肿瘤对碘染色的情况判断肿瘤的大小、范围，有利于进一步地栓塞治疗。肿瘤治疗的随访，通过 DSA 造影可了解治疗后的肿瘤大小、形态。尤其是对肿瘤的供血血管的了解更加明确，有利于指导下次的治疗。

（2）肿瘤手术前的栓塞治疗：对一些血管丰富的肿瘤，直接行开放性手术，出血量大，易危及患者的生命，在手术前进行肿瘤供血动脉的栓塞，减

少患者的出血，提高手术的成功率。

3. 心脏与冠状动脉疾病

（1）心脏疾病的诊断与介入治疗：通过对主动脉、肺动脉及心房、心室的造影，可对先天性心脏病及获得性心脏病进行明确的诊断；也可通过封堵术及球囊扩张术进行一些心脏疾病的治疗。

（2）冠状动脉疾病的诊断与介入治疗：在冠状动脉造影的基础上发现冠状动脉的狭窄或某分支的闭塞，可通过球囊扩张及支架的植入进行治疗。

（二）禁忌证

1. 碘过敏者。

2. 严重的心、肝、肾功能不全者。

3. 严重的凝血功能障碍，有明显出血倾向，严重的动脉血管硬化者。

4. 高热、急性感染及穿刺部位感染者。

5. 恶性甲状腺功能亢进、骨髓瘤者。

6. 女性月经期及妊娠三个月以内者。

二、术前准备

DSA 检查虽然是一种创伤性很小的手术，但还是一种无菌手术，具有一定的并发症，而且使用的器械或材料比较昂贵，且一次性使用，这就要求术前应做好充分的准备。具体准备包括患者的准备、器械的准备和药品的准备。

（一）患者准备

1. 碘过敏和麻醉药过敏试验。

2. 检测心、肝、肾功能及出凝血时间、血小板计数。

3. 术前 4 小时禁食。

4. 术前半小时肌内注射镇静剂。

5. 行股动、静脉穿刺插管者应行穿刺部位备皮。

6. 向患者和家属简述造影目的、手术过程，消除其顾虑及紧张心理。同时告知术中、术后可能发生的意外情况和并发症，争取患者和家属理解合作，并签署手术知情同意书。

7. 儿童及不合作者施行全身麻醉。

8. 建立静脉通道，便于术中给药和急救。

（二）器械准备

1. 手术器械准备　消毒手术包，穿刺针，导管鞘，导管，导丝，注射器等。

2. 造影设备准备　对 DSA 设备和高压注射器在

术前检查运行状况，确保手术正常进行。备好氧气，备好心电监护仪、除颤器和吸引器等抢救设备。

（三）药物准备

1. 常规药品　配备肝素、利多卡因、生理盐水及各类抢救药。

2. 对比剂　浓度为 60%～76% 离子型或 300～370mgI/ml 非离子型对比剂。对比剂用量依据不同造影部位、目的、方式而不同。

第二节　头颈脊髓的 DSA 技术与介入治疗

一、血管解剖

（一）动脉系统

1. 颈内动脉　颈总动脉在甲状软骨水平（第 4 颈椎椎体水平）分为颈内动脉和颈外动脉。颈内动脉经颈动脉孔入颅，穿过海绵窦，于前床突上方分为大脑前动脉和大脑中动脉。其行径以岩骨的颈动脉管外口为界分为颅外段和颅内段。颅外段没有分支，呈垂直方向走行，可分成几个节段，其分段有 2 种分法：按逆血流方向分 5 段（Fischer 分段法）：后膝段（C_1）、视交叉池段（床突上段）（C_2）、前膝段（C_3）、海绵窦段（C_4）、岩骨段（C_5）（图 15-1A）。按顺血流方向分成七个段：颈段（C_1）、岩段（C_2）、破裂孔段（C_3）、海绵窦段（C_4）、床突段（C_5）、眼动脉段（C_6）和交通动脉段（C_7）（图 15-1B）。

颈内动脉颅内段发出 5 个主要分支（图 15-2A、B）。

（1）眼动脉：是颈内动脉出海绵窦后的第一大分支，起自前膝段与床突上段之间，常发自颈内动脉床突段的内侧缘，向前进入眼眶。

（2）后交通动脉：起于颈内动脉的床突上段，向后与大脑后动脉吻合，构成 Willis 环的外侧面。

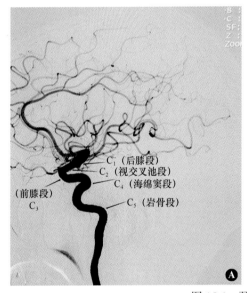
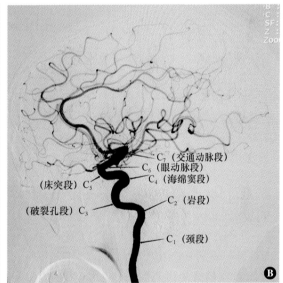

图 15-1　颈内动脉分段示意图
A. Fischer 5 段分法；B. Bouthillier 分法

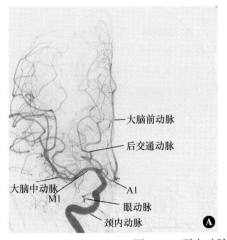
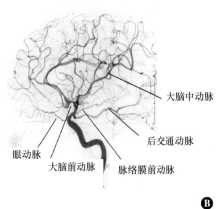

图 15-2　颈内动脉正侧位分支效果图
A. 正位；B. 侧位

（3）脉络膜前动脉：起于颈内动脉的床突上段附近，后交通动脉以远2～4mm，在鞍上池和脚间池内向后内方行走，从外向内跨过视束走向外侧膝状体，然后经脉络裂进入侧脑室下角向脉络丛供血。

（4）大脑前动脉：起自床突上远段，主干在胼胝体沟内走行，发出分支分布到大脑半球的内侧面，顶枕裂之前和大脑半球外侧面的上缘。大脑前动脉主要分支有前交通动脉、胼周动脉、胼缘动脉、眶顶动脉和额极动脉。

（5）大脑中动脉：是颈内动脉的直接延续，起始部横过前穿支向外，在蝶骨小翼附近进入大脑外侧裂，沿岛叶外侧面上行，并向后发出分支，然后转向后上沿脑表面后行。

2. 颈外动脉　颈外动脉起始于颈总动脉，达下颌颈高度分为颞浅动脉和颌动脉两个终支。颈外动脉的分支有8支，由近至远端分别为：（图15-3A、B）

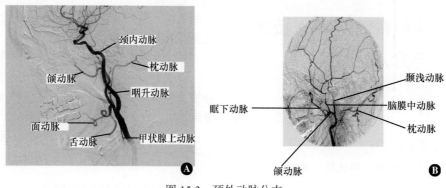

图 15-3　颈外动脉分支
A. 侧位；B. 侧位远端

（1）甲状腺上动脉：于颈外动脉起始处发出，向前下方行于颈总动脉与喉之间，向前下方达甲状腺侧叶上端，分支至甲状腺上部和喉等器官。

（2）咽升动脉：自颈外动脉起端的内侧壁发出，沿咽侧壁上升达颅底，分支至咽、腭扁桃体、颅底和颈部深层肌。由于动脉较细小，常规造影不易显影。

（3）舌动脉：平舌骨大角处，起自颈外动脉，经舌骨肌深面进入舌内，分支营养舌、腭扁桃体及舌下腺等。

（4）面动脉：在舌动脉稍上方起始，经下颌下腺深面至咬肌止点前缘绕过下颌骨体下缘到面部，又经口角和鼻翼至内眦，易名为内眦动脉，面动脉沿途分支至下颌下腺；面部和腭扁桃体。

（5）枕动脉：与面动脉同高度发自颈外动脉后壁行向后上方，在斜方肌和胸锁乳突肌止点之间穿出至枕部皮下，分支分布于枕顶部。

（6）耳后动脉：在枕动脉的稍上方，向后上方行走，分布于枕耳后部、腮腺和乳突小房。

（7）颌动脉：经下颌颈深面（腮腺内）入颞下窝，沿途分支分布于外耳道、中耳、硬脑膜、颊部、腭扁桃体、上颌牙齿和牙龈、下颌牙齿和牙龈、咀嚼肌、鼻腔和腭部等（图15-4）。

（8）颞浅动脉：跨颧弓根至颞部皮下，分布于额、颞、顶部的软组织以及腮腺和眼轮匝肌等。

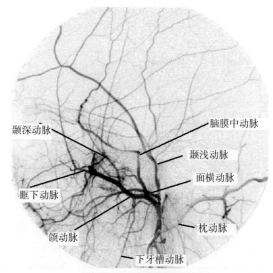

图 15-4　颌动脉及分支

3. 椎动脉　椎动脉起自锁骨下动脉，两侧椎动脉在脑桥下缘汇合成基底动脉。椎动脉在颅内段的主要分支有脊髓前动脉、脊髓后动脉和小脑下后动脉（posterior inferior cerebellar artery，PICA）（图15-5A、B）。

4. 基底动脉　基底动脉由双侧椎动脉在脑桥下缘汇合而成。主要分支有：小脑下前动脉、小脑上动脉和左、右大脑后动脉。基底动脉发出的左右大脑后动脉与前交通动脉、后交通动脉、颈内动脉颅内段、大脑前动脉构成一个基底动脉环，当颅内某一血管发生病变时可以通过基底动脉环的血管形成代偿（图15-6）。

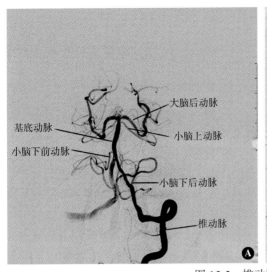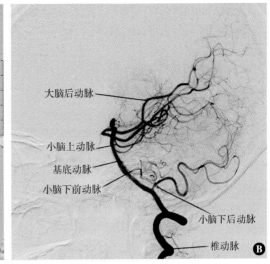

图 15-5　椎动脉分支示意图
A. 正位；B. 侧位

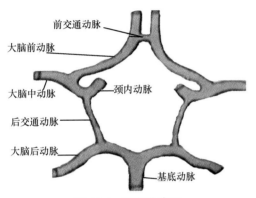

图 15-6　基底动脉环

（二）静脉系统

头部的静脉主要由颅内静脉、颅外静脉组成。脑及脑膜的静脉回流可分为板障静脉、脑膜静脉、硬脑膜窦、脑的深静脉和浅静脉。颅外静脉由面总静脉、枕静脉、耳后静脉等组成。

（三）脊髓动脉和静脉系统

1. 脊髓动脉　有两个来源，即椎动脉和节段性动脉。椎动脉发出脊髓前、后支。

（1）脊髓前动脉：由左右椎动脉各发出一条脊髓前动脉后，二者合成一条动脉干，沿脊髓前正中裂下行，沿途不断接受来自颈、胸、腰各部节段性动脉分出的前髓动脉，延伸至脊髓圆锥。脊髓前动脉的血流方向是自上而下。到脊髓下端，脊髓前动脉血流经交通支引流至脊髓后动脉，再反流向上。脊髓前动脉供应脊髓前 3/4。

（2）脊髓后动脉：由椎动脉或小脑下后动脉发出左右两条脊髓后动脉，沿脊髓后外侧下行，沿途接受后髓动脉的补充。脊髓后动脉供应脊髓后 1/4。

（3）髓动脉：为颈、胸、腰各部的节段性分支，经相应的椎间孔进入椎管，形成根动脉，其中到达

脊髓者称为髓动脉，营养脊髓。髓动脉又分为前髓动脉和后髓动脉。

2. 脊髓静脉　与相应动脉伴行，注入硬膜外隙的椎内静脉丛，再经椎外静脉丛与节段性静脉和胸、腹、盆腔及其他静脉相交通。位于脊髓的纵行静脉干和椎内静脉丛还与颅内静脉相通，形成一个连续无瓣膜的静脉系，从而成为胸、腹、盆的肿瘤或感染进入颅内的一条通路。

二、造 影 技 术

（一）造影参数选择

主动脉弓造影：对比剂用量 25～30ml，流率 15～18ml/s，压限 600～900PSI（4100～6200kPa）；颈内动脉造影，对比剂用量 6～8ml，流率 4～6ml/s，压限 150～200PSI（1000～1400kPa）；颈外动脉造影，对比剂用量 5～6ml，流率 3～4ml/s，压限 150～200PSI；超选择性颈外动脉分支造影，对比剂用量 3～5ml，流率 2～3ml/s。椎动脉造影，对比剂用量 5～6ml，流率 3～4ml/s，压限 150～200PSI。（注：1PSI=6.895kPa）

（二）造影体位

颈内动脉造影常规采取头颅侧位和汤氏位，必要时加左右斜位或者采用旋转造影、3D-DSA 成像技术。侧位为水平侧位，使两外耳孔重合，前颅底骨重叠；汤氏位，透视下观察要使双侧岩骨与眼眶内上缘重叠。颈外动脉造影取正侧位，必要时加左右斜位。椎动脉造影的常规体位是标准侧位和汤氏位。若颈内、外动脉分支不明显，可采用 15°～30° 斜位显示颈内、外动脉的根部。若要了解主动脉弓、颈动脉及椎动脉的起始点分布情况，可采用主动脉

弓造影，即左前斜位 45°～60° 斜位，使主动脉弓、头臂干、左颈总动脉及椎动脉显示清晰。

三、图像处理

（一）3D-DSA 技术

三维旋转数字减影血管造影（3-dimensional rotational digital subtraction angiography，3D-DSA）技术，是利用血管造影机的 C 臂快速旋转过程中对感兴趣区进行造影，再利用三维重建技术对血管进行重建的新技术。能提高动脉瘤的诊断准确性，特别是对瘤体形态、大小、瘤颈及与载瘤血管关系的显示优于 2D-DSA 和旋转 DSA，同时也提高动脉瘤、动脉狭窄和动静脉畸形在治疗时的准确性、安全性，缩短手术时间，减少患者和操作者的 X 线辐射剂量。3D-DSA 的主要重建技术有：

1. 最大密度投影（MIP） 主要用于血管直径和动脉瘤直径测量，精确地显示血管之间的解剖关系，不会使微弹簧圈产生伪影。MIP 还可以显示动脉瘤微弹簧圈栓塞后形成的钢圈与血液的界面，确认栓塞的程度与效果。

2. 表面阴影成像（SSD） 主要用于整体血管三维重建。选择适当的图像阈值，可以提高图像细节的能力。

3. 容积再现（VRT） 可以发现血管内壁上的硬化斑块及透视出血管壁上动脉瘤或其分支的开口。

4. 仿真内镜（VE） 通过仿真内镜，可以观察血管腔内情况，显示动脉瘤瘤颈在载瘤动脉的开口，有无动脉瘤瘤腔内起源的正常动脉及其某些动静脉瘘的瘘口。

5. 虚拟支架置入术 在有待进行支架置入的病变血管时，通过虚拟支架功能的运行，能形象地展示支架置入的效果，可清晰地模拟显示内支架置入后的情况，包括支架置入的位置、大小是否合适、支架贴壁情况、封闭部位是否合适等。

（二）3D 路径图功能

在旋转造影后，只要在 3D 状态，可以根据工作站选定的位置，进入 ACC 状态，当旋转某个需要的图像时，机器会自动旋转至相应的位置。采用 3D 路径图，既可进行微导管及导丝的进入，又可以旋转 C 臂进行动态路途，为脑部血管病变的治疗提供方便。

（三）C 臂 CT

采用 C 臂 CT 技术，即可在 DSA 检查或治疗中及时进行 CT 扫描，可快速获得结果，为治疗提供更大的保证。同时在每次治疗结束后，也可以进行

CT 扫描，确保治疗的安全性。

四、相关病变的介入治疗

（一）颅内出血性病变的介入治疗

1. 颅内动脉瘤破裂出血的介入治疗 动脉瘤好发在血管的分叉部，以粗血管分叉处最多。动脉瘤的治疗方法，以往以外科手术为主，采用阻断动脉瘤的血供，即用动脉夹对动脉瘤进行夹闭，对人体的损伤比较大。目前越来越多的动脉瘤都趋向介入的微创手术。

介入治疗的步骤：①疑有脑动脉瘤者先行 CTA 或 MRA 检查，既可进行预先诊断，也可以初步检查瘤体的位置、形态、大小以及与载瘤动脉的关系。②全脑血管造影：进一步确诊，确定治疗的方法。③栓塞治疗：在全身麻醉下根据不同位置的动脉瘤，将微导管超选择性进入动脉瘤内，依据瘤体形态、大小，选用不同形态与大小的弹簧圈，通过手控的方式将弹簧圈送入动脉瘤内进行栓塞治疗。若为宽颈动脉瘤者，需要支架辅助技术。最后通过造影确认栓塞的程度与效果。

（1）前交通动脉瘤栓塞治疗：前交通动脉瘤在汤氏位上与大脑前动脉重叠，同时又是 A1 与 A2 的交界处，在侧位上与大脑中动脉重叠，通过正侧或斜位及瓦氏位可以显示出来。根据瘤体的偏向采用不同的倾斜方向与角度，一般斜位角度不宜太大，约15°。通过旋转及 3D 可显示动脉瘤与载瘤动脉的关系，选择最佳位置，依据瘤体的形态与大小选择相应的弹簧圈，进行动脉瘤的栓塞。栓塞后进行造影复查，评估栓塞的效果（图 15-7A、B）。

（2）后交通动脉瘤栓塞治疗：颈内动脉-后交通动脉（IC-PC）动脉瘤，多数在正位像与颈内动脉重叠，但大多数情况用侧位图像可以作出诊断。在标准侧位上可显示动脉瘤的颈部、后交通动脉分叉部及其他分支血管。若不能清晰显示时，可采用侧位加头位或足位及其他位置进行造影。进行旋转 DSA，通过 3D 成像，可充分显示动脉瘤的瘤颈与载瘤动脉的关系。选择最佳位置，依据瘤体的形态与大小选择相应的弹簧圈，进行动脉瘤的栓塞。栓塞后进行造影复查，评估栓塞的效果（图 15-8A、B）。

（3）大脑中动脉瘤栓塞治疗：大脑中动脉分叉部的动脉瘤采用正位像可以显示出来，侧位像与大脑前动脉重叠，右或左前斜位更能显示瘤颈与载瘤动脉的关系。值得注意的是右（左）侧动脉瘤采用左（右）前斜位。由于大脑中动脉分叉部的动脉瘤在分叉血管处，血管容易相互重叠，不易显示瘤颈与载瘤动脉的关系，需进行多位置的摄影。若使用

旋转 DSA 加 3D 重建，能显示动脉瘤与载瘤动脉的关系。依据瘤体的形态、大小、瘤颈宽窄及载瘤血管的关系，选择相应的弹簧圈进行栓塞。栓塞一定程度后进行造影，防止弹簧圈对载瘤动脉的影响。栓塞后可进行造影复查（图 15-9A、B）。

（4）基底动脉瘤栓塞治疗：这部分的动脉瘤大多数发生在基底动脉前端交叉的部位，采用汤氏位可以观察到瘤体的形态，但要观察到瘤颈与载瘤动脉的关系，则需要采用汤氏位加左右斜位（角度 10°～15°）。侧位上因大脑后动脉的影响，对瘤颈的观察较困难。有时采用标准头颅正位也可较好显示瘤体的形态。依据瘤体的形态与大小选择相应的弹簧圈，选择最佳位置进行动脉瘤的栓塞。该部位的瘤体与载瘤动脉位置关系复杂多变，技术难度非常高，必要时采用支架辅助进行栓塞。栓塞后进行造影复查（图 15-10A、B）。

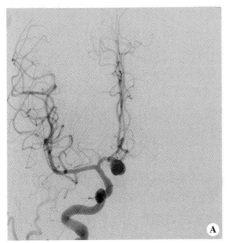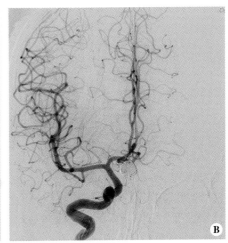

图 15-7 前交通动脉瘤栓塞治疗
A. 栓塞前；B. 栓塞后

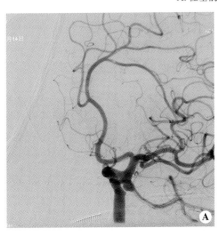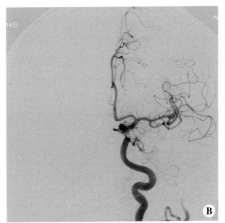

图 15-8 后交通动脉瘤栓塞治疗
A. 栓塞前；B. 栓塞后

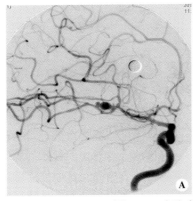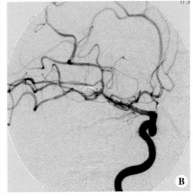

图 15-9 大脑中动脉瘤栓塞治疗
A. 栓塞前；B. 栓塞后

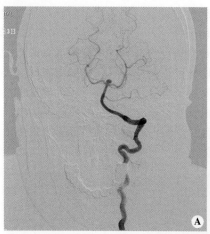
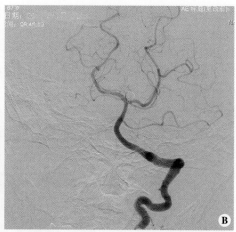

图 15-10　基底动脉瘤栓塞治疗
A. 栓塞前；B. 栓塞后

2. 脑动静脉畸形　脑动静脉畸形（cerebral arteriovenous malformation，CAVM）是一种先天性局部脑血管发生上的变异，病变部位的动脉直接与静脉相接，形成了脑动、静脉之间的短路，产生一系列脑血流动力学上的改变。临床上可表现为反复的颅内出血，部分性或全身性抽搐发作，短暂脑缺血发作及进行性神经功能障碍等。

动静脉畸形在 DSA 检查时，动脉与静脉的直接吻合易于发现，在血管造影的影像上可以看到异常的血管团和扩张的静脉。为了明确畸形血管与周围血管的关系，DSA 检查时应分别进行颈内、颈外动脉造影和椎动脉造影。每次造影必须充分显示静脉的回流情况，以掌握畸形血管多支供血及多支分流情况，有利于介入治疗。摄影体位采用颈内外动脉、椎动脉的常规造影体位，颅后窝处的病变追加头颅前后位。造影的关键是使动脉早期的图像显示清晰，同时要观察动脉期、实质期及静脉期，尤其动、静脉的交界处，畸形静脉的走向，分支血管的流向；也要对非畸形侧血管进行造影，观察畸形静脉的侧支情况，为介入治疗提供可靠的依据。

介入治疗的步骤：在全身麻醉下根据不同位置的畸形团，将微导管超选择性插入供血动脉，通过造影确认无误后再注入栓塞剂（现在多用生物胶），将畸形血管栓塞。大多情况下，需要进行多支畸形血管的栓塞，最后通过造影确认栓塞的程度与效果（图 15-11A、B）。

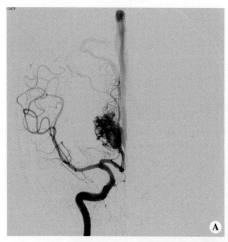
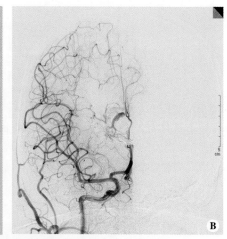

图 15-11　动静脉畸形栓塞治疗
A. 栓塞前；B. 栓塞后

3. 硬脑膜动静脉瘘　硬脑膜动静脉瘘（dural arteriovenous fistula，DAVF）是海绵窦、横窦、乙状窦等硬膜窦及其附近动静脉间的异常交通，为颅内外供血动脉与颅内静脉窦沟通，多见于成年人。硬脑膜动静脉瘘的供血动脉为颈内动脉、颈外动脉或椎动脉的脑膜支，血液分流入静脉窦。由于动脉血液直接流入静脉窦而导致静脉窦内血液动脉化及静脉窦内压力增高，从而使得脑静脉回流障碍甚至逆流，出现头痛、搏动性耳鸣、颅内压增高、脑代谢障碍、血管破裂出血等临床表现。进行 DSA 检查时，需要对颈外动脉、颈内动脉分别进行造影，必要时进行超选择性造影，明确主要的供血动脉及回流的静脉。

　　介入治疗的步骤：根据 DSA 检查情况，确认瘘口的位置，既可经动脉途径也可经静脉途径栓塞。经动脉栓塞是经股动脉穿刺插管，将导管插入供血动脉的主干，再超选择性插管，把微导管插至供血动脉远端近瘘口处进行栓塞。经静脉栓塞是经股静脉或颈静脉、经眼上静脉和术中穿刺静脉窦或引流静脉 3 种栓塞方法。采用"三明治"技术注射法，即先在导管中注满 5% 的葡萄糖，再用 1ml 注射器抽取 0.9ml 5% 的葡萄糖，0.1ml 的 IBCA，使栓塞剂夹在 5% 的葡萄糖中注入畸形团中，防止栓塞剂在导管内凝固。注射完毕后应尽快撤出导管，防止导管被粘住拔不出来。再行造影复查，评估栓塞的程度与效果（图 15-12A、B、C、D）。

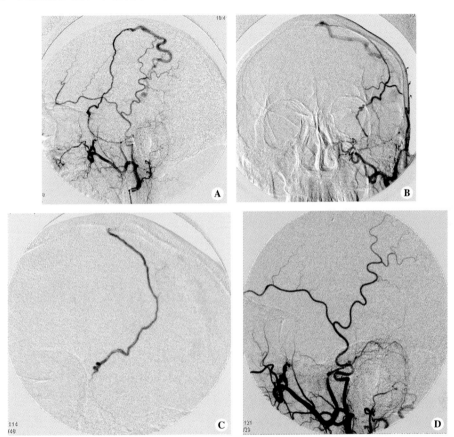

图 15-12　硬脑膜动静脉瘘
A. 栓塞前侧位；B. 栓塞前正位；C. 栓塞中；D. 栓塞后

4. 颈内动脉海绵静脉窦瘘　这种疾病多由创伤引起，海绵静脉窦部的颈内动脉处发生破裂，与海绵静脉窦之间形成的动静脉瘘称为颈内动脉海绵静脉窦瘘（carotid cavernous fistula　CCF）。症状为一侧的眼结膜充血及眼球突出，可闻及与心跳一致的血管杂音。DSA 检查需要对颈内、外动脉进行选择性血管造影，DSA 摄影的关键是显示动脉早期、静脉瘘口及静脉回流的图像。造影时采用常规对比剂的用量，显影效果较差，因颈内动脉直接与海绵窦连接，对比剂进不了颈内动脉的分支，产生"偷流现象"。为了使颈内动脉的分支血管也能显示，对比剂用量要比常规量要大，其造影参数为：对比剂用量 10～12ml，流率 8～10ml/s，压限 200～300PSI（1400～2100kPa）。

　　介入治疗的步骤：根据 DSA 检查情况，确认瘘口的位置、大小，由瘘口的大小选择相应大小的球囊。将球囊（balloon）装在导管前端，扭动导管使球囊进入颈内动脉的瘘口，插入海绵静脉窦内。当 balloon 进入海绵静脉之后使之膨胀、堵住瘘口，同时进行颈内动脉造影，确认堵塞程度。一旦确认瘘口被堵塞，则释放 balloon，复查造影确认治疗效果（图 15-13A、B、C、D）。

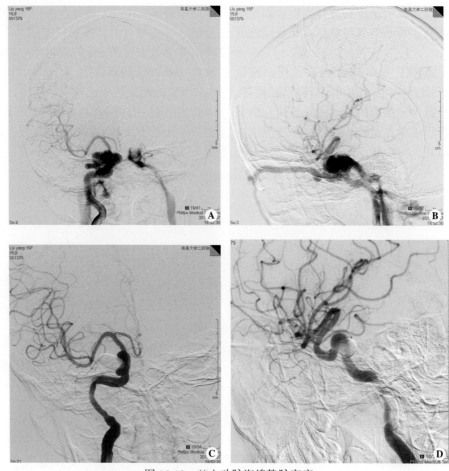

图 15-13　颈内动脉海绵静脉窦瘘
A. 栓塞前正位；B. 栓塞前侧位；C. 栓塞后正位；D. 栓塞后侧位

（二）颅内缺血性病变的介入治疗

1. 脑血管狭窄的造影与介入治疗　由于动脉硬化形成斑块，使脑部血管管腔变小，脑部供血不足，产生一系列临床症状。这种狭窄常发生在脑部较大的动脉内，以大脑中动脉的 M1 段和大脑前的 A1 段为多见，较小血管的狭窄在 DSA 的检查中一般难以显示。DSA 摄影的关键是注意观察动脉壁的不规整、狭窄、闭塞情况，采集其动脉期及静脉期的影像。

要测量狭窄血管的长度、狭窄的程度。

介入治疗的步骤：通过造影确认狭窄血管的长度、狭窄的程度。测量病变血管的直径、狭窄的长度，选择合适大小的球囊扩张支架。将导管超选择性进入病变血管，再将带有支架的球囊送入病变部位，通过造影或在路径图下，打开球囊，释放支架。通过造影评估支架释放位置及血管再通的程度（图 15-14）。

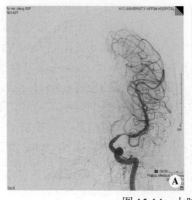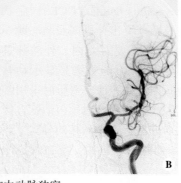

图 15-14　大脑中动脉狭窄
A. 治疗前；B. 治疗后

2. 颈部血管狭窄的介入治疗　颈内动脉系统病变导致脑缺血是以大脑半球和眼部症状为主，如对侧上肢、面部产生轻度偏瘫、失语，对侧偏身感觉障碍等；椎基底脉缺血，主要为脑干、小脑、大脑枕叶等产生一些相应症状；头臂动脉狭窄或闭塞产生脑和手臂缺血的一些症状。临床上多以彩色多普勒超声诊断为初步诊断，辅以 CTA 检查，确定病变的部位，血管狭窄长度及闭塞程度。

介入治疗的步骤：经股动脉穿刺插管，在升主动处进行主动脉弓的造影，以了解弓部各血管的供血情况，再将导管选择性地进入颈内、颈外及椎动脉进行造影，再行超选择性插管，使导管送入靶血管。为防止狭窄段血管内的斑块脱离进入颅内血管产生栓塞，在进行球囊扩张前，应先对颈内动脉远端进行保护，在进入球囊前，先在颈内动脉远端即狭窄段远端送入保护伞，再行球囊扩张。通过球囊扩张，再置入相应的血管支架。支架置入后再次行 DSA 检查，了解血管再通情况、远端血管形态及血流情况（图 15-15A、B）。

（三）颅内血管取栓术

通过穿刺插管，将导管插入被堵塞的血管内，进行抽吸血栓或在狭窄的血管里放一枚支架进去，打开

支架，使血栓进入支架内，抽出支架，带出血栓，甚至将支架置入血管内使血管再通（图 15-16A、B、C）。缺血性脑卒中：包括脑梗死、颈内动脉狭窄、椎动脉狭窄、颅内动脉狭窄等，治疗方法包括介入治疗、外科手术和药物治疗。急性脑梗死是因为脑部大血管突然堵塞，造成患者的偏瘫等症状，严重的患者可能会出现昏迷、生命体征不稳，甚至死亡。

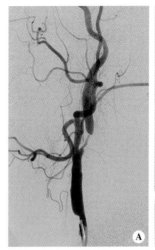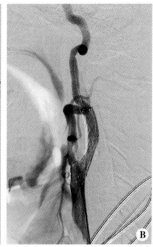

图 15-15　颈动脉狭窄治疗图
A. 治疗前；B. 治疗后

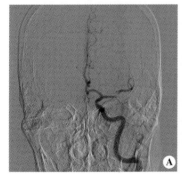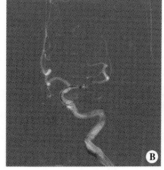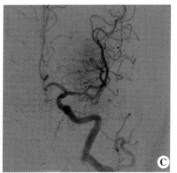
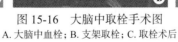

图 15-16　大脑中取栓手术图
A. 大脑中血栓；B. 支架取栓；C. 取栓术后

（四）脊髓血管性疾病的造影及介入治疗

由于脊髓的特殊解剖结构，绝大多数情况下，确诊脊髓血管性疾病需要脊髓动脉血管造影（脊髓 DSA）才能明确脊髓血管性疾病的类型、供血动脉病变性质、病变部位和范围、引流静脉方向和数量、病变与临床症状的关系等。脊髓血管性病变的 CT 或（和）MRA 的诊断价值不高，但相关节段的脊髓 MRI 却是脊髓血管性疾病初步诊断十分重要的影像学方法。

1. 脊髓造影几个要点

（1）全脊髓血管造影：特别是高流量的脊髓血管性病变，如髓周动静脉瘘（SSAVF）、脊髓动静脉畸形（AVM）等，往往不是单一脊髓血管的供血，

而是可以来源于相同节段和（或）不同节段至不同组织起源的动脉均参与病变的供血。脊髓血管性病变有多发可能或合并其他血管性疾病。

（2）脊髓动脉血管造影：同样要求选择性造影，与脊髓血管有关的血管均要求逐个造影，这样做虽然烦琐但意义重大。明确脊髓血管病变的供血动脉来源、走行及该动脉在这个病变中的作用等，为治疗方案的选择提供依据。

（3）定位标志的摆放：消毒铺巾前在患者胸前壁贴上相应椎体的铅号（T_3、T_6、T_9、T_{12}、L_3）便于定位。定位时要求 C 臂都在零位，在透视下定位，定位椎体应该在透视图像的中心。

（4）影像采集要求：造影时把相应节段的铅字

放在采集范围的中心，便于明确病变血管。

（5）影像记录要求：制作记录单，每个脊髓造影的患者一张单子，把相应节段血管采集的序列填写在相应的格子中，便于拍片和医生回看。

（6）胶片拍摄要求：根据记录单上的每根血管的记录拍摄胶片。采取 4×6 分格格式，按照拍片要求来拍取胶片。造影一般拍摄 2 张胶片，无病变血管取显影最好的一幅图片，如果是病变血管，需要重点摄取正侧位加双斜位，每个序列摄 4 帧图像。每个序列图像上必须标注左右、血管名，如果有侧位，必须标注前后，病变血管还必须拍摄蒙片（图 15-17）。

第一张胶片			
右椎动脉	左椎动脉	右侧甲状颈干	左侧甲状颈干
右侧肋颈干	左侧肋颈干	右侧 $T_{2\sim3}$	左侧 $T_{2\sim3}$
右侧 T_4	左侧 T_4	右侧 T_5	左侧 T_5
右侧 T_6	左侧 T_6	右侧 T_7	左侧 T_7
右侧 T_8	左侧 T_8	右侧 T_9	左侧 T_9
右侧 T_{10}	左侧 T_{10}	右侧 T_{11}	左侧 T_{11}
第二张胶片			
右侧 T_{12}	左侧 T_{12}	右侧 L_1	左侧 L_1
右侧 L_2	左侧 L_2	右侧 L_3	左侧 L_3
右侧 L_4	左侧 L_4	右侧髂内	左侧髂内
病变血管蒙片	病变血管 1	病变血管 2	病变血管 3
病变血管侧位蒙片	病变血管侧位 1	病变血管侧位 2	病变血管侧位 3
病变血管斜位	病变血管斜位	病变血管斜位	病变血管斜位

图 15-17　脊髓造影胶片拍摄格式模板

（7）对位角度：范围以清楚、完整显示相关血管及病变为原则，发现病变要把病变血管上下追全，包括正、侧位加双斜位，适当增加采集帧数，以清晰显示病变瘘口。增强器尽量靠近身体，降低辐射剂量，术中酌情全身肝素化。

（8）高流量脊髓血管性病变：由于其流量高，可以适当增加单次注射血管对比剂的剂量、适当延长采集时间，以充分显示病变的全貌。

2. 脊髓血管畸形分类及介入治疗　脊髓血管畸形可以发生在脊髓表面（髓外）或脊髓内（髓内），常见类型包括：

（1）硬脊膜动静脉瘘（spinal dural arteriovenous fistula，SDAVF）：是一种致残率较高的脊髓血管畸形，系硬脊膜的动静脉之间存在微小的瘘口，供血动脉一支或数支，静脉反向引流至脊髓表面正常引流静脉，导致脊髓静脉高压。病变瘘口小，发出脊髓的根动脉不参与供血，供血动脉细小、迂曲，来源于硬脊膜血管，脊髓前后动脉不参与供血。发病年龄为 22～76 岁，但中老年患者（40 岁以上）多见，男多于女。病变主要集中在下胸椎及腰椎，其他部位少见。该病为非自限性疾病，一旦患病，症状将进行性加重，最后导致神经系统不可逆损害。经治疗后虽症状可减轻或消失，但也可加重或复发。

介入治疗的步骤：在全身麻醉下进行病变脊髓相应节段血管 DSA 造影，明确瘘口的位置及引流静脉的情况，选择最佳显示位置，将微导管超选择至瘘口，通过微导管造影确认位置，无误后再将组织胶（目前多采用 onyx 或外科胶 G-NB-2）缓慢注入瘘口和引流静脉起始端 2mm 处，将瘘口栓塞，最后通过造影确认栓塞的程度与效果。介入治疗的目的是栓塞瘘口，而不是引流静脉，因为引流静脉本身也有引流正常脊髓静脉血液的功能，如将其闭塞，临床症状将会加重。如果出现动静脉瘘的供血动脉和根髓动脉共干时，应手术治疗，如图 15-18（A、B、C、D）所示。

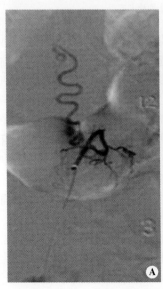
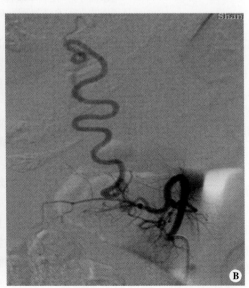

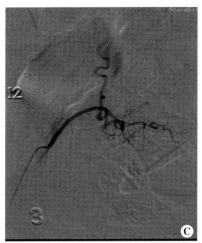
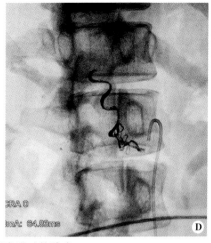

图 15-18　硬脊膜动静脉瘘
A. 正位；B. 左斜位；C. 右斜位；D. 栓塞后

（2）髓周动静脉瘘（perimedullary arteriovenous fistula，PMAVF）：脊髓前、后动脉在脊髓表面与静脉直接发生吻合形成瘘口，其间无畸形的血管团。瘘口的供血动脉可以是单条或多条脊髓动脉，瘘口单一且位于脊髓表面，引流静脉多为单一或多条脊髓周围静脉，故称之为髓周动静脉瘘。多见于脊髓圆锥，但其他部位也可发生，下位颈髓和上胸段少见。临床表现多见于年轻患者，可以突然起病，也可以渐进性起病，但大多数情况下在半年内加重。主要表现为肢体活动障碍，感觉减退（图 15-19）。

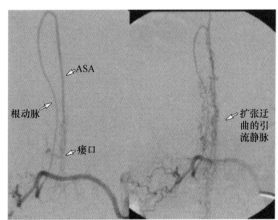
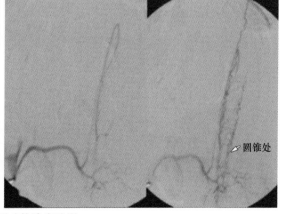

图 15-19　髓周动静脉瘘造影

介入治疗的步骤：操作上同硬脊膜动静脉瘘。也是将微导管超选择至瘘口，打胶栓塞瘘口。但二者在治疗上还是有较大区别。因为髓周动静脉瘘的供血动脉是脊髓的根髓动脉，所以在打胶时一定不能反流，否则极其容易损伤根髓动脉，造成患者症状加重。治疗上不强求一次治愈，可以分次治疗。而硬脊膜动静脉瘘是硬脊膜的动静脉之间的瘘，有点反流不影响根髓动脉，所以要求尽量一次把瘘口栓塞（图 15-20）。

（3）脊髓动静脉畸形（spinal arteriovenous malformation，SAVM）：在临床上的发病率仅是脑 AVM 发病率的 1/10～1/8，SAVM 合并动脉瘤的发生率约为 SAVM 的 10% 或更少。在影像学上表现为一小段脊髓里的致密的畸形血管团结构。血管构成与脑动静脉畸形相同，畸形血管团（nidus）由微小的动静脉瘘组成，可以出现于脊髓各个节段。畸形血管团可以是位于脊髓表面的软膜型，也可以是髓内型。前根髓动脉和后根髓动脉常常参与 SAVM 的供血，畸形团是由不同类型和大小的动静脉吻合的异常血管团组成，动脉瘤可出现于畸形团内。几乎所有患者均可出现肢体无力症状，同时伴有感觉减退、肌肉萎缩、大小便功能异常等（图 15-21）。

介入治疗的步骤：在全身麻醉下进行脊髓 DSA 造影，明确畸形团的位置、供血动脉数量及引流静脉的情况，选择最佳显示位置，根据畸形团不同的供血动脉，将微导管超选择性插入供血动脉，通过造影确认微导管的位置，注射对比剂核实畸形团供血状态，无误后再注入组织胶（目前多采用onyx或外科胶 G-NB-2）将畸形血管栓塞。大多情况下，需要进行多支畸形血管的栓塞，最后通过造影确认栓塞的程度与效果。大多数 AVM 有较多动静脉沟通，不可能栓塞所有的供应动脉或瘘口，而且动脉栓塞不全者往往容易复发。有些 AVM 的栓塞，达不到对所有的畸形血管进行栓塞，仅作部分或大部分血管的栓塞，栓塞的程度因畸形团的大小不同而不同（图 15-22）。

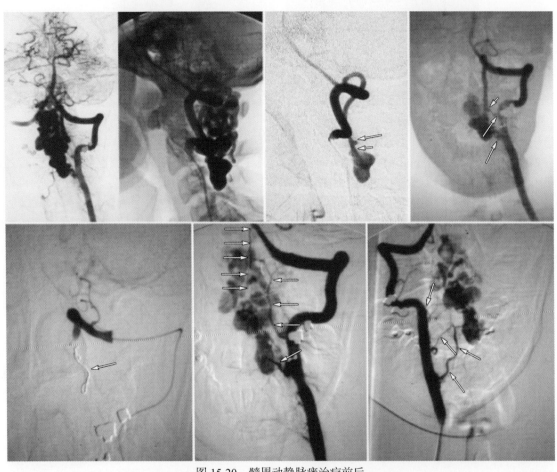

图 15-20　髓周动静脉瘘治疗前后

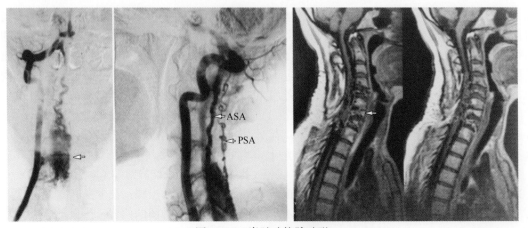

图 15-21　脊髓动静脉畸形

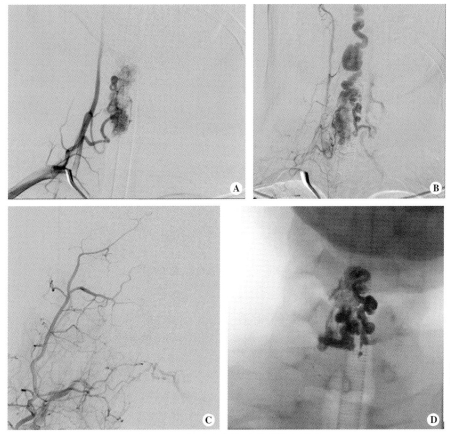

图 15-22　脊髓动静脉畸形造影和栓塞
A. 肋间动脉造影早期；B. 造影晚期；C. 栓塞后造影；D. 栓塞后蒙片清晰显示畸形团内栓塞的胶

第三节　胸部 DSA 技术与介入治疗

一、血管解剖

（一）动脉系统（图 15-23A、B）

1. 胸主动脉　胸主动脉起自心脏左室流出道，自主动脉口向右上升为升主动脉，约于第 2 胸肋关节（胸骨角平面）高度移行于主动脉弓。主动脉弓的凸面向上，自右至左分别发出头臂干、左颈总动脉和左锁骨下动脉，再向左下走行至第 4 胸椎水平移行于降主动脉，穿过膈肌主动脉裂孔后即为腹主动脉。

2. 肺动脉　肺动脉属于肺的功能性血管。肺动脉在左侧第 2 胸肋关节水平起自右心室，斜向左后上方走行，在主动脉弓下方，气管隆嵴的前方分出左、右肺动脉，全长 3～4cm。右肺动脉近似水平走行，位于升主动脉、上腔静脉后方，右支气管的前方，主动脉弓的下方，全长约 5cm。随后分出右肺动脉上、下干。右肺动脉下干再分出右中叶肺动脉和右下叶肺动脉。左肺动脉向左后上方走行，跨过左上叶支气管，全长约 3cm，分出左上叶肺动脉和左下叶肺动脉。远端的各级分支与相应的支气管伴行，支配相应的肺组织。

3. 支气管动脉　支气管动脉属于肺的营养性血管。起自胸主动脉的脏支，数目及开口变异很大，右侧多为 1 支，左侧多为 2 支。也有部分发自肋间动脉、锁骨下动脉、胸廓内动脉和腹主动脉等。其开口大部分在 4、5 胸椎水平，相当于气管隆嵴处。

4. 肋间动脉　起自胸主动脉的壁支，节段性对称性分布，共有 9 对，分布于第 3～11 肋间隙。

5. 胸廓内动脉　胸廓内动脉也叫内乳动脉。起于锁骨下动脉第一段下缘，于第 6 肋间隙水平分为膈肌动脉和腹壁上动脉两终支。

（二）静脉系统

1. 肺静脉　左右各两支，分别为左肺上静脉和左肺下静脉，右肺上静脉和右肺下静脉。起自肺门，止于左心房。

2. 支气管静脉　经支气管动脉流经肺部的血液回流主要有以下两个途径：

（1）肺外围部分的血液：在支气管壁内的静脉丛收集，汇集成较大的静脉干，进入肺静脉或直接回流到左心房。

（2）肺内侧中央部分的血液：经较细小的支气管静脉回流到奇静脉、上腔静脉或半奇静脉、最上肋间静脉，最后到左心房。

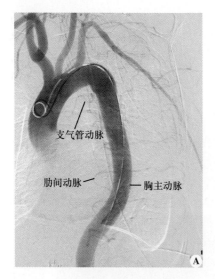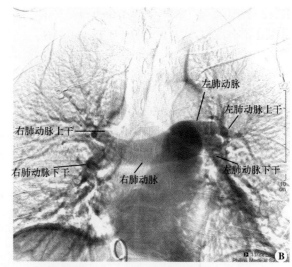

图 15-23　胸部血管图
A. 胸主动脉；B. 肺动脉

3. 上腔静脉　接收来自头颈部和上肢各静脉的血，由左右无名静脉合成于右侧第一肋软骨水平，下行进入右心房。

二、造影技术

（一）造影参数

肺动脉主干造影，对比剂用量为 15～20ml，流率 10～12ml/s，压限 400～600PSI；一侧肺动脉造影对比剂用量 10～20ml，流率 6～8ml/s；支气管动脉造影对比剂用量 4～6ml，流率 1～2ml/s，压限 250～300PSI，或手推对比剂；锁骨下动脉及腋动脉对比剂用量 8～10ml，流率 3～4ml/s，压限 300～400PSI；胸廓内动脉及肋间动脉对比剂用量 3～4ml，流率 1～2ml/s，压限 300～450PSI 或手推对比剂；上腔静脉造影，对比剂用量 15～20ml，流率 10～12ml/s，压限 400～600PSI。下腔静脉造影，对比剂用量 20～30ml，流率 12～15ml/s，压限 400～600PSI。（注：1PSI=6.895kPa）

（二）造影体位

1. 肺动脉造影常规取正位成像，必要时加摄斜位或侧位。

2. 支气管动脉造影常规取正位成像，必要时加摄斜位或侧位。

3. 肋间动脉和胸廓动脉造影常规取正位成像，必要时加摄斜位或侧位。

4. 上腔静脉造影常规取正位成像，必要时加摄斜位或侧位。

三、图 像 处 理

1. 补偿滤过　由于肺部的密度不一致，在做心脏检查时，肺部的透亮度增加，图像的背景亮度加大，影响图像质量。在采集图像时，在肺野内加入一些密度相对低的物质，或使用光谱滤过器，使 X 线在被照射区衰减接近均匀，防止饱和伪影的产生。

2. 呼吸性移动对策　为防止因呼吸产生的伪影，在采集图像时使患者屏气，或采取短暂的停止呼吸，减少运动伪影的产生。

四、相关病变的介入治疗

胸部病变主要以心脏、大血管及肺部为主，但其病变的风险很大，往往因救治不及时，造成死亡。主要表现为胸痛三联征。我们把最常见的、致命的以胸痛为主要表现的三种疾病，称之为胸痛三联征，包括急性心肌梗死、肺动脉栓塞和主动脉夹层。另外，有人把胸痛、呼吸困难、咯血称为胸痛三联征。胸痛中心是为急性胸痛的急危重症患者提供快速、高效、规范的诊疗救治系统。

（一）胸主动脉夹层的介入治疗

胸主动脉夹层是指胸主动脉腔内高速、高压的血流从破损的主动脉内膜进入主动脉壁内，使主动脉中膜和外膜分离，外膜继而扩张膨出形成夹层。胸主动脉夹层是一种发病急、临床表现凶险、预后差、死亡率高的主动脉疾病。

根据内膜破裂口部位与主动脉夹层累及的范围，进行不同的分型，其分型方法主要有 DeBakey 和 Stanford 两种分型法。

DeBakey 分型：Ⅰ 型：破裂口位于升主动脉，扩展累及腹主动脉；Ⅱ 型：破裂口位于升主动脉，病变仅限于升主动脉；Ⅲ 型：破裂口位于降主动脉，累及降主动脉或腹主动脉。

Stanford 分型：A 型（相当于 DeBakey 分型中的Ⅰ型和Ⅱ型）和 B 型（Ⅲ型）。其中 B 型占主动脉夹层比例大，占 60%～70%。无论破裂口位于哪一部位，只要累及升主动脉者，都属于 A 型；破裂口位于降主动脉，但未累及升主动脉者都属于 B 型。

介入治疗的步骤：根据术前的 CTA 检查决定手术入路，对支架置入的入路侧股动脉进行切开，直视下进行股动脉穿刺，再采用"黄金"标记导管进行主动脉弓部造影，了解破裂口的位置及夹层情况，同时对颅内供血动脉与主动脉关系进行评估，主要为左锁骨下动脉及左椎动脉。对主动脉的大小、破裂口的位置进行测量，确认置入支架的位置、大小及长度。通过实时减影与实时蒙片的对比，确认支架的置入点。当确认无误时，更换导丝，置入支架，随后造影复查，评估支架释放的位置，是否有内漏形成或对其他组织供血的影响（图 15-24A、B）。

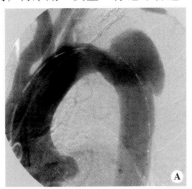
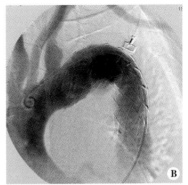

图 15-24　胸主动脉夹层动脉瘤
A. 治疗前；B. 治疗后

（二）肺动脉栓塞的介入治疗

肺动脉栓塞（pulmonary embolism，PE）是由于肺动脉或其分支被脱落栓子堵塞而引发的面色苍白、出冷汗、呼吸困难、胸痛、咳嗽等症状的严重疾病，为仅次于冠心病和高血压病的第三大心血管病。

目前常用的介入治疗方式包括：经导管肺动脉内溶栓术，经导管取栓术、经导管碎栓术和覆膜支架植入术等。

1. 经导管肺动脉内溶栓术　经股静脉穿刺穿管置肺动脉、注射溶栓药物使血栓溶解的方法。使高浓度溶栓药物与血栓直接接触，减少溶栓药物剂量，降低出血风险，具有用药量小、靶向性强和并发症少等优点（图 15-25）。

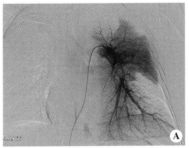
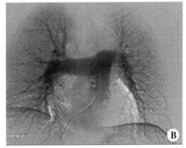

图 15-25　肺动脉栓塞
A. 治疗前；B. 治疗后

2. 经导管取栓术　经股静脉穿刺穿管置肺动脉，采用手动抽出血栓，或采用相关器械进行取栓。例如，Amplatez 取栓装置可利用高速叶轮将血栓粉碎成微粒，再利用负压将血栓吸出；Straube 导管利用高速涡流击碎血栓，并利用涡流产生的负压吸出碎解血栓。

3. 经导管碎栓术　是利用机械方法将堵塞肺动脉的血栓打碎，从而使肺动脉再通的一种方法。首选超滑导丝，导丝前端角度小，柔软并且支撑强度大，便于操作。同时可以用猪尾导管、Clotbuster 导管和改良的 hydrolyser 导管等进行碎栓。

4. 覆膜支架植入术　在肺动脉大分支中，血栓清除不干净时采用支架置入术，确保肺动脉的通畅。较少使用，更多的是作为一种备用手段。

介入治疗不仅能够快速开通肺动脉主干，保证血流通畅，挽救患者的生命，同时能在很短的时间内将肺动脉内血栓彻底清除，理论上还能减少慢性血栓的栓塞，减少栓塞性肺动脉高压的发生。

（三）支气管动脉的灌注与栓塞术

1. 支气管动脉灌注疗法（BAI）　经导管动脉内灌注药物可以提高靶器官的药物浓度，不增加外周血的药物浓度。因为药物疗效不仅与自身的药理作用和病变对药物的敏感性有关，而且与病变局部的药物浓度和药物与病变接触的时间长短等因素有关。

对于肺癌的灌注治疗，常用于晚期不能手术且远处无转移者；术前局部化疗；术后复发；同时与放射治疗结合。

介入治疗的步骤：经股动脉穿刺插管将导管选择性插入支气管动脉内并造影，确定供血的支气管动脉后，固定导管。将抗癌药物用生理盐水稀释后缓慢地注射到靶血管内。灌注结束后拔出导管结束手术。

2. 支气管动脉的栓塞术（BAE） 支气管动脉的栓塞术是经皮穿刺导管，将导管插入支气管动脉内，使用栓塞物质对靶血管进行栓塞，使靶血管闭塞，

达到治疗目的。主要用于患者有反复咯血史，不宜手术者；对于咯血量＞200ml/24h，内科治疗无效者；反复咯血原因不明者。

具体方法是：经股动脉穿刺插管将导管选择性插入支气管动脉内并造影，一般需要进行双侧的支气管动脉造影，确认出血或病变血管，有时需要进行超选择性造影才能明确病变部位，注射栓塞剂进行栓塞。根据血管不同的管径、病变不同的治疗方式采用相应的栓塞材料如 PVA 颗粒、明胶海绵或弹簧圈，栓塞后 3～5min 进行造影，核实栓塞情况。若栓塞不满意，加大栓塞剂再进行栓塞，当造影见到血管断流时停止栓塞（图 15-26A、B）。

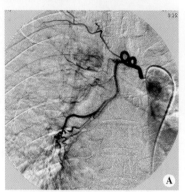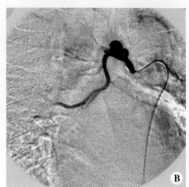

图 15-26 支气管动脉栓塞治疗
A. 栓塞前；B. 栓塞后

第四节 心脏大血管与冠状动脉 DSA 技术与介入治疗

一、血管解剖

（一）心脏解剖（图 15-27）

1. 心的位置 心位于胸腔中纵隔内。2/3 位于正中线左侧，1/3 位于正中线右侧。心的前面大部分被肺和胸膜所遮盖，只有一小部分借心包与胸骨下份和左侧 4～6 肋软骨相邻，此区称心包裸区。临床心内注射应选择胸骨左缘第 4 肋间处进针，可不伤及肺和胸膜。

2. 心的外形 心呈倒置圆锥形，纵轴斜向左前下方。心的外形可归纳为一尖、一底、两面、三缘、三沟。

3. 心腔的结构 心有四个腔，分别是左、右心房和左、右心室。心房间有房间隔，心室间有室间隔。

（二）冠状动脉解剖

冠状动脉分出两大主枝，为左冠状动脉（left coronary artery，LCA）和右冠状动脉（right coronary artery，RCA），分别开口于升主动脉的左、右冠状动脉瓣窦。

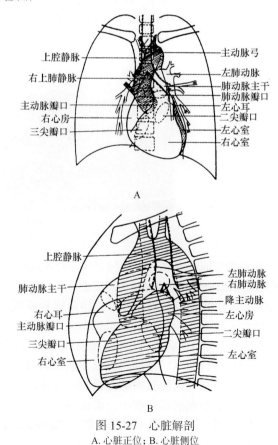

图 15-27 心脏解剖
A. 心脏正位；B. 心脏侧位

左冠状动脉主干（LM）宽径 4～5mm，长度 0.5～2cm，从升主动脉发出后，在肺动脉总干后方向左下方走行，在肺动脉总干和左心耳之间沿左侧房室沟向前向下分为前降支（LAD）和回旋支（LCX）。前降支为左冠状动脉主干的延续，前降支向左侧发出数支对角支、向右侧发出数支平行而细小的间隔支等分支；回旋支从左冠状动脉主干发出后向左向后行走，经心脏左缘下行到达膈面。回旋支发出的分支颇多变异，主要分支有数支钝缘支、心房支。回旋支的供血区域有左心室侧壁、后壁和左心房。

右冠状动脉的主要分支有右房支、窦房结支、右室支、锐缘支、后降支和左室后支等。右冠状动脉供血区域包括右心房、窦房结、右心室流出道、肺动脉圆锥、右心室前壁、右心室后壁、心室间隔下 1/3 和房室结（图 15-28）。

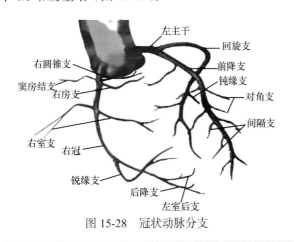

图 15-28　冠状动脉分支

（三）冠状静脉解剖

多伴行相邻的冠状动脉，如心大静脉也称左冠状静脉，心中静脉亦称右冠状静脉。常由心大、心中和心小静脉汇入冠状静脉窦，最后注入右心房。

二、造影技术

（一）心血管造影

1. 概念　心血管造影术（cardio-angiography）是在 X 线照射下通过导管将对比剂快速注入心腔或血管内以显示心脏、血管充盈情况，从而了解心脏和血管的生理和解剖变化的技术。目前临床主要应用选择性血管造影，它能直接显示造影部位的血管病变情况，对心脏、大血管疾病的诊断、治疗起决定性作用，是临床诊断心血管疾病金标准之一。

2. 造影体位

（1）长轴斜位：探测器置左前斜位 LAO 35°～65° 角，同时向头侧倾斜位 CRA 25°～30° 角（图 15-29）。此位置主要显示主动脉窗，室间隔前半部及二尖瓣环常呈切线位，左室流出道拉长显示，肺动脉主干及左下肺动脉延续部展开等。适用于选择性左、右心室造影。

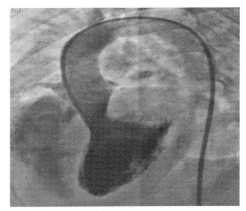

图 15-29　左室造影 LAO 55°+CRA 25°

（2）半坐位：又名肺动脉轴位。受检者取正位，将胸部垫高，使探测器置 CRA 45°～55° 角。让肺动脉分叉部基本与 X 线垂直，以显示肺动脉瓣、主干、分叉及左右肺动脉分支，此时主、肺动脉也分开。适用于法洛四联症、肺动脉狭窄或异位肺动脉等的选择性右心室和肺动脉造影；或假性动脉干及主、肺动脉间隔缺损时的主动脉造影等。

（3）延长右前斜位：探测器置于右前斜位 RAO 30°～35° 角，同时头倾 CRA 20°～30° 角。让 X 线与右室流出道及肺动脉几乎垂直，展开主、肺动脉的前后关系，充分显示右室流出道、肺动脉瓣、肺动脉主干及其侧分支。适用于选择性右心房、右心室和肺动脉造影。

（4）右前斜位：通常取右前斜位 30°，可观察左心功能、心室壁病变及二尖瓣功能（图 15-30）。

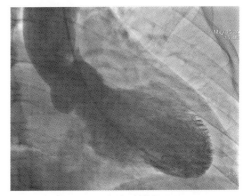

图 15-30　左室造影 RAO 30°

（5）正位：标准前后位。

（6）侧位：仰卧水平（左、右）侧位（图 15-31）。

对于先天性心脏病，需灵活设计某些复合倾斜角度的摄影体位，以清晰地显示病变解剖部位。

3. 造影参数选择　对比剂选用浓度为 300～

370mg/ml 非离子型对比剂。成人主动脉及左心室造影每次 35～40ml，流率 18～20ml/s；右心室和（或）肺动脉主干造影每次 25～30ml，流率 14～16ml/s；左、右心房造影每次 20～25ml，流率 10～12ml/s；儿童以 1.25～1.5ml/kg 体重计算，流率 10～16ml/s。注射压限选用 600～900PSI。以 15～30 帧 /s 连续采集影像。

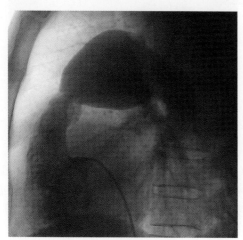

图 15-31　右室造影侧位

（二）选择性冠状动脉造影

1. 概念　选择性冠状动脉造影术（selective coronary arteriography）在数字 X 线设备引导下，经股动脉、桡动脉或肱动脉穿刺插管，将导管分别选择性插入左、右冠状动脉入口处，注射对比剂进行血管造影，获得左、右冠状动脉及其分支血管影像的方法。它不仅能准确地判断冠状动脉内病变的程度与范围，还能通过发现受损血管数目和受损心肌范围，准确地判断预后；可作为各种冠状动脉血管成形术和重建手术前后的评价与预后判断。

2. 造影体位

（1）左冠状动脉主干：摄影体位通常为左前斜位（LAO）45° 加头位（CRA）25°～30° 或左前斜位 45° 加足位（CAU）15°～20°（即蜘蛛位横位心时采用）在此两方位可以观察到左冠状动脉主干及前降支，回旋支的开口处；正位加头位 30° 可显示左冠状动脉主干远端；如左主干较短时，右前斜位加足位可观察左主干；右前斜位（RAO）30° 及加头位或者足位也可以较好地展示左主干。

（2）左前降支：摄影体位通常为左前斜位 30°～45° 加头位 20°～25° 可对左前降支近端和中段以及角支和室间隔穿支开口部位清晰观察，右前斜位 35°～55° 加头位 15°～25° 或加足位 25° 也是显示左前降支近段较好的摄影角度；正位加头位 30°～35° 为左前降支中段、远段显示的最佳摄影体位。

（3）回旋支：摄影体位通常为右前斜位 30° 加足位 15°～25°、正位加足位 25°～30°、左前位 45° 加足位 25° 能清晰显示左回旋支。

（4）右冠状动脉：摄影体位通常为左前斜位 45°，能对右冠状动脉起始部至后降支的血管节段作清晰显示；右前斜位 30° 加足位 15°～20° 亦是较好显示右冠状动脉主干的体位；左前斜位 45° 加头位 15°～20° 可显示右冠状动脉后降支和左室后支；前后位加头位 20°～25° 亦可较好显示后降支和左室后支的体位（图 15-32A～G）。

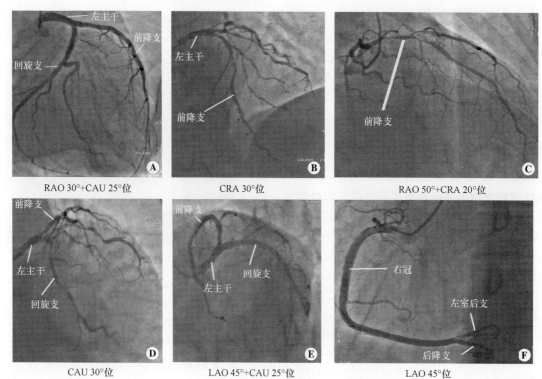

RAO 30°+CAU 25°位　　CRA 30°位　　RAO 50°+CRA 20°位

CAU 30°位　　LAO 45°+CAU 25°位　　LAO 45°位

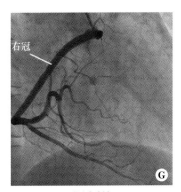

RAO 30°

图 15-32　各种体位的冠脉造影图

3. 造影参数选择　对比剂选用非离子型对比剂，浓度为 300～370mg/ml，左冠状动脉每次 8～10ml，右冠状动脉每次 6～8ml，手推对比剂 1～2s 内匀速推完，以每秒 15～30 帧连续采集影像。

（三）旋转冠状动脉造影

选用冠状动脉造影导管（Judkins 导管），采用股动脉或桡动脉穿刺插管，将导管分别选择性插入左、右冠状动脉口部，为获得较好的旋转采集序列，首先需要将患者置于等中心位，即在后前位和侧位透视下使感兴趣区都在视野的中心。然后在非透视下进行常速旋转轨迹测试，以确保机架运动过程不会遇到障碍。

准备好高压注射器推注对比剂。按下旋转采集键后机架即开始按设定轨迹高速旋转采集。对比剂完全显示整个冠状动脉，通常在旋转运动停止延迟数秒钟后，停止采集。应注意的是对比剂注射在旋转前开始，在旋转结束后终止，准备的对比剂总量应用超过 4ml/s 乘以旋转时间。旋转采集的机架旋转角度左冠为右前斜位 30°+ 头位 25°（RAO 30°+ CRA 25°）至左前斜位 50°+ 头位 25°（LAO 50°+CA 25°）；右冠为左前斜位 60°（LAO 60°）至右前斜 30°（RAO 30°）。

根据每例患者冠脉血流的特征及影像采集所需要时间的调整对比剂用量及注射速率。一般用法是右冠旋转采集用 12ml 对比剂，每秒注射 3ml，左冠旋转采集用 16ml 对比剂，每秒注射 4ml。所有造影采集都采用 30 帧 /s。

旋转冠状动脉造影的主要优点是应用较少的对比剂及射线辐射量即能显示大量的冠脉病变信息。旋转冠状动脉造影对比剂的应用比标准冠脉造影减少了近 1/5，左冠及右冠的辐射量均明显减少。旋转冠状动脉造影减少了辐射量且没有损失完整冠脉造影的优势，同时还提供了冠状动脉树的额外信息，尤其是开口病变，分叉病变及明显偏心病变；它为术者提供了冠状动脉的三维信息，为术者获得最佳投射角度选择提供帮助。

三、图 像 处 理

（一）图像处理

1. 透视图像　透视图像一般采用小视野、低脉冲、低剂量以及自动光栅技术，透视时患者与影像平板的距离尽可能地近，减少噪声，减少散射线，使图像更加清晰。

2. 采集图像　心脏冠脉与左室造影可应用 15F/S 或 30F/S。多角度全方位观察心血管情况，避免漏诊。另外，高压注射器的应用至关重要，注射延迟、X 线延迟、流速（注射速度 ml/s）、注射总量（ml）、注射压限（PSI 或 kPa）等均应根据不同部位精心设计。在介入治疗时应将患者的空曝区及肺部区域应用滤板技术进行遮挡，增加图像均匀性、减少噪声等。

（二）图像后处理

1. 左心室造影心功能分析　经皮穿刺插管，将猪尾巴导管送至左心室造影，采用右前斜位 30° 摄影，对比剂选用非离子型对比剂，浓度为 300～370mg/ml，成人一般 35～40ml，每秒 18～20ml 连续注射；儿童以 1.25～1.5ml/kg 体重计算，每秒 13～16ml 连续注射。以每秒 25～30 帧连续采集影像。以观察心室壁的收缩功能及室壁运动情况。

利用心功能分析软件，首先进行导管校正，校正因子为导管外径和图像中的导管外径之比。选取舒张末期心室容积（EDV）和收缩末期心室容积（ESV）。采用 Simpson's 法测定左心室射血分数（LVEF）：$EF=\dfrac{EDV-ESV}{EDV}\times100\%$，射血分数是目前临床上最常用的心脏泵功能指标，它是心室每搏量与心室舒张末期容积的比值。成人正常的左心室射血分数（LVEF）为 60%±7.0%，通常认为，静态 LVEF ＜50% 即为心室功能降低。

2. 定量冠状动脉狭窄分析　常规多体位分别做左、右冠状动脉造影，选取冠脉狭窄显影最佳体位，首先进行导管校正，校正因子为导管外径和图像中的导管外径之比。选取冠脉狭窄段截取其近端及远端正常血管直径为参考血管直径，与病变处血管直径之比，自动分析靶血管病变的长度、直径、狭窄处最小直径、狭窄率、参考血管直径、分叉病变夹角。

3. 自动角度摄影分析系统（Compart 软件） 冠状动脉造影（CAG）是目前确诊冠状动脉粥样硬化性心脏病最有价值的检查手段。有时由于摄影体位不当，冠状动脉显影影像质量较差，不能满足临床影像诊断需要。通过 Compart 软件，冠状动脉显影的最佳摄影体位与心脏位置类型（横位心、垂位心等）的特异性关系，可尽量做到 X 线的摄影方向与冠状动脉走行垂直，在该角度下的造影图像中，感兴趣血管段具有最小投影。最佳造影角度下的血管狭窄百分比测量能显著提高其定量分析的精度，从而为冠心病诊断提供可靠的解剖和功能信息，为介入治疗或冠状动脉搭桥术方案的选择提供科学依据。

四、相关病变的介入治疗

1. 结构性心脏病变的介入治疗

（1）室间隔缺损（VSD）：经皮穿刺右股动脉和股静脉成功后，放入血管鞘，先用猪尾巴导管行左心室造影。采用左前斜位 45°～55° 加向头斜位 25°～30° 角度摄影，确认其室间隔缺损的位置、大小、形态及距主动脉瓣的距离，再做主动脉瓣上造影，确认有无主动脉瓣反流。然后建立左股动脉-左心室-室间隔缺损处-右室-右股静脉的轨道，选择比测量缺损大 2～3mm 的封堵器及合适的输送鞘管系统，将封堵器卡于缺损处，再以前斜位 45°～55° 加向头斜位 25°～30° 角度做左心室及主动脉瓣上造影。观察其缺损处是否封堵完全及未影响主动脉瓣开放，方可释放封堵器，完成治疗（图 15-33A、B、C）。

（2）动脉导管未闭（PDA）介入治疗：经皮穿刺右股动脉、股静脉成功后，放入血管鞘，先用猪尾巴导管行降主动脉造影，采用左侧位投影，确认其导管的位置、大小、形态。建立股静脉-右房-右室-肺动脉-动脉导管-降主动脉的半轨道，选择比测量缺损大 3～6mm 的封堵器及合适的输送鞘管系统，在透视下送入封堵器，卡于动脉导管内，重复左侧位降主动脉造影，无残余分流，既可释放封堵器，完成治疗（图 15-34A、B、C）。

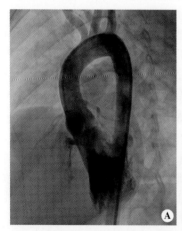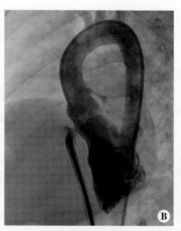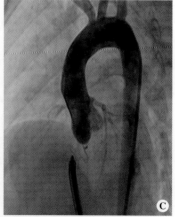

图 15-33 室间隔缺损（VSD）的介入治疗图
A. 左室造影 LAO 55°+CRA 25° 影像图；B. 封堵器封堵 VSD 影像图；C. 主动脉瓣上造影影像图

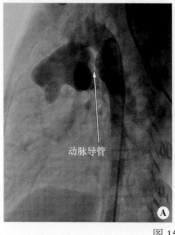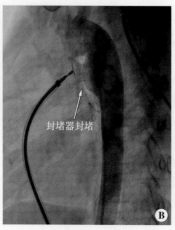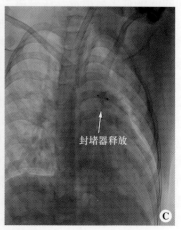

图 15-34 动脉导管未闭（PDA）介入治疗图
A. 降主动脉造影显示 PDA 影像图；B. 封堵器封堵 PDA 影像图；C. 封堵器释放后影像图

（3）房间隔缺损（ASD）介入治疗：经皮穿刺右股静脉成功后，放入血管鞘，经血管鞘送入头端有侧孔的多功能导管到右心房，通过房间隔缺损到左心房，经多功能导管送入轨道导丝至左上肺静脉，根据术前彩超测量房间隔缺损大小，选择比测量的缺损大小要大 4～6mm 的封堵器及合适的输送鞘管系统，在透视下送入封堵器，卡于房间隔缺损处，确认位置准确后，采用超声心动图评估封堵效果，即无房间隔残余分流及无相邻瓣膜的影响。达到封堵效果满意后释放封堵器，完成治疗（图 15-35A、B、C）。

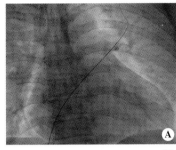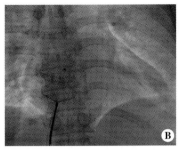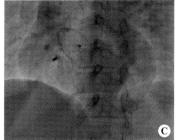

图 15-35　房间隔缺损（ASD）介入治疗图
A.轨道导丝至左上肺静脉影像图；B.封堵器封堵 ASD 影像图；C.封堵器释放后影像图

（4）肺动脉瓣狭窄球囊扩张术：经皮穿刺右股静脉成功后，放入血管鞘，经血管鞘送入头端有侧孔的多功能导管到右心室，测量肺动脉瓣上与瓣下的压力差，压差大于 50mmHg 以上就有扩张指征。换猪尾巴导管做右心室侧位造影，右心室造影可见肺动脉瓣处明显的"射流征"，肺动脉总干的狭窄后扩张。测量肺动脉瓣环直径，选择较肺动脉瓣环直径大 20%～40% 的肺动脉瓣扩张球囊或二尖瓣扩张球囊，扩张肺动脉瓣，直至扩后球囊被压征象消失，测量肺动脉瓣跨瓣压差，压差小于 25mmHg，疗效较好（图 15-36）。

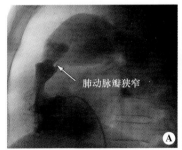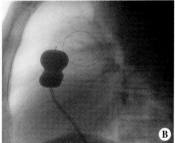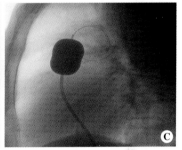

图 15-36　肺动脉瓣狭窄球囊扩张术图
A.肺动脉瓣狭窄造影影像图；B.球囊卡于肺动脉瓣处影像图；C.肺动脉瓣球囊扩开后影像图

（5）二尖瓣狭窄球囊扩张术：是利用球囊扩张的机械力量使粘连的二尖瓣叶交界处分离，以缓解瓣口狭窄程度，从而降低左心房内压力，缓解肺淤血症状。

经皮穿刺右股静脉成功后，放入血管鞘，做房间隔穿刺，经导管放入左房导丝，根据身高选择球囊大小，身高大于 180cm，球囊直径 26～30mm；身高大于 160cm，球囊直径 24～28mm；身高大于 150cm，球囊直径 22～26mm；身高小于 150cm，球囊直径 20～24mm。球囊导管经股静脉-右心房-左心房-二尖瓣口，扩张二尖瓣，直至扩后球囊被压征象消失。扩张前后测量左心房压力，左心房压力下降为判断标准，不可过度扩张，以免造成二尖瓣关闭不全（图 15-37A、B）。

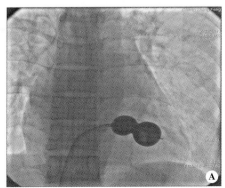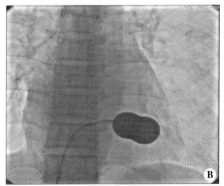

图 15-37　二尖瓣狭窄球囊扩张术图
A.二尖瓣球囊嵌于二尖瓣处影像图；B.二尖瓣球囊扩开后影像图

2. 冠状动脉病变的介入治疗

（1）血管狭窄成形术：经皮穿刺桡动脉或股动脉穿刺插管，先行冠状动脉造影，了解病变位置、程度和侧支供血情况以及狭窄上下方的血流速度等血流动力学改变。将造影导管换成指引导管，然后注入肝素6000～8000U。用导丝试通过狭窄段，通过困难时可换用超滑或较细的导丝。导丝通过狭窄段后，先注入对比剂显示导丝进入狭窄血管的情况，位置准确后深插导丝至病变血管远端。将球囊导管沿导丝送入狭窄段。可先采用小球囊导管对狭窄段进行预扩张，再送入大球囊导管。确定球囊准确位于狭窄段后即可开始扩张术。用压力泵或手推稀释的对比剂充胀球囊。

透视下可见狭窄段对球囊的压迹，如压迹正好位于球囊的有效扩张段可继续加压注射，直至压迹消失。一般每次扩张持续15～30s，可重复2～3次。撤出球囊导管时应将其抽瘪，以利于通过导管鞘。扩张结束后，要重复血管造影，了解血管扩张情况（图15-38A、B、C）。

（2）冠脉血管内支架放置术：先行血管造影了解血管病变位置、程度和侧支血液供应情况以及狭窄上下方的血流速度等血流动力学改变。将造影导管换成指引导管，然后注入肝素6000～8000U。用导丝试通过狭窄段，并完成球囊扩张成形术。根据球囊扩张的情况，确认狭窄两端的解剖位置，选择合适的支架送入病变区，支架释放装置准确到位后释放支架（图15-39A、B、C）。

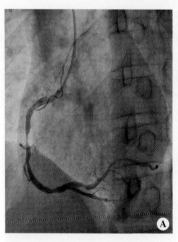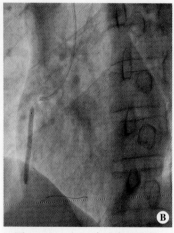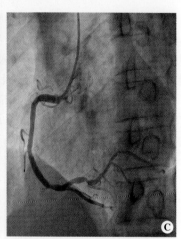

图 15-38　右冠脉球囊扩张图
A. 右冠脉狭窄影像图；B. 右冠脉球囊扩张影像图；C. 右冠脉球囊扩张后影像图

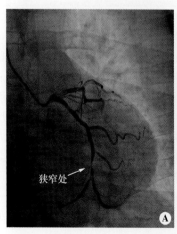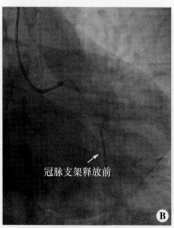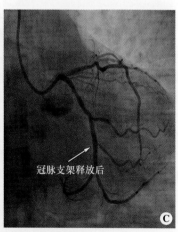

图 15-39　冠脉血管内支架放置术图
A. 冠脉狭窄影像图；B. 支架释放装置准确到位影像图；C. 释放支架后冠脉造影影像图

（3）冠脉血管内溶栓术：血栓形成6小时以内，血管复通90%以上，24小时、48小时疗效递减。用Seldinger技术行股动脉或桡动脉穿刺插管至冠脉开口，行常规冠脉血管造影诊断。溶栓药物有尿激酶、t-PA组织型的溶酶原活化因子。经导管注入溶栓药物至相关血管内，术中监测 T_1MI 血流、再灌注性心律失常、心电图及心肌酶和心功能。1小时后再次行冠状动脉造影以判断冠脉再通情况。

（4）血管内斑块旋磨术：冠脉旋磨术是根据"差异切割"或"选择性切割"的理论，采用呈橄榄形带有钻石颗粒旋磨头的导管在冠脉血管内用机器带动8万～22万转/min的高转速，选择性地去除纤维化或钙化严重的动脉硬化斑块，而遇有弹性的血管组织，高速旋转的旋磨头会自动弹开，即旋磨头不切割有弹性的组织和正常冠状动脉。

经皮穿刺冠状动脉造影，选择高度钙化狭窄或闭塞的冠脉血管，进入冠脉旋磨导丝通过冠脉血管病变，沿导丝进入导管头端有一高速或低速旋转的削刀或磨球，当导管头端置于血管闭塞病变处，操纵体外导管尾端驱动装置，削刀或磨球旋转，切除或磨碎病变，使血管再通。破碎粥样斑块，使之成为微粒，存留于血液循环中，有待机体自然清除（图15-40A、B、C）。

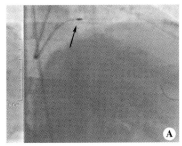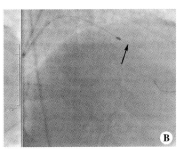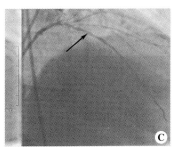

图 15-40　血管内斑块旋磨术图
A. 前降支近端严重钙化影像图；B. 旋磨导管头对钙化病变旋磨影像图；C. 旋磨后冠脉造影狭窄明显改善影像图

（5）心肌桥：冠状动脉及其分支，一般走行于心外膜下脂肪组织中。心肌桥冠状动脉在心外膜下行走过程中短暂穿入心肌中后再回到心外膜下的现象，此段冠状动脉就像在一条心肌桥下通过，故称为心肌桥。是冠状动脉较为常见的一种先天性解剖异常。常由于心脏收缩期被其表面的心肌组织所压迫，引起心肌不同程度的心肌缺血而引起相应的临床症状。

冠状动脉造影是诊断心肌桥的金标准，冠状动脉造影观察到冠脉某一节段于收缩期变得狭窄、模糊或显影不清，而舒张期冠状动脉显影正常，提示有心肌桥存在。心肌桥不宜做冠脉内支架介入治疗，可用β受体阻滞剂或钙离子拮抗剂等药物治疗，改善冠状动脉的灌注，缓解临床症状。对于有些压迫冠脉特别严重的、临床症状特别明显的患者可考虑外科手术松解心肌桥或冠脉搭桥术。

五、冠状动脉血管腔内影像检查技术

（一）血管内超声成像（intravascular ultrasound imaging）

血管内超声显像是将无创的超声技术和有创的心导管技术相结合，对心血管病变进行诊断的一种方法。是 20 世纪 90 年代起应用于临床诊断血管病变的一种新的诊断手段，其仪器设备包括两部分：带微探头的导管和超声成像系统。

1. 原理　通过心导管将微型化的超声探头插入心血管腔内进行探测，发射超声波，通过血液传导遇到不同介质的界面后产生回声信号，返回至可产生电脉冲的换能器，经处理器依据返回声波的强度（返回的声波量）显示截面图像。

2. 临床应用

（1）显示和评估斑块结构，提供血管腔径的大小，选择合适的支架，确定冠状动脉支架释放是否达到理想状态。

（2）确定支架内再狭窄的机制（支架膨胀不全或内膜增生），并且选择适当的治疗。

（3）对血流受限的患者，协助评价冠状动脉闭塞及血流减慢的原因。

（4）对冠脉介入治疗后血管造影结果欠佳者进行评价。

（5）心脏移植术后动脉粥样硬化的诊断和处理。

（6）对需要行旋磨术的患者，确定冠状动脉钙化及分布。

（二）冠状动脉内光学相干断层成像技术（optical coherence tomography，OCT）

1. 原理　光学相干断层成像技术（OCT）是采用一种应用近红外光能量束在血管腔内进行 360° 周向扫描，将光源发出的光线分为两束，利用两束反射光发生干涉作用，从组织中反射回来的光信号随组织的性状而显示不同强弱。这些光信号经过计算机处理，通过比较分析反射波和参考波即可获得关于组织反射性和距离的数据，由此得到组织断层成像。OCT 的最重要的特点就是其高分辨力，约为 10μm，是血管内超声成像技术的 10 倍左右，同时成像速度快，可以对生物组织内部的微观结构进行高分辨力横断面层析成像。由于其与病理组织学图像具有良好的对应性，又被称为"光学活检"。很多在冠脉造影上显示中等度狭窄的临界病变，行 OCT 检查后发现存在易损病变。

2. OCT 在冠心病诊断中的应用　鉴别斑块是稳定斑块还是不稳定斑块，对冠心病的分型作准确的诊断；精确测量易损斑块纤维帽厚度并与病理组织学进行高度关联；能够准确识别斑块破裂的继发血栓；评价冠状动脉支架置入术的临床疗效。

第五节 腹部 DSA 技术与介入治疗

一、血管解剖

（一）动脉系统

胸主动脉经膈肌的主动脉裂孔（约平胸12椎体平面）进入腹腔，改名为腹主动脉，在脊柱的左前方走行，约至腰4椎体平面分为左、右髂总动脉，其直径约20mm。腹主动脉的分支包括脏支和壁支。脏支有腹腔动脉、肠系膜上动脉，肠系膜下动脉、肾动脉、肾上腺动脉和精索内（或卵巢动脉）。壁支有膈下动脉、腰动脉和骶中动脉（图15-41A、B）。

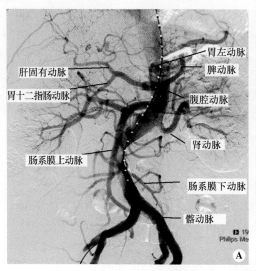
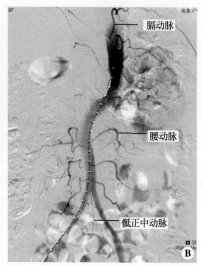

图 15-41　腹部血管
A.腹主动脉及分支1；B.腹主动脉及分支2

1. 腹腔动脉　腹腔动脉在胸12椎体下部或胸12～腰1椎体间起自腹主动脉的腹侧供应上腹部脏器。腹腔动脉通常分为3支：胃左动脉、脾动脉和肝总动脉。肝总动脉一般起源于腹腔动脉右侧，沿胰头上缘右方前行，至十二指肠上缘分出胃十二指肠动脉后，改名为肝固有动脉。在肝门处分左、右肝动脉和胃右动脉。胃右动脉沿胃小弯左行与胃左动脉吻合，供应幽门、胃小弯及十二指肠，有时肝右动脉异位起源于肠系膜上动脉，肝左动脉异位起源于胃左动脉。肝右动脉入肝前发出一支胆囊动脉，入肝后分为前叶动脉和后叶动脉，之后又各自分出上段和下段动脉。

2. 肠系膜上动脉　肠系膜上动脉位于腹腔动脉开口下方0.5～2.0cm处，自腹主动脉的侧壁发出。向右侧发出胰十二指肠下动脉，末端分为前后两支，前支与胰十二指肠前上动脉吻合成胰十二指肠前弓，后支与胰十二指肠后上动脉吻合成胰十二指肠后弓，发出的分支到胰头和十二指肠。空肠动脉和回肠动脉起自肠系膜上动脉的左侧，其数目为6～20支，上部为空肠动脉，下部为回肠动脉，分别分布于空肠和回肠。中结肠动脉起自肠系膜上动脉的右前缘，开口于胰十二指肠下动脉下方约1cm。其主干向上走行，分左右两支，左支向结肠脾区，与右结肠动脉吻合，右支向肝区，与右结肠动脉吻合。回肠动脉是肠系膜上动脉的终支，斜向右下走行，发出结肠支、盲肠支和阑尾动脉。

3. 肠系膜下动脉　在腰3椎体水平自腹主动脉前壁偏左发出，开口距肠系膜上动脉约3cm。分支有左结肠动脉、乙状结肠动脉、直肠上动脉，供养左半结肠及直肠。

4. 肾动脉和肾上腺动脉　在腰1～腰2椎间盘高度起自腹主动脉，于肾静脉的后上方横行向外，经肾门入肾。因腹主动脉偏左，右肾动脉较长；受肝的影响，右肾低于左肾1～2cm。肾动脉的分支为叶间动脉，穿行于肾柱内，上行至皮质与髓质交界处，形成与肾表面平行的弓状动脉。肾上腺动脉有上、中、下三支，分布于肾上腺的三个部分，肾上腺上动脉起自膈下动脉，肾上腺中动脉起自腹主动脉，肾上腺下动脉起自肾动脉。

5. 睾丸（卵巢）动脉　起自腹主动脉的前外侧壁，肾动脉稍下方，在腹膜后间隙斜向外下方越过输尿管。睾丸动脉经腹股沟管环进入腹股沟管供应睾丸的血液，卵巢动脉在小骨盆上缘处进入卵巢悬韧带，供应卵巢的血液。

6. 膈下动脉　腹主动脉于胸12椎体处发出膈下动脉，向上分布于膈的腰部。膈下动脉起始点、支数有变异，有时可见同一起始点。

7. 腰动脉　起自腹主动脉的后壁，通常有4对，分别经第1～4腰椎体前面或侧面，在腰大肌的内侧面分出背侧支和腹侧支。

8. 骶正中动脉　起自腹主动脉分叉处的后上方，经第 4～5 腰椎、骶骨、尾骨的前面下行，向两侧发出腰最下动脉。

（二）静脉系统

1. 下腔静脉　下腔静脉为单一的大静脉，收集膈肌以下的腹、盆部和下肢的静脉血液。左、右髂总静脉在第 5 腰椎平面汇合成下腔静脉，沿脊柱右旁上行，经膈肌的腔静脉裂孔进入胸腔达右心房。其上行途中接纳腹、盆腔内脏和腹、盆壁组织的各支静脉的血液回流。

2. 肝脏静脉　包括肝静脉和门静脉系统

（1）肝静脉系统：包括肝左静脉、肝中静脉和肝右静脉，分别接受肝左、中、右叶的血液。肝左静脉与肝中静脉通常汇合成干，肝静脉在肝脏后部斜向下腔静脉方向走行，在下腔静脉窝上端注入下腔静脉，此处为第二肝门。在下腔静脉窝下端，有来自肝右叶的副肝静脉和尾状叶的几支小静脉注入下腔静脉，此处为第三肝门。

（2）门静脉系统：由肠系膜上静脉和脾静脉汇合而成，主干向右上走行入肝门。门静脉主干分左、右支，再经 5～6 级分支终于肝窦。门静脉主干长约 6cm，近肝端宽度约 1.9cm，远肝端宽约 2.3cm。收集脾静脉、胃冠状静脉、肠系膜上静脉和肠系膜下静脉的血液。

二、造影技术

（一）手术操作

1. 动脉系统采用股动脉或桡动脉穿刺插管。对不同器官进行相应的选择或超选择性动脉造影。

2. 下腔静脉采用股静脉或肘正中静脉、颈内静脉穿刺插管。

3. 门静脉系统采用经皮肝穿刺门静脉造影。

（二）造影参数选择

选择非离子型对比剂如 350mgI/ml 的碘佛醇、370mgI/ml 的优维显等。

造影参数：腹主动脉用量 35～40ml，注射流率 15～20ml/s，压限 400～600PSI；腹腔动脉用量 18～25ml，流率 6～7ml/s，压限 300～500PSI；肝动脉用量 15～18ml，流率 5～6ml/s，压限 300～500PSI。造影程序：采集速率 3～6 帧 /s，注射延迟 0.5 秒，屏气状态曝光至肝内毛细血管期。腹腔动脉造影观察门静脉者，曝光持续 15～20 秒，直至门静脉显示。肠系膜上动脉用量 15～20ml，注射流率 5～7ml/s，压限 200～300PSI；肠系膜下动脉造影，对比剂用量 9～12ml，流率 3～4ml/s，压限 200～300PSI；胃十二指肠动脉用量 8～10ml/s，流率 3～4ml/s，压限 200～300PSI；胃左或胃右动脉、胰十二指肠动脉及肠系膜上、下动脉分支用量 6～8ml，流率 2～3ml/s，压限 200～300PSI；肾动脉用量 10～15ml，流率 5～6ml/s，压限 200～300PSI；肾内动脉超选择性用量 6～8ml，流率 2～3ml/s，压限 200～300PSI；选择性肾上腺动脉造影用量 4～6ml，流率 2～3ml/s，压限 200～300PSI；膈动脉用量 4～6ml，流率 2～3ml/s，压限 200～300PSI。

下腔静脉造影，对比剂用量 25～30ml，流率 10～15ml/s，压限为 600～900PSI。（1PSI=6.895kPa）

（三）造影体位

腹主动脉、腹腔动脉和肝动脉造影均采用正位；对于动脉瘤或血管主干相互重叠者，可选用左或右前斜位，或其他不同角度的体位，以使病变充分显示；选择性肾动脉造影在正位的基础上，加摄同侧倾斜位，角度为 10°～15°，以使肾动脉完全显示；肾上腺动脉造影取正位，必要加摄同侧倾斜位，角度约为 15°～20°，以利于显示该侧肾上腺动脉；胰腺供养动脉造影、脾动脉造影及胆系供养动脉造影一般用正位；对于血管性病变，如动脉瘤、动静脉瘘、动静脉畸形，需要显示病变全貌，则加摄不同角度斜位；下腔静脉造影常规正位，根据病变显示情况加摄左、右斜位和侧位。

三、图像处理

1. 补偿过滤器　腹部在侧腹部及肝的横膈处，以及消化道内的气体过多容易产生饱和状伪影，应作对应的密度补偿过滤，可用铅、含铅丙烯、增感纸、黏土、树脂等各种材料。

2. 呼吸移动性对策　腹部由于腹式呼吸，以及肠管的蠕动，容易产生运动性伪影，使得减影图像模糊。此时可以训练患者屏气，或注入以抑制肠蠕动的药物。训练呼吸状态，使其在屏气状态下采集图像。

3. 清洁肠道，减少异物伪影　腹部 DSA 的检查中，尽量做好清洁肠道工作。在患者进入检查前应去除患者身体上的金属异物及对图像质量有影响的物品，同时也要防止一些监护设备的连接线进入采集图像区，提高图像质量。

四、相关病变的介入治疗

（一）肝脏病变的介入治疗

1. 肝癌的灌注治疗　经导管动脉灌注（transcatheter arterial infusion，TAI）是经导管在动脉内灌注药物，以提高靶器官药物浓度而不增加外周血药物浓度的方法。临床用于治疗恶性实体瘤、动脉痉挛或闭塞导致的缺血性病变、动脉内新鲜血栓形成的溶栓治疗等。

具体方法是：经股动脉穿刺插管至肝固有动脉，进行肝动脉造影，了解肝动脉的供血和肿瘤染色情况。同时采用延时造影，观察门静脉是否通畅。依据肿瘤不同的位置，可进行超选择性造影，了解肝脏左、右叶的肿瘤分布情况。考虑肿瘤有其他来源的血供，需要进行肠系膜上动脉、膈动脉或其他动脉的造影。确定肿瘤的供血动脉后，将药物持续性地灌注至靶血管。有的患者采用一次冲击性灌注，常用 30 分钟或几个小时将药物注完；有的患者采用长期药物灌注，多指 48 小时以上持续或间断性灌注，需要在体表埋入注射泵，以持续注射化疗药物。

2. 肝癌的栓塞治疗 经导管血管栓塞术（transcatheter arterial embolization，TAE）是在影像设备的导引下，经导管向靶血管内注入或送入栓塞物质并使之闭塞，中断血供，从而达到预期治疗目的的介入治疗技术。因肝脏是特殊的脏器，受肝动脉和门静脉两重的血流支配，其比率被认为是 1 : 3，而肝细胞癌几乎只受来自肝动脉供血，所以采用栓塞术进行肝癌的治疗。

具体方法是：经股动脉穿刺插管至肝固有动脉，进行肝动脉造影，了解肝动脉的供血和肿瘤染色情况。根据肿瘤不同的位置，可进行超选择性造影，了解肝脏左、右叶的肿瘤分布情况。明确肿瘤的供血血管，将导管或微导管插入肿瘤血管内，选用相应的栓塞剂进行栓塞。目前对肝脏肿瘤的栓塞大部分采用碘油或超液化碘油加抗肿瘤药物。有时使用微粒材料（明胶海绵颗粒、PVA 颗粒、微球等）进行栓塞（图 15-42）。

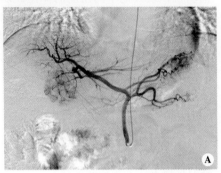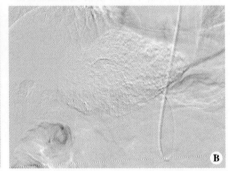

图 15-42 肝动脉造影与栓塞图
A. 肝动脉造影；B. 肝动脉栓塞

3. 肝海绵状血管瘤的介入治疗 它是肝脏最常见的良性肿瘤，若肿瘤直径<5cm、无症状者，不需手术治疗，定期复查、随诊。如有明显症状、肿瘤邻近主要血管或不能排除肝癌，则可考虑手术切除。肿瘤直径 5～10cm 时，建议择期手术切除；如肿瘤位于肝边缘，有发生创伤破裂大出血的可能性，建议早期手术切除；肿瘤直径>10cm 时，一般建议行手术切除。对于多发血管瘤的患者，或者不愿接受外科手术者，可考虑介入栓塞治疗。

具体方法是：股动脉或桡动脉穿刺，插管至肝动脉并造影，了解肝动脉的供血情况，血管瘤的染色情况。造影显示为团状或丛状扩大的血管影，类似"爆米花样"改变为特征。根据瘤体不同的位置，可进行超选择性造影。确定血管瘤与载瘤动脉的关系，采用碘油加平阳霉素进行化疗栓塞治疗。平阳霉素注入血管瘤内使血管内壁的内皮细胞变性坏死，启动内源性凝血因子，形成血栓，使血管闭塞。而碘油本身是一种栓塞剂，同时也起到引导栓塞的量与范围的目的。栓塞时注意栓塞剂的漂移、反流，防止非靶组织的产生栓塞（图 15-43）。

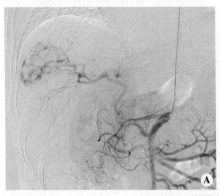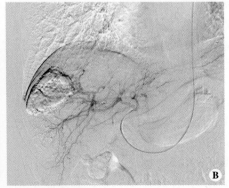

图 15-43 肝海绵状血管瘤栓塞图
A. 肝血管瘤造影；B. 肝血管瘤栓塞

4. 肝硬化及门脉高压的介入治疗

（1）经颈静脉途径肝内门-体静脉分流术（percutaneous intra-hepatic portosystemic shunt surgery，TIPS）是治疗肝硬化、门静脉高压、食管胃底静脉曲张破裂出血的一种介入手术。主要用于治疗肝硬化门静脉高压症、近期发生食管胃底静脉曲张破裂大出血者；内科治疗欠佳、不能接受外科手术者；断流术后再出血；顽固性腹水；布-加综合征；肝移植前的术前准备；确定性手术的术前准备。

具体方法是：①颈内静脉穿刺，右颈内静脉穿刺置导管；②建立门-腔静脉间肝内穿刺通道（图 15-44A）；③门静脉造影及扩张肝内穿刺通道：当 RUPS-100 穿刺针进入门静脉后，用导丝引导插入导管，进行门静脉造影，评估门静脉的血流状态，并测量其大小、离肝静脉远端的距离（图 15-44B）；④用适当的球囊进行扩张，建立一个人为的肝内门-体静脉通道（图 15-44C）；⑤支架置入（在门静脉和肝静脉内放置一适当的支架）根据上述的评估与测量，选择合适的支架，透视下释放支架并造影复查（图 15-44D）。

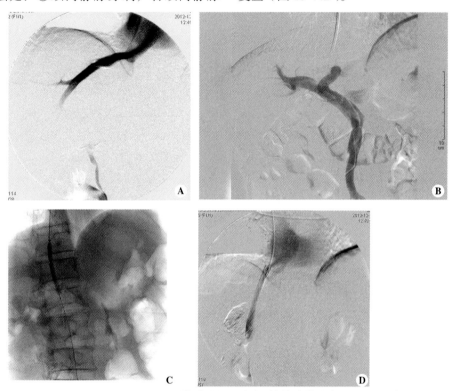

图 15-44　经颈静脉途径肝内门-体静脉分流术图
A. 肝静脉造影；B. 门静脉造影；C. 肝-门通道扩张；D. 支架置入

（2）经皮肝穿胃冠状静脉栓塞术（percutaneous transhepatic varices embolization，PTVE）是经皮肝穿刺至肝内门静脉分支，选择性地进行胃冠状静脉插管，用栓塞材料栓塞食管胃底曲张静脉，达到治疗食管胃底曲张静脉出血的一种有效的介入治疗方法。

1）门静脉高压时，胃底、食管下段交通支开放，门静脉血流经胃冠状静脉，通过食管胃底静脉与奇静脉、半奇静脉的分支吻合，流入上腔静脉。胃冠状静脉血流呈离肝血流，该离肝血流使得经导管注入的栓塞剂能够到达曲张的食管胃底静脉。栓塞剂注入静脉后可使内皮细胞损伤、脱落，内皮下胶原纤维暴露，激活内源凝血系统，致使管腔内混合血栓形成，曲张的食管胃底静脉闭合，最终达到止血目的。

2）具体方法：在右侧腋中线第 7～8 肋间选择穿刺点；使用 19 号穿刺针水平进针，在距第 12 胸椎横突外缘 3cm 处，即达门静脉主干。抽出针芯观察回血情况，防止进入肝管，有暗红色血时，可注射对比剂观察门静脉显影情况；更换穿刺针使用 J 形或单弯导管插入门静脉；再将导管旋转进入脾静脉；使用 COOK 转向器或通过导丝引导将导管头插入胃冠状静脉，进行造影来证实导管在胃冠状静脉位置，然后注射栓塞剂（生物胶等）或使用弹簧圈进行栓塞。栓塞后将导管退出胃冠状静脉进行造影，评估栓塞程度与效果（图 15-45A、B、C、D）。

（二）胆道梗阻的介入治疗

胆道梗阻的临床症状主要为全身皮肤黄染、巩膜发黄、皮肤瘙痒并进行性加重。产生原因有先天性梗阻和病变阻塞胆道性梗阻。病变阻塞为炎症、结石、肿瘤及腹部肿块等。常见处理方式为开放性手术、ERCP 和 PTCD。

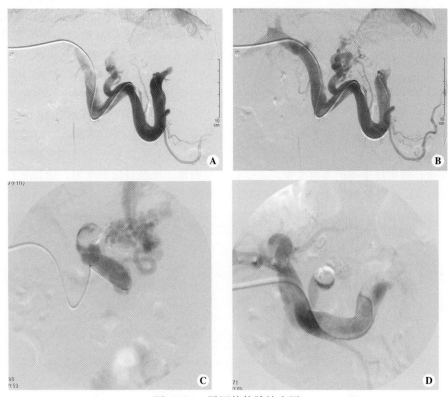

图 15-45　胃冠状静脉栓塞图
A. 肝穿刺造影；B. 门静脉造影；C. 胃冠状静脉造影；D. 胃冠状静脉栓塞

1. 经皮肝穿刺胆道引流术（percutaneous transhepatic cholangial drainage，PTCD） 是目前介入治疗胆道梗阻病变的常用方法。PTCD 有内外引流之分，通过 PTC 的穿刺针引入引导钢丝，而后拔出穿刺针，沿引导钢丝送进末段有多个侧孔的导管。导管在梗阻段上方的胆管内，胆汁经导管侧孔连续引流至体外为外引流；若导管通过梗阻区，留置于梗阻远端的胆管内或进入十二指肠，胆汁则沿导管侧孔流入梗阻下方的胆管或十二指肠，称为内引流。

2. 具体方法　手术时应参照影像学资料，确定最佳穿刺引流途径和体位。按常规消毒铺巾，局麻

并确定进针方向和深度后，应用 PTC 穿刺套针，平静呼吸下屏气穿刺，到位后嘱咐患者平静浅呼吸，退出针芯，接注射器并回抽液体观察是否有胆汁，如未到达靶部位，则在透视下边退针边回抽液体，直至到位，停止退针。

然后，注射对比剂至胆管显影，沿针鞘送入导丝，固定住导丝并退出套针，沿导丝引入引流导管；验证引流通畅后即固定引流管并装接引流袋，完成 PTCD 手术。若梗阻部位持久，短时间不能消除者，可植入胆道支架，维持其引流功能（图 15-46A、B）。

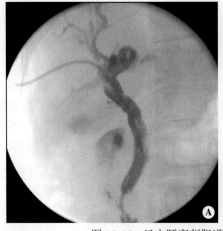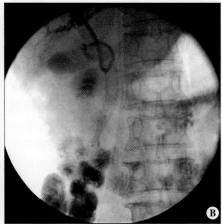

图 15-46　经皮肝穿刺胆道造影及引流术（PTCD）图
A. PTCD 引流；B. 胆道支架置入

（三）脾动脉栓塞治疗

门静脉压力增高，脾血液回流受阻，长期的脾充血，使脾内纤维组织增生和脾髓细胞再生，导致充血性脾大，脾功能亢进。部分脾动脉栓塞术主要用于肝硬化门脉高压引起的脾大，脾功能亢进。既能消除脾功能亢进，又保留脾脏免疫功能。具有创伤小，恢复快，费用少的优点，特别适用于不能耐受外科手术者。目前已有取代外科手术趋势，通过对脾动脉进行部分栓塞，对脾脏外伤出血、脾功能亢进者进行非外科手术治疗。

具体方法是：采用股动脉穿刺插管至脾动脉造影，了解脾动脉的供血情况，根据实际大小进行部分栓塞，在栓塞前进行超选择性造影，使导管避开供胰腺的血管分支，再进行栓塞。将栓塞材料（PVA颗粒、微球）与对比剂混合，缓慢的送入脾脏的供血动脉内部，阻断部分脾脏的血供，使脾部分区域梗死和机化，产生脾切除效应。栓塞后进行造影评估其栓塞的程度，原则上单次栓塞不能超过整个脾脏的 70%，具体根据患者实际情况决定。如果是巨脾，栓塞范围要适当缩小，但是栓塞范围太小，则达不到治疗效果，要做到个性化治疗（图 15-47A、B）。

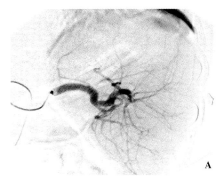
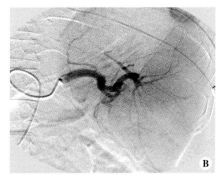

图 15-47　脾动脉造影与栓塞
A.脾动脉造影；B.脾动脉栓塞

（四）肾动脉造影及肾动脉栓塞

1. 肾动脉造影　了解肾血管性病变；肾创伤；不明原因的大量血尿；肾性高血压；肾结核或肿瘤手术前明确病变范围等。

2. 肾动脉栓塞　对肾创伤、不明原因的大量血尿；肾结核或肿瘤手术前等进行栓塞，治疗肾出血或减少手术出血等。

3. 具体方法　股动脉穿刺插管至腹主动脉造影，了解双肾动脉的供血情况，然后选用 5F 的 Corbra

导管进行超选择性造影，了解单一肾脏及分支的供血情况。先对患侧肾动脉进行造影，了解肾动脉各分支及病变情况，再将导管转向对侧肾动脉，采用同样的方式对肾动脉进行造影评估。双侧肾动脉造影结束后，再行超选择性地进入病变侧肾动脉的分支血管进行造影。明确病变后，采用明胶海绵或弹簧圈对病变动脉进行栓塞。当栓塞至病变血管产生断流时栓塞结束，3～5min 后进行造影复查，了解栓塞情况（图 15-48A、B）。

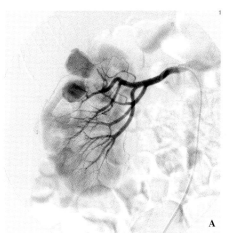
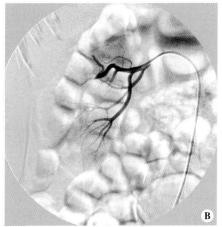

图 15-48　右肾动脉造影与栓塞
A.肾动脉造影；B.肾内动脉栓塞

（五）消化道出血的介入治疗

消化道分上消化道和下消化道，上消化道以呕血为主，下消化道以黑便或血便为主。胃肠道出血活动期，每分钟超过0.5ml者，造影时可见对比剂直接外溢的征象，即对比剂通过破裂的血管溢出到胃肠道内，产生密度增高阴影。对于慢性少量出血，或出血间歇期，或已用止血剂，进行造影时，有时难以发现出血灶。

具体方法：股动脉穿刺插管将导管送入靶血管。根据不同的出血征象进行不同的超选择性造影。选择性腹腔动脉造影和肠系膜上动脉造影，通常可满足上消化道出血的诊断。超选择性胃左动脉和胃十二指肠动脉造影分别用于胃窦及十二指肠的出血。超选择性肝动脉造影用于肝及胆道的出血

（图15-49A、B）。下消化道出血，可采用肠系膜上动脉、肠系膜下动脉及髂内动脉造影，超选择动脉造影适用于活动性出血，并同时进行栓塞治疗。肠系膜上动脉造影用于回肠、右半结肠的出血（图15-49C、D）；肠系膜下动脉造影用于左半结肠、肛门直肠区的出血，髂内动脉造影可观察直肠下段的出血。通过不同靶血管的造影，寻找出血的血管，进行相应的栓塞治疗。不同管径的血管，使用栓塞材料不同，采用明胶海绵或弹簧圈对病变动脉进行栓塞。值得注意的是栓塞的血管越细、距离出血部位越近越好，防止栓塞剂的反流对其他非靶血管的栓塞。当栓塞至病变血管产生断流时栓塞结束，3～5min后进行造影复查，了解栓塞情况。

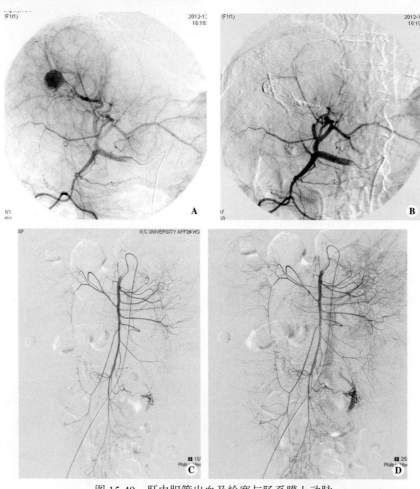

图15-49 肝内胆管出血及栓塞与肠系膜上动脉
A.肝内胆管出血；B.肝内胆管出血栓塞；C.肠系膜上动脉；D.肠系膜上动脉出血

（六）腹主动脉瘤的腔内治疗

当腹主动脉因某种原因产生局限性扩张，其直径超过正常值的1.5倍时成为腹主动脉瘤。腹主动瘤根据累及的范围不同分A、B两型，A型只累及腹主动脉，B型累及腹主动脉同时也累及髂动脉，累及髂总动脉的为B_1，累及髂总动脉及髂外动脉者为B_2。不同类型的动脉瘤采用相应的治疗方式。腹

主动脉瘤介入治疗方法：

1. CTA的术前评估 对瘤体的部位、大小、形态、与相邻的血管关系进行评估，确认采用的手术方式及支架的形态、大小及长度。

2. 手术入路的选择 根据CTA的提示，评估双侧髂外动脉的形态，大小，决定支架的入路方向。

3. 股动脉切开 在局麻下进行股动脉切开，做好阻断股动脉的准备，若股动脉破裂出现大出血时

能及时进行阻断，防止意外事件的发生。

4. DSA 造影及评估 进行腹主动脉进行造影，评估瘤体对髂动脉累及的程度。

5. 支架的置入 在超滑超硬导丝的引导下，将腹膜支架输送系统送入到腹主动脉内，在透视下，将带有标记的支架送到相应的血管位置，确认无误后进行支架的释放。

6. 造影复查评估 支架释放后进行造影，了解支架置入后血管的形态，有无支架远近端的渗漏情况（图 15-50A、B）。

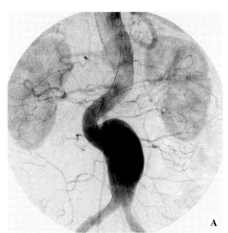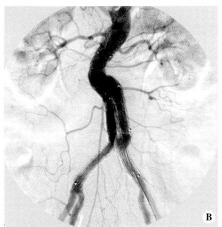

图 15-50 腹主动脉瘤栓塞治疗图
A. 腹主动脉瘤术前；B. 腹主动脉瘤术后

（七）布-加综合征的介入治疗

布-加综合征（Budd-Chiari syndrome，BCS）是指因下腔静脉或肝静脉部分或完全阻塞，导致下腔静脉回心血流或肝静脉出肝的血流受阻，出现下腔静脉高压或窦性门静脉高压引起的一些临床症状。肝静脉回流障碍者，主要有肝脾大、腹水等门静脉高压的一些临床表现。下腔静脉阻塞者有下肢水肿、浅静脉曲张等一些临床表现。临床诊断主要以超声诊断为主，最后使用下腔静脉造影来明确诊断。根据阻塞的情况可分为膜状狭窄及闭塞、阶段性狭窄闭塞和肝静脉性狭窄闭塞几种。不同狭窄闭塞采用不同的治疗方式。

具体方法：通过股静脉穿刺插管，将 5F 的猪尾导管进入下腔静脉，进行下腔静脉造影，了解下腔静脉狭窄、闭塞情况；再通过颈外静脉穿刺，采用上述同样的方法，使猪尾导管通过右心房进入下腔静脉，进行造影，了解其狭窄、闭塞情况。根据造影的结果，确认下腔静脉狭窄的长度，闭塞的类型。膜状狭窄及闭塞者采用单纯的球囊扩张术进行治疗。若狭窄闭塞有一定的长度，采用球囊扩张加支架置入术进行治疗。若为完全闭塞者，则采用穿刺方式，开通下腔静脉通道。若为肝静脉狭窄闭塞者，则经颈经肝穿刺使之再通。具体治疗方法因不同类型而不同。

1. 下腔静脉阻塞的介入治疗

（1）下腔静脉膜状狭窄及闭塞：采用股静脉穿刺，将猪尾导管至闭塞段造影，确认狭窄位置，采用导丝探测使之进入右心房直至上腔静脉，跟进导管进行造影，确认下腔静脉血流流入右心。更换导丝，使用球囊进行扩张。必要时置入相应大小的支架。

（2）下腔静脉节段性狭窄及闭塞的介入治疗：①右颈内静脉穿刺插管，将猪尾导管通过右心房进入下腔静脉，进行造影。②右股静脉穿刺插管，将猪尾导管插至下腔静脉闭塞段进行造影（图 15-51A）。③上下导管同时造影，确认闭塞的长度与位置（图 15-51B）。④通过 RUPS-100 穿刺探测狭窄段，若穿过闭塞段使用导丝、导管跟进，进行造影，明确下腔静脉回流至右心。⑤进行球囊扩张，造影复查下腔静脉开通程度（图 15-51C、D）。⑥若扩张效果不明显，可置入腔静脉支架，再行造影复查，支架置入情况及血流开通的效果。

2. 肝静脉狭窄闭塞者的治疗，具体有两种方法。

（1）经颈静脉肝静脉开通术：经颈静脉穿刺，将 RUPS-100 肝穿装置送至下腔静脉开口水平，在 X 线透视下用硬导丝探测狭窄或闭塞的肝静脉口，通过 RUPS-100 穿刺探测肝静脉的开口。继而进行球囊扩张，将支架置入，使肝静脉血液回流到右心。

（2）经皮经肝静脉破膜、扩张术：采用肝穿刺的方式进行穿刺，造影真实肝静脉，通过破膜进入下腔静脉，造影后进行球囊扩张并支架置入。

（八）下腔静脉滤器置入术

下腔静脉滤器是防止肺栓塞的一种装置。任何内外科疾病产生下肢血液回流变慢、血液高凝状态等都有形成深静脉血栓及肺动脉栓塞的可能。下肢深静脉血栓（deep vein thrombosis of lower extremity）是一种常见病，也是发生肺栓塞可能性最大的一种疾病。为了防止较大的血栓进入肺动脉产生栓塞而死亡，在下腔静脉内植入滤器。

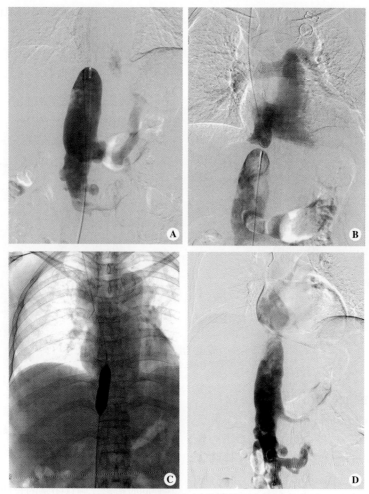

图 15-51　布-加综合征造影及介入治疗

A.下腔静脉造影；B.下腔静脉闭塞；C.球囊扩张狭窄的下腔静脉；D.下腔静脉狭窄

　　具体方法：经股静脉穿刺插管并将 5F 的猪尾导管插入下腔静脉远端，进行下腔静脉造影，了解下腔静脉的形态、大小及肾静脉开口位置，确立滤器置入位置。不同形式的滤器其置入的操作方式不同，但一般滤器应放在肾静脉下方 2～3cm 处，防止血栓堵塞肾静脉而导致肾衰竭而死亡。若血栓所在位置较高，则滤器应放在肾静脉开口上方，则采用右颈内静脉穿刺，将猪尾导管通过右心房进入下腔静脉，进行造影。确立滤器置入位置后置入滤器。若下腔静脉因某种原因，其直径大于 40mm 时，应在双侧髂静脉置入滤器（图 15-52A、B）。

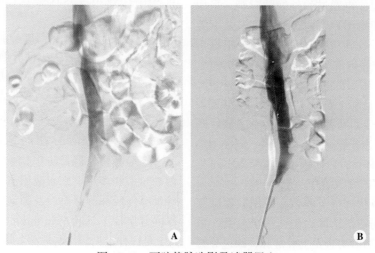

图 15-52　下腔静脉造影及滤器置入

A.下腔静脉造影；B.下腔静脉滤器置入图

第六节 盆腔 DSA 技术与介入治疗

一、血管解剖

（一）动脉系统

腹主动脉在腰 4 椎体平面分成左、右髂总动脉，于骶髂关节平面处分成髂内和髂外动脉。髂内动脉从髂总动脉分出后即分为脏支和壁支，脏支供应盆腔内各脏器血液，其分支有膀胱上动脉、膀胱下动脉、子宫动脉、阴部内动脉以及直肠下动脉，其中阴部内动脉常是髂内动脉的延续支；壁支主要供应臀部肌肉，它分出髂腰动脉、骶外侧动脉、臀上动脉、臀下动脉和闭孔动脉等（图 15-53）。

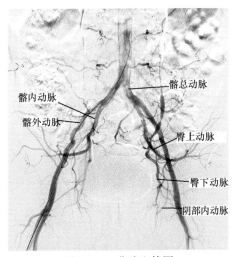

图 15-53 盆腔血管图

（二）静脉系统

髂静脉是盆腔和下肢静脉血液回流的主干，双侧髂总静脉约于第 5 腰椎体平面的右侧，汇合成下腔静脉；髂内静脉起自坐骨大孔上方，至骶髂关节前与髂外静脉汇成髂总静脉；髂外静脉为股静脉的延续，起自腹股沟韧带下缘的后方，沿小骨盆入口边缘与同名动脉伴行。

二、造影技术

（一）手术操作

1. 动脉造影 常用的方法是经皮股动脉穿刺插管，使用 Seldinger 技术。导管插入后于腹主动脉远端（约腰 4 椎体上缘）行两侧髂总动脉造影，再行单侧髂总动脉造影及髂内或髂外动脉造影。

2. 静脉造影

（1）顺行性静脉造影：经皮穿刺下肢静脉或表浅静脉注射对比剂进行造影。

（2）逆行性静脉造影：采用 Seldinger 技术经皮股静脉穿刺插管，将导管置于患侧髂静脉注射对比剂进行造影。

（二）造影参数选择

选用非离子型对比剂如 350mgI/ml 的碘佛醇、370mgI/ml 的优维显等。腹主动脉远端造影：对比剂用量 20～25ml，流率 15～18ml/s，压限 400～600PSI；髂总动脉造影：对比剂用量 18～20ml，流率 10～12ml/s，压限 400～900PSI；髂内和髂外动脉造影：对比剂用量 10～12ml，流率 6～8ml/s，压限 300～500PSI；髂内和髂外动脉的分支造影（子宫动脉、膀胱动脉）：对比剂用量 6～8ml，流率 2～3ml/s，压限 200～300PSI。

静脉造影因采用的造影方式不同，其参数不同。顺行性静脉造影采用 50～60ml，流率 1ml/s，100PSI；逆行性静脉造影对比剂用量 10～15ml，流率 8～10ml/s，压限 200～300PSI。

（三）造影体位

常规采用正位，必要时加摄斜位。观察髂总静脉与下腔静脉关系，采用标准侧位。

三、图像处理

由于呼吸运动及肠道的蠕动，腹部及腹腔内的气体及高密度物质对图像质量有很大的影响。在行 DSA 检查前应清洁肠道，手术前排空膀胱，必要时进行导尿，防止大量的尿液（含有大量对比剂的尿液）对图像质量的影响。去除患者身体上的金属异物及对图像质量有影响的物品，防止一些监护设备的连接线进入采集图像区，提高图像质量。

四、相关病变的介入治疗

（一）子宫动脉栓塞术

子宫动脉栓塞术（uterine arterial embolization, UAE）即在局部麻醉下行股动脉穿刺，以导丝作向导将导管超选择性插至子宫动脉并注入栓塞剂的一种技术。用于子宫肌瘤、子宫腺肌病、产后出血和一些急性子宫出血的治疗。既保留了子宫，同时又避免手术，是目前妇产科常规采用的介入手术方式。

具体方法：穿刺插管至子宫动脉并造影明确子宫动脉的供血情况后，注入栓塞剂进行栓塞。左侧栓塞结束后行造影复查，评估栓塞程度与效果，退出导管，进行右侧髂内动脉造影，同上方法，进入右侧子宫动脉，进行栓塞并造影复查（图 15-54A、B）。

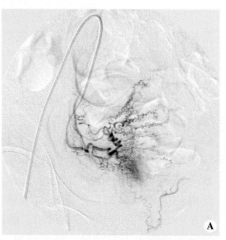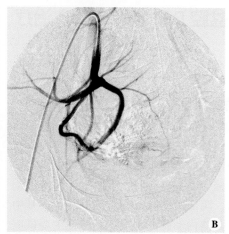

图 15-54　子宫动脉造影及栓塞
A. 子宫动脉造影；B. 子宫动脉栓塞

（二）直肠癌的化疗药物灌注术

由于直肠癌发展缓慢，早期无症状，就诊时已是中晚期。采用直肠癌的化疗药物灌注术可使患者的生存质量和生存期明显提高。

1. 适应证及禁忌证　直肠癌的各期及手术后或复发者都可以进行此项治疗，只要患者能耐受，无禁忌证。

2. 具体方法　穿刺插管至肠系膜下动脉造影，然后进行超选择性直肠上动脉造影，确认病变部位后注入化疗药物。

灌注完毕后，将导管插入左或右髂内动脉进行造影，找出直肠下动脉的供血动脉并行药物灌注。再行另一侧髂内动脉造影，找出直肠下动脉的供血动脉并行药物灌注。

第七节　四肢 DSA 技术与介入治疗

一、血管解剖

（一）上肢血管

1. 上肢动脉（图 15-55）　双侧上肢动脉都是锁骨下动脉的延续。左锁骨下动脉起自主动脉弓，右侧起自无名动脉。腋动脉位于腋窝深部，系从第一肋外侧缘至肱骨外科颈之间的动脉段，出腋窝后改名为肱动脉。腋动脉主要分支有胸肩峰动脉、胸外侧动脉、肩胛下动脉等。

肱动脉于肘窝中点分为桡动脉和尺动脉，分别沿桡骨和尺骨走行并发出分支，最后在腕部，桡动脉末端与尺动脉的掌深支构成掌深弓，尺动脉末端与桡动脉的掌浅支构成掌浅弓，再由深、浅两弓分出掌心动脉、掌背动脉和掌指动脉。

2. 上肢静脉　上肢的浅静脉变异较大，深静脉的分支、走行与同名动脉伴行。深、浅静脉均有静脉瓣。

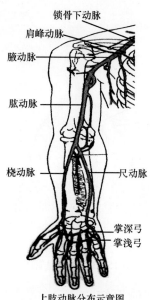

上肢动脉分布示意图
图 15-55　上肢动脉图

（二）下肢血管

1. 下肢动脉（图 15-56A、B）　髂外动脉出腹股沟续为股动脉，分支动脉有股深动脉（旋髂浅动脉、旋股外动脉、穿支动脉等），股动脉在腘窝处改名为腘动脉，主要分支有膝上、中、下动脉、胫前动脉和胫后动脉。胫前动脉下行延续为足背动脉，末端形成足背动脉弓和足底深支；胫后动脉为腘动脉的直接延续，主要分支有腓动脉、胫骨滋养动脉、足底外侧动脉等。其中，足底外侧动脉与胫前动脉的足底支吻合成足底动脉弓。

2. 下肢静脉　主要有浅静脉、深静脉和交通静脉。浅静脉位于皮下组织和深筋膜外，深静脉与同名动脉伴行，深、浅静脉之间有交通静脉连接。浅静脉主要由小隐静脉和大隐静脉构成：小隐静脉起自足背外侧缘静脉，沿外踝后方上行，在膝关节注入腘静脉；大隐静脉起自足背内侧缘静脉，沿大腿内侧上行注入股静脉。下肢静脉均有静脉瓣。

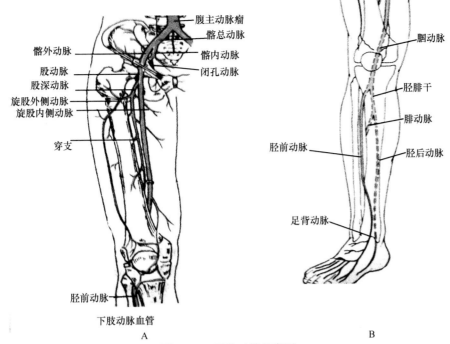

图 15-56　下肢动脉示意图
A. 股动脉及其分支；B. 胫腓动脉及其分支

二、造影技术

（一）手术操作

1. 动脉造影　四肢动脉造影大多采用股动脉穿刺，部分采用肱动脉或桡动脉穿刺，应用 Seldinger 插管技术，根据不同的部位，把相应导管插入靶血管进行造影。

2. 静脉造影

（1）顺行性静脉造影：经皮穿刺下肢静脉或表浅静脉注射对比剂进行造影。

（2）逆行性静脉造影：采用 Seldinger 技术经皮股静脉或肘正中静脉穿刺插管，将导管置于患侧股静脉或肘正中静脉注射对比剂进行造影。

（二）造影参数选择

1. 动脉造影

（1）上肢动脉：采用非离子型对比剂。根据导管头所在位置，采用不同的造影参数。锁骨下动脉造影：对比剂用量 12～15ml，流率 5～6ml/s，压限 300～400PSI；腋动脉造影：对比剂用量 10～12ml，流率 3～4ml/s，压限 250～300PSI。观测掌弓造影应延时，造影至远端血管显示清晰。

（2）下肢动脉：采用非离子型对比剂。髂总动脉造影：对比剂用量 20～25ml，流率 15～18ml/s，压限 500～600PSI。髂外动脉造影：对比剂用量 15～20ml，流率 8～10ml/s，压限 500～600PSI。股动脉造影：对比剂用量 10～12ml/ 次，流率 6～8ml/s，压限为 300～400PSI。选择性下肢动脉造影将导管置于股动脉上段进行小腿动脉和足背动脉造影：对比剂用量 10～12ml/ 次，流率 4～6ml/s，压限 300～400PSI。注意应用曝光延时，造影至远端血管显示清晰。

2. 静脉造影　顺行静脉造影时，对比剂用量 60～80ml/ 次，注射流率 1～1.5ml/s，注射压限 100PSI。注药曝光时，当对比剂流入髂静脉时，嘱患者作 Valsalva 功能试验，观测下肢静脉瓣的功能情况。逆行静脉造影时，对比剂浓度为 40% 的离子型对比剂，或相应浓度的非离子型对比剂，根据穿刺点不同，造影参数不同。股静脉穿刺，对比剂用量 10～15ml，注射流率 6～8ml/s，压限 300～400PSI。

上、下肢动静脉造影均可选用 DSA 脉冲方式成像，采集速率为 2～3 帧 /s。曝光采集至毛细血管期显示为止。

（三）造影体位

上肢血管造影常规取正位，必要时加侧位和斜位，上肢外展，尽量使上肢中心与探测器中心一致。

下肢血管造影常规取正位，必要时加侧位和斜位。双下肢同时造影，使双下肢并拢，足尖向上，双足间加密度补偿器，同时进行肢体上、下端的固定，提高图像质量。

三、图像处理

（一）步进式血管造影技术

步进式血管造影技术（angiography of step-translation technique/bolus chasing angiography，BCA）是一次性注射对比剂，通过自动跟踪造影获得整个下肢血管及分支的图像，解决了普通数字减影血管造影技术需要分段、多次采集才能达到的效果。优势是能在一次性注射对比剂的同时获得整个下肢的图像，减少了对比剂的用量，同时也减少了患者的X线辐射，缩短了造影时间。其缺陷是对比剂的跟踪和采集速度难以协调。

具体方法是：先固定肢体，对肢体造影范围进行测定，防止遗漏。通过控制导管床的移动速度的调速器和曝光手闸，注射对比剂进行跟踪造影，先进行蒙片采集，再回到起点。一边注射对比剂一边进床，使对比剂流速与床移动的速度相同，同时采集图像，再做减影处理。获得实时减影图像。也可以先注射对比剂跟踪造影后进行蒙片采集进行减影处理。

（二）图像拼接技术

图像拼接（image stitching）技术就是将数张有重叠部分的图像（可能是不同时间、不同视角或者不同传感器获得的）拼成一幅大型的无缝高分辨力图像的技术。

图像的拼接主要包括以下4个步骤：

1. 图像的预拼接，即确定两幅相邻图像重合的较精确位置。

2. 特征点的提取，即在基本重合位置确定后，找到待匹配的特征点。

3. 图像矩阵变换及拼接，即根据匹配点建立图像的变换矩阵并实现图像的拼接。

4. 图像的平滑处理。通过图像拼接技术，能将单次采集的下肢动脉图像拼接成一幅下肢动脉全程图像。对下肢血管病变能直接地、完整地观察，有利于临床的诊断与治疗。

（三）图像优化的措施

由于四肢形状不同且细长，尤其下肢，X线成像区域密度相差很大，容易造成DSA成像中饱和性伪影，造成成像区域的图像缺失。因此，必须使用密度补偿，使成像区域的X线强度分布趋于一致，以便获得优质的图像。下肢血管造影时，在下肢插入与肢体密度相反的补偿器（采用均质橡胶），同时对肢体上、下端进行固定，既可以减少运动伪影，也可以减少饱和伪影，提高图像质量。

四、相关病变的介入治疗

（一）血管闭塞性疾病的介入治疗

1. 动脉闭塞的球囊扩张术　动脉闭塞可分为急性动脉闭塞症和慢性动脉闭塞症。临床上可有动脉腔缓慢地闭塞而形成的闭塞性动脉硬化症（ASO）和闭塞性血栓性血管炎（TAO）两种疾病，后者称为Buerger病。一般来说，ASO这种动脉硬化症高龄患者比较多，并有全身动脉系统广泛动脉硬化，也可看到粥样硬化斑块，通过DSA造影，动脉阻断处可见"虫蛀"的影像。患者主要表现为肢体不同程度的缺血症状，轻者以痉挛为主，通过药物治疗可以解除；重者导致缺血坏死，需进行外科手术治疗。TAO多发生于青壮年，以下肢的足部和上肢的腕部的末梢动脉多见。

具体方法：采用股动脉穿刺插管并将5F的猪尾导管插入腹主动脉远端进行造影，观察双侧髂动脉的供血情况，再将单弯导管插入病变侧血管。对闭塞狭窄的血管采用导丝引导，当导丝通过狭窄的血管后使用球囊对其扩张，扩张后再次造影了解血管开通情况，必要时置入支架。支架置入后，应进行下肢全程造影，了解狭窄的血管再通情况及远端血供情况（图15-57A、B）。

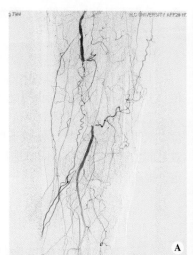
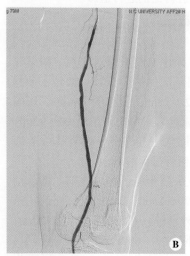

图 15-57　股动脉闭塞与再通图
A. 股动脉闭塞；B. 股动脉再通

2. 静脉闭塞

（1）深静脉血栓形成后遗症（PTS）的介入治疗：深静脉回流障碍引发穿通静脉功能不全及浅静脉曲张。腿部有时出现疼痛、刺痒感，下肢颜色加深。

治疗方法：通过腘静脉或大隐静脉穿刺，将导管插入股静脉，进行造影了解狭窄的股静脉、髂静脉。再将导管通过狭窄的血管，直至下腔静脉进行造影，判断闭塞的静脉回流情况，狭窄的程度与长度。确认回流通道正常后，用相应的球囊对狭窄血管进行扩张，最后置入相应的支架，造影复查，静脉的再通情况（图 15-58A、B、C、D）。

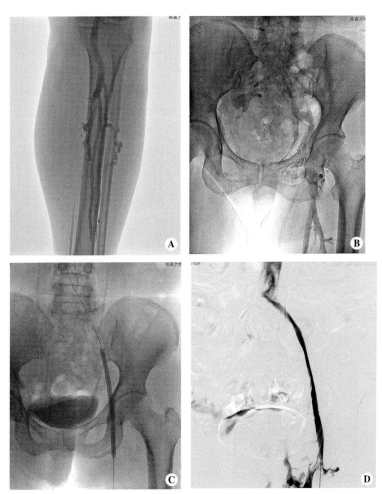

图 15-58　深静脉血栓形成后遗症（PTS）的介入治疗
A. 下肢静脉造影；B. 股静脉造影；C. PTS 的介入治疗；D. PTS 治疗后造影

（2）髂静脉压迫综合征介入的治疗：髂静脉压迫综合征（iliac vein compression syndrome）是髂静脉受压或存在腔内异常黏连结构所引起的下肢和盆腔静脉回流障碍性疾病。

治疗方法：股静脉穿刺置有标尺的猪尾导管至髂外静脉进行造影，评估髂外静脉、髂总静脉和下腔静脉的血流情况，了解髂总静脉受压的程度、位置，测量其狭窄的宽度与长度，进行球囊扩张，然后置入相应大小的支架。复查造影，观察髂静脉血流的改善情况（图 15-59A、B、C、D）。

（二）急性血管闭塞的溶栓及取栓术

下肢动脉急性血栓闭塞是由于心脏或动脉内脱落的血栓或因动脉病变而在短时间内形成的血栓完全阻塞下肢动脉，造成下肢急性缺血，并出现相应的临床表现。血栓溶解术是经导管向血栓内直接注入溶栓药物，使血栓溶解，闭塞的血管再通的方法。

短期溶栓治疗失败后，可用 Fogarty 导管在 X 线透视下行动脉取栓术。若血管闭塞程度严重再行球囊扩张成形术（PTA）及支架置入术治疗。

（三）血管异常分流的栓塞术——TAE

经导管血管栓塞术（transcatheter arterial emboliza-tion，TAE）是向动脉注入栓塞物质，使血管暂时或永久闭塞的方法。用于创伤性出血、肿瘤术前栓塞、动静脉畸形的栓塞等。

1. 动脉瘤　动脉瘤可由动脉硬化、创伤、先天性发育缺陷所引起，对于四肢血管的动脉瘤主要以创伤性多见。通过 DSA 的造影可发现创伤血管的部位、出血的情况及与载瘤动脉的关系。通过栓塞术可有效地对靶血管进行栓塞，以达到治疗的目的。

　　具体方法：经股动脉穿刺插管并对相应的动脉进行造影，观察动脉的供血情况；再通过超选择性插管，进入动脉瘤的载瘤动脉。根据病变情况、治疗的目的采取相应的栓塞措施，达到治疗目的（图 15-60）。

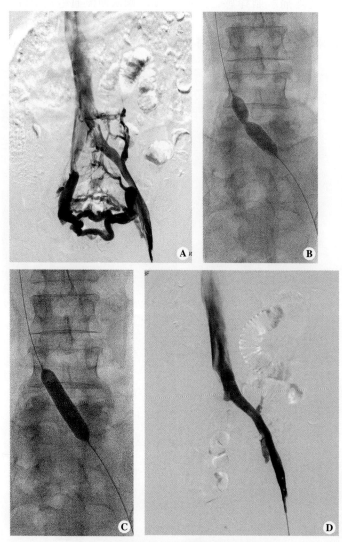

图 15-59　髂静脉压迫综合征介入的治疗
A.髂静脉造影；B.髂静脉球囊部分扩张；C.髂静脉球囊全部扩张；D.髂静脉介入治疗后造影

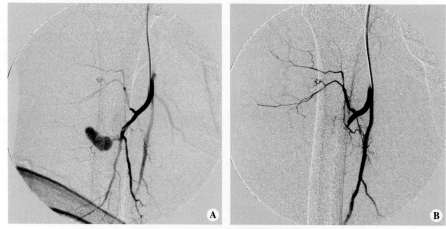

图 15-60　下肢假性动脉瘤介入治疗
A.创伤性假性动脉瘤；B.假性动脉瘤栓塞

2. 血管发育不良　动脉、静脉和毛细血管由于发育障碍，产生血管的各种畸形，如动静脉畸形、小血管发育畸形等。目前介入治疗主要用于动静脉畸形，通过栓塞术对畸形静脉甚至载瘤动脉进行栓塞，达到治疗目的。

具体方法：经股动脉穿刺插管并进行相应的动脉造影，观察供给畸形动脉的供血情况；再进行超选择性造影，明确瘘口及范围。将导管送至瘘口的近端动脉，根据造影结果，选择合适的弹簧圈进行栓塞。若有多支的动脉供血，对一支血管栓塞达不到效果，可对多支畸形血管进行栓塞（图 15-61A、B）。

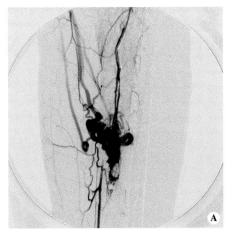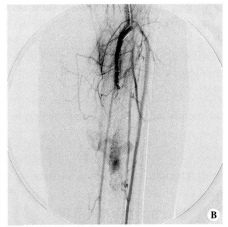

图 15-61　下肢动静脉畸形栓塞治疗
A. 动静脉畸形；B. 动静脉畸形栓塞后

思 考 题

1. DSA 检查的适应证、禁忌证和并发症有哪些？

2. 颈内、外动脉有哪些主要分支？基底动脉环的构成？

3. 目前应用头颈部病变 DSA 的治疗有哪些？

4. 支气管动脉栓塞的适应证有哪些？

5. 结构性心脏病变的介入治疗有哪些？

6. 简述冠状动脉的构成。

7. 简述腹主动脉主要分支。

8. 简述消化道出血的 DSA 检查。

9. 简述盆腔的脏器血管供血。

10. 简述上下肢动脉的构成。

（罗来树　余建明　林建华）

第五篇　MRI 技术

第十六章　磁共振成像原理与磁共振成像系统

本章主要叙述磁共振成像原理与磁共振成像系统，分别介绍 MRI 的物理学基础和 MR 的成像原理、MR 成像仪的构造及特性。

This chapter mainly concerns imaging principle and magnetic resonance imaging（MRI）system, introduces the physics of MRI and its imaging principle, MR imaging scanner structure and its characteristics.

第一节　磁共振成像原理

一、磁共振现象

（一）磁场对人体磁化作用

磁共振成像（magnetic resonance imaging，MRI）是利用处在静磁场中人体内的原子核磁化后，在外加射频磁场作用下发生共振而产生影像的一种成像技术。它既能显示组织结构形态学信息，又能显示人体代谢的生化信息直接观察细胞活动，其发展潜力巨大。

所谓磁化是指处在静磁场中的人体内具有自旋能力的原子核，在静磁场方向上产生磁矩即被磁化（magnetization），其大小称为磁化强度（m）。物质在磁场中被磁化产生磁化强度的能力称为磁化率（χ），它由原子的性质决定。

$$\chi=m/B \quad 或 \quad m=\chi \cdot B \quad (16-1)$$

式中，B 为磁场强度。物质的磁化强度 m 决定于其原子结构。χ 为正值，则该物质为顺磁性物质；χ 为负值，则物质为抗磁性物质。

1. 人体内质子未进入外磁场前的核磁状态　人体内的质子不计其数，每个质子自旋均能产生 1 个小磁场，人体内如此多的质子自旋将产生无数个小磁场，但人体并不对外表现为大磁体，是因为尽管每个质子均能产生 1 个小磁场，但这种小磁场的排列是随机无序的，从而使每个质子产生的磁化矢量相互抵消（图 16-1A），因此，人体自然状态下并无磁性，即没有宏观磁化矢量的产生。

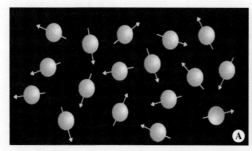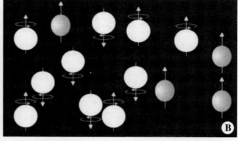

图 16-1　人体进入磁场的质子状态
A. 人体进入磁场之前；B. 人体进入磁场之后

2. 人体内质子进入外磁场后的核磁状态　进入主磁场后，人体内的质子产生的小磁场在外磁场作用下不再杂乱无章，呈有规律排列（图 16-1B）。从图中可以看出，进入主磁场后，质子产生的小磁场有两种排列方式，一种是与主磁场方向平行且方向相同，另一种是与主磁场平行但方向相反，处于平行同向的质子略多于处于平行反向的质子。从量子物理学的角度来说，这种现象是自旋核能级在外磁场中的劈裂，这两种核磁状态代表质子的能量差别。平行同向的质子处于低能级，其磁化矢量的方向与主磁场的方向一致；平行反向的质子处于高能级，对抗主磁场的作用，其磁化矢量与主磁场平行但方向相反。两能级差为：

$$\Delta E=\gamma h B_0 \quad (16-2)$$

式中，h 为 Planck 常数，γ 为旋磁比常数，B_0 为主磁场强度。

量子化作用使质子的磁矩对应于两种能态，即低能态，也称上旋态 $E_{(+1/2)}$，或高能态，也称下旋

态 E（-1/2）。两种能态的质子分布数（population）取决于外加磁场强度和绝对温度。磁矩的布居数在温度和外加磁场不变的情况下处于动态平衡状态，这种状态也称为平衡态。在平衡态质子自旋磁矩的布居数遵循玻尔兹曼分布（Boltzmann distribution）：

$$N_{(-1/2)}/N_{(+1/2)}=e-\Delta E/kT \qquad (16-3)$$

式中，$N_{(-1/2)}$ 为高能态布居数，$N_{(+1/2)}$ 为低能态布居数，k 为玻尔兹曼常数，T 为绝对温度。对于质子 $\Delta E=\gamma hB_0$，令 T=300K，B_0=1Tesla，则

$$N_{(-1/2)}/N_{(+1/2)}=e-\Delta E/kT=$$
$$100\ 000/100\ 006 \qquad (16-4)$$

由此可见，平衡态时上旋态磁矩布居数较下旋态多，两者的差即为剩余自旋，由剩余自旋产生的磁化矢量又称为净磁化矢量，也称为宏观磁化矢量 M（macroscopic magnetization vector）。

$$M \propto N\gamma hB_0/kT \qquad (16-5)$$

3. 人体内质子与外磁场相互作用 在外磁场作用下，原子核磁矩绕自身轴自旋的同时又以外磁场 B_0 为轴而旋转摆动，这种运动方式称为拉莫尔进动（Larmor precession）或旋进（图 16-2A）。显然，进动是磁性原子核自旋产生的小磁场与外磁场相互作用的结果，进动的速度用进动频率来衡量。进动的频率称为拉莫尔（Larmor）频率：

$$\omega=\gamma B_0 \qquad (16-6)$$

由式（16-6）可知拉莫尔频率仅与原子核种类与外磁场的场强有关。

由自旋磁矩的矢量性可知，每个自旋磁矩在磁场中的进动按矢量分解为平行于外加磁场和垂直于外加磁场的两个分量。平行于外加磁场的分量以 Larmor 频率自旋运动，垂直于外加磁场的分量以 Larmor 频率进动。由于众多垂直于外磁场的分量在进动时的方向是随机分布的，所以，垂直于外加磁场的分量在平衡态将相互抵消而无宏观矢量；而平行于及反平行于外磁场的分量产生净磁化或宏观磁化矢量。由于上旋态自旋较下旋态多，所以纵向磁化与磁场一致，在此量子理论与经典理论达到统一（图 16-2B、C）。

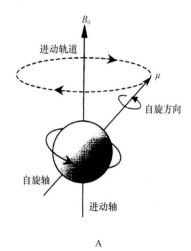

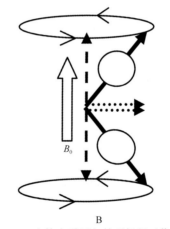

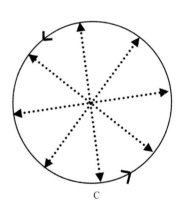

A   B   C

图 16-2 人体内质子与外磁场相互作用

A. 原子核磁矩的拉莫尔进动；B. 不同能级下质子的纵向和旋转的横向磁化分矢量；C. 各质子旋转的横向磁化分矢量因相位不同而相互抵消

（二）磁共振

产生磁共振现象的条件：①外力的频率与共振系统的固有频率相同。②外力对系统做功，系统内能增加。③外力停止后，系统释放能量。

给处于主磁场中的人体组织施加一个频率与质子的进动频率相同的射频脉冲（radio frequency pulse），射频脉冲对平衡态的自旋系统做功，使其吸收能量，处于低能级的质子获得能量后将跃迁到高能级，这种现象称为磁共振现象。从微观角度来说，磁共振现象是低能级的质子获得能量跃迁到高能级的过程。从宏观的角度来说，磁共振现象的结果是使宏观纵向磁化矢量发生偏转，偏转的角度与射频脉冲的能量有关，能量越大偏转角度越大。射频停止后，系统释放能量。释放的能量大小为：

$$\Delta E_r=hf \qquad (16-7)$$

式中，f 为射频脉冲的频率，ΔE_r 为其能量。如前所述，磁场对自旋系统的量子化作用，使自旋系统产生低能态与高能态的能级差 ΔE。若射频的能量 ΔE_r 恰好等于该能级差 ΔE，即 f=Larmor 频率，则低能态自旋可吸收其能量跃迁至高能态。

由 $\Delta E_r=hf$ 可知，频率的改变，会导致射频能量的改变。当 f 等于拉莫尔频率时，则 $\Delta E_r=\Delta E$，即自旋系统吸收射频能量，并处于激发态；射频停止后，自旋系统将释放出能量并逐渐恢复至平衡态，这便是量子物理学理论。

（三）弛豫

当停止射频脉冲后，被激发的原子核把所吸收的能量逐步释放出来，其相位和能级都恢复到激发前的平衡状态，这个恢复过程称为弛豫过程（relaxation process）。

此期间同时包含着两个独立发生的过程，一个是纵向磁化矢量开始恢复，产生纵向弛豫，一个是横向磁化矢量逐渐减小直至消失，称为横向弛豫，这两个过程都对外释放能量。所需要的时间则称之为弛豫时间（relaxation time），相对应于两个弛豫过程，则有两种弛豫时间，一种是自旋-晶格弛豫时间（spin-lattice relaxation time）又称纵向弛豫时间（longitudinal relaxation time），反映自旋核把吸收的能量传给周围晶格所需要的时间，也是90°射频脉冲质子由纵向磁化转到横向磁化之后再恢复到纵向磁化激发前状态所需时间，称 T_1。另一种是自旋-自旋弛豫时间（spin-spin relaxation time）又称横向弛豫时间（transverse relaxation time），反映横向磁化衰减、丧失的过程，即横向磁化所维持的时间，称 T_2。T_2 衰减是由共振质子之间能量相互交换所引起，与 T_1 不同，它引起相位的变化。

人体不同器官的正常组织与病理组织的 T_1、T_2，它们之间有一定的差别。这种组织间弛豫时间上的差别，是 MR 成像的基础。

1. 纵向弛豫　纵向弛豫（longitudinal relaxation）又称自旋-晶格弛豫或 T_1 弛豫，是指90°射频脉冲停止后纵向磁化逐渐恢复至平衡态的过程。纵向磁化的过程遵循以下公式，其函数曲线如图16-3所示。

$$M_z=M_0（1-e^{-t/T_1}）\tag{16-8}$$

式中，M_z 为纵向磁化的即时值，M_0 为平衡态纵向磁化矢量，t 为弛豫时间，T_1 为纵向弛豫时间常数。上式中，令 $t=T_1$，则 $M_z/M_0=63/100$，或 $M_z=0.63M_0$。

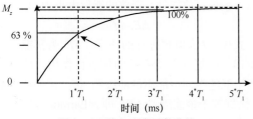

图16-3　纵向弛豫函数曲线

T_1 是指纵向磁化矢量从最小值恢复至平衡态的63%所经历的弛豫时间。其物理学意义相当于一个"弛豫周期"，每经过一个 T_1 则纵向磁化恢复其剩余值的63%。T_1 是不同组织的弛豫特征值，反映不同组织的纵向弛豫率的快慢差别。由于纵向弛豫

是高能态自旋释放能量恢复低能态的过程，所以高能态自旋必须通过有效的途径将能量传递至周围环境（晶格）中去，故又称其为自旋-晶格弛豫，晶格是影响弛豫的决定因素。大分子物质（蛋白质）热运动频率太慢，而小分子物质（水）热运动太快，两者都不利于自旋能量的有效传递，其 T_1 值长；中等大小的分子（脂肪）其热运动频率接近拉莫尔（Larmor）频率，自旋能有效快速传递能量，所以其 T_1 值短（图16-4）。

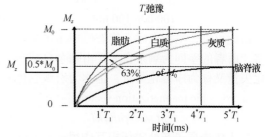

图16-4　不同组织的纵向弛豫

纵坐标为纵向磁化矢量（M_z）的大小（以 % 表示），横坐标为时间（以 ms 表示）。由于脂肪组织纵向弛豫快，其 T_1 值短于其他组织的 T_1 值

2. 横向弛豫　横向弛豫（transverse relaxation）又称自旋-自旋弛豫或 T_2 弛豫。自旋系统的大量自旋磁矩彼此相处在对方磁矩所产生的附加磁场中，由于分子的热运动导致附加磁场的波动，使彼此的进动频率发生改变，这就是自旋-自旋作用。在理想的均匀磁场中横向磁化的弛豫过程遵循以下函数，其函数曲线如图16-5所示。

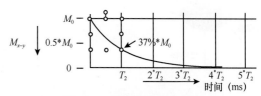

图16-5　横向弛豫函数曲线

T_2 是射频脉冲停止后，横向磁化矢量衰减至其最大值的37%时所经历的时间，即为一个 T_2。T_2 也是不同组织的弛豫特征值，反映不同组织横向磁化弛豫率的快慢差别（图16-6），其物理意义与 T_1 相似，只是 T_2 代表横向磁化的"衰减周期"，每过一个 T_2，横向磁化减少至其剩余值的37%。

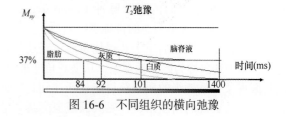

图16-6　不同组织的横向弛豫

实际上，横向磁化的自然弛豫过程并不是在理

想均匀的磁场中，它经历着自旋-自旋弛豫作用和外加磁场不均匀性所形成的 T_2' 弛豫双重效应，两者作用的结果称为有效 T_2 弛豫 T_2^*。

$$T_2^* = 1/T_2' + 1/T_2 \quad (16\text{-}9)$$

由此可见，$T_2^* \ll T_2$（图 16-7）。

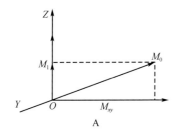

图 16-7　T_2、T_2' 和 T_2^* 衰减的关系

（四）MR 信号形成

射频脉冲停止后，纵向磁化矢量转向横向磁化矢量并在 XY 平面内绕 Z 轴进动。正如一个 XY 平面内的旋转磁体，可以在接收线圈内产生感应电流，这个随时间波动的电流即为 MR 信号（图 16-8）。

1. 电磁感应与 FID 信号　线圈作为磁场的接收工具用于接收来自横向磁化矢量 M_{xy} 的磁场，由于 M_{xy} 在 XY 平面内旋进，磁场强度在线圈内的投影值随时间呈周期性变化，即穿过线圈的磁通量不断变化。根据法拉第电磁感应定律，通过闭合回路的磁通量（磁场强度×磁通面积）发生变化时，闭合回路内产生感生电流，感生电流的大小与磁通量的变化率成正比。M_{xy} 在 XY 平面内以拉莫尔频率旋进，所以穿过线圈内的磁通量也以拉莫尔频率呈周期性波动。因而在线圈内产生的感生电流信号也是拉莫尔频率的波动信号。

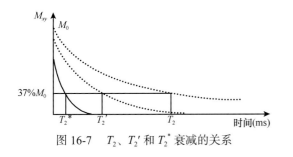

图 16-8　MR 信号的形成

A. 横向磁化的产生；B. 拉莫尔进动；C. 信号检测

$$V \propto M_{xy} \cdot \cos\omega t \quad (16\text{-}10)$$

射频脉冲停止后，横向磁化矢量 M_{xy} 在 XY 平面内自由旋进，由于其相位相干性逐渐丧失，所以横向磁化矢量迅速衰减。

$$M_{xy} = M_0 \cdot \sin\theta\, e^{-t/T_2^*} \quad (16\text{-}11)$$

θ 为翻转角。以拉莫尔频率在 XY 平面内自由旋进的横向磁化矢量，在线圈感应出频率相同的、幅度快速衰减的 MR 信号称为自由感应衰减（free induction decay，FID）信号。

$$V_{FID} \propto M_0 \cdot \sin\theta \cdot \cos\omega t\, e^{-t/T_2^*} \quad (16\text{-}12)$$

在不考虑自旋失相位的理想状态下，当施加 90° 脉冲后，纵向磁化矢量被翻转到 XY 平面内以 ω_0 旋转，当横向磁化矢量位于射频接收线圈的相同方向时，此时在射频接收线圈内可以产生一个非常大的信号。因此，在 $t=0$ 时，所有质子都沿射频线圈方向排列，此时信号最强，在 $t=t_1$ 时，横向磁化矢量在 X 轴无分量，由于射频线圈只能发现沿 X 轴的磁化分量变化，因而此时信号为零，当继续旋转到 $t=t_3$ 时，则可以产生一个与初始信号方向相反的信号，在 $t=t_4$ 时，则又回到 $t=t_0$ 时情况，产生最大信号（图 16-9）。

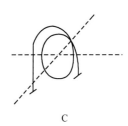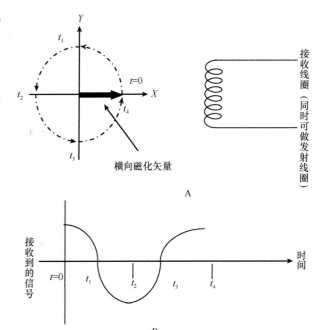

图 16-9　横向磁化矢量与接收信号的关系

A. 接收线圈与横向磁化矢量；B. 横向磁化矢量与接收信号之间的关系

非理想状态即自旋失相位后，当自旋达到 t_4 时，由于自旋失相位的原因，横向磁化矢量会减弱，因而由自旋产生的信号将比 t_0 时弱。随着时间的推移，

信号会越来越小，信号会呈螺旋形走向（图 16-10）。此时接收线圈中会产生一个振荡、衰减的信号，这个信号被称为自由感应衰减信号（free induction decay，FID）（图 16-11）。

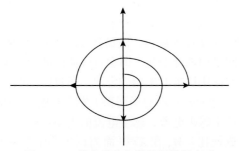

图 16-10　横向磁化矢量的螺旋样衰减

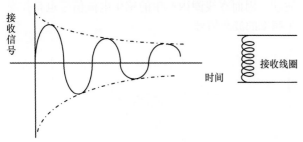

图 16-11　FID 的衰减波形

2. 自旋回波信号　90° 脉冲作用后的结果，磁化矢量 M_z 翻转到 XY 平面最大，信号强度也是最大，理想情况下希望从最初的 FID 信号中获得，实际上，在 $t=0$ 时刻往往难以获得信号。90° 脉冲后的自由感应衰减信号（FID）由于外磁场不均匀性和自旋-自旋相互作用所致的 T_2^* 效应，FID 失相位的过程非常快，自旋很快出现不同相。在 90° 脉冲后 t' 时间再施加 180° 脉冲，再过 t' 自旋质子将会再次完全位于同相位，信号将达到最大值，此时 t' 既是 90° 到 180° 脉冲时间也是 180° 脉冲到最大复位相的时间点。因此，称 $2t'$ 为回波延迟时间 TE，180° 脉冲则称为重聚（或复相位）脉冲。

90° 脉冲激发后同步旋进的质子群很快变为异步，相位由一致逐渐变为相互分散，这个过程为去相位过程（图 16-12A、B）。横向磁化矢量强度由大变小，最终为零。90° 脉冲后横向磁化矢量好像一把合起来的折叠扇，90° 脉冲后的相位分散就如同把扇子逐渐张开，质子的横向磁化分矢量逐渐失相位。180° 复相脉冲施加后，所有质子的相位反转了，相互趋向一致，称为相位重聚（图 16-12C、D）。

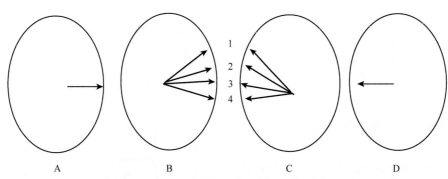

图 16-12　180° 复相脉冲的聚相位作用示意图
A. 90° 脉冲后；B. 质子失相位；C. 180° 脉冲后；D. 质子相位重聚

二、磁共振成像

MR 信号是宏观磁化矢量经激发后在线圈内感应出的信号，是旋进质子信号的总和，并不能在选定的层面内确定每个信号成分的来源位置，即空间信息。空间编码技术是由梯度场来完成的，包括层面和层厚的选择、频率编码、相位编码。

（一）梯度及梯度磁场

梯度（gradient）在数学意义上是指斜率。在物理学上梯度定义为：在一定方向上，强度随空间的变化率，梯度是一个矢量。在 MRI 技术上，梯度磁场（gradient magnetic field）是指在一定方向上磁场强度的变化情况。通常为线性梯度磁场，即在一定方向上场强与位置成正比例变化。

为了得到任意层面的空间信息，MRI 系统在 X、Y、Z 三个坐标方向均使用梯度磁场，它们分别被称为 G_x 梯度、G_y 梯度和 G_z 梯度。G_x、G_y、G_z 分别由相互垂直的三个梯度线圈产生，其作用是使沿梯度方向的自旋处于不同的进动频率，从而完成梯度磁场对自旋的空间编码。扫描时，它们所产生的梯度磁场 ΔB 与主磁场 B_0 叠加后共同作用于相关的体素。可见，梯度线圈的作用是根据成像需要动态地修改主磁场。

（二）层面选择

在 MRI 的二维成像过程中，为了获取某一层面的信号，必须去除该层面以外的其他影响因素。采用层面选择梯度磁场和特定中心频率脉冲共同作用，使某一选定层面被激发而邻近组织不被激发，从而实现选层。以横断面成像为例，沿 Z 轴施加一个线性梯度磁场，梯度方向上不同位置的自旋磁场强度不同，因而造成进动频率的线性变化，但与 Z 轴垂直的每一个平面的自旋质子进动频率相同。当使用一个单色频率（仅含一个频率）射频脉冲激发时，仅有进动频率与射频脉冲频率相等的某一平面自旋能够被激发产生磁共振，其余平面不能产生共振。通过这一现象，可以选定一个成像平面（横断面）。由于单色射频脉冲仅含一个频率，所以不能产生层面厚度。将单色频率改用具有一定频率带宽的射频脉冲，其所激发的层面厚度随之增加。改变射频脉冲的中心频率，则激发层面位置随之改变。同样的方法，可以实现在 X 轴及 Y 轴方向的选择（冠状面和矢状面）。

由此可见，使用选层梯度及一定中心频率的射频脉冲实现选层；改变射频脉冲的中心频率实现不同层面的选择；改变射频脉冲的频率带宽可控制层面的厚度。在梯度磁场一定时，层面与射频带宽成正比；在射频带宽一定时，选层方向磁场梯度与层厚成反比（图 16-13）。

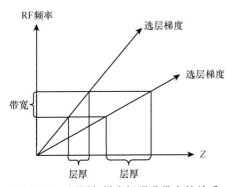

图 16-13 层厚与梯度场强及带宽的关系

（三）空间编码

经过上面的选层过程，MR 线圈中得到的有一定层厚的整个成像层面内所有质子同时发出的共振信号，但不能确定在选定的层面内每个信号成分的来源位置，无法识别每个体素的位置差别，那么如何可以获得它们的空间位置差别呢？这就需要空间编码技术来解决。空间编码的目的就是找出频率、相位与位置所具有的一一对应关系。当采集到混杂有不同频率和相位的 MR 信号后，通过傅里叶变换（Fourier transform，FT）解码出不同频率和相位的 MR 信号，而不同的频率和相位代表不同的位置，这样频率、相位与位置的一一对应关系就找到了。通过这种一一对应关系，可以编码此像素的 X 和 Y 坐标。

空间编码包括频率编码和相位编码，两者的不同主要是：①梯度场施加方向不同，相位编码与频率编码的施加方向相互垂直。②施加的时刻不同，

频率编码必须在 MR 信号采集的同时施加，所以又称读出梯度。而相位编码梯度场必须在信号采集前施加。按照施加的先后顺序，下面分别对这两种编码技术进行详述。

1. 相位编码 所谓相位编码（phase encoding），就是利用梯度磁场造成各个体素的质子进动相位不同，以相位差标定各体素的空间位置。当引起共振的射频脉冲终止后，由于受激励的层面磁场的不均匀性和相邻核磁产生的小磁矩的影响，以相同频率共振的磁矩可能会有不同的进动方向，即相位差。利用某方向施加的梯度场对体素磁化强度的这种相位特点进行编码，实现各体积元的位置识别，这就是相位编码的含义。

以 1.5T 磁共振仪为例，在 1.5T 的场强下，质子的进动频率约为 64MHz。现在以一个共有 9 个像素的三行和三列的矩阵层面为例子，看一下空间编码是如何实现的。在相位编码前，层面质子的进动频率相同（图 16-14A），随后在相位编码中，需要施加相位编码梯度 G_y，在施加相位梯度场期间，相位编码方向上（以上下方向为例）的质子将感受到不同强度的磁场（如上高下低），因而出现上快下慢的进动频率，由于进动频率的不同，上下方向各个位置上的质子进动的相位将出现差别（图 16-14B）。关闭上下方向的相位编码梯度场，上下方向的磁场强度的差别消失，各个位置的质子进动频率也恢复一致，但前面曾施加过一段时间梯度场造成的质子进动的相位差别被保留下来，这时采集到的 MR 信号中就带有相位编码信息，通过傅里叶转换可区分出不同相位的 MR 信号，而不同的相位则代表上下方向上的不同位置。

从这个意义上讲，相位编码是以梯度磁场对选择层面内各行间体素的相位进行标定，实现行与行之间体素的位置识别的。在 MR 图像重建中，沿相位编码方向排列的像素个数决定了为实现重建图像所需的数据采集周期的重复次数。如果要得到一幅 128×128 个像素的二维图像，即图像矩阵（沿相位编码方向）为 128 行，则数据采集周期必须至少重复 128 次。相位编码的方向也是可以任意选择的，选择相位编码的方向应考虑的主要问题是：运动产生的伪像和图像重叠失真。

2. 频率编码 相位编码完成后，相位编码梯度场关闭，上下方向上体素内的质子进动频率又回到 64MHz，即上下方向的进动频率差别消失，但由于相位编码梯度场造成的上下方向上各体素内质子的相位差别被保留下来（图 16-14C）。在读出信号的同时，打开左右方向上的频率编码梯度 G_x，层面内左右方向上质子所感受到的磁场强度不同，即其进动

频率存在差别，左部的质子进动频率高，而右部的质子进动频率低（图 16-14D）。这样采集的 MR 信号中就包含有不同频率的空间信息，经傅里叶变换后不同频率的 MR 信号就被区分出来，分配到左右方向各自的位置上。图中为了说明得简便起见，用 63MHz、64MHz、65MHz 来代表频率编码方向上 3 个不同体素内质子的进动频率，实际上真正的频率编码时，体素间的质子进动频率差别不可能有这么大。

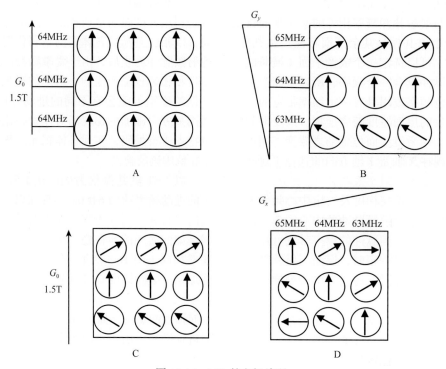

图 16-14　MR 的空间编码

A. 相位编码前，层面质子的相同进动频率；B. 相位编码后，质子进动的相位差别；C. 频率编码前，层面质子的相同进动频率；D. 频率编码后，质子进动的相位差别

（四）K 空间与图像重建方法

1. K 空间　MR 信号数据的采集可以看成是 K 空间的填充过程。数据采集完成后，得到完整的数据矩阵，对这个数据矩阵进行二维傅里叶变换（2D-FT），就可重建出原来物体的图像。所以，K 空间也叫傅里叶空间，是带有空间定位编码信息的 MR 信号原始数字数据的填充空间，每一幅 MR 图像都有其相应的 K 空间数据点阵。对 K 空间的数据进行傅里叶变换，就能对原始数字数据中的空间定位编码信息进行解码，分解出不同频率、相位和幅度的 MR 信号，不同的频率和相位代表不同的空间位置，而幅度则代表 MR 信号强度。把不同频率、相位及信号强度的 MR 数字信号分配到相应的像素中，就得到了 MR 图像数据，即重建出了 MR 图像。傅里叶变换就是把 K 空间的原始数据点阵转变成磁共振图像点阵的过程。

与电脑图像一样，MR 图像是由众多的点组成的，我们称其为点阵。K 空间同样由点阵组成，MR 图像的点阵数与其对应的 K 空间的点阵数相同，如 MR 图像的点阵是 224×224，则对应的 K 空间的点阵数也是 224×224。但应注意，MR 图像上每一点与 K 空间内每一点不是一一对应关系，图像上每一点的信号来源于 K 空间所有点；K 空间内每一点参与图像上所有点信号的形成。类似于使用照相机照相时，缩小照相机的光圈后，原来可以成像的物体，缩小光圈后仍可成像，但其亮度下降；如果在镜头正中央贴上一片不透光物，则图像上无法显示对比，只能显示边缘影像。由此可见，镜头的边缘区域（高频率区域）信号主要影响图像的分辨力，而中心区域（低频率区域）则决定图像的对比，且镜头越大则图像越清晰。同样，MRI 中 K 空间的中央区域（低频率区域）数据决定 MR 图像的对比，而边缘区域（高频率区域）则影响图像的空间分辨力，且 K 空间越大（包括的空间频率范围越大）则图像越清晰。因此，可以借用光学成像原理来理解抽象的 K 空间对 MR 图像质量的控制作用，并通过对 K 空间的控制，优化 MR 图像质量。在二维图像的 MR 信号采集过程中，每个 MR 信号的频率编码梯度场的大小和方向保持不变，而相位编码梯度场的方向和强度则以一定的步级发生变化，每个 MR 信号的相位编码变化一次，采集到的 MR 信号填充 K 空间 K_y 方向的一条线，因此，把带有空间信息的 MR 信号称为相位编码线，也叫 K 空间线或傅里叶线。

从相位编码方向看，填充在 K 空间中心的 MR 信号的相位编码梯度场为零，这是相位编码造成的质子群失相位程度最低，不能提供相位编码方向上的空间信息（因为几乎没有相位差别），但是 MR 信号强度最大，其 MR 信号主要决定图像的对比，我们把这一条 K 空间线称为零傅里叶线。而填充 K 空间最周边的 MR 信号的相位编码梯度场强度最大，得到的 MR 信号中各体素的相位差别最大，所提供相位编码方向解剖细节的空间信息最为丰富，由于施加的梯度场强度最大，造成质子群是相位程度最高，其 MR 信号的幅度很小，因而其 MR 信号主要反映图像的解剖细节，对图像的对比贡献很小。

简单说，填充 K 空间中央区域的相位编码线主要决定图像的对比，而周边区域的相位编码线主要决定图像的解剖细节。零傅里叶线两边的相位编码线是镜像对称的。K 空间在频率编码方向上也是镜像对称的，而且中心区域的信息对图像的对比起着绝对性的影响。

2. K 空间特性

（1）K 空间中的点阵与图像的点阵不是一一对应的，K 空间中每一点包含有扫描层面的全层信息。

（2）K 空间在 K_x 和 K_y 方向上都呈现镜像对称的特性。

（3）填充 K 空间中央区域的 MR 信号主要决定图像的对比，填充 K 空间周边区域的 MR 信号主要决定图像的解剖细节。

K 空间数据的采集和填充与磁共振图像的空间分辨力直接相关，也将直接决定图像的采集时间。磁共振图像在相位编码方向上像素的多少直接决定于相位编码的步级数，即不同的相位编码的磁共振回波信号的数目。FOV 相同，若相位编码方向的像素越多，图像在相位编码方向的像素直径就越小，空间分辨力越高；但所需要进行相位编码的步级数越多，即需要采集的磁共振信号数目越多，一幅图像所需的采集时间就越长。

磁共振图像频率编码方向上的像素数目决定于在磁共振回波信号采集过程中采样点的多少，采样点越多，则图像在频率编码方向上的像素数目越多，像素径线越小，空间分辨力越高。

3. K 空间填充方式　在频率编码梯度的开通时间内获得的 K 空间采样点图称为采样轨迹。在常规 MRI 过程中，K 空间数据是被逐行采样的。由于种种原因，有时为了改善图像的某种特性，人们开发出一些特殊方法对 K 空间数据点进行采样。每条 K 空间线上的数据点可以是等距离排列（线性采样），

也可以是非等距离排列（非线性采样）。

目前常用的填充方式有：

（1）循序对称填充：为常规 MRI 序列中，K 空间最常采用的填充方式，即先填充 K_y=-255，然后是 K_y=-254，…，K_y=0，…，K_y=+255，最后为 K_y=+256。从这一填充方式的过程可知，采集时间的一半时获得的 K 空间线决定了图像的对比，因而当我们利用梯度回波 T_1WI 序列进行肝脏动态增强扫描（NEX=1）时，如果整个序列采集时间为 20s，则决定图像对比的 MR 信号的采集应该在扫描开始后第 10s，因而要想获得开始团注对比剂后第 25s 的肝脏动脉期，扫描开始时刻需要提前 10s，即开始团注对比剂后的第 15s 就应该启动扫描序列。

（2）K 空间中央优先采集技术：扫描一开始先编码和采集填充 K_y=0 附近的一部分相位编码线，决定图像的对比，然后再采集决定图像解剖细节的 K 空间周边的相位编码线。这一技术在利用透视实时触发技术进行的动态增强扫描和对比增强磁共振血管成像（CE-MRA）时有较多的应用。

（3）K 空间放射状填充技术：单纯 K 空间放射状填充技术中，只需要进行频率编码，而无须相位编码。每个 TR 周期在一定角度填充一条放射线，下一个 TR 周期旋转一个角度后再填充一条线，直到填满整个 K 空间。为保证图像的空间分辨力，实际采集中需要保证 K 空间周边区域的信号填充有足够的密集度，因而需要采集较多 MRI 信号，导致成像速度很慢，临床实际中往往极少采用。

实际应用中通常将该 K 空间填充技术与 FSE（TSE）序列相结合，也就形成了目前常用的螺旋桨技术（propeller，GE 公司）和刀锋技术（blade，西门子公司）。常规的 FSE 序列的 K 空间填充为平行线，每个 TR 周期填充的平行线数目与回波链数目一致。平行填充使 K 空间周边区域在较短的采样时间内具有较高密度，保证了图像的空间分辨力；放射状填充使 K 空间中心区域有较多的信号重叠，提高了图像的信噪比。由于 K 空间中心区域较多的信号重叠以及放射状填充，Propeller 技术减少了运动伪影。因而临床常用于运动伪影的消除。

（4）迂回轨迹采集技术：主要应用于平面回波成像（echo planar imaging，EPI）序列的采集中。由于 EPI 回波是由读出梯度场的连续正反向切换产生的，因此产生的信号在 K 空间内的填充是一种迂回轨迹。这种 K 空间迂回填充轨迹需要相位编码梯度场与读出梯度场相互配合方能实现，相位编码梯度场在每个回波采集结束后施加，其持续时间的中点正好与读出梯度场切换过零点时重叠。

第二节 磁共振成像系统

磁共振成像系统由磁体系统、梯度系统、射频系统、控制系统及运行保障系统五部分构成。前四部分为成像设备，完成共振信号的产生、采集、编码以及图像重建和显示。运行保障系统主要由磁屏蔽体、射频屏蔽体、冷却系统、空调等设施组成，如图 16-15 和图 16-16 所示。

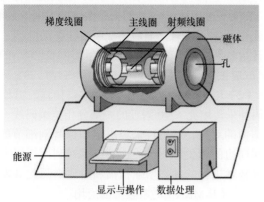

图 16-15 MRI 设备构造示意图

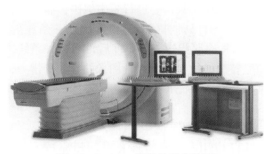

图 16-16 MRI 设备外形实体图

一、磁体系统

磁体系统即主磁体，是 MRI 仪最基本的构件之一，其功能是提供原子核磁化所需的静磁场。根据磁场产生的方式可将主磁体分为永磁型和电磁型。

永磁型由多块铁磁性的永磁材料拼接成环型或轭型，常用的永磁材料主要有铝镍钴、铁氧体和稀土钴。目前大多数开放式 MR 成像仪采用永磁体（permanent magnet）。其磁场强度较低，一般小于 0.7T，磁场的均匀度和强度欠稳定，易受外界因素的影响。

电磁型主磁体是利用导线绕成的线圈，是根据电流产生磁场的原理设计的。根据导线材料不同又可分为常导磁体（conductive magnet）和超导磁体（superconducting magnet）。常导磁体又称阻抗型磁体。这种 MR 成像仪磁场均匀度和稳定性较差，耗电量大，运行维护费用高，目前已经淘汰。

超导磁体的线圈利用在特定低温时零电阻的超导材料绕成。1913 年，荷兰科学家昂尼斯（Kamerlingh Onnes）首先发现超导现象，由此获得了诺贝尔物理学奖。超导线圈在励磁以后，电流可以无衰减地循环流动，产生稳定、均匀、高场强的磁场。超导磁体的磁场强度可以在 0.5～10.0T 范围内调节，必要时也可以关闭磁场。其缺点在于超导线圈须浸泡在密封的液氦杜瓦中方能工作，技术复杂且成本高。目前供临床使用的超导磁体场强已达 7.0T。

根据磁体的场强将磁体分为五种类型：超高场（4.0～10.0T）、高场（1.5～3.0T）、中场（0.5～1.4T）、低场（0.2～0.4T）、超低场（<0.2T）。磁体系统最重要的技术指标包括主磁场场强、磁场均匀度和磁场稳定性。

主磁场 B_0 又叫静磁场（static magnetic field），主磁场的场强采用特斯拉（Tesla，T）来表示。在一定范围内，主磁场场强增高可提高质子的磁化率而增加图像的信噪比；在保证信噪比的前提下缩短 MR 信号采集时间；增加化学位移效应使脂肪饱和技术更加容易实现；磁敏感效应的增加使血氧饱和度依赖（BOLD）效应增加，从而使脑功能成像的信号变化更为明显。

磁场均匀度（homogeneity）指在特定容积限度内磁场的同一性程度，即穿过单位面积的磁感应线是否相同。高均匀度的场强有助于提高图像信噪比，保证 MR 信号空间定位准确性，减少伪影（特别是磁化率伪影），进行大视野扫描（如肩关节等偏中心部位），充分利用脂肪饱和技术进行脂肪抑制，更有效区分磁共振波谱成像中不同代谢产物的谱线。为了保证主磁场均匀度，以往 MR 成像仪多采用 2m 以上的长磁体，近几年伴随磁体技术的进步，各厂家都推出磁体长度为 1.4～1.7m 的高场强短磁体，以缓解受检者的幽闭恐惧症。

磁场的稳定性可以分为时间稳定性和热稳定性两种。时间稳定性指的是磁场随时间而变化的程度，如果在一次实验或一次检测时间内磁场值发生了一定量的漂移，它就会影响到图像质量。稳定性还可随温度变化而漂移，其漂移的程度是用热稳定性来表述的。永磁体和常导磁体的热稳定性比较差，因而对环境温度的要求很高。超导磁体的时间稳定性和热稳定性比较高。

二、梯度系统

梯度系统（gradient system）是指与梯度磁场有关的梯度线圈及电路单元。其主要功能是产生相对主磁场来说较微弱的随空间位置线性变化的梯度磁场，并叠加在主磁场上，从而决定成像层面的位置和成像层面的厚度，并对 MR 信号进行空间定位。因此，梯度线圈必须使用三个相互垂直的与 X、Y、Z 轴相对应的三组 G_x、G_y 和 G_z，分别产生 X、Y、Z 三个方向的梯度磁场，分别由三个独立的电源供电，

每组梯度线圈由两个电流方向相反的同轴线圈组成。G_x 梯度线圈和 G_y 梯度线圈广泛采用鞍形梯度线圈，由两对（或四对）鞍形线圈组成。增加鞍形线圈的对数可提高梯度场线性度（图 16-17，图 16-18）。

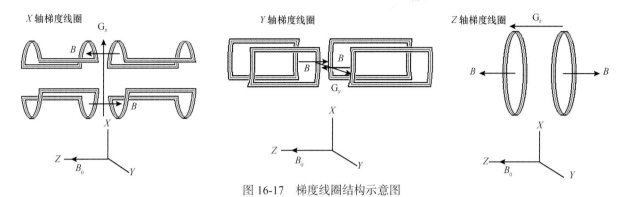

图 16-17　梯度线圈结构示意图

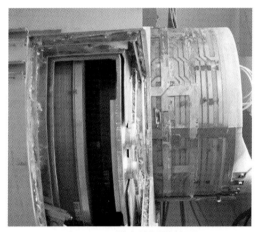

图 16-18　梯度线圈结构图

衡量梯度系统的性能指标主要有有效容积、线性度、梯度场强、梯度切换率等。

有效容积是指线圈所包容的、其梯度场能够满足一定线性要求的空间区域。这个区域位于磁体中心，与主磁场的有效容积同心。梯度线圈的均匀容积越大，可成像区的范围就越大。

梯度场线性是衡量梯度场平稳的指标。线性越好，梯度场越稳定，定位就越精确。梯度场的非线性程度不能超过 2%。

梯度场强是指单位长度内磁场强度的变化，即梯度场强（mT/m）＝梯度场两端的磁场强度差值 / 梯度场的长度。梯度场强越高，可得到的扫描层面越薄，图像的空间分辨力越高。

梯度切换率是指单位时间及单位长度内的梯度磁场强度变化量，常用每秒每米长度内磁场强度变化的毫特斯拉量（mT/m·s）来表示，即梯度切换率＝梯度场强度 /t。梯度切换率越高表明梯度磁场变化越快，也即梯度线圈通电后梯度磁场达到预设

值所需要时间（爬升时间）越短。

三、射频系统

射频系统（radio frequency system）是 MR 成像仪中实施射频激励并接收和处理回波信号的功能单元。射频系统的作用是发射射频（RF）脉冲，其发射的激励脉冲的频率在拉莫尔频率附近，使磁化的质子吸收能量产生共振，并接收质子在弛豫过程中释放的能量而产生 MR 信号。

射频系统由射频发生器、射频放大器和射频线圈组成。射频线圈分发射线圈和接收线圈。发射线圈发射射频脉冲激发处于静磁场中的质子使其发生共振；接收线圈接收受激后的质子在弛豫过程发出的自由感应衰减（FID）信号。有的线圈可同时作为发射线圈和接收线圈，如体线圈和头颅正交线圈。大部分表面线圈只能作为接收线圈，而由体线圈来承担发射线圈的功能。发射线圈所发射的射频脉冲的能量与其强度和持续时间有关。现代新型的发射线圈所发射的射频脉冲强度增大和射频通道增多，因而所需要的持续时间缩短，加快了 MRI 的采集速度。

接收线圈与 MR 图像信噪比密切相关。接收线圈离检查部位越近，所接收到的信号越强，线圈内体积越小，所接收到的噪声越低。各厂家开发了多种适用于各种检查部位的专用表面线圈，如心脏线圈、肩关节线圈、乳腺线圈、直肠内线圈、脊柱线圈等。相控阵线圈是脉冲线圈技术的一大飞跃，一个相控阵线圈由多个子线圈单元和多个数据采集通道组成。使用相控阵线圈可明显提高 MR 图像的信噪比，有助于改善薄层扫描、高分辨扫描及低场强机型的图像质量。相控阵线圈与并行采集技术相配

合还可以进一步提高 MR 信号的采集速度，图 16-19 是飞利浦公司的 MR 成像仪配备的射频线圈。

接收线圈可根据部位或成像范围、极化方式三种方式分类。根据检查部位可分为：头线圈、体线圈、脊柱线圈、乳腺线圈。根据线圈成像范围的大小可分为全容积线圈和表面线圈。全容积线圈能够包容整个成像部位，用于大体积或器官的大范围成像，如头线圈。表面线圈是一种可紧贴成像部位放置的接收线圈，用于表浅组织和器官成像，如脊柱线圈。根据线圈的极化方式可分为线性线圈和相控阵线圈（也称阵列线圈）。线性线圈只有一个线圈单元，相控阵线圈由两个以上的小线圈或线圈单元组成的线圈阵列。

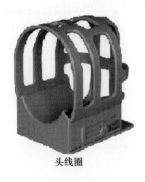 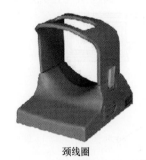 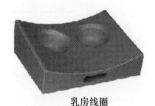 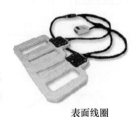

头线圈　　　　　　颈线圈　　　　　　乳房线圈　　　　　表面线圈

图 16-19　飞利浦 MR 射频线圈

四、控 制 系 统

控制系统主要是控制用户与磁共振成像系统之间的通信，负责对整个系统各部分的运行进行控制，使整个成像过程各部分的动作协调一致，产生高质量图像，并通过运行扫描软件来满足用户的所有应用要求，如扫描控制（控制梯度磁场、射频脉冲）、患者数据管理、归档图像、图像重建和图像分析与处理等。

控制系统由主机、磁盘存储器、光盘存储器、控制台、主图像显示器（主诊断台）、辅助图像显示器（辅诊断台或工作站）、图像硬拷贝输出设备、网络适配器、测量系统的接口部件等组成。主图像显示器又是控制台的一部分，用于监视扫描、机器的运行状况和主计算机系统中运行的软件

整个 MRI 系统从物理层面看，可分为用户层、计算机层、接口层和测量系统等 4 层。从控制层面看，又可分为软件和硬件两层。应用软件通过操作系统等系统软件与主计算机发生联系，从而控制整个 MRI 设备的运行。

系统软件用于计算机自身的管理、维护、控制和运行，以及计算机程序的翻译、装载和维护的程序组。系统软件分为操作系统（系统软件的核心）、语言处理系统和常用例行服务程序等三个模块。

应用软件是指为某一应用目的而特殊设计的程序组。在 MRI 系统中，运行的应用软件就是磁共振成像的软件包。软件包中的模块通常有患者信息管理、图像管理、扫描及扫描控制（应用软件的核心）、系统维护、网络管理、主控程序等。应用软件从用户那里直接得到需求信息，将用户的请求转变为控制数据发往测量、控制设备，获得测量数据，根据用户的需求输出图像。

五、运行保障系统

为了确保磁共振成像设备的正常运转和保障临床运用软件功能的充分发挥，MRI 仪必须配备磁屏蔽体、射频屏蔽体、冷却系统、空调等辅助设施。

（一）磁屏蔽

磁共振成像设备产生的杂散磁场是以磁体原点为中心向四周发散，其场强随空间点与磁体距离的增大而逐渐降低。杂散磁场的强度达到一定程度时，会对周围环境中磁敏感设备和系统（如：影像增强器、超声诊断机、CT、心电监护仪、心电起搏器等）造成影响，使其不能正常运转。在磁共振成像设备的设计和施工时，必须将 5 高斯线限制在磁体扫描间内。

静磁场的均匀性和稳定性是 MR 图像质量的重要保证。静态的铁磁性物体（如建筑物的钢筋结构、暖气管道等）及移动的铁磁性物体（如汽车、火车、电梯等）、变压器、高压电线和其他电子设备中的电流变化均可干扰主磁场的均匀性和稳定性。

磁屏蔽是利用高饱和的铁磁性材料或通电线圈对磁通起磁分路作用，它不仅可以防止外部铁磁性物体对磁体内部磁场均匀性的影响，同时可大大削弱杂散磁场的分布。

（二）射频屏蔽体

由于射频系统发生器的功率高达数千瓦，且产生的 RF 脉冲的电磁波谱处于米波段，易干扰附近的无线电设备。而线圈接收到的 MR 信号功率为纳

瓦级，容易受干扰而淹没。因此，磁体室需进行有效的射频屏蔽。

射频屏蔽是利用屏蔽体对电磁波的吸收和反射作用，隔断外界与磁共振成像系统之间的电磁场耦合途径，以阻挡或减弱电磁波的干扰。通常采用导电性好的金属材料作屏蔽体，如铜皮、铀皮等，并镶嵌于磁体室的四壁、天花板和地板内，构成一个完整的、封闭的法拉第屏蔽体。地板内的 RF 屏蔽还需进行防潮、防腐和绝缘处理。观察窗改用中间夹铜丝网的玻璃。所有进出磁体间的管线如电缆、风管进回风口、失超管等必须通过安装在屏蔽上的滤波器才能进出。

屏蔽金属在磁场中会产生感应电流，为了不使屏蔽体成为一个较弱的二次辐射源，应将屏蔽体接地。

（三）冷却系统

超导磁共振成像设备的冷却系统由液氦冷屏、冷头、氦压缩机和水冷机组四个部分组成。超导线圈浸泡在低温液氦中以获得其正常工作的超低温环境，但由于线圈结构支持等多种因素，不可能完全阻止热传导，作为制冷介质的液氦以蒸发形式带出导入的热量，以维持超导材料 4.2K（-267.8℃）的工作温度。为了减少液氦的挥发，配备了冷却系统，为磁体降温以减少液氦挥发。

超导磁共振成像设备的冷却系统持续稳定工作状态下，液氦的挥发消耗是一个缓慢的过程。近几年，大量磁共振成像设备使用 4K 冷头替代以往使用的 10K 冷头。如果处于非故障情况的理想状态时，即可以实现零液氦消耗，这也是新型磁共振成像设备的一个亮点。如果仍使用原有 10K 冷头，则会每天有少量液氦消耗。如果液氦液面过低，下降到设备规定的临界点以下，一部分超导线圈就会露出液面，可能引起失超，所以使用 10K 冷头机型需要定期补充液氦。

梯度系统是大功率系统，为了得到理想的梯度磁场，梯度线圈的电流往往超过 100A，电流在线圈中会产生大量的焦耳热，必须采取有效的冷却措施保护梯度线圈的正常运行。射频系统的正常运行也依赖于水冷系统的稳定工作。

（四）空调

磁共振成像设备对磁体间和设备间的温度和湿度有很高的要求，通常要求温度 18～22℃、湿度 30%～60%。温度、湿度超标将导致设备故障，无法正常工作。因此，机房空调的稳定是其性能强大的图像重建系统正常工作的保证。

思　考　题

1. 简述 MRI 系统的组成。
2. 简述磁共振现象产生的条件。
3. 简述 MRI 设备的分类及其特点。
4. 简述梯度系统的作用。
5. 简述射频系统的作用。

（周学军　周高峰）

第十七章　磁共振成像脉冲序列

磁共振成像其实质就是一个通过脉冲序列（pulse sequence）获得所需的回波信号并重建为图像的过程。磁共振脉冲序列是指在磁共振成像中反复施加的射频脉冲、梯度磁场以及信号采集在时序上的排列。通过脉冲序列各种参数的具体设定，不同权重的磁共振图像以及图像质量得以控制，因此脉冲序列是磁共振成像的中心环节。本章主要阐述脉冲序列的构成、序列参数、自旋回波（spin echo，SE）、梯度回波（gradient echo，GRE）、反转恢复（inversion recovery，IR）和平面回波成像（echo planar imaging，EPI）序列等临床常用脉冲序列的基本原理和临床应用。

In magnetic resonance imaging, a pulse sequence describes a series of radio frequency pulses, gradient waveforms, and data acquisition.With pulse sequence the desired signal is acquired and image is reconstructed. Pulse sequence plays a central role in magnetic resonance imaging.This chapter describes the composition and parameters of pulse sequence.The basic theory and clinical application of some pulse sequences including spin echo（SE）, gradient echo（GRE）, inversion recovery（IR）and echo planar imaging sequence（EPI）are also described in this chapter.

第一节　脉冲序列的构成、表达与分类

磁共振发展的过程既是硬件的发展过程，也是脉冲序列不断开发并应用于临床的过程，磁共振成像的各种具体临床应用都是通过其中一个脉冲序列或几个脉冲序列的组合得以实现的。

一、脉冲序列的构成和表达

任何脉冲序列都是射频脉冲、梯度磁场、信号采集的有序组合。射频脉冲（radio frequency pulse）就是具有一定宽度、一定幅度的电磁波。它是磁共振信号的激励源，因此在任何序列中，必须至少具备一个射频脉冲。射频脉冲的能量以射频的形式被自旋核系统吸收，然后同样以射频的形式被释放。在此能量的转换过程中遵循频率一致的原则，也就是说射频脉冲的频率必须与 larmor 频率一致。射频

脉冲的带宽（bandwidth）是对脉冲频率大小的描述，单位是赫兹或千赫兹；另一个描述射频脉冲的参数是激励角或翻转角（flip angle，FA），一般用角度或者弧度表示，它代表纵向磁化矢量接收射频能量以后向横向平面（XY平面）翻转的角度。例如，射频脉冲使纵向磁化矢量完全翻转至横向平面时，则激励角为90°。射频脉冲的能量越大作用时间越长，成像区域内纵向磁化矢量受激励后翻转的角度就越大。梯度磁场主要在层面选择、频率编码以及相位编码等过程中起关键作用，而信号采集则是脉冲序列的最终目的。

脉冲序列的表达方式主要有两种，分别是时序图和流程表达式。时序图中采用不同的波形符号来分别描述射频脉冲、梯度磁场和信号采集，以及它们之间的时间对应关系。时序图是最直观、最常用的脉冲序列表达方式，本章节中所有的脉冲序列均采用时序图的形式来表达。流程表达式则是用公式的形式来表示射频激励脉冲、梯度磁场、信号和各种延迟时间的先后顺序。

二、脉冲序列的分类

磁共振脉冲序列名目繁多，而且分类方法不一，下面给出脉冲序列常见的几种分类方法。

（一）按检测信号分类

由于外加磁场的不均匀性和质子间的自旋-自旋作用，质子进动过程不断失去相位的一致性，造成信号矢量在XY平面内的大小不断衰减。接收线圈在该过程获得的是一个随时间呈振荡衰减的信号，称为自由感应衰减（free induction decay，FID）信号。FID信号的衰减速度很快，一般在20ms内即衰减至零，因此在实际临床应用的大多数序列，接收线圈采集的并不是FID信号，而是回波信号。回波信号是指在质子群完全失去相位的一致性之前通过不同的技术使其相位重聚所获得的MR信号。质子失去相位一致性又称为去相位（dephase），质子的相位重聚又称为复相位（rephase）。去相位后的复相位可以通过施加射频脉冲来实现，也可以通过梯度场的切换来实现，前者方法采集的信号称为自旋回波，后者称为梯度回波。

由此可见，可供磁共振成像系统使用的信号共有三种形式，即FID、自旋回波和梯度回波。相应地，

可将脉冲序列分为三大类：直接测定 FID 信号的序列、测定自旋回波的序列（自旋回波序列）和测定梯度回波的序列（梯度回波序列）。

（二）按用途分类

按用途可将磁共振脉冲序列分为通用序列和专用序列两大类。通用序列是指用于人体各组织常规成像的序列，如自旋回波序列、快速自旋回波等。专用序列往往针对组织器官某项特定功能或组织特性，成像结果具有差别于常规序列的特点，如电影成像序列、血管成像序列、弥散成像序列、磁敏感成像序列以及脑功能成像序列等。随着磁共振成像技术的发展，专用序列越来越多地被开发并应用于临床，表现出了它们特有的优势。

（三）按扫描速度分类

根据脉冲序列的成像速度又可分为普通成像序列和快速成像序列两大类。

第二节　脉冲序列参数的意义

人体不同组织具有不同的氢质子密度、不同的弛豫时间（T_1 和 T_2）、不同的流动及化学位移效应等，这些因素都将对磁共振图像的信噪比、对比度产生影响。磁共振脉冲序列参数的意义就在于通过参数的设定和合理调整来实现和控制上述因素对图像的影响程度，也就是说根据检查组织的特点来具体设定相应的参数，以获得理想图像。一幅理想的磁共振图像需要具有良好的信噪比和对比度、良好的空间分辨力，同时还要兼顾检查时间。

磁共振脉冲序列涉及的参数很多，而且参数之间互相影响。其中少数如射频脉冲的大小、梯度磁场的大小和形式等由系统确定以外，其他参数如层厚、层间距、重复时间、回波时间、视野、矩阵等要按照一定的检查规范并结合受检者实际情况进行设定。

一、基本参数

（一）重复时间

重复时间（repetition time，TR）是指脉冲序列执行一次所需要的时间，也就是从第一个 RF 激励脉冲出现到下一周期同一脉冲再次出现时所经历的时间（图 17-1）。TR 直接影响磁化矢量受激励后的恢复程度。TR 越长，氢质子就有更长的时间进行纵向弛豫，组织纵向磁化矢量的恢复程度就越大。因此，TR 主要决定图像的 T_1 成分。对于磁共振信号而言，TR 越大，磁共振信号越强，但扫描时间延长。

（二）回波时间

回波时间（echo time，TE）是指 RF 激励脉冲的中心点到回波信号中心点的时间间隔。对于采集一个回波信号的脉冲序列而言，TE 是固定的，但在多回波序列中，由于采集的回波信号不止一个，因此有不同的 TE。通常将 RF 脉冲至第一个回波信号出现的时间称为 TE_1，至第二个回波信号的时间叫作 TE_2，依次类推（图 17-1）。TE 主要决定了图像的 T_2 对比，TE 越短，所获图像的 T_2 成分就越小，但图像的信号越高。在包括自旋回波和梯度回波的序列中，TR 和 TE 共同决定了图像的信号强度和对比度。

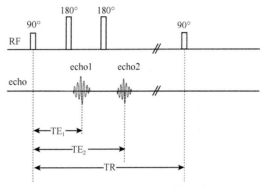

图 17-1　重复时间和回波时间的描述

（三）反转时间

如图 17-2 所示，在反转恢复脉冲序列中，180°反转脉冲与 90° 激励脉冲之间的时间间隔称为反转时间（inversion time，TI），两个 180° 脉冲之间的时间间隔为 TR，90° 脉冲和回波之间的间隔为 TE。当反转恢复序列以抑制某种信号为应用目的时，序列的 TI 根据不同组织的 T_1 值进行选择。为了抑制脂肪信号，选择短 TI（1.5T 场强为 150～175ms）扫描；为了抑制自由水，则选择长 TI（1.5T 场强为 2100～2500ms）扫描。为了增加如脑灰质和白质等组织的 T_1 对比时，则选择中等长度的 TI（1.5T 场强约为 750ms）。

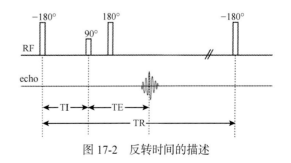

图 17-2　反转时间的描述

（四）矩阵

矩阵（matrix）分为采集矩阵和显示矩阵。对于二维图像而言，采集矩阵是指行和列方向上数据采集点的多少，对应于磁共振图像就是层面内频率编码和相位编码的步数。频率编码方向上的大小并不直接影响图像采集时间，而相位编码方向上的编码步数则直接影响图像采集时间。相位编码的步数越多，图像采集时间越长。采集矩阵和成像体素是一一对应的，在其他成像参数不变的情况下，采集矩阵越大，成像体素越小，图像层面内的空间分辨力越高，但信噪比下降。图像的显示矩阵则指图像具体呈现时的矩阵大小，显示终端的显示矩阵通常大于采集矩阵。

（五）视野

视野（field of view，FOV）是指实施扫描的解剖区域，亦称为扫描野。视野是一个面积的概念，大多数情况下为正方形。磁共振成像系统的最大视野由于磁场均匀度的影响而受到限制，在临床应用中的实际视野大小还受到所使用线圈有效范围的限制。在矩阵不变的情况下，视野越大，成像体素就越大，图像层面内的空间分辨力就越低，但图像的信噪比越高。

（六）层面厚度

磁共振成像的层面厚度（层厚）（slice thickness）是指被射频激发的组织厚度。在二维成像中，层面越薄，图像在层面选择方向的空间分辨力越高，但由于体素体积变小，图像的信噪比降低。因此在选择层厚的时候既要考虑到空间分辨力，同时要考虑到图像信噪比。磁共振成像的层厚是由层面选择梯度场强度和射频脉冲的带宽共同控制的。在射频带宽一定的情况下，梯度场强度越大，层面越薄；而在梯度场强一定的情况下，射频带宽越小，层厚越薄。

（七）层间隔

层间隔（slice gap）是指相邻两个层面之间的间隙。磁共振成像中，成像层面是由选择性射频激励脉冲和梯度磁场共同确定的。在理想情况下，只有层面内的氢质子被激励，但由于梯度磁场的线性、射频脉冲的选择性等因素影响，层面附近的质子往往也会受到激励，这样就会造成层面之间信号的相互影响，进而降低空间分辨力，这一效应称为层间干扰（cross talk）或层间污染（cross contamination）。为了减少层间污染，在二维磁共振成像时往往需要设置一定的层间隔。

（八）翻转角

翻转角又称射频激励角，是指在射频脉冲的激励下，层面内的宏观磁化矢量 M 偏离静磁场 B_0 的方向，与 B_0 间形成的偏转角度称为翻转角。翻转角的大小是由激励射频的强度（能量）和作用时间共同决定。射频强度越大作用时间越长，则造成磁化矢量的翻转角度越大。常用的翻转角有 90°、180° 和 GRE 序列的小角度。

（九）激励次数

激励次数（number of excitations，NEX）又叫信号平均次数（number of signal averaged，NSA），或信号采集次数（number of acquisitions，NA）。它是指每个相位编码步中信号采集的次数。NEX 增加有利于增加图像信噪比，但也同时增加了信号采集时间。激励次数增加一倍，图像信噪比为原来的 $\sqrt{2}$ 倍，但扫描时间增加一倍。一般的序列需要两次以上的 NEX，而快速 MRI 脉冲序列特别是屏气序列的 NEX 往往是 1 甚至小于 1（部分 K 空间技术）。

二、快速成像序列参数

（一）回波链长度

回波链长度（echo train length，ETL）是快速成像序列的专用参数，是指射频脉冲激发后所产生和采集的回波数目，对于 K 空间填充而言就是相位编码步的数目。在快速自旋回波序列中，由于回波链的存在，每个 TR 时间可进行多次相位编码，采集多个回波，填充多行 K 空间。因此，回波链也被称为快速成像序列的快速因子。回波链的存在将成比例减少 TR 的重复次数，缩短扫描时间，但随着回波链的增加也降低了 SNR，减少了允许扫描的最多层数，增加了图像模糊效应。图 17-3 所示回波链长度为 3 的快速自旋回波序列，图中 Gp 代表相位编码梯度。

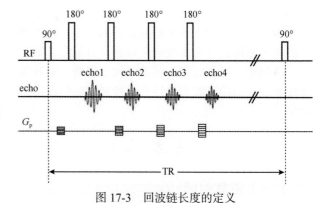

图 17-3　回波链长度的定义

（二）有效回波时间

在快速自旋回波序列中，一次射频脉冲激发后有多个回波信号产生，它们分别被填充在 K 空间的不同位置。由于每个回波信号的采集处于不同的 T_2 衰减时间，因此具有不同的 TE。有效回波时间就是指射频激励脉冲中点到填充于 K 空间中心的回波中点的时间间隔，也就是指处于 K 空间中心区域回波信号的 TE，因为 K 空间中心区的信号数据决定了图像的对比度，而 K 空间边缘的数据主要影响图像的空间分辨力。在所有快速自旋回波序列中，回波时间均为有效回波时间（effective echo time，TE$_{eff}$）。

（三）回波间隔时间

回波间隔时间（echo spacing，ESP）是快速自旋回波序列回波链中相邻两个回波中点之间的时间间隔。由于每个回波信号的采集处于 T_2 衰减的不同时间，导致所采集的信号在幅度上存在差异，因此缩短 ESP 有助于减小这种差异，进而降低由此造成的图像边缘模糊伪影（blurring artifact）。另外，ESP 的大小还会影响序列有效回波时间，在回波链长度相等的前提下，ESP 越小，TE$_{eff}$ 越短。

第三节　图像对比度与加权

一、T_1 值和 T_1 图像对比度

纵向弛豫时间是组织的固有属性之一。在相同场强的磁场环境下，不同组织具有不同的 T_1；同一组织在不同磁场的磁场中亦表现出不同的 T_1；更为重要的是，同一组织生理状态下的 T_1 和病理状态下的 T_1 同样表现不同。

表 17-1 给出了生理状态下人体主要组织在两种场强环境中的 T_1 值。

表 17-1　人体主要组织在不同场强下的 T_1 值（ms）

组织	T_1 值	
	1.0T 磁场	1.5T 磁场
脂肪	180	230
肝脏	270	323
肾脏		449
脾脏	480	554
肺		600
肌肉	600	870
灰质	520	656
血液	800	
脑脊液	2000	
水	2500	>4000

组织的 T_1 值越短，磁化矢量 M 的纵向分量 M_z（常称为纵向磁化）弛豫速度就越快，也就是说，在下一次射频激发时该组织的纵向磁化的恢复程度越高。如果组织的 T_1 值很长，则需要更长的时间其纵向磁化才能恢复。图 17-4 可用来说明 T_1 对比度的形成原理。

图 17-4 中纵坐标为纵向磁化 M_z 的相对恢复值，横坐标为时间。图中画出了两种组织的纵向弛豫曲

线，其中一种组织的 T_1 为 250ms，另一种组织的 T_1 为 500ms，任何时刻两条曲线的差值就代表图像上两组织间的对比度，这种对比度的差异就是主要由 T_1 值的差异形成的。当 $t=0$ 时，上述组织的 M_z 均为 0，表明两者间不存在对比度。随着两组织的磁化矢量以不同速率纵向恢复，形成相互间的 T_1 对比。当 t 足够长，两组织的 M_z 均接近其最大值 M_0 时，它们之间的 T_1 对比度几乎消失。

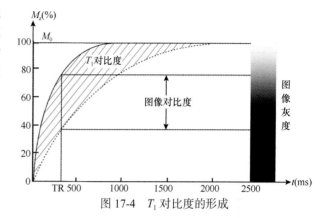

图 17-4　T_1 对比度的形成

二、T_2 值与 T_2 图像对比度

和 T_1 一样，组织的横向弛豫时间也是组织的本质特性之一。在相同场强的磁场环境下，不同的组织具有不同的 T_2，但 T_2 的场强依赖性不如 T_1。同样重要的是，同一组织生理状态下的 T_2 和病理状态下的 T_2 表现不同（图 17-5）。人体主要组织的 T_2 值如表 17-2 所示。

表 17-2　人体主要组织的 T_2 值和质子密度 N（H）值

组织	T_2 值（ms）	质子密度 N（H）（%）
肌肉	40	100
肝脏	50	91
胰腺		86
肾脏	58	95
脾脏	80	92
肺	79	1～5
脂肪	90	98
灰质	100	94
血液	180	90
脑脊液	300	96
水	2500	
皮质骨		1～10
空气		<1

图 17-5 描绘了两种 T_2 值不同的组织之横向弛豫曲线，纵坐标为横向磁化分量 M_{xy}，横坐标为时间。假设这两种组织从同一水平开始横向弛豫，但它们的 T_2 分别为 50ms 和 100ms。由于两者的 T_2 不同，

横向磁化 M_{xy} 将以不同的速率衰减，那么任何时刻弛豫慢（T_2 长）的组织比弛豫快（T_2 短）的组织都保持更高的剩余横向磁化，表现在图像上为信号的高低，两者之差即为 T_2 对比度。

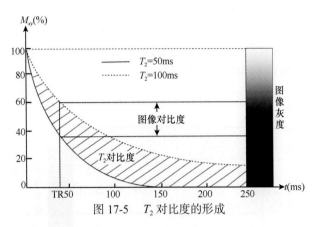

图 17-5　T_2 对比度的形成

三、质子密度值与质子密度图像对比度

体素内的氢质子密度决定了弛豫过程中纵向磁化的最大值 M_0，质子密度大，M_0 值就大。如果说图像产生的对比度反映了不同组织间的质子密度差，那么该对比度称为质子密度对比度，相应地，突出质子密度分布的图像称为质子密度加权像。人体主要组织的相对质子密度如图 17-6 所示。

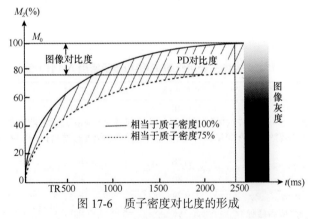

图 17-6　质子密度对比度的形成

质子密度对比度的产生原理如图 17-6 所示。图中的两条曲线分别代表两种质子密度不同的组织（分别为 75% 和 100%）弛豫过程。这种因质子密度不同而形成的不同磁化强度正是产生质子密度对比度的信号源。

要突出质子密度对比的图像，必须保证质子纵向磁化的充分恢复，因此 TR 值只能在弛豫过程的后期选取。经过 3 个 T_1 之后，组织的纵向磁化可恢复至稳态值的 95% 以上。因此，对某一成像组织来说，TR=3T_1 是保证产生几乎是单纯质子密度对比度

图像的前提。不过，由于人体组织间的质子密度差较小，质子密度像的图像对比度往往不及 T_1 图像及 T_2 图像。

四、图 像 加 权

一幅磁共振图像通常会受到组织 T_1、T_2、弥散、血流等因素的综合影响。通过调节 TR、TE、TI 或翻转角等脉冲序列参数，就可以突出上述影响因素中的某一项，并主要以该项因素产生图像的对比度，这样获取的图像称为加权像（weighted image，WI）。在目前的临床应用中，常见的加权图像有 T_1 加权像、T_2 加权像、质子密度加权像以及弥散加权像等等。

（一）T_1 加权像

T_1 加权像（T_1 weighted image，T_1WI）是指图像的对比度主要来自组织间的 T_1 差异。自旋回波或者快速自旋回波序列中采用短 TR（≤650ms）和短 TE（≤20ms）就可得到 T_1 加权像。采用短 TR 进行扫描时，脂肪等短 T_1 组织弛豫较快表现为高信号，而脑脊液等长 T_1 组织在给定 TR 时间内的弛豫量相对较慢而表现为低信号，两者在图像上表现出显著的 T_1 对比；同时短 TE 的应用又使采集的信号更少受到组织 T_2 值的影响。在反转恢复序列中，T_1 的对比主要受到 TI 的影响，而梯度回波序列中翻转角是 TR 和 TE 以外另一个影响图像对比度的重要参数。

（二）T_2 加权像

如果图像的对比差异主要表达了组织间的 T_2 值差异，则此类图像就是 T_2 加权像（T_2 weighted image，T_2WI）。T_2 加权像一般通过快速自旋回波获得，在该序列中采用长 TR（≥2000ms）和长 TE（≥60ms）的扫描参数。长 TR 的作用是使组织的纵向磁化矢量得到充分弛豫，所采集信号中的 T_1 效应被降低；采用长 TE 的目的是增大组织的 T_2 效应，提高 T_2 值对图像对比度的影响，突出液体等 T_2 较长组织的信号。

（三）质子密度加权像

质子密度加权像（proton density weighted image，PDWI），或者称为质子密度像（proton density image），主要表达的是不同组织间氢质子在含量上的差异。因此，在该权重的图像中必须尽可能减少组织 T_1 和 T_2 值对图像对比度的影响。临床上通常采用快速自旋回波获取质子密度加权像，选用长 TR（≥2000ms）和短 TE（≤20ms）的扫描参数。这里的长 TR 可使组织的纵向磁化矢量在下一个激励脉冲到来之前得到充分弛豫，以减少组织 T_1 对信号的影响，而短 TE 的作用则主要是降低组织 T_2 对图像

的影响。

（四）对比逆转

对比逆转（contrast reversal，crossover）是 T_2 加权像中一种特殊现象。在多回波成像（长 TR 的前提下分别取长、短不同的 TE 值）时，常会发现两种组织的黑白对比在不同 TE 的图像中发生了逆转。例如，在短 TE 的图像上脑组织信号比脑脊液高，但在长 TE 的那幅图像上脑组织信号却低于脑脊液，这种现象就是对比逆转，其基本原理可用图 17-7 表示。

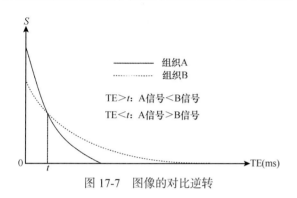

图 17-7　图像的对比逆转

第四节　自旋回波序列

一、自旋回波序列的检测原理

自旋回波序列是目前临床磁共振成像中最基本、最常用的脉冲序列之一。自旋回波是指以 90° 脉冲激励开始，后续施以 180° 相位重聚脉冲并获得回波信号的脉冲序列。

磁化矢量在受激励后的最初时刻，质子群以同一频率、相同相位的形式发生进动。由于外加磁场的不均匀性和质子间的自旋-自旋作用，原先同一频率进动的质子群产生进动频率上的差异，一部分以较快频率进动，一部分以较慢频率进动，其结果使进动快的质子在前，进动慢的质子在后，质子互相之间产生了相位差。由于各个氢质子间的核磁矩相移值大小不一，质子群的进动因此失去同步而分散在 XY 面内，这就是"频散导致相散"现象，该相位失散的过程也就是横向弛豫的过程。当最终出现 180° 的相位差时，矢量的幅度相互抵消。

与外加磁场不均匀性相关的 T_2^* 效应，以及质子间的自旋-自旋作用均可以使质子群在很短的时间内失去相位一致性，因此直接采集 90° 脉冲后面的 FID 信号，留给采样的时间是极其短暂的。如果一定的时间间隔以后，在 XY 平面内施加 180° 脉冲，其结果将使进动频率快的质子在后、频率慢的质子反而在前，然后仍以原有的频率继续进动。再经过相同时间的延迟，原先失相的质子群重新发生相位重聚，质子间相位差重新归于零。单一磁矩和质子群的失相和相位重聚过程如图 17-8 和图 17-9 所示。

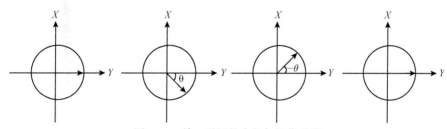

图 17-8　单一磁矩的失相与相位重聚

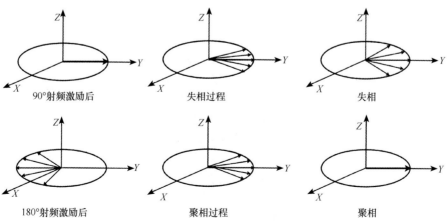

图 17-9　质子群的失相与相位重聚

质子群相位再次重聚时,XY 平面内的横向矢量再次达到最大,产生最大的信号强度。随后质子群又一次地去相位,接收线圈中又可再次检测到逐渐衰减的信号,这样形成一个逐渐升高后逐渐下降的回波信号称为自旋回波。自旋回波属于一种能量守恒的散焦-聚焦过程,也可称为散相 - 聚相过程。由于 180° 脉冲可反复施加,因此可以相应得到一系列的回波信号,但由于 T_2 衰减效应的存在,回波的幅度依次下降。图 17-10 所示即为多个 180° 脉冲激发了多个自旋回波,但回波幅度逐渐下降。

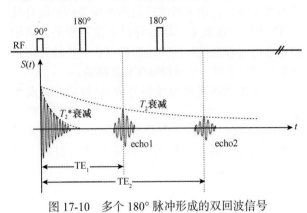

图 17-10　多个 180° 脉冲形成的双回波信号

二、自旋回波序列的时序及信号强度

图 17-11 为基本的自旋回波脉冲序列。图中 G_s 表示选层梯度,G_p 表示相位编码梯度,G_f 表示频率编码梯度。90° 脉冲是 SE 序列的激励脉冲(宽度约为 1ms),在它的作用下,宏观磁化矢量迅速倒向 XY 平面。180° 脉冲就是上面所说的相位重聚脉冲,它的作用是改变 XY 平面内质子群的进动方向,使失相的质子达到相位重聚。质子吸收 180° 脉冲的射频能量后,将以自旋回波的形式释放能量,回波信号的强度可用下面的解析式表示,其中 $N(H)$ 表示质子密度。

$$S=N(H)\,e^{-TE/T_2}\,(1-e^{-TR/T_1})\quad(17-1)$$

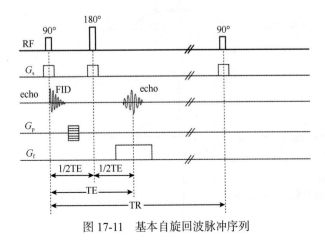

图 17-11　基本自旋回波脉冲序列

三、自旋回波序列的图像特征

自旋回波序列是磁共振成像最基础的序列,所获图像的权重最为确定,也就是说通过 TR、TE 的不同组合可以获得特定权重的图像,包括 T_1 加权、T_2 加权以及质子密度加权图。T_1 的权重随着 TR 的增加而下降(图 17-12),T_2 的权重则随着 TE 的增加而增加(图 17-13)。和梯度回波序列相比,由于自旋回波序列中 180° 重聚脉冲的应用,磁场的不均匀性以及磁敏感性差异造成的图像伪影较少,而且化学位移伪影也较梯度回波少,这也是自旋回波序列的另一优势。

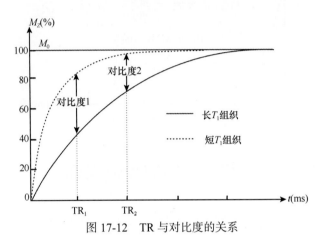

图 17-12　TR 与对比度的关系

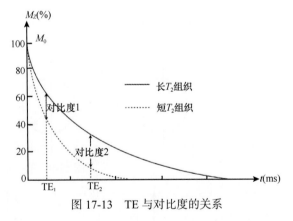

图 17-13　TE 与对比度的关系

四、自旋回波序列的多层面成像和多回波成像

在实际应用中,根据成像质量和速度的不同要求,发展了许多以自旋回波序列为基础的脉冲序列,形成了所谓的自旋回波序列家族(spin echo sequence family)。例如,有单回波 SE 序列、双回波 SE 序列和多回波 SE 序列;也有单层面 SE 序列和多层面 SE 序列等。这里仅介绍临床应用最广的多层面 SE 序列和多回波 SE 序列的原理。

多层面成像（multiple slice imaging），是一种可显著提高扫描效率的自旋回波成像技术（其他序列也可采用多层面技术）。该技术的应用背景是，磁共振成像时的射频激发、层面选择、频率编码、相位编码等工作的作用时间远小于 TR，余下了很多对于硬件系统而言的"空闲时间"，而且这部分"空闲时间"是固定的。在"空闲时间"内射频系统，梯度系统等均处于闲置的不工作状态，这样就可以被利用起来进行其他层面的成像。多层面成像技术就是利用了这部分的"空闲时间"，在一个 TR 内完成系统允许范围内的所有层面扫描，即在 TR 相同的前提下，多层面成像与单层面成像所花费的时间基本相同。在一个 TR 内能够采集的层面数量与"空闲时间"的长短密切相关，具体而言受到 TR、TE 以及回波信号采样时间限制。序列的 TE 越短或 TR 越长，"空闲时间"越长，在一个 TR 周期内能够完成成像的层面就越多。图 17-14 显示了相同 TE 条件下多层面 SE 成像中 TR 与层数的关系，TR 越长，层数越多。图 17-15 显示了同一 TR 条件下多层面 SE 成像中 TE 的长短与层数的关系，TE 越短，层数越多。

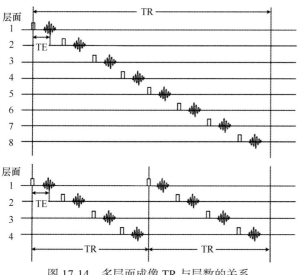

图 17-14 多层面成像 TR 与层数的关系

自旋回波序列多回波成像（multi-echo spin echo sequence）是指在施加 90° RF 脉冲之后，使用多个 180° 重聚脉冲以产生多个回波信号，并生成多幅图像的成像序列。多回波序列的读出阶段，每个回波信号均需开启一次读出梯度去采样，但各回波的相位编码梯度却是相同的，所采集的数据被置于各自不同的原始数据 K 空间中，相应生成多幅图像。因此，与单回波的 SE 序列相比，多回波 SE 序列在 TR 相等（即扫描时间相同）的情况下可以得到多幅图像，而且图像的权重不一。通常采用两个回波，即双回波（double echo）序列，使得一次扫描同时

获得两幅不同对比度的图像：一幅可以为质子密度加权像，另一幅则为 T_2 加权成像。在多回波 SE 序列中，由于回波信号是逐渐降低的，因此当回波数目获取太多时，后面回波生成的图像信噪比明显下降。多回波 SE 序列的另一用处是，利用多个回波信号的衰减关系可以计算受检组织的弛豫率（T_1、T_2）。自旋回波序列的多回波成像如图 17-16 所示。

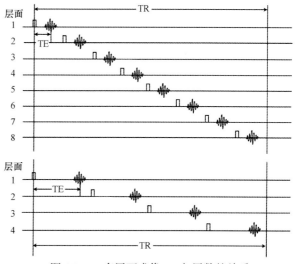

图 17-15 多层面成像 TE 与层数的关系

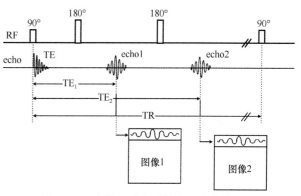

图 17-16 自旋回波序列的多回波成像技术

五、快速自旋回波序列

快速自旋回波（fast spin echo，FSE）序列最早以弛豫增强有关的快速采集（rapid acquisition with relaxation enhancement，RARE）的概念提出，后来各公司命名有所不同，常见的名称有 FSE（fast spin echo）、TSE（turbo spin echo）、RISE（rapid imaging spin echo）。与多回波 SE 序列有些类似，该序列仍以 90° 激发脉冲开始，随后同样应用一系列 180° 脉冲来产生多个回波信号。不同之处主要在于，自旋回波多回波序列的每个回波信号在采集时的相位编码梯度是相同的，因此每个回波被置于不同的 K 空间中，从而生成多幅不同权重的图像；

而快速自旋回波序列多个回波信号的采集具有不同的相位编码梯度，它们被放置于同一 K 空间中，因此最终重建出单一权重的图像。快速自旋回波序列的回波数量一般比多回波自旋回波序列要多，通常

在 4～30 个之间。快速自旋回波序列的回波数有一个专有的名称，称为回波链（echo train），每个回波链中包括的回波个数称为回波链长度。图 17-17 表示五个回波的快速自旋回波序列。

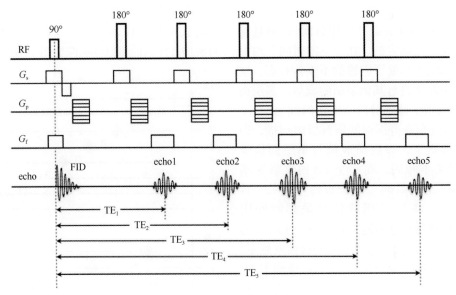

图 17-17 快速自旋回波序列

以上图 17-17 的采集方式，序列在一个 TR 内将采集五个回波信号，所有五个回波信号的数据均被填充于同一 K 空间中的五行傅里叶线（图 17-18）。因此，要完成整个 K 空间数据的填充，所需的 TR 数量就降为单个回波时的五分之一。如果 ETL 进一步增加，甚至可以仅用一个或数个 TR 的数据填满整个 K 空间并重建出一幅完整的图像。由此可见，快速自旋回波序列可以使扫描速度成倍提高。需要注意的是，这些回波信号的采集时间点是不同的，具有不同的 TE 值。因此，在快速自旋回波序列中的 TE 通常被描述为有效 TE。

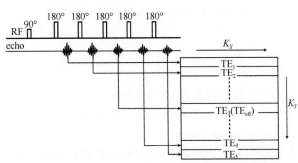

图 17-18 快速自旋回波序列的数据采集与 K 空间填充

快速自旋回波序列的 ETL 越长，扫描速度越快，故又将 ETL 称为快速因子。假设图像的采集矩阵为 256×256（频率编码步 × 相位编码步），则图像的 K 空间由 256 行数据组成，每行数据有 256 个点。如果采用 ETL 为 8 的快速自旋回波序列，一个 TR 可以填充 8 行的 K 空间数据，则重复执行次数为

256/8=32，即只要 32 个 TR 时间，数据就可以填满整个 K 空间的数据，扫描时间也就缩短为原来的 1/8。

六、多层面快速自旋回波序列

为了提高扫描速度，和多层面 SE 序列相同，在 FSE 序列中同样可以采用多层面成像的方法，即在同一个 TR 时间内激发其他多个成像层面，以获得多层面的数据，图 17-19 即为多层面 FSE 序列的时序图，图中序列在同一 TR 内共激发了三个层面。

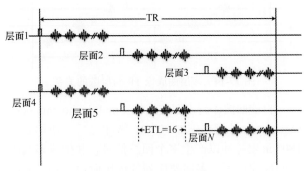

图 17-19 多层面 FSE 序列

如果按图 17-19 所示，ETL 为 16，则在每个 TR 内可激发三个层面，每个层面将获得 K 空间的 16 条数据线。同样以采集矩阵为 256×256 的成像为例，按上述的采集方式，需要 16 个 TR 周期即可完成 3 个层面所有数据的采集。

七、单次激发快速自旋回波序列

随着磁共振软硬件技术的进步，FSE 序列也有很大改进，采集速度进一步加快，其中以单次激发快速自旋回波（single shot-fast spin echo，SSFSE）序列为代表。单次激发快速自旋回波序列有如下特点：

1. 扫描速度快　一次 90° 脉冲激励后，采用连续的 180° 重聚脉冲采集并填充 K 空间所需的所有回波信号。扫描速度更快，可达亚秒级的成像速度。该序列应用于体部成像时，即使患者不屏气也可以获得无明显呼吸运动伪影的图像。

2. T_2 权重较大　由于 ETL 很长，回波链中大部分回波的 TE 较长，因此所得到的图像是权重较大的 T_2 加权像。

3. 模糊效应明显　同样由于 ETL 太长，图像的模糊效应较为明显，并造成一定程度的图像对比度下降。

目前的临床应用中，SSFSE 通常与半傅里叶采集技术相结合，形成半傅里叶采样的 SSFSE 序列，即 HASTE（half-Fourier acquisition single-shot turbo spin-echo，HASTE），它最大特点是以非常快的扫描速度获得所需的 T_2 加权像。

第五节　梯度回波序列

一、梯度回波序列的检测原理

梯度回波（gradient echo，GRE）序列又叫场回波（field echo，FE）序列，是指通过频率编码方向上的梯度场翻转而产生回波信号的序列，它与自旋回波序列的主要区别在于两者产生回波的方式不同。在梯度回波序列中，射频激发脉冲一结束，便在读出梯度（频率编码）方向上施加一个如图 17-20 所示的先负后正的梯度脉冲。梯度脉冲的这种方向变化称为梯度翻转（gradient reversal），该梯度翻转与主磁场 B_0 叠加后，读出方向的磁场将经历一次从大到小，又从小到大的变化过程，造成该方向上质子群的进动频率也随之发生变化并因此产生回波信号。这种由梯度场切换而产生的回波信号称为梯度回波。梯度回波与自旋回波的另外一个不同点在于，自旋回波序列以一个 90° 脉冲进行射频激励，将磁化矢量完全翻转至 XY 平面进行成像；而梯度回波序列的射频激励脉冲通常小于 90°，以磁化矢量在 XY 平面内的分量 M_{xy} 进行成像。

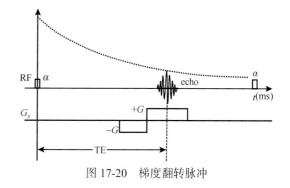

图 17-20　梯度翻转脉冲

二、小角度激励及其应用

受射频激励的磁化矢量需要一定的时间才能通过纵向弛豫恢复到稳定状态。如果连续在磁化矢量恢复之前实施下一次激励，则磁化矢量将越来越小，自旋系统的质子逐渐出现饱和，导致信号幅度变小甚至消失。为此，通常的成像序列，需采用一定长度的 TR 值以保证氢质子得到充分的纵向恢复，保持一定幅度的信号强度，特别是翻转角度较大时。长 TR 在保证图像信噪比的同时，带来的缺点是限制了成像速度。如果进行射频激发的翻转角远小于 90°，则可以在纵向磁化矢量分量改变较小的情况下，得到较大的横向磁化矢量分量用于成像。例如，当翻转角 $\alpha =30°$ 时，磁化矢量的纵向分量 M_z 和横向分量 M_{xy} 分别为：

$$M_z=M_0\cos30°=0.0866M_0 \qquad （17-2）$$
$$M_{xy}=M_0\sin30°=0.5M_0 \qquad （17-3）$$

显然，30° 的翻转角度使 M_z 仍保留在初始矢量值的 87% 左右，但横向矢量分量 M_{xy} 却有初始值的 50% 可供成像。其结果是我们可以选择尽可能小的 TR，且对下一个周期的纵向磁化矢量影响很小，但是仍然能够接收到足够大的回波信号。当然，和 90° 的射频激励脉冲相比较，M_{xy} 的减小将使信号幅度变小，这也是梯度回波序列图像的信噪比低于自旋回波序列的根本原因。基本梯度回波序列的时序如图 17-21 所示。

其中 G_s、G_f 和 G_p 分别表示选层梯度、读出梯度和相位编码梯度；ϕ_s、ϕ_f 和 ϕ_p 分别表示层面方向、频率编码方向和相位编码方向上的相位差。当射频脉冲激发组织后，选层梯度方向马上出现相位差，但紧接着的负向梯度脉冲又很快将其平衡为零，这里的负向梯度就是所谓的相位平衡梯度。在读出方向，反向梯度（称为相位发散梯度）的出现使该方向出现反向相位差，随后相位差朝正向变化，形成可供利用的回波。此后，正相位差继续加大，直到读出梯度结束（其相位差被保留）。

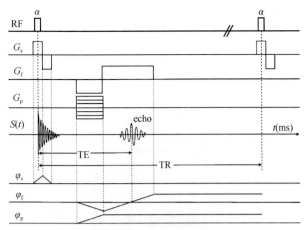

图 17-21　基本梯度回波脉冲序列及其相位变化

三、扰相梯度回波和稳态梯度回波

在梯度回波序列中，由于 TR 会小于组织 T_2 值，本次射频激发产生的横向磁化残余将对下一周期回波信号造成较大的影响，导致图像出现带状伪影（banding artifact）。由此可见，在下一个射频激发之前，处理好残余的横向磁化是很有必要的。根据图像权重的不同要求，通常用相位破坏和相位重聚两种方法来减少残余横向磁化矢量的影响，两者的共同之处在于均需施加一定的梯度磁场。

横向磁化或磁化矢量 M 的横向分量 M_{xy} 是由小磁矩的相位相干所形成的。因此，只要破坏其相干性，剩余 M_{xy} 就会消失，而磁化矢量 M 的纵向分量 M_z 不受影响而依然存在。破坏 M_{xy} 的一种常用方式是在一定的方向上施加梯度磁场，所使用的梯度称为扰相梯度或相位破坏梯度（spoiling gradient），相应的脉冲序列称为扰相梯度回波（spoiled gradient echo，SPGR）。扰相梯度一般于信号读出后至下一个脉冲到来之前的时间从三个梯度方向同时加入（图 17-22），使三个方向均出现同方向的相位发散，使横向磁化矢量趋于零。这样，下一个 RF 激励出现时就不会有相干信号的存在，消除了 M_{xy} 对下一个回波信号的影响。实施扰相的梯度回波序列可以在较短的 TR 下获得更大权重的 T_1 加权像，但序列中由于额外梯度磁场的加入会增加机器负担并小幅度延长 TR。实现扰相的另一方法是在每个后续 RF 中都添加一定的相位偏移量，造成残余横向矢量的相位移。两种扰相方法的共同目的都是为了消除 M_{xy} 残余量的对回波信号的影响。

上述 M_{xy} 残余量如果不加以处理，将被保持至下一周期，并且在经过数个周期后，此残余量达到一个稳态的值。实际上，为了保存这个稳态的分量产生了另一种对横向磁化进行处理的方法叫相位重聚，其思路与扰相正好相反。该方法不仅不消除质子

的相位相干状态，反而在相位编码和频率编码两个方向施加适当的反向梯度使相位重聚（图 17-23），促使"零相位"的出现。这一反向梯度就称为相位重聚梯度（phase refocusing gradient）或相位补偿梯度（compensation gradient），相应的脉冲序列称为稳态梯度回波（gradient-recalled acquisition in the steady state，GRASS）。这种用梯度脉冲进行相位重聚的方法仍然会加大梯度系统的负担。

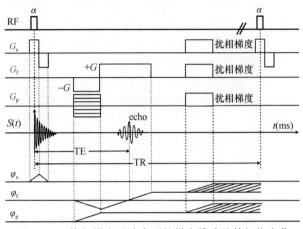

图 17-22　扰相梯度回波序列的梯度脉冲及其相位变化

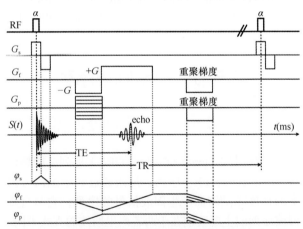

图 17-23　稳态梯度回波序列的梯度脉冲及其相位变化

按照序列对剩余横向磁化矢量的处理方法，梯度回波序列家族（gradient echo sequence family）分为两大类，一是采用扰相技术的序列，另一类为采用相位重聚技术的序列。

四、梯度回波序列的图像特点

在梯度回波序列中，梯度的翻转将使读出梯度方向的磁场均匀性遭到暂时性破坏，从而导致氢质子快速去相位（横向弛豫加快），这种由于外加磁场的不均匀性导致的快速横向弛豫现象称为梯度回波序列的 T_2^* 效应。梯度回波的信号强度可用下面的解析式描述。

$$S=k[H]\frac{\sin\alpha(1-e^{-TR/T_1})}{[1-(\cos\alpha)e^{-TR/T_1}]}e^{-TR/T_2^*} \quad (17-4)$$

由上式可见，梯度回波的信号强度是 TE、TR 和射频翻转角 α 的函数。调整这些参数即可改变图像的对比度，达到图像加权的目的。上式还表明，梯度回波信号几乎与 T_2 无关，影响图像权重的组织本质特性是其 T_1 值和 T_2^* 值。

和 SE 序列一样，TE 在 GRE 序列中仍然控制着图像的对比度，增大 TE 将增大信号的 T_2^* 依赖性，等同于增加图像 T_2^* 的权重。序列中 TR 对图像对比度的影响同 SE 序列中 TR 的作用类似。在 TE 和 α 一定的前提下，TR 越短，图像的 T_1 权重越大，SNR 越低，但短 TR 是 GRE 序列的一大特点。GRE 序列中激励角也是图像特点的重要决定因素。α 越接近 90°，图像越类似 SE 序列。

图 17-24 显示了三种 TR 取值时的 α-S 曲线。当 TR 取值为 $0.9T_1$（接近于 T_1）时，α 在 90° 附近才取得信号的最大值；当缩短 TR 到组织 T_1 的 1/10 长度（TR=$0.1T_1$）时，则只需 30° 左右的小激励角度就可取得信号的最大值。当然，这时的信号幅度要比长 TR 或 90° 激发时的信号小得多。

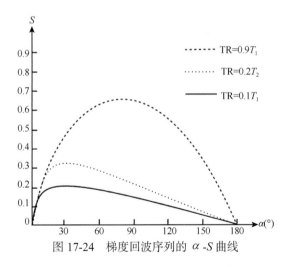

图 17-24 梯度回波序列的 α-S 曲线

快速小角度激发序列（FLASH）采用较短的 TR 和 TE，较易得到 T_1 加权像。在 FLASH 序列的图像上，血流与周围组织的对比一般较强，利用这一特点可使流动较快的小血管得到充分显示。此外，FLASH 序列对水和脂肪组织均比较敏感，它的快速成像特性还常被用来进行动态研究，如关节活动的功能性研究、对比剂的动态观察、结合心电门控对心脏和大血管进行动态的电影成像以及用于血管造影等。

五、梯度回波序列的应用特点

GRE 序列能用于快速三维容积成像，并具有如下优点：

1. 扫描速度快 小于 90° 脉冲激发，纵向弛豫加快，可用短 TR 成像，提高了扫描速度。

2. 增加了磁敏感性的检测并减少射频能量沉积 用梯度场的翻转代替 180° 聚相脉冲，这不仅实现了短 TR 扫描，而且增加了对磁敏感性的检测（出血等），有效减少受检者的射频能量沉积。

3. 实现对流动血液的成像 GRE 序列除了对梯度系统的要求较高，梯度噪声较大外，其图像信噪比下降、不能获取纯 T_2 加权图像，且化学位移伪影及磁敏感伪影增加。

第六节 反转恢复和快速反转恢复序列

一、反转恢复的原理

反转恢复（inversion recovery，IR）序列由一个 180° 射频脉冲，加上自旋回波或快速自旋回波序列所组成。用 180° 射频脉冲对组织进行激发，将组织的宏观纵向磁化矢量（+Z 轴方向）偏转到主磁场相反的方向上（-Z 轴方向），该 180° 脉冲就被称为反转脉冲。180° 反转脉冲到 90° 脉冲中点的时间称反转时间（inversion time，TI）。

反转脉冲施加后具有以下特点：组织纵向弛豫过程延长，组织间的纵向弛豫差别加大，即 T_1 对比增加；180° 脉冲激励后，纵向磁化矢量先从负值最大逐渐变小，到达零点，再从零开始在与主磁场相同的方向上（+Z 轴方向）逐渐增加到最大；当某组织纵向磁化矢量恢复至零的时刻给予 90° 脉冲激发，该组织由于无宏观纵向磁化矢量，也无法产生横向磁化矢量，则不产生磁共振信号，即该组织信号被抑制。利用这一特点，反转恢复序列可以通过设置 TI 来选择性抑制特定 T_1 值的组织信号，如临床上常规应用的脂肪抑制、自由水抑制。

二、反转恢复序列

反转恢复（inversion recovery，IR）序列实际上是在自旋回波序列前施加了一个 180° 的反转脉冲。也就是说在反转脉冲之后再依次施加 90° 脉冲和 180° 聚相脉冲，并采集一个回波信号（图 17-25）。该序列增加了组织间的 T_1 对比，可以作为 T_1 加权序列应用于临床。在反转恢复序列中，180° 反转脉冲中点至 90° 脉冲中点的时间间隔为反转时间（TI），90° 脉冲中点到回波中点的时间间隔定义为 TE，两个相邻的 180° 反转脉冲中点的时间间隔定义为 TR。为了保证在下一次 180° 反转脉冲前各组织的纵向磁化矢量都能基本回到平衡状态，以保持 TI 对比度，要求足够长的 TR，一般为 T_1 的 3～4 倍。在反转恢复序列用以获得 T_1 加权图像时，图像的 T_1 对比主要是由 T_1 来决定的，一般选取两组织 T_1 值的中间值，而 TR 的作用在于氢质子充分的纵向弛豫以保证图像的信噪比。

反转恢复序列具有以下特点：组织的 T_1 对比优于自旋回波序列；一次反转脉冲后序列仅采集一个回波信号，而且 TR 很长，导致扫描时间很长。该序列主要用于增加脑灰白质之间的 T_1 对比，对儿童髓鞘发育研究有较高价值。由于反转恢复序列的扫描时间长，在实际的临床应用中的相对较少，目前已被快速反转恢复序列所替代。

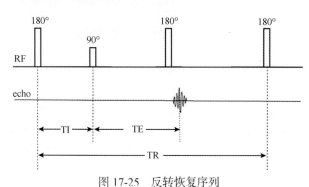

图 17-25 反转恢复序列

三、快速反转恢复序列

快速反转恢复（fast inversion recovery，FIR 或 turbo inversion recovery，TIR）序列也称为反转恢复快速自旋回波（IR-FSE 或 IR-TSE）序列。快速反转恢复序列是一个 180° 反转脉冲和随后的一个快速自旋回波序列构成（图 17-26）。90° 脉冲中点到回波中点的时间间隔定义为 TE，但由于多个回波的原因，TE 为有效 TE；相邻的两个 180° 反转脉冲中点的时间间隔为 TR。

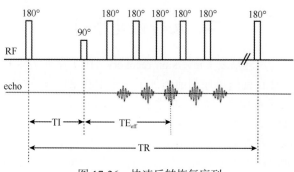

图 17-26 快速反转恢复序列

快速反转恢复序列除了明显提高成像速度外，其图像还具有以下特点：

1. T_1 加权图像效果不如反转恢复序列 由于回波链的存在，该序列在应用于获得 T_1 加权图像时，其效果不如反转恢复序列，但优于快速自旋回波。

2. 模糊效应明显 由于回波链的存在，图像上出现与快速回波序列类似的模糊效应。

3. 选择性抑制特定组织信号 设定不同 T_1，选择性抑制特定组织信号。在 TR 足够长的情况下，抑制某种组织信号的 T_1 值为该组织 T_1 值的 69.3%。

四、快速反转恢复序列的临床应用

（一）短反转时间反转恢复序列

脂肪组织在 T_1 加权图像以及自旋回波 T_2 加权图像上均呈现为高信号，而许多病变组织在同样的 T_2 加权以及增强后的 T_1 加权图像上亦表现为高信号，两者容易造成混淆。短反转时间反转恢复（short TI inversion recovery，STIR 或 short time inversion recovery）序列可以抑制高信号的脂肪组织，以便更清晰地显示病变；判断高信号组织中是否含有脂肪成分。

在 1.5T 场强中，脂肪组织的 T_1 值约为 230ms，相应的 TI 值为 160ms 左右。在 TR 足够长的前提下，如果 90° 射频脉冲在反转脉冲后 160ms 时间点激发，此时脂肪组织的纵向磁化矢量过零点，不接收 90° 脉冲的射频能量，因此其信号被抑制（图 17-26）。该技术对磁场强度的依赖性小，适用于大范围、偏中心脂肪抑制。

（二）液体抑制反转恢复序列

液体抑制反转恢复（fluid attenuated inversion recovery，FLAIR）序列类似于高信号的脂肪对病变显示的影响，T_2 加权图像上更高信号的自由水同样会影响其周边病变的显示，特别是在脑部或脊髓等神经系统的应用中。例如，当大脑皮质病变、脑室旁病变等相对较小且靠近脑室或蛛网膜下腔时，在 T_2 加权图像上呈现略高信号或高信号的病灶常常被更高信号的脑脊液掩盖而显示不清。如果能把脑脊液的信号加以抑制，病灶就能得到充分暴露。FLAIR 序列，即黑水序列，是一种能够有效抑制脑脊液信号的成像技术。

FLAIR 序列实际上就是长 TI 的快速反转恢复序列，因为脑脊液的 T_1 值很长，在 1.5T 场强中为 3000～4000ms，选择 TI 为 2100～2500ms 时，可有效抑制脑脊液信号（图 17-27）。

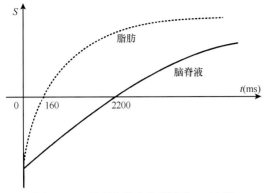

图 17-27　抑制脂肪和脑脊液的 TI 选择

（三）快速反转恢复 T_1WI 序列

快速反转恢复 T_1WI 序列也被称为 T_1 FLAIR 序列。它利用了反转恢复序列可以增加图像 T_1 对比的特性，主要用于脑实质的 T_1WI。其图像大脑灰白质间的 T_1 对比明显优于自旋回波或快速自旋回波的 T_1WI 序列。该序列属于快速反转恢复序列，关键在于 TI 的选择。以 1.5T 的扫描机为例，TI 选择 700ms 左右，相应的 TR 为 2000～2500ms，ETL 为 4～8，并把回波链中的第一个回波填充在 K 空间的中央（即选择最短的有效 TE）。

第七节　平面回波成像序列

EPI 是 MRI 中速度最快的一种成像方法，可以在 30ms 之内采集一幅完整的图像，使每秒钟获取的图像达到 20 幅以上。它不仅能使运动器官"冻结"显示清晰的断层图像，而且可以在不使用门控的前提下实时显示心脏的动态图像。但由于图像质量的原因，目前临床大多 EPI 序列的应用领域在于脑功能成像、弥散成像和灌注成像等方面。

一、平面回波序列的检测原理

EPI 并不是一种脉冲序列而是一种数据采集方式。EPI 和梯度回波或者自旋回波相结合形成相应的梯度回波 EPI 或自旋回波 EPI 序列。在 EPI 序列中，读出梯度是一种按正弦波形式振荡的梯度场，其振荡频率在 0.5～1kHz 之间。以读出方向连续施加梯度场的方法来产生多个梯度回波，这些回波信号被直接采样后填入 K 空间，并被分别进行编码。EPI 序列可以在一次激发后得到图像所有的空间信息（图 17-28）。

GRE-EPI 和 SE-EPI 主要区别是激励方法不同。SE-EPI 采用 180° 脉冲以消除一定程度的磁场不均匀

性影响，而 GRE-EPI 则没有应用 180° 脉冲而产生 T_2^* 权重。两者在回波信号的采集方式上是相同的，即读出梯度在高速切换中工作，每测量一条数据线切换一次，或者说在每个振荡周期中测量一条数据线；相位编码梯度在一条线测量完后短暂施加。快速通过的 K 空间迂回轨迹填充方式使得 EPI 执行周期中无死期出现，效率高。

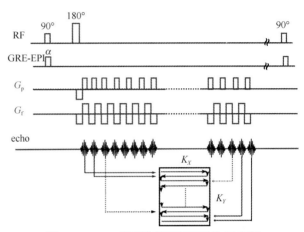

图 17-28　EPI 序列及其迂回采样的 K 空间

如果 EPI 序列是在一次激发后获得图像重建的全部数据，则被称为单次激发 EPI（single shot EPI，SS-EPI），也有叫作 Snapshot EPI。它是 EPI 序列的标准形式。对于单激发 EPI 序列来说，要在一次激发后获取重建图像的所有数据，则要求读出梯度在整个回波链的读取时间内进行上百次（取决于图像的相位编码步数）的连续振荡。因此，单激发 EPI 对设备硬件，包括磁场强度尤其是梯度系统的要求特别高，其梯度场强在 20mT/m 以上，梯度切换率为 80T/（m·s）以上。能以这种方式工作的梯度系统称为振荡梯度（resonant gradient，oscillated gradient）。

与单次激发 EPI 不同的是，多次激发 EPI（multi-shot EPI，MS-EPI）的 K 空间要通过多次迂回扫描才能填满。与单次激发 EPI 相比，多次激发 EPI 对梯度的要求相对较低，磁化率伪影也较少，但扫描时间较长。

从数据采集的角度来看，MS-EPI 与 FSE（图 17-29）非常近似，FSE 也可在每次激发后收集多个相位编码步后生成的回波信号。两者的最基本区别在于信号的形成方式不同：FSE 用一连串的 180° 重聚脉冲来产生所需的回波信号，而 MS-EPI 是利用梯度的振荡实现的。因此，MS-EPI 的回波链时间（回波链中所有回波占据的时间以及回波间隔的时间）远比 FSE 的为短。

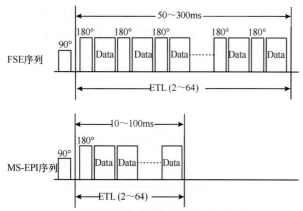

图 17-29 FSE 序列和 MS-EPI 序列回波链时间的比较

二、平面回波序列的特点及其应用

EPI 图像的对比度取决于它使用的预脉冲。SE-EPI 因为 180° 脉冲的应用消除了磁场不均匀性的影响，可以高速获取 T_2 加权像。与标准 SE 序列不同的是，EPI 的全部数据是在一次或几次射频激发后获取，TR 足够长，因而图像中基本不包含 T_1 成分。GRE-EPI 没有 180° 脉冲，图像为 T_2^* 权重且成像较快。如果要应用 EPI 获取 T_1 加权图像，一般采用反转恢复方式，施加 180° 反转脉冲来实现。

EPI 序列能有效地减少各种运动对图像质量的影响，可以进行心脏的高速形态学和功能成像

研究。目前，EPI 序列广泛地应用于弥散加权成像（diffusion weighted imaging，DWI）、弥散张量成像（diffusion tensor imaging，DTI）、灌注加权成像（perfusion weighed imaging，PWI）以及功能磁共振成像（functional magnetic resonance imaging，fMRI）等方面。这些特殊成像将在应用技术章节介绍。

第八节 基于螺旋桨技术的快速自旋回波及快速反转恢复序列

螺旋桨技术（periodically rotated overlapping parallel lines with enhanced reconstruction，PROPELLER），Siemens 公司为刀锋技术（blade）是 K 空间放射状填充技术与快速自旋回波或快速反转恢复序列相结合的产物。

一、基 本 原 理

常规快速自旋回波因为回波链的存在，各个回波信号分别进行频率编码和相位编码后，以顺序或对称性的填充轨迹填充于 K 空间，每个信号填充一行 K 空间数据。如果信号平均次数（NEX）等于 1，这种顺序或者对称性的 K 空间填充方式对于不管是中心区域还是周边区域，都只有一次信号的填充（图 17-30）。

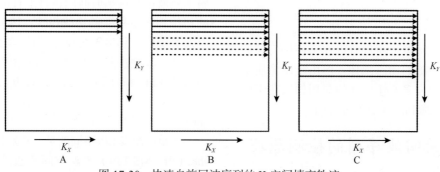

图 17-30 快速自旋回波序列的 K 空间填充轨迹

如果采用单纯的 K 空间放射状填充方式，这种填充轨迹只需要进行频率编码而无须相位编码，但只能用于单回波的 SE 或 GRE 序列。单纯的 K 空间放射状填充方式在一个 TR 期间采集一个回波，填充一条 K 空间线；在下一个 TR 期间，沿频率编码梯度场方向旋转一个很小的角度采集另一个回波，填充相应角度的另一条 K 空间线，如此直至填满整个 K 空间（图 17-31）。这种填充方式在其 K 空间中心区域有诸多信号的重叠，而 K 空间周边数据的密集度相对较少。为保证图像足够的空间分辨力，为了达到 K 空间周边区域的信号填充需要足够的密集

度，单纯 K 空间放射状填充技术需要采集很多次的信号。

Propeller 技术就是在基本序列为 FSE 或 FIR 的基础上，K 空间的数据采用了放射形状的填充方式。在一个 TR 期间按回波链采集回波，每个回波分别进行频率编码和相位编码后，作为一组数据平行地填充于某一角度相应多行的 K 空间线，这一组填充信息被称为螺旋桨（propeller）叶片或刀锋（blade）。在下一个 TR 期间采集另一个回波链，在旋转一定角度后同样平行地填充于 K 空间，形似螺旋桨的叶片。直至填满整个 K 空间，填充轨迹类似于螺旋桨

的运动（图 17-32）。Propeller 技术的 K 空间填充是平行填充与放射状填充的结合，平行填充使 K 空间周边区域在较短的采样时间内具有较高信号密集度，保证图像的空间分辨力；放射状填充则使 K 空间中心区域有较多的信号重叠，提高了图像的信噪比并减少了运动伪影。

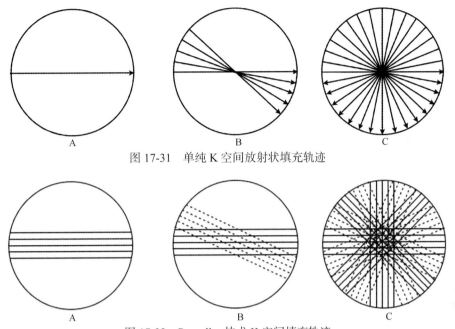

图 17-31 单纯 K 空间放射状填充轨迹

图 17-32 Propeller 技术 K 空间填充轨迹

二、数据处理

Propeller 技术并非采用放射状 K 空间填充轨迹的 FSE 或 FIR 序列，利用该技术去除运动伪影还涉及很多数据处理。Propeller 技术的数据处理步骤为：信号采集、相位校正、旋转校正、平移校正、相关性加权、图像重建。

三、技术特点

Propeller 技术具有以下特点：① K 空间中心区域有大量的信息重叠，图像有较高的信噪比，为数据的校正提供了更多的信息。②低频的运动信号不再沿相位编码方向被重建，而是沿着放射状的方向被抛射到 FOV 以外，运动伪影明显减轻。③ Propeller 技术采用的是 FSE 或 FIR 序列，受磁场不均匀性的影响较小，不易产生磁敏感伪影。

四、临床应用

Propeller 技术已在临床得到较为广泛的应用，目前临床应用主要包括以下几个方面。

1. Propeller FSE T_2WI Propeller FSE T_2WI 具有更高的信噪比，运动伪影也明显减轻（图 17-33），主要用于颅脑检查，也可用于腹部等其他部位成像。

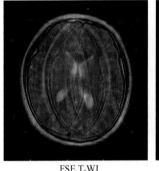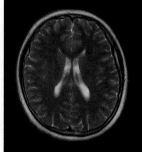

FSE T_2WI　　　　　　Propeller T_2WI

图 17-33 Propeller T_2WI 运动伪影明显减轻

2. Propeller T_2 FLAIR 相比常规 T_2 FLAIR，其优势同样在于更高的信噪比和更少的运动伪影。

3. Blade T_1 FLAIR 西门子公司还把 Blade 技术用于 IR 序列的 Blade T_1 FLAIR，不同程度地减少了 T_1 加权图像的运动伪影。

4. Propeller DWI 弥散加权成像基于 SE-EPI 序列，对磁场的不均匀性非常敏感。该序列在颅底区域常有严重的磁敏感伪影，影响颅底区域观察；有义齿或术后残留有顺磁性物的病例伪影尤为明显。Propeller DWI 可明显减轻磁敏感伪影，有利于额叶底部、颞叶底部、小脑及脑干等部位的观察，对于有义齿或术后病例，可明显减轻金属伪影。

第九节　三维成像及其脉冲序列

一、三维成像的概念

三维成像（three-dimensional imaging）又叫三维体积成像或三维容积成像（three-dimensional volume imaging），是指获得的成像数据来自一个较大范围的容积，而不是某个单一层面，可理解为某一成像对象体积连续层面的数据采集方式。三维成像通常采集数据时没有层间距，采集后的数据可以按任意方向重建断层图像，不受数据采集时的方向限制，有利于成像对象的体积多形态分析研究。

二、三维成像的脉冲序列

3D 成像的信号获取方法与 2D 成像完全相同，两者的不同之处在于 3D 射频激发的是整个容积内的组织，并在层面选择梯度方向施加一个层面编码梯度（相位编码梯度），实现层面上的空间定位。3D 序列中层面编码的步数由成像容积在层面选择方向上的像素来决定。在成像容积确定的前提下，该方向上的像素越多，图像重建时层面的厚度就越薄，在切层方向可得到更高的分辨力。如果要获得任意方向上的高质量重组图像，3D 容积成像一般采用各向同性（成像体素为一个正方体）的数据采集方式。虽然自旋回波和梯度回波序列均可以用以进行 3D 成像，但考虑到扫描时间，3D 成像的 TR 不宜过长，因此临床上大范围的 3D 成像一般均采用梯度回波序列。图 17-34 是 2D 和 3D 自旋回波序列间的比较，图 17-35 是 2D 和 3D 梯度回波序列间的比较。

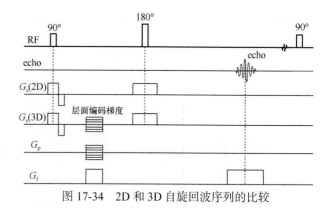

图 17-34　2D 和 3D 自旋回波序列的比较

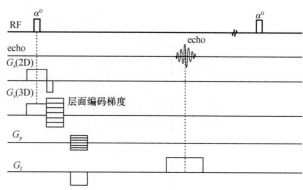

图 17-35　2D 和 3D 梯度回波序列的比较

思　考　题

1. MR 成像脉冲序列家族的表达方式。
2. 简述回波链长度的定义和意义。
3. 简述 T_1 加权的定义。
4. 简述质子密度加权的定义。
5. 简述自旋回波序列的图像特征。
6. 简述梯度回波序列应用于快速三维容积成像的优点。

（周学军　周高峰　徐绍忠）

第十八章　磁共振成像应用技术

第一节　磁共振血管造影

磁共振血管成像（magnetic resonance angiography，MRA）为 MRI 检查的常规技术之一，具有无创、无辐射、简便、费用低、一般无须对比剂等优点。与其他血管成像手段不同的是，MRA 技术不但提供血管的形态信息，还可提供血流的方向、流速、流量等定量信息。

一、基本原理

MRA 技术的基本原理是利用血液的流动效应来成像的，即常规 SE（包括 FSE）和 GRE 序列中常见的流空效应（flowing void effect）和流入增强效应（inflow enhancement effect）。加快扫描速度，快速流空现象为相对慢速增强，利用相位效应增加血流与周围静止组织的对比度，抑制噪声和伪迹，即可以获得一幅亮的断层血管影像，再将多断层血管像进行叠加，就可重建成清晰完整的血管影像。MRA 是通过时间飞跃效应或相位效应的二维数据采集及后处理技术等重建三维血管的影像。

如果血流方向平行于或基本平行于扫描层面，同时所选用的 TR 比较短，这样在扫描层面已饱和或部分饱和的血液，其质子群由于能量未完全释放，不能充分接受下一个 90° 脉冲所给予的能量，因而 MR 信号较低。同样层面内周围静止组织的质子群因没有足够的时间发生充分的纵向弛豫，出现饱和现象，不再接受新的脉冲激励，因而信号发生衰减。而对于血流方向垂直于扫描层面新流入的血液，由于其质子群已经完全弛豫，所以能更充分接受新的 90° 脉冲的激励，并释放出更多的能量而出现较强信号，与静止组织相比表现为高信号。也就是说，成像层面的血液因流入充分弛豫的质子群而形成较强的 MR 信号。把这种通过静止组织并与流入有关的信号增强称为流入增强效应（图 18-1）。流入增强效应常出现在梯度回波序列，也可以出现在自旋回波序列。

如果血流方向垂直于或接近垂直于扫描层面，当施加 90° 射频脉冲时，层面血管中的血流和周围静止组织同时被激励，当施加 180° 聚相脉冲时（TE/2），层面内静止组织受到激励发生相位重聚而在 TE 时刻产生回波；被 90° 射频脉冲激励过的血液在 TE/2 时间内已经离开受激励层面，不能接受 180°

脉冲，不产生回波；而此时层面内快速流入的新血液没有经过 90° 脉冲的激励，仅接受 180° 脉冲的激励也不产生回波，因此血管腔内没有 MR 信号产生而表现为"黑色"，这就是流空效应（图 18-2）。在一定范围内，TE/2 越长，流空效应越明显。采用快速扫描序列，使血流的激励与检测在同一层面进行，从而获得该层面的血流信号，称为时间飞跃效应（time of flight effect，TOF）。相位效应（phase effect，PC）是指血流中的氢质子流过梯度磁场时失去相位一致性，而使信号减弱乃至消失，静止组织中的氢质子相位仍保持一致而使信号较强，于是血流与静止组织之间形成了对比。利用预饱和技术可使流动的血液呈低信号，以辨别血管结构。

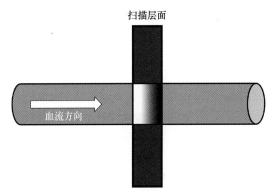

图 18-1　流入增强效应

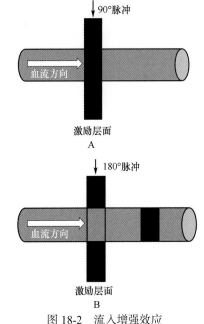

图 18-2　流入增强效应
A. 90° 脉冲的激励时；B. 180° 脉冲激励时

二、成像方法

目前，临床常用的 MRA 方法有三种：时间飞越法（time of flight，TOF）、相位对比法（phase contrast，PC）及对比增强 MRA（contrast enhanced MRA，CE-MRA）。

1. 时间飞越法 时间飞越法（TOF）技术是利用梯度运动相位重聚技术，突出流入增强效应，减少相位移动对图像影响的血管成像方法。选择适当的 TR 与翻转角使静止组织处于饱和状态，几乎不产生 MR 信号。刚进入成像容积的血流吸收射频脉冲能量发出很强的 MR 信号。血流速度足够快，血管呈现高信号影。

TOF MRA 技术可分为二维 TOF MRA（2D-TOF MRA）和三维 TOF MRA（3D-TOF MRA），两者各有特点。

（1）2D-TOF MRA：是利用 TOF 技术进行连续的对单一层面一层接一层地激励和数据采集，然后将整个扫描区域以连续多层方式进行图像数据处理。它一般采用扰相 GRE T₁WI 序列，对流动高度敏感，可通过设置 RF 脉冲对不需要显示的血管进行预饱和处理，同时还可以达到仅显示动脉或静脉的目的。

2D-TOF MRA 的优点：①扫描速度较快，采集时间短；②由于采用较短的 TR 和较大的翻转角，因此，背景组织信号抑制较好，可进行大容积成像；③由于是单层采集，层面内血流的饱和现象较轻，有利于静脉慢血流的显示，对颅内小血管和矢状窦显示较 3D-TOF 好。

2D-TOF MRA 的缺点：①对于与采集层面平行方向流动的血流不敏感，采集过程中患者运动可引起信号空间编码错位，可能夸大血管狭窄程度；②后处理的效果不如 3D-TOF；③由于层面方向空间分辨力相对较低，体素较大，流动失相位较明显，特别是受湍流的影响较大，容易出现相应的假象。

（2）3D-TOF MRA：是将整个容积分成几个层块进行激励和数据采集，然后利用最大密度投影（MIP）获得的数据（图 18-3）。3D-TOF MRA 一般也采用扰相 GRE T₁WI 序列。

3D-TOF MRA 的优点：①信号可在更大的体积内采集，具有较高的信噪比，信号丢失少；②具有较高的空间分辨力；③由于体素较小，流动失相位相对较轻，受湍流的影响相对较小，适用于动脉瘤、动脉狭窄等病变；④后处理图像质量较好。

3D-TOF MRA 的缺点：①不利于慢血流的显示；②静脉解剖显示不可靠；③扫描时间相对较长；④背景组织的抑制效果不如 2D-TOF MRA。

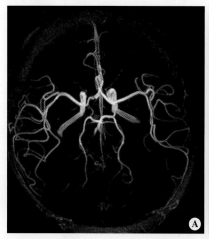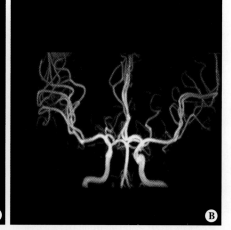

图 18-3　3D-TOF MRA

A. MRA SI 显示；B. MRA AP 显示

2. 相位对比法 相位对比法（phase contrast，PC）是利用流动所致的宏观横向磁化矢量（M_{xy}）的相位变化来抑制背景、突出血管信号的一种方法（图 18-4）。相位编码采用双极梯度场对流动进行编码。双极脉冲第一部分为负向，第二部分为正向。运动的氢质子在负向期进动较慢，在正向期进动较快，净相位改变为正值。运动质子与静止组织产生一定的相位偏移，与它的速度成正比，这就是 PC 法血流与静止的组织相区别。采用较小的双极流动编码梯度就可以使快血流成像，而慢血流成像则需采用大的双极流动编码梯度。

PC-MRA 中流动质子的流动方式与信号强度密切相关。匀速前进的血流，相位位移集中，发出高信号；血液出现加速度或涡流等现象时，则相位位移分散，信号降低。

PC-MRA 一般需要 3 个基本步骤，即：成像信息的采集、减影和图像的显示。PC-MRA 可分为 2D-PC 和 3D-PC，两者各有特点。

（1）2D-PC：可显示血管狭窄、颅内动静脉畸形和动脉瘤；可进行血流方向和流速定量分析；可用于评估门静脉和肝静脉状态等。

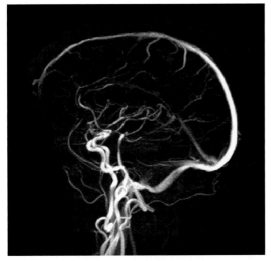

图 18-4 3D-PC-MRA

2D-PC 的优点：扫描时间短，信号强度直接与血流速度相关。缺点：仅提供二维血管影像，不能进行血管结构多视角的观察。

（2）3D-PC：可用于评估血管狭窄、颅内动静脉畸形、动脉瘤；显示颅内静脉畸形和静脉闭塞；进行全脑大容积血管成像；评估创伤后的颅内血管损伤；还可用于显示肾动脉。

3D-PC 的优点：对快速血流和慢速血流均敏感，有利于慢血流的显示，适用于静脉的检查，有利于小血管的显示，经 MIP 的血管像可从多视角进行观察，大容积成像时血管显示仍清楚，进行增强扫描时动、静脉结构显示更清楚，可以产生相位图。缺点：扫描时间较长，流速值的确定影响血管的显示。

3. 对比增强 MRA 对比增强 MRA（contrast enhancement MRA，CE-MRA）是利用顺磁性对比剂的超短 T_1 作用使血液的 T_1 值明显缩短，短于周围其他组织，然后利用超快速 T_1WI 序列来标记这种 T_1 弛豫差别的成像方法。该技术依赖于高性能梯度技术的进步及团注对比剂到达兴趣血管精确时间的选择。它允许在使用顺磁性对比剂的情况下，实现在钆剂缩短 T_1 的一过性峰值时间内快速成像。CE-MRA 成像平面常与血管走行方向一致（通常采用冠状面）。采用这种成像方式可以在保持最大空间分辨力的情况下，增大扫描范围。由于此技术主要依赖于 T_1 特性而不是流动效应，因此它对在其他技术中所常见到的失相位伪影并不敏感，具有非常好的信噪比（图 18-5）。目前用于 CE-MRA 的序列多为三维扰相 GRE T_1WI 序列。

CE-MRA 的优点：①对于血管腔的显示比其他 MRA 技术更为可靠；②出现血管狭窄的假象明显减少，血管狭窄的程度反映比较真实；③一次注射对比剂可完成多部位动脉和静脉的显示；④动脉瘤不易遗漏；⑤成像速度快。缺点：①需要注射对比剂；②易受时间的影响可能产生静脉的干扰；③不能提供血液流动的信息。

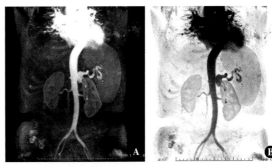

图 18-5 CE-MRA 腹部血管成像
A. 腹部血管正像；B. 腹部血管反像

CE-MRA 的应用主要集中在脑部或颈部血管、肺动脉、主动脉、肾动脉、肠系膜血管和门静脉及四肢血管等方面，操作时需要注意对比剂的应用、成像参数的调整及扫描时机的掌握。

第二节 磁共振水成像

一、成像原理

人体组织中水样成分如脑脊液、尿液、胆汁、淋巴液、胃肠液等的 T_2 值（300～500ms）远远大于其他实质性脏器，采用重 T_2WI 序列，水成分因 T_2 值延长而保持较大的横向磁化矢量，而其他含水成分少的组织横向磁化矢量几乎衰减为零，所采集的图像信号主要来自于水样结构（图 18-6）。所以该技术称为水成像技术。实际上长 TR 主要是为了剔除 T_1 成分，特长 TE（如 500ms 以上）是为了增强 T_2 效果，从而达到水成像的效果。

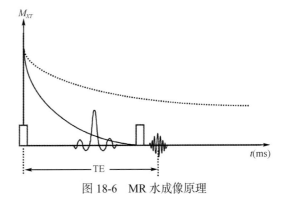

图 18-6 MR 水成像原理

MR 水成像常采用 TSE/FSE 或单次激发 TSE/FSE T_2WI 序列以及 Banlance-SSFP 类序列，不用对比剂，可获得多层面、多方位图像。

二、临床应用

1. 磁共振胆胰管成像（magnetic resonance cholangiopancreatography，MRCP） MRCP是目前临床上最常用的水成像技术。主要适应证包括胆道结石、胆道肿瘤、胆道炎症、胰腺肿瘤、慢性胰腺炎、胆胰管变异或畸形等。常用的MRCP方式有两种（图18-7）。

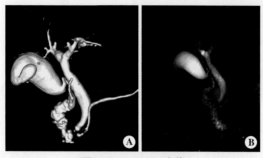

图18-7　MRCP成像
A. 3D-MRCP；B. 2D-MRCP

（1）三维容积采集：多采用长ETL的FSE/TSE或SS-FSE/HASTE序列，配合呼吸触发技术进行三维容积采集，获得多层连续的薄层图像，再行MIP处理。该方法优点：①可获得薄层原始图像，有助于管腔内小病变的显示；②可进行各种后处理。但扫描时间较长，如果患者呼吸运动不均匀，则影响图像质量。

（2）二维厚层块投射扫描：对厚度为2～10cm的容积进行厚层块激发和采集，一次扫描得到一幅厚层块投影图像。该方法扫描速度快，管道结构的连续性较好，但图像不能进行后处理，容易遗漏小病变。

2. 磁共振尿路成像 MR尿路成像（magnetic resonance urography，MRU）是通过重T_2WI突出显示泌尿系统内液体（即尿液），同时抑制周围软组织信号，在不使用对比剂和逆行插管的情况下就可以显示尿路情况（图18-8）。

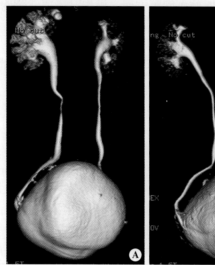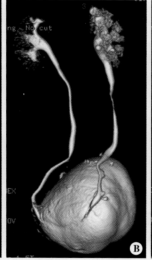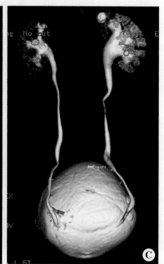

图18-8　3D-MRU
A、B、C. 不同角度3D-MRU显示

MRU检查受到腹部运动的影响，可以在屏气条件下进行，也可采用呼吸门控技术。检查序列与MRCP类似，采用3D FSE/TSE序列或SS-FSE/HASTE序列。绝大多数患者特别是对于泌尿系统有梗阻的患者，检查前只需要适当憋尿即可进行。而对于部分无尿路梗阻或程度较轻者，可考虑使用利尿药或在腹部使用腹带压迫，有利于输尿管的显示。

MRU对尿路梗阻性病变的梗阻部位、程度的判断具有很高的敏感性和特异性，特别是对于因肾功能差造成静脉肾盂造影中尿路不能显影者，具有较高的临床应用价值。MRU对尿路梗阻性病变的定性诊断有一定帮助，但需要结合常规MR图像。对于输尿管膀胱入口处梗阻，需要多方位成像才能更清楚显示梗阻端形态，避免被充盈的膀胱所掩盖。

3. MR内耳水成像 内耳膜迷路由膜半规管、蜗半规管、椭圆囊和球囊组成，其内含有内淋巴液，外有骨迷路包绕，内耳道内充满脑脊液。采用MR水成像技术，突出膜迷路内淋巴液和内耳道内脑脊液的信号，使之呈高信号，而骨性结构则呈低信号，这样可突出膜迷路和内耳道的影像。经MIP后还可多方向、多角度地观察这些细小的解剖结构（图18-9）。由于内耳本身是微小的结构，因此成像要求进行薄层和高空间分辨力的扫描。多采用FSE/TSE或双激发Balance-SSFP序列进行三维采集。MR内耳水成像使耳显微外科疾病的诊断更加直观、科学，可以清晰显示内耳膜迷路与内听道的精细结构和解剖位置关系，可显示先天性的发育异常，了解内耳发育不良的程度和部位，如Michel畸形、耳蜗导管扩张及耳硬化症等；直接显示内淋巴囊，对迷路炎、迷路积水及梅尼埃病的诊断有帮助；可在术前为内耳显微外科手术提供可靠的解剖信息。但不适合电子耳蜗移植术后的复查。

4. 其他水成像技术　水成像技术除了在前面所述部位的应用以外，较常用的部位还有椎管与涎腺的水成像。椎管的水成像也被称为磁共振脊髓造影（magnetic resonance myelography，MRM），可显示椎管与神经鞘内的脑脊液形态（图18-10），对于椎管梗阻范围、硬膜囊受压的程度和脊髓膨出有一定的诊断价值。

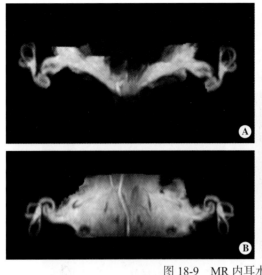
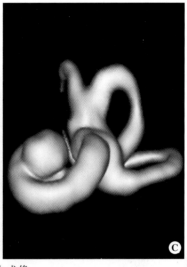

图 18-9　MR 内耳水成像

A. AP 显示内耳水成像；B. SI 显示内耳水成像；C. 单侧 3D 内耳水成像

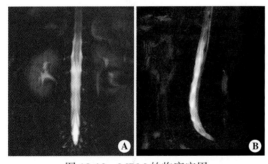

图 18-10　MRM 的临床应用

A. AP 显示 MRM；B.RL 显示 MRM

第三节　磁共振功能成像

理论上讲，以反映器官功能为成像目标的磁共振成像技术都称之为磁共振功能成像（functional magnetic resonance imaging，fMRI）。fMRI 包括弥散加权成像、灌注加权成像、皮层活动功能定义及 MR 波谱成像等。

一、弥散成像

弥散成像又称为弥散加权成像（diffusion weighted imaging，DWI），是研究水分子微观运动的成像方法，主要依赖于水分子的运动程度，为组织对比提供了一种成像技术。它利用对弥散运动敏感的脉冲序列检测组织的水分子弥散运动状态，并用 MR 图像的方式显示出来。弥散运动是分子无规律的布朗运动（Brownian motion），又称分子的热运动，其运动方向是随机的，产生一个以运动轨迹为密度的"密度空间"。这个"密度空间"的范围在各个方向会逐渐增大，在一定方向上，其增大的距离（弥散距离）与相应弥散的时间的算术平方根之比为一个常数，这个常数即为弥散系数（diffusion coefficient）D。在均匀介质中，任何方向的 D 值都相等，这种扩散称为各向同性弥散（isotropic diffusion）；在非均匀介质中各方向的 D 值不同，这种扩散称为各向异性弥散（anisotropic diffusion）。

1. 成像技术　常规 MRI 序列中水分子弥散运动对信号的影响非常微小。DWI 是在常规 MRI 序列的基础上，在 X、Y、Z 轴三个互相垂直的方向上施加弥散敏感梯度，从而获得反映体内水分子弥散运动状况的 MR 图像。其计算公式为：

$$A = \exp^{-bD} \qquad (18\text{-}1)$$

A 代表弥散运动引起的 MR 信号衰减；D 为弥散系数（diffusion coefficient），反映弥散运动的快慢，单位为 mm^2/s；b 为弥散因子，单位为 s/mm^2，低 b 值（小于 $1000s/mm^2$）对快速弥散运动敏感，b 值与施加的弥散敏感梯度场强、持续时间和间隔、幅度、形状等有关。在 DWI 中通常以表观弥散系数（apparent diffusion coefficient，ADC）描述组织中水分子弥散的快慢，而不直接采用弥散系数。其原因是 DWI 所观察到的弥散效应除反映水分子自身弥散运动之外，还与使用的 b 值、患者呼吸、脉搏等运动的影响有关。ADC 的计算公式为：

$$ADC=（\ln S_1/\ln S_2）/（b_2-b_1）\quad（18-2）$$

S_1、S_2 分别代表两个弥散加权的信号强度，b_1、b_2 为两个不同的弥散因子。通常 b_1 值为 0，b_2 值多为 1000s/mm^2，b 值为 0 时相当于 T_2WI，较大 b 值的序列是较强弥散加权，引起较大的信号衰减。将每一像素的表观弥散系数值进行自然对数运算后即可得到 DWI 图，同一像素在表观弥散系数图和 DWI 图中的信号强度通常相反，即弥散运动快的像素，其 ADC 值高，在 DWI 上呈低信号，反之亦然。但是 DWI 的信号强度除反映 ADC 值的大小以外，还受组织的 T_2 弛豫时间和质子密度的影响，这种现象称为透过效应（shine through）。

2. 临床应用

（1）缺血性脑梗死的早期诊断：DWI 已被临床广泛接受，取得了较满意的效果。急性脑梗死早期没有形态学变化，常规 MRI 为阴性，DWI 上可表现为高信号（图 18-11），而 ADC 图上为低信号。

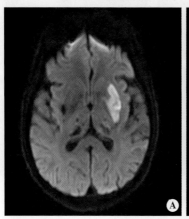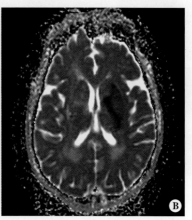

图 18-11　脑弥散加权成像
A. DWI；B. ADC 图

（2）其他疾病的诊断和鉴别诊断：DWI 可根据信号强度和 ADC 值的变化来鉴别各种肿瘤成分，有助于判断肿瘤囊实性。依据液体与实性组织的弥散特性之间的差异，DWI 有助于肿瘤及一些囊性病变的鉴别诊断，如脓肿与肿瘤囊变坏死、胆脂瘤与蛛网膜囊肿等之间的鉴别。

（3）在体部如前列腺疾病、肝胆胰脾疾病、乳腺疾病、肾缺血性疾病、胃肠道等病变的诊断及鉴别诊断中也有较多的应用和研究。

全身 DWI（如类 PET）技术在临床上逐渐得到应用（图 18-12），并成为 MRI 技术的研究热点之一。（注：PA. 后前位；AP. 前后位）

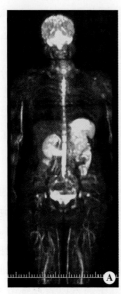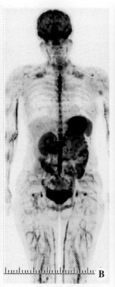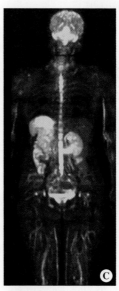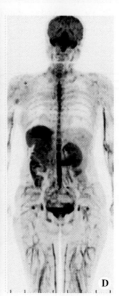

图 18-12　全身 DWI
A. AP 正像；B. AP 反像；C. PA 正像；D. AP 反像

二、灌 注 成 像

灌注加权成像（perfusion weighted imaging，PWI）是建立在流动效应基础上的成像方法。它可以描述血流通过组织血管网的情况，通过测量一些血流动力学参数，来评价组织的血流灌注状态。目前临床上在全身多数脏器都有 PWI 的研究，最常用的是脑部 PWI。

1. 成像技术

（1）对比剂首过法：利用团注顺磁性对比剂，当血脑屏障完整时，首过的对比剂仅位于血管内，不向血管外间隙扩散，符合单室模型。位于血管内的对比剂产生强大的、微观上的磁敏感梯度，引起周围组织局部磁场的短暂变化，这种局部磁场的变化可以通过 MR 图像上信号强度的变化测得。快速的成像技术如 EPI 和螺旋成像技术，有足够高的时间分辨力，可以准确测量这种团注对比剂造成的组织信号的快速变化。在一定范围内，组织对比剂浓度与 T_2（或 T_2^*）弛豫率的改变大致呈线性关系，应用梯度回波 EPI（GRE-EPI）序列，信号强度与横向弛豫率呈指数关系，通过公式可将信号强度-时间曲线转化为组织对比剂浓度-时间曲线。公式为：

$$Ct(t) = -k \cdot \log[S(t)/S(t_0)]/TE \qquad (18-3)$$

式中，$Ct(t)$ 为某时间点上组织中对比剂的浓度；$S(t)$ 为注射对比剂后某时间点上组织的信号强度；$S(t_0)$ 为注射对比剂前组织的信号强度；k 为常数；TE 为回波时间。

团注对比剂经过脑组织的时间很短，通常 18s 左右，为了监测团注对比剂在脑组织的首过效应，PWI 序列必须足够快速。临床上脑部 PWI 通常采用 EPI 的 T_2（T_2^*）WI 序列。GRE-EPI 序列获得的则是 T_2^* 加权对比，而且对所有管径血管中的对比剂引起的信号变化均敏感，因此，GRE-EPI T_2^*WI 是目前脑部首过法 PWI 最常用的序列。

脑部 PWI 常用的参数为脑血容量（CBV）、脑血流量（CBF）和平均通过时间（MTT）（图 18-13）。

（2）动脉自旋标记法：动脉自旋标记（arterial spin labeling，ASL）技术无须引入外源性对比剂，是一种利用血液作为内源性示踪剂（动脉自旋标记技术）的 PWI 方法（图 18-14）。在这种技术中，流入动脉内的自旋被射频脉冲扰乱，这些被扰乱的自旋流入层内引起的图像强度改变可被检测到。ASL 技术中把感兴趣的层面称为扫描层面，而扫描层面的血流上游需要进行流入血液标记的层面称为标记层面，流入的动脉血可被连续或间断标记，ASL 根据标记方法不同分为两类，连续性 ASL（continuous ASL，CASL）和脉冲式 ASL（pulsed ASL，PASL）。

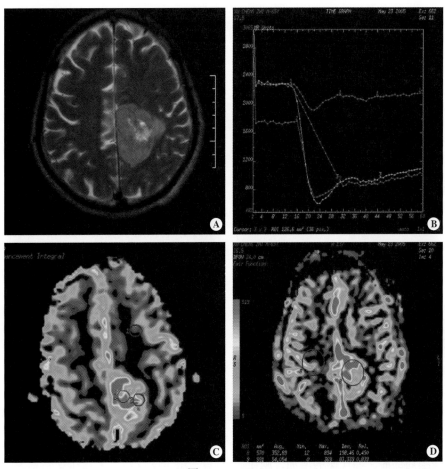

图 18-13 PWI
A. 原始图像；B. 信号曲线图；C、D. 参数图及 ROI

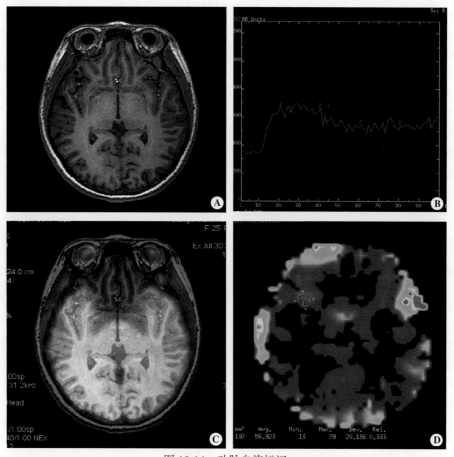

图 18-14 动脉自旋标记

A. T_1 解剖像；B. 信号曲线；C. 解剖像和功能图融合；D. 功能图及 ROI

2. 临床应用 PWI 技术在脑血管病和一些其他疾病的诊断和治疗中成为很重要的手段，用于评价急性脑卒中后仍有缺血危险的脑组织、肿瘤、变性疾病，还可用于评价这些疾病的疗效。

三、脑功能定位成像

脑功能磁共振成像包含很多技术，主要的是基于血氧水平依赖效应（blood oxygenation level dependent effect，BOLD）的脑功能磁共振成像（functional magnetic resonance imaging，fMRI）技术。BOLD 利用在脑活动生理过程中，脑血流、脑血流容积、血液氧含量等微弱的能量代谢过程来成像。近年来的研究表明，大脑的神经元在活动时，相关部位的局部脑血容积发生改变，对此可以用 fMRI 进行定位。

1. BOLD 成像原理 人体各种生理活动都有相应的大脑皮质控制，脑活动是快速的神经元生理和生化变化，是大量消耗能量的过程，脑组织不能储存能量，几乎只能从葡萄糖中获取，通过脑灌注到达毛细血管床供给活动的神经元。因此，区域脑活动的增加将伴随脑局部灌注和代谢的增加，脑组织

血流、血流容积以及血氧消耗均增加，血流量增加超出了氧耗量的增加。这种差异导致脑活动区域静脉血氧合血红蛋白增加，脱氧血红蛋白相对少。脱氧血红蛋白主要缩短 T_2 弛豫时间，引起 T_2 加权像信号减低。当浓度减低时则导致 T_2^* 或 T_2 时间延长，在 T_2^*WI 或 T_2WI 上信号增强，使脑功能成像时激活区表现为高信号。

2. 成像技术 fMRI 需要高场强结合高梯度场及快速梯度切换率的 MRI 设备，目前临床科研多用 3.0T 以上 MRI 扫描仪。此外，要求高性能计算机系统进行图像重建、数据传输及 fMRI 图像处理，需要选择对磁化率变化最敏感的扫描序列。常用序列为 GRE-EPI，优点是时间分辨力高、运动伪影少，可在几分钟内完成一次 fMRI 试验，并获得较高的空间分辨力。fMRI 信号强度与矩阵大小、翻转角、TR、TE、层厚等有关，选择合适的 fMRI 序列参数能获得脱氧血红蛋白诱发的磁化敏感的最佳对比，得到最佳的 fMRI 结果。

fMRI 的步骤包括确定实验系统、优化扫描序列、制订任务方案、定位像扫描、静息态像采集、功能像采集和数据的获取、数据处理和受激发区可视性显示等。通过外在有规律的刺激或内在执行某种认

知任务与对照状态交互进行，将在同一状态下反复获得的多幅图像叠加平均得到的图像，称为均值图像；两种状态下产生的均值图像进行匹配减影，获得功能图像；再应用图像动态处理功能，将功能图像叠加在解剖图像上，得到脑功能活动定位图，使解剖与功能定位达到统一。

数据处理和分析是 fMRI 研究的关键，可以使用一些软件系统来对图像进行预处理及对一个实验进行统计分析。常用的数据处理软件有 SPM 和 AFNI。预处理包括层面采集时间校正、运动校正、结构-功能图像对齐、空间位置标准化和空间过滤平滑处理等过程。统计分析通常包括两个步骤：对单个受试者的一般线性模型分析及根据整个实验样本对总体进行统计推论。

3. 临床应用 脑功能定位成像在神经外科学、神经病学及精神病学等领域应用广泛。

四、磁敏感加权成像

磁敏感加权成像（susceptibility weighted imaging，SWI）是一个三维采集、完全流动补偿的、高分辨的多回波梯度回波序列。它所形成的影像对比有别于传统的 T_1WI、T_2WI 及 PDWI，可充分显示组织之间内在的磁敏感特性差别，如显示静脉血、出血（红细胞不同时期的降解成分）、铁离子等的沉积等。

（一）基本原理

物质的磁敏感性是物质的基本特性之一，可用磁化率表示，磁化率越大物质的磁敏感性越大。某种物质的磁化率是指该物质进入外磁场后的磁化强度与外磁场的比率。反磁性物质的磁化率为负值，顺磁性物质的磁化率为正值，但一般较低，铁磁性物质的磁化率为正值，比较高。

（1）血红蛋白及其降解产物的磁敏感性：血液及其氧合程度的不同表现出不同的磁特性，完全氧饱和的血液呈反磁性，而静脉血呈顺磁性，这与血红蛋白的结构有关。血红蛋白是血氧的主要携带者，有四个蛋白亚单位（球蛋白）组成，每一个蛋白亚单位内含一个亚铁（Fe^{2+}）血红蛋白分子，周围环以卟啉环。当 Fe^{2+} 与氧结合时，没有不成对的电子存在，因此氧合血红蛋白为反磁性。当氧从血红蛋白上解离形成去氧血红蛋白（deoxyhemoglobin）时，其分子结构发生变化，带有 4 个不成对的电子，表现为顺磁性。血红蛋白的第三种状态是高铁血红蛋白（methemoglobin），含有 5 个不成对的电子，具有较强的顺磁性，其磁敏感性较弱。血红蛋白降解的最后产物是含铁血黄素（hemosiderin），具有高度顺磁性。在血红蛋白的四种状态中，以去氧血红蛋白和含铁血黄素表现的磁敏感性较强。

（2）非血红蛋白铁及钙化的磁敏感性：组织中另一个能引起明显磁敏感性改变的来源是非血红素铁。铁在体内不同的代谢过程中可以有不同的表现形式，以铁蛋白（ferritin）常见，为高顺磁性。正常人随着年龄的增长，铁在脑内的沉积增加，但在某些神经变性疾病中，如帕金森病、大舞蹈病及阿尔茨海默病等，铁的异常沉积被认为与疾病的病理机制有关。

无论是顺磁性还是反磁性物质，只要能改变局部磁场，导致周围空间相位的改变，就能产生信号去相位，造成 T_2^* 减小。去相位的结果不取决于物质是顺磁性还是反磁性，而取决于物质在一个体素内能多大程度地改变磁场。如钙在脑内的结合状态是弱反磁性物质，但大多数情况下它可以产生局部磁场，导致信号去相位，造成 T_2^* 缩短，信号减低。

与传统的梯度回波采集技术不同，SWI 运用了分别采集强度数据和相位数据（phase data）的方式，在此基础上进行数据后处理，将处理后的相位信息叠加到强度信息上，强调组织间的磁敏感性差异，形成最终的图像。

（二）成像技术

（1）成像设备：由于 SWI 为场强依赖性技术，外加静磁场越高的 MRI 设备，理论上 SWI 的信噪比和分辨力越好。目前临床上 SWI 只能在 1.5T 及以上场强的 MRI 设备上实现，且需要特殊的软件支持。采用正交头线圈及多通道相控阵线圈均可用于 SWI，相应的后处理算法有所不同。被检部位的金属异物会严重影响图像质量，造成图像扭曲变形。

（2）数据采集：采用横断面扫描，层厚选择薄层 1～1.5mm 扫描，或根据病变在层厚与层数及采集时间权衡选择（可选择 2.5～3mm 层厚）。由于 SWI 为三维多回波采集，可以进行最小密度投影（minimum intensity projection，Min IP），以显示脑部整体的小静脉情况（图 18-15）。

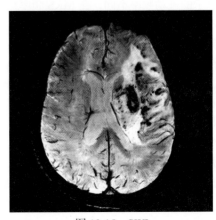

图 18-15 SWI

（3）SWI后处理及参数：SWI采集结束时可得到两组图像，即强度图像和相位图像。此后可在工作站上进行数据的进一步后处理，对相位数据进行高通（high pass）滤波，中心矩阵常选择96×96或64×64，形成校正的相位图像，用校正的相位图像作为相位加权因子也称为相位蒙片（phase mask），叠加在强度数据上（如进行4次加权），形成最终的SWI，更加强调组织间的磁敏感性差异。

（三）临床应用

由于SWI对去氧血红蛋白等顺磁性成分敏感，因此在小静脉的显示上有其独到的优势。临床上主要应用于中枢神经系统，包括脑创伤的检查、血管畸形尤其是小血管及静脉畸形的检查、脑血管病、退行性神经变性病以及脑肿瘤的血管评价等。

五、磁共振波谱成像

磁共振波谱成像（magnetic resonance spectroscopy, MRS）是利用质子在化合物中共振频率的化学位移现象，测定化合物组成成分及其含量的检测技术。是一种无创性检测活体器官和组织代谢、生化、化合物定量分析的技术。

1. 成像原理 MRS与常规磁共振成像（MRI）的基本原理大致相同，都遵循Larmor定律，不同的具有奇数核子的原子核具有不同的旋磁比，在外加静磁场中，其进动频率是不同的，如 ^1H、^{31}P、^{23}Na、^{13}C 等均可以产生MRS信号。由于氢质子（^1H）的旋磁比最大，在生物体内最丰富，因此产生的MRS信号最强。化学位移是MRS成像的基础，自旋耦合现象是原子核之间存在共价键的自旋磁矩相互作用形成的耦合，化学位移和自旋耦合两种现象形成了波谱的精细结构。

MRS需要良好的磁场均匀性，要求短的射频脉冲以激励原子核采集信号，再将收集到的FID通过傅里叶变换变成波谱。由于化学位移，不同化合物中相同原子的进动频率不同，在MRS频率编码不同位置形成不同的峰（图18-16）。原子核的共振频率与外加磁场强度有定量关系，化学位移如果以外加磁场运行频率的百万分（parts per million, ppm）作为单位，同一原子核在不同的外加磁场下其化学位移的ppm值相同。因而，化学位移一般采用磁场强度运行频率（MHz）除以化合物共振频率（Hz）的ppm为单位。不同的化合物可以根据在MRS频率编码上共振峰的不同加以区别。

2. 成像技术 目前临床MRI设备都带MRS成像技术，常应用于临床的是 ^1H-MRS。在 ^1H-MRS技术中，影响H质子在不同化合物中磁共振频率的因素包括以下几种。

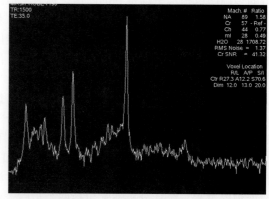

图18-16 磁共振波谱的谱线

（1）化学位移（chemical shift）：质子在不同分子中或在相同分子中的不同空间位置上受外电子的影响，其共振频率略有差异。因此，在外磁场不变的情况下，相同的原子核在不同分子中具有不同的共振频率，这就是"化学位移"。利用化学位移原理获取成像容积中单一化学成分的图像称为化学位移成像。

（2）自旋耦合（spin coupling）或J耦合（J coupling）：由于H质子存在高能级与低能级的自旋方式，加之多个H质子不同能级的组合方式不同，自旋耦合可在原共振频率上产生分裂，造成双峰、三峰甚至更多的锯齿峰。自旋耦合与化学位移不同，它的大小与外磁场强度无关，而与参与自旋耦合的共价键数目成正比。在大多数情况下，自旋耦合产生的频率变化要远小于化学位移产生的频率变化。尽管如此，自旋耦合的作用可使波形中的波峰发生融合，常需要采用去耦合技术来得到较好的谱线。去耦合技术可利用自旋方式的快速变化来消除自旋方式不同造成的影响。

（3）与时间相关的影响因素

1）弛豫（relaxation）：在MRI中，不同的弛豫时间与图像的对比度相关。在MRS中，弛豫过程与定量分析组织的化合物浓度密切相关，可通过选择不同的弛豫时间选择抑制相应的信号而简化谱线。H质子的弛豫过程包括 T_1 和 T_2 弛豫，T_1 弛豫主要涉及TR的选择。为了减少饱和效应，选择较长的TR，使H质子弛豫过程中J耦合不受180°射频脉冲的影响。

2）化学交换（chemical exchange）：当处于两种分子或H质子环境时，两种分子内的H质子彼此的环境发生改变或发生碰撞，使自旋状态发生改变。交换过程的速度与MRS的结果直接相关，可影响发生交换物质的共振频率和波峰宽度。交换发生较慢时，两种物质的波峰彼此接近，波峰变宽。当交换足够快时，两种物质只产生一个波峰。当交换速度加快时，峰宽变窄。

（4）MRS 空间定位技术：准确的空间定位技术，即准确采集感兴趣容积（volume of interest，VOI）体素内的信号，而不被 VOI 以外的信号污染，是 MRS 成功的关键前提，空间定位技术是将产生 MR 信号的组织控制在一定容积的兴趣体内，将 MRS 信号限定在一个理想的体积内被称为定位（localization）。目前临床应用比较广泛的在体 MRS 定位技术有深部分辨表面线圈波谱分析法、在体成像选择波谱分析法、激励回波探测法、点分辨波谱法、化学位移成像定位方法等。在体磁共振波谱的空间定位技术一般分为单体素技术和多体素技术。

1）单体素技术：是应用三个互相垂直的层面选择脉冲，采集的仅为与三个方向相交的体素内的回波信号（图 18-17）。目前常用的单体素（single voxel，SV）空间定位技术包括活体影像选择波谱（image selected in-vivo spectroscopy，ISIS）、激励回波采集模式（stimulated echo acquisition mode，STEAM）和点分辨波谱成像（point resolved spectroscopy，PRESS）三种，ISIS 主要用于磷谱，STEAM 主要用于氢谱。

2）多体素技术：可测量所选择感兴趣区内多个邻近体素的磁共振信息，也称化学位移成像（chemical shift imaging，CSI）或磁共振波谱成像（MRSI），可分为二维及三维的多体素采集。其优点是一次采集覆盖的范围较大，在选定的空间分布中，可以得到多个体素的代谢物谱线（图 18-18），比单体素技术效率更高，但更容易受到磁场不均匀的影响，谱线的质量及稳定性不如单体素技术可靠，谱线的校正也更复杂，对硬件和软件的技术要求更高。与 MRI 相类似的是，其空间定位采用相位编码梯度，但在数据采集时无频率编码梯度。

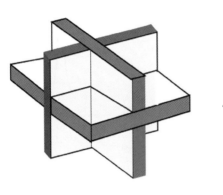
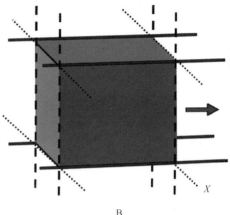

图 18-17 单体素波谱空间定位
A. 单体素波谱空间定位；B. 单体素波谱空间

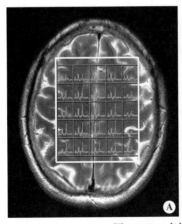
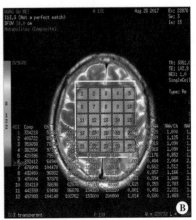

图 18-18 多体素波谱空间定位
A. 多体素波谱谱线；B. 多体素波谱空间定位

3. 临床应用 在疾病发展过程中，代谢改变先于病理形态改变，而 MRS 对这种代谢改变的潜在敏感性很高，故能提供早期病变检测信息。对于临床来说 MRS 提供的是定量的化学信息，一般以数值或图谱来表达。磁共振波谱成像（magnetic resonance spectroscopy，MRS）则以图像形式表达代谢信息。MRS 目前应用于神经系统、前列腺和乳腺疾病的诊断，在其他系统器官如肝脏、肾脏、心脏、肌肉等应用正待开发。

第四节　组织抑制技术

为了更好地显示感兴趣区，经常采用一些特殊的方法实现组织抑制或组织对比的逆转，该技术主要包括：局部饱和技术、磁化传递技术、脂肪抑制技术等。

一、局部饱和技术

局部饱和技术是最常用的饱和技术，其原理是：成像脉冲施加前，在梯度场的配合下，利用90°脉冲对某一个或多个选定的区域进行选择性激发，使该选定区域的组织在成像脉冲射施加时已经饱和而不能产生MR信号。

这种技术常用于垂直于层面的流动信号的饱和。如腹部横断面成像时，需在成像区上、下添加预饱和而不产生血液流动伪影。在MRA中，常在静脉流入端加预饱和来显示动脉影像，显示静脉时则在动脉流入端添加预饱和；颈椎、胸椎、腰椎磁共振成像时，在颈椎、胸椎、腰椎前部施加饱和带，抑制相应由咽、心脏大血管波动及呼吸等造成的运动伪影；局部饱和技术还可以抑制卷褶伪影。

二、磁化传递技术

磁化传递（magnetization transfer，MT）是一种选择性的组织信号抑制技术，又称磁化传递抑制（MTS），由MT技术产生的图像对比称为磁化传递对比（MTC）。在MR成像过程中，通过MT技术可以有目的地增加图像对比，也可以通过磁化对比图像来获得更多的组织结构信息。

（一）MT技术的基本原理

对于一般组织来说，MR成像的对象实际上是水分子中的质子。水分子有自由水和结合水之分。所谓自由水是指不依附于蛋白质分子，且自由运动充分的水分子；结合水是指依附于蛋白质，其自然运动受到限制的水分子，即蛋白质水化层的水分子。蛋白质分子及结合水中的质子进动频率范围很宽，且T_2值很短，所以对MR图像的信号几乎没有直接贡献。

MR成像时，一般都以自由水中的质子进动频率作为中心频率，如果我们在MR成像序列（可以是GRE序列或SE序列）前，给组织施加一个偏离中心频率$1000\sim1200Hz$的饱和脉冲，那么自由水中的质子不被激发，而蛋白质分子和结合水中的质子将受激发而获得能量。蛋白质分子和结合水中的质子从射频脉冲得到的能量将传递给其周围的自由水，

我们把这种能量传递称为磁化转移。由于磁化转移，获得能量的自由水将被饱和，当MR成像真正的射频脉冲来临时，这部分水分子将不再能吸收到能量，未被饱和的自由水才能受到激发。几乎各种组织都含有一定量的蛋白质和结合水，由于MT预脉冲的施加和MT现象的存在，这些组织中的自由水将不同程度产生饱和效应，因此组织的信号强度将不同程度降低。各种组织中蛋白质和结合水的含量是不同的，MT效应造成的信号强度衰减程度也将存在差别，这种由于磁化转移现象造成的对比被称为磁化转移对比（magnetization transfer contrast，MTC）（图18-19）。施加MT预脉冲后，正常骨骼肌的信号强度约衰减60%；脑白质约衰减40%；脑灰质约衰减30%；血液约衰减15%。

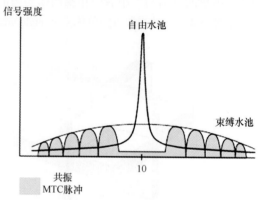

图18-19　MT原理图

（二）MT技术的临床应用

目前MT技术在临床上多用于神经系统，主要有以下几个方面：

1. 用于TOF MRA　常规TOF MRA技术中，背景组织信号往往抑制不充分，直径小的血管因与静止组织间对比较差而不能显示。利用MT技术后，静止组织的信号被更好地抑制，而血液信号衰减程度很小，因此增加了静止组织与血液的对比，使小血管得以清晰显示。但施加MT技术后，扫描时间相应延长。

2. 用于增强扫描　MT技术可以抑制组织的信号，但MRI对比剂可以缩短组织的T_1值，而且其短T_1效应作用于自由水，与MT技术对组织信号的抑制无关。施加MT技术后，增强组织的信号衰减不明显，而未增强组织的信号得以抑制，因此增加了两者的对比，使一些轻微强化的组织得以更好显示。

（三）磁化转移率的应用

在其他成像参数完全一致的前提下，施加MT技术前、后分别进行MRI扫描，利用感兴趣区对同一部位的信号强度值进行测量，可以计算磁化转移率（magnetization transfer ratio，MTR），公式为：

$$MTR=（SI-SIMT）/SI \qquad (18\text{-}4)$$

式中 SI、SIMT 分别表示施加 MT 技术前、后图像上组织的信号强度。也可利用计算机对所有图像进行计算得到 MTR 图像。MTR 目前多用于多发性硬化（MS）和阿尔茨海默病（AD）的研究。

三、脂肪抑制技术

脂肪抑制是 MRI 检查中非常重要的技术，合理利用脂肪抑制技术不仅可以明显改善图像质量，提高病变检出率，还可为鉴别诊断提供重要信息。

（一）MRI 检查使用脂肪抑制技术的意义

脂肪抑制的主要意义：①减少运动伪影、化学位移伪影或其他相关伪影；②抑制脂肪组织信号，增加图像的组织对比；③增加增强扫描的效果；④鉴别病灶内是否含有脂肪，因为在 T_1WI 上除脂肪外，含蛋白的液体、出血均可表现为高信号，脂肪抑制技术可以判断是否含脂，为鉴别诊断提供信息。如肾脏含成熟脂肪组织的肿瘤常常为血管平滑肌脂肪瘤，肝脏内具有脂肪变性的病变常为高分化肝细胞癌或肝细胞腺瘤等。

（二）与脂肪抑制技术相关的脂肪组织特性

MRI 脂肪抑制技术多种多样，但总的来说主要基于两种机制：

1. 化学位移现象 同一种磁性原子核，处于同一磁场环境中，如果不受其他因素干扰，其进动频率应该相同。但是，同一磁性原子核如果在不同分子中，即便处于同一均匀的主磁场中，其进动频率将出现差别。我们把这种现象称为化学位移现象。化学位移的程度与主磁场的强度成正比，场强越高，化学位移越明显。

常规 MRI 时，处于不同分子中的质子的进动频率也将出现差异，即化学位移。在人体组织中，最典型的质子化学位移现象存在于水分子与脂肪之间。这两种分子中的质子进动频率相差约 3.5ppm，在 1.5T 的场强下相差约 220Hz。脂肪和水中质子的进动频率差别为脂肪抑制技术提供了一个切入点（图 18-20）。

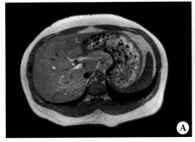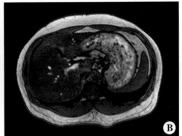

图 18-20 化学位移现象
A. 水 - 脂同相位成像；B. 水 - 脂反相位成像

2. 脂肪与其他组织的纵向弛豫差别 在人体正常组织中，脂肪的纵向弛豫速度最快，T_1 值最短。不同场强下，组织的 T_1 值也将发生变化，在 1.5T 的场强下，脂肪组织的 T_1 值约为 250ms，明显短于其他组织。脂肪组织与其他组织的 T_1 值差别也是脂肪抑制技术的一个切入点。

（三）MRI 常用的脂肪抑制技术

针对上述脂肪组织的特性，MRI 可采用多种技术进行脂肪抑制。

1. 频率选择饱和法 频率选择饱和法是最常用的脂肪抑制技术之一，该技术利用脂肪与水的化学位移效应。由于化学位移，脂肪和水分子中质子的进动频率存在差别。如果在成像序列的激发脉冲施加前，先连续施加数个预脉冲，这些预脉冲的频率与脂肪中质子进动频率一致，这样脂肪组织将被连续激发而发生饱和现象，而水分子中的质子由于进动频率不同不被激发。这时再施加真正的激发射频脉冲，脂肪组织因为饱和不能再接收能量，因而不产生信号，而水分子中的质子可被激发产生信号，从而达到脂肪抑制的目的。

频率选择脂肪抑制技术的优点：①高选择性，该技术信号抑制的特异性较高，主要抑制脂肪组织信号，对其他组织的信号影响较小。②可用于多种序列，如用于 SE T_1WI 或 T_2WI 序列、FSE T_1WI 或 T_2WI 序列、常规 GRE 或扰相 GRE 序列。③简便易行，在执行扫描序列前，加上脂肪抑制选项即可。④在中高场强下使用可取得很好的脂肪抑制效果。

该方法也存在一些缺点：①场强依赖性较大，在低场强下脂肪抑制比较困难。②对磁场的均匀度要求很高，如磁场不均匀，则严重影响脂肪抑制效果。③大 FOV 扫描时，视野周边区域脂肪抑制效果较差。④增加人体吸收射频的能量。⑤该技术将减少同一 TR 内可采集的层数。

2. STIR 技术 STIR 技术是基于脂肪组织短 TI

特性的脂肪抑制技术，也是目前临床上常用的脂肪抑制技术之一。STIR 技术可用 IR 或 FIR 序列来完成，目前多采用 FIR 序列。

STIR 技术的优点：①场强依赖性低。②对磁场的均匀度要求较低。③大 FOV 扫描也能取得较好的脂肪抑制效果。

STIR 技术的缺点：①信号抑制的选择性较低。如果某种组织（如血肿等）的 TI 值接近于脂肪，其信号也被抑制。②扫描时间较长。③不能应用于增强扫描，因为被增强组织的 TI 值可能缩短到与脂肪组织相近，从而可能影响对增强程度的判断。

3. 频率选择反转脉冲脂肪抑制技术 频率选择脂肪抑制技术需要利用连续的脉冲对脂肪组织进行预饱和，脉冲在 TR 期间占据的时间需要 12～20ms。STIR 技术需要在 TR 间期占据的时间更长。因此大大减少能够采集的层数，或需要延长 TR 从而增加TA。而且在超快速梯度回波序列时，由于 TR 很短，利用上述两种技术进行脂肪抑制显然是不现实的。

近年来在三维超快速梯度回波成像序列（如三维扰相 GRE T_1WI）中，推出一种新的脂肪抑制技术，即频率选择反转脉冲脂肪抑制技术。该技术是

在真正射频脉冲激发前，先对三维成像容积进行预脉冲激发，这种预脉冲的带宽很窄，中心频率为脂肪中质子的进动频率，因此仅有脂肪组织被激发。同时这一脉冲略大于 90°，这样脂肪组织将出现一个较小的反方向纵向磁化矢量，预脉冲结束后，脂肪组织发生纵向弛豫，其纵向磁化矢量将发生从反向到零，然后到正向并逐渐增大，直至最大值。由于预脉冲仅略大于 90°，因此从反向到零需要的时间很短，如果选择很短的 TI（10～20ms），则仅需要一次预脉冲激发就能对三维扫描容积内的脂肪组织进行很好的抑制，因此采集时间略有延长。

该技术的优点：①仅少量增加扫描时间；②一次预脉冲激发即完成三维容积内的脂肪抑制；③几乎不增加人体射频能量吸收。缺点：①对场强的要求较高，在低场扫描机上不能进行；②对磁场均匀度要求较高。

4. Dixon 技术 Dixon 技术是一种水脂分离成像技术，通过对自旋回波序列 TE 的调整，获得水脂相位一致（同相位）图像和水脂相位相反（反相位）的图像。通过两组图像信息运算可得到水质子图像和脂肪质子图像（图 18-21）。

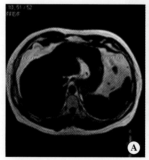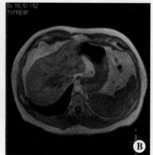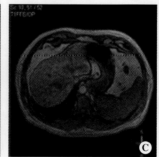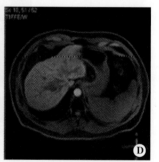

图 18-21　Dixon 成像
A. 脂肪质子图像；B. 水 - 脂同相位图像；C. 水 - 脂反相位图像；D. 水质子图像

第五节　磁共振辅助成像技术

在 MR 成像中，为了达到理想的成像效果，经常使用一些特殊的技术在特定部位辅助成像，可获得优良的图像效果。

一、磁共振电影成像技术

磁共振电影成像（magnetic resonance cine）技术是利用磁共振快速成像序列对运动的脏器实施快速成像，从而达到"冻结"运动的目的，并产生一系列运动过程的不同时段（时相）的"静止"图像。将这些"静止"图像对应于脏器的运动过程依次连续显示，即产生了运动脏器的电影图像。

对于具有固定周期运动的脏器，将其运动周期平均分成若干时段，每一时段又称为一个时相，每个时相产生同一个层面的一幅图像，全部时相对应的图像呈连续显示，即为电影图像。

运用梯度回波序列，可在一个运动周期内的每个时相采集多行 K 空间数据（一个 K 空间段），从而提高成像速度，这种方法又称节段电影技术（图 18-22）。这种方法的心脏电影成像在心功能评价、心瓣膜病变、先天性心脏病诊断中具有重要价值。

对于无固定周期运动的脏器，如膝关节、颞颌关节等，其电影成像的方法是将其运动的最大范围分成若干相等的空间等份，然后按照一定的顺序，每次运动一个等份。在每一个等份点采集一幅图像，直至所有图像采集完毕。然后将每个空间位置的图像放在一个序列内连续显示，即成为关节运动功能

的电影图像，这种方法的成像时间很长。随着超快速序列的发展，磁共振实时成像技术将使运动功能的显示成为常规。

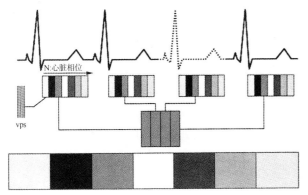

图 18-22　磁共振心脏节段电影原理

二、磁共振生理同步采集技术

1. 心电门控技术（ECG gating）

（1）基本知识：心电门控技术包括回顾性心电门控和前瞻性心电门控。前者在整个心动周期 MR 射频激发和信号采集都在进行，同时把心电信息融入 MRI 系统中，用每个心动周期中相似时相的 MRI 信号重建一幅图像，明显减少了运动伪影；后者又称心电触发技术，其在 R 波波峰被探测后，经过一个延时，相当于进入心室舒张中期时刻，MR 序列被触发启动，直到下一次心室收缩前被暂停。

（2）心电图导联的安放：心电电极放置有多种方式，有胸前导联和胸后导联，这里主要介绍胸前导联的准备方式，放置方式如图 18-23 所示，基本原则是最大程度获取心电信号和减少干扰，局部皮肤清洁，避免将电极放置在阻抗较高的组织如肋骨和乳腺体，避免将白色电极放置在主动脉走行区域以降低水磁效应带来的高 T 波干扰，各电极之间不要大于 15cm 以减少磁场切变带来的噪声干扰等。4个电极分别放置左锁骨中线的第 5 肋间隙和第 2 肋间隙，胸骨左缘的第 5 肋间隙和第 2 肋间隙。

（3）参数设定：序列参数与心动周期或频率必须协调，否则影响成像质量及成像时间。

心动周期（HP）=60×1000/ 心动频率（HF）（18-5）

触发延迟时间 TD，即 R 波至开始采集的间隔时间，在 T_1 加权成像时，有效 TR 为一个 HP，序列 TR 一般应设定为较 HP 小于 10% 左右，防止心律不齐。在 T_2 加权成像时，TR 应为两个或三个心动周期。TD 则应根据欲观察心脏的运动时相而设定。

（4）应用：心脏大血管的 MR 成像，肺及纵隔 MR 成像，PC-MRA，流量分析技术。

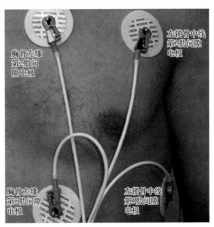

图 18-23　心电电极安放位置

2. 脉搏门控技术（pulse trigger）　脉搏门控与心电门控相似，所不同的是，前者一般利用指脉探测夹或指套来探测脉搏随心动周期的变化波，作为门控信息来取代心电门控。

3. 呼吸门控技术

（1）基本知识：呼吸门控技术包括呼吸补偿技术（respiratory compensation）和呼吸触发技术（respiratory triggering）。前者在整个呼吸周期中，MR 信号采集一直在进行，对呼吸周期中相似时间点的 MR 信号采用相似的相位编码。这样原来呼吸运动引起的随机相位偏移，因与呼吸信号整合并进行相位重新编排后变成规律性变化；后者属于前瞻性呼吸门控技术。其一般以呼气末为触发点开始采集，至下一次吸气前停止采集，这样信号采集发生于呼吸运动相对停止的平台期，呼吸运动伪影明显减少。

（2）呼吸感应器的安放：呼吸感应器用于感应呼吸状态产生呼吸运动幅度的波。由于男女的呼吸方式不同，男性应将呼吸感应器安放于上腹部，感应器两端围绕患者腹部的系带的松紧度要适中，过紧、过松都会导致感应信号被变形。女性患者则应安放在下胸部。

4. 膈肌导航回波技术

（1）基本知识：膈肌导航回波技术可采用一维、二维或三维采集，目前临床上应用较多的是二维导航回波技术。导航回波是膈面位置随呼吸运动变化的信息，其波形正好与呼吸门控得到的曲线相反，最高点为呼气末，最低点为吸气末。信号采集则同呼吸门控一样，在呼气末以后的相对平台期进行。

（2）膈肌导航条的放置：使用膈肌导航回波技术时，导航条的放置非常重要。其长轴方向垂直于膈面，上下径的中点放置在膈面水平，这样导航条上半截位于右肺，下半截位于肝脏（图 18-24）。

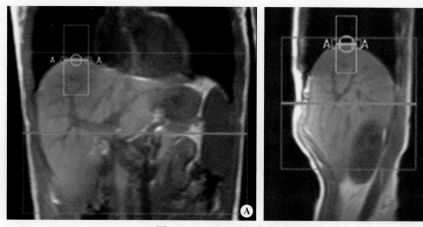

图 18-24 膈肌导航条的放置
A. 冠状位定位图上导航条位置；B. 矢状位定位图上导航条位置

（3）临床应用：膈肌导航回波技术目前在临床上主要有两个用途，一是自由呼吸的心脏成像特别是冠脉成像；二是自由呼吸的上腹部成像，作用相当于呼吸触发。

5. 相位导航技术

（1）基本知识：相位导航技术是通过测量运动所导致的偏共振效应的一种全新导航技术。与传统呼吸触发与膈肌导航技术相比，相位导航实现全自动定位（对于有经验操作者也可手动定位）、智能自动触发，操作更简单、方便，伪影控制良好，解剖细节显示更清晰。

（2）导航条的放置：相位导航并不追踪组织或者脏器的边界（比如膈缘），因此，并不需要操作者来对导航区域进行定位，在多数应用中可以被设置为"自动"，由系统根据成像层面进行调节。通过使用较小的翻转角（3°），可以避免导航对成像区域的饱和作用。自动模式状态下导航序列激发容积自动定位，激发容积不显示于定位图像。操作者也可采用手动定位用以满足个性化需求。手动模式状态下导航序列激发容积显示于定位图像，操作者可自主控制调整位置及大小等（图 18-25）。无论采用何种模式，均可获得良好呼吸拟合曲线，实现最佳呼吸伪影控制。

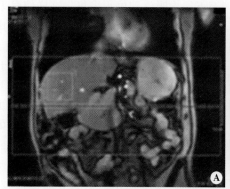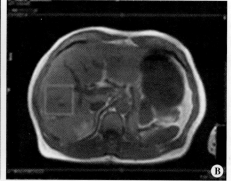

图 18-25 相位导航手动模式显示激发容积，可调整位置和大小
A. 冠状位定位图上导航条位置；B. 轴状位定位图上导航条位置

（3）临床应用：相位导航可以为腹部的多种自由呼吸成像如胰腺高分辨成像、胰胆管水成像及弥散加权成像等提供可靠的呼吸信号，也可以合并应用如螺旋桨技术，进一步提高影像质量。基于相位导航具有较高的临床应用价值，在某些情况下比膈肌导航回波技术更有优势，可更多用于体部自由呼吸成像。

6. 生命感知引导扫描技术 生命感知系统是在扫描过程中，磁共振成像系统根据受检者的生理信息，智能化调整扫描方案，获得最优的检查结果。

第六节 磁共振介入与分子影像学

一、MRI 介入

MRI 介入是应用 MRI 引导无磁器械到达靶组织，以达到诊断或治疗作用的新技术。作为介入导向工具，磁共振具有其他影像学方法无法比拟的优势，其组织对比优良，空间分辨力达亚毫米级，且无电离辐射。

1. MRI 介入系统磁体设计　开展磁共振介入最重要的条件是磁体系统能够允许医生接触患者并进行介入操作。目前 MRI 系统磁体设计有各种各样的开放式系统，如"马蹄"形、"面包圈"样等设计（图 18-26）。超短或较短的磁体，甚至是标准磁体，也有用做磁共振介入的，其缺点是与患者接触差，优势是磁体强度较高，利于实时成像技术的实施。

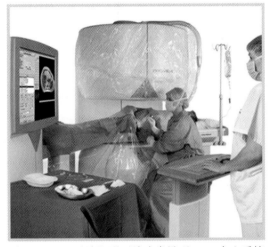

图 18-26　"马蹄"形开放式常导型 MRI 介入系统

2. 磁共振介入手术场所　磁共振介入手术在磁共振屏蔽室内进行的，磁共振介入导航需要室内操作控制台和磁体间内显示屏。标准的磁共振介入手术室还应参照手术室的设计，需要消毒处理，配有医护人员更衣、洗手的洁净区，并有磁共振兼容性生命监护设备，保证手术过程的安全性。医护人员与患者通过不同的通道进入磁共振介入手术室。

3. 介入器械及可视化　介入器械的可视化是 MRI 介入的关键问题之一。常规介入工具是由塑料制成的，在 MRI 中观察不到；如果是由金属制作的，要避免金属伪影。通过被动可视化、仿真内镜显示、MR 示踪技术、天线示踪技术等实现介入器械的可视化。

4. 磁共振介入成像序列　为了配合术中的实时导引与监控，需要有专门设计的快速成像序列，应满足成像速度快、穿刺针伪影大小适中、能识别病灶与邻近组织等要求。

5. 磁共振介入导航方式　目前磁共振导航的主要方式为光学导航，该系统主要包括红外线导航相机、定位示踪器、配有导航光球的持针器以及导航功能软件、手术规划软件等。三维动态主动跟踪介入手术器械的位置并投射到实时显示的磁共振图像上是磁共振导航技术一个至关重要的优势。手术器械固定在带有定位标记物或微型射频探测器的持针

器上，一般用光学或梯度方法跟踪手术器械，通过捕获电荷耦合的相机装置，光学追踪导航器械上的定位标记物（至少 3 个），标定物与追踪器械的位置、方向等信息与图像序列信息通过计算机准确计算与处理，使手术医生就能够随时了解手术器械与病变、重要组织结构的位置关系，从而使复杂的操作更加简捷、直观。

6. MRI 介入的临床应用　MRI 介入主要用于引导一些复杂活检操作、引导内镜操作、引导经腔道或经皮腔内介入治疗，对热消融外科手术进行控制。

二、分子影像学

分子影像学（molecular imaging）是分子生物学和医学影像学高速发展并高度融合的产物，是分子生物学和医学影像学两者各取所长并相互渗透的结晶。

1. 分子影像学的概念　分子影像学就是活体状态下在细胞和分子水平应用影像学对生物过程进行定性和定量研究。它从生理生化水平认识疾病，阐明病变组织生物过程的变化、病变细胞基因的表达、代谢活性的高低、病变细胞是否存活以及细胞内生物活动的状态等，为临床早期诊断、治疗疾病提供分子水平信息。

2. 分子影像学的技术方法　显示分子信息的关键在于运用高特异性的成像专用探针、相应的放大技术和敏感高效的图像检出系统。分子显像的过程如下：分子探针用核素、顺磁性物质或荧光素标记后与靶目标结合，经合适的扩增方法将信息放大，然后由成像系统（如 PET、MRI）或光学成像技术发现信息。

（1）分子显像探针：要检测某一种样品或基因组中特定的 DNA 序列或基因片段，首先必须有相应的探针。探针通常要用核素或非核素物质进行示踪标记。在显示分子信息的几个关键因素中，分子显像探针的研究最为重要，它是进行分子影像学研究的先决条件。

（2）分子影像学成像技术：主要包括核医学成像和 MR 成像。前者主要由 SPECT 和 PET 把有明确生物学效应的示踪剂送入体内，让它参加体内生物活动，再用 SPECT 或 PET 加以探测和显示，反映体内特定的生物活动。后者用 MRI 技术进行的基因表达显像主要包括两个方面，即传统的 MRI 技术和 MRS 分析技术。传统的 MRI 技术中目的基因的扩增方法是采用多种标记基因，并利用不同的对比剂增加其信号来完成；MRS 通过评价特异标记底物代谢水平的改变来发现基因的表达。

利用 MRI 进行基因表达显像与 PET 相比有如下优点：① MRI 的空间分辨力高；②能同时获得生理和解剖信息。相对于 PET 来说，MRI 基因表达显像的扩增信号要弱得多，需要有强大的扩增系统。MR 分子成像目前主要用于基因表达传递成像、肿瘤血管生成以及细胞分子水平的功能成像等。

思 考 题

1. 简述流入增强效应原理。
2. 简述 PC-MRA 的成像原理及特点。
3. 简述 CE-MRA 的成像原理及特点。
4. MR 水成像的成像原理及临床应用。
5. 简述磁共振常用的脂肪抑制技术的两种机制。
6. 简述 MRI 介入的概念及临床应用。

（周学军　徐绍忠　毛德旺）

第十九章　MR 图像质量控制

本章主要叙述了 MR 图像的质量控制，分别介绍了 MR 图像特征参数及其参数间的相互影响，磁共振成像的伪影及其解决方法。

This chapter mainly presents MR image quality control，and introduces MR image characteristic parameters and their mutual influence，MRI artifacts and solutions.

第一节　MR 图像评价参数及成像参数间相互影响

一、MR 图像评价参数

影响 MR 图像信噪比、空间分辨力、对比度及采集时间的因素很多，这些因素互相联系。例如，增加脉冲激励或相位编码方向像素值，可以提高空间分辨力，却增加了检查时间，同时也降低了信噪比。

磁共振图像质量的优劣，直接关系到影像诊断的准确性，而图像质量与多种因素有关，做好图像质量控制对提高 MRI 的临床应用价值非常重要。影响磁共振成像参数众多、又互相关联。可把这些参数分成两大类，一类是在扫描序列中可以直接定义的参数，称为初级参数，如：FOV、TR、TE、TI、Flap、层数、层厚、层间距、NEX、相位编码步数等可以在序列中由用户定义的参数。它们都直接或间接地影响图像质量与扫描时间。另一类参数称为次级参数或二级参数，由一级参数决定，如：信噪比、对比度、空间分辨力、成像时间与成像区段。影响图像质量的另一类问题则是伪影。

1. 信噪比（signal-noise ratio，SNR）　信噪比是图像中感兴趣区域的平均信号强度与背景平均噪声强度的比值，是衡量图像质量最重要的指标。它受多种因素影响，如磁场强度、像素大小、重复时间、回波时间、反转时间、信号平均次数等。噪声（noise）是图像背景的随机信号。它主要来源于人体的分子热运动、系统的电子元器件电气特性以及外界杂散信号偶合进电路，是 MR 成像中应尽量避免的信号。

2. 对比度（contrast）　对比度是指不同感兴趣区域的相对信号强度差。在不影响图像整体质量条件下，应尽量追求好的对比度。与对比度有关的序列参数主要有 TR、TE、TI 和翻转角 Flip。此外，组织本身特性（如质子密度、流动血液、脑脊液等）及对比剂的使用也在相当程度上决定着图像对比度的大小。

3. 空间分辨力（spatial resolution）　分辨力是图像对样本细节结构的分辨能力。MR 成像体素越小，图像的空间分辨力就越高。

4. 采集时间（acquisition time，TA）　也称扫描时间，指整个脉冲序列完成信号采集所需要的时间。不同的序列扫描时间差别很大。

二、T_1 对比度及影响因子

组织固有的 T_1 对比取决于组织中水分子的存在状态，不同状态其自由运动频率不同，如游离液体、黏性液体、固体分子其自由运动频率不同。质子进动频率差不同，T_1 值就不同，从而形成组织之间 T_1 对比。不同序列中影响 T_1 对比的因素不同。

SE 序列中 T_1 对比取决于 TR、TE 和接收带宽（BW）。T_1WI 应设置最短 TE，去除 T_2 弛豫"污染"、增加 T_1 对比和扫描层数。TR 理论上选择与组织 T_1 值相近可得最大 T_1 对比，如肝脏 SE T_1WI，TR 最好为 450～550ms，实际应用中 TR 选择在 350～650ms 即可。增加 TR，会降低 T_1 对比，使获得的图像偏向质子加权成像。但 TR 太短，如小于 400ms，会降低信噪比。接收带宽是指系统读出回波信号的频率，即单位时间内能够采集的采样点数。增加带宽，可缩短最小 TE，降低化学位移伪影，但会降低信噪比。

FSE 序列中，影响 T_1 对比的除了上述 TR、TE、BW 外，还有回波链长度（ETL），由于 ETL 增加会使最大 TE 延长，直接影响 T_1 对比，一般设置小于 5。

GRE 序列中，影响 T_1 对比的有 TE、TR 和偏转角。常用的扰相梯度回波序列中，为减少 T_2^* 对图像对比的污染，在 2D T_1WI 中，TR=80～250ms、Flip=60°～90°，TR 延长，偏转角应适当增大。3D T_1WI 中，TR=20～45ms，Flip=50°～60°。

综上所述，对于 T_1WI，TR 与 TE 是决定图像对比度的基本参数，同时也是决定扫描层数的基本参数。

三、T_2 对比度及影响因子

T_2 对比取决于不同组织中水分子的排列。影响

T_2 对比的因素：ETL、BW 和某些成像选项，基本参数还有 TR 与 TE。在 FSE 序列中，由于多个 180° 聚相脉冲的存在，组织的 T_2 值会延长，因此，选择 TE 值应该比该组织 T_2 值偏高 30% 左右为宜。例如，肝脏的 T_2 约为 50ms，TE 应设为 65～90ms，而前列腺 TE 应设为 110～140ms，骨骼的 TE 一般为 45～70ms。

FSE 类序列涉及 ETL 的使用。ETL 增加，可缩短成像时间，T_2 权重加大，但 ETL 增多，图像模糊效应增大。应依据不同部位，对图像的不同要求进行调整。ETL 的范围一般在 15～30 为好。增大 ETL，应同时适当增大带宽以减轻模糊效应。在 MRCP 中，为获得足够的 TE，ETL 常设定很长，这是一个特例。

接收带宽（BW）与信噪比呈负相关，即：SNR 与 BW 的平方根成反比。BW 增大，可提高回波采集速度、缩短回波间隔、减轻化学位移伪影，但会使 SNR 下降。缩小 BW，虽提高了 SNR，但会使回波间隔扩大，回波信号差别增大，图像模糊，T_2 对比下降。需要注意的是设定 BW 数值后，实际 BW 是设定值的 2 倍。例如，设定 RBW=31.25，实际为 ±31.25kHz。一般情况下：1.5T MR 机：BW ≥31kHz，为了克服腹部呼吸运动伪影：BW ≈ 50kHz。

四、信噪比与空间分辨力

MR 图像的信噪比受多种因素影响，如磁场强度、检查部位、重复时间、回波时间、TI、层厚、层间距、视野、矩阵、信号平均次数及接收线圈等。

图像空间分辨力取决于体素的体积。体素的体积等于像素的大小乘以层厚，像素的大小由视野（FOV）和矩阵（matrix）控制。图像的信噪比正比于体素的体积，空间分辨力与体素的体积成反比。增加矩阵，体素减小，空间分辨力增加，但降低了信噪比，增加了检查时间；减少矩阵可缩短检查时间、增加信噪比，但降低了空间分辨力。给定矩阵时，像素随 FOV 的减小而减小，空间分辨力增加，信噪比下降。层面厚度增加使检查部位范围增大，体素增大，信噪比增加，降低了空间分辨力；当层厚减薄时，减小了信号所代表的组织厚度，降低了信噪比，但体素减小，空间分辨力增加。

五、采集时间

采集时间（acquisition time，TA）也称扫描时间，指整个脉冲序列完成信号采集所需要的时间。采集时间之所以成为制约图像质量的因素，是因为它决定了序列采集期间受检者保持静止不动的时长。

二维 MRI 的采集时间：

$$TA=TR×Np×NEX \qquad (19\text{-}1)$$

式中，TR 为重复时间；Np 为相位编码步级数；NEX 为激励次数。

对于快速回波序列如 FSE 或 FIR 等序列，采集时间与 ETL 成反比。回波链的存在成比例减少 TR 的重复次数，缩短扫描时间。

$$TA=(Np/ETL)×TR×NEX \qquad (19\text{-}2)$$

三维 MRI 的采集时间：

$$TA=TR×Np×NEX×S \qquad (19\text{-}3)$$

式中，S 为容积范围的分层数，S 越大，TR 重复的次数越多，采集时间越长。

总之，信噪比是控制 MR 图像质量最主要的因素。图像的信噪比和对比度足够高时，通过体素大小控制空间分辨力才是有效的，追求高空间分辨力，信噪比过低，会导致图像正常组织及病理组织的辨识力降低。并且，应尽量采用短的扫描时间，不宜追求过高的信噪比和空间分辨力使扫描时间延长。MR 成像时，常需要在信噪比、对比度、空间分辨力及扫描时间等各因素找到最优的折中。

第二节　MRI 伪影

MR 图像伪影是指 MR 图像中与实际解剖结构不相符的信号，表现为图像变形、重叠、缺失、模糊等。伪影的存在降低 MR 图像质量。根据产生原因的不同，可将伪影分为图像处理相关的伪影、患者相关的伪影、操作相关的伪影等。

一、图像处理相关伪影

（一）卷褶伪影

1. 伪影特点　一般出现在相位编码方向；一侧 FOV 以外的信号叠加在另一侧的 FOV 内；最后一层可叠加到第一层。3D 成像也可出现在层面选择方向（图 19-1）。

2. 产生原因　在 FOV 以外，仍然有磁场，视野边缘梯度没有停止，当采集范围超过视野范围时，视野外结构将会产生一个超过视野内最大（小）频率的频率，计算机不能识别超大（小）频率，误认为带宽以内频率。较高频率被误识别为所选择带宽内较低频率。

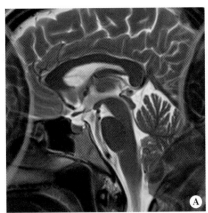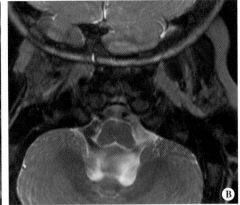

图 19-1　卷褶伪影
A. 伪影 1；B. 伪影 2

3. 解决办法　增加 FOV，多采样。通过增加相位编码方向的采样数目实现相位过采样。目前 MR 成像仪均采用频率方向超编码技术，用于消除在频率编码方向上的采样不足所造成的卷褶；应用饱和脉冲饱和来自 FOV 以外的信号；交换相位编码和频率编码方向：把扫描层面中径线最短方向设置为相位编码方向；如 3D 成像层面选择方向上出现此伪影，选择中间层面重建即可。

（二）化学位移伪影

1. 伪影特点　伪影一般出现在频率编码方向上，脂肪组织与其他组织的交界面；在频率编码梯度场强较低的低频率的方向出现一条亮带，而较高频率的方向出现一条暗带。化学位移伪影（chemical shift artifact）多见于眼眶、椎体终板、肾和其他任何脂肪结构与水结构相邻的部位（图 19-2）。

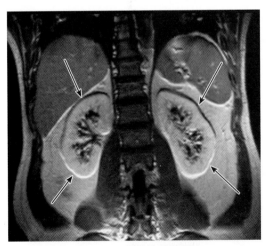

图 19-2　化学位移伪影

2. 产生原因　系统施加频率编码梯度场后，组织的进动频率按其位置发生线性变化。但由于处于不同化学环境下的质子进动频率会发生改变，脂质子的进动频率低于水质子的进动频率，导致水和脂肪接触面上的质子进动频率差异，它们的空间位置

沿梯度场的方向就会偏移几个像素（场强越高，位移的像素越多）。位移导致在较低频率发生重叠，而较高频率处信号衰减。

3. 解决办法　使用脂肪抑制技术去除脂肪信号；增大接收带宽；交换相位编码和频率编码方向，改变伪影投射方向。

（三）截断伪影

1. 伪影特点　相位编码方向常见，出现在高对比度界面（颅骨/脑、脊髓/脑脊液、半月板/液体等）并形成交替的亮带和暗带（图 19-3）。

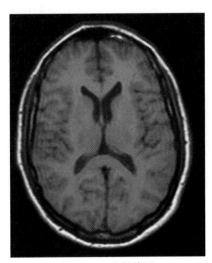

图 19-3　截断伪影

2. 产生原因　有限的采样次数和采样时间，不能准确描述一个阶梯状信号的强度变化。

3. 解决办法　增加采样时间（减小带宽）以减小波纹；降低像素大小（增加相位编码数或减小 FOV）。

（四）部分容积伪影

1. 伪影特点　同一像素中显示多种组织，易对临床诊断造成混淆（图 19-4）。

2. 产生原因　由于像素过大，导致像素内信号平均,使一个体素内混合多种组织对比,分辨力降低。

3. 解决办法 减薄层厚。

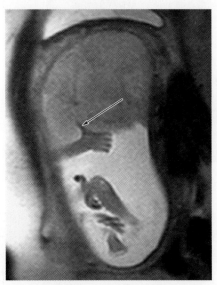

图 19-4 部分容积伪影

(五)鬼影

1. 伪影特点 往往出现在相位编码方向。由于受检者运动的伪影只出现在运动的部位,而系统原因的伪影可在整个 FOV 中出现伪影(图 19-5)。

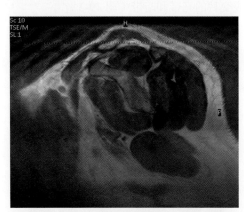

图 19-5 鬼影

2. 产生原因 回波中心偏移、持续相位编码偏移,或回波幅度不稳定。往往可由于系统不稳定或受检者运动所致。

3. 解决办法 受检者制动;请工程师帮助检修。

二、受检者相关的伪影

(一)运动伪影

1. 伪影特点 周期性运动:伪影出现在相位编码方向,等距出现。伪影信号可高可低,取决于搏动结构相位相对于背景相位的关系(同相位则亮,反相位则暗)。随机运动:图像较模糊,也可能在相位编码方向得到很多平行条带。血液 / 脑脊液流动

效应:病灶有时候类似一个病变(图 19-6)。

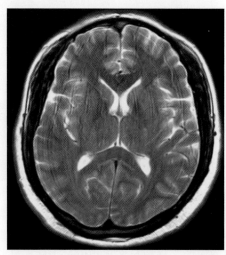

图 19-6 运动伪影

2. 产生原因 由受检者(自主或不自主)运动(随机性的)或者血管的搏动性流动(周期性的)而造成的。伪影见于相位编码方向上,一方面,由于沿任何磁场梯度方向的运动都会造成异常相位积累,它们都会导致信号在相位编码方向上错误编码;另一方面,在数据空间内存在着明显的不对称,所以,在频率编码方向对信号采样时间要明显短于进行一次相位编码时间。

3. 解决办法 空间预置饱和;增大 TR,增加相位编码步级数和(或)激励次数;采用心电 / 呼吸门控、呼吸补偿技术;受检者制动、镇静、止痛;采用快速的扫描序列。

(二)金属伪影

1. 伪影特点 图像变形或明显异常高 / 低 / 混杂信号,在不同层面上伪影位置往往会改变(图 19-7)。

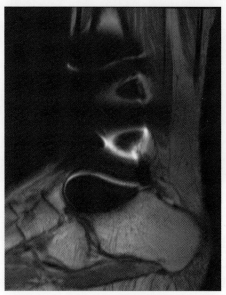

图 19-7 金属伪影

2. 产生原因　铁磁性物质具有很大的磁化率，可导致明显的磁场变形。不同的序列，金属伪影大小不同。

3. 解决办法　去掉受检者身上或磁孔内的金属物品；尽量使用低磁场均匀性敏感序列（FSE 序列）。

（三）磁敏感性伪影

1. 伪影特点　在组织 / 空气、软组织 / 骨组织界面（包括鼻旁窦、颅底、蝶鞍等部位）出现异常信号（图 19-8）。

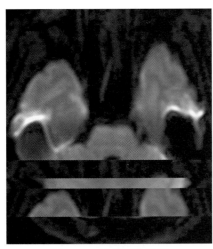

图 19-8　磁敏感性伪影

2. 产生原因　不同磁化率物质的交界面，磁化率不同会导致局部磁场环境的变形，造成自旋失相位，产生信号损失或错误描述。

3. 解决办法　扫描时尽量避开这些部位；增加层厚、层间隔距；减小人为的磁化界面；加局部匀场。

三、操作相关伪影

（一）交叉伪影

1. 伪影特点　定位线交叉部位（或有饱和脉冲的部位）低信号或信噪比非常低（图 19-9）。

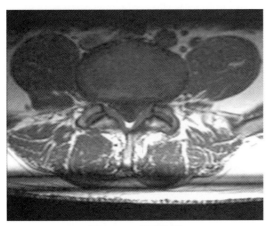

图 19-9　交叉伪影

2. 产生原因　层面内组织受到其他层面 / 额外的射频脉冲激发，提前饱和，不能产生信号。往往在斜位定位时出现。有时预置饱和也可能带来同样的伪影。

3. 解决办法　定位时注意层面交叉让开要观察的部位；FOV 内预置饱和注意手动调整位置，让开要观察的部位。

（二）ASSET 伪影

1. 伪影特点　类似卷褶伪影，但多出现在图像中心。图像中心条带状伪影，信噪比明显降低。常见伪影为半弧形伪影、校准不当伪影和线圈错位伪影（图 19-10）。

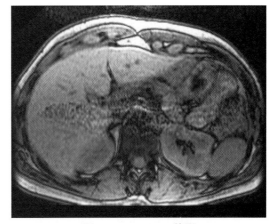

图 19-10　ASSET 伪影

2. 产生原因　ASSET 是一种并行采集技术，只适用于空间对称排列的相控阵线圈。ASSET 采集 K 空间时，在相位方向上隔行采集，通过减少相位编码数而缩短扫描时间。每一个线圈单元采集一半的相位方向的信息，因此存在明显的相位卷褶，需要利用线圈敏感性数据重建图像并去掉卷褶。所以，当校准（calibration）的信息与采集的信息不匹配时将导致伪影出现。

3. 解决办法　ASSET 技术要求正式扫描前必须进行校准扫描；线圈摆放正确；增大扫描 FOV。

思　考　题

1. 简述 MR 图像信噪比与空间分辨力的关系。

2. 简述 MR 卷褶伪影特点、产生原因及解决办法。

3. 简述 MR 金属伪影特点、产生原因及解决办法。

（周学军　睦贺　丁金立）

第二十章　MRI 检查技术

本章主要叙述临床 MRI 检查技术，分别介绍 MRI 的准备、人体各部位的 MRI 检查技术以及 MR 的特殊成像技术。

This chapter mainly concerns MRI clinical examination techniques, and introduces before scan preparation, MRI scan techniques of various parts of the body, and the special MR imaging techniques.

第一节　MRI 检查适应证与检查前准备

一、检查前准备

由于 MRI 设备的特殊性，因此 MRI 检查需做相应的检查前工作：

1. 认真阅读 MRI 检查申请单　对检查目的和要求不明确的申请单，应与临床申请医师核实确认。

2. 详细询问病史　询问是否体内有植入物，植入物类型及植入时间等，并填写磁共振成像安全筛查表。如果无法确定植入物是否安全而且病情需要扫描时，应尽量在磁场强度较低的 MRI 设备上进行扫描，以减少风险。

3. 确认受检者无禁忌证　嘱其认真阅读 MRI 检查注意事项，按要求准备。

4. 向受检者详细介绍 MRI 检查过程并认真训练，告知受检者所需检查时间及扫描时系统噪声，消除其恐惧心理。按检查部位要求，认真训练受检者呼吸状态，以便最大限度地取得受检者配合并减少运动伪影。

5. 除去随身携带的金属物品　进入磁体室前，嘱受检者及陪同家属除去随身携带的任何金属物品。

6. 适量的镇静　对于婴幼儿、烦躁不安及幽闭恐惧症受检者，为提高检查成功率，应给予适量的镇静剂或麻醉药（由麻醉师用药并陪同）。对于急危重受检者，确需做 MRI 检查时，应由临床医师陪同观察。所有抢救器械、药品备齐在磁体室外。一旦发生紧急情况，应迅速将受检者移至磁体室外抢救。

7. 腹部磁共振检查注意事项　检查前 4 小时之内不能大量饮水或进食，否则会影响检查结果；如果受检者有明显的心肺功能异常，不能屏气或配合检查，也应提前告知检查医生。

二、适应证与禁忌证

（一）适应证

MRI 检查适用于人体的任何部位、多种疾病的诊断。MRI 还可以利用特殊成像技术和序列，简便、无创地实施 MR 血管造影和 MR 水成像。

（二）禁忌证

MRI 检查具有绝对禁忌证和相对禁忌证。

1. 绝对禁忌证　指受检者进入磁孔后，会导致生命危险或伤害的情况：

（1）装有 MRI 不兼容的心脏起搏器、心脏磁性金属瓣膜、冠脉磁性金属支架者，MRI 兼容心脏起搏器者除外。

（2）电子耳蜗者。

2. 相对禁忌证　指受检者进入磁孔后，可能被导致潜在伤害的情况：

（1）检查部位有金属置入物，如血管止血夹、人工关节、固定钢板等。

（2）带有呼吸机及心电监护设备的危重受检者。

（3）体内有胰岛素泵等神经刺激器的受检者。

（4）妊娠 3 个月以内的早孕受检者。

三、检查原则与安全性

MRI 检查原则包括受检者检查体位的选择、射频线圈的选择、MR 成像中心的选择、检查平面的选择、扫描序列的选择及相位编码方向的设置等。

四、MRI 检查步骤

MRI 检查安全性包括铁磁性物体的投射效应、体内植入物的安全性、梯度场噪声、孕妇婴儿 MRI 检查安全性及受检者的不良心理反应等。

1. 投射效应　投射效应（missile effect 或 projectile effect）是指铁磁性物体靠近磁体时，因受磁场吸引而获得很快的速度向磁体方向飞行。这是 MRI 系统最大的安全性问题之一，会对受检者和工作人员造成灾难性甚至致命性伤害。因此，应禁止将磁性氧气活塞、推车等非 MRI 兼容性急救设备、监护仪器、呼吸器以及钥匙、硬币等金属物体带入磁体室内。为避免铁磁性物体误入磁体室造成安全隐患，建议在其入口处安装铁磁探测系统（图 20-1）。

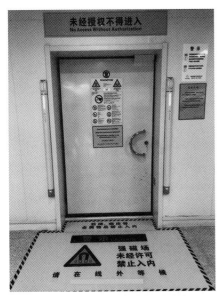

图 20-1 磁共振铁磁探测系统

2. 体内植入物及其安全性 体内植入物（implants and devices）泛指通过各种渠道进（置）入体内并长期停留体内的异物（包括某些具有特殊功能的机械或电子器件）。一般将其分为铁磁性和非铁磁性两大类。体内具有非铁磁性植入物的被检者是可以接受 MRI 检查的。但是，如果这类非铁磁性植入物为金属，在 MR 图像中会形成金属伪影而干扰 MR 图像。

3. 梯度场噪声 MRI 设备的噪声主要指扫描过程中因梯度场的不断开启或关闭而形成的特殊噪声。目前临床应用的 MRI 检查引起的噪声一般在 65～95dB，属于安全范围之内。不少受检者还无法忍受这种噪声。因此，所有进行 MRI 检查的受检者均应佩戴耳塞或 MRI 专用耳罩，但会造成医患之间的语言交流障碍。

4. 孕妇 MRI 检查安全性 FDA 至今未对孕妇（胎儿）、婴儿接受 MRI 检查的安全性予以肯定，英国国家放射保护委员会（the National Radiology Protection Board，NRPB）建议妊娠 3 个月内的孕妇谨慎应用 MRI 检查。为避免孕期医务人员接受 MRI 产生的小剂量慢性辐射，要求其活动范围应在 lmT 线（10 高斯线）以外。

第二节　颅脑 MRI 检查技术

一、颅脑 MRI 检查

（一）适应证

适应证包括：①颅脑创伤，尤适用于 CT 检查结果阴性者；②脑血管性疾病，如脑梗死、脑出血、脑血管畸形；③颅内占位性病变，如良恶性肿瘤、囊肿等；④颅内感染与炎症；⑤脑部退行性病变；⑥脑白质病变；⑦颅脑先天性发育异常、脑积水、脑萎缩；⑧颅骨骨源性疾病等。

（二）检查技术

1. 线圈与序列 可用头颅正交线圈或多通道磁敏感线圈。常规序列组合：横断面 T_1WI、T_2WI、T_2W-FLAIR 序列，矢状面 T_2WI 或 T_1WI 序列或冠状面 T_1WI 序列。必要时加作 T_2^*WI、DWI 序列或脂肪抑制技术。

T_2WI 及 T_1WI 为首选序列，T_2FLAIR 序列对病灶更敏感，并能检出被脑脊液掩盖的病灶，如蛛网膜下腔出血。因此，常规应用此三个序列作颅脑成像。T_2^*WI 对急性脑出血较敏感。T_2FLAIR 及 DWI 序列对脑梗死较敏感，尤其 DWI 对早期脑梗死最敏感。对 T_1WI 及 T_2WI 序列均显示为高信号的，应加用脂肪抑制技术的 T_1WI，以鉴别高信号病灶成分是否为脂肪。

2. 扫描方法

（1）体位：采用标准头颅正位，即仰卧位，头先进，眉间作为成像中心，与线圈中心重合。

（2）成像平面：在矢状面定位像上设置横断面，成像层面平行于前-后联合连线，在冠状面定位像上使横断面扫描层面平行于两侧颞叶底部连线，在横断面定位像上调整视野范围。横轴面成像范围自小脑下缘至颅顶。在扫描层面范围下方设置预饱和带，消除血流搏动伪影，如图 20-2 所示。相位编码方向取左右方向。

在横断面图像上设置矢状面，成像层面与大脑正中矢状裂平行，在冠状面定位像上与大脑正中矢状裂、脑干及延髓平行，在矢状面定位像上调整视野范围。矢状面成像范围视病情包含病灶或全脑，如图 20-3 所示。相位编码方向取前后方向。

在横断面图像上设置冠状面，成像层面与大脑正中矢状裂垂直，在矢状面像上使冠状成像层面与脑干大致平行（要求较宽松），在冠状面定位像上调整视野。冠状面成像范围视病情包含病灶或全脑，如图 20-4 所示。相位编码方向取左右向。

（3）增强扫描：常用对比剂 GD-DTPA，常规剂量为 0.1mmol/kg 体重，以 0.5～1ml/s 速度静脉注射后，作横断面、矢状面、冠状面脂肪抑制 T_1WI。扫描层面与平扫保持一致。

（4）扫描参数：因场强、机型等而有所不同。推荐成像参数如表 20-1 所示。

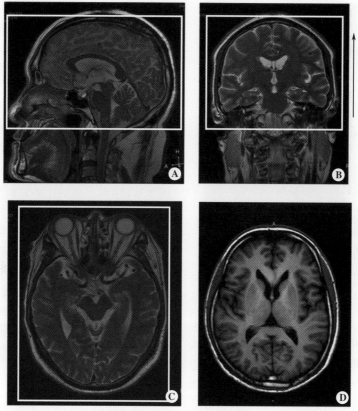

图 20-2　颅脑横断面 MRI
A、B、C 为横断面定位；D. 横断面 T$_1$WI

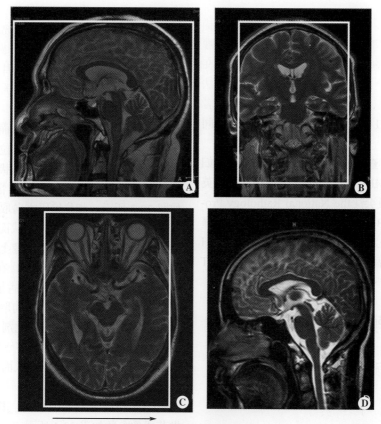

图 20-3　颅脑矢状面 MRI
A、B、C 为矢状面定位；D. 矢状面 T$_2$WI

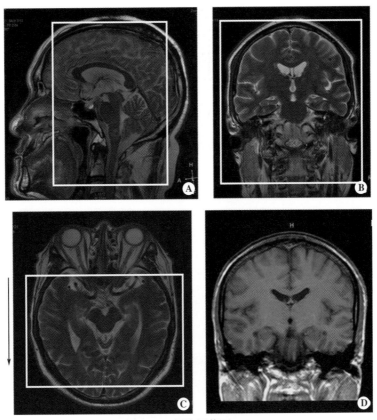

图 20-4 颅脑冠状面 MRI

A、B、C 为冠状面定位；D. 冠状面 T₁WI

表 20-1 颅脑 MR 成像参数

脉冲序列	TR（ms）	FA（°）	TI（ms）	TE（ms）	ETL	矩阵	FOV（cm）	层厚/间隔（mm）	NEX
FSE T₁WI	300～600	90		10～15	2～4	256×192	20～24	5/1.5	2～4
T₁FLAIR	1500～2000	90	700～900	10～25	6	256×192	20～24	5/1.5	2
FSE T₂WI	≥2500	90		90～120	20～30	256×192	20～24	5/1.5	2
T₂FLAIR	≥8000	90	2000～2500	90～120	15～30	256×192	20～24	5/1.5	2

注：本章 MR 成像参数为场强 1.5T 或 3.0T MRI 系统参考值

3. 图像处理 常规成像一般不需要特殊后处理。

二、颅脑 MRA

（一）适应证

用于显示动脉瘤、血管狭窄和闭塞、动-静脉畸形及其供血动脉和引流静脉；可显示脑血管内动脉期、毛细血管期和静脉期；可显示肿瘤血管的血供情况及肿瘤压迫邻近血管结构并使之移位的情况，为外科手术方案的制订提供更多信息。

（二）检查技术

颅脑 MRA 应以颅脑 MRI 为基础，先行常规 MRI，再行 MRA。颅脑 MRA 成像序列可采用 3D/2D-TOF-MRA、3D/2D-PC-MRA 及 3D-CE-MRA 技术成像。

1. 3D-TOF-MRA 主要用于流速较快的动脉血管成像。

（1）序列：3D-TOF 快速梯度回波序列。

（2）扫描方法

1）成像平面：在矢状面图像上设置 3D-TOF-MRA 横断面扫描块，层面与多数颅内动脉走行垂直或成角，或与前-后联合连线平行，在冠状面像上与两侧颞叶底部连线平行，在横断面像上调整视野。成像层数根据颅脑 MR 图像所示病情而定。可单个 3D 块，也可多个 3D 块重叠衔接扫描。在颅顶设置预饱和带。运用流动补偿技术，以增强血流信号及消除流动伪影，如图 20-5 所示。对动静脉畸形病例，取消预饱和带，可同时显示动静脉畸形的动脉、畸形血管及引流静脉，如图 20-6 所示。

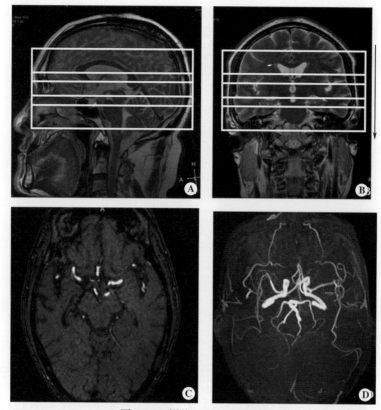

图 20-5　颅脑 3D-TOF-MRA

A、B.3D-TOF-MRA 的 3D 定位；C. 3D-TOF-MRA 原始图像；D. 经 MIP 后的血管影像

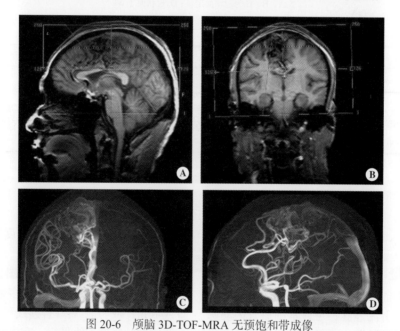

图 20-6　颅脑 3D-TOF-MRA 无预饱和带成像

A、B.3D-TOF-MRA 的 3D 定位，不设预饱和带，以使静脉显影；C、D.MIP 后三维血管像，显示正常动脉、右侧 AVM 畸形血管、粗大的引流静脉及矢状窦、乙状窦

　　3D 层块的厚薄及位置应尽量包含病变血管范围。3D 层块越厚，血管远端及分支信号则越弱，可通过信号等量分配技术及磁化传递（magnetization transfer，MT）技术来改善。

　　2）扫描参数：因场强、机型等而有所不同。推荐成像参数如表 20-2 所示。

表 20-2　颅脑 MRA 成像参数

脉冲序列	TR（ms）	FA（°）	TE（ms）	矩阵	FOV（cm）	层厚/间隔（mm）	NEX
3D-TOF-MRA	20～40	15～30	最短	256×224	20～24	1.0～2.4/0	2
2D-TOF-MRA	20～40	50～70	最短	256×224	20～24	0.5～2.0/0	2
3D-PC-MRA	20～40	10～20	最短	256×256	20～24	1.5～2.0/0	1～2
3D-CE-MRA	20～40	10～20	最短	256×224	20～35	1.5～2.0/0	0.5～1

（3）图像处理：将所得原始图像进行最大密度投影（maximum intensity projection，MIP），产生三维血管解剖图。MIP 图可作任意方位、角度旋转重建；亦可对感兴趣区进行最大密度投影靶重建（MIP target reconstruction），提高感兴趣区血管病变的检出率，如图 20-7 所示。

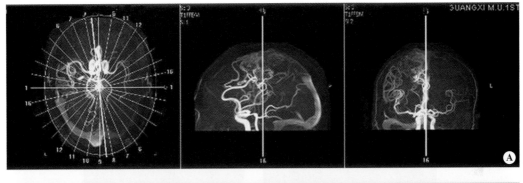
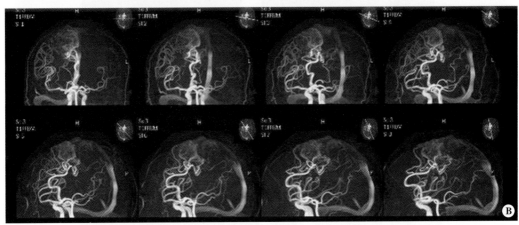

图 20-7　颅脑 3D-TOF-MRA 的 MIP 多视角旋转

A. 在 MIP 图上，绕头颅上下轴呈左右方向旋转的多视角旋转设置；B. 不同视角的 MIP 图

2. 2D-TOF-MRA　主要用于矢状窦、乙状窦的静脉血管成像。

（1）序列：2D-TOF 快速梯度回波序列。

（2）扫描方法

1）成像平面：在矢状面和横断面定位像上设置 2D-TOF-MRA 冠状面扫描层面，扫描方向从后向前，范围包括全颅外缘，在冠状面定位像上调整视野（图 20-8）。为消除动脉影响，在颅底下方设置预饱和带。

2）扫描参数：因场强、机型等而有所不同。推荐成像参数如表 20-2 所示。

（3）图像处理：与 3D-TOF-MRA 相同。

2D-TOF-MRA 与 3D-TOF-MRA 的比较：①前者流入饱和效应小，可采集较大范围，血管与周围组织对比好，对慢速血流、血流方向一致的血管显示好；后者流入饱和效应明显，成像块厚受血流速度制约，信噪比好。②前者层面厚，空间分辨力差，相位弥散强，弯曲血管信号有丢失；后者层厚较薄，空间分辨力高，对复杂弯曲血管的信号丢失少。③相同容积前者成像时间短。

3. 3D-PC-MRA

（1）序列：采用 3D-PC 梯度回波序列。

（2）扫描方法

1）成像平面：在横断面和冠状面定位像上设置矢状面扫描，层面与大脑正中矢状裂平行，范围包含全颅外缘。在矢状面定位像上调整视野，如图 20-9 所示。

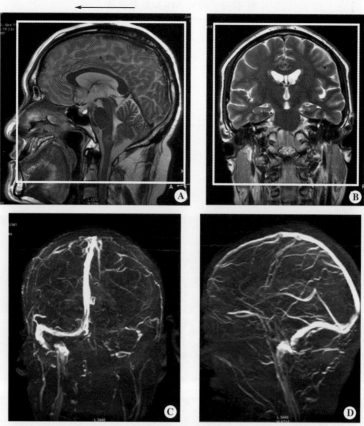

图 20-8　颅脑 2D-TOF-MRA 的 MIP 图多视角旋转

A、B.2D-TOF-MRA 冠状面扫描定位；C、D.2D-TOF-MRA 的 MIP 图

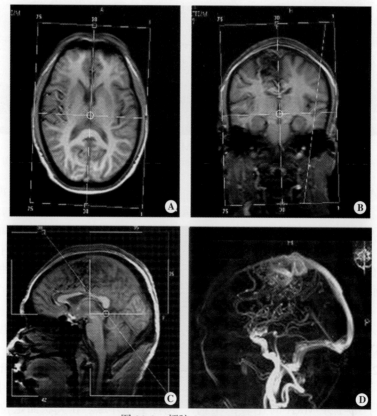

图 20-9　颅脑 3D-PC-MRA

A～C.3D-PC-MRA 矢状面扫描定位；D. 3D-PC-MRA 的 MIP 图，示异常血管团及引流静脉入矢状窦

2）扫描参数：因场强、机型等而有所不同。推荐成像参数如表 20-2 所示。PC Velocity 流速编码值，应根据感兴趣区血流速度设定。比预设值流速高的血流产生高信号，比预设值流速低的血流信号降低或消失。

3D-PC-MRA 特点：①仅血流呈高信号，背景抑制优于 3D-TOF 法。②空间分辨力高。③成像容积内信号均匀一致。④有很宽的流速敏感范围，可显示动脉与静脉。⑤能定量和定性分析，但成像时间较长。可用于分析可疑病变区的细节，检查流量与方向，大量血肿未吸收时，观察被血肿掩盖的血管病变。

（3）图像处理：同 TOF 法。

4. 3D-CE-MRA　主要用于颅脑大面积血管病变。可在不同时相观察到动脉或静脉病变，亦可作减影显示病变。

（1）序列：采用快速动态采集 3D 梯度回波序列。

（2）扫描方法

1）成像平面：取冠状面扫描。

2）扫描参数：因场强、机型而有所差异。推荐成像参数如表 20-2 所示。

3）成像方法：以 18G 静脉滞留针建立肘静脉通道，以 1.2m 三通连接管分别接 50ml 生理盐水及钆剂（如 Gd-DTPA）。先行 3D 蒙片快速扫描，再采用高压注射器快速团注剂量为 0.2mmol/kg 体重的 Gd-DTPA，后进行连续 2 次以上的动态多期扫描（动脉期和静脉期）。扫描开始时间是 CE-MRA 成败的关键，一般按 $Ts=Tt-Ta/2$ 计算（Ts 是扫描开始时间，Tt 为对比剂达峰时间，Ta 为数据采集时间）。

（3）图像处理：将注射对比剂后的多期扫描图像对应减去注射对比剂前的图像（蒙片），即得到高信号的血管影像，再将其进行 MIP 即可产生连续的三维血管像。

三、鞍区 MRI 检查

（一）适应证

垂体微腺瘤和垂体腺瘤，鞍区肿瘤及感染性疾病、血管性病变、骨源性疾病，创伤等。

（二）检查技术

1. 线圈及序列　线圈同颅脑 MRI。序列以矢状面 T_1WI、冠状面 T_1WI 及 T_2WI 为主。如需鉴别鞍区病变的出血或脂肪成分，则需增加薄层 T_1WI-FS 序列。

2. 扫描方法

（1）体位：同颅脑 MRI。

（2）成像平面：常规采用薄层矢状面及冠状面高分辨力扫描。其成像平面均平行并经过垂体柄，如图 20-10、图 20-11 所示。

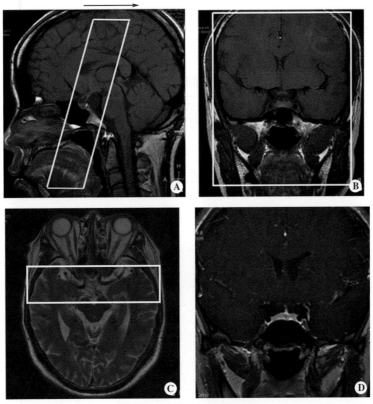

图 20-10　垂体冠状面 MRI
A～C.垂体冠状面扫描定位；D.垂体冠状面增强 T_1WI

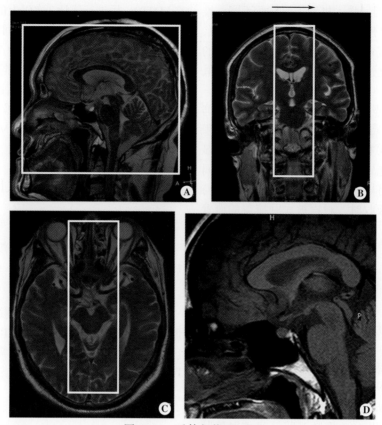

图 20-11　垂体矢状面 MRI

A～C. 垂体矢状面扫描定位；D. 垂体矢状面 T₁WI

（3）增强扫描：鞍区病变常需做增强扫描，采用 Sag-T₁WI 和脂肪抑制 Cor-T₁WI 序列，与平扫同层面，必要时作横断面扫描。

（4）垂体动态增强扫描：对病变很小，如垂体微腺瘤则需做动态增强扫描，即多时相采集，作冠状面脂肪抑制快速动态 T₁WI 序列，单次采集时间 10～30s，连续动态采集 6～10 次时相，第一时相采集后，立即注射对比剂，连续采集全部时相。

（5）扫描参数：因场强、机型等而有所不同。推荐成像参数如表 20-3 所示。

表 20-3　鞍区 MRI 参数

脉冲序列	TR（ms）	FA（°）	TE（ms）	ETL	矩阵	FOV（cm）	层厚 / 间隔（mm）	NEX
FSE T₁WI	300～500	90	15～20	4	288×224	16～20	2～3/0.5	4
FSE T₂WI	≥2500	90	90～110	15～20	256×224	16～20	2～3/0.5	2
Dyn[①]	200～300	90	6～10	4	224×224	16～20	2～3/0.5	1～2

注：① Dyn（Dynamic），即 FSE T₁WI 序列动态扫描

3. 图像处理　对动态增强扫描所获原始图像，可进行 T₁ 灌注时间-信号强度曲线分析（图 20-12）。

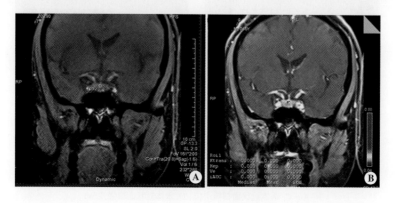

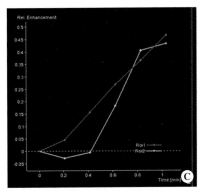

图 20-12　垂体 MRI 动态 T_1 增强时间-信号强度曲线分析

A. 在感兴趣区勾画感兴趣区域，图示勾画了 2 个圆形感兴趣区；B. T-4D 软件分析结果数据显示；C. 显示 2 个感兴趣区对应的 T_1 灌注时间-信号
强度变化曲线，横轴为扫描动态周期时间（秒），纵轴为信号强度

四、脑桥小脑角区 MRI 检查

（一）适应证

脑桥小脑角区病变、内听道病变、颞岩骨病变等。

（二）检查技术

1. 线圈及序列　线圈同颅脑 MRI。常规进行薄层横断面 T_2WI、T_1WI 序列及矢状面、冠状面 T_1WI/T_2WI 序列扫描。必要时（如胆脂瘤）增加脂肪抑制技术。如观察神经与血管毗邻关系者，进行横断面 3D-TOF-MRA、3D-FIESTA 序列成像。观察内听道病变，则进行 3D-FIESTA 序列成像。

2. 扫描方法

（1）体位：同颅脑 MRI。

（2）成像平面：横断面平行于前颅底窝，矢状面平行于头颅正中矢状面，冠状面平行于脑干、延髓（图 20-13）。

（3）增强扫描：按常规剂量静脉注射 Gd-DTPA 对比剂后，进行横断面、矢状面、冠状面 T_1WI 序列扫描，层面与平扫保持一致。

（4）扫描参数：因场强、机型等而有所不同。推荐成像参数如表 20-4 所示。

3. 图像处理　无须特殊后处理。3D-TOF-MRA 序列原始图像可进行血管与神经 MIP 和 MPR（multiple-plan reconstruction，MPR），如图 20-14 所示；3D-FIESTA 序列原始图像可进行内耳膜迷路 MIP 和 MPR。

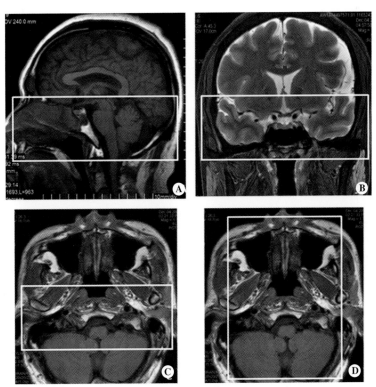

图 20-13　脑桥小脑角区 MRI

A、B. 横断面扫描定位；C. 冠状面扫描定位；D. 矢状面扫描定位

表 20-4　脑桥小脑角区 MRI 参数

脉冲序列	TR（ms）	FA（°）	TE（ms）	ETL	矩阵	FOV（cm）	层厚/间隔（mm）	NEX
FSE T₁WI	300～800	90	10～20	2～4	256×224	20～25	3/0.5	2
FSE T₂WI	≥2500	90	90～150	15～20	256×224	20～25	3/0.5	2～4
3D-TOF-MRA	20～30	15	最短		320×224	20～25	0.8～1.2/0	2
3D-FIESTA	4～6	60	1～3		512×512	18	0.8～1.2/0	4

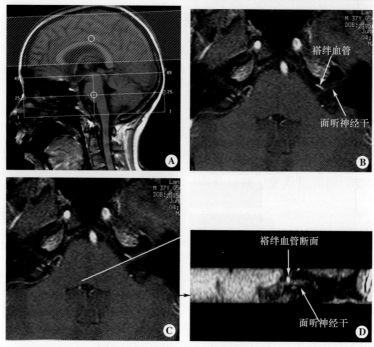

图 20-14　面神经干、血管 3D-T₁WI

A. 横轴面 3D-T₁WI 扫描定位；B. 3D-T₁WI 选择厚度 MPR 图，示小血管褡绊、跨越面听神经干；C. MPR（白色线条）平行于面听神经干的斜矢状面重建；D. 经过面听神经干的斜矢状面 MPR 建（C）后图像，示褡绊血管断面（箭头）接触面听神经干（箭头）

五、MR 脑弥散加权成像

（一）适应证

最适用于早期脑梗死的筛查，也可用于肿瘤的评价。

（二）检查技术

1. 线圈及序列选择　线圈同颅脑 MRI，采用 EPI-DWI（diffusion weighted imaging，DWI）序列。

2. 扫描方法

（1）体位：同颅脑 MRI。

（2）成像平面：在矢状面定位像上设定横断面，尽量避开颅底界面，与胼胝体前、后联合连线平行，扫描方向由下至上，成像范围从枕骨大孔至颅顶。频率编码方向为左右方向。不需要添加上下饱和带。

（3）扫描参数：因场强、机型等而有所不同。推荐成像参数如表 20-5 所示。

表 20-5　脑弥散加权成像、脑灌注成像及脑功能成像参数

脉冲序列	TR（ms）	FA（°）	TE（ms）	矩阵	FOV（cm）	层厚/间隔（mm）	NEX
DWI①	5000～6000	90	70～80	128×128	20～25	5/1.5	2～4
PWI②	1500～1800	90	30	128×128	20～25	5/1.5	1
BOLD	3000	90	30～40	64×64	20～25	5/1.5	

注：①b 值：0，1000s/mm²；X、Y、Z 三轴方向均加弥散梯度成像。②设定时相：40～50

3. 图像处理　2 组 b 值的原始图像经 DWI 后处理软件处理，可生成 ADC 图像及（或）EADC 图像（图 20-15）。

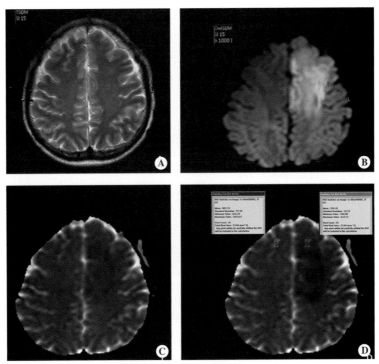

图 20-15　超急性脑梗死 MRI

男，55 岁，连续劳累一周后，感觉头晕、恶心 4 小时作脑 MRI 检查。A. 常规 T_2WI，未见异常；B. b 值 =1000s/mm² 的 DWI，示左侧脑实质区片状异常高信号；C. 表观弥散系数 ADC 图，示左侧脑实质病灶（梗死）区低信号；D. ADC 值测量。梗死区 ADC 值为（887.19±97.24）×10^{-6}mm²/s，比对侧相同区域正常值（594.10±12.52）×10^{-6}mm²/s 低

六、MR 脑灌注成像

（一）适应证

包括：①脑血管性病变，如脑梗死、脑血管畸形等；②颅内肿瘤和转移瘤鉴别诊断；③脑胶质瘤级别鉴别；④放射性脑病；⑤其他疾病，如癫痫、抑郁症及 Alzheimer 病等。

（二）检查技术

1. 线圈及序列　线圈同颅脑 MRI，采用 GRE-EPI 序列。

2. 扫描方法

（1）体位：同颅脑 MRI。

（2）成像平面：取颅脑横断面成像，尽量避开颅底界面，与胼胝体前、后联合连线平行，成像范围从枕骨大孔至颅顶。频率编码方向为左右方向。不需要添加上下饱和带。

（3）增强扫描：采用钆对比剂（如 Gd-DTPA），剂量为 0.1mmol/kg，静脉注射速度为 3.0～8.0ml/s。先启动该序列扫描，在 2～3 时相扫描后观察图像质量；如图像质量符合要求，快速注射对比剂；完成扫描后再针对病灶并兼顾横断面、冠状面、矢状面作 T_1WI 延时增强扫描。

（4）扫描参数：因场强、机型等而有所不同。推荐成像参数如表 20-4 所示。

3. 图像处理　在工作站用信号强度-时间变化曲线分析软件，分析血流灌注过程，并计算 T_2^* 图像信号变化率，根据 T_2^* 变化率计算出局部相对脑血容量 rCBV，局部血流平均通过时间（MTT）和局部脑血流量（rCBF）等参数（图 20-16）。

七、MR 脑活动功能成像

脑部的功能磁共振成像（functional magnetic resonance imaging，fMRI），广义上包括脑弥散加权成像、灌注成像、血氧水平依赖效应（blood oxygenation level dependent effect，BOLD）测定，以及磁共振波谱成像（magnetic resonance spectroscopy，MRS），狭义上指 BOLD。

（一）适应证

BOLD-fMRI 主要用于功能皮质中枢的定位，包括视觉、运动、听觉、感觉、语言等皮质中枢的定位研究；fMRI 的应用已扩展至类似于记忆等认知功能的研究领域；fMRI 还应用于术前定位、化学刺激研究以及癫痫的评价等。

（二）检查技术

BOLD-fMRI 成像需作特殊的准备：①根据所观察活动中枢配备适当的刺激工具。②与受检者充分讨论检查过程，使受检者熟悉刺激过程，并作出正确的反应。③注意将受检者头部中心尽量靠近磁场中心，并用束带固定器将其固定。

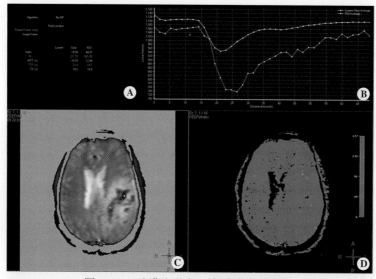

图 20-16　脑灌注强度-时间变化曲线分析

A. 分析结果数据显示；B. 脑 T_2^*WI 灌注时间-信号强度变化曲线，图示 C 图层面的平均灌注曲线（浅支）及 C 图感兴趣区的灌注曲线（深支）；C. T_2^*WI 负增强原始图像；D. TTP 图

1. 线圈及序列　多通道头颅正交线圈，采用 GRE-EPI 序列。

2. 扫描方法　体位同颅脑 MRI。

（1）受检者被送到磁场中心后，先作多方位投影匀场。

（2）作矢状面、冠状面、横断面三平面定位像。

（3）在矢状面像上设定横断面 FSE T_1WI，10～20 层，层厚 2～6mm，层面应包括目标中枢，作为基础解剖像。

（4）BOLD 图像采集：采用 GRE-EPI 序列，具体扫描参数视场强、机型而有所差异。推荐成像参数如表 20-4 所示。设定 60 次扫描，延迟时间设定 3 秒，每 5 次扫描为一组，共分 12 组。1、3、5、7、9、11 组为刺激活动组（A），2、4、6、8、10、12 组为休息组（N）。两组交替扫描，每组扫描作出正确反应，直至 60 次扫描全部完成。

3. 图像处理

（1）功能图像的产生：将刺激活动的平均像与休息平均图像对应相减，产生每一层的功能图像。在后处理分类计算中，通常只需要将刺激活动组与休息组分类，其余统计计算工作由计算机自动完成，并最终产生功能图像。在此过程中，常常涉及到一个 Z 分数阈值的设定，通常 Z 分数阈值设定为最大 Z 值的一半或最大 Z 值减去 0.5～1，标准的 Z 分数阈值设定为 2。

（2）功能图像与解剖图像的叠加：运用图像动态处理功能，将功能图像对应叠加在相应功能层面的基础解剖图像上，使解剖关系与活动功能关系达到统一。

（3）信号的统计比较：统计动态曲线分析功能，

选取一个有明显信号改变的功能区为感兴趣区，将 60 次扫描按时间顺序依次作时间-信号强度曲线，可见 MR 信号呈交替波动曲线（图 20-17）。

八、MR 脑波谱成像

（一）适应证

主要用于评价脑发育成熟程度、脑瘤代谢、感染性病变、脱髓鞘病变、缺血性病变等。

（二）检查技术

1. 线圈及序列　线圈同颅脑 MRI。可根据需要选择点分辨波谱成像（point resolved spectroscopy，PRESS）或激励回波采集模式（stimulated echo acquisition mode，STEAM）成像。STEAM 序列，信噪比较低，对运动较敏感，TE 短，适用于观察短 T_2 的代谢产物；PRESS 序列信噪比较高，对运动不敏感，对匀场和水抑制的要求不如 STEAM 严格，但是 TE 较长（一般 135～270ms），难以发现短 T_2 的代谢产物。

2. 扫描方法

（1）定位技术：为更集中地采集到病变所在部位的病理生理信息，精确的定位技术非常关键。先做平扫，然后根据平扫所得到图像进行空间定位波谱成像。

（2）感兴趣区大小的选择：原则上感兴趣区太小，扫描时间长，所得信号相对低；反之，感兴趣区过大，则易受所测组织之外脂肪、骨骼及液体的污染，谱线变形。目前，^{1}H 谱感兴趣区（VOI）最小可达 1mm。

（3）抑水：是专用于质子波谱的技术，波谱的信号强度与所测物质的浓度成正比。

（4）匀场：波谱的信号和分辨力部分决定于谱线线宽，谱线线宽受原子核自然线宽及磁场均匀度的影响，内磁场的均匀度越高，线宽越小，基线越平整光滑。新一代的磁共振扫描仪都是自动匀场和具有抑水功能。

3. 图像处理　获得波谱后主要进行：①选择感兴趣波段。②过滤杂波。③基线、相位校正。④测量各代谢物的峰下面积，进行分析评价（图 20-18）。

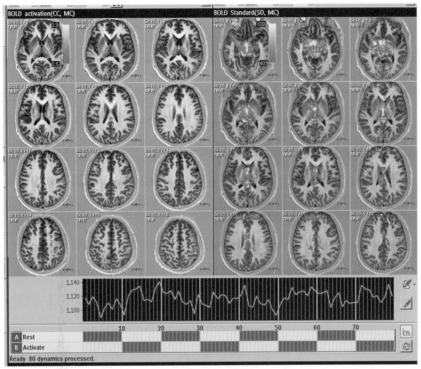

图 20-17　BOLD-fMRI

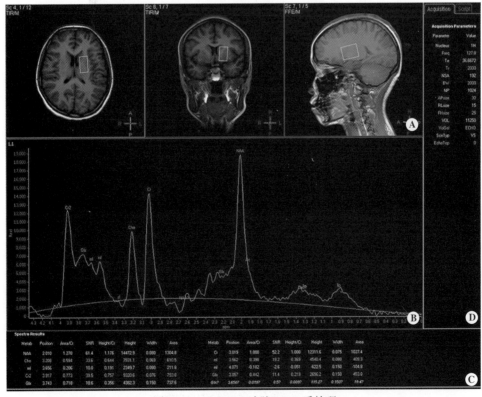

图 20-18　STEAM 法脑 MRS 后处理

A. 谱线扫描感兴趣区定位显示；B. 感兴趣区物质谱线显示，横轴为谱线位置 ppm，纵轴为峰高；C. 分析结果数据显示，包括各物质的谱线位置、峰高、半高宽、峰下面积、含量等；D. 序列主要扫描参数显示

第三节　脊柱与脊髓 MRI 检查技术

一、脊柱与脊髓 MRI 检查

（一）适应证

脊柱创伤、脊柱肿瘤、脊柱结核、椎间盘突出、脊柱炎性病变、脊柱畸形、脊柱与脊髓手术前评估及手术后复查。

（二）扫描技术

1. 线圈及序列选择　脊柱表面相控线圈，颈椎检查也可选择头颈部联合线圈。扫描序列包括 FSE-T_2WI、T_1WI、脂肪抑制 T_2WI 序列或 STIR 序列等。

2. 扫描方法

（1）体位：受检者仰卧于线圈上，身体正中矢状面与线圈正中线重合，双上肢置于身体两侧。下颌内收，使颈椎不会过度弯曲。颈椎 MRI 时第 4 颈椎水平置于线圈中心；胸椎 MRI 时第 6 胸椎水平置于线圈中心；腰椎 MRI 时双膝双髋屈曲，使腰椎尽量贴近线圈，脐上 3cm 置于线圈中心。

（2）成像平面：如图 20-19 所示，颈椎矢状面在冠状面及横断面定位像上定位，成像平面平行于颈椎正中矢状面，左右包括椎体边缘，上至颅底，下至 T_2 水平（图 20-20）。横断面在矢状面上定位，椎间盘病变，以椎体后缘为中心，平行于椎间盘，一般设置 3～5 层；病变部位局限或脊髓病变时，连续设置扫描线并垂直于脊柱或脊髓，范围包含病变区域。

如图 20-21 所示，胸椎矢状面在冠状面和矢状面定位像上定位，成像平面平行于胸椎正中矢状面，左右包括椎体边缘，上至 C7 椎体，下至 L1 椎体（图 20-22）。横断面在矢状面上定位，扫描范围根据病变情况确定。

如图 20-23 所示，腰椎矢状面在冠状面及矢状面定位像上定位，成像平面平行于腰椎正中矢状面，左右包括椎体边缘，扫描范围上至 T_{12} 椎体下至 S_1（图 20-24）。横断面在矢状面上定位，根据病变情况设定扫描范围。

脊柱侧弯、脊椎肿瘤及椎旁软组织等病变，增加脊柱冠状面 T_2WI 序列。该序列在横断面和矢状面上定位，扫描线平行于检查部位的脊柱或脊髓长轴，扫描范围涵盖病变（图 20-25）。

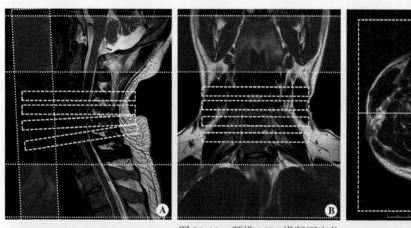
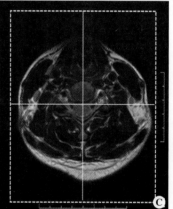

图 20-19　颈椎 MRI 横断面定位

A. 在矢状面上定位；B. 在冠状面上定位；C. 在横断面上调整

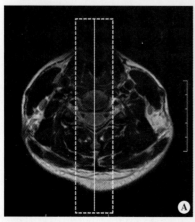
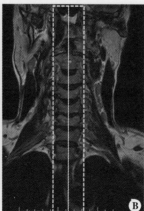
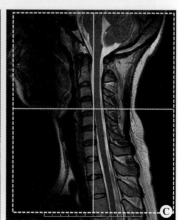

图 20-20　颈椎 MRI 矢状面定位

A. 在横断面上定位；B. 在冠状面上定位；C. 在矢状面上调整

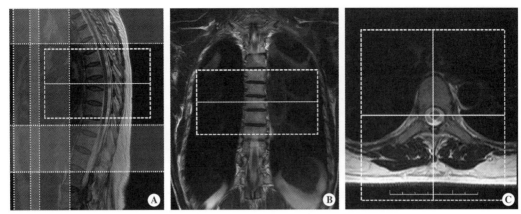

图 20-21 胸椎 MRI 横断面定位
A. 在矢状面上定位；B. 在冠状面上定位；C. 在横断面上调整

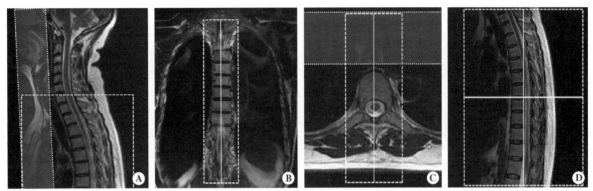

图 20-22 胸椎 MRI 矢状面定位
A. 在颈椎矢状面上定位；B. 在冠状面上定位；C. 在横断面上定位；D. 在矢状面上调整

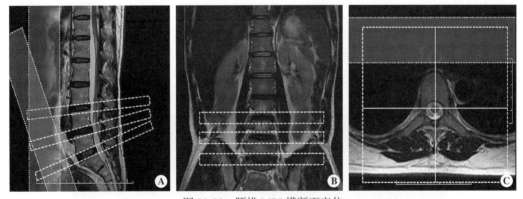

图 20-23 腰椎 MRI 横断面定位
A. 在矢状面上定位；B. 在冠状面上定位；C. 在横断面上调整

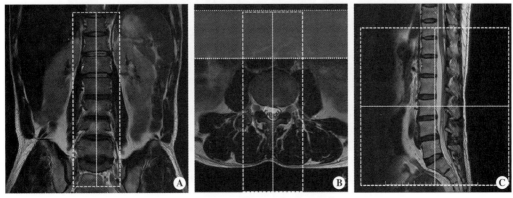

图 20-24 腰椎 MRI 矢状面定位
A. 在冠状面上定位；B. 在横断面上定位；C. 在矢状面上调整

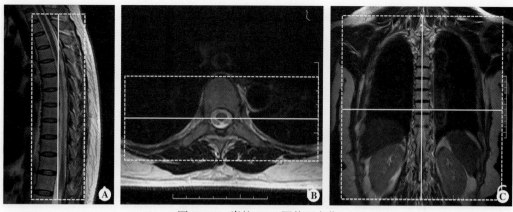

图 20-25 脊柱 MRI 冠状面定位

A. 在矢状面上定位；B. 在横断面上定位；C. 在冠状面上调整

预饱和带的应用可以消除或减少各种原因形成的运动伪影，颈椎前方设置预饱和带可消除吞咽动作引起的运动伪影；胸椎前方设置预饱和带可消除主动脉及心脏搏动产生的伪影；腰椎前方设置预饱和带可消除腹主动脉及腹部呼吸运动引起的运动伪影。

（3）增强扫描：静脉推注完对比剂后即开始。增强成像序列采用与平扫相应的矢状面、横断面及冠状面 T_1WI-FS 序列（fat suppresion，FS，脂肪抑制）。

（4）扫描参数见表 20-6。

表 20-6 推荐脊柱 MRI 参数

脉冲序列	TR（ms）	FA（°）	TI（ms）	TE（ms）	ETL	矩阵	FOV（cm）	层厚/间隔（mm）	NEX
T_1WI FSE	350～600	90		10	2～4	320×224	24～34	3～4/0.3～0.5	1～2
FSE T_2WI	3500	90		80～120	8～20	320×224	24～34	3～4/0.3～0.5	2～4
STIR	4000	180	170	80～100	10～16	320×224	24～34	3～4/0.3～0.5	2～4

全脊柱脊髓 MRI 时，可以对全脊柱或脊髓进行分段矢状面或冠状面扫描，再利用拼接软件将各段图像进行无缝拼接，从而获得全脊柱或脊髓全貌图像（图 20-26）。

3. 图像处理 全脊柱或脊髓 MRI，分段扫描后，需进行无缝拼接处理。

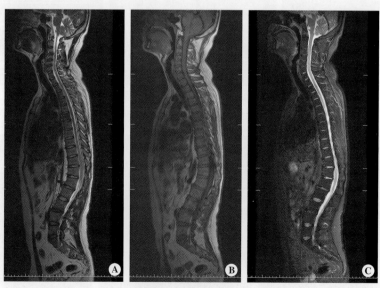

图 20-26 全脊柱 MRI

A. 全脊柱 T_2WI；B. 全脊柱 T_1WI；C. 全脊柱 T_2WI-FS

二、磁共振脊髓成像

（一）适应证

神经源性肿瘤、椎管神经纤维瘤、神经根囊肿等椎管内病变，椎间盘突出，椎管狭窄占位。

（二）扫描技术

1. 线圈及序列 线圈同脊椎 MRI。扫描序列为 2D-MRM 和 3D-MRM 序列。

2. 扫描方法 先行脊椎常规 MRI 检查，根据平扫图像，定位进行 MRM 检查。

（1）体位：同常规脊椎 MRI 检查。

（2）成像平面：2D-MRM 序列以椎管长轴为纵轴，围绕椎管的多角度扫描（图 20-27）。多激发或单激发薄层 3D-MRM 序列平行于椎管的冠状面 3D 成像（图 20-28）。

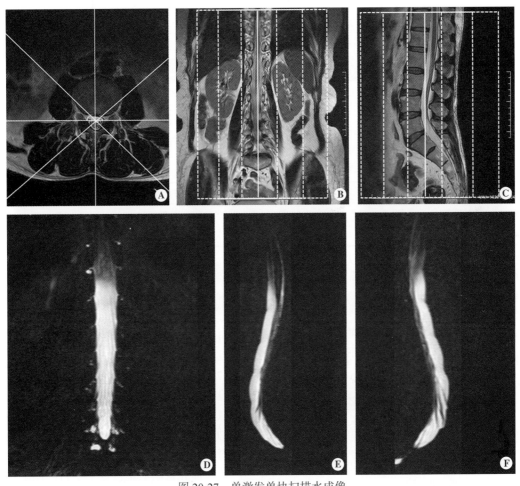

图 20-27 单激发单块扫描水成像

A. 在横断面上定位；B. 在冠状面上定位；C. 在矢状面上定位；D. MRM 正位图像；E；MRM 斜位图像 F；MRM 侧位图像

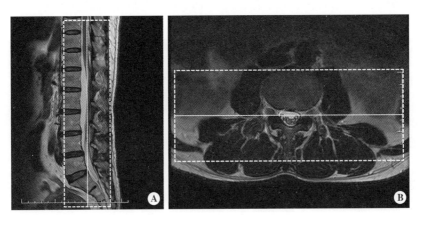

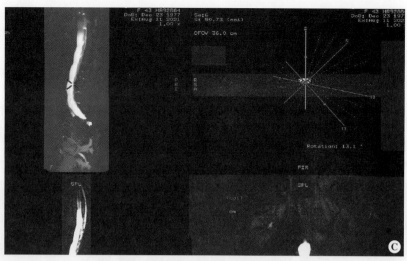

图 20-28　多激发多层薄层三维扫描水成像
A. 在矢状面上定位；B. 在横断面上定位；C. MRM 重建

（3）扫描参数见表 20-7。

表 20-7　推荐 MR 脊髓水成像参数

脉冲序列	TR（ms）	FA（°）	TE（ms）	ETL	矩阵	FOV（cm）	层厚/间隔（mm）	NEX
3D MRM	3000	90	1400	160	288×224	24～34	1～2/0	1
2D MRM	8000	90	766		384×256	24～34	20～40	1

3. 图像处理　2D-MRM 序列扫描无须后处理。3D-MRM 序列原始图像需 MIP 处理并旋转，获得三维椎管影像。

第四节　五官及颈部 MRI 检查技术

一、眼部 MRI 检查

（一）适应证

适用于眼眶及眶内占位性病变、眼球、视神经、视网膜、炎症、眼部创伤等。

（二）检查技术

1. 线圈及序列　选择头部线圈、环形眼眶专用线圈。序列包括 T_2WI、T_1WI、T_2 STIR、T_1WI-FS 序列。T_2 STIR 序列对视神经的显示具有重要作用。

2. 扫描方法

（1）体位：同颅脑 MRI。闭眼，保持双眼球静止，以免形成运动伪影。

（2）成像平面：横断面在矢状面、冠状面定位像上设定，在冠状面上扫描平面平行两侧眼球晶状体中点连线，在矢状面上扫描平面平行并经过视神经长轴，层面下方设预饱和带。在横断面上调整成像视野位置与角度（图 20-29）。

冠状面在横断面定位像上平行两侧眼球晶状体连线，在矢状面定位像上垂直视神经长轴，在冠状面定位像上调整成像视野位置与角度（图 20-30）。

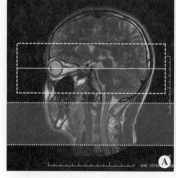
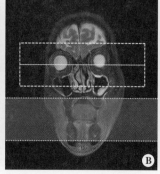
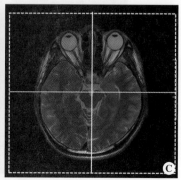

图 20-29　眼部 MRI 横断面定位
A. 在矢状面上定位；B. 在冠状面上定位；C. 在横断面上调整

斜矢状面在横断面定位，扫描平面平行该侧视神经长轴并经过视神经，在矢状面像上调整成像视野位置与角度（图 20-31）。

（3）增强扫描：作横断面、冠状面、斜矢状面 T₁WI-FS 序列，复制平扫对应扫描层面位置。

（4）扫描参数见表 20-8。

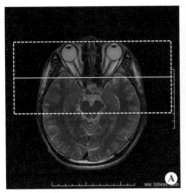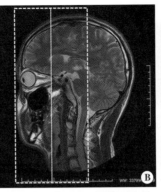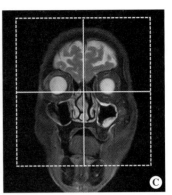

图 20-30　眼部 MRI 冠状面定位

A. 在横断面上定位；B. 在矢状面上定位；C. 在冠状面上调整

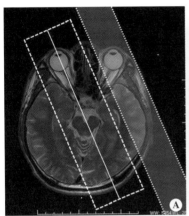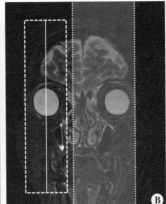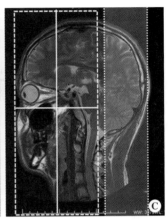

图 20-31　眼部 MRI 斜矢状面定位

A. 在横断面上定位；B. 在冠状面上定位；C. 在矢状面上定位

表 20-8　推荐眼部 MRI 参数

脉冲序列	TR（ms）	FA（°）	TI（ms）	TE（ms）	ETL	矩阵	FOV（cm）	层厚/间隔(mm)	NEX
T₂WI	4000	90		60~120	10~16	256×256	16~20	2~3/0.5	2~4
T₁WI	350~600	90		10~20	2~4	256×256	16~20	2~3/0.5	1~2
STIR	4000	180	170	80~100	10~16	256×256	16~20	2~3/0.5	2~4

3. 图像处理　眼部 MRI 检查一般无特殊后处理。

二、鼻及鼻窦、鼻咽部、颌面部 MRI 检查

（一）适应证

适用于鼻腔、鼻窦、鼻息肉、肿瘤、鼻咽癌、鼻咽疾病、颌面部疾病等。

（二）检查技术

1. 线圈及序列　采用头颅线圈或头颈部联合线圈。序列包括 T₂WI、T₁WI、T₂ STIR、T₂WI-FS、DWI 序列。冠状面、矢状面的 T₂WI-FS 或 T₂ STIR，有利于观察有无淋巴结转移。

2. 扫描方法

（1）体位：受检者仰卧于检查床，头部置于线圈内，鼻根为成像中点。

（2）成像平面：横断面在冠状面和矢状面上定位，扫描平面平行于硬腭，扫描范围上至额窦，下至软腭下缘，或根据病情确定扫描范围（图 20-32）。

冠状面在矢状面上定位，扫描平面垂直于硬腭平面，在横轴面上调整左右位置对称，扫描范围从鼻尖至枕骨大孔，对于怀疑鼻咽癌的患者扫描范围应包含颈部淋巴结（图 20-33）。

矢状面在横轴面上定位，扫描平面平行于大脑中线结构，在冠状面定位与硬腭平面垂直，扫描范围包含两侧颞骨之间，或根据病情确定扫描范围（图20-34）。

（3）增强扫描：采用T₁WI-FS序列，横断面、冠状面、矢状面复制平扫对应扫描层面位置及数目。

（4）扫描参数见表20-9。

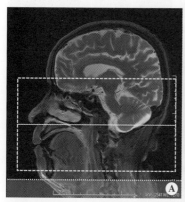
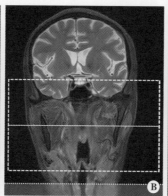
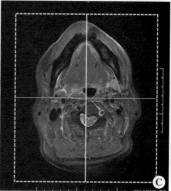

图 20-32　鼻咽部 MRI 横断面定位
A. 在矢状面上定位；B. 在冠状面上定位；C. 在横断面上调整

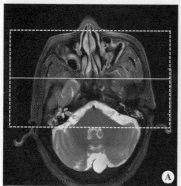
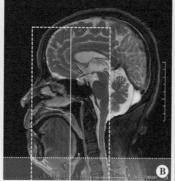
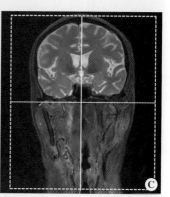

图 20-33　鼻咽部 MRI 冠状面定位
A. 在横断面上定位；B. 在矢状面上定位；C. 在冠状面上调整

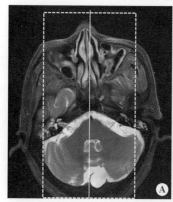
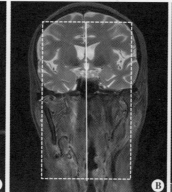
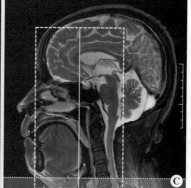

图 20-34　鼻咽部 MRI 矢状面定位
A. 在横断面上定位；B. 在冠状面上定位；C. 在矢状面上调整

表 20-9　推荐鼻咽部 MRI 参数

脉冲序列	TR（ms）	FA（°）	b值（mm²/s）	TE（ms）	ETL	矩阵	FOV（cm）	层厚/间隔（mm）	NEX
T₂WI	≥3000	90		80～120	10～16	256×224	18～22	4～6/1	2～4
T₁WI	350～600	90		10～20	2～4	256×224	18～22	4～6/1	1～2
DWI	≥4000	90	0 1000			128×128	18～22	4～6/1	6
STIR	≥4000			80～100	10～16	256×224	18～22	4～6/1	2～4

3. 图像处理　鼻及鼻窦、鼻咽部、耳部、颌面部 MRI 检查无须特殊处理。

三、咽喉部及颈部 MRI 检查

（一）适应证

适用于喉与喉咽、气管、甲状腺、甲状旁腺、颈部淋巴结、颈部组织、上段食管及颈部血管、肿瘤性病变。

（二）检查技术

1. 线圈及序列　颈部表面线圈、头颈联合线圈。序列为 T₂WI、T₁WI、T₂W-STIR、DWI、T₂WI-FS 序列。T₂W-STIR 及 T₂WI-FS 序列有利于观察颈部淋巴结。

2. 扫描方法

（1）体位：仰卧位，头先进。甲状软骨作为成像中点。嘱受检者在检查过程中平静呼吸，避免张口及做吞咽动作。

（2）成像平面：矢状面在冠状面定位，扫描层面平行于咽喉及气管长轴，在横断面上调整扫描中心，扫描范围覆盖咽喉或整个颈部（图 20-35）。

冠状面扫描在矢状面定位，扫描平面平行于气管、咽喉的长轴，在横断面上调整左右扫描位置（图 20-36）。

横断面扫描在矢状面定位，扫描平面垂直咽喉及气管长轴，在冠状面上调整左右位置，扫描范围根据病情具体确定（图 20-37）。

（3）增强扫描：采用 T₁WI-FS 序列，横断面、冠状面、矢状面复制平扫对应扫描层面位置及数目。

（4）扫描参数见表 20-10。

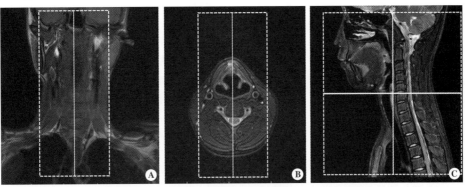

图 20-35　喉部 MRI 矢状面定位
A. 在冠状面上定位；B. 在横断面上定位；C. 在矢状面上调整

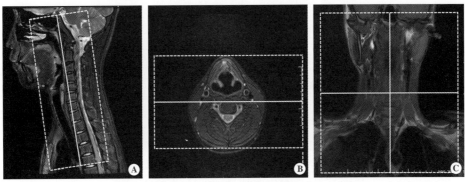

图 20-36　喉部 MRI 冠状面定位
A. 在矢状面上定位；B. 在横断面上定位；C. 在冠状面上调整

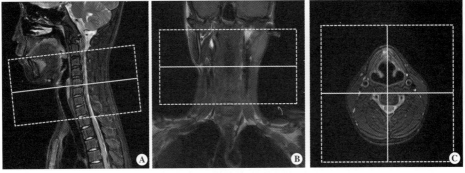

图 20-37　喉部 MRI 横断面定位
A. 在矢状面上定位；B. 在冠状面上定位；C. 在横断面上调整

表 20-10　推荐咽喉部及颈部 MRI 参数

脉冲序列	TR（ms）	FA（°）	TE（ms）	ETL	矩阵	FOV（cm）	层厚 / 间隔（mm）	NEX
T$_2$WI	≥3000	90	80～120	10～16	256×224	16～20	3～6/0.5	2～4
T$_1$WI[①]	350～600	90	10～20	2～4	256×224	16～20	4～6/0.5	1～2
STIR	≥4000		80～100	10～16	256×224	16～20	4～6/0.5	2～4
DWI	6000	90	60		128×128	16～20	4～6/0.5	6

注：① b 值 =0，1000s/mm^2

3. 图像处理　无须特殊处理。

四、耳部及内听道 MRI 检查

（一）适应证

适用于耳部组织、肿瘤、炎症、听神经瘤、耳蜗先天发育异常及人工耳蜗植入术前检查。

（二）检查技术

1. 线圈及序列　采用头部线圈、环型表面线圈。采用 T$_1$WI、T$_2$WI、T$_2$W-STIR、T$_2$WI-FS 序列。

2. 扫描方法

（1）体位：仰卧位，头先进，头颅方位保持左右对称，眉间作为成像中点。

（2）成像平面：横断面在矢状面定位，扫描平面平行于头颅前后联合线，在冠状面上定扫描线平行于两侧颞叶底部连线，扫描范围包含蝶窦及双侧乳突结构（图 20-38）。

冠状面在横断面定位，扫描平面与大脑中线垂直平行于两侧面神经连线，在矢状面上定位线平行于脑干结构（图 20-39）。

为得到内耳膜迷路信息，一般在内耳薄层 MRI 的基础上行内耳膜迷路 3D- T$_2$WI 序列。在矢状面像上内耳平面处设定横断面定位线及范围，在冠状面像上定位线平行并经过两侧面听神经干连线（图 20-40）。

（3）扫描参数见表 20-11。

3. 图像处理　平扫无须特殊处理。3D 内耳水成像图像经 MIP、MPR，显示内耳立体解剖形态。原始图像的 MIP 非常重要，通常进行靶 MIP，将内耳无需的背景剪除，多角度旋转，最佳方位显示内耳的立体结构（图 20-41）。

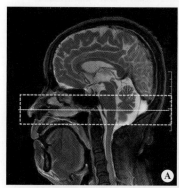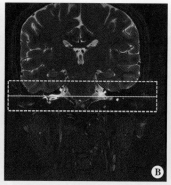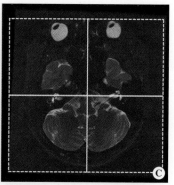

图 20-38　内听道横断状面 MRI 定位
A. 在矢状面上定位；B. 在冠状面上定位；C. 在横断面上调整

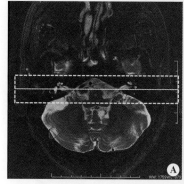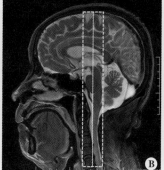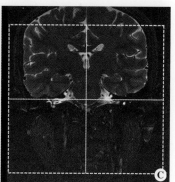

图 20-39　内听道冠状面 MRI 定位
A. 在横断面上定位；B. 在矢状面上定位；C. 在冠状面上调整

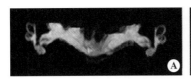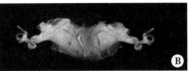

图 20-40　内耳膜迷路 MR 水成像
A. 正位重建图像；B. 轴位重建图像

表 20-11　推荐耳部及内听道 MRI 参数

脉冲序列	TR（ms）	FA（°）	TI（ms）	TE（ms）	ETL	矩阵	FOV（cm）	层厚/间隔（mm）	NEX
T₂WI	2000～4000	90		80～110	10～18	256×224～320	16～20	2～3/0.5	4
T₁WI	350～600	90		10～20	2～4	256×224	16～20	2～3/0.5	1～2
STIR	3600～5000	180	170～200	70	10～16	256×224	16～20	2～3/0.5	2～4
3D-T₂WI	3500～5000	90		300	10～16	256×224	16～20	2/0	2～6

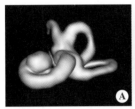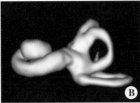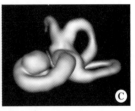

图 20-41　内耳膜迷路 MR 水成像重建
A. 正位重建图像；B. 轴位重建图像；C. 斜位重建图像

五、颈部 MRA

（一）适应证

颈部 MRA 可显示正常颈动脉及其分叉、椎动脉、基底动脉，亦可显示 Willis 环。用于了解轻至中度颈动脉狭窄与闭塞。但对重度颈动脉狭窄，因狭窄远端快速血流与涡流会使流动质子明显失相，显影欠佳。

（二）检查技术

1. 线圈与序列　颈部表面线圈、头颈联合阵列线圈。颈部 MRA 成像序列，可根据需要显示动脉或静脉而采用 3D-TOF-MRA、3D-PC-MRA 及 3D-CE-MRA 技术成像。

2. 扫描方法
（1）体位：同颈椎 MRI 检查。
（2）成像平面：颈部 MRA 常规采用横断面或冠状面扫描。由于颈部血管流速快且大致与横断面垂直，流入增强效应明显，3D-TOF-MRA 采用横断面，其扫描定位及重建血管像如图 20-42 所示。3D-PC-MRA 通常采用冠状面成像，其扫描定位及图像如图 20-43 所示。CE-MRA 技术在不同时相可较好地显示动脉、静脉和病变区域，根据血管走行常采用冠状位扫描（图 20-44）。

3. 图像处理　原始图像作 MIP，可多视角旋转观察。CE-MRA 动脉期和静脉期原始图像分别 MIP，可获取相应的动脉和静脉影像（图 20-45）。

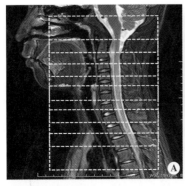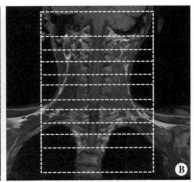

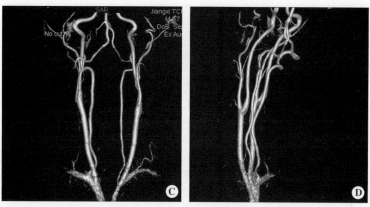

图 20-42 颈部 3D-TOF-MRA

A. 在矢状面上定位；B. 在冠状面上定位；C、D 为不同角度 3D-TOF-MRA

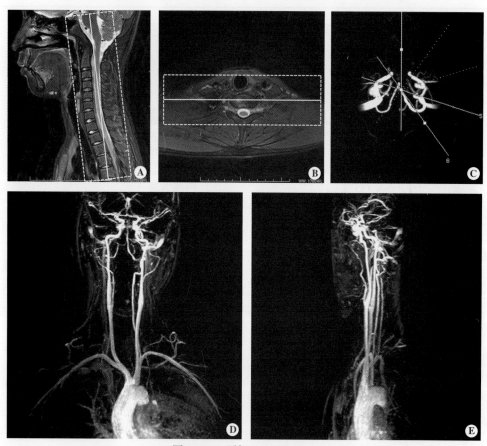

图 20-43 颈部 3D-PC-MRA

A. 在矢状面上定位；B. 在横断面上定位；C. 多方位重建；D、E. 不同角度图像

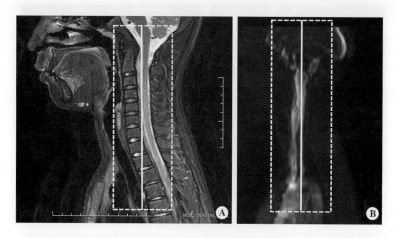

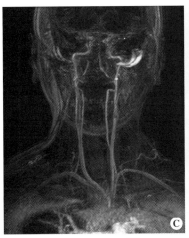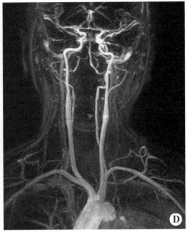

图 20-44　颈部 CE-MRA

A. 在矢状面上定位；B. 沿血管方向定位；C. 动脉早期图像；D. 动脉期图像

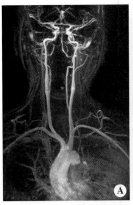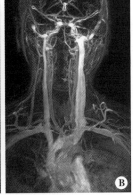

图 20-45　颈部 MRA 3D-MIP

A. 动脉期血管影像；B. 静脉期血管影像

第五节　胸部 MRI 检查技术

一、肺部 MRI 检查

（一）适应证

气管及支气管异物或新生物、肺部肿块、肺部渗出性病变、间质性病变、肺栓塞、肺部先天性畸形等。

（二）检查技术

1. 线圈及序列　采用体部相控阵线圈。序列为 T_2WI 及 T_1WI- 呼吸门控序列、梯度回波 - T_1WI-闭气序列。

2. 扫描方法

（1）体位：受检者取仰卧位，头先进。双手上举平放于头两侧或自然伸直放于身体两侧；呼吸门控感应器绑于受检者腹部或胸部随呼吸动作起伏最明显的部位。线圈覆盖于胸前。定位线对线圈中心及胸部上下中心。训练受检者吸气-呼气后屏气，嘱受检者在检查过程中不要咳嗽。

（2）成像平面：常规做横断面、斜冠状面成像，必要时做矢状面成像。斜冠状面扫描层面平行于气管及支气管主干。肺部 MRI 扫描定位如图 20-46 所示，肺部 MR 图像如图 20-47 所示。

（3）增强扫描：增强扫描采用 3D-LAVA- T_1WI 或 3D-THRIVE- T_1WI 序列行横断面、斜冠状面扫描，必要时加矢状面扫描。亦可作多期动态扫描。

（4）扫描参数见表 20-12。

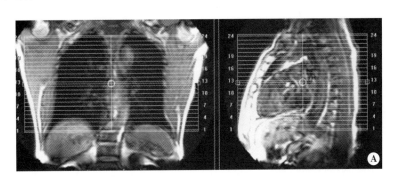

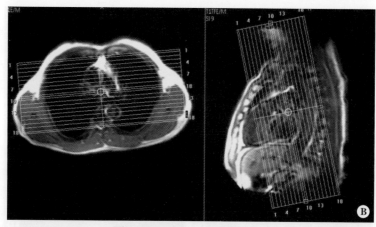

图 20-46　肺部 MRI 扫描定位
A. 横断面扫描定位；B. 冠状面扫描定位，扫描层面平行于气管、主支气管

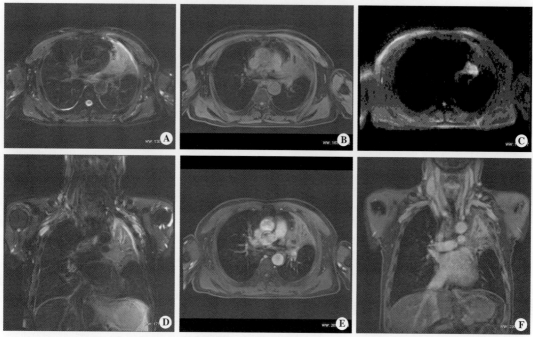

图 20-47　肺部 MR 图像
A. 横断面 T₂WI-FS；B. 横断面 T₁WI-FS；C. 横断面 DWI；D. 冠状面 T₂WI-FS；E. 横断面增强图像；F. 冠状面增强图像

表 20-12　肺部 MRI 参数

脉冲序列	TR（ms）	FA（°）	TE（ms）	ETL	矩阵	FOV（cm）	层厚 / 间隔（mm）	NEX
T₂WI	≥3000	90	80～110	8～16	224×256	360～400	5～10/0.5～1	4
T₁WI	350～500	90	10～20	2～4	320×256	360～400	5～10/0.5～1	1～2
DWI[①]	≥6000	90	50～70	/	128×128	360～400	5～10/0.5～1	2～10
3D- T₁WI	2.7～4.2	8～12	1.3～1.7	/	320×256	360～400	3～5/0	0.5～1

注：① b 值 =0，1000s/mm²

3. 图像处理　无须特殊处理。3D-LAVA-T₁WI/3D-THRIVE-T₁WI 原始图像可进行时间-信号强度曲线分析、MPR、MIP 多期增强血管重建。

二、纵隔 MRI 检查

（一）适应证

包括：（1）肿瘤性病变，如①含脂肪组织肿块；②淋巴腺肿大；③胸腺瘤；④生殖细胞瘤；⑤胸内甲状腺；⑥甲状旁腺瘤；⑦神经源性肿瘤；⑧食管癌；⑨纵隔囊肿性病变；⑩纤维化 / 肉芽肿性慢性纵隔炎。

（2）放疗后纤维化。

（3）主动脉病变。

（4）肺血管病变。

（二）检查技术

线圈及序列、扫描方法及图像处理同肺部 MRI。

三、乳腺 MRI 检查

（一）适应证

包括：①乳腺癌的分期；②乳腺癌的新辅助化疗疗效评估；③高危人群筛查；④腋窝淋巴结转移癌，原发灶不明；⑤辅助诊断其他影像学检查手段不能确定的病灶；⑥ MRI 引导下穿刺活检；⑦假体植入。

（二）检查技术

1. 线圈及序列　采用乳腺专用线圈。

（1）乳房病变扫描方案：平扫作横断面 STIR、FSE T_1WI 和 DWI 序列，增强做横断面动态 VIBRANT 序列和矢状面 VIBRANT 序列，必要时增加冠状面 VIBRANT 序列。

（2）乳房假体植入物扫描方案推荐，单纯观察假体可进行双乳 MRI 常规扫描，如同时观察假体及乳房内肿块时需加做增强。

1）乳房假体植入物（硅胶）扫描方案：扫描平面为横断面，必要时加扫矢状面 T_2 FSE water saturation 序列或 T_2 STIR water suppression 序列。T_2 FSE water saturation 序列图像中硅胶呈高信号、脂肪呈中等信号，水呈低信号，假体内部结构显示较清晰，利于观察假体囊内破裂；T_2 STIR water suppression 序列图像中硅胶呈高信号，脂肪和水呈低信号，游离的假体显示较好，利于观察假体囊外破裂；T_2 STIR silicon suppression 序列图像中水呈高信号，硅胶及脂肪呈低信号，假体周围渗液显示较好。

2）乳房假体植入物（盐水）扫描方案：在横断面 STIR 序列及 FSE T_1WI 序列基础上加扫双乳矢状面压脂 T_2WI。

2. 扫描方法

（1）体位：受检者取俯卧位，足先进。双侧乳房自然悬垂于支架孔，乳头对准线圈中心，乳周皮肤无明显皱褶。额头置于头托软垫，双臂上举超过头顶。定位线对准支架孔中心。

（2）成像平面：先行三平面定位扫描，再依次序列扫描，如图 20-48 所示。

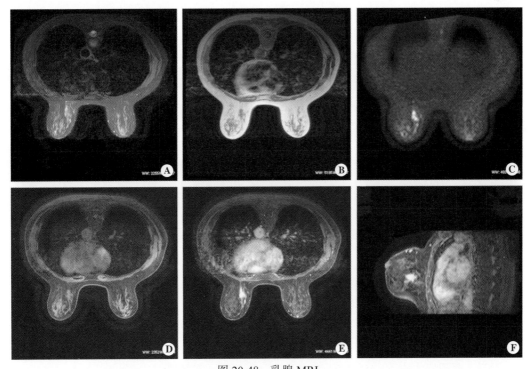

图 20-48　乳腺 MRI
左乳内可见一不规则形稍低 T_1 等 T_2 信号的肿块，DWI 呈高信号，增强可见明显强化
A. 横断面 T_2WI-FS；B. 横断面 T_1WI；C. 横断面 DWI；D. 增强前蒙片；E. 横断面增强图像；F. 矢状面增强图像

（3）动态增强扫描：先采用 VIBRANT+C 序列行增强前扫描（蒙片）；后注射钆对比剂，推荐剂量为 0.1mmol/kg，注射速度为 2ml/s；注射对比剂后 30s 开始增强扫描，连续扫描 7~10min，扫描期数视每期扫描时间确定，确保获得病变延迟期增强特征。

（4）乳腺 MRI 推荐参数见表 20-13。

表 20-13　乳腺 MRI 参数

脉冲序列	TR（ms）	TE（ms）	FA（°）	矩阵	FOV（cm）	层厚 / 间隔（mm）	NEX
STIR	8200	85	90	320×256	32×32	4/1	2
FSE- T₁WI	400	min full	90	320×256	32×32	4/1	1
DWI①	6000	minimum	90	128×128	32×32	4/1	6
VIBRANT+C	4.7	2.2	12	320×320	32×32	1.4/0	1

注：① b 值 =0，1000s/mm²

3. 图像处理　扫描完成后可设置自动计算出增强前后的减影图。将原始增强图像导入机器自带的血流动力学后处理分析软件，手动勾画病变或可疑区域感兴趣区（region of interest，ROI），ROI 面积应大于 3～5 个像素，以获得病变或可疑区域动态增强时间信号曲线（time-intensity curve，TIC），同时自动生成一组最大强化斜率（maximum slope of increase）伪彩图。可选取一组强化满意的增强图像做 MPR 及 MIP，MPR 可以测量病灶与乳头、胸大肌、皮肤的最近距离，为术前定位、术式选择提供依据，MIP 可以了解病变与血管及多发病变的相对位置关系，如图 20-49 所示。

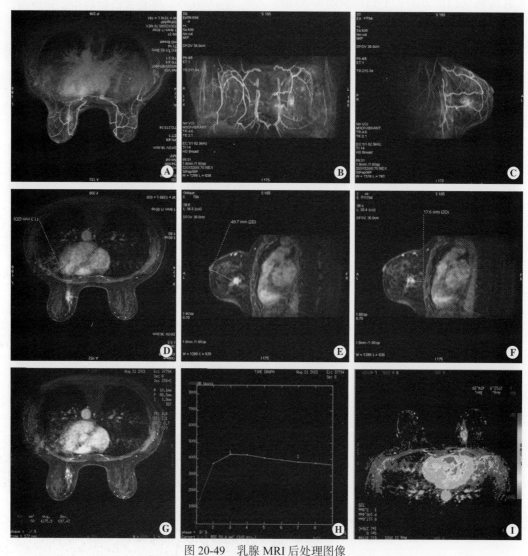

图 20-49　乳腺 MRI 后处理图像

A、B、C.MIP 图；D、E、F.MPR 图，显示病灶距离邻近皮肤、乳头及胸壁的最近距离；G、H、I. 动态增强时间-信号强度曲线分析；G. VIBRANT+C 增强第 3 期图像，左乳内可见一模型强化的不规则形肿块，图示绿色圆圈为选定 ROI 区域；H. G 图 ROI 区域对应的时间信号强度曲线 TIC；I. 最大强化斜率（maximum slope of increase）

第六节 心脏大血管 MRI 检查技术

一、心脏大血管 MRI 检查

（一）适应证

包括：冠状动脉粥样硬化性心脏病（简称冠心病）、非缺血性心肌病、心脏占位性病变、先天性心脏病及心包疾病等。

（二）检查技术

1. 线圈及序列 使用心脏专用线圈或体部相控阵线圈。根据检查目的不同，选择不同的序列。

（1）心脏形态学成像：最常用的是黑血序列及亮血序列，黑血序列心脏内及大血管腔内快速流动的血流成"黑色"的无信号区；心肌组织呈等信号，与血流的信号形成自然对比。亮血序列血池为高亮的白色信号，心肌组织呈等信号与之形成自然对比。

（2）心脏电影成像：不同场强的 MRI 设备推荐使用不同序列，在 1.5T 的 MRI 设备上推荐使用 SSFP 序列，在 3.0T 的 MRI 设备上推荐使用扰相位梯度回波序列。

2. 扫描方法

（1）体位：受检者取仰卧位，双上肢置于身体两侧，头先进。心电门控电极粘贴于胸前相应位置（按厂家推荐方法粘贴，推荐使用耦合剂）。呼吸门控感应器绑于或用腹带加压于受检者腹部或胸部随呼吸动作起伏最明显的部位。将线圈盖于胸前，覆盖心脏及主动脉根部对应区域，并适度绑紧。定位线对线圈中心及两侧锁骨中线第五肋间水平连线。训练受检者吸气-呼气后屏气。

（2）成像平面：常规做横断面、冠状面、矢状面、垂直于室间隔的心脏长轴位（vertical long axis，VLA）、平行于室间隔的心脏长轴位（horizontal long axis，HLA）、垂直于室间隔的心脏短轴位（short axis，SA）、四腔心（4-chamber，4-ch）、两腔心（2-chamber，2-ch）、左室流出道（left ventricle outflow track，LVOT）、主动脉弓位等。

1）垂直于室间隔的心脏长轴位（VLA）成像：在横断面定位像上，连接二尖瓣中点与心尖，获得 VLA 图像，如图 20-50 所示。

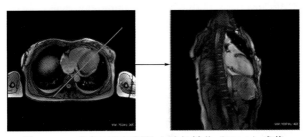

图 20-50　垂直于室间隔的心脏长轴位（VLA）成像

2）平行于室间隔的心脏长轴位（HLA）成像：在 VLA 图像上，连接二尖瓣中点与心尖，得到 HLA 图像，如图 20-51 所示。

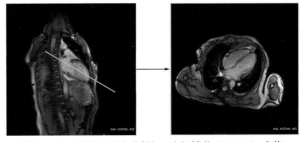

图 20-51　平行于室间隔的心脏长轴位（HLA）成像

3）心脏短轴位（SA）成像：在 HLA 与 VLA 图像上经垂直室间隔中点做垂线，可显示左、右心室，上、下腔静脉及升主动脉和降主动脉，如图 20-52 所示。

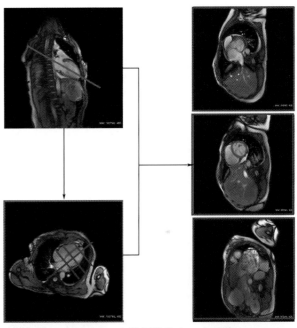

图 20-52　心脏短轴位（SA）成像

4）四腔心（4-ch）成像：先作右前斜位成像，在右前斜位像显示心尖及二尖瓣的层面上设定成像层面，使之通过心尖和二尖瓣中心。可显示左心房、右心房、左心室、右心室。结合电影技术用于显示房间隔、室间隔缺损及二尖瓣、三尖瓣疾病，如图 20-53 所示。

5）两腔心（2-ch）成像：在 4-ch 图像上连接二尖瓣中心与心尖，在 SA 图像上经过左心室中心，平行于室间隔，如图 20-54 所示。

6）左室短轴位：4-ch 与 2-ch 图像上做垂直于室间隔的直线，获得左心室短轴位（基底部、中间部、心尖部）图像。主要显示后侧壁、室间隔、乳突肌，适用于心肌血供的评价及心功能分析，如图 20-55 所示。

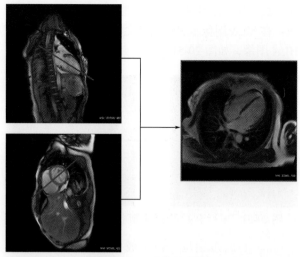

图 20-53 四腔心成像

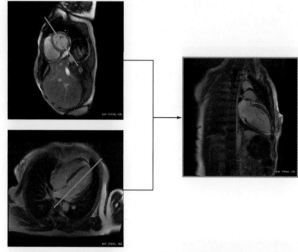

图 20-54 两腔心成像

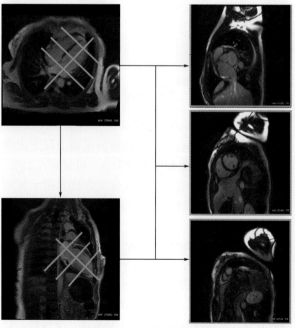

图 20-55 左室短轴位成像

7）左室流出道（LVOT）成像：在 SA 最基底

层面经过左心室中心与主动脉根部，在 2-ch 图像上连接二尖瓣中心与心尖，获得 LVOT 图像。

（3）扫描参数：层厚 5～8mm，层间隔为 0 或为相应层厚的 10%～20%，FOV 300～400mm。采用心电门控或外周（脉搏）门控及呼吸门控技术。

1）心电门控技术：是以心电图 R 波作为触发点，选择适当的触发延迟时间，即 R 波与触发脉冲之间的时间，可以获得心动周期任一相位上的图像。

2）与心电有关的参数选择：TR 在多时相中一个时间间隔单时相扫描序列为一个或数个 R-R 间期。延迟时间（TD）选择"shortest"或"minimum"（最短或最小），或设定于一个 R-R 间期的特定时间。门控不应期值选择决定于 TR，且受心律的影响，门控不应期为（0.7～0.9）×N，N 为 TR 内含 R-R 间期的个数。心律齐时选 0.9×N，心律不齐选 0.7×N。心律不应期拒绝窗：设定为 50%～70%。时相数：GRE 中设 1～64，SE 中设 1～8。时间间隔时间可设置"shortest""longest"（最长）或根据需要设置。

二、心脏大血管 MRA

（一）适应证

先天性心脏病，主动脉瘤、主动脉夹层等大血管病变、肺血管畸形等。

（二）检查技术

1. 线圈及序列 体部相控阵线圈。采用 3D- 超快速梯度回波序列，如 3D-FLASH、3D-FISP 等。

2. 扫描方法

（1）体位：同心脏大血管 MRI。

（2）成像平面：心脏大血管 MRA 应在常规形态学 MR 成像基础上进行，一般冠状面成像。

（3）扫描参数：TR 选最短（5～7ms），TE 选最短（1～6ms），激励角 20°～45°，激励次数 0.5 或 1 次，冠状面成像，FOV 400～480mm（矩形），矩阵（100～192）×（400～512），层厚 1～3mm，层间隔 0，3D 块厚及层数以覆盖心脏大血管为准，即包含心脏前缘及降主动脉后缘，脂肪抑制，单次扫描时间 14～25s。重复扫描 2～4 次，获取不同时间的血管造影像，每次间隔 5～8s（供受检者换气）。对比剂 Gd-DTPA 总用量 0.2～0.4mmol/kg 体重，高压注射器或手动静脉注射，注射速度 3ml/s 或前半部 3ml/s，后半部 1ml/s 维持，随后等速、等量或半量注射生理盐水。

（4）成像方法：以 18G 穿刺针建立肘静脉通道，用 1.2m 长的连接管相连，其远端接三通开关，三通的另两端分别接上 50ml 生理盐水和 0.2～0.4mmol/kg

体重的对比剂，采用高压注射器，以 3ml/s 速度注射对比剂后，嘱受检者吸气-呼气后屏气，开始扫描，可进行多次（多期）扫描。

在成像过程中，注射对比剂后开始扫描的时间是 CE-MRA 成败的关键。时间的确定，可用公式计算：

$$T_d=T_p-T_i/2-T_a/2 \qquad （20-1）$$

T_d 为开始注射对比剂到开始动态扫描的时间，T_p 为心脏大血管内对比剂达峰值的时间，T_i 为注射对比剂时间，T_a 为单次扫描时间。目的是让血管内对比剂浓度达高峰时的数据采集线置于 K 空间中心。每次扫描嘱受检者吸气-呼气后屏气扫描，各次扫描间隔 5～8s，供受检者换气。

也可采用高级智能血管对比剂追踪成像序列。启动该序列后，开始高压静脉注射对比剂，MRI 系统自动探测感兴趣区（操作者预先设置）血管信号强度，当其达到预设值，系统提示 5～8s 后开始数据采集。此 5～8s 为受检者吸气-呼气-屏气的时间，由操作者预先设定，此时间完毕，系统自动进入扫描。

3. 图像处理　扫描所得原始数据经 MIP，可分别得到心脏大血管动、静脉循环过程中的不同时期的影像。可对感兴趣区作局部多次再重建，如图 20-56 所示。

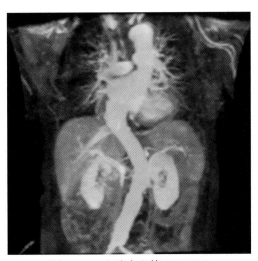

图 20-56　心脏大血管 CE-MRA

三、冠状动脉 MRA

冠状动脉管径细小、走行弯曲，又受心跳、呼吸的影响。近年来 MR 超快速成像序列的发展及后处理软件的开发，使冠状动脉 MRA 能较好地显示左主干、左前降支、左回旋支和右冠状动脉以及一些分支动脉。

（一）适应证

冠脉起源变异、冠状动脉瘤；缺血性心脏病、

血管成型术后随诊等。

（二）检查技术

1. 线圈及序列　线圈同心脏大血管 MRI。序列可采用二维屏气超快速梯度回波序列或三维自由呼吸导航全心快速梯度回波序列采集。

2. 扫描方法　体位同心脏大血管 MRI。

（1）二维屏气超快速梯度回波序列：为二维成像、脂肪抑制、心电门控、K 空间分段采集的超快速梯度回波序列。

1）成像平面：以显示冠状动脉为目的而设置。常规作心脏横断面，垂直于室间隔的心脏短轴位和右前斜 30° 横断位，以及能最大程度显示冠状动脉的任意方位成像。①先行标准三平面定位像扫描；②以冠状面主动脉根部层面为定位像，进行横断面成像，可显示左右冠状动脉起始部及部分左前降支（left anterior descending，LAD），并于左、右心室层面显示室间隔；③以冠状面室间隔层面为定位像，自心右缘至室间隔左缘进行平行于室间隔的斜平面扫描。显示心右缘冠状沟（即房室沟），左冠状动脉前降支；④以③中冠状沟图像为定位像，作平行于房室沟的斜平面扫描，可显示左旋支（left circumflex，LCX）和右冠状动脉（right coronary artery，RCA）；⑤以③中左冠状动脉前降支层面为定位像，分别作正切于室间隔层面心表面前缘上部和前缘下部的斜切面扫描，显示左冠状动脉前降支大部。

2）扫描参数：TR 选最短（7～10ms），TE 选最短（1.5～8ms），层厚 1.0～2.0mm，层间隔 0，激励角 200～300，FOV 280mm，矩阵（128～280）×（256～300），时间分辨力 100～158ms，平面分辨力（1.6～2.0）×（1.1～1.6），心电 R 波触发延迟时间 400～600ms。

（2）自由呼吸导航快速梯度回波序列：为自由呼吸导航、脂肪抑制、心电门控的快速梯度回波序列。其优点：受检者可自由呼吸，呼吸导航功能可明显减少呼吸运动伪影；可进行二维或三维全心采集；可提高冠脉的空间分辨力。

1）成像平面：自由呼吸导航快速梯度回波序列成像过程包含三大部分。先行横断面、矢状面、冠状面三平面定位像扫描。

为测定心电门控采集间期（舒张早期末至舒张中期时间）而作的四腔位电影扫描：①在冠状面定位像上设定横断面白血序列成像，显示室间隔；②在横断面像上，进行平行于室间隔的心脏长轴位白血序列成像；③在心脏长轴位像上，作平行于心尖至二尖瓣中心连线的心脏长轴位白血序列成像；

④在心脏长轴位像上，作垂直于室间隔、平行于房室沟的心脏短轴位白血序列成像；⑤在短轴位左右心室、室间隔的层面上，作垂直于室间隔的四腔位白血电影序列成像；⑥用电影回放键慢速回放四腔心位所有图像，确定显示冠脉血流灌注较好的时间段，即舒张早期末至舒张中期的心电周期时间，作为冠脉采集时间；⑦将⑥选出的2个心电周期时间，代入计算软件，算出冠脉采集时间心率范围百分比（R-R window），以备冠脉采集序列用。例如，心率为57次/min，心电周期全长1053ms，选出的显示冠脉灌注较好的舒张早期末时间（即开始冠脉采集时间）为600ms，舒张中期时间（即结束采集时间）为900ms，则开始采集时间位于心率的57%处，结束采集时间位于心率的85%处（位于心率后半部15%），采集间期位于57%～85%。将57%设为触发窗，15%设为结束窗，作为冠脉采集序列参数选项"R-R window"的2个值，如图20-57所示。

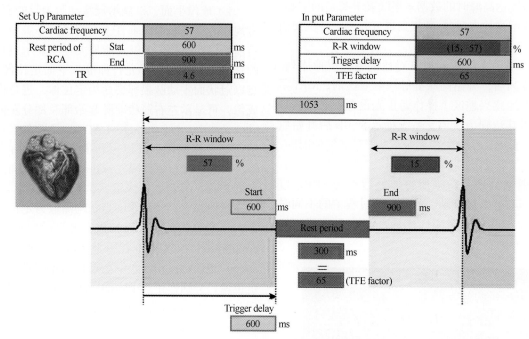

图 20-57　冠状动脉成像心率采集窗

冠脉采集序列成像是将⑦得出的冠脉采集心率范围百分比用于冠脉采集序列，进行二维或三维全心冠脉成像。

二维成像方位以能最大程度显示冠脉走行为目的的任意方位，如心脏横断位、心脏长轴位、短轴位、斜位等。也可用3pps法（3点平面定位法）进行成像方位的精确定位。该法主要技术要点为：在四腔位像上逐层翻阅图像，在兴趣血管（右冠状脉或左冠脉）走行上设定3个有一定距离的不同点，这3个点将连成一个平面，即为成像平面，可最大限度地显示冠脉的连续走行。

三维成像方位是三维采集，三维呼吸导航全心冠脉采集只需进行横断位成像，而后对3D原始图像进行冠状动脉走行方位MPR重建或其他处理。3D块扫描范围应包含升主动脉根部，即冠状窦冠脉发出的位置至心尖膈顶。

呼吸导航感应区放置于右侧膈顶最高处，使竖长方形的感应区域1/3位于膈顶上方肺野内，2/3位于膈顶下方。

2）扫描参数：自由呼吸导航梯度回波序列可采用3D-FISP：TR选最短（取决于心率，7～10ms），TE选最短（1.5～3ms），层厚1.5～2.0mm，层间隔0或-0.5～-1mm（重叠、覆盖扫描），FOV280～300mm，矩阵（128～280）×（256～300），3D块厚或2D层数以覆盖冠脉走行为准。

3. 图像处理　可进行原始图像的手动逐层翻阅、电影连续播放翻阅，也可以进行冠脉走行方位MPR；利用设备自带或第三方研发的各种后处理软件，对二维或三维冠脉成像原始图像或MPR图像进行三维处理，如图20-58所示。

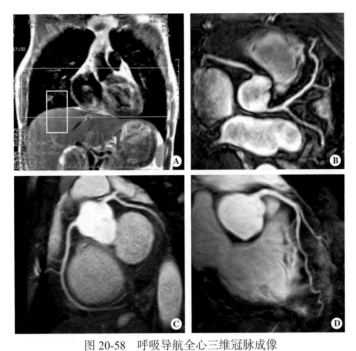

图 20-58　呼吸导航全心三维冠脉成像

A. 冠脉扫描范围；B. 显示三支冠脉起始部；C. 最大密度影投影显示 RCA；D. 最大密度影投影显示 LAD

四、磁共振成像心功能分析技术

采用电影 MRI 无创地探测心功能并进行分析，具有直观、解剖结构清晰、人为误差小、测量准确等优点，为心功能分析开拓新的检查方法。

（一）适应证

心肌病，如肥厚型心肌病、扩张型心肌病等，以及其他心脏疾病需做心功能分析等疾病。

（二）检查技术

1. 线圈及序列　线圈同心脏大血管 MRI。序列为亮血序列及电影亮血序列。

2. 扫描方法

（1）体位：同心脏大血管 MRI。

（2）成像平面

1）定位扫描：在标准三平面定位扫描基础上，分别作平行于室间隔的左室长轴位亮血序列成像及垂直于左室长轴的短轴位亮血序列像。

2）心功能分析电影序列扫描：在垂直于左室长轴的短轴像合乎心功能分析要求后，行短轴位多层屏气电影亮血序列成像，层数一般 8～10 层，包含心尖至心底房室瓣口，以保证心功能分析准确无误，如图 20-59 所示。

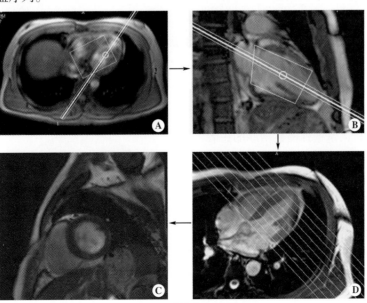

图 20-59　心功能分析成像定位

A. 在横断位上定左室长轴位；B. 在左室长轴上定四腔心；C. 心脏短轴位；D. 在四腔心位上定短轴位扫描范围

（3）扫描参数：心功能电影序列可采用屏气2D-快速稳态成像序列，如2D-FIESTA、2D-B-TFE：TR选最短（由心律决定，超高场机型可短至3.8ms），TE选最短（可短至1.6ms），激励角45°，层厚6～8mm，FOV 280～300mm，矩阵（126～280）×（256～300），Phase选30。

3. 图像处理

（1）图像输入：将整个心动周期的数层短轴位电影图像输入心功能分析软件包，用手动或半自动可分别在舒张期、收缩期对左、右室的内侧壁勾画轮廓，如图20-60A所示。

（2）产生心脏功能报告表：内容包括射血分数、心肌质量、左心室舒张末期容积（EDV）、左心室收缩末期容积（ESV）、心功能（每搏输出量、心输出量、心脏指数、峰值射血率、峰充盈率）等，标准化值由绝对值除以患者体表面积获得，如图20-60B、C所示。

（3）产生左室容积以及容积变化率曲线图，如图20-61所示。

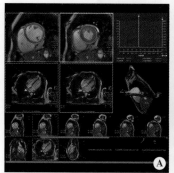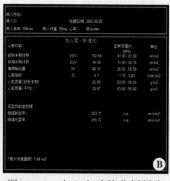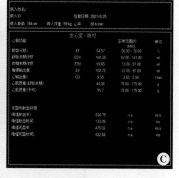

图 20-60　左心室功能分析报告

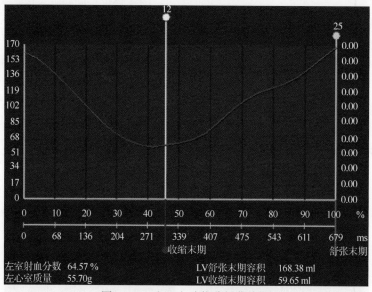

图 20-61　左心室功能分析曲线图

（4）心肌厚度分析：室壁弥漫性增厚的患者需要在短轴电影图像上选择基底段、中段、心尖段三层测量舒张末期1～16节段各节段的室壁厚度，并计算结果，以表格或"牛眼"图的形式显示出来，如图20-62所示。

（5）心脏磁共振几何和功能评价：MR心脏图像特别适用于几何和功能评价，这主要是基于心脏MR图像良好的空间对比度、自由选择层面方位以及良好的心肌和血液对比。而心肌和心室的几何测定在心脏疾病诊断中非常重要，如心室容积等。

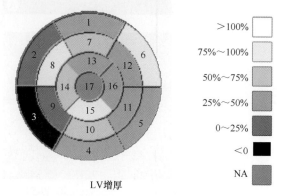

图 20-62　左心室心肌厚度分析

利用短轴位电影多层采集图像可获得舒张末期心室容积（EDV）和收缩末期心室容积（ESV），每搏输出量（SV）和射血分数（EF百分比）即可计算出：

$$SV=EDV-ESV \quad (20-2)$$
$$EF=(SV/EDV) \times 100\% \quad (20-3)$$

五、心血管系统 MR 血流定量分析

流量测量是心血管 MRI 检查的重要补充部分，主要涉及主动脉、肺动脉、冠状动脉等主要动脉的流速测定及流量估算。

主动脉血流定量分析

（一）适应证

主动脉流速测定及流量估算，主动脉病变（夹层、动脉瘤、缩窄）的血流分析。

（二）检查技术

1. 线圈及序列 线圈同心脏大血管 MRI。序列采用黑血序列定位扫描，血流定量测量采用相位对比流速编码梯度回波电影序列，如 2D-PC、3D-PC、4D-PC 序列。

2. 扫描方法

（1）体位：同心脏大血管 MRI。

（2）成像平面

1）定位像扫描：在标准三平面定位像上，作主动脉弓位黑血序列扫描。层面设置方位：在冠状面定位像上转动扫描层面使其通过主动脉的流出道及主肺动脉，在肺动脉分叉高度显示升、降主动脉断面的横断面图像上使层面同时经过升、降主动脉断面，获得主动脉弓位成像（倾斜矢状面像）。

2）血流定量测量序列扫描：在定位像获得的主动脉弓位像上，作垂直于升、降主动脉方位的流量测量序列成像，如图 20-63 所示。

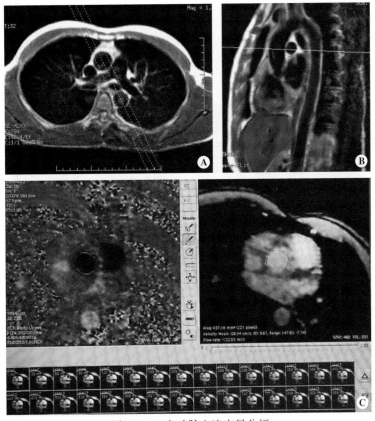

图 20-63 主动脉血流定量分析

A、B. 在主动脉弓位像上作层面垂直于升主动脉的流量分析成像；C. 成像结果定量分析软件处理界面。右上图为幅度图。左上图为相位图（白色-高信号代表血流正像，黑色-低信号代表血流逆向），下方为各时相（本例为 30 个时相）的幅度图

（3）扫描参数

1）流体定量测量扫描序列为 2D-PC 流速编码梯度回波电影序列。例如，2D-FLASH：流速编码（Venc）250cm/s，TR 20～40ms，TE 5～10ms，激励角 20°～30°，层厚 4～6mm，FOV 280～300mm，矩阵（160～256）×（256～300），用以评价每搏输出量及主动脉瓣功能。

2）采用上述参数，用冠状位或主动脉弓位，即平行于层面的动态观察图像：Venc：250cm/s，用以显示主动脉夹层。

3）采用上述参数，以显示主动脉瓣口的冠状位或矢状位，即平行于层面的动态观察图像，Venc：500cm/s。

4）采用上述参数，垂直于平面的定量测量图：Venc：500cm/s。用于评价、测量主动脉瓣狭窄的近端与远端的流体情况。

3. 图像处理 相位对比流速编码梯度回波电影序列产生 2 组图像，即幅度图像（amgnitude imaging）和相位对比流动图像（phase-contrast flow imaging）。扫描所获得的原始数据在一个心动周期内产生一系列时间间隔相等的图像，它代表速度在心动周期内作时间的函数。在相位对比图像上勾画出感兴趣区（ROI）的截面轮廓，利用流动分析软件计算出每一心动周期内流体的峰速、平均流速（cm/s）、流量（cm^3/s）。

在相位对比图像中，白色（高信号强度）代表正向流体，而黑色（低信号强度）代表逆向流体。

肺动脉血流定量分析

（一）适应证

用于肺动脉流速测定及流量估算，左右心室心

搏容积的测量、瓣膜反流的动量分析，流量差的测定，瓣膜和血管狭窄两侧压差的评价等。对肺动脉高压具有一定的诊断价值。

（二）检查技术

1. 线圈及序列 同主动脉血流定量分析。

2. 扫描方法

（1）体位：同心脏大血管 MRI。

（2）成像平面

1）定位像扫描：标准三平面定位像上，作黑血序列扫描。层面设置：在显示部分肺动脉主干及左右肺动脉分叉的横断位定位像上，作平行于肺动脉主干的倾斜矢状面成像，所获的倾斜矢状面图像显示肺动脉瓣及肺动脉主干。

2）肺动脉流体定量测量扫描：在定位像获得的倾斜矢状位图像上，肺动脉瓣口上 2cm 处作垂直于肺动脉主干的倾斜轴位流体定量测量成像，如图 20-64 所示。

（3）扫描参数：与主动脉流量测定参数基本相同。

3. 图像处理 方法同主动脉流体定量分析。

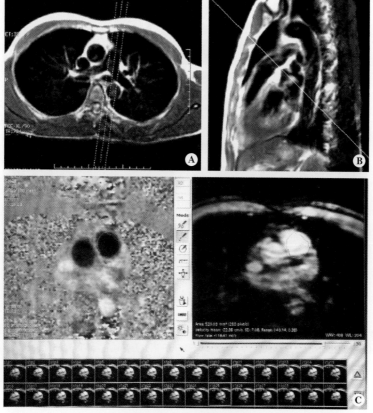

图 20-64　肺动脉血流定量分析
A. 在横断定位相定肺动脉斜矢状位相；B. 垂直于肺动脉斜矢状位相肺动脉主干定位；C. 肺动脉血流定量分析结果

冠状动脉血流定量分析

（一）适应证

冠状动脉流量和流速测定。磁共振相位对比流速成像可在单次屏气中获得，并用以测定冠状动脉血流速度。运动和血管扩张剂导致心肌对氧需求增加，冠脉循环血流量和血流速度增加数倍，此反应称冠脉血流储备。在冠状动脉有血流动力学意义的狭窄时，冠脉血管扩张储备丧失或减低，屏气 MR 相位对比流速成像图可以显示。作为血管扩张剂如腺苷和双嘧达莫以及等长运动的反应，冠脉血流速度增加。MRI 通过定量评价冠脉血管扩张储备，而无创显示冠脉主干及其主要分支，和检测冠脉循环生理完整性的应用具有潜在价值。

（二）检查技术

1. 线圈及序列 同主动脉、肺动脉流体定量分析。

2. 扫描方法

（1）体位：同心脏大血管 MRI。

（2）成像平面：冠状动脉各主干成像扫描见冠状动脉 MRI，分别以显示左右冠脉主干、LAD、LcX、RCA 的图像为定位图像，再取与之垂直的层面作定量分析扫描。

（3）扫描参数：与肺动脉流量测定基本相同。流速编码比肺动脉流量测定序列低：Venc：75cm/s，TR 125ms，TE 5ms，激励角 30°，层厚 4～6mm，FOV 240mm，矩阵（110～160）×（128～256），时相 30 个。

3. 图像处理 方法同主动脉、肺动脉流体定量分析。

六、心肌灌注及心肌活性成像技术

心肌灌注反映心脏生理代谢过程，而诸多的形态学检查和心功能测定则是其结构和活动状态的表现。实验表明，在心肌供血减少 20% 时，心功能仍保持正常。检测心肌灌注是当前冠心病的诊断指标，也是探讨再灌注、评价治疗、观察冠状动脉搭桥或扩张效果的可靠依据。由于心肌供血储备能力极强，在静息状态下心肌灌注成像检查心肌缺血敏感性欠佳，负荷心肌灌注可以很好地解决这一问题，负荷心肌灌注分为药物负荷和运动负荷，运动负荷需要磁共振成像兼容的运动设备，造价昂贵，操作难度较大，结果欠准确，故临床应用较少；药物负荷主要应用血管扩张剂类药物，常用的是腺苷和双嘧达莫，具有操作简便，可重复性好的优势，但是药物负荷可能会引起患者胸痛、心悸，少数严重者可发生支气管痉挛、持续性心动过速、心室颤动等并发

症，所以扫描期间应密切关注患者状态，监测血压、心律，做好及时撤离磁共振室及抢救的准备。

静息心肌灌注常规对比剂 Gd-DTPA 静脉注射后，在首次通过中迅速分布于心肌组织的细胞外间隙，引起信号强度改变。EPI 快速、多层成像技术能够定量检测这一变化。分析心肌灌注情况，缺血区的时间-信号强度曲线显示为上升时间延长，峰值信号强度较低。与 CT 对比剂不同，MR 对比剂在一定范围内浓度与信号强度呈现为对数关系。Bock 等依据体外模型的灌注曲线，由下列公式计算组织灌注量：

$$MTT = \int h(t) \, t \, dt \bigg/ \int h(t) \, t \, dt \qquad (20\text{-}4)$$

式中，$h(t)$ 为通过时间的频率函数，其结果与实际流量的相关系数 $R=0.98$，展示 MR 定量检测心肌血供的又一前景。

（一）适应证

冠心病心肌缺血。

（二）扫描技术

1. 线圈及序列 线圈同心脏大血管 MRI。心肌灌注成像序列采用超快速 T_1WI 序列作动态扫描。

2. 扫描方法

（1）体位：同心脏大血管 MRI。

（2）相关准备：以 20G 穿刺针建立肘静脉通道，用 1.2m 长的连接管相连，其远端接三通开关，三通管的另两端分别接上 50ml 生理盐水和 0.2～0.4mmol/kg 体重对比剂。高压注射器。训练受检者吸气-呼气后屏气。

（3）成像平面：先作常规横断面形态学扫描及短轴位 T_1WI、T_2WI 序列扫描，判断病变大致范围，再行灌注成像序列扫描。取短轴位作灌注成像，静脉团注 GD-DTPA 对比剂后行超快速序列如 FID-EPI- T_1WI、Turbo-FLASH- T_1WI 序列成像，作 60 次连续动态扫描。对比剂用量 0.2～0.4mmol/kg 体重，高压注射器或手动静脉注射，注射速度 3～5ml/s，生理盐水与对比剂等量、等速。

（4）扫描参数：EPI 序列的有效回波时间受 K 空间行的影响，通过改变 K 空间数据采集行数调整有效回波时间，获取适当的 T_1 对比。Turbo-FLASH 序列的对比同样受到 K 空间及平均次数的影响。

3. 图像处理 应用动态分析功能，选取感兴趣区及对照区，统计 60 次扫描的相应信号，并作时间-信号强度变化曲线分析。通过动态曲线可计算 TTP 及局部灌注量，并可分析、比较不同区域的灌注特征（图 20-65）。

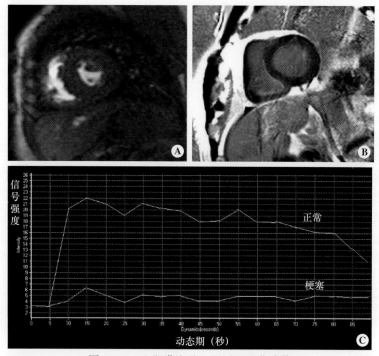

图 20-65　心肌灌注及心肌延迟强化成像
A. 心肌首过灌注图像；B. 心肌延迟强化图像；C. 正常及梗死心肌灌注时间-信号强度曲线

心肌活性成像又称心肌延迟强化（late gadolinium enhancement，LGE）成像，通常用于识别急、慢性心肌梗死及心肌瘢痕的形成；通常采用快速毁损梯度回波序列，在注射钆对比剂 10～15min 后扫描，这时正常心肌内对比剂已排空，再通过合适的反转时间 TI（time of inversion，TI），抑制正常心肌使其呈低信号，坏死纤维化的心肌对比剂排空较慢，呈高信号。

第七节　腹部 MRI 检查技术

一、肝、胆、脾 MRI 检查

（一）适应证

包括：①肝脏占位性病变，如肝癌、肝血管瘤、肝转移瘤等；②肝内弥漫性病变，如肝硬化、脂肪肝等；③肝胆管病变；④脾脏病变。

（二）检查技术

1. 线圈及序列　采用体部相控阵线圈。平扫序列包括呼吸门控快速自旋回波 T_2WI 脂肪抑制序列、呼吸门控 DWI 序列（b 值 600～800s/mm^2）、屏气快速梯度回波水脂同反相位 T_1WI 序列、屏气单次激发半傅里叶快速自旋回波序列。增强采用屏气三维快速梯度回波（3D-Vibe/3D-LAVA/3D-THRIVE）T_1WI 序列动态扫描。

2. 扫描方法

（1）体位：仰卧位，头先进或足先进，双臂上举于头两侧或置于身体两侧。在腹部肋弓下缘加呼吸门控感应器（呼吸门控腰带、呼吸门控感应垫），有的厂家还有在定位像上膈顶位置放置导航条进行膈肌导航呼吸门控或在肝脏正中层面放置导航条进行相位导航呼吸门控，还有生命感知引导扫描技术等。定位中心对准胸骨剑突下缘并与线圈中心重合。

（2）成像平面：一般以横断面为主，辅助以冠状面，必要时增加矢状面扫描。如图 20-66 所示，横断面以冠状面作为定位像，定位线垂直于腹部矢状轴，并在横断面定位像上调整视野大小及位置；冠状面以横轴面作为定位像，定位线平行于腹部左右轴，并在冠状面定位像上调整视野大小及位置，成像范围包括全肝、胆、脾及感兴趣区。

（3）增强扫描：一般采用动态扫描，顺磁性对比剂如 Gd-DTPA 等，剂量为 0.1mmol/kg，手推或高压注射器静脉注射，速度 2～3ml/s，注射后开始动态扫描，一般连续扫描 3～4 次，分为动脉期、门脉期、平衡期，必要时加扫延迟期。在正常循环状态下，肝脏动脉期为开始注射对比剂后 23～25s；门静脉期在开始注射对比剂后 50～70s；平衡期为 3～5min。如设备允许，采用多动脉期扫描技术（GE：DISCO；飞利浦：4D Thrive；西门子：Twist VIBE）。

（4）扫描参数：推荐肝、胆、脾 MRI 参数见表 20-14。

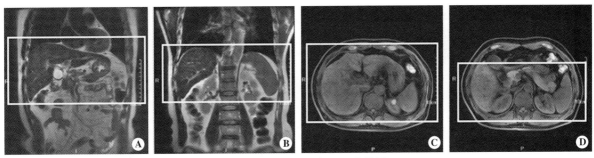

图 20-66　肝、胆、脾 MRI 定位图

A. 肝胆横断面定位线；B. 脾脏横断面定位线；C. 肝胆冠状面定位线；D. 脾脏冠状面定位线

表 20-14　肝、胆、脾 MRI 参数

脉冲序列	TR（ms）	TE（ms）	FA（°）	ETL	矩阵	FOV（cm）	层厚 / 间隔（mm）	NEX
FSE T$_2$WI-FS	≥2000	≥80	90	25	384×384	36×36	5～7/1	1～2
DWI[①]	≥3000	70	90		128×102	36×28	5～7/1	2～4
2D-GRE- T$_1$WI	100～200	2.2/4.9	70		256×224	36×28	5～7/1	1～2
3D-GRE- T$_1$WI-FS	4～5	2～3	10		320×224	36×28	3/0	1～2

注：① b 值：600～800s/mm^2

3. 影像处理　常规平扫及 2D 增强无须特殊处理。3D 动态增强序列可作时间-信号强度曲线分析，并分期 MPR、MIP，了解和观察血管、病灶的灌注情况。肝、胆、脾 MR 图像见图 20-67。

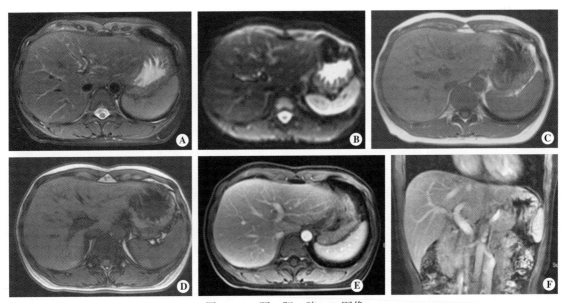

图 20-67　肝、胆、脾 MR 图像

A. 肝、胆、脾横断面 T$_2$WI-FS；B. 肝、胆、脾横断面 DWI；C. 肝、胆、脾同相位横断面 T$_1$WI；D. 肝、胆、脾反相位横断面 T$_1$WI；E. 肝、胆、脾横断面增强 3D-GRE-T$_1$WI-FS；F. 肝、胆、脾冠状面增强 3D-GRE-T$_1$WI-FS

二、胰腺、胃肠和腹膜后 MRI 检查

（一）适应证

胰腺病变，如胰腺炎、胰腺囊肿、胰腺癌、胰岛素瘤、胃泌素瘤等；胃肠病变；腹膜后病变，如腹膜后原发或继发性肿瘤，腹膜后淋巴结病变等。

（二）扫描技术

1. 线圈及序列　同肝、胆、脾 MRI。

2. 扫描方法

（1）体位：同肝、胆、脾 MRI。以胰腺水平为定位中心或以胃肠、腹膜后感兴趣区为中心。

（2）成像平面：一般以横断面为主，辅助以冠状面，必要时可增加矢状面扫描。如图 20-68 所示，横断面、冠状面定位与肝、胆、脾 MRI 类似，成像范围覆盖整个胰腺、胃肠和腹膜后感兴趣区。

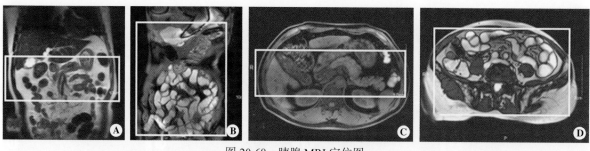

图 20-68　胰腺 MRI 定位图

A. 胰腺断面定位线；B. 胃肠和腹膜后横断面定位线；C. 胰腺冠状面定位线；D. 胃肠和腹膜后冠状面定位线

（3）增强扫描：同肝、胆、脾 MRI。

（4）扫描参数：推荐胰腺、胃肠和腹膜后 MRI 参数见表 20-15。

表 20-15　胰腺、胃肠和腹膜后 MRI 参数

脉冲序列	TR（ms）	TE（ms）	FA（°）	ETL	矩阵	FOV（cm）	层厚/间隔（mm）	NEX
FSE T$_2$WI-FS	≥2000	≥80	90	25	384×384	36×36	3～5/1/0.6	1～2
DWI[①]	≥3000	70	90		128×102	36×36	3～5/1/0.6	2～4
2D-GRE- T$_1$WI	100～200	2.2/4.9	70		256×224	36×36	3～5/1/0.6	1～2
3D-GRE- T$_1$WI-FS	4～5	2～3	10		320×224	36×36	3/0	1

注：① b 值：600～800s/mm²

3. 影像处理　同肝、胆、脾 MRI。胰腺、胃肠和腹膜后 MRI 图见图 20-69。

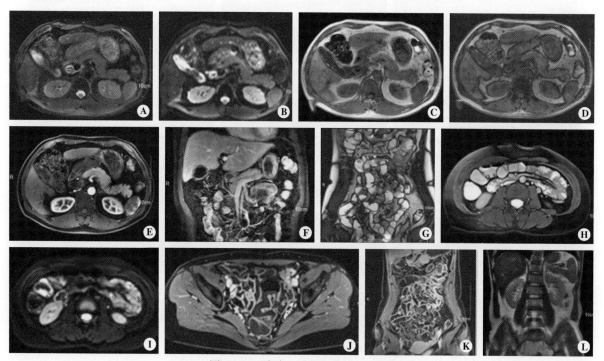

图 20-69　胰腺、胃肠和腹膜后 MRI

A. 胰腺横断面 T$_2$WI-FS；B. 胰腺横断面 DWI；C. 胰腺横断面同相位 T$_1$WI；D. 胰腺横断面反相位 T$_1$WI；E. 胰腺横断面增强 3D-GRE-T$_1$WI-FS；
F. 胰腺冠状面增强 3D-GRE-T$_1$WI-FS；G. 胃肠冠状面 T$_2$WI；H. 胃肠横断面 T$_2$WI-FS；I. 胃肠横断面 DWI；J. 胃肠横断面增强 3D-GRE-T$_1$WI-FS；
K. 胃肠冠状面增强 3D-GRE-T$_1$WI-FS；L. 腹膜后冠状面 T$_2$WI

三、肾脏及肾上腺 MRI 检查

（一）适应证

包括：①肾脏实质性病变，如肾脏良、恶性肿瘤等；②肾脏血管或感染性病变；③肾上腺新生物，如良、恶性肿瘤等；④肾上腺增生。

（二）检查技术

1. 线圈及序列　同肝、胆、脾 MRI。

2. 扫描方法

（1）体位：同肝、胆、脾 MRI。定位中心为剑突与脐连线的中点。

（2）成像平面：一般以横断面为主，辅助以冠状面，必要时可增加矢状面。如图 20-70 所示，横断面、冠状面定位与肝、胆、脾 MRI 类似，成像范围覆盖肾脏及肾上腺感兴趣区。

（3）增强扫描：一般扫描三期，分别为皮质期、髓质期及分泌期，在正常循环状态下，注射对比剂后，25～30s 为皮质期，60～70s 为髓质期，3～5min 为分泌期。

（4）扫描参数：推荐肾脏及肾上腺 MRI 参数见表 20-16。

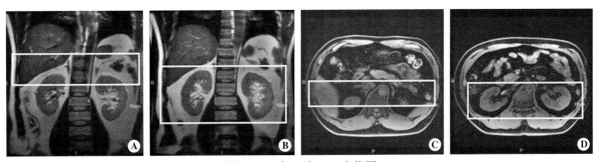

图 20-70　肾上腺 MRI 定位图

A. 肾上腺横断面定位线；B. 肾脏横断面定位线；C. 肾上腺冠状面定位线；D. 肾脏冠状面定位线

表 20-16　肾脏及肾上腺 MRI 参数

脉冲序列	TR（ms）	TE（ms）	FA（°）	ETL	矩阵	FOV（cm）	层厚／间隔（mm）	NEX
FSE T$_2$WI-FS	≥2000	≥80	90	25	384×384	36×36	3～5/1/0.6	1～2
DWI[①]	≥3000	70	90		128×102	36×36	3～5/1/0.6	2～4
2D-GRE-T$_1$WI	100～200	2.2/4.9	70		256×224	36×36	3～5/1/0.6	1～2
3D-GRE-T$_1$WI-FS	4～5	2～3	10		320×224	36×36	3/0	1

注：① b 值：600～800s/mm^2

3. 影像处理　同肝、胆、脾 MRI。肾脏及肾上腺 MR 图像见图 20-71。

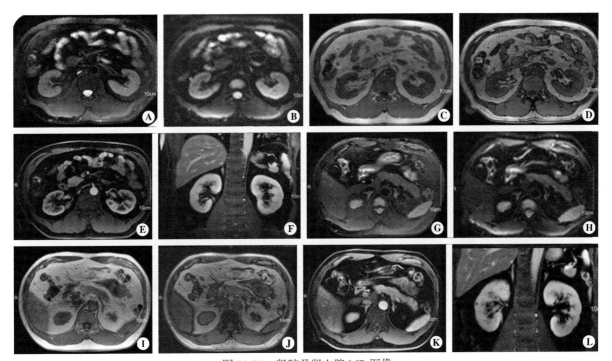

图 20-71　肾脏及肾上腺 MR 图像

A. 肾脏 T$_2$WI-FS 横断面图像；B. 肾脏 DWI 横断面图像；C. 肾脏 T$_1$WI 同相位横断面图像；D. 肾脏 T$_1$WI 反相位横断面图像；E. 肾脏 3D-GRE-T$_1$WI-FS 横断面增强图像；F. 肾脏 3D-GRE-T$_1$WI-FS 冠状面增强图像；G. 肾上腺 T$_2$WI-FS 横断面图像；H. 肾上腺 DWI 横断面图像；I. 肾上腺 T$_1$WI 同相位横断面图像；J. 肾上腺 T$_1$WI 反相位横断面图像；K. 肾上腺 3D-GRE-T$_1$WI-FS 横断面增强图像；L. 肾上腺 3D-GRE-T$_1$WI-FS 冠状面增强图像

四、MR 胰胆管造影

（一）适应证

胆道系统病变，如肿瘤、结石、炎症等；明确肝癌、胰腺癌等占位性病变与胆道系统的关系；上消化道手术改建者；不宜或不能进行 ERCP 检查或 ERCP 检查失败者。

（二）扫描技术

1. 线圈及序列　线圈同肝、胆、脾 MRI。扫描序列包括单次激发二维厚层块 MRCP（2D MRCP）序列和呼吸触发快速自旋回波三维薄层 MRCP（3D MRCP）序列。

2. 扫描方法

（1）检查前准备：受检者需禁食禁水 6 小时以上，必要时可口服胃肠道阴性对比剂以突出胆胰管信号，达到良好的胆胰管造影效果。

（2）体位：同肝、胆、脾 MRI。

（3）成像平面：以冠状面及斜冠状面为主，如图 20-72 所示，2D MRCP 序列至少获取三个角度的冠状面像，即以胆总管为轴，以标准冠状面为中间层，向前、后旋转一定角度分别各获取一层斜冠状面像，屏气采集；3D MRCP 序列行斜冠状面扫描，扫描方向由前至后，扫描范围主要覆盖肝内外胆管、胆总管、胆囊和胰管。

（4）扫描参数：推荐 MR 胰胆管成像参数见表 20-17。

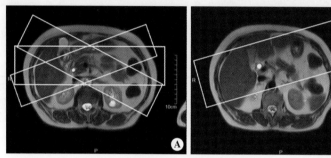

图 20-72　MRCP 定位图
A. 单次激发二维厚层块 MRCP 定位线；B. 呼吸触发快速自旋回波三维薄层 MRCP 定位线

表 20-17　MR 胰胆管成像参数

脉冲序列	TR（ms）	TE（ms）	FA（°）	ETL	矩阵	FOV（cm）	层厚/间隔(mm)	NEX
2D MRCP	≥4500	700～800	90	269	384×269	30×30	50/0	1
3D MRCP	≥3500	750	90	67	384×288	30×30	2～3/0	1～2

3. 影像处理　2D MRCP 不需图像后处理。3D MRCP 需要对原始图像作 MIP，获得胆道系统影像，并作多角度旋转，多视角观察胰管、胆管树。MR 胰胆管图像见图 20-73 所示。

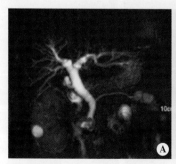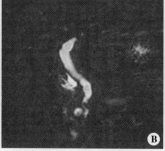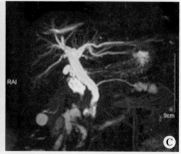

图 20-73　MR 胰胆管图像
A. 单次激发二维厚层块 MRCP 冠状面图像；B. 呼吸触发快速自旋回波三维薄层 MRCP 冠状面原始图像；C. 呼吸触发快速自旋回波三维薄层 MRCP 冠状面 MIP 重建图像

五、MR 尿路造影

（一）适应证

肾和输尿管疾病，如结核、肿瘤、结石、先天畸形、慢性肾盂肾炎以及肾损伤等；不明原因的血尿或脓尿；腹膜后肿瘤，了解肿瘤与泌尿器官的关系及排除泌尿系统疾病；尿道狭窄患者无法插入导管行膀胱造影者。

（二）扫描技术

1. 线圈及序列　同 MR 胰胆管造影。

2. 扫描方法

（1）检查前准备：空腹 8 小时，膀胱中度留尿，视需要选择检查前 30min 口服利尿剂，或体外输尿管压迫带。

（2）体位：同肾脏 MRI 扫描，定位中心对准线圈中心及胸骨剑突与耻骨连线中点。

（3）成像平面：以斜冠状面为主，单次激发二维厚层块屏气采集 MRU（2D MRU）序列和呼吸触发三维薄层 MRU（3D MRU）序列都以常规尿路平扫横轴面与矢状面作为定位像获取双侧尿路斜冠状面像。范围覆盖肾、输尿管和膀胱（图 20-74）。

（4）扫描参数：推荐 MR 尿路成像参数见表 20-18。

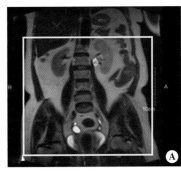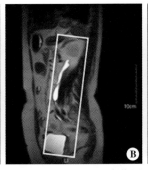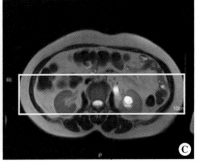

图 20-74　MRU 定位图

表 20-18　MR 尿路成像参数

脉冲序列	TR（ms）	TE（ms）	FA（°）	ETL	矩阵	FOV（cm）	层厚/间隔（mm）	NEX
SSFSE 厚层	≥4500	700～800		269	384×269	36×32	50/0	1～2
3D MRU	≥3500	750		67	384×288	36×32	2～3/0	1～2

3. 影像处理　同 MR 胰胆管造影。MR 尿路图像见图 20-75。

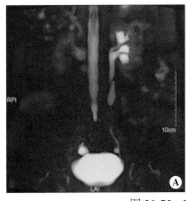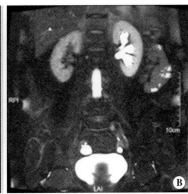

图 20-75　MR 尿路图像
A. 单次激发二维厚层块 MRU 冠状面图像；B. 呼吸触发快速自旋回波三维薄层 MRU 冠状面原始图像

六、腹部 MRA

（一）适应证

腹部 MRA 主要用于门脉系统、腹主动脉、腹腔动脉、肾动脉等血管系统的检查。

（二）扫描技术

1. 线圈及序列　一般选用体部相控阵线圈或心脏线圈。非对比剂 MRA 采用流入反转恢复（inflow

inversion recovery，IFIR）的稳态自由进动序列（GE 称 IFIR-FEISTA，西门子称 IFIR-True-FISP，飞利浦称 IFIR-B-FFE）。CE-MRA 检查采用超快速三维梯度回波序列。

2. 扫描方法

（1）体位：同肝、胆、脾 MRI。定位中心为剑突与脐连线的中点。

（2）成像平面：如图 20-76 所示，非对比增强 MRA 常用横断面，横断面以矢状面和冠状面作定位像，在矢状面定位像上，定位线垂直于腹部矢状轴，在冠状面上定位线垂直于腹部中线结构，并在横断面上调整视野大小及位置，扫描范围以肾动脉（第 1、2 腰椎平面）为中心包括最大扫描范围；CE-

MRA 常用冠状面，冠状面以横断面及矢状面作定位像，在横断面定位像上，使定位线与腹部中线结构垂直，在矢状面上与腹部动脉平行，扫描范围应包括整个腹部感兴趣动脉。

（3）增强扫描：采用 Gd-DTPA，剂量为 0.2mmol/kg 体重，静脉注射速度为 2.0～3.0ml/s。先平扫获得蒙片；注射对比剂后分别进行动脉期、门脉期、静脉期扫描。其关键在于扫描时机的掌握，原则上要求对比剂在靶血管最高浓度时进行 K 空间中心信号的采集。具体方法有：①时间计算法；②透视触发法；③自动触发法。

（4）扫描参数：推荐腹部 MRA 成像参数见表 20-19。

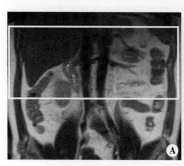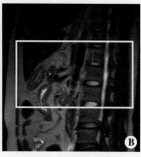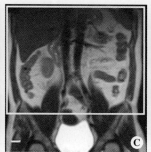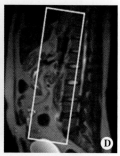

图 20-76　腹部血管定位图
A、B. 肾动脉非对比剂 MRA 定位线；C、D. 腹部血管 CE-MRA 定位线

表 20-19　腹部 MRA 成像参数

脉冲序列	TR（ms）	TE（ms）	FA（°）	矩阵	FOV（cm）	层厚/间隔（mm）	NEX
IFIR①	4.7	2.3	180	320×192	29×32	2/0	2～4
CE-MRA	2.99	1.06	25	128×128	36×45	1～2/0	1

注：① TI=1300ms

3. 影像处理　原始图像经 MIP 获得相应期相的血管像。腹部 MRA 图像见图 20-77。

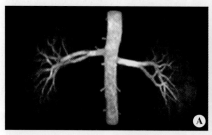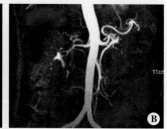

图 20-77　腹部 MRA 图像
A. 肾动脉非对比剂 MRA 图像；B. 腹部血管 CE-MRA 图像

第八节　盆腔 MRI 检查技术

一、膀胱 MRI 检查

（一）适应证

膀胱炎性病变，如慢性膀胱炎、腺性膀胱炎、膀胱结核等；膀胱肿瘤性病变，如膀胱癌、膀胱乳头状瘤、膀胱腺瘤等；神经源性膀胱、膀胱结石、膀胱出血等，以及精囊腺相关疾病。

（二）扫描技术

1. 线圈及序列　选用体部相控阵线圈或心脏线圈。常规脂肪抑制 T_2WI 序列是最主要的扫描序列，其他扫描序列包括 T_1WI 序列、DWI 序列等，增强采用为屏气三维快速梯度回波（3D-VIBE/3D-LA-

VA/3D-THRIVE）T_1WI 序列。

2. 扫描方法

（1）体位：仰卧位，头先进或足先进，双臂交叉置于胸前，身体左右居中。定位中心对准线圈中心及耻骨联合上方 2cm。

（2）成像平面：以横断面为主，辅以矢状面、（斜）冠状面，如图 20-78 所示，全盆腔横断面以矢状面作为定位像，定位线垂直于盆腔矢状轴，并在横断面定位像上调整视野大小及位置；矢状面以横断面作为定位像，定位线平行于盆腔前后轴，并在矢状面上调整视野大小及位置；冠状面以横断面作为定位像，定位线平行于盆腔左右轴，并在冠状面上调整视野大小及位置，扫描范围均包括全盆腔；膀胱斜横断面以矢状面作为定位像，定位线平行于膀胱前后长轴，并在横断面定位像上调整视野大小及位置；矢状面以横断面作为定位像，定位线平行

于盆腔前后轴，并在矢状面上调整视野大小及位置；斜冠状面以矢状面作为定位像，定位线垂直于膀胱前后长轴，并在冠状面上调整视野大小及位置，扫描范围包括全膀胱。

（3）增强扫描：首选横断面三维动态灌注扫描模式，使用顺磁性对比剂（如 Gd-DTPA），剂量为 0.1mmol/kg，静脉注射速度 2～3ml/s。先平扫获得蒙片，然后注射对比剂，延迟 25～30s 行动态灌注扫描，周期<10s/ 期，扫描期相>30 个，整个动态扫描时长约 5min。若条件不允许，可分别行动脉期、静脉期及延迟期。在正常循环状态下，动脉期扫描时间为注射对比剂后 25～30s，静脉期为注射对比剂后 50～70s，延迟期为注射对比剂后 3～5min，每期扫描 15～20s。

（4）扫描参数：推荐膀胱 MRI 参数见表 20-20。

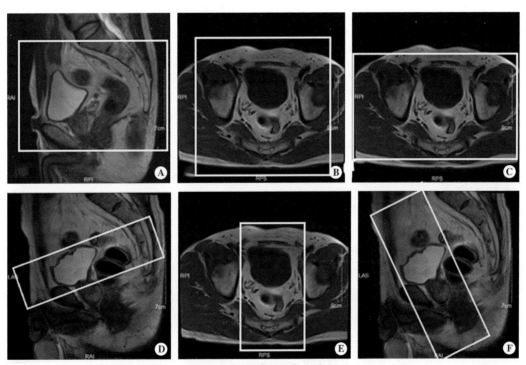

图 20-78　盆腔、膀胱定位图

A. 全盆腔扫描横断面定位线；B. 全盆腔扫描矢状面定位线；C. 全盆腔扫描冠状面定位线；D. 膀胱局部扫描斜横断面定位线；E. 膀胱局部扫描矢状面定位线；F. 膀胱局部扫描斜冠状面定位线

表 20-20　膀胱 MRI 参数

脉冲序列	TR（ms）	TE（ms）	FA（°）	ETL	矩阵	FOV（cm）	层厚 / 间隔（mm）	NEX
FSE T_2WI-FS	≥2000	≥80	90	25	320×224	24×24	5/1	1～2
DWI[①]	≥3000	70	90		132×106	24×24	5/1	2～4
FSE T_1WI	≤500	≤10	90	3	256×224	24×24	5/1	2～5
3D-GRE-T_1WI	4～6	2～4	10		320×224	24×24	4/0	2

注：表中成像参数为场强 1.5T 时的参考值，① b 值：600～800s/mm²

3. 影像处理　平扫无须特殊处理。3D 动态多期扫描可作时间-信号强度变化曲线、多期血管灌注分析。盆腔与膀胱 MR 图像见图 20-79。

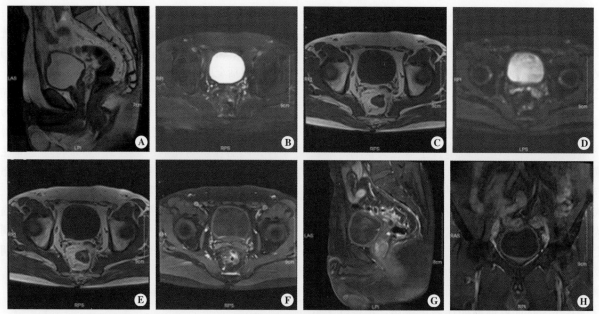

图 20-79　盆腔与膀胱 MR 图像
A. 盆腔与膀胱 T₂WI 矢状面图像；B. 盆腔与膀胱 T₂WI-FS（斜）横断面图像；C. 盆腔与膀胱 T₁WI（斜）横断面图像；D. 盆腔与膀胱 DWI（斜）横断面图像；E. 盆腔与膀胱 T₁WI（斜）横断面增强图像；F. 盆腔与膀胱 T₁WI-FS（斜）横断面增强图像；G. 盆腔与膀胱 T₁WI-FS 矢状面增强图像；H. 盆腔与膀胱 T₁WI-FS（斜）冠状面增强图像

二、前列腺 MRI 检查

（一）适应证

前列腺炎；良性前列腺增生；前列腺癌；前列腺结核；前列腺肉瘤等。

（二）扫描技术

1. 线圈及序列　选用体部相控阵线圈或心脏线圈。常规扫描序列以 T₂WI 序列为主，可结合脂肪抑制序列，其他扫描序列包括 T₁WI 序列、DWI 序列。增强采用三维快速梯度回波（3D-VIBE/3D-LAVM/3D-THRIVE）T₁WI 序列。

2. 扫描方法

（1）体位：仰卧位，头先进或足先进，双臂交叉置于胸前，身体左右居中。定位中心对准线圈中心及耻骨联合上缘。

（2）成像平面：包括斜横断面、矢状面和斜冠状面，如图 20-80 所示，斜横断面以矢状面作为定位像，定位线垂直于前列腺长轴，并在横断面定位像上调整视野大小及位置；矢状面以横断面作为定位像，定位线平行于盆腔前后轴；斜冠状面以矢状面作为定位像，定位线平行于前列腺长轴。

（3）增强扫描：同膀胱 MRI 检查。

（4）扫描参数：推荐前列腺 MRI 参数见表 20-21。

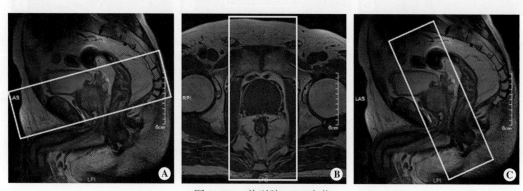

图 20-80　前列腺 MRI 定位
A. 前列腺斜横断面定位线；B. 前列腺矢状面定位线；C. 前列腺斜冠状面定位线

表 20-21　前列腺 MRI 参数

脉冲序列	TR（ms）	TE（ms）	FA（°）	ETL	矩阵	FOV（cm）	层厚/间隔（mm）	NEX
FSE T$_2$WI-FS	≥2000	≥80	90	25	320×224	24×24	3/0.6	1～2
DWI[①]	≥3000	70	90		132×106	24×24	3/0.6	2～4
FSE T$_1$WI	≤500	≤10	90	3	256×224	24×24	3/0.6	2～5
3D-GRE-T$_1$WI	4～6	2～4	10		320×224	24×24	3/0	2

注：① b 值：1000～1200s/mm^2

3. 影像处理　平扫无须特殊处理。3D 动态多期扫描可作时间-信号强度变化曲线、多期血管灌注分析。前列腺 MR 图像见图 20-81。

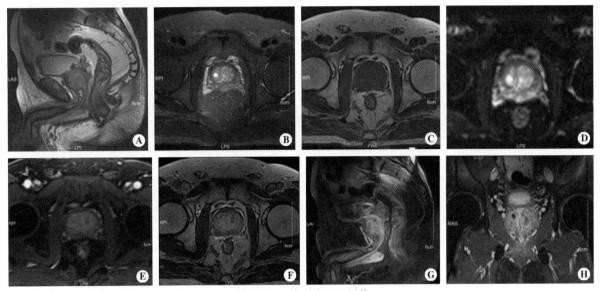

图 20-81　前列腺 MR 图像

A. 前列腺 T$_2$WI 矢状面图像；B. 前列腺 T$_2$WI-FS 斜横断面图像；C. 前列腺 T$_1$WI 斜横断面图像；D. 前列腺 DWI 斜横断面图像；E. 前列腺 3D-GRE- T$_1$WI-FS 动态增强斜横断面图像；F. 前列腺 T$_1$WI 斜横断面增强图像；G. 前列腺 T$_1$WI-FS 矢状面增强图像；H. 前列腺 T$_1$WI-FS 斜冠状面增强图像

三、子宫及附件 MRI 检查

（一）适应证

卵巢病变，如子宫内膜异位性囊肿、单纯性卵巢囊肿、浆液性及黏液性囊肿、恶性卵巢肿瘤；子宫病变，如子宫肌瘤、子宫内膜癌、子宫颈癌。

（二）扫描技术

1. 线圈及序列　选用体部相控阵线圈或心脏线圈。常规扫描以 T$_2$WI 序列为主，可结合脂肪抑制序列，其他扫描序列包括 T$_1$WI 序列和 DWI 序列。增强扫描序列为三维快速梯度回波（3D-VIBE/3D-LAVM/3D-THRIVE）T$_1$WI 序列。

2. 扫描方法

（1）体位：仰卧位，头先进或足先进，双臂交叉置于胸前，身体左右居中。定位中心对准线圈中心及耻骨联合上 5cm。

（2）成像平面：以斜矢状面、横断面为主，辅以斜冠状面；附件的常规 MRI 检查以冠状面、横断面为主；子宫颈及阴道的 MRI 检查以横断面和斜矢状面为主，辅以斜冠状面，如图 20-82 所示，子宫、宫颈、阴道斜矢状面以横断面作为定位像，定位线平行于子宫（宫颈、阴道）长轴，并在矢状面上调整视野大小及位置，范围包括子宫附件、宫颈及阴道全长；横断面以斜矢状面作为定位像，定位线根据病变位置可垂直于子宫体（子宫颈、阴道），成像范围包括感兴趣区；斜冠状面以斜矢状面作为定位像，定位线根据病变位置可平行于子宫体（子宫颈、阴道），成像范围包括感兴趣区。附件冠状面、横断面同全盆腔扫描。

（3）增强扫描：同膀胱 MRI 检查。

（4）扫描参数：推荐子宫及附件 MRI 参数见表 20-22。

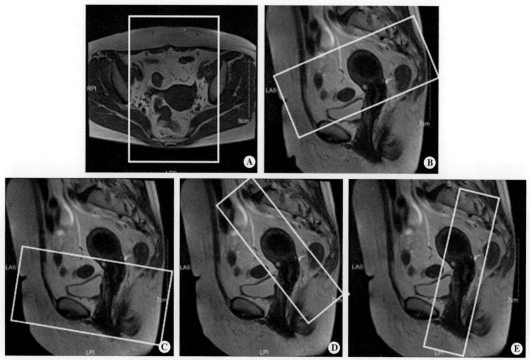

图 20-82　子宫、宫颈、阴道定位图

A.子宫、宫颈、阴道矢状面定位线；B.子宫体斜横断面定位线；C.宫颈、阴道横断面定位线；D.子宫体斜冠状面定位线；E.宫颈、阴道斜冠状面定位线

表 20-22　子宫及附件 MRI 参数

脉冲序列	TR（ms）	TE（ms）	FA（°）	ETL	矩阵	FOV（cm）	层厚/间隔（mm）	NEX
FSE T₂WI-FS	≥2000	≥80	90	25	320×224	24×24	3～4/0.5	1～2
DWI①	≥3000	70	90		132×128	24×24	3～4/0.5	2～4
FSE T₁WI	≤500	≤10	90	3	256×224	24×24	3～5/1	2～5
3D-GRE-T₁WI	4～6	2～4	10		320×224	24×24	4/0	2

注：① b 值：1000～1400s/mm²

3. 影像处理　平扫无须特殊处理。3D 动态多期扫描可作时间-信号强度变化曲线、多期血管灌注分析。子宫及附件 MR 图像见图 20-83。

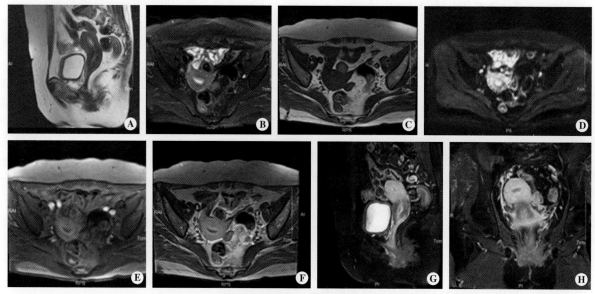

图 20-83　子宫及附件 MR 图像

A.子宫、子宫颈、阴道 T₂WI 矢状面图像；B.子宫体 T₂WI-FS 斜横断面图像；C.子宫体 T₁WI 斜横断面图像；D.子宫体 DWI 斜横断面图像；E.子宫体 3D-GRE-T₁WI-FS 动态增强斜横断面图像；F.子宫体 T₁WI 斜横断面增强图像；G.子宫、子宫颈、阴道 T₁WI-FS 矢状面增强图像；H.子宫、子宫颈、阴道 T₁WI-FS 斜冠状面增强图像

四、直肠 MRI 检查

（一）适应证

直肠癌、直肠腺瘤、肛瘘、肛周脓肿等。

（二）扫描技术

1. 线圈及序列　选用体部相控阵线圈或心脏线圈。平扫序列包括 T_2WI 序列、脂肪抑制 T_2WI 序列、T_1WI 序列、DWI 序列。横断面 T_2WI 序列必须小视野高分辨力，不添加脂肪抑制技术。增强扫描采用三维快速梯度回波（3D-VIBE/3D-LAVM/3D-THRIVE）T_1WI 序列。

2. 扫描方法

（1）体位：仰卧位，头先进或足先进，双臂交叉置于胸前，身体左右居中。定位中心对准线圈中心及脐与耻骨联合的中点。

（2）成像平面：包括矢状面、横断面、斜冠状面，如图 20-84 所示，矢状面以横断面作为定位像，定位线平行于盆腔前后轴，范围覆盖完整直肠；横断面以矢状面作为定位像，定位线垂直于直肠病变段长轴，并在横断面定位像上调整视野大小及位置，包全直肠病变全长；斜冠状面以矢状面作为定位像，定位线平行于直肠病变段长轴。

（3）增强扫描：同膀胱 MRI 检查。

（4）扫描参数：推荐直肠 MRI 参数见表 20-23。

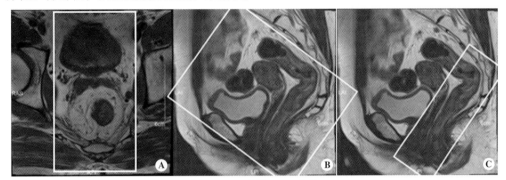

图 20-84　直肠 MRI 定位
A. 直肠矢状面定位线；B. 直肠斜横断面定位线；C. 直肠斜冠状面定位线

表 20-23　直肠 MRI 参数

脉冲序列	TR（ms）	TE（ms）	FA（°）	ETL	矩阵	FOV（cm）	层厚/间隔（mm）	NEX
FSE T_2WI-FS	≥2000	≥80	90	25	384×384	18×18	3～4/0.5	2～4
DWI[①]	≥3000	70	90		132×106	20×20	3～4/0.5	2～4
FSE T_1WI	≤500	≤10	90	3	256×224	20×20	3～5/1	2～5
3D-GRE-T_1WI-FS	4～6	2～4	10		320×224	20×17	3/0	2～4

注：① b 值：800～1000s/mm²

3. 影像处理　平扫无须特殊处理。3D 动态多期扫描可作时间-信号强度变化曲线、多期血管灌注分析。直肠 MR 图像见图 20-85。

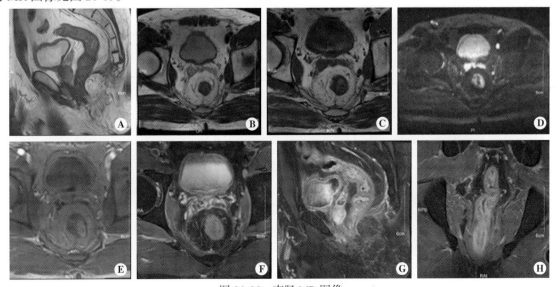

图 20-85　直肠 MR 图像
A. 直肠矢状面 T_2WI；B. 直肠横断面高分辨力 T_2WI-FS 图像；C. 直肠横断面 T_1WI；D. 直肠横断面 DWI；E. 直肠横断面 3D-GRE-T_1WI-FS 动态增强图像；F. 直肠横断面 T_1WI-FS 增强图像；G. 直肠矢状面 T_1WI-FS 增强图像；H. 直肠冠状面 T_1WI-FS 增强图像

五、盆底肌肉 MRI 检查

（一）适应证

女性相关疾病，如盆腔器官脱垂、阴道分娩后盆底支持结构损伤等；男性相关疾病，如睾丸、阴囊病变；其他病变，如压力性尿失禁、盆底炎性病变等。

（二）扫描技术

1. 线圈及序列　一般选用体部相控阵线圈或心脏线圈。序列分静态 MRI 序列和动态 MRI 序列。前者主要为脂肪抑制 T_2WI 序列、T_2WI 序列、T_1WI 序列，后者采用梯度回波稳态电影序列。

2. 扫描方法

（1）体位：仰卧位，头先进或足先进，双下肢抬高，双腿呈蛙腿状分开，有助于放松肛提肌，以便开展动态动作，双臂自然垂于身体两侧或交叉置于胸前，身体左右居中。定位中心对准线圈中心及耻骨联合中点。

（2）成像平面：静态 MRI 包括横断面、矢状面、冠状面。动态 MRI 为矢状面，扫描过程中要求受检者完成 Valsalva 动作（静息、缩肛、强忍、排便），如图 20-86 所示，横断面、矢状面及冠状面定位与全盆腔 MRI 类似，包全盆底结构及器官。

（3）增强扫描：同膀胱 MRI 检查。

（4）扫描参数：盆底肌肉 MRI 参数见表 20-24。

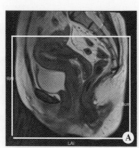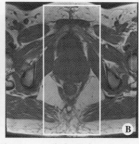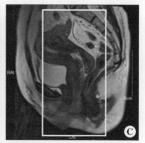

图 20-86　盆底肌肉 MRI 定位
A. 盆底横断面定位线；B. 盆底矢状面定位线；C. 盆底冠状面定位线

表 20-24　盆底肌肉 MRI 参数

脉冲序列	TR（ms）	TE（ms）	FA（°）	ETL	矩阵	FOV（cm）	层厚 / 间隔（mm）	NEX
FSE T_2WI-FS	≥2000	≥80	90	25	320×224	28×28	3～4/0.6	2～4
DWI[①]	≥3000	70	90		112×101	28×28	3～4/0.6	2～4
FSE T_1WI	≤500	≤10	180		320×224	28×28	3～5/1	2～4
cine-GRE-T_2^*WI	500～700	1～2	30	160	208×166	20×17	20/10	1～2

注：① b 值：600～800s/mm²

3. 影像处理　平扫无须特殊处理。3D 动态多期扫描可作时间-信号强度变化曲线、多期血管灌注分析。盆底肌肉 MR 图像见图 20-87。

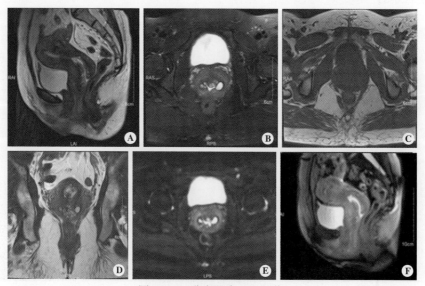

图 20-87　盆底肌肉 MR 图像
A. 盆底矢状面 T_2WI；B. 盆底横断面 T_2WI-FS 图像；C. 盆底横断面 T_1WI；D. 盆底冠状面 T_2WI；E. 盆底横断面 DWI；F. 盆底 cine-GRE-T_2^*WI 动态电影成像图像

六、胎儿 MRI 检查

（一）适应证

胎儿超声检查固有局限性或显示不满意；超声诊断胎儿异常或可疑胎儿异常，证实超声诊断或可疑异常以及是否能够提供额外信息；有家族史遗传性疾病或孕妇有疾病时；检查孕期为中孕以后，即孕 12 周起。

（二）扫描技术

1. 线圈及序列　一般选用体部相控阵线圈。需要快速成像序列，T_2WI 为主，T_1WI 为辅。T_2WI 序列即单次激发快速自旋回波序列（GE 称 SSFSE，西门子称 HASTE，飞利浦称 SSFSE）或真实稳态进动快速成像（GE 称 FEISTA，西门子称 True FISP，飞利浦称 B-FFE）序列。T_1WI 序列为快速反转恢复运动抑制（FIRM）序列。

2. 扫描方法

（1）体位：足先进或头先进，仰卧位或左侧卧位。

（2）成像平面：包括横断面、矢状面和冠状面。先行孕妇中、下腹部三平面定位，然后行胎儿横断面、冠状面及矢状面成像。胎儿头颅定位如图 20-88 所示，如果出现矢状面和冠状面，就定位横断面，即在矢状面上平行于胼胝体嘴部下缘和压部下缘连线，在冠状面上平行于双侧额叶底部连线；如果出现横断面和冠状面，就定位矢状面，即在横断面上平行于大脑中线，在冠状面上平行于脑干以及大脑纵裂池；如果定位时出现胎儿的矢状面和横断面，就定位冠状面，即在矢状面上平行于脑干，在轴位上垂直于大脑中线。胎儿体部定位时，横断面在母体的矢状面和冠状面上定位，垂直于胎儿身体长轴；冠状面在胎儿横断面上定位，平行于胎儿左右轴；矢状面在胎儿横断面上定位，平行于胎儿前后轴，在胎儿冠状面上平行于胎儿身体长轴。一般以临床或 B 超提示的异常部位为中心，根据检查部位大小调整扫描野，若观察胎盘，需要增大扫描野，包全整个胎儿和胎盘。

（3）增强扫描：钆对比剂中可通过胎盘进入胎儿体内，对胎儿产生不良影响，因此不主张胎儿增强 MRI。

（4）扫描参数：推荐胎儿 MRI 参数见表 20-25。

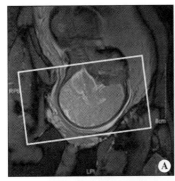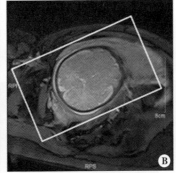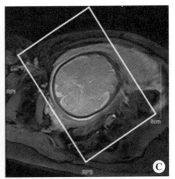

图 20-88　胎儿头颅 MRI 定位
A. 胎儿头颅横断面定位线；B. 胎儿头颅矢状面定位线；C. 胎儿头颅冠状面定位线

表 20-25　胎儿 MRI 参数

脉冲序列	TR（ms）	TE（ms）	FA（°）	矩阵	FOV（cm）	层厚/间隔（mm）	NEX
GRE-T_2^*WI	3～5	1～3	60	256×230	25×25	5/1	1～2
SSFSE	≥2000	80～100	80	320×256	25×25	5/1	1～2
T_1-FIRM	90～110	4～5	70	256×224	25×25	5/1	1～2

3. 影像处理　平扫无须特殊处理。胎儿 MR 图像见图 20-89。

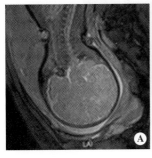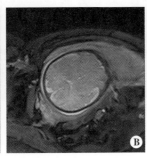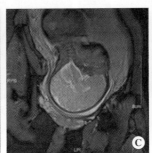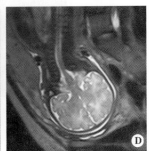

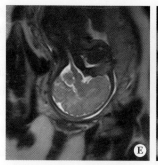
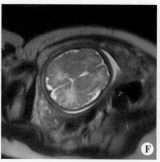
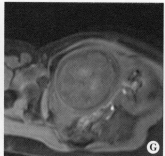
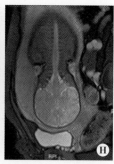

图 20-89　胎儿 MR 图像

A. 胎儿头颅冠状面 T$_2$WI；B. 胎儿头颅横断面 T$_2$*WI；C. 胎儿头颅矢状面 T$_2$*WI；D. 胎儿头颅冠状面 T$_2$WI；E. 胎儿头颅矢状面 T$_2$*WI；F. 胎儿头颅横断面 T$_2$WI；G. 胎儿头颅横断面 T$_1$WI；H. 胎儿头颅脊柱冠状面 T$_2$*WI

第九节　骨与关节 MRI 检查技术

MRI 在骨、关节软骨、骨髓及肿瘤病变、韧带损伤及关节周围软组织病变检查中具有重要价值，特别是在骨关节病变的早期阶段，MRI 比 X 线检查具有更高的敏感性和特异性。骨与关节 MRI 检查一般采用 2D 序列，无须后处理；如进行 3D 序列成像，则需作 MPR 获取所需平面或重点观察感兴趣区细微结构。

一、肩关节 MRI 检查

（一）适应证

创伤导致的各种急性或慢性的关节内结构或功能紊乱及关节周围软组织的损伤；对骨髓病变、感染性病变及肿瘤性病变等均有较高诊断价值。

（二）检查技术

1. 线圈及序列　首选专用肩部表面线圈，也可以采用包绕式表面线圈。常规 MRI 序列包括：横断面 PDWI-FS 序列，观察前后关节盂唇；斜冠状面 FSE T$_1$WI、T$_2$WI-FS 序列，观察冈上肌腱病变（不建议使用 TSE PDWI 序列）；斜矢状面 PDWI-FS 序列，观察上方盂唇病变。

2. 扫描方法

（1）体位：仰卧位，头先进，身体斜卧于检查床上，以被检侧肩关节靠近检查床中心又能保证其舒适为原则。被检侧上肢自然伸直，掌心向上。

（2）成像平面：如图 20-90 所示，横断面在冠

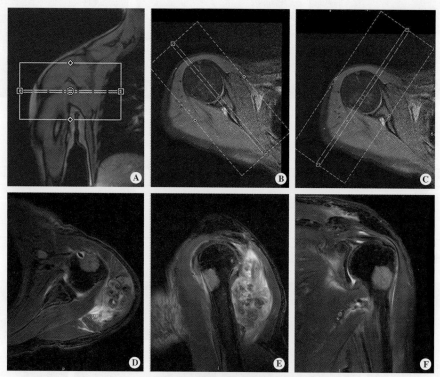

图 20-90　肩关节 MRI 定位

A. 横断面扫描定位；B. 斜冠状面扫描定位；C. 斜矢状面扫描定位；D、E、F 为一肩关节恶性肿瘤病变 T$_2$WI-FS 相应位置图像，可见高信号病灶并累及三角肌、冈上肌

状面上定位，扫描层面与关节盂垂直，扫描范围应上包肩锁关节，下达关节盂下缘；在横断面上设置斜冠状面和斜矢状面，斜冠状面平行于冈上肌腱长轴，斜矢状面垂直于冈上肌腱长轴。

（3）增强扫描：采用钆（Gd）对比剂，剂量为0.1mmol/kg，静脉注射，注射速度为 1.5～2ml/s，静脉推注完对比剂后即开始增强扫描。增强序列采用

与平扫相应的横断面、斜冠状面及斜矢状面 T_1WI-FS 序列，或视病变采用最佳平面 T_1WI-FS 序列（脂肪抑制序列），层面参数与常规扫描一致。其他骨与关节增强 MRI 检查与此相同。

（4）扫描参数：因场强、机型等而有所不同。推荐成像参数见表 20-26。

表 20-26 肩关节 MRI 参数

脉冲序列	TR（ms）	TE（ms）	ETL	矩阵	FOV（cm）	层厚/间隔（mm）	NEX
PDWI-FS	≥2000	40	10～16	320×256	16～18	3.0/0.5	2～4
T_2WI-FS	≥2000	55	10～16	320×256	16～18	3.0/0.5	4
FSE T_1WI	300～800	最短	2～4	320×256	16～18	3.0/0.5	4

二、肘关节 MRI 检查

（一）适应证

肘关节的创伤性疾病、感染性病变、肿瘤性病变等。

（二）扫描技术

1. 线圈及序列 推荐使用肘关节或四肢关节专用线圈，也可采用软表面线圈包绕整个肘关节。一般选用 SE 或 FSE 序列，并配合脂肪抑制技术。常用肘关节 MRI 序列包括：横断面 PDWI-FS 序列；冠状面 FSE T_1WI、T_2WI-FS 序列；矢状面 PDWI-FS 序列。

2. 扫描方法

（1）体位：仰卧位为首选体位，被检侧自然伸直置于躯体旁，掌心向上，手掌可适当垫高，并固定，身体斜卧于检查床上，被检侧肘关节尽量靠近检查床中心。当肘关节不能伸直时可采用俯卧位，肘关节 90° 曲向头侧进行扫描。

（2）成像平面：如图 20-91 所示，横断面在矢状面像和（或）冠状面像上定位，垂直于尺、桡骨长轴，范围上自肱骨干骺端，下达桡骨结节；冠状面和矢状面在横断面上定位，冠状面平行于肱骨内外上髁的连线；矢状面则垂直于肱骨内外上髁的连线。

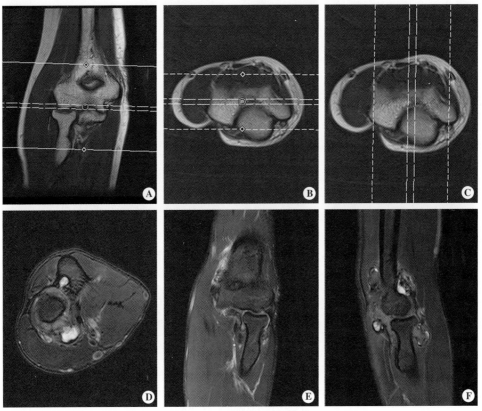

图 20-91 肘关节 MRI 定位

A. 横断面扫描定位；B. 冠状面扫描定位；C. 矢状面扫描定位；D、E、F. 色素沉着绒毛结节性滑膜炎病例的 T_2WI-FS 相应位置的图像，可见关节滑膜增厚、积液

（3）扫描参数：因场强、机型等而有所不同。推荐成像参数见表20-27。

表 20-27　肘关节 MRI 参数

脉冲序列	TR（ms）	TE（ms）	ETL	矩阵	FOV（cm）	层厚/间隔（mm）	NEX
PDWI-FS	≥2000	30	10～16	320×256	14～16	3.0/0.5	2～4
T_2WI-FS	≥2000	55	10～16	256×224	14～16	3.0/0.5	4
FSE T_1WI	300～700	最短	2～4	320×256	14～16	3.0/0.5	4

三、腕关节 MRI 检查

（一）适应证

临床上除了对腕关节的创伤性病变进行 MRI 检查外，还用于早期类风湿关节炎，腕关节组成骨早期骨软骨缺血性坏死、感染、创伤、肿瘤或肿瘤样病变、肌肉软组织病变的排查，分析腕管综合征等。

（二）扫描技术

1. 线圈及序列　采用腕关节专用线圈或包绕式表面线圈。常用 MRI 序列包括：横断面 T_2WI-FS 序列；冠状面 FSE T_1WI、T_2WI-FS 序列；矢状面 PDWI-FS 序列等。一般配合脂肪抑制技术。3D GRE 序列也常被选用。

2. 扫描方法

（1）体位：俯卧位或仰卧位，被检侧头上伸直，掌心向下或向上，固定腕关节于检查床中央，线圈中心置于腕关节中心并设置为扫描中心。

（2）成像平面：以冠状面为主，辅助以横断面、矢状面扫描，如图 20-92 所示，在矢状面像和（或）冠状面像上设定横断面，扫描基线垂直于尺、桡骨长轴，范围包全腕关节即上至桡骨茎突，下达掌骨近端；在横断面定位像上设定冠状面和矢状面，矢状面垂直于尺桡骨茎突连线；冠状面平行于尺桡骨茎突的连线。

（3）扫描参数：因场强、机型等而有所不同。推荐成像参数见表 20-28。

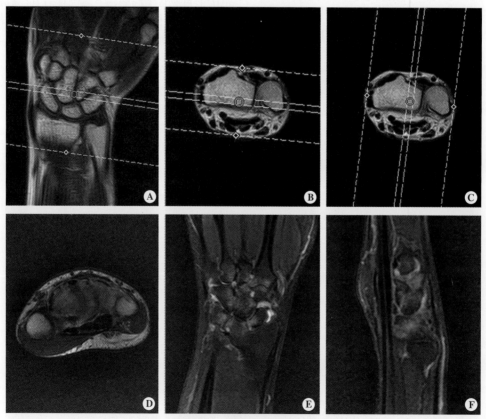

图 20-92　腕关节 MRI 定位

A. 横断面扫描定位；B. 矢状面扫描定位；C.冠状面扫描定位；D、E、F. 一腕关节滑膜炎病例 T_2WI-FS 相应位置的图像，可见腕关节结构模糊，关节内多发斑片状高信号并有少量积液

表 20-28　腕关节 MRI 参数

脉冲序列	TR（ms）	TE（ms）	ETL	矩阵	FOV（cm）	层厚 / 间隔（mm）	NEX
PDWI-FS	≥2000	30	10～16	320×256	10～12	2.5/0.3	2～4
T₂WI-FS	≥2000	55	10～16	224×192	10～12	2.5/0.3	4
FSE T₁WI	300～700	最短	2～3	320×256	10～12	2.3/0.3	4
3D T₁WI	5	最短		256×256	10～12	0.6/0	1～2

四、髋关节及骨盆 MRI 检查

（一）适应证

主要用于股骨头缺血坏死的定性、定量诊断；髋关节及骨盆组成骨的骨髓性病变，肿瘤或肿瘤样病变及其周围软组织病变；创伤性病变等。

（二）扫描技术

1. 线圈及序列　髋关节一般双侧同时扫描，采用体部线圈或心脏线圈。一般选择 SE 或 FSE 序列，配合脂肪抑制技术。冠状面的 T₂ 压脂可采用 STIR 技术或水脂分离技术，以保证脂肪抑制的均匀性。常用 MRI 序列包括：横断面及冠状面 FSE T₁WI、T₂WI-FS 序列；骨盆扫描序列包括横断面 FSE T₁WI、T₂WI-FS 序列，冠状面 T₂WI-FS 序列。

2. 扫描方法

（1）体位：仰卧位，头先进或足先进，保持两侧髋关节对称，一般被检者两脚内旋。线圈中心置于两侧髋关节中心连线的中点并设为定位中心。

（2）成像平面：以横断面和冠状面为主，对于股骨头缺血坏死的定量诊断则必须扫描矢状面，如图 20-93 所示，在横断面上设定冠状面，使层面与两侧股骨头中点连线平行；在冠状面上设定横断面，扫描基线与两侧股骨头中心连线平行。

（3）扫描参数：因场强、机型等而有所不同。推荐成像参数见表 20-29。

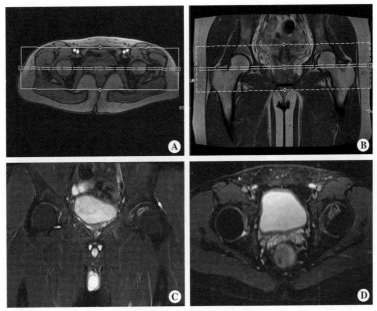

图 20-93　髋关节 MRI 定位
A. 冠状位扫描定位；B. 横断位扫描定位；C、D. 一股骨头缺血坏死病例的 T₂WI FS 相应图像，左股骨头可见高信号缺血坏死病灶

表 20-29　髋关节及骨盆 MRI 参数

脉冲序列	TR（ms）	TE（ms）	ETL	矩阵	FOV（cm）	层厚 / 间隔（mm）	NEX
T₂WI-FS	≥2500	40～60	15～20	224×224	30～40	4～5/1	2～4
FSE T₁WI	300～700	最短	2～3	320×256	30～40	4～5/1	4

五、膝关节 MRI 检查

（一）适应证

创伤导致的各种急性或慢性的关节内结构或功能紊乱及关节周围软组织的损伤；对骨髓病变，感染性病变及肿瘤性病变均有较高的诊断价值。

（二）检查技术

1. 线圈及序列 通常采用多通道膝关节专用线圈或包绕式表面线圈。常用膝关节 MRI 序列包括：矢状面 FSE T_1WI、T_2WI-FS 序列，观察前后交叉韧带及半月板；横断面 T_2WI-FS 序列，评价髌后软骨；冠状面 PDWI-FS 序列，观察内外侧副韧带。一般配合脂肪抑制技术。3D GRE 序列也常被选用。

2. 扫描方法

（1）体位：被检者为仰卧位，头先进或足先进，视其实际情况选择被检侧自然伸直，用沙袋等辅助物品加以固定。髌骨下缘为成像中心，并对准线圈中心。

（2）成像平面：以矢状面为主，辅以冠状面和横断面，如图 20-94 所示，在横断面和冠状面定位像上设定矢状面，在横断面上应垂直于股骨内外髁后缘的连线，冠状面上与胫骨平台垂直；在矢状面和冠状面定位像上设定横断面，其平行于胫骨平台关节面，范围覆盖髌骨上缘至腓骨小头或病变区域；在横断面和矢状面定位像上定位冠状面，在横断面上平行于股骨内外髁后缘的连线，在矢状面上与胫骨平台垂直。

（3）扫描参数：因场强、机型等而有所不同。推荐成像参数见表 20-30。

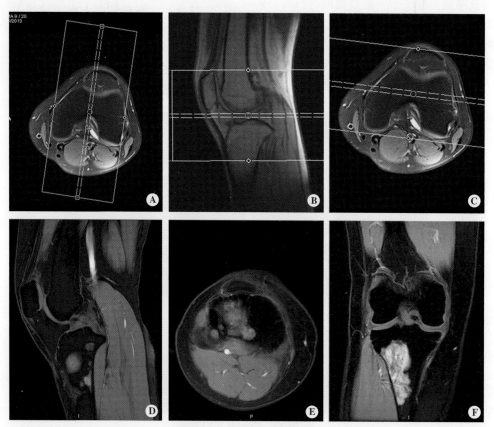

图 20-94　膝关节 MRI 定位
A. 矢状面扫描定位；B. 横断面扫描定位；C. 冠状面扫描定位；D、E、F. 一转移瘤病例 T_2WI-FS 相应位置的图像，可见多个高信号转移灶

表 20-30　膝关节 MRI 参数

脉冲序列	TR（ms）	TE（ms）	ETL	矩阵	FOV（cm）	层厚/间隔（mm）	NEX
T_2WI-FS	≥2500	40～60	15～20	224×224	16～18	3～4/0.5	2～4
PDWI-FS	≥2500	30	10～16	320×256	16～18	3～4/0.5	2～4
FSE T_1WI	300～700	最短	2～3	320×256	16～18	3～4/0.5	4

六、踝关节 MRI 检查

（一）适应证

创伤导致的韧带、肌腱以及关节软骨的损伤；感染性病变、肿瘤性病变及脊髓病变等。

（二）检查技术

1. 线圈及序列　采用多通道踝关节专用表面线圈或包裹式表面线圈。序列选择同膝关节 MRI 序列。

2. 扫描方法

（1）体位：被检者取仰卧位，足先进或头先进。

下肢伸直，踝关节自然放松置于中立位，并加以固定，线圈中心置于内踝水平，并设为扫描中心。

（2）成像平面：以冠状面和矢状面为主，辅助以横断面，如图 20-95 所示，横断面通常在冠状位和矢状位定位像上定位，平行于胫骨下缘关节面；在横断面和冠状面定位像上设定矢状面，在横断面上应垂直于内外踝连线，冠状面上平行于胫骨长轴；在横断面和矢状面定位像上设定冠状面，在横断面上平行于内外踝连线，矢状面上平行于胫骨长轴。

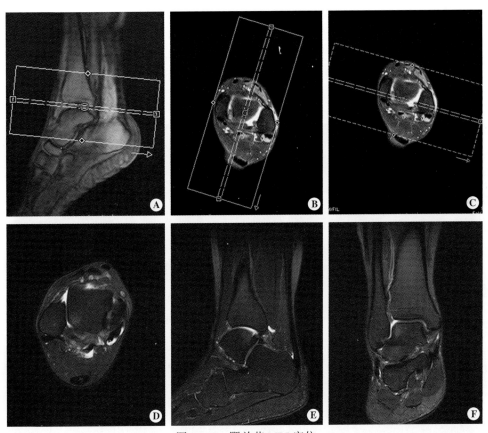

图 20-95　踝关节 MRI 定位

A. 横断面扫描定位；B. 矢状面扫描定位；C. 冠状面扫描定位；D、E、F. 一创伤患者 T_2WI-FS 序列相应位置图像，距骨上缘可见片状高信号水肿带

（3）扫描参数：因场强、机型等而有所不同。推荐成像参数见表 20-28。

第十节　外周血管 MRI 检查技术

一、全身血管 MRA

全身血管 MRA 采用对比增强 MRA（CE-MRA）方法，一次成像范围可自心脏至小腿血管。由于成像范围大，需要分段扫描，不同的设备和不同的受检者有不同的分段方式，一般可分为胸段、腹段、

大腿段、小腿段。其序列选择一般选用短 TE、短 TR、大翻转角的 3D 扰相梯度回波序列，使其图像拥有很重的 T_1 权重，同时采用多种快速扫描技术，以及选择合适的 K 空间填充方式以保证图像的时间分辨力和良好的对比。全身血管 MRA 扫描成功的关键是保证对比剂在靶血管中达到高浓度时进行该血管的采样。

（一）适应证

血管性病变；其他病变引起的血管改变或侵犯。

（二）扫描技术

1. 线圈及序列　根据受检血管部位选择合适的

线圈，如体部相控阵线圈、体部线圈，下肢线圈，由于成像范围较大，常需要多种线圈的组合使用。序列为 3D-CE-MRA 超快速梯度回波序列。

2. 扫描方法

（1）体位：仰卧位，足先进或头先进。

（2）成像平面：冠状面。

（3）造影方法：此处以智能对比剂追踪血管成像为例。①相关准备：以 18G 穿刺针建立肘静脉通道，与高压注射器连接。在高压注射器控制面板设置注射参数：对比剂总量 0.2～0.4mmol/kg 体重，注射速度 3ml/s，或前半部 2ml/s，后半部 1ml/s。对比剂注射完毕，再注射等量、等速生理盐水。训练受检者吸气—呼气后屏气。②从胸部到足部分 3～4 段扫描血管冠状面、矢状面、横断面三平面定位像。③在各段定位像上设定 CE-MRA 的 3D 块，各段的 3D 块对齐、衔接处应部分重叠。设置对比剂浓度感

应区于膈下腹主动脉内。④启动扫描，系统进入数据自采状态，直至系统提示注射对比剂，即启动高压注射器注射。⑤血管内对比剂浓度达到阈值时，系统提示 5～8s 后（供受检者吸气—呼气—闭气用，由操作者设定长短）即开始造影数据采集。⑥第一个 3D 块采集完毕（胸腹部血管），检查床自动进床，进入下一段血管 3D 块采集，直至完成所有 3D 块（小腿段）采集，此为第一轮（动脉期）采集。紧跟着进行第二轮（静脉期）反向采集，检查床自动反向移床，3D 块扫描顺序由小腿至胸部。如此往返，直至完成所设周期的扫描，一般 3～4 期。每期扫描均应嘱受检者屏气。

3. 影像处理 同腹部的 MRA 扫描。分段进行 MIP 处理后，可根据需要，运用拼接软件进行各段血管造影像的无缝拼接（图 20-96）。

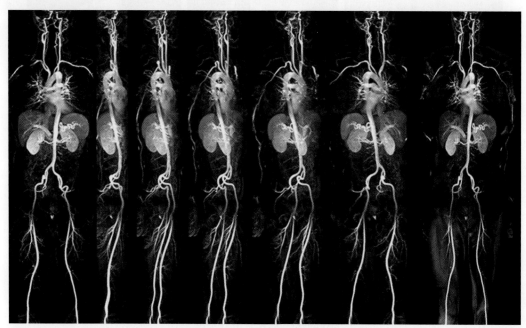

图 20-96 全身血管 MRA 扫描

二、四肢血管 MRA

（一）适应证

四肢血管性病变；其他病变引起的血管改变或侵犯。

（二）检查技术

1. 线圈及序列的选择 选用柔性表面线圈、体部相控阵线圈、下肢线圈等。根据具体扫描方法选择对应的序列。

2. 扫描方法 首选方法为 3D-CE-MRA，其次为 PC 法，再次为 TOF 法。3D-CE-MRA 可采用高

分辨力采集及减影技术，以充分显示血管。对静脉性血管病变的观察，通常需要采集 5～6 个周期，以便充分显示静脉。注射对比剂前，应作团注试验，测量对比剂的峰值通过时间，以便获得最佳的成像效果，条件许可的可采用智能血管追踪造影序列。

3. 图像处理 同腹部 MRA。

第十一节 外周神经 MRI 检查技术

外周神经系统（peripheral nervous system）包括脊神经、脑神经及内脏神经。外周神经疾病是临

床常见病变，各种原因所致的外周神经疾病在临床工作中占有相当的比例。如何直接、有效地显示外周神经及其病变一直是影像学研究的重要内容。外周神经 MR 成像技术目前成熟应用于臂丛、腰骶丛、脑神经分支、股神经、腋神经等外周神经。下面重点阐述臂丛神经和腰骶丛神经的 MRI 检查技术。

一、臂丛神经的 MRI 检查

（一）适应证

包括：①创伤，如牵拉伤、对撞伤、切割伤或枪弹伤、挤压伤及产伤；②臂丛神经感染；③臂丛神经炎症；④肿瘤侵犯臂丛神经；⑤放射治疗后臂丛神经损伤等。

（二）检查技术

1. 线圈与序列选择　根据损伤部位和检查范围，选择头颈联合相控阵线圈、腹部相控阵线圈或心脏专用相控阵线圈。臂丛神经 MRI 检查主要以 FSE T_1WI、T_2WI 序列为基础，以高分辨 3D CISS/FIESTA-C 序列或 3D T_2 SPACE-STIR/NerveView/CUBE STIR 序列、DWIBS 序列为主。该技术联合应用脂肪抑制技术和抑制血液信号的重 T_2WI 序列的神经成像术（MR neurography，MRN）（图 20-97），可获得臂丛及其分支的神经纤维束的高分辨力图像。其原理是利用钆对比剂缩短组织 T_2 的效应，降低背景组织信号，而外周神经因存在血神经屏障（blood-nerve barrier），对比剂不能进入神经组织，这样保证了抑制小静脉、淋巴液等背景组织信号的同时又突出显示臂丛神经，增加了臂丛神经与周围组织的对比。我们可以选择一些特殊技术提高病变显示的灵敏性、特异性和准确性，如：①应用长 TE STIR 序列的脂肪抑制技术抑制臂丛周围脂肪信号，增加臂丛或其病变与周围脂肪的对比；②节前神经应用高分辨 3D CISS/FIESTA-C/B-TFE 序列，节后神经以对比增强 3D T_2 SPACE-STIR/NerveView/CUBE STIR 序列为主；③背景抑制弥散加权成像（DWIBS）由于神经细胞膜和髓鞘沿着神经轴突的长轴分布并包绕轴突，其水分子表现为各向异性扩散运动，可以清晰直观地显示臂丛神经和节后神经的大体走行，对臂丛神经干显示尤为清晰（图 20-98）。

2. 扫描方法

（1）体位：受检者取仰卧位，头颈部标准正位，头先进，双上肢自然置于身体两侧，将 MRI 专用沙包或海绵垫于其上臂和前臂后面，使上肢与检查床平行，双肩对称。嘱其平静呼吸，避免吞咽动作并保持静止，定位中心对准 C_6 水平。

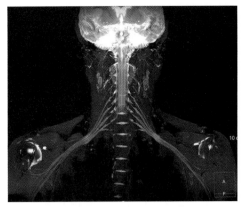

图 20-97　臂丛 MRN 图像

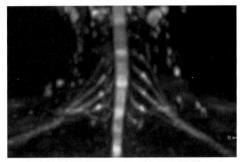

图 20-98　臂丛 DWIBS 图像

（2）成像平面：一般选择冠状面和横断面。当颈椎、胸椎排列连线为直线或类似直线时，冠状面扫描基线与各椎体后缘平行；当其排列连线为曲线时，冠状面扫描基线与 $C_{5\sim6}$ 后缘平行（图 20-99）。扫描范围：上下包括 C_1 椎体上缘至 T5 椎体下缘，前后范围为胸骨后缘至椎管后缘，左右两侧包括腋窝，必要时增加斜冠状面。对于臂丛神经节前神经根的观察，采用横断面扫描较为理想，对于节后神经部分采用冠状面扫描。

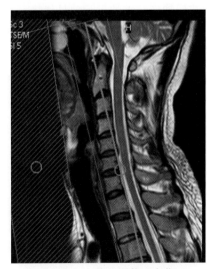

图 20-99　臂丛冠状面定位

（3）扫描参数：因场强、机型等而有所不同。推荐 3T MRI 系统成像参数见表 20-31。

表 20-31　臂丛 MR 成像参数

脉冲序列	TR（ms）	FA（°）	TI（ms）	TE（ms）	ETL	矩阵	FOV（cm）	层厚 / 间隔（mm）	NEX
STIR	≥2000	180	260	90	15	384×224	28	1.8/0	2
MRN[①]	≥3000	180	260	120	150	320×320	32	1.4/0	2
DWIBS[②]	≥5000	180	260	70		256×160	32	4/0	10

注：①采用 SPIR 压脂；②使用并行采集技术，b 值 =800s/mm²。

3. 图像处理　常规图像不需后处理，斜冠状面薄层或者三维图像需要进行后处理。将采集的原始图像沿臂丛神经走行方向进行曲面重组，做靶 MIP，重建出斜轴面、斜矢状面、斜冠状面等，从不同方向观察臂丛神经的位置、形态、大小以及与邻近结构的关系。

二、腰骶丛神经的 MRI 检查

（一）适应证

包括：创伤；椎间盘突出、椎间盘疝、椎管狭窄；蛛网膜及神经根囊肿；神经纤维瘤、神经源性肿瘤；坐骨神经痛；肿瘤侵犯腰丛神经；腰丛神经感染、腰丛神经炎症等。

（二）检查技术

1. 线圈与序列选择　根据检查的范围，可选择脊柱相控线圈或腹部相控线圈等。腰丛神经与臂丛神经同为外周神经，其主要 MRI 检查序列选择类似，应用对比增强 3D T₂ SPACE-STIR 序列，可获得腰骶丛及其分支的神经纤维束的高分辨图像，背景抑制弥散加权成像可以清晰直观地显示腰骶丛神经和节后神经的大体走行，对腰骶丛神经干显示尤为清晰（图 20-100）。选择性水激发 PROSET 序列对腰骶丛神经节和节后神经纤维的显示独具优势，并能多平面重建，多角度观察腰骶丛神经的形态及病变情况（图 20-101）。

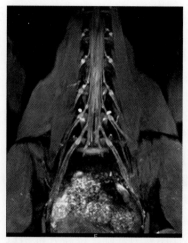

图 20-101　腰丛 PROSET 序列图像

2. 扫描方法

（1）体位：仰卧位，头先进或足先进，双臂上举于头两侧或置于身体两侧。定位中心对准线圈中心及髂前上棘，如腰部疼痛欠合作者可在双膝位置稍垫高使腰椎曲度平直。

（2）成像平面：腰骶丛神经以斜冠状面为最佳。在常规正中矢状面与横断面 T₂WI 上进行斜冠状面定位，以 L₃ 椎体为中心，上下范围包括 L₁ 至骶尾部，前至腹股沟，后至椎体前缘至棘突的前 1/3，并覆盖椎间孔周围区域（图 20-102）。坐骨神经 MRI 检查还可以通过梨状肌长轴获得坐骨神经斜冠状面，在此断面上，以坐骨神经作为扫描基线获得坐骨神经斜矢状面，此断面显示坐骨神经盆腔段最好（图 20-103）。

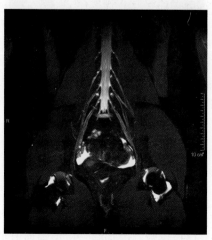

图 20-100　腰丛 MRN 图像

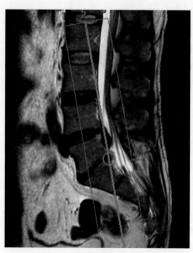

图 20-102　腰骶丛神经冠状位扫描

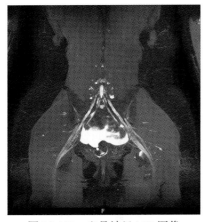

图 20-103　坐骨神经 MR 图像

（3）扫描参数：因场强、机型等而有所不同。推荐 3T MRI 系统成像参数见表 20-32。

表 20-32　腰丛 MR 成像参数

脉冲序列	TR（ms）	FA（°）	TI（ms）	TE（ms）	ETL	矩阵	FOV（cm）	层厚/间隔（mm）	NEX
STIR	≥2000	180	260	90	15	384×224	28	1.8/0	2
MRN[①]	≥3000	180	260	120	150	320×320	32	1.4/0	2
DWIBS[②]	≥5000	180	260	70		256×160	32	4/0	10
PROSET	28	8		18			28	1/0	2

注：①采用 SPIR 压脂；②使用并行采集技术，b 值 =800s/mm^2。

3. 图像处理　同臂丛神经 MRI。

第十二节　磁共振功能成像与定量成像技术

一、MR 功能成像

（一）弥散磁共振成像

弥散磁共振成像（diffusion MRI，dMRI）技术包括弥散加权成像（diffusion weighted imaging，DWI）、弥散张量成像（diffusion tensor imaging，DTI）、弥散峰度成像（diffusion kurtosis imaging，DKI）等。这里主要介绍前两种技术。

1. 弥散加权成像　前面已经讲过，DWI 是从分子水平反映组织内部水分子的弥散程度，从而检测出与组织改变有关的早期功能学病变。该技术主要用于评估水分子弥散是否受限，如超急性脑梗死、细胞毒性水肿及肿瘤等的诊断和鉴别诊断。常用的 DWI 计算模型有单指数成像模型、双指数成像模型和拉伸指数成像模型等。单指数模型：即常规

DWI，是基于体素内水分子的布朗运动具有各向同性的假设，采集的数据运用单指数函数拟合的弥散成像技术。

为区分组织内水分子的自由扩散和毛细血管微循环灌注这两种水分子弥散状态，Le Bihan 等提出了体素内不相干运动（intravoxel incoherent motion，IVIM）理论，即假设在每个体素内有两个扩散速率不同的质子池，导致信号按 b 值的双指数形式弛豫，组织信号衰减符合双指数函数：

$$S(b)/S_0=(1-f)\exp(-b\cdot D)+f\cdot\exp(-b\cdot D^*)\tag{20-5}$$

式中，$S(b)$ 是不同 b 值下的信号强度，S_0 为 $b=0$ 时的信号强度，D 代表体素内真实的弥散信息，也叫实际弥散系数，代表了真实弥散对图像信号衰减的贡献；D^* 代表体素内毛细血管微循环的灌注，称为假性扩散系数或快速扩散系数，代表灌注对图像信号衰减的贡献；f 为灌注分数，代表体素内毛细血管微循环灌注效应占总体扩散效应的百分比，反映了血流量的大小。

该双指数模型的信号衰减，通过 b 值的选择把组织中扩散速率不同的信息区分开。该模型能够很好地解释 b 值与增大的 ADC 值之间的关系，证实了双指数模型弥散加权成像能够真实地反映组织的实际弥散和灌注效应。IVIM 广泛应用于肝脏、肾脏、胰腺、子宫及前列腺等血供丰富脏器的良恶性病变的鉴别、恶性肿瘤的分级和疗效评估等。

2. 弥散张量成像　弥散张量成像（diffusion tensor imaging，DTI）是在 DWI 的基础上，通过施加 6 个以上弥散敏感梯度脉冲并采集相应信号，利用水分子扩散的各向异性（即方向依赖性）检测组织微观结构，分析组织内水分子随机运动方向特性的技术。经过后处理合成而获得弥散张量图像。

弥散张量图像主要参数包括：①各向异性分数（fraction anisotropy，FA），即弥散张量的各向异性成分与整个弥散张量之比，定量测量单个体素内的各向异性值；②平均弥散（mean diffusivity，MD），代表单个体素内平均弥散；③相对各向异性（relative anisotropy，RA），代表本征值的变量与其平均值的比；④容积比（volume ratio，VR），代表椭球体的体积与半径为平均弥散球体的体积之比。在完全各向同性的介质中，FA=0；脑脊液的 FA 值仅为 0.02。

该技术主要应用于中枢神经系统。随着该技术的成熟，也有 DTI 在其他组织器官的应用研究，如用于心肌纤维、前列腺等。

（二）灌注成像

MR 灌注加权成像（perfusion weighted imaging，

PWI）是通过测量血流动力学参数来反映组织血流灌注及微血管渗透情况的一种功能成像技术。根据成像原理不同，PWI 分为外源性和内源性两种方法。前者依照对比剂净效应不同又可分为 2 种：①动态磁敏感对比增强 MRI（dynamic susceptibility contrast MRI，DSC-MRI）；②动态对比增强磁共振成像（dynamic contrast-enhanced MRI，DCE-MRI）。后者又称为动脉自旋标记（arterial spin labeling，ASL）技术。下面介绍 DCE-MRI。

1. 基本原理　应用动态成像追踪对比剂随时间从血管内间隙渗漏到血管外细胞外间隙（extravascular extracellular space，EES）的过程，评估组织灌注及毛细血管通透性。与 DSC-MRI 相比，DCE-MRI 灌注参数主要反映血管通透性。它需要复杂的药代动力学模型和复杂的后处理方法，但可以得到更完整的评估肿瘤血管特征的量化参数。其分析方法包括半定量分析方法和定量分析方法 2 种。

2. 临床应用　DCE-MRI 现已成为科研和临床工作的热点。其多参数定量特点可较为全面地评价肿瘤微血管功能特性，从而为肿瘤诊断、分级，治疗方案制订，疗效监测和预后判断提供帮助。

二、磁共振定量成像技术

根据成像原理来认识多种定量磁共振技术，便于在疾病诊断时有针对性的选取精准、高效的定量分析技术。

（一）基于磁化传递的定量成像技术

化学交换饱和转移技术是在磁化传递技术基础上，利用特定的饱和脉冲对特定物质（如蛋白质的酰胺质子、葡萄糖等）进行预饱和，通过化学交换效应影响自由水的 MR 信号，检测 MR 信号中某些特定物质的含量（如蛋白质、糖原、氨基酸和糖胺聚糖等）。

（二）基于化学位移的定量成像技术

1. 化学位移同反相位成像技术　即 Dixon 技术。各大公司基于 Dixon 技术进行改进，增加脂肪分数图以及 $R2^*$ mapping 图，对脂肪定量更加精准。

2. 磁共振波谱成像技术　1H-MRS 主要通过对水、N-乙酰天门冬氨酸、肌酸、胆碱、脂肪等的特征峰进行评价来间接评估代谢物质的含量，现已广泛应用于各种疾病诊断中。

（三）基于磁敏感加权成像的定量技术

定量磁化率成像（QSM）可以提供不同脑区域磁化率分布的定量信息，常应用于脑部相关疾病的诊断评估上，如创伤性脑损伤（TBI）、多发性硬化（MS）、脑血管疾病和神经退行性病变等。

（四）基于弛豫时间的定量成像技术

1. T₁ mapping　T_1 mapping（定量）技术就是测量（体素）组织 T_1 值的一种定量技术。它采用以下方法来实现：基于部分饱和的 SE 序列、基于反转恢复的 IR 序列、基于不同翻转角 Flip Angle 的序列、基于 IR 和 SE 的混合序列 MIX 序列和基于 MRF 的序列。

2. 磁共振横向弛豫率成像　横向弛豫率成像是一种通过获取 T_2、T_2^*、R_2^* 值来定量评估组织特性的成像技术。T_2 mapping 技术可以用在全身，主要以骨关节系统、心脏及肝脏应用得比较多。

思　考　题

1. 简述磁共振投射效应。
2. 简述颅脑的 MRI 平扫检查技术。
3. 简述 MR 颅脑波谱检查技术。
4. 简述脊髓的 MRI 检查技术。
5. 简述鼻咽部 MR 扫描的检查技术。
6. 简述纵隔的 MRI 检查技术。
7. 简述 MRCP 的 MRI 检查技术。
8. 简述前列腺 MRI 检查技术。

（周学军　周高峰　徐绍忠　毛德旺　眭　贺）

第六篇　超声成像技术

第二十一章　超声设备与成像基础

本章分为五节。第一节阐述超声设备的构造及特性，超声诊断仪的工作流程。第二节阐述超声波的基本概念，超声成像的物理基础，并介绍影响超声分辨性能的因素。第三节介绍 M 型超声成像、二维超声成像、多普勒超声成像、三维超声成像、超声弹性成像以及声学造影成像的基本原理。第四节着重介绍超声图像质量控制，包括超声检查前的准备，超声检查的基本方法，仪器的选择与调节，超声伪象的识别与控制。第五节介绍超声声像图术语，超声图像的命名，声像图征象及图像方位规范。

This chapter included five parts.The first part introduced the structure and characteristics of ultrasound equipment，and the workflow of ultrasound diagnostic equipment.The second part introduced the basic concept，the physical principles and several influences on the resolution of ultrasonic imaging.The third part introduced principles of M-mode，two-dimensional，Doppler，three-dimensional，elastic and acoustic contrast ultrasound imaging.The forth part laid emphasis on quality control，including preparation before ultrasound examination，basic methods of ultrasound examination，selection and regulation of ultrasonic diagnosis instruments，recognition and verification of artificial imaging.The fifth part presented ultrasound terms，nomination of ultrasound imaging，and characteristics and orientation of imaging.

第一节　超声设备的构造及其特性

一、超声成像系统 / 设备工作流程

超声诊断仪由探头、发射与接收单元、数字扫描变换器（digital scan convertor，DSC）、显示器、记录设备和电源等组成。工作流程图如下（图 21-1）。超声诊断仪的发射系统产生短促高频电脉冲信号，探头内的压电振子通过逆压电效应将电脉冲信号转化成高频机械振动，即由电信号产生超声信号。超声波进入人体传播，在传播过程中不断遇到介质的界面发生发射，回波返回探头，而原始脉冲继续向深部传播。每个界面产生的回波依次返回被探头接收，通过压电振子的正压电效应将机械波转换成高频电信号。超声仪器的接收系统将高频电信号接收和放大，通过对数放大器压缩动态范围，经过时间增益补偿（TGC）、灰阶变换等前处理和后处理，再经过数字扫描转换器将回声信号转变成视频信号，显示在屏幕上。这种人体内部组织器官系列回声通过超声扫描构成反映人体局部断层的切面图，即超声检查（ultrasonography）。

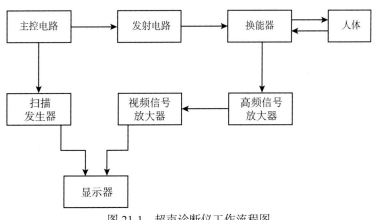

图 21-1　超声诊断仪工作流程图

二、超声换能器的基本构成及分类

（一）探头的基本结构

探头是超声诊断仪最重要的部分，种类繁多，性能各异，传统探头基本结构包括以下四部分：

1. 换能器 为探头的功能部件，具有发射和接收超声波的功能，可完成电能与机械能（超声波）之间的相互转换。

2. 壳体 为换能器提供支撑、屏蔽、密封和保护的功能。不同种类的探头，壳体的形状和性能不同，多元阵探头一般由上、下壳体组成，穿刺探头和腔内探头的壳体则要求能耐受消毒液浸泡。

3. 电缆 连接换能器和主机。

4. 其他部分 因探头类型而异。例如，机械探头包括动力部分、位置信号检测部分和传动机构部分等。

（二）超声换能器的基本构成

传统的换能器由聚焦件、匹配层、压电振子和背衬块组成。

1. 压电振子（晶片） 是换能器的核心器件，由具有压电效应的材料制成，不同的压电材料决定了其电声能量的转换效率。医用超声换能器按物理结构可分为四大类，即压电单晶体（如铌酸锂、酒石酸钠钾等）、压电多晶体（又称压电陶瓷，如偏铌酸铅、锆钛酸铅等）、压电高分子聚合物（如聚偏氟乙烯）和复合压电材料（如聚偏二氟乙烯和锆钛酸铅复合）。目前超声诊断仪应用最多的压电材料是压电陶瓷，具有电声转换效率高、易与电路匹配、性能稳定、耐湿且机械强度较大、易于加工成多种形状等优点。其缺点为：抗拉强度低、居里点不够高、具有一定时间老化性，由于制造工艺复杂，其制作成本高昂。

2. 匹配层 位于晶片前方。由于人体皮肤和压电材料之间的声阻抗差异较大，若超声波直接在压电晶片和人体之间传播，绝大部分（约80%）的声能将在二者表面发生反射，通过在晶片前方加入声阻抗匹配层，可提高压电晶片与人体组织之间声能的传播效率，也能提高探头对微弱回波信号提取的灵敏度。

3. 聚焦件 位于匹配层前方。为提高探头的横向（或侧向/纵向）分辨力，可在匹配层前方加入声透镜，使超声波束有效聚焦。也有不使用声透镜的方法，即直接将晶片制作成聚焦凹面或凸面，以达到声束聚焦的效果。

4. 背衬块 位于晶片后方。为减小探头工作时的振动影响和消除晶片的背面反射，在晶片背面加

上背衬块，可减少干扰并提高纵向分辨力。

随着技术的发展，探头体积微型化、技术集成精密化成为新的趋势，微机电系统（micro electro mechanical system，MEMS）应运而生。MEMS将微结构的传感技术、致动技术和微电子控制技术集于一体，伴随着大规模集成电路（integrated circuit，IC）的发展，产生了新型传声换能器——微加工超声换能器（micromachined ultrasonic transducer，MUT）。MUT利用微薄膜的弯曲振动发射和接收超声波，与传统换能器相比，少了匹配层和背衬两部分。根据驱动原理的不同，将MUT分为电容式微加工超声换能器（capacitive micromachined ultrasonic transducer，cMUT）和电压式微加工超声换能器（piezoelectric micromachined ultrasonic transducer，pMUT）两大类。

cMUT由薄膜和硅基体组成，其超声源是一层很薄的薄膜，易于实现与人体组织的声阻抗匹配，同时具有频带宽度宽、灵敏度高、噪声点低、尺寸小、技术成熟、工作温度范围宽以及易于集成化等优点，是医学成像应用的理想选择。目前虽有厂商推出基于cMUT材料的便携式超声换能器，但由于图像质量欠佳、电池续航时间短、环境稳定性差等问题，目前未得到广泛的应用。pMUT是微加工的多膜结构，通过电压层进行驱动，利用振膜的弯曲振动发射和接收超声波，易于与传统电路相匹配，且寄生电容对传感器影响小。

（三）探头的分类

探头种类繁多，分类方法也有多种。根据频率可分为高频探头和低频探头；根据用途可分为体表探头、术中探头、穿刺探头、经腔内探头等；根据工作原理分为脉冲回声式探头和多普勒式探头；根据工作方式可分为电子扫描式探头和机械扫描式探头。

1. 电子扫描式探头 由多个阵元（晶片）排列成某种阵列，应用电子技术控制阵元按一定的时序和编组发射和接收声波，使声束在空间不同方位上扫描，从而显示出组织的图像。电子探头常用于B型超声诊断仪。根据阵元在空间的排列和声束形成方式的不同，又分为线阵型扫描探头、凸阵型扫描探头及相控阵扇形扫描探头等。

（1）电子线阵型探头：探头由64～120个平行排列的小晶体片组成，每次使用4～5个晶体片同时工作，进行脉冲发射和接收。利用电子控制装置依次组合发射，每次推进一个晶体片，逐步前进，形成长方形的图像。主要用于浅表软组织、小器官及血管的检查。

（2）电子凸阵型探头：探头由多个凸面弧形排

列的小晶体片组成，其时间控制方式与线阵型大致相同。因为小晶体片排列呈凸阵，形成的图像为扇形。凸阵扫描同时具有线型扫描近场大和扇形扫描远场大的特点，图像视野较宽广，且凸阵探头与体表接触的面积比线阵探头小，特别适合肋间、腹部脏器及盆腔脏器的检查。

（3）电子相控阵型探头：探头由16、20或32个小晶体片组成，每个晶体片作为一个小的点状声源，晶片组中多个晶片同时发出声束，在前进时叠加形成一个声阵面。利用相控阵原理，通过控制电脉冲到达每一晶体片的时间，调节不同晶体片发射超声波的延迟时间，可改变该声束波阵面的方向，故在探头位置和方向不变的情况下，声束可在延迟装置的控制下自动转向，作有规律的扇形扫描。相控阵探头体积较小，质量轻，分辨力较高，其扇形扫描方式可从较小的声窗获得较大的远场视野，也可以同时显示两个或者更多通道的 M 型图像，主要用于心脏检查。

2. 机械扫描式探头 利用机械运动方式驱动声束扫查。包括单晶片摆动式、三（或四）晶片转动式及环阵探头。摆动式探头具有噪声大、易损耗，且图像质量不佳等特征。转动式探头具有噪声低、无振动、体表接触面积小以及图像质量好等优点。环阵探头由 7 片以上直径不同的同心圆环晶体组成，使用相控聚焦方法，可获得轴对称的细声束，具有较高的横向及侧向分辨力。

3. 其他 除以上探头外，根据临床的特殊需要还设计了很多不同用途的超声探头。如腔内超声探头、腹腔镜超声探头、术中超声探头、介入超声探头以及三维超声探头。

腔内超声探头通过将探头引入体内，靠近被检查器官或潜在腔隙的表面，避开肺气、肠气和骨骼，从而获得更清晰的图像。其探头形态依据器官的形态及容纳程度而设计，表面呈曲面或凸阵，视野宽广，常采用5～10MHz 或更高的频率，因此分辨力好，图像清晰。常见的腔内探头包括经食管探头、经阴道探头、经直肠探头、经尿道探头和胃镜探头等。

介入超声探头主要用于超声引导下对目标部位进行穿刺，从而达到取活检或治疗的目的。设计探头时，可在探头中央预留一凹槽以放置穿刺针，也可在探头侧面安装穿刺架引导辅助。

术中探头是外科手术的重要辅助工具，体积较小，帧频较高，扫查时紧贴手术区域，可清晰显示病灶部位及范围、病灶毗邻组织及血管等，手术完成后对手术区域二次扫查可探查有无残留病灶。

三、发射、接收与放大

（一）发射

发射电路在受到主控电路的同步信号触发时产生短促高频的电脉冲，利用探头内压电材料的逆压电效应，将电信号转化成高频机械振动并向人体组织器官发射。发射超声波的振动频率（主频）由换能器的晶片特性和厚度决定，频带宽度与晶片、探头结构（机械阻尼）以及发射电路的阻尼有关。

（二）接收与放大

超声波进入人体后，不同界面反射强弱不等的回波信号（机械振动），探头接收到这些信号后，通过压电材料的正压电效应，将机械振动转换为高频电信号，该信号经放大、检波等处理后，传送至扫描发生器。

1. 射频放大电路 探头将接收的超声回波转换为高频电信号后，需要通过射频放大电路放大。这部分电路主要由隔离级（保护电路）、前置放大、高频放大和时间增益补偿等电路组成。

（1）隔离级：脉冲回波式超声诊断仪的探头是收发共用的，同一晶片兼有发射和接收功能，为避免接收电路被发射脉冲击毁、干扰以及减少阻塞时间，在接收电路前端加入了隔离级，使发射脉冲不能通过或将其幅度限制在小范围内，而允许回波信号几乎无衰减地通过。

（2）前置放大：其本质为阻抗变换电路。由于隔离级是在非线性状态下工作，其输出阻抗也是非线性的，而主放大器是在恒定的阻抗条件下工作的，因此需加入阻抗变换电路。

（3）高频放大：又称为主放大。回声信号通常是微伏级，因此放大器需要有 100dB 的增益。同时由于发射脉冲高达百伏以上，因此信号动态范围超过 120dB。

（4）时间增益补偿：由于超声波进入人体组织后随传播深度增加而逐级衰减，深部组织器官的回声信号比浅表组织弱。采用增益补偿放大的方式，可使浅部组织回波信号变小，而深部组织回波信号放大，从而充分显示不同深度的组织回声信号。

2. 解调和抑制 从已调信号中提取调制信号的过程称为解调，对于调幅波来说是从其振幅变化提取调制信号的过程，通过解调将视频信号从射频回波信号中分离出来，以便进一步送到视频放大器进行处理。抑制则是通过设置检波电平来减少噪声信号的干扰。

3. 视频信号放大 视频信号频率比较低，需经视频信号放大器放大，才能在显示器上显示。

四、数字扫描变换器

现代超声诊断仪多采用数字扫描变换器（digital scan convertor，DSC）进行视频信号的信号转换，其实质是一个具有图像存储功能的数字计算机系统，可以用标准电视的方法显示清晰的动态图像，并具有强大的图像处理功能，如图像冻结、多帧存储、计算测量以及放大显示等。

（一）DSC 的工作流程

借助于数字电路技术和储存介质，对放大检波后输出的模拟视频信号完成模拟数字（A/D）转换后，将数字信息存入存储器中。从主存储器中读出数据传送到视频处理器，进行插补、灰阶编码、增强等处理。视频信号混合其他同步信号（如来自键盘的字符和图形数据）组成混合视频信号，再经数字模拟（D/A）转换，将其变换成标准的电视扫描制式，进行图像文字显示，并可录入记录设备。

（二）DSC 的组成

图像存储器是 DSC 的核心部件，DSC 还包括 A/D（模拟 - 数字）转换器、S/P 移存（串行到并行的移位寄存器）、P/S 移存（并行到串行的移位寄存器）、控制器和信号合成电路等。

（三）DSC 的功能

DSC 能将闪烁的动态图像变换成标准电视制式来显示，图像稳定，具有冻结及画面处理功能，有"卡钳"功能，可进行电子测量，在后处理过程能提高图像质量。

五、超声图像显示和记录

（一）超声图像的显示

超声显示器主要采用液晶显示器，利用电-光效应，用电信号使液晶状态发生变化，并转换成光信号，即可实现液晶显示。它具有体积小、重量轻、图像清晰精确、无辐射、能耗低和工作电压低等优点。

（二）超声图像的记录和输出

超声诊断仪上设有图像冻结（freeze）和电影回放（cine-loop）装置，可实时或慢动作观察冻结前一段时间内的动态图像。通过图像存储装置将图像记录保存下来，以供日后观测、分析、复制。目前超声诊断仪上广泛使用的记录装置主要是光盘和 USB 接口。图像在存储到仪器的同时，也可通过仪器的输出端上传至工作站或云端，只要电脑设备连接至该工作站或云端，即可脱离超声仪器而远程查看图像。

第二节　超声成像物理基础

一、超声波的基本概念

声波是声源体振动时产生的机械波，能在弹性介质中以疏密波的形式传播。根据振动的频率不同，声波大致分为三种类型：可听声波，频率为 20～20 000Hz（赫兹，次 / 秒），这种频率范围内的声波通过介质传播至人的听觉器官（耳）时，可产生声音的感觉；次声波，频率为 0～20Hz；超声波（ultrasound），频率为 20 000Hz 以上，后两种频率范围内的声波振动人耳不能产生声音的感觉。超声波可在人体组织内传播，通过接收其在传播过程中所产生的回波信号可进行超声成像。目前超声诊断常用频率一般为 1～20MHz，其中超声心动图检查常用频率为 2.25～3.5MHz，腹部及妇产科探头常用频率为 2～5MHz，浅表器官与外周血管探头常用频率为 7～10MHz，而冠脉内超声的探头频率可高达 20～30MHz。

二、超声成像的物理学基础

（一）超声波发射与接收

1. 压电晶体与压电效应　一些天然晶体材料如石英等具有特殊的性能，当在它的一定方向上施加压力或拉力时，晶体的两侧表面上会分别产生正负电荷。反之，如在晶体的两侧施加正负电荷，则晶体厚度发生改变，变换电荷方向时，晶体厚度出现强烈的压缩或扩张。这种压力与电荷互相转换的物理现象称压电效应（piezoelectric effect）。前者由压力（机械能）而产生电荷（电能）称为正压电效应，后者由电荷（电能）产生压力（机械能）称为逆压电效应（图 21-2）。具有此种物理性能的晶体即为压电晶体（piezoelectric crystal），亦称换能器（transducer）。

2. 逆压电效应与超声波的发生　医用超声仪器利用逆压电效应，将高频脉冲即高频交流电信号施加在超声探头的压电晶体上，使晶体片发生高频率的机械性压缩与膨胀，推动周围介质振动，产生超声波。施加在压电晶体片上的电振荡频率决定所发生的超声波频率，如电振荡频率在 2～6MHz，则产生的超声波频率也在 2～6MHz。

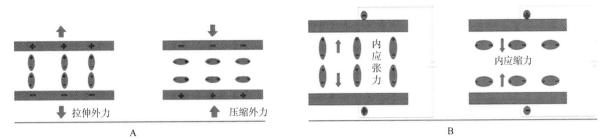

图 21-2　压电效应示意图
A. 压电效应；B. 逆压电效应

3. 正压电效应与超声波的接收　超声波在介质中传播时，当遇到声阻抗不同的界面时，声波发生反射。反射波也是介质的一种有规律的疏密相间的机械振动，当这种振动传播至超声探头上的压电晶体片时，正压电效应使晶体片两侧产生高频变化的正、负电荷。这些微弱的电信号被接收放大后，即可在超声诊断仪显示屏上进行各种成像显示。

（二）超声波的物理特性

1. 频率、声速、波长及周期　声波在单位时间内通过介质中某点的完整疏密波的数目称为频率（f），单位为赫兹（Hz），1Hz 即每秒振动 1 周（c/s）。单位时间内声波在介质中的传播距离称为声速，声速的单位为米/秒（m/s），声速的大小与介质的密度及弹性有关。声波的传播速度在气体中较小，液体中较大，固体中最大。人体软组织中的声速与水中相近，为 1540m/s 左右。声波传播过程中，介质内振动周相相同的两个相邻质点之间的长度为波长，即是声波在一个完整周期内所通过的距离。波长、声速、频率之间有密切关系，用公式表示为：声速 = 波长 × 频率。

声波在相邻的两个周相相同的质点（即一个完整波长）之间传播所经历的时间即为周期。声波的频率越高，周期越短，二者之间以公式表示：周期 =1/ 频率。

2. 超声波的方向性　频率越高及波长越短的超声波，在介质中传播时具有明显的方向性，即超声探头所发射的超声波在传播时集中于一个方向，类似平面波，声场分布呈狭窄的圆柱状。声场宽度与换能器压电晶体的大小相接近。因超声波具有明显的方向性，故也称为超声束。一般来说，在近场（接近探头处）声束较换能器直径小，在远场（距探头稍远处）因声束有扩散而逐渐增宽。扩散角的大小可用以下公式计算：

$$\mathrm{Sin}\theta = \frac{1.2\lambda}{D} \quad (21\text{-}1)$$

式中，θ 为扩散角，λ 为超声波的波长，其值越小，扩散角越小；D 为压电晶体片的直径，其值越大，扩散角越小。

3. 超声波反射与透射　在传播过程中，超声波经过两种不同介质的界面时，由于界面前、后介质的声学特性不同，超声波传播的方向将发生变化。超声波由第一介质进入第二介质时，一部分能量由界面处返回第一介质，此即反射（reflection）。反射波的方向与入射波声束和界面之间的夹角有关，反射角等于入射角。当入射声束与界面垂直时，反射波束沿原入射声束的途径返回。另一部分能量则穿过界面，进入第二介质，此即透射（transmission）。透射入第二介质中的声束方向可能发生改变，其角度大小依折射率而定。声能在界面处反射与透射波的能量之和等于入射波总能量，反射波能量的大小则由界面前后介质的声阻差异大小所决定。

声阻抗（acoustic impedance）即声阻抗率，等于介质的密度与超声波在该介质中传播速度的乘积。设 Z 为声阻，ρ 为密度，C 为声速，则：$Z=\rho \cdot C$。

两介质声阻相差的大小决定了其界面处声波的反射系数。以公式表示：

$$声压反射系数\ R_\mathrm{A} = \frac{Z_1 - Z_2}{Z_1 + Z_2} \quad (21\text{-}2)$$

$$声强反射系数\ R_\mathrm{I} = (R_\mathrm{A})^2 \quad (21\text{-}3)$$

式中，Z_1 为第一介质的声阻，Z_2 为第二介质的声阻。由式中可以看出：两介质声阻相差愈小，则界面处声波反射愈少，透入第二介质的声波能量愈多；反之，声阻相差愈大，则界面处反射愈强，透入第二介质愈少。

4. 吸收与衰减　声波的衰减分两种：距离衰减和吸收衰减。距离衰减是指声波在前向传播过程中因发生反射、折射及散射等现象，使声能随着传播的距离增加而逐渐减弱。吸收衰减是指声波在介质中传播时，由于"内摩擦"或所谓"黏滞性"而使声能逐渐减小，声波的振幅逐渐减低。吸收与衰减的程度与超声的频率、介质的黏滞性、导热性、温度及传播的距离等因素有密切关系。超声波在生物介质中的吸收程度主要依赖于介质的特性和超声的频率。总的来说，介质中水的含量越大，超声波吸收越少；超声波频率越高，吸收越大。

5. 多普勒效应　当超声波发射源与反射介质之

间相对静止时，反射介质所产生的反射波的频率与发射波的频率相等。当超声波发射源与反射介质之间发生相对运动时，反射波的频率将发生改变，这种现象称为多普勒效应（Doppler effect）。反射波与发射波之间的频率差异称为频移（shift frequency），由此可推算出声源与反射介质之间的相对运动速度。当声源与反射体之间产生相向运动时，反射波频率增加；当声源与反射体之间产生反向运动时，反射波频率减低（图21-3）。超声波探测血流时，流动的红细胞与超声探头之间发生相对运动，产生多普勒效应。多普勒诊断仪可以检测到这种频移，并依此可计算出红细胞运动的速度。

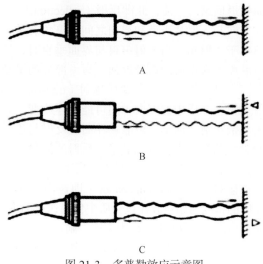

图21-3 多普勒效应示意图

A.声源与反射界面之间无相对运动，反射波频率不变；B.二者相向运动，反射波频率增加；C.二者反向运动，反射波频率减低

6. 散射与背向散射 当超声波束遇到大于波长和声阻不同的组织界面时，仪器通过接收反射波来显示图像。如超声波束遇到直径远远小于声波波长且声阻不同的界面时则会产生散射，散射波能量向各个方向辐射。其中朝向探头方向（与入射角成180°）的散射波称为背向散射或后散射（backscatter）。根据背向散射积分计算背向散射积分指数、背向散射心动周期变化幅度和跨壁背向散射积分梯度等，可以评价人体组织特征。

7. 非线性传播 声源所发的声波在介质中传播遇到规则界面时，可发生反射和折射，反射波和折射波的频率与发射波相同，此即声波在介质中的线性传播。当声波遇到不规则界面时，声波在组织中传播时可发生波形畸变，使声波除了含有与发射频率相同的波（基波）外，还能产生整倍（如2倍、3倍…）于基波频率的波，称为谐波（harmonics），声波的这种传播方式称为非线性传播，谐波的次数越高，频率越高，组织中的衰减越大，振幅也越小。

超声波的传播过程实际上是非线性过程。随着电子和计算机技术的迅速发展，使声波非线性信号的研究取得了很大进展，如目前利用二次谐波进行超声成像。这种接收和利用由超声非线性传播所产生的二次谐波信息进行超声成像的技术称为二次谐波成像（second harmonic generation imaging）。人体组织和超声对比剂均可产生二次谐波信号，利用人体组织来源的二次谐波进行成像称组织二次谐波成像；利用声学对比剂来源的二次谐波进行成像称造影二次谐波成像。

三、超声分辨力

（一）显现力与波长

能探及回声而发现的物体的最小直径即为超声的显现力（discoverable ability）。理论上，最大显现力是波长的1/2。频率愈高，波长愈短，能探及的物体愈小，其显现力愈高；反之则显现力较低。

（二）纵深分辨力与脉冲宽度

分辨力与显现力不同，是指超声波检查时在荧光屏上能被分别显示为两点的最小间距。依方向不同可分为纵深分辨力与横向分辨力。纵深分辨力是指声束相平行的直线上，能被声波分辨为前后两点的最小间距，其高低与声波发射脉冲的宽度（即持续时间）有关。当发射脉冲宽度超过两点的间距两倍时（因声波往返一次为双程），由于第一点与第二点回波相重叠，在荧光屏上相混成一长形光点。当脉冲宽度小于两点的间距时，两点回波之间有一间隔，在荧光屏上形成两个独立之光点。

此外，频率高者脉冲较窄，频率低者脉冲较宽，频率高低间接影响纵深分辨力。

（三）横向分辨力与声束直径

横向分辨力是指与声束相垂直的直线上，能在荧光屏上被分别显示为左、右两点的最小距离。该距离大小与声束之宽窄以及发射声束的数量有密切关系。发射声束的数量越多，横向分辨力越好，反之则较差。当声束直径小于两点的间距时，此两点即可分别显示；大于两点的间距时，则两个物体在荧光屏上变为一点。

超声频率高低影响声束的扩散角。提高超声频率，减小扩散角，可使声束变窄，改善分辨力。除提高声频外，还可利用焦点区域声束狭窄的特点，对仪器进行改进，如多点聚焦、全程聚焦和连续聚焦等技术应用，使超声图像对不同深度和层次的解剖结构显示更加清晰。

（四）透入深度与频率

频率愈高，显现力与分辨力愈高，显示的图像愈清晰。但频率越高，声波能量在介质中的衰减越显著，透入组织的深度明显减少。因此，对表浅的脏器与病变，可选用高频率的超声波，如7.0～15.0MHz，而对范围较大、前后径较长的病变，需用较低频率的超声波，如2.0～3.5MHz。成人心脏形体较大，探查深度在15cm左右，多使用2.25～3.5MHz的频率。幼婴及儿童心脏形体较小，胸壁较薄，使用频率可较高，如5.0～8.0MHz。随着超声探头的不断改进，超声探头从原来的单频、多频、变频探头，发展到现在的超宽频带探头。变频探头具有一定的发射频带，在此范围内可对发射频率进行人工调节。超宽频带探头的频率范围通常在1.8～12.0MHz，能同时发射频带范围内不同频率的声波，并且能同时接收频带范围内的所有频率的信号，通过影像融合技术，将低频信号的远场图像和高频信号的近场图像选择性接收，融合成一幅图像，使二维图像更加清晰。

（五）脉冲重复频率

超声换能器工作时，在发出一组超声脉冲波之后，需经过时间延迟 T_d 后才发出下一组超声脉冲。脉冲重复频率（pulse repetition frequency，PRF）是指每秒钟内发射的超声脉冲群次数，超声的脉冲重复频率为：$PRF=1/T_d$。脉冲重复频率不同于发射的超声波频率，后者是指每秒钟内超声波振荡的次数。在超声仪器中，发射的超声波频率一般为 MHz 级，而脉冲重复频率只有 kHz 级。

在脉冲多普勒成像时，若想准确地显示运动目标回波频移的方向和大小，脉冲重复频率必须大于多普勒频移的两倍，即频移应小于 PRF 的 1/2。PRF 的 1/2 称为尼奎斯特频率极限频率（Nyquist frequency limit）。如果多普勒频移超过这一极限，脉冲多普勒所检出的频率改变在显示时会出现大小和方向的失真，这种现象称为频率倒错（frequency aliasing）。

第三节　超声成像原理

一、M 型超声成像原理

M 型超声成像（M-mode ultrasound imaging）是在声束传播方向上的一条取样线上，将各目标的位移轨迹以时间-位置活动曲线的连续推进图像形式在显示屏上展开的成像方式。显示采用辉度调制法（brightness modulation），各光点亮度代表各对应目标回波信号的幅度。M 型超声成像主要用于观察声束方向某一取样线上的界面分布、反射强度及活动情况，常用于探测心脏等活动器官。其成像原理如图 21-4 所示：

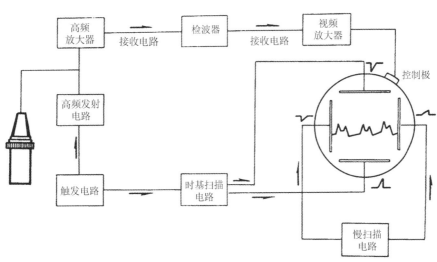

图 21-4　M 型超声心动图成像原理示意图

由触发电路产生的信号同时激励高频发射电路与时基扫描电路，使二者开始工作。高频发射电路所发射的高频电信号，通过探头压电晶体片的逆压电效应转变为高频超声波机械能，后者在介质中传播时，当遇到声阻不同的界面即发生反射，反射波作用于探头的压电晶体，通过正压电效应，再将超声波的机械能变为高频的电信号。因其能量小，需经接收电路多次放大、检波，而后作用于示波管的控制极，在荧光屏上形成光点。

时基扫描电路起始工作后产生一尖陡的锯齿波电压，因扫描时间很短，故又称快扫描电压，当其施加在垂直偏转板 Y_1、Y_2 上，即形成一条自上而下的时基扫描线，如适当调节扫描速度，可使此线代表一定的距离与深度。

高频发射电路、接收电路与时基扫描电路三者同时开始工作，将所接收的回声信号在荧光屏上沿扫描线依次排列，显示为一串光点。介质中界面声阻差大，反射强，则光点亮；声阻差小，反射弱，则光点暗。反射面距探头近者，反射光点距始脉冲近；反射面距探头远者，反射光点距始脉冲远。因此扫描线上光点的强弱、多少及远近反映介质质地是否均匀、结构是否复杂以及各界面的距离等。

慢扫描电路使水平偏转板 X_1、X_2 的电压呈宽锯齿样变化，驱动时基扫描线周而复始，连续进行，将取样线上各深度位置上结构的反射点展开，形成一幅能显示时间、距离、幅度及反射光点强弱的时间-位置活动的曲线，即所谓 M 型超声图像。在图像上，垂直方向代表探测的深度，水平方向代表时间。20 世纪 80 年代后期图像数据经数字扫描转换器处理后，呈现为推进式连续图像，可冻结回放，观察分析极为方便。

M 型超声成像一般是先在二维超声图像的引导下放置取样线的位置，再显示取样线上各结构回声随时间变化的活动轨迹。传统 M 型超声取样线的起始点固定在图像扇尖部位。随着计算机处理能力增大，近十年来，很多超声仪器 M 型显像时可以从任意角度和方向放置 M 型取样线，这种技术称为解剖 M 型超声显像（anatomic M-mode ultrasound imaging）。该技术是对数字化的二维图像进行处理，将 M 型取样线与各声束的交叉点的灰阶值提取出来，显示取样线上各点的灰阶值随时间的变化。该技术能任意放置取样线的位置与方向，不受声束发射方向的限制，使 M 型超声的显示与测量更为方便。

二、二维超声成像原理

将单条声束传播途径中遇到的各个界面所产生的反射信号和组织散射信号，在示波屏时间轴上以光点辉度（灰度）表达。改变探头发射声束的指向和位置，使声束顺序扫描脏器，同时使显示器上的扫描线作相应的同步移动，则声束所经过的扫描平面在显示器上形成由光点组成的切面图，即二维（或称切面）超声成像（two-dimensional or cross-sectional ultrasound imaging）。通过超声波扫描，这种人体内部组织器官系列回声所构成的反映人体局部解剖断层的切面图，称为超声图（sonogram）。因使用辉度调制法（brightness modulation）显示回波信号，故二维超声成像又称为 B 型超声成像（B-mode ultrasound imaging）。

最初的 B 型超声成像是静态成像，显示的范围较广，图像较清晰，但成像速度慢，检查时间长。目前广泛应用实时成像（帧频大于 30 帧/s）及灰阶（灰阶数大于 64）显示。随着高新超声工程技术的发展，诸如全数字化声束形成技术、信息处理技术、组织二次谐波成像等新技术的应用，大大地提高了切面图像的分辨力、清晰度及帧频。

三、多普勒超声成像原理

多普勒超声成像（Doppler ultrasound imaging）是利用多普勒效应对运动物体所产生的频移信号进行显示与分析的成像技术，包括频谱多普勒（spectral Doppler）、彩色多普勒（color Doppler）、能量多普勒（energy Doppler）及组织多普勒（tissue Doppler）等成像形式。

频谱多普勒成像将运动物体所产生的反射波频率改变值以频移（速度）-时间频谱图的形式显示。频谱图的横轴代表运动目标的运动时间，单位为秒（s）。纵轴代表运动目标的频移值大小，并通常是将频移值换算成运动速度来显示，单位为厘米/秒（cm/s）、米/秒（m/s）。频谱多普勒能提供血流方向、流速、压力差等许多重要的血流动力学信息。

频谱多普勒根据探头发射声波的工作方式不同，又分为脉冲多普勒（pulsed Doppler）与连续多普勒（continuous Doppler）。脉冲多普勒的工作方式是探头晶体片先发射一组超声波，然后停止发射，再作为接收器通过时间延迟值来选定接收某一特定取样部位的回波信号。选择不同的时间延迟值，能得到来自不同深度运动目标的超声反射信号。这种沿声束方向在不同深度对某一区域的多普勒信号进行定位探查的能力称为距离选通（range-gated），此区域称为取样容积（sampling volume）。脉冲多普勒技术的主要局限性是检测高速血流的能力受脉冲重复频率限制。当高速血流频移值大于 1/2 脉冲重复频率（pulse repetition frequency，PRF），即尼奎斯特频率极限频率（Nyquist frequency limit）时，会出现频率倒错或频谱混叠。连续多普勒的工作方式是探头的一组晶体片连续发射声波，而另一组晶体片连续接收某一选定取样线上从前到后各个部位运动目标的反射波。由于脉冲波的发射无时间延迟，因而理论上其 PRF 无穷大，故所能测得的频移值不受尼奎斯特频率极限限制。理论上连续多普勒能检测任何高速血流，实际应用中能检测到高达 7m/s 的血流速度，已能满足临床需要。其主要局限性是无距离选通能力，无法确定声束内回声信号来源的深度，不能用于频移信号的定位诊断。

彩色多普勒血流成像（color Doppler flow imaging，CDFI）采用自相关技术，检测取样区内每点血细胞运动目标的频移信号，对频移值大小与方向进行彩色编码，并将此二维彩色血流信息重叠显示在同一幅二维灰阶图像的相应区域内，实现解剖结构和血流状态两种图像互相结合的实时显示。伪彩色编码由红蓝绿三种基本颜色组成，红色表示声源与目标产生了相向运动；蓝色表示声源与目标产生了背向运动；单纯的红色或蓝色表示层流，绿色或花色表示湍流。

能量多普勒（energy Doppler）以红细胞散射能量（功率）的总积分进行彩色编码显示。通常以单色表示血流信息。该成像模式忽略血流的速度和方向，而依赖于每点的多普勒功率谱总积分，能量大小与红细胞数量有关。能量多普勒显像是连续的，除非血流与声束之间成直角，一般情况下，图像不会因为角度变化而出现缺损、颜色改变等变化；因其不反映速度信息，因此无混叠现象，对低速和微弱血流更敏感。能量模式与速度模式相比，需要对更多信号进行平均处理，因此成像更慢、帧频更低，闪烁伪像更容易出现。

组织多普勒成像（tissue Doppler imaging）：不同于上述三种用于血流频移检测的成像，组织多普勒成像用于检测、显示心肌组织运动产生的频移信号。通过改变多普勒滤波系统，降低总增益、采用低通滤波器，滤除心腔内血流产生的高速、低振幅频移信号，保留心肌运动产生的低速、高振幅频移信号，通过自相关信号处理技术，以彩色编码方法和频谱显示方法，将心肌室壁运动的信号实时显示在显示屏上。彩色编码又根据参数不同分为速度模式、加速度模式、能量模式。彩色编码便于直观、迅速的评价室壁运动的方向和幅度，红色代表运动朝向探头，蓝色代表运动远离探头，花色表示运动变化剧烈，心肌运动速度大小决定红蓝深度。频谱组织多普勒成像分析某一点心肌组织的运动速度，在一定程度上与脉冲多普勒分析某一取样容积内的血流速度相似。数据以心肌速度和时间的几何图表示，可进行定量研究。

四、三维超声成像原理

三维超声成像的方法较多，原理各不相同。研究较多并在临床上得到应用的三维超声成像方法大致可分为三类：静态三维超声成像、动态三维超声成像、实时三维超声成像。

（一）静态三维超声成像原理

静态三维超声成像（static three-dimensional so-

nography imaging）的基本原理是通过多种扫描方式获得系列具有空间位置信息的二维图像，再借助计算机软件对上述二维图像按空间位置进行重组，以显示脏器的三维形态。根据不同需要，可以用表面显示法观察脏器的外部轮廓与切面上的组织结构图像，也可以用透明显示法观察实体器官内的血管分布走向或胎儿骨骼支架的形态结构。此种成像方法比较简便，主要应用于肝、肾、膀胱、子宫等脏器。

早期进行的心脏静态三维图像研究是在不同心动周期的同一时相上，从各个方位上采集系列具有空间位置信息的二维图像，然后在计算工作站内手动（或自动）勾画心内膜边缘，由计算机将描绘的表面轮廓线数字化并存储，并按空间位置信息进行重组，以薄壳样（或网格状）表层显示心脏某一时间点的三维静态图像，又称静态三维超声心动图（图21-5）。

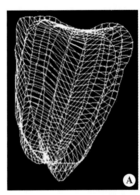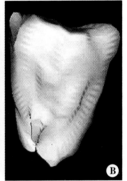

图 21-5　静态三维超声心动图
A. 网格状显示；B. 薄壳样显示

（二）动态三维超声成像原理

动态三维超声成像（dynamic three dimensional ultrasound imaging）主要用于心脏的三维形态显示，其基本原理与静态三维图像的相似，区别是二维数据获取时，在一个系列空间位置上的每一方位上，获取一个完整心动周期内不同时间点的二维图像，利用计算机三维成像软件，按各图像的空间位置顺序与时间顺序将二维图像重组为不同时相的立体图像，再按心电图上收缩与舒张先后顺序依次显示，表现为动态的三维立体图像。

（三）实时三维超声成像原理

实时三维超声心动图成像（real time three-dimensional echocardiography）采用三种先进的技术，使实时显示心脏的三维结构成为可能：①换能器的压电晶体数目多达3000～6000个，以矩阵型排列。②在以相控阵方式控制声束发射的过程中，实行了声束三维方位上的扫描转向，即声束沿 X 轴前进形成一条扫描线（即一维显示）；同时扫描线沿 Y 轴进行方位转向，形成扇形二维图像，在此基础上，再使二维图像沿 Z 轴方向进行扇形立体仰角转向。用这种技术使探头获取数据时，直接在 X、Y、Z 三个轴向上形成金字塔形三维图像数据库。③矩阵型换能器以 16∶1 并行处理的方式快速扫描，能获取相当于二维图像扫描线密度的实时三维心脏结构动态图像。

目前实时三维超声心动图成像主要有四种显示方式：①实时三维显像（live 3D）模式，该显像模式能实时获取窄角的瓜瓣样立体成像区，宽度与厚度扇角范围为 60°×30°。（注：角度相乘是三维超声的规范性表示方法，表示图像拼接的角度范围）。②全容积（full volume）显像模式，在该成像模式下，患者需屏住呼吸，由心电图自动触发，采取在空间位置上紧密相邻的四个 15°×60° 窄角瓜瓣样立体数据库，组合相加而成一个 60°×60° 金字塔样立体数据库（图 21-6）。③三维彩色血流显像模式，同全容积显像模式一样，是由心电图触发，采集七个心动周期的三维多普勒血流立体数据库组合成一个立体数据库。④实时三平面超声显像模式（real-time three plane echo imaging），检查时用矩阵型换能器快速发射夹角为 60° 的三个平面，收集三个平面上各部位的信息，而后在夹角之间像素插补相应区域的数据，建立可供观察分析的三维超声数据库。实时三维超声心动图可通过经胸扫查获得，也可通过经食管扫查获得。

五、超声弹性成像原理

超声弹性成像（ultrasonic elastography）基本原理：对组织施加一个作用力，组织遵循物理规律产生响应，如位移、应变、速度分布的变化，利用超声成像方法，结合数字信号处理或数字图像处理技术，将这些变化信息转化为实时彩色图像以间接地反映组织的硬度。目前常用的超声弹性成像技术分为两大类：①应变成像（strain imaging）；②剪切波成像（shear wave imaging，SWI）。

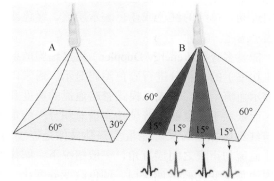

图 21-6　实时三维与全容积显像示意图

应变成像包括应变弹性成像（strain elastography imaging，SE）与声辐射力脉冲应变成像（acoustic radiation force impulse imaging，ARFI）。二者的区别在于诱发组织形变 / 应变的方法不同。前者为利用手动 / 探头压迫或心血管 / 呼吸运动等使组织产生形变 / 应变，后者则使用短时间、高强度声辐射力在正常方向上（如垂直于物表的方向上）使组织发生位移。二者均为通过测量组织的形变 / 应变程度获得应变测量值，将应变测量值用彩色编码半透明覆盖在二维灰阶图像上（图 21-7）。

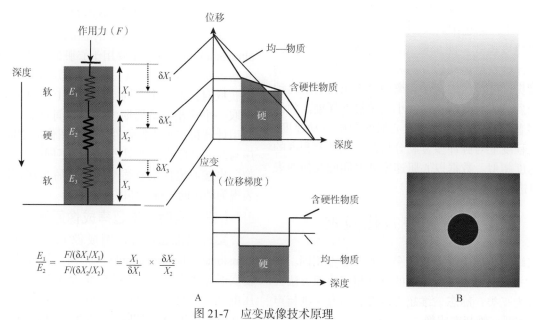

$$\frac{E_1}{E_2} = \frac{F/(\delta X_1/X_1)}{F/(\delta X_2/X_2)} = \frac{X_1}{\delta X_1} \times \frac{\delta X_2}{X_2}$$

图 21-7　应变成像技术原理

A. 位移和应变关系图。此图基于简化的弹性模型和胡克定律。不同深度的软弹性物质和硬弹性物质所受作用力相同（F），每个弹性物质产生的应变与其弹性常数 E 成反比。位移成像需要对梯度进行视觉比较，应变成像则很容易区分硬区域和软区域；B. 均匀软背景下模拟硬肿瘤圆形横截面的灰度位移（上）和应变（下）图像，图中亮区域分别代表位移大和应变高。

剪切波成像（SWI）则是基于剪切波速度测量和成像的方法，直接测得剪切波速度，并根据以下公式转换为杨氏模量：

$$E=3\rho c^2 \qquad (21-4)$$

式中，E 为杨氏模量，ρ 为组织密度，c 为剪切波速度。

目前 SWI 有三种技术方法：①瞬态弹性成像（transient elastography，TE），②点式剪切波弹性成像（point shear wave elastography，pSWE），③二维剪切波弹性成像（two-dimensional shear wave elastography，2D-SWE）。TE 是应用探头在体表施加低频间歇振动使组织产生剪切波，并利用超声 A 型射频回波信号获得区域内的剪切波平均速度值，并计算出杨氏模量。pSWE 是在组织内一定深度施加声辐射力，产生的剪切波以沿着聚焦推力脉冲轴向分布的对称圆柱形向外传播，通过测量垂直于激发平面的剪切波速度，直接获得感兴趣区域（range of interest，ROI）的平均剪切波速度。2D-SWE 是在更大的 ROI 区域内，多点连续激发 ARFI 聚焦（推力），多个聚焦区域以比剪切波速更快的速度连续快速地扫描，在横向线上检测每一聚焦点激发剪切波到达时间，获得此 ROI 区域内剪切波图像，以灰阶或彩色编码显示。2D-SWE 允许在二维下实时监测剪切波，以测量剪切波速或杨氏模量 E，并生成定量弹性图。

六、声学造影成像原理

超声波在机体传播路径上遇到散射体（小于入射声波的界面）产生散射，散射强弱与散射体大小、形状及与周围组织的声阻抗差有关。超声造影（ultrasound contrast）：是一种人为将与机体组织声学特性不同的物质——声学对比剂引入体腔或血管内，使该部位出现强烈的回声反射，增强与周围组织回声对比，以增强目标显示的超声检查方法。声学造影在基波模式与谐波模式下均可实现。声学对比剂多为含气微泡，引入体腔或血管后，产生气-血（或气-液）界面，在基波模式下，原本声阻抗差很小的体腔或血管内的声阻抗差值增大、背向散射增强、从而增强回波信号，出现云雾状回声，即为基波模式下声学造影成像基本原理。当超声波的入射声压在 50～200kPa 之间时，对比剂微气泡非对称性地压缩和膨胀，呈现非线性背向散射，产生共振和几倍于基波的谐波，而周围组织多为线性传播，回波信号多为基波，利用这一差异性，在接收回波信号时，人为抑制基波，重点接收谐波信号，可更有效的接收对比剂信号，明显提高目标的信噪比，即为谐波声学造影成像基本原理。

第四节 超声图像的命名

一、回声强弱

声像图是以灰阶显示，由明暗不同的光点构成，它所反映的是回声的有无和强弱。根据图像的明暗加以描述和命名，可将回声大致分为（图 21-8）：

1. 高回声（high level echoes，hyperechogenicity） 也称强回声，在声像图的灰阶等级中最亮，表示回声最强，如肾窦、结石、气体的回声。

2. 中等回声（medium level echoes，isoechogenicity） 亦称等回声（iso-echo），在声像图的灰阶等级中低于高水平回声，一般以正常肝实质回声为标准。

3. 低回声（low level echoes，hypoechogenicity）亦称弱回声（poor echo），在声像图的灰阶等级中低于中等水平回声，表示回声较弱，如正常的肾实质和淋巴结回声。

4. 无回声（echo-free，anecho） 超声在均匀的介质中传播无界面反射，在声像图上显示为暗区，亦被称为暗区或液性暗区，如膀胱内的尿液和胆囊内的胆汁回声。

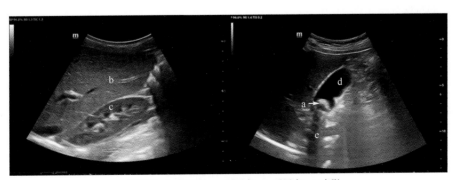

a. 强回声，b. 等回声，c. 弱回声，d. 无回声，e. 声影

图 21-8　回声强弱的命名

二、回声分布

按声像图中回声分布的均匀程度分为"均匀"和"不均匀"。不均匀中有回声强弱、粗细和结构的不均匀。按照回声分布的密集程度分为"密集""稀疏"和"散在"。

三、回声形态

人体各个部位和病变区具有不同的回声特征，在声像图上表现为相应的形态与大小，大致有以下类型（图21-9）：

1. 点状回声（punctuate echo） 回声呈细小点状，可弥漫、散在或局限性分布。

2. 斑状回声 回声呈斑片状或者斑点状；可散在或是弥漫分布。通常代表非均质性结构。

3. 团块状回声（lumpy echo） 回声聚集成结节状、团块状，有一定边界，通常用来形容较大的肿物、较大的结石和胃肠内含气性内容物等。

4. 带状回声 回声排列呈带状或线状，常用来形容脏器表面的包膜和囊肿的分隔等。

5. 环状回声 回声排列呈圆环状。

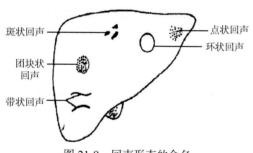

图21-9 回声形态的命名

四、声像图征象

某些病变在声像图上具有特征性表现，可根据某种征象提示某种病变的存在或作出鉴别诊断。下面列举一些常见的特殊征象（图21-10）：

1. 靶环征（target sign） 又称"牛眼征"（bull's eye sign），主要指肿物周围低水平回声，中央区回声较强，形似靶心，多见于转移性肿瘤等。

2. 驼峰征（hump sign） 指靠近肝脏表面的肝肿瘤所致的肝表面突起。

3. 猎枪征（shotgun sign） 亦称"双筒枪征"，指增宽的胆总管与门静脉并行，形似双管猎枪，提示胆总管阻塞并扩张。

4. 平行管征（parallel channel sigh） 指肝内的胆管与门静脉分支并行的征象，提示肝内胆管扩张。

5. 彗星尾征（comet tail sign） 指体内的异物（如金属、玻璃、节育器）、微小结石、气体等回声的后方伴随的强回声，酷似彗星尾。

6. 假肾征（pseudo-kidney sign） 指肠道肿瘤和肠壁炎性肿物所致的形似肾脏的回声，表现为肠管中央内容物呈高回声，周围增厚的肠壁呈低回声。

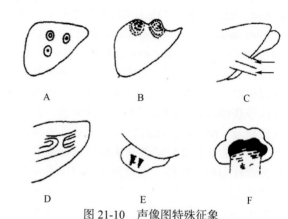

图21-10 声像图特殊征象

A. 靶环征；B. 驼峰征；C. 猎枪征；D. 平行管征；E. 彗星尾征；F. 假肾征

五、图像方位规范

超声检查常用的扫查断面及图像方位规范如下：

1. 矢状断面（sagittal section） 超声扫描时探头置于受检者腹侧或背侧，声束平面与身体的长轴平行获取声像图。图像的左侧代表受检者头端，右侧代表受检者足端。仰卧位时，图像的上方代表受检者腹侧，下方代表受检者背侧；俯卧位时，声像图的上方代表受检者背侧，下方代表受检者腹侧。

2. 水平断面（transverse section）

（1）仰卧位：超声扫描时探头置于受检者腹侧，声束平面与身体的长轴垂直获得的超声断层图。图像的左侧代表受检者右侧，右侧代表受检者左侧；上方代表受检者腹侧，下方代表受检者背侧。

（2）俯卧位：超声扫描时探头置于受检者背侧，声束平面与身体的长轴垂直获得的超声断层图。图像的左侧代表受检左侧，右侧代表受检者右侧，上方代表受检者背侧，下方代表受检者腹侧。

3. 冠状断面（coronal section）

（1）左侧冠状断面声像图：探头置于受检者左侧，声束平面与身体的长轴平行所获得的声像图。图像的上方代表受检者左侧，下方代表受检者右侧，通常在检查左侧胸腔、脾脏、肾和左肾上腺时使用。

（2）右侧冠状断面声像图：探头置于身体的右侧，扫描平面与身体的长轴平行所获得的超声断层图，声像图的上方代表右侧，下方代表受检者左侧，通常在检查右侧胸腔、肝脏、右肾和左肾上腺时使用。冠状断面声像图的头端和足端的表示方法与纵断面相同。

4. 斜断面（oblique section）　声束平面与人体长轴形成一定角度扫描获得的声像图。如果斜断面图像接近于横断面声像图（如右肋下沿肝下缘所作的断面），则按照横断面声像图规定的方位进行识别。如果斜断面角度接近于纵断面（如肋间斜断面和沿门静脉长轴走行方向的斜断面），则应按照纵断面声像图规定的方位识别图像，即将头侧放在图像的左侧，足侧放在图像的右侧，但在心脏切面中则例外，心底放在图像右侧，心尖放在图像左侧。

无论纵断面、横断面、冠状断面还是斜断面，图像上方均代表靠近探头侧的结构，图像的下方均代表远离探头侧的结构。

思　考　题

1. 超声波的基本概念是什么？
2. 超声成像的物理学基础是什么？
3. 何为尼奎斯特频率极限？
4. 目前超声成像技术根据原理不同可分为哪几种成像方式？
5. 超声检查的基本手法有哪些？
6. 超声伪像有哪些？
7. 简述常用的超声术语或图像命名。
8. 超声图像的特殊征象有哪些？

（谢明星　王　静）

第二十二章　心脏超声检查技术

本章共四节。第一、二节介绍经胸超声心动图和经食管超声心动图的检查技术，主要包括常用的M型、二维超声心动图检查以及频谱与彩色多普勒检查，并对适应证、检查方法、检查内容及应用价值进行阐述。第三、四节介绍三维超声心动图和心脏声学造影等目前临床常用的心脏超声检查新技术。

This chapter is divided into four parts. The first and second part introduced examination techniques of transthoracic and transesophageal echocardiography, mainly involving M-mode, two-dimensional echocardiography, Spectrum Doppler and color Doppler imaging mode, as well as the clinical indications, the scanning methods, and the clinical value of ultrasound imaging were discussed. The third and fourth parts introduce the new techniques of cardiac ultrasound, such as three-dimensional echocardiography, contrast echocardiography.

第一节　经胸壁常规超声心动图

一、适应证

适应范围广，无绝对禁忌证。常用于以下心脏疾病：①各种先天性心脏病；②心脏瓣膜病变；③冠状动脉疾病；④心肌病变；⑤心包病变；⑥各种全身性疾病的继发性心脏改变；⑦心脏肿瘤；⑧胎儿心脏发育情况及先天性心脏畸形；⑨心脏体检；⑩心脏功能评价等。

二、检查技术

患者一般无须特殊准备。对于婴幼儿和不能合作的儿童，可适当给予镇静剂。患者的体位包括平卧位、左侧或右侧卧位等。不能平卧者，可采用半卧位姿势检查。胸骨上窝扫查时，可适当将患者肩部垫高，头向后仰或向一侧偏转。剑突下扫查时，患者一般取仰卧位，屈膝并尽量放松腹肌，如果声窗较差可嘱患者深吸气，致膈肌上台，暴露心脏。

（一）M型超声心动图

主要用于心脏、血管内径及心功能的测量，观察各瓣膜、血管及室壁的运动。

1. 检查方法　在二维超声心动图像上，将M型取样线放置在需要观察的心脏结构上，M型取样线需垂直经过所需测量的室壁或心血管腔室及结构。

2. 波群观察　一般以胸骨旁左室长轴切面为标准切面进行M型取样（图22-1）。常用的M型超声心动图波群包括：

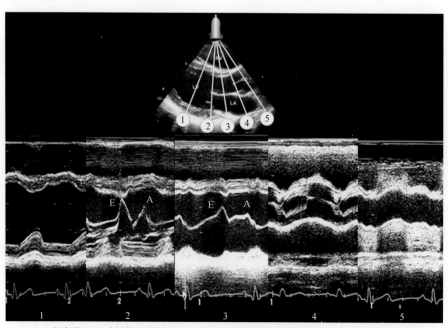

1. 心室波群；2. 二尖瓣前后叶波群；3. 二尖瓣前叶波群；4. 主动脉瓣曲线；5. 主动脉根部曲线

图22-1　M型超声心动图波群

（1）心底波群：在胸骨左缘第三肋间探查，取样线置于主动脉根部水平，其解剖结构由前至后分别为胸壁、右室流出道、主动脉根部及左心房，由于这些结构均位于心底，故称为心底波群。常用的曲线包括主动脉根部曲线和主动脉瓣曲线。

1）主动脉根部曲线：波群中有两条明亮且前后同步活动之曲线，上线代表主动脉前壁，下线代表主动脉后壁，二者收缩期向前，舒张期向后。

2）主动脉瓣曲线：将取样线置于主动脉瓣水平，在主动脉根部曲线间可见主动脉瓣活动曲线，上线代表右冠瓣，下线代表无冠瓣，收缩期二者分开，呈六边形盒样结构，舒张期二者闭合呈一直线。

（2）二尖瓣前叶波群：将取样线置于二尖瓣前叶中段及根部，图像显示的解剖结构由前至后分别为胸壁、右室、室间隔、左室流出道、二尖瓣前叶、左心房及左心房后壁。由于二尖瓣前叶曲线运动幅度大，特异性强，故称二尖瓣前叶波群。正常的二尖瓣前叶曲线呈双峰，分别称为 E、A 峰。

（3）二尖瓣前后叶波群：将取样线置于二尖瓣瓣尖水平，解剖结构由前至后分别为胸壁、右室、室间隔、二尖瓣前后叶及左室后壁。二尖瓣前后叶曲线上线为前叶，下线为后叶，二者收缩期合拢，呈一直线，称 CD 段，舒张期分开，呈镜像运动的双峰，前叶曲线上的双峰称为 E、A 峰，后叶曲线上的双峰称为 E'、A' 峰。

（4）心室波群：将取样线置于二尖瓣腱索水平，图像上解剖结构由前至后分别为胸壁、右室、室间隔、左室、左室后壁。由于心室腔大小、室壁厚度等均在此测量，故称为心室波群。正常左室后壁运动曲线舒张期向后，收缩期向前，室间隔与左室后壁呈逆向运动。

（二）二维超声心动图

主要用于实时观察心脏各切面的解剖轮廓、结构形态、空间方位、房室大小、连续关系与活动情况等。

1. 检查方法　探头常置于胸骨左缘的心前区、心尖区、胸骨上窝区、剑突下区四个部位观察心脏二维结构。

2. 切面观察

（1）心前区：探头置于胸骨左缘第二至四肋间可获得以下切面（图 22-2）：

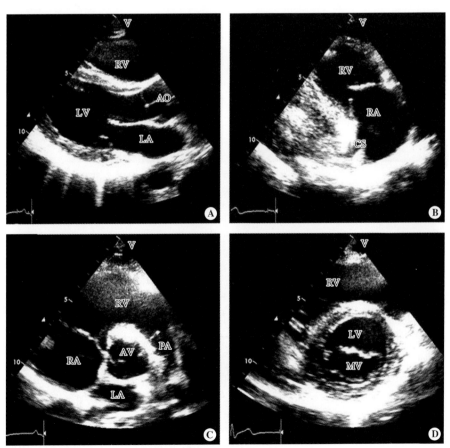

AO：主动脉；AV：主动脉瓣；CS：冠状静脉窦；LA：左心房；LV：左心室；PA：肺动脉；MV：二尖瓣；RA：右心房；RV：右心室

图 22-2　心前区二维切面

A. 左心长轴切面；B. 右室流入道切面；C. 心底短轴切面；D. 二尖瓣水平短轴切面

1）左心长轴切面：显示右室、左室、左房、室间隔、主动脉、主动脉瓣和二尖瓣等结构。

2）右室流入道切面：显示右室、右房、三尖瓣、冠状静脉窦等结构。

3）心底短轴切面：显示主动脉根部及其瓣叶、左房、房间隔、右房、三尖瓣、右室流出道、肺动脉近端等。调整角度，还可显示肺动脉主干及左右分支、冠状动脉起始段等。

4）二尖瓣水平短轴切面：显示右室、室间隔、左室和二尖瓣口。

5）乳头肌水平短轴切面：显示右室、室间隔、左室和乳头肌断面。

（2）心尖区：探头置于心尖冲动处可获得以下切面：

1）心尖四腔切面：可见左房、左室、右房、右室、房间隔、室间隔、二尖瓣、三尖瓣等结构。

2）心尖五腔切面：显示左房、左室、右房、右室、左室流出道、主动脉根部和主动脉瓣等结构。

3）心尖两腔切面：显示左室、左房和二尖瓣结构。

4）心尖三腔切面：又称心尖位左心长轴切面。由于探头位于心尖，能更好地显示左室全貌（图22-3）。

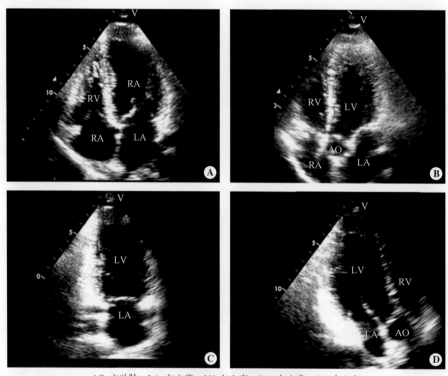

AO. 主动脉；LA. 左心房；LV. 左心室；RA. 右心房；RV. 右心室

图 22-3　心尖区二维切面

A. 心尖四腔切面；B. 心尖五腔切面；C. 心尖两腔切面；D. 心尖三腔切面

（3）胸骨上窝区：探头置于胸骨上窝可获得以下切面：

1）胸骨上窝主动脉弓长轴切面：显示主动脉弓段纵切面及其分支、左、右肺动脉分支等结构。

2）胸骨上窝主动脉弓短轴切面：显示主动脉弓横断面、头臂动脉起始段、肺动脉分叉处、右肺动脉及上腔静脉等结构。

（4）剑突下区：探头置于剑突下可获得以下切面：

1）剑突下四腔心切面：显示结构与心尖四腔面大致相同，由于房间隔与声束垂直，无"回声失落"现象，是观察房间隔结构的最佳切面。在儿童于剑突下区常能获得清晰的图像。

2）剑突下上下腔静脉长轴切面：显示上、下腔静脉、左房、右房、房间隔、右室、三尖瓣及肺静脉等结构（图22-4）。

（三）彩色多普勒血流成像

1. 检查方法　在二维成像的基础上，启动彩色多普勒血流成像方式，观察感兴趣区的血流彩色多普勒信号，尽量使声束的方向与观察部位的血流方向平行。根据不同的需要，恰当地调整彩色取样框的大小。依不同的血流速度，选择合适的彩色显示标尺。

2. 切面观察　可实时观察各切面的血流多普勒信号的分布、方向、流速、性质，以及异常血流信号的起源、走行等。

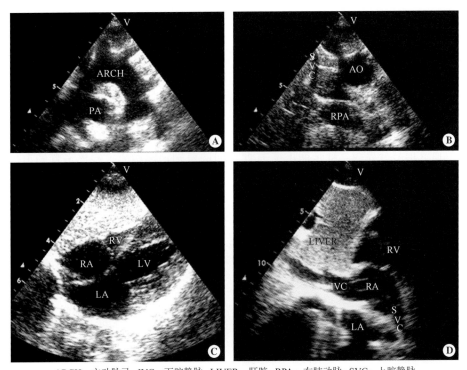

ARCH；主动脉弓；IVC；下腔静脉；LIVER；肝脏；RPA；右肺动脉；SVC；上腔静脉

图 22-4　胸骨上窝及剑突下区切面

A.胸骨上窝主动脉弓长轴切面；B.胸骨上窝主动脉弓短轴切面；C.剑突下四腔心切面；D.剑突下上下腔静脉长轴切面

（1）正常血流：从流体力学上讲，血液的流动状态一般分为层流（laminar flow）、湍流（turbulent flow）和涡流（vortex flow）三种。层流主要见于管径基本一致的心血管腔内，剖面图上中心处血流速度最快，边缘处最慢，中心与边缘之间血流速度依次递减，血流层之间无干扰回旋现象。正常房室腔各瓣口的血流为层流，其彩色多普勒信号颜色单纯，表现为中心鲜亮，边缘暗淡的清晰图像。朝向探头流动的血流表现为红中带黄的彩色信号，背向探头流动的血流则表现为蓝中带青的彩色信号。

1）二尖瓣口血流（图 22-5）：快速充盈期二尖瓣口可见一宽阔明亮的红色血流束自左心房流入左室，血流束中央流速较快，红色鲜亮甚至出现色彩倒错现象，边缘流速较慢，红色暗淡；缓慢充盈期血流束达左室心尖后折返，冲击二尖瓣，使之处于半关闭状态，瓣口血流减少，颜色变暗；心房收缩期二尖瓣口再次开放，红色血流由暗变亮；收缩期瓣口左心房侧无反流信号。

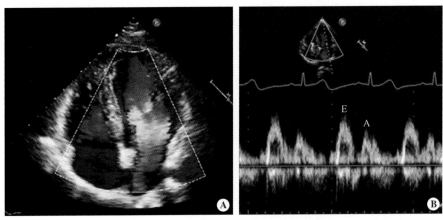

图 22-5　二尖瓣口正常血流多普勒图像

A.彩色多普勒血流图像；B.频谱多普勒图

2）三尖瓣口血流：与二尖瓣口相似，由于三尖瓣口流速较慢，故颜色较暗。收缩期瓣口右房侧无反流信号。

3）主动脉瓣口血流：收缩早、中期主动脉瓣口可见一宽大的蓝色血流束自左室流出道进入主动脉内，中央颜色鲜亮，边缘颜色暗淡；收缩晚期色彩逐渐变暗甚至不显示；舒张期瓣口左室侧无反流信号。

4）肺动脉瓣口血流：与主动脉瓣口相似，仅颜色较暗。舒张期瓣口右室侧无反流信号。

5）升主动脉与降主动脉血流：收缩期见宽大的红色血流束充盈升主动脉及近端主动脉弓腔内，主动脉弓远端及降主动脉内见蓝色血流束充盈，主动脉弓中央部由于血流与声束垂直无血流信号显示，出现红色和蓝色血流信号分界线。舒张期正常主动脉管腔内一般无血流显示。

（2）异常血流：当存在狭窄、反流、分流等异常血流时，正常的层流信号往往消失，代之以湍流或涡流信号。当血流通道内存在狭窄时，血流自狭窄处进入宽大管腔时其流线发生改变，出现快慢差别，但血流的方向基本相同，这种血流称为湍流（图22-6）。彩色多普勒显示血流明亮，正向血流信号表现为红中带黄，负向血流信号表现为蓝中带青，但无五彩镶嵌现象。当血流通过重度狭窄的管道进入较大管腔时，流线发生显著变化，出现快慢及方向的差别，称涡流。彩色多普勒上出现双向血流，正负交错，呈现红蓝黄绿杂乱分布、五彩镶嵌的特征性图像。

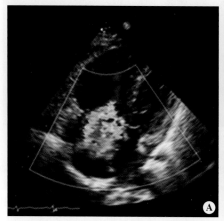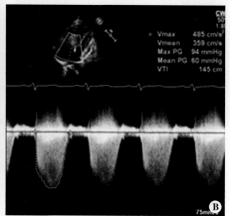

图 22-6　三尖瓣口反流（湍流）多普勒图像
A.彩色多普勒血流图像；B.连续多普勒图像

（四）频谱多普勒超声

1. 检查方法　彩色多普勒显像直观显示血流束的部位，指导脉冲多普勒取样容积或连续多普勒取样线的位置。取样线与彩色血流束的方向尽量保持平行，当夹角超过30°时，应启用角度校正。

2. 图像观察　准确显示正常和各种异常血流的速度、时相等血流动力学参数。

（1）正常血流：正常血流为层流，多普勒频谱曲线细窄，离散度小，与基线间留有空窗。

1）二尖瓣口血流：二尖瓣口舒张期血流频谱为正向双峰窄带波型，为层流频谱图。第一峰（E峰）较高，为舒张早期心室快速充盈所致；第二峰（A峰）较低，为舒张晚期心房收缩，血流再次加速形成。E、A峰上升支与下降支均陡直，频谱窄，与基线间留有空窗，收缩期无频移信号。

2）三尖瓣口血流：与二尖瓣口舒张期频谱相似，但速度较低。三尖瓣血流频谱随呼吸周期变化较明显。吸气时，血流速度增加；呼气时，血液血流速度减低。

3）主动脉瓣口血流：收缩期主动脉瓣口频谱为负向单峰窄带波型，呈倒三角形，峰尖稍前，即加

速时间小于减速时间。

4）肺动脉瓣口血流：收缩期肺动脉瓣口频谱为负向倒三角形或抛物线形的窄带频谱，其加速时间与减速时间基本相等。

5）升主动脉与降主动脉血流；升主动脉血流频谱为收缩期正向三角形窄带频谱，降主动脉血流频谱为收缩期负向三角形窄带频谱。

（2）异常血流：血流为湍流时，多普勒频谱曲线变宽，离散度较大，与基线间空窗消失，频谱实填；血流为涡流时，多普勒频谱曲线离散度极大，与基线间空窗消失，且基线上下方均表现为实填频谱，幅度较高。多普勒频谱可直接测量血流速度、持续时间及血流速度时间积分等，进行血流量的定量分析。

第二节　经食管超声心动图检查技术

经食管超声心动图（trans-esophageal echocardiography，TEE）是利用安装在内镜尖端的微型超声换能器，从食管腔内或胃腔内探查心脏和大血管解

剖结构与血流信息的诊断技术。由于探头放置在食管腔内，声束由后向前，近距离扫查心脏深部结构，排除肺气肿、肥胖、胸壁畸形和肋骨等不利因素对超声波的干扰。

一、适应证、禁忌证与并发症

1. 适应证　①二尖瓣、三尖瓣与主动脉瓣病变；②人工瓣功能评估及障碍评估；③感染性心内膜炎；④主动脉扩张及主动脉夹层；⑤冠状动脉起源异常或冠状动脉瘘；⑥主动脉窦瘤扩张破裂；⑦先天性心脏病的诊断、鉴别诊断及分型；⑧心腔内占位性病变，如左心耳；⑨围手术期的评估，拟行介入治疗的术前、术中及术后评估与监测；⑩经胸超声图像质量不理想而又无检查禁忌者。

2. 禁忌证　①严重心律失常；②严重心力衰竭；③体质极度虚弱；④持续高热不退；⑤食管病变如溃疡、静脉曲张或炎症等；⑥血压过高者；⑦冠心病患者心绞痛或急性心肌梗死时；⑧剧烈胸痛、胸闷或剧烈咳嗽症状不能缓解者；⑨无法配合检查者。

3. 并发症　①黏膜麻醉剂过敏反应；②口腔内容物误吸入气道导致窒息；③咽部出血或局部血肿；④食管出血、局部血肿或穿孔；⑤检查过程中心腔内新生物（血栓、赘生物、肿瘤等）脱落造成栓塞；⑥严重心律失常；⑦其他意外如心肌梗死、急性心力衰竭、休克或主动脉夹层破裂大出血等。

二、检查技术

（一）检查前准备

1. 患者准备　患者检查前 12 小时内禁食，精神紧张者检查当日清晨可口服地西泮 2.5mg。检查之前应向患者本人和家属交代检查的必要性、解释检查的过程和可能出现的不适，说明术中可能发生的意外，征得患者本人或家属的同意与合作，并应签署检查知情同意书。

2. 急救措施准备　检查室必须具备必要的急救设施，包括心电图监护、急救药品、输液器材、吸氧设备、吸痰器、除颤器等。

3. 食管探头消毒　常规对食管探头进行消毒，以健之素消毒剂浸泡 10 分钟或 0.1% 氯己定浸泡 30 分钟以上再冲洗干净后方可使用。

（二）检查仪器

目前经食管超声心动图检查均为彩色多普勒血流显像仪，探头主要为多平面相控阵型，由换能器、管体、操作柄和插头四部分组成。换能器位于探头尖端，多由 64 个晶片组成，管体末端有一控制钮可控制晶片 0°～180° 范围内旋转，全面扫查心血管结构。通过操作手柄及其上的控制装置，使管体前端进行左右侧向、前后向的屈伸，并进行管体前进、后退及旋转等操作。

（三）检查方法

首先进行局部麻醉，以盐酸丁卡因胶浆 8g 令患者含于口腔及咽部 3～5min 后吞服，使咽部黏膜被充分麻醉。

患者一般取左侧卧位，头下铺上消毒巾，置一弯盘于左侧嘴角下以承接口腔流出的分泌物。检查者戴口罩及消毒手套。插管前先将咬口垫套在管体上或至于口部咬住咬口器，再将超声耦合剂涂于食管探头顶端及前段的表面以润滑管体，减少食管与探头间摩擦并避免气体阻隔。调整控制钮，使食管探头的顶端稍向前倾 15°～30°。检查者右手用无菌纱布包裹食管探头的管体前段，防止探头打滑，由后向前压迫舌根，将探头对准咽后壁中线轻快地推进，到达食管中段。探头插入过程中如感到有阻力，应调整探头，重新插管，切不可盲目、粗暴地强行插入，避免造成咽部与食管的机械性伤害。同时，操作者应密切观察患者的一般情况和反应，全程心电图监测。一旦发现严重不良反应，应立即退出探头，及时进行处理。检查完毕退出探头后，让患者平卧休息数分钟再离开检查台，转移至观察室观察半小时。患者半小时后无不适即可离开，并嘱其 2 小时内不宜饮食，4 小时内宜进流食。

常用观察切面包括探头位于胃内以及位于食管内不同水平的一系列扫描图像，先将探头插入胃底部，然后逐渐回撤，依次从胃底、食管中段、食管上段 3 个水平探查不同深度的解剖结构和血流信息。0°～180° 范围内旋转声束方向，并结合探头的进退、管体旋转及管体尖端的前后屈伸、左右侧向等，以准确显示所需观察的结构。其中旋转声束角度 0° 时扫描平面为横轴切面；30°～50° 时扫描平面相当于心脏的短轴切面；90° 时扫描平面即纵轴切面；110°～130° 时的扫描平面相当于心脏的长轴切面；180° 时的扫描平面为 0° 扫描平面的镜像图。

2013 年美国超声心动图（ASE）和心血管麻醉医师协会（SCA）在 1999 年 20 个 TEE 切面的基础上衍生至 28 个切面，补充了原来对于一些结构的盲区，使 TEE 成为心脏外科医师、麻醉医师、心脏介入治疗及临床心脏病专家在心血管疾病的诊断及治疗上的一个重要的成像工具。主要从三个水平共 28 个切面进行探查，其中食管中段水平有 17 个切面，胃底水平有 9 个切面，食管上段水平有 2 个切面，以下根据 2013 年 ASE 及 CSA 发布的最新版 TEE 操作指南对常用几个切面作一简要介绍：

1. 食管中段五腔心切面（ME five-chamber view，ME 5C） 探头进入食管后逐渐前进直至出现主动脉瓣和左室流出道，轻微旋转角度10°，即可显示食管中段五腔心切面，是观察主动脉瓣及左室的最佳切面。在这个切面上还可以充分显示左房、右房、左室、右室、二尖瓣及三尖瓣，观察二尖瓣前叶的A1、A2区，后叶的P1、P2区（从左向右平面成像），可显示主动脉瓣三个瓣叶中的两个（图22-7）。彩色多普勒可评估主动脉瓣、二尖瓣、三尖瓣的反流情况。

图像中主要结构包括：左、右心房，左、右心室，二、三尖瓣，房间隔，后室间隔和左心室侧壁。在这一图像中，通常能看到二尖瓣前叶（A1、A2区）和后叶中间部分（P1、P2区）。探头向左旋转（逆时针）主要观察左心结构，探头向右旋转（顺时针）主要观察右心结构。主要用于诊断二尖瓣疾病、三尖瓣疾病、房间隔缺损及判断心腔大小、心室功能等。

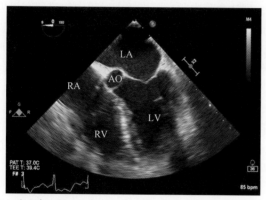

LA. 左心房；LV. 左心室；RA. 右心房；RV 右心室；AO. 升主动脉

图 22-7　食管中段五腔心切面

2. 食管中段四腔心切面（ME four-chamber view，ME 4C） 探头自食管中段五腔心切面缓慢前进30cm至35cm的深度，直到清晰显示出二尖瓣，旋转角度0°～10°，显示四个心腔。通过轻微后屈探头尖端，尽量完整地显示左室心尖部（图22-8）。

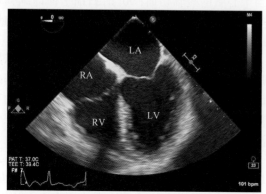

LA. 左心房；LV. 左心室；RA. 右心房；RV. 右心室

图 22-8　食管中段四腔心切面

图像中主要结构包括：左、右心房，左、右心室，二、三尖瓣，房间隔，后室间隔和左心室侧壁。在这一图像中，通常能看到二尖瓣前叶（A2、A3区）和后叶中间部分（P1、P2区）。此切面评价心脏结构和功能最全面，将探头向左（逆时针）使成像的主要观察左心结构，把探头向右（顺时针）主要观察右心结构。主要用于诊断二尖瓣疾病、三尖瓣疾病、房间隔缺损及判断心腔大小、心室功能等。

3. 食管中段两腔心切面（ME two-chamber view，ME 2C） 在上述食管中段四腔心切面基础上保持探头尖端不动，调整角度至90°左右，右房、右室从图像中消失，左心耳出现；此时后屈探头尖端，寻找并显示真实的左室心尖部，增加超声深度以显示整个心尖部即可获得此切面（图22-9）。此图像与食管中段四腔心图像相垂直，可以从左房后壁直接观察左房、二尖瓣和左室心尖部。图像中，左室前壁处于图像右侧，左室下壁居左侧。该图像还显示二尖瓣前叶的A1、A2、A3及后叶的P3部分。

此切面主要用于评估二尖瓣病变、诊断左心耳占位、测量左室大小及功能等。

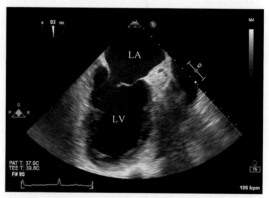

LA. 左心房；LV. 左心室

图 22-9　食管中段两腔心切面

4. 食管中段主动脉瓣短轴切面（ME AV SAX view，ME AV SAX） 在食管中段四腔心切面基础上，向患者头侧回撤探头，显示左室流出道和主动脉瓣后旋转角度至25°～45°，调整深度至8～10cm；以主动脉瓣为中心，尽量使主动脉瓣三个瓣膜相互对称即可获得此切面（图22-10）。在此切面基础上，探头后退可显示冠状动脉开口，推进探头可显示左室流出道。图像中三个主动脉瓣呈对称分布，其中无冠瓣紧邻房间隔，右冠瓣靠近右室流出道，左冠瓣则紧邻肺动脉。

此切面用于诊断主动脉瓣疾病、Ⅱ孔型房间隔缺损、冠状动脉病变等，同时还可以用于准确测量左心房大小及主动脉瓣环径。

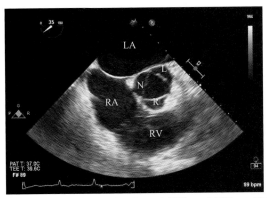

LA. 左心房；RA. 右心房；RV. 右心室；L. 左冠瓣；R. 右冠瓣；N. 无冠瓣
图 22-10　食管中段主动脉瓣短轴切面

5. 食管中段双房腔静脉切面（ME bicaval view，ME bicaval）　探头置于食管中段，调整图像深度为10～12cm，角度为90°～110°，或在上述食管中段两腔心切面的基础上将整个探头转向右侧改变角度或轻微右旋探头，下腔静脉（左）和上腔静脉（右）即可同时成像（图 22-11）。此切面系从长轴方向依次显示左、右心房和腔静脉。

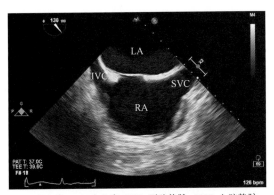

LA. 左心房；RA. 右心房；IVC. 下腔静脉；SVC. 上腔静脉
图 22-11　食管中段双房切面

此切面是诊断房间隔缺损（继发孔型，静脉窦型）最好的切面之一，同时还用于诊断心房占位性病变及引导封堵器输送导管；另外，麻醉科静脉插管深度的判断，也可以借助于此切面。

6. 食管中段左心耳切面（ME LA appendage view，ME LAA）　探头置于食管中段，调整图像深度为10～12cm，旋转角度为90°～110°显示左肺静脉，将探头向右旋转（顺时针），探头深入一些，探头头端稍弯曲，即可显示整个左心耳，左上肺静脉位于左心耳后方。左心耳形态多变，通常需要从多个角度进行观察，即从0°～135°多切面成像，从而进行全方位、立体的观察，可应用彩色多普勒及频谱多普勒对左心耳排空速度进行评价（图 22-12）。

此切面主要是观察左心耳的形态、结构及功能，出现心律失常时观察是否合并附壁血栓。

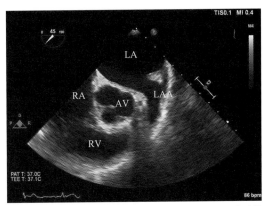

LA. 左心房；LAA. 左心耳；RA. 右心房；RV. 右心室；AV. 主动脉瓣
图 22-12　食管中段左心耳切面

7. 胃底二尖瓣短轴切面（TG basal SAX view，TG basal SAX）　自 ME 观，伸直探头前进至胃，然后前倾探头得到 TG 二尖瓣短轴观，调整图像深度，可以获得二尖瓣连合部的图像（图 22-13）。该图既显示了左室基底部 6 个节段，还有助于观察二尖瓣前叶的后半部分、后叶及紧邻探头的后连合。

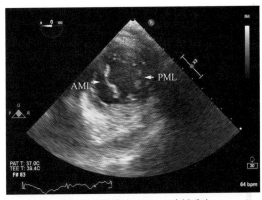

AML. 二尖瓣前叶；PML. 二尖瓣后叶
图 22-13　胃底二尖瓣短轴切面

此切面主要用于评估左心室大小、功能，更重要的是可以在没有三维超声时判断二尖瓣病变部位和严重程度。

8. 食管上段降主动脉短轴切面（UE descending aorta SAX，DAO SAX）　探头位于食管上段，调整图像深度为5～8cm，将探头向左侧旋转显示主动脉，进而减小图像深度至5cm，使主动脉处于图像正中即可显示降主动脉横截面（图 22-14）。图像近场的弧形管壁为降主动脉的右前壁。在此切面基础上，探头推进或后退可以显示降主动脉全程。

此切面主要用于诊断主动脉病变，可以通过降主动脉内逆向彩色血流评估主动脉关闭不全严重程度。此外，还可以用于引导主动脉球囊反搏及判断有无左侧胸腔积液等。

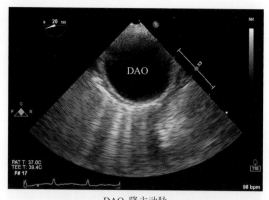

DAO. 降主动脉

图 22-14 食管上段降主动脉短轴切面

9. 食管上段主动脉弓长轴切面（UE aortic arch to LAX view，UE AAO LAX） 食管上段切面多以食管中段切面为基础演变而来。以食管中段降主动脉短轴图像为基础，探头后退直到主动脉的形状变为卵圆形时轻微向右旋转探头，超声深度 4～6cm，即可以获得食管上段主动脉弓长轴切面（图 22-15）。此切面系从纵轴方向显示主动脉弓横截面，主动脉弓近端位于图像左侧，弓远端位于图像右侧。进一步回撤探头还可以获得颈部大血管的图像。

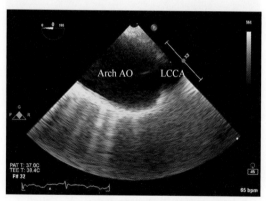

Arch AO. 主动脉弓部；LCCA. 左颈总动脉

图 22-15 食管上段主动脉弓长轴切面

此切面主要用于诊断主动脉病变；主动脉瓣关闭不全的患者，降主动脉内逆向彩色血流速度与反流程度密切相关。

第三节 三维超声心动图

早期应用的静态三维超声心动图与动态三维超声心动图检查已被实时三维超声心动图检查取代，本节介绍实时三维超声心动图的检查方法与临床应用。

一、适 应 证

1. 正常心脏结构 可从三维空间的任意角度和方位观察传统二维超声无法显示的心脏立体结构形态、空间位置及活动。

2. 先天性心脏病 在三维立体数据库中，平行于房、室间隔切割，可直接观察二维图像无法显示的间隔左心或右心面，准确了解缺损的有无、位置、数目、形状、面积及其与毗邻结构的空间关系。对于复杂先天性心脏病，三维超声能准确地显示心脏结构的复杂空间关系，较二维图像显示更直观和准确。此外，还可立体显示先天性心脏病的心内异常血流。

3. 心脏瓣膜病 瓣膜口三维"鸟瞰图"可直观清晰显示瓣叶的厚度、形态、对合情况、活动幅度及瓣口开放情况。此外，还可直观显示人工瓣，评价人工瓣的形态和功能。三维彩色血流成像可立体显示瓣膜反流束，并可进行反流量的测定。

4. 心腔占位性病变 心腔内占位性病变（如肿瘤、附壁血栓等）的位置、数目、形态及其大小均可完整显示，提高诊断的准确性。

5. 夹层动脉瘤 可清晰地观察动脉真腔与夹层动脉瘤大小、内膜分离、破裂口等。

6. 模拟手术径路 在三维图像上可模拟外科手术径路与步骤。

7. 定量测量

（1）容积和心脏功能测量：三维超声能直接显示心腔的立体形态，测量时无需对心腔做几何假设，尤其适用于不规则的心腔容积测量，结果较其他方法更为精确。

（2）心肌重量测量：三维超声可分别测定心室总体积和心腔体积，心室心肌重量 =（心室总体积 - 心腔体积）× 心肌比重。

（3）心肌缺血的部位与范围：将心肌声学造影图像中的对比剂充盈缺损区的心肌面积进行圈描和彩色标识，经三维重建可显示心肌充盈缺损部位的范围，并定量测量其体积和重量。此法可确定心肌缺血的部位和范围。

（4）面积测量：三维超声可显示传统二维超声无法获取的某些心脏结构的平面图，如二尖瓣口平面、房室间隔平面等。在这些平面上测量缺损或瓣口面积，较二维法更准确、可靠。

（5）心内血流测量：动态三维彩色多普勒成像能显示心腔内正常或异常血流，并可对立体血流束进行容量测量。

二、检 查 技 术

（一）图像显示

1. 窄角"瓜瓣样"显示 启动"live 3D"（实时三维观察）功能，触摸"acquire"（采集）按键，屏幕上立即出现心脏的实时三维图像（图 22-16），呈现为窄角的"瓜瓣样"，其厚度与宽度范围为 15°×60°。

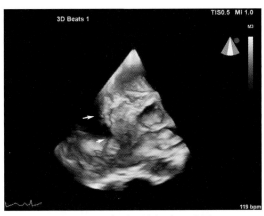

图 22-16 实时三维超声心动图
箭头所指显示右心肿块

2. 宽角"金字塔样"显示 在进行二维观察时，将感兴趣区调至图像正中线上，再启动"full volume"（全容积），此时荧光屏上出现左右两幅互相正交的二维图像，需尽力调整所需观察结构的图像位置，使三维取样区尽可能包括所需观察的全部结构。再触摸"acquire"（采图）按键，由心电图自动触发，获取由相邻的四个窄角"瓜瓣形"立体数据库组合而成的一个 60°×60° "金字塔形"数据库（图 22-17）。

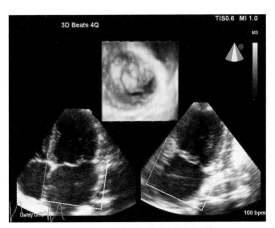

图 22-17 三维超声全容积图像

3. 三维彩色血流显示 图像采集方法同"金字塔形"图像显示方式。

（二）图像处理

三维图像数据库可通过参考平面进行任意切割，以显示所需观察结构的三维形态，还可对三维图像进行任意方位的旋转，以便从多个方位观察。

（三）数据测量

利用三维图像测量软件，可对瓣口面积、腔室的三维容积、心肌的重量、肿物的体积等进行测量。对多普勒血流的动态三维图像进行容积测量，有利于瓣膜反流和心内分流的定量诊断。

第四节 心脏声学造影

一、右心声学造影

右心声学对比剂不能通过肺循环的毛细血管，正常情况下只能使右心显影。通过观察右心腔内对比剂的流动状态以及左心系统有无对比剂回声出现，可对某些疾病进行诊断。

（一）适应证

1. 卵圆孔未闭右向左分流的诊断和分级评估。

2. 肺动静脉瘘的诊断和分级评估。

3. 永存左位上腔静脉和单纯性冠状静脉窦扩张的鉴别诊断。

4. 先天性心脏病术后是否存在右向左残余分流。

5. 常规超声心动图图像显示不佳时，右心声学造影可帮助显示右心解剖结构及肺动脉。

6. 辅助大动脉转位、心房反位、三尖瓣和肺动脉瓣闭锁等复杂先天性心脏病的诊断。

（二）相对禁忌证

为了减少不良反应，如非特殊需要，以下情况应慎用或暂缓进行右心造影检查。

1. 严重心功能不全、重度贫血者。

2. 重症发绀、重度肺动脉高压、重度肺气肿、严重肺纤维化患者。

3. 栓塞病史者。

4. 酸中毒、尿毒症等。

（三）检查技术

1. 右心声学对比剂 手振右心声学对比剂的微气泡平均直径（16～38μm）大于肺毛细血管平均直径（7～8μm），从外周静脉注入，经右心达到肺动脉，如不存在右向左分流，微气泡不能到达左心。大部分微气泡在毛细血管网被"过滤"而消失，小部分直径小于毛细血管的微气泡在到达肺循环前已经"溶解"。目前在国内外常规使用的右心对比剂是振荡生理盐水。具体配制方法如下：于左（或右）侧前臂静脉留置静脉通路，取 10ml 注射器 2 支，连接三通管，其中一支存有 8ml 0.9% 氯化钠溶液、另外一支存有 1ml 空气；确认静脉通路通畅后回抽 1ml 血液，将生理盐水、血液与空气在两支注射器间来回推注不少于 20 次，促使空气与含有血液的生理盐水充分混合后存于一支注射器，配制成

"血液-空气-盐水混合物"，即振荡生理盐水（激活盐水）。

2. 检查步骤 对比剂的注射途径有经外周静脉注射和经导管心血管腔内注射两种，前者较常用。目前临床多采用经外周静脉弹丸式注射，具体操作方法如下：

（1）检查前需获得临床医师认同，同时应向患者做详尽解释，签署知情同意书。

（2）患者取平卧位或左侧卧位，建立左（或右）前臂静脉通路，或评估现有的静脉通路，连接三通管固定并保持通路通畅。

（3）超声检查医师与操作造影护士需默契配合，检查医师调整好观察切面，开启组织谐波成像。待护士准备好激活盐水且做好患者准备（激发试验）后，医师告知护士开始注射，护士迅速打开三通管管道，快速注入对比剂，可适当抬高患者手臂或挤压手臂肌肉，以促进对比剂迅速进入右心。

（4）检查者观察各心腔显影结果即显影顺序等，采集心尖四腔心切面（或胸骨旁四腔心切面、剑突下四腔心切面）、大动脉短轴（右室流出道和肺动脉长轴切面），进行不少于十个心动周期的连续动态录像。在每次造影过程中均应该辅以规范的激惹动作（Valsalva动作、连续剧烈咳嗽、下腹部加压等），以增强右心造影效果。

二、左心声学造影

左心声学对比剂气泡较小，经外周静脉注射后，可通过肺循环到达左心，使左心腔及心肌显影（图22-18）。

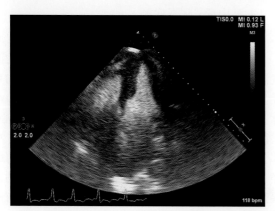

图 22-18　左心造影显示肥厚心肌

（一）适应证

1. 左心腔声学造影可以有效地增强左室内膜边界，特别是对左室心尖结构显示不清时，可以提供重要的诊断价值。临床适应证主要包括：定量评价左室容量和左室射血分数、左室心尖肥厚、心肌致密化不全、左室心尖室壁瘤、左室心尖血栓、鉴别心腔内肿块。

2. 增强多普勒信号给入少量的声学对比剂则有可能增强频谱信号，从而有利于准确测量峰值血流速度。

3. 与负荷超声心动图联合应用可提高左室心内膜边界的清晰显示率，有利于在静息和峰值负荷下完整地评估左室室壁节段性运动，提高诊断的准确性和重复性。

4. 心肌声学造影有利于提高冠状动脉疾病的检测能力及诊断的准确性。

（二）禁忌证

1. 对对比剂成分过敏者禁用。

2. 对血液、血液制品、白蛋白过敏的患者。

（三）相对禁忌证

1. 伴有右向左分流的心脏病、重度肺高压、未控制的原发性高血压和急性呼吸窘迫综合征等心肺情况不稳定患者。静脉注入应缓慢，且造影后需要监测生命体征和经皮血氧饱和度约30分钟，观察有无不良反应。

2. 妊娠和哺乳期妇女。

（四）检查技术

1. 左心声学对比剂理想的左心声学对比剂需具备以下条件：95%以上的微气泡直径小于红细胞直径（<8μm）；无生物活性，能在体内降解且无有害残余物；经外周静脉注射能稳定地通过肺循环；有足够长的半衰期；不良反应小；售价低廉。目前临床常用的对比剂有下列几种：

（1）Optison：是被美国FDA批准的第一个含氟碳气体的声学对比剂，为AlbuneX的改进型，在声处理过程中加入氟化碳处理，使气泡在体内更稳定，微泡直径1~6μm。

（2）SonoVue：意大利Bracco公司研制的脂质外壳包裹的六氟化硫气体微泡。经静脉注射后可实现良好的左室腔、心肌及腹部器官声学造影增强。该对比剂已进入我国，并且是目前唯一活跃于国内市场的进口超声对比剂。

（3）Definity：是一种磷脂包裹全氟丙烷气体的微泡对比剂。经静脉心肌显影效果良好，但美国FDA仍只批准其用于左室腔内膜边界增强。

2. 检查步骤目前多数左心声学对比剂均可经过静脉注射使右、左心腔依次显影，部分对比剂还可进一步实现心肌以及心外组织信号的显影增强。静脉途径给药是目前最为常见的声学对比剂给药方法，检查步骤同右心造影。经左心导管或在心脏外科手术过程中，医师根据需要将声学造影直接注入左房、左室、冠脉内或静脉窦内，可在左心系统相应部位出现造影效果，从而获取有关的帮助信息。

思　考　题

1. 简述二维超声心动图的检查方法。
2. 简述经食管超声心动图的适应证和禁忌证。
3. 简述经食管超声心动图的操作过程。
4. 简述声学造影的原理。
5. 简述右心声学造影的操作过程及其临床应用。
6. 什么是负荷超声心动图，临床常用的负荷方法有哪几种？
7. 负荷超声心动图中如何评价室壁运动？
8. 斑点追踪技术的相关适应证有哪些？

（谢明星　王　静）

第二十三章 胸腹部超声检查技术

本章共十一节，分别介绍胸部、肝脏、胆道、胰腺、脾脏、胃肠道、泌尿系统、肾上腺、腹壁、腹腔、腹膜后、妇科和产科超声检查的适应证和检查方法，分别讲述其标准扫查切面、操作方法、观察内容和测量方法。

This chapter consisted of eleven parts, which separately introduced the ultrasound indications and the scanning approaches of chest, liver, biliary tract, pancreas, spleen, gastrointestinal tract, urinary system, adrenal gland, the wall and cavity of abdomen, retroperitoneum, and the systems of gynecology and obstetrics.The standard scanning views, the operation methods, the observation and measurement were respectively presented.

第一节 胸壁与胸腔超声检查技术

一、适 应 证

1. 胸壁疾病

（1）感染类：非特异性感染，如化脓性感染、脓肿、蜂窝织炎、肉芽肿、瘢痕组织、组织渗出液、血肿等；特异性感染，如胸壁结核、带状疱疹、胸壁放线菌病等。

（2）肿瘤：原发性胸壁肿瘤，良性如囊肿、血管瘤、纤维瘤、脂肪瘤、淋巴管瘤、软骨瘤、骨瘤、骨巨细胞瘤，恶性如骨肉瘤、软骨肉瘤、恶性骨巨细胞瘤、骨淋巴肉瘤等；胸壁转移瘤，多见于肋骨。

（3）淋巴结：淋巴结良性增生，如非特异性淋巴结炎、淋巴结特殊感染、结核性淋巴结炎等；淋巴结肿瘤性病变，如恶性淋巴瘤、淋巴细胞白血病、淋巴结转移性肿瘤等。

2. 胸腔疾病

（1）胸腔积液：观察积液，积液类型（漏出液、渗出液或血性积液），游离性胸腔积液、复杂性胸腔积液（感染性、分隔性及多房性）、胸腔积脓。

（2）胸膜疾病：胸膜炎、胸膜结核、良性胸膜肿瘤、转移性胸膜肿瘤、胸膜间皮瘤等。

（3）气胸。

（4）胸部创伤。

3. 介入超声的应用

（1）胸壁占位性病变（肿瘤、脓肿、血肿等）。

（2）胸膜占位性病变。

（3）胸腔积液和积脓。

（4）周围型肺实变（肺肿瘤、肺炎、肺脓肿）。

（5）纵隔病变（前纵隔）。

二、检 查 技 术

1. 检查前准备 患者一般无须特殊准备，可携带 X 线、CT 或 MRI 结果，供超声检查时参考。

2. 检查仪器 灰阶及彩色多普勒超声诊断仪。一般采用线阵或凸阵探头，胸壁检查采用 5～7.5MHz 线阵式探头或凸阵探头，胸腔检查采用 3.5MHz 线阵式探头或凸阵探头。

3. 受检者体位 一般取坐位，双手上抬或抱头以使肋间隙充分展开，病重、体弱者可取半卧位或卧位。

4. 扫查方法

（1）通过各肋间依次扫查以及从锁骨上、胸骨上、剑突下、双肋缘肝脾声窗显示病变。患者通常取坐位，双臂放于椅背。检查时分别于肩胛线、腋后线、腋中线、腋前线、锁骨中线自上而下逐一肋间扫查，观察病变部位和范围。

（2）观察内容

1）判断胸腔内有无积液、积液范围及程度、积液类型。当发现胸腔积液的无回声区时应确定积液的上、下界。记录积液的最大深度和范围，需定位穿刺者，应选择无回声区较深且低位处，并用记号笔在体表标出。

2）胸膜有无增厚及其部位、范围与程度。胸膜有无局部突出、隆起的肿块，其大小、形态、数目，呼吸时与肺表面的关系。正常胸膜厚度 2～4mm，超声可显示壁层胸膜，表现为细的回声线，胸膜腔可表现为无回声或高回声的平行带，脏层胸膜难以显示。"彗星尾征"被认为是脏胸膜与表浅部位肺泡内气体间的混响。"肺滑动征"表明肺相对于壁层胸膜的呼吸移动。

第二节 肺部与纵隔的超声检查技术

一、适应证

1. 经胸超声途径检查

（1）纵隔检查的适应证

1）急性胸部症状。

2）胸部X线或CT显示纵隔内占位性病变。

3）胸部X线或CT显示不确定的占位性病变。

4）肿瘤性病变分期。

5）监测疾病的进展过程及治疗效果。

6）穿刺和引流。

（2）肺部检查的适应证

1）肺炎性病变：肺炎、结核、间质性肺炎。

2）肺实性占位性病变：原发性肺肿瘤、转移性肺肿瘤。

2. 经食管超声检查肺癌及纵隔病变

1）肺癌和纵隔淋巴结肿大的患者。

2）经食管超声引导下针吸活检可用于恶性病变的分期。

二、检查技术

1. 检查前准备 首先复习胸部X线片、CT或MR片，明确超声检查重点。超声检查胸部需高度依赖肋间扫查方法，消除骨骼、脂肪肌肉干扰，以便病变清晰显示，提高诊断率。

2. 检查仪器 彩色多普勒超声诊断仪。采用5～7.5MHz线阵式探头或凸阵探头。

3. 受检者体位 根据病变位置不同选择仰卧位、俯卧位或侧卧位，双手上抬或抱头，以使肋间隙充分展开。

4. 扫查技术

（1）肺部扫查：检查时分别于肩胛线、腋后线、腋中线、腋前线、锁骨中线自上而下逐一肋间扫查，观察病变部位和范围。病变靠近前胸壁或侧胸壁者多取仰卧位，探头置于病变处体表，进行纵断、横断面扫查，注意对比呼吸时声像图改变及病灶移动情况。若病变靠近后胸壁，则取俯卧位或坐位于背部检查。发现病变时，应记录病变的部位、范围，测量病变大小，需定位穿刺者，应选择无肺组织的部位定位，并用记号笔在体表标记。

（2）纵隔扫查：采用凸阵扇形探头，纵隔检查时声窗较小，小口径凸阵探头更为适用。检查时患者取仰卧位，两手抱于头侧，使肋间隙充分展开，

先在两侧胸骨旁进行纵断扫查，了解病变部位，然后沿患侧肋间逐一扫查，并两侧对比观察。必要时可从胸骨上窝向胸骨后，从剑突下斜向后纵隔进行扫查。后纵隔病变也可取坐位或侧卧位于背部检查，探头置于脊柱两侧肋间隙进行扫查。上纵隔病变，于胸椎下垫枕，取头低后仰位。

第三节 肝脏超声检查技术

一、适应证

1. 肝脏弥漫性疾病

（1）代谢性疾病：脂肪肝、酒精性肝病、药物性肝病、肝豆状核变性、肝淀粉样变性、肝糖原贮积症。

（2）病毒性肝炎：急性肝炎、慢性肝炎。

（3）寄生虫性疾病：急性血吸虫肝病、慢性血吸虫肝病、华支睾吸虫病、肝包虫病。

（4）淤血性肝病：心源性肝淤血、布-加综合征。

（5）其他病变：白血病、糖尿病、戈谢病、放射病等。

2. 肝脏含液性病变 肝囊肿、多囊肝、肝脓肿、肝结核、创伤性肝血肿、退行性节段性肝内胆管扩张症等。

3. 肝脏良性局灶性实质病变 肝血管瘤、肝腺瘤、肝脏局灶性结节性增生（hepatic focal nodular hyperplasia，hFNH）、肝结节再生性增生、肝炎性假瘤、肝黏液瘤、肝错构瘤等。

4. 肝脏恶性占位性病变 原发性肝细胞癌、胆管细胞性肝癌、肝母细胞瘤、肝脏继发性恶性肿瘤等。

5. 肝脏血管病变 肝动脉瘤、门静脉高压、门静脉与肝静脉血栓、栓塞、动静脉瘘等。

6. 肝移植术前检查及术后监测、并发症的检查。

7. 肝脏超声介入性诊断和治疗。

二、检查技术

1. 检查前准备 常规肝脏超声检查不需要任何检查前准备，如同时需要检查胆道系统以及观察门静脉系统进餐前后血流量变化的情况下需要空腹；如需要确定上腹部肿块与肝脏之间关系，饮水后检查可利于肝脏毗邻结构显示。

2. 检查仪器 彩色多普勒超声诊断仪。探头频率以2.5～4MHz为宜，儿童可采用5MHz。

3. 受检者体位

（1）仰卧位：为常规检查体位。患者仰卧位，平稳呼吸，两手上举或置于身体两侧，显示肝左、

右叶大部分区域。

（2）左侧卧位：患者面向左转体45°，此体位肝脏因重力向左下移位，有利于从右腋中线至腋后线间各肋间隙进行探查，重点观察肝右叶病变；便于观察肝门部的管道结构（门静脉、胆管和肝动脉）及肝右叶膈面或肝肺交界处的病变。

（3）右侧卧位：利于显示肝左外叶。

（4）俯卧位：一般较少采用，仅在探查肝右后叶病变时才采用。

（5）坐位、半坐位和站立位：仅用于不能平卧的患者和用于与仰卧位比较肝脏位置的变化。

4. 扫查技术

（1）标准断面扫查法：肝脏的标准断面检查方法大致可分为经右肋间斜断扫查、经右肋弓下及剑突下纵断扫查、经剑突下横断及斜断扫查、经右肋弓下斜断扫查和经右季肋部斜断扫查（图23-1）。此外，有时尚需要经左肋弓下和左肋间斜断扫查。

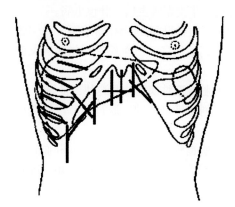

图 23-1　肝脏超声断面扫查示意图

1）右肋间斜断扫查：患者取仰卧位或左侧卧位，置探头于右肋间，自右侧第五肋间开始，自上而下逐一肋间扫查，直至肝脏影像消失为止。

2）右肋弓下及剑突下纵断扫查：患者取仰卧位，平静呼吸。置探头于剑突下偏左，从显示肝脏最左缘起，自左向右肋弓下移动，对肝脏作连续纵断扫查。该扫查方法能实现肝脏的全面纵向扫查，有效减少肝脏超声检查中的盲区。

3）剑突下横断和斜断扫查：患者取仰卧位。探头横置或略斜置于剑突下，声束先与腹壁垂直，再逐渐指向膈顶区，本法用于观察肝左叶及膈顶区。

4）右肋弓下斜断扫查：患者多取仰卧位。探头斜置于右肋缘下与肋弓平行，声束指向右后上方施行扇形扫查，能充分观察肝右叶、膈顶区以及肝门部结构。

5）右季肋部斜断扫查：探头置于患者右肋弓处，扫查平面与右肋弓接近垂直，声束向右上方倾斜，可较好地显示肝门部结构。

（2）观察内容

1）观察肝脏形态、大小和包膜：超声检查可直观显示肝脏形态、大小和包膜的情况。肝脏形态的病理改变十分常见，表现为肝脏一个叶、一个段或整个肝脏肿大、缩小、包膜变钝，结合肝实质回声改变对提示病变具有重要价值。

2）观察肝脏内有无局限性异常回声：确认肝内存在局灶性异常回声时应在两个相互垂直的断面观察病灶是否均能显示，并且要在不同增益条件下反复比较病灶内部回声、边缘回声、后方回声等变化，以获得尽可能详尽的诊断信息。当发现某一区域存在肿块时不应忽视对其他区域肝组织的扫查，以防漏诊。

3）观察肝脏实质回声的强度和均匀性：肝脏实质回声的强弱程度和分布可反映肝脏质地和组织结构是否均匀，对病情判断有重要参考价值。

4）观察肝内管道系统走向、内径及内部回声的改变：注意肝内管道系统是否扩张、狭窄或绕行；血管腔内有无血栓或癌栓。这些变化能为诊断肝脏病变提供重要信息。

5）观察肝脏周围及邻近脏器：除了观察肝脏本身之外，还要了解肝脏周围的情况，尤其是当发现肝脏异常时，应常规观察胆囊、胰腺、右肾、脾脏、膈肌和腹腔等部位是否存在肿大、转移性病灶和积液等异常表现。

6）观察肝脏血流情况：①彩色多普勒显像（CDFI），对肝脏疾病的诊断具有重要价值，观察彩色血流信号的有无、强弱、方向、有无侧支循环形成等。必要时测定血流参数（如血流速度和阻力指数）。②彩色多普勒能量图（color Doppler energy image，CDE image），显示血流信号的灵敏度高于CDFI，主要用于低速血流的检测，观察肿瘤血管、肝内血流灌注情况、有无局部缺血区及"充血过度"。

在用彩色多普勒显像和能量多普勒显像观察血流时，先清晰显示感兴趣区二维图像，然后启动CDFI或CDE按钮，同时应减少探头侧动并嘱患者屏气，以减少或避免闪烁伪像对图像的干扰。

（3）肝脏超声测量及正常值

1）肝右叶最大斜径的测量：患者取仰卧位，将探头置于右肋缘下，声束指向肝右叶膈顶部显示第二肝门，以肝右静脉和肝中静脉汇入下腔静脉的右肋缘下肝脏斜切面为标准测量切面。测量肝脏前下缘与后上缘间的最大垂直距离。正常参考值：正常成年人10～14cm。

2）肝右叶前后径：患者取仰卧位，第五或第六肋间肝脏右叶的最大切面为标准测量切面。测量点分别置于肝右叶前、后缘之肝包膜处，测量其最大垂直距离。正常参考值：正常成年人8～10cm。

3）肝左叶厚度和长度径线：在剑突下略偏左清晰显示肝左叶和腹主动脉的纵断面图像。冻结图像后，测量肝左叶顶部至下缘间最大距离即为肝左叶长径，再测量肝表面至腹主动脉前肝后缘的最大垂直距离即为肝左叶厚径。正常参考值：肝左叶厚径≤6cm，肝左叶长径≤9cm。

4）肝右锁骨中线肋缘下长度：将探头长轴置于右锁骨中线肋缘下，声束垂直于腹壁，嘱患者平静呼吸，冻结图像。平静呼吸时，超声于肋缘下探测不到肝脏；肝大时，右肋缘下可探及肝脏回声，此时测量肝下极至肋缘的垂直距离，即为肝右锁骨中线肋缘下长度。

5）门静脉及胆总管的宽度：以右肋缘下第一肝门纵断面为标准测量切面，胆总管要求尽量显示其全长至胰头后方。门静脉测量要求在距第一肝门1～2cm处测量其宽径，胆总管测量要求在其全长之最宽处测量。正常参考值：门静脉主干宽度（内径）1.0～1.2cm，胆总管宽度（内径）0.4～0.6cm。

第四节　胆道系统超声检查技术

一、适　应　证

1. 胆道结石症　判断胆囊、肝管和胆总管有无结石及其部位、大小和数目。

2. 胆道系统炎症　急性和慢性胆囊炎、胆管炎、硬化性胆管炎及并发。

3. 胆道系统肿瘤　了解胆囊、胆管有无肿瘤及其部位、大小、侵犯范围以及有无转移等。

4. 胆囊增生性病变　胆固醇沉着症、胆囊小隆起性病变（如息肉、腺瘤）、胆囊腺肌症等。

5. 先天性胆道系统异常　胆管的先天性异常，如先天性胆总管/肝内胆管囊状扩张症、先天性胆道闭锁、狭窄等、胆囊形态、大小、位置的变异。

6. 胆囊及胆管其他病变　胆道蛔虫、胆囊出血、扭转、胆道积气、胆汁异常等。

7. 黄疸的鉴别诊断　判断梗阻性或非梗阻性黄疸，寻找梗阻性黄疸的部位及病因。

8. 胆道系统介入性超声　超声导向经皮穿刺造影、引流、溶石和胆道系统术中超声检查。

9. 胆道系统功能的判断　脂餐试验。

二、检　查　技　术

1. 检查前准备　为了保证胆囊及胆道内有足够的胆汁充盈，并减轻胃肠内容物和气体对声束的干扰，患者在检查前需禁食8小时以上。一般在检查前一天晚餐后禁食，当日早晨空腹检查，并禁止使用影响胆囊收缩的药物。一般认为在超声检查前两天内应避免进行胃肠道钡剂造影和胆系造影检查。如果需要观察胆囊收缩功能和胆管通畅程度，应准备好脂餐。急诊患者不受以上条件的限制，应及时进行检查。

2. 检查仪器　同肝脏超声检查。

3. 受检者体位

（1）仰卧位：为常规检查体位。检查时患者平静呼吸，腹部放松，两手平放或置于头部，暴露上腹部。

（2）左侧卧位：患者向左侧卧45°角，该体位配合深吸气动作使肝脏和胆囊向下移动，避免肋软骨影响胆囊的显示，同时可减少胃肠气干扰，能使胆总管从门脉右前方旋转至门脉正前方，从而提高肝外胆管的显示率，有利于发现胆囊颈部结石以及追踪肝外胆管中下段病变。

（3）右侧卧位：饮水后观察肝外胆管中下段较有用，但操作不便。

（4）胸膝卧位：主要用于观察胆囊的异常回声是否有移动性，以利于结石与息肉或肿瘤的鉴别。

（5）半坐位或站立位：此时肝与胆囊轻度下移，观察胆囊结石移动或胆囊底部病变较方便。

4. 扫查技术

（1）基本扫查切面

1）右上腹腹直肌外缘纵断面扫查：探头置于腹直肌外缘，下端略向左倾斜，可显示胆囊的纵断面图像与肝门的结构（图23-2）。

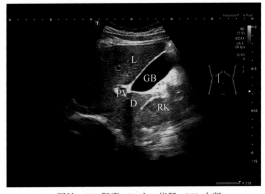

L.肝脏；GB.胆囊；D.十二指肠；RK.右肾
图23-2　胆囊：右上腹腹直肌外缘纵断面

2）右肋缘下斜断面扫查（与肝脏右肋缘下斜断面相同）：为常用断面，探头置于右肋缘下，并与右肋缘平行或呈一定角度，可显示门静脉左右支矢状部及伴行肝左右管，调整角度可观察胆囊的侧壁和颈部，以及测量胆囊的左右径（图23-3）。若胆囊位置较高，往往不易被探及，可嘱受检者深吸气时探查。

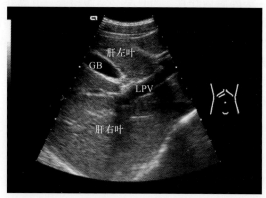

GB. 胆囊；LPV. 门静脉左支
图 23-3　胆囊：右肋缘下斜断面

3）右肋间斜切面（图 23-4）：一般在 6～9 肋间作斜断扫查，可获得右肝、胆囊，以及与门脉右支伴行的右肝管直到肝总管的纵断图像。尤其适用于胆囊和肝门部结构在肋缘下扫查显示不满意者，对胆囊颈部显示也较好。

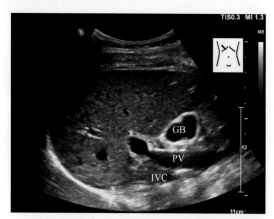

GB. 胆囊；PV. 门静脉；IVC. 下腔静脉
图 23-4　胆囊：右肋间斜切面

4）右上腹斜 - 纵切面：由于胆总管上段的走行是向左下斜行的，下段又与脊柱平行或略向右折曲，故在探查时应先作右上腹斜断扫查显示胆总管上段，转而向下滑行作纵断扫查，追寻胆总管的下段（图 23-5）。

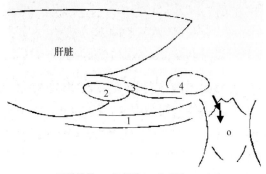

1. 下腔静脉；2. 门静脉；3. 胆总管；4. 胰腺
图 23-5　胆总管超声扫查方法

5）剑突下横断面扫查：主要用于显示与门静脉左支伴行的左肝管。门静脉左支通常为"工"字形结构，作为查找左肝管的重要标志。超声引导作经皮经肝穿刺胆道造影，多采用此途径。

6）上腹部横断扫查：沿胰腺纵轴切面，以显示胰头背外侧胆总管的横切面，同时还可以获得胰头、胰体以及胰管的图像。

（2）扫查方法

1）胆囊扫查：检查一般在患者平静呼吸时进行，显示清楚胆囊的最大长轴后，缓慢侧动探头观察长轴断面，以此切面为基准，作胆囊的纵切面和横断面扫查，可显示胆囊内部结构及周围组织关系。为了使胆囊壁都能在探头的最佳分辨方位显示，必须变换探头位置反复扫查。当发现病变后，设法使其处于最清楚的扫查面，嘱患者屏气，停止胸腹运动后，仔细观察，如有需要，可冻结后回放观察。如果需要，可让患者深吸气后缓慢呼气时进行检查。正常成人胆囊测值：长径≤7cm、前后径≤4cm、胆囊壁厚度≤4mm。

2）胆管扫查：正常肝内胆管比较纤细，超声探查相对困难。由于胆管走行与门静脉关系密切，对胆管的检查通常需要先确定粗大而具有特征的相应门静脉段，然后再根据胆管与门静脉的相对位置仔细扫查，便可显示伴行的胆管。超声检查不易发现胆囊管与肝总管的汇合处，因此不能严格区分肝总管与胆总管，统称为肝外胆管。检查肝外胆管时，常需要探头适当加压，这样一方面可排开气体，另一方面，可以缩短肝外胆管与探头的距离，使图像更为清晰。在不丢失胆管影像的情况下，小心移动探头，追踪胆管。在肝外胆管中下段显示不清时，可嘱患者饮水 500ml，取右侧卧位，待水充盈胃窦部和十二指肠后，再自上而下追踪胆管，可能获得满意声像图。正常成人肝外胆管测值：肝外胆管内径 4～7mm，超过 8mm 可提示轻度扩张，≥9mm 有临床诊断意义。

3）彩色多普勒检测：在清晰显示感兴趣区的图像之后，启动 CDFI 按钮。CDFI 在胆道疾病的检查中具有重要价值：一是能够迅速确定门静脉走行，鉴别管道回声是血管抑或扩张的胆管；二是观察胆道系统肿瘤（尤其是胆囊肿瘤）的血供状况，以区别其良、恶性。

第五节　胰腺超声检查技术

一、适应证

1.胰腺炎症　急性及慢性胰腺炎、胰腺脓肿。

2. 胰腺真性、假性囊肿。

3. 胰腺良、恶性肿瘤 良性肿瘤如胰岛细胞瘤及胰腺囊腺瘤等；恶性肿瘤如胰腺癌、胰腺囊腺癌、胰岛细胞瘤及转移性胰腺肿瘤等。

4. 胰管结石。

5. 先天性胰腺异常 如环状胰腺、右位胰腺等。

二、检查技术

1. 检查前准备 患者一般应空腹 8 小时以上，如胃内仍有较多的气体，胰腺显示不满意时，可饮水 500～800ml，以充满液体的胃作为透声窗，便于显示胰腺。

2. 检查仪器 检查仪器、探头频率的选择与肝脏超声检查相同。

3. 受检者体位

（1）仰卧位：为常规检查的体位。探测时，患者平静呼吸，充分暴露上腹部，双手自然放于身体的两侧。

（2）侧卧位：当胃内或横结肠内气体较多，胰体及胰尾显示不清时，可采用左侧卧位，使气体向胃幽门或十二指肠移动，以利于看清胰体及胰尾。同样，当胰头显示不清时，可采用右侧卧位，使气体向胃底移动。

（3）半卧位、坐位或直立位：此体位可使肝脏下移，推开横结肠和胃，以肝左叶为透声窗，便于显示胰腺。

（4）俯卧位：仅作为辅助体位用于扫查胰尾病变。

4. 扫查技术与数据测量

（1）基本扫查切面

1）胰腺长轴切面（上腹横断面扫查）：在相当于第 1～2 腰椎水平或脐上 5～10cm 的范围内作横断面扫查，可以显示胰腺长轴切面图。扫查头低而尾高的斜形胰腺时，探头左端应向左上适当倾斜（与水平线成 15°～30° 夹角），沿胰腺长轴扫查可获得整个胰腺的长轴切面图。在此切面上可显示的结构由后向前依次为：脊柱、腹主动脉和下腔静脉、左肾静脉、肠系膜上动脉、脾静脉（图 23-6）。

2）胰腺短轴切面（上腹纵断面扫查）：先后在上腹部沿下腔静脉、肠系膜上静脉和腹主动脉作连续纵断扫查，可分别显示胰头、胰颈和胰体的短轴断面图像。沿脊柱左侧作纵断扫查，饮水后更利于显示部分胰尾。

3）胰尾的扫查切面：由于胰尾位置不固定，变异较大，并受胃肠道气体的干扰，经前腹壁显示胰尾较困难。通常还可采用下列方法显示胰尾。

仰卧位：沿腹主动脉纵断扫查时，使声束方向

由胰体部再向左侧胰尾部倾斜，以胰体作为透声窗而显示胰尾。另外，于左肋部作冠状断面扫查，经脾脏、左肾显示胰尾。

右侧卧位：沿左侧第 8～10 肋间扫查，可经脾脏显示胰尾。

俯卧位：经左肾纵断扫查也可显示胰尾。

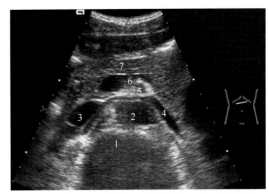

1.脊柱；2.腹主动脉；3.下腔静脉；4.左肾静脉；5.肠系膜上动脉；6.脾静脉；7.胰腺

图 23-6 胰腺长轴切面

（2）观察内容

1）观察胰腺的位置、大小、形态、边缘、内部实质回声以及胰管的内径、回声情况。若发现胰腺肿块，应观察并记录肿块的位置、大小、边缘、内部及其后方回声等。

2）观察胰腺与周围脏器、血管的关系，有无受压、移位及浸润，胰腺周围淋巴结有无肿大。急性胰腺炎时，除全面观察胰腺外，还应细致观察小网膜囊、左肾旁间隙、胰周间隙和腹腔有无积液；观察有无麻痹性肠梗阻引起的肠管扩张。

3）观察胆囊和肝内外胆管有无结石、扩张和梗阻，作为是否为胆源性胰腺炎的参考。

4）彩色多普勒检查：胰腺周围血管丰富，有下腔静脉、腹主动脉、肠系膜上动脉、肠系膜上静脉和门静脉、脾静脉等，如果胰腺发生病变，尤其是肿瘤时，就会使上述血管发生受压变形、弯曲、狭窄、移位等改变。CDFI 可观察血管走行、管径、血流方向，测定血流参数，不仅有助于胰腺疾病的诊断，还有助于胰管、胆管与血管的鉴别；并帮助了解肿瘤的血供情况及有无胰腺假性动脉瘤形成。

（3）数据测量

1）胰腺的测量：超声测量胰腺大小主要以前后径（厚度）为主，可在显示脾静脉的胰腺长轴断面图上测量胰腺前后径，以胰腺各部分前后边缘切线之间的垂直距离（厚度）为准（切线测量法）。根据测量部位，分别在下腔静脉前方、腹主动脉前方和脊柱左侧缘测量胰腺头、体及尾部的厚径。测量胰腺的上下径应在胰腺短轴断面上进行，测量部位同上。

2）主胰管的测量：在胰腺的长轴切面上，主胰管一般位于胰体实质的中央，声像图显示为两条平行的线状稍强回声，这两条平行线间的距离即为主胰管内径。

第六节　脾脏超声检查技术

一、适应证

1. 脾脏先天性异常　无脾综合征、多脾综合征、副脾、脾脏分叶畸形、游走脾、脾下垂、脾转位等。

2. 脾脏大小异常　脾大、萎缩。

3. 脾脏感染性病变　脾结核、脾脓肿、血吸虫病、脾包虫病。

4. 脾脏良、恶性肿瘤　如血管瘤、原发性和转移性肿瘤。

5. 脾脏囊性病变　真性囊肿、假性囊肿、淋巴囊肿、表皮样囊肿、多囊脾。

6. 脾血管病变　脾动脉瘤、脾梗死、脾静脉阻塞综合征。

7. 脾脏外伤。

8. 自体脾移植术后观察。

二、检查技术

1. 检查前准备　一般无须特别准备。为免脾脏过多地向后上方移，不宜在饱餐后进行检查。

2. 检查仪器　检查仪器、探头频率的选择与肝脏超声检查相同。

3. 受检者体位

（1）右侧卧位：为常规采用的体位。嘱患者右侧卧位45°～90°，左手上举至头部以增加肋间隙宽度，便于经肋间行脾脏长轴扫查。此体位的脾脏因重力作用可稍向前下方移位，便于更大范围地观察脾内结构和脾门情况，将探头置于左腋前线至腋后线间的相应肋间逐一进行探查。

（2）仰卧位：此亦较常用的体位，尤其适于脾脏厚度的测量。将探头置于左腋中线至腋后线的相应肋间进行探查，探头方向应尽量偏向腹侧偏向正中线。此体位缺点是超声扫查脾脏的范围较小，操作不够方便。

（3）俯卧位：不常用。常在脾脏较小、右侧卧位或仰卧位显示不满意或找不到脾脏图像时应用，或者鉴别诊断脾区肿块时采用。

多种探查体位的联合应用，有利于对脾脏病变的判断与分析。

4. 检查技术与数据测量

（1）基本扫查切面

1）脾脏肋间斜断面（脾脏长轴切面）：探头置于左侧8～11肋间扫查，通过肋间斜切不受肋骨干扰，可获得清晰的脾脏长轴切面图像。于腋前线与腋后线之间进行扫查，寻找脾脏长轴切面，正常脾脏的长轴几乎与第10肋骨平行。

2）脾脏冠状断面：此断面以脾和左肾为主要解剖学标志。被检者取仰卧位，将探头放置在腋后线，使探头扫描平面朝脊柱作冠状断面扫查，以显示脾脏和左肾。脾脏冠状断面可同时显示脾的上下端，因而可用于脾的长径测量。

3）脾脏前倾冠状断面：为使超声探测脾脏的厚径接近于离体标本的实际厚度而不至于产生较大偏差，必须获得标准的前倾冠状断面图。方法是：在脾脏冠状断面的基础上，将探头声平面逐渐向腹侧倾斜，直至清晰地显示脾门部血管，脾脏前倾冠状断面是准确测量脾脏厚径的参考平面（图23-7）。

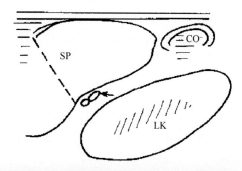

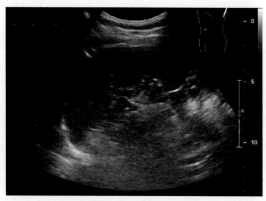

SP. 脾脏；CO. 结肠；LK. 左肾

图23-7　脾脏前倾冠状切面示意图及超声图像

虚线为脾脏厚度，线条图箭头所指为脾静脉

4）脾脏横断面：一般仅用于右侧卧位，将探头置于左侧肋弓下方，以探测脾大时在肋缘下的厚度与宽度。

（2）观察内容

1）首先观察脾脏数目、位置和形态，以排除先天性异常引起的疾病。

2）观察脾脏大小、边缘及内部回声。了解脾脏是否肿大，是弥漫性肿大还是局限性肿大。如脾脏偏小，应注意有无萎缩。

3）观察脾脏内有无占位性病变，如有，则应进一步观察病变的位置、范围、形态、大小、数目、内部回声以及与周围脏器的关系。进一步结合临床分析病变的性质，并提出可能病因。

4）彩色多普勒检查：CDFI对于脾脏某些血管病变如脾梗死的诊断有重要价值。应仔细观察脾脏血管及其周围分支的变化。尤其是在脾静脉扩张时，应跟踪观察到门静脉，并观察周围血管的变化，判断是门脉高压还是脾静脉阻塞引起。进一步了解阻塞的部位及原因。

5）观察周围脏器有无病变及与脾脏的关系。

（3）数据测量

1）径线测量：脾脏径线测量包括长径、厚径和宽径。长径测量应尽可能显示脾的上下两端，取上端最高点至下端最低点之间的距离；厚径测量时应注意清晰显示脾被膜和脾门部；宽径为垂直于长径的最宽距离。其中，厚径测量为最简单且实用的测量指标。长径和宽径测量与实际解剖学测量的差别较大，但仍不失为判断脾脏大小的参考指标，以长径测量相对常用。

2）面积测量：利用超声仪器的电子测量装置，在冻结图像上进行脾脏纵断轮廓的描绘，直接读数。

3）体积测量：自1982年以来文献中屡有脾脏体积超声估测的报告，或采用脾脏体积指数，即：长径×宽径×厚径并乘以常数0.8，或采用连续截面积测定并累加计算。尽管此法能够在一定程度上反映脾脏大小，但方法比较烦琐，精确程度也较差，迄今未被广泛采用。

第七节　胃肠道超声检查技术

一、适应证

1. 胃肠良恶性肿瘤　良性肿瘤包括平滑肌瘤、胃腺瘤、血管瘤等；恶性肿瘤包括食管下端和贲门癌、胃癌、胃恶性淋巴瘤、胃平滑肌肉瘤、胃转移癌、肠癌等。

2. 胃壁及黏膜病变　胃黏膜巨大肥厚症、胃黏膜脱垂、胃溃疡、胃肠炎性病变等。

3. 胃肠异物　胃石症、蛔虫症、其他异物。

4. 胃肠其他病变　急性胃肠穿孔、急性胃扩张、幽门梗阻、贲门失弛症、肠梗阻、肠套叠、急性阑尾炎、阑尾周围脓肿、肛门闭锁、肠管狭窄、巨结肠等。

5. 介入性超声　超声引导下穿刺细胞学检查与活检，内镜超声检查。

二、检查技术

1. 检查前准备

（1）检查前一天晚餐后禁食，成人禁食8～12h，小儿5h以上。

（2）为避免气体和钡剂对检查的干扰，胃肠超声检查应在X线钡剂检查和纤维内镜检查之前或3天之后进行。

（3）检查肠道要在检查前一天服用缓泻剂，或者在检查前30min口服20%甘露醇250ml，并饮200～300ml白开水使肠道充盈液体。检查结肠应排空大便，必要时可作保留灌肠。检查乙状结肠和直肠应充盈膀胱。

2. 检查仪器　检查仪器、探头频率的选择与检查肝脏相同。

3. 受检者体位

（1）仰卧位

（2）侧卧位：饮水后左侧卧位有利于胃底的显像，右侧卧位有利于胃窦及幽门部的显像。

（3）坐位或站立位：有利于胃体、胃大弯及幽门部的显示。

4. 检查方法

（1）经腹壁扫查法

1）胃部超声检查方法：根据需要采取适当体位，置探头于前腹壁在体表直接扫查。成人饮水或服用对比剂400～600ml，使胃腔充盈后，对胃的各部作全方位扫查，具体扫查部位应包括贲门、胃底、胃体、胃角、胃窦及幽门部。具体扫查方法包括：

A. 上腹连续横断扫查法　将探头置于剑突下，由贲门部开始，自上而下作连续水平横断扫查，可观察贲门、胃底、胃体及胃窦部。

B. 胃体、幽门管长轴扫查法　探头置于上腹部，探头上端略向左倾斜对胃进行扫查，此断面可获取胃的长轴图像，特别适宜观察胃的前后壁层次及胃蠕动情况。置探头于脐上偏右，探头上端向右倾斜扫查，可获得幽门管长轴图像及十二指肠球部的声像图（图23-8）。

C. 胃短轴扫查法　将探头与胃的长轴垂直，从贲门部向幽门部移动作放射状横断扫查，可得到较为完整的胃短轴断面图像，本法易于观察胃壁的层次及病变，也可以观察沿胃大、小弯有无淋巴结转移（图23-8）。

总之，对胃的超声检查应采取综合、全面地扫查方式。在扫查过程中应注意胃的形态、位置是否正常，胃黏膜是否光滑、有无连续中断，胃壁蠕动是否正常，有无局限性增厚或肿块回声；注意食管下端和贲门黏膜回声是否偏离中心、壁是否增厚，食管下端管腔有无扩张（贲门失弛症）；注意幽门管开合是否正常及幽门黏膜回声有无偏离中心。发现可疑病灶，应了解病灶的大小、形态、位置及其侵犯的范围与深度。疑似胃癌时，应扫查肝脏、腹膜后等部位有无转移及淋巴结肿大。

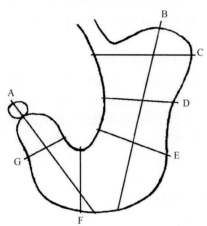

A. 幽门管长轴扫查；B. 胃体长轴扫查；C～G. 胃短轴扫查

图 23-8　胃短轴与长轴扫查示意图

2）肠道超声检查方法：首先作粗略扫查，了解有无异常回声。如发现异常而不能确定其来源与性质时，可采取以下方法：

A. 口服甘露醇法　本法适用于对小肠的检查。服用甘露醇后 30～60min 即可见小肠充满液体回声，气体回声可明显减少。一般在 30min 后开始检查，若发现异常，应注意肠管腔有无狭窄，肠壁有无增厚及肿块回声，并注意观察病变大小及侵犯的部位与范围；根据肠蠕动情况观察有无肠粘连等现象。

B. 灌肠法　由于结肠内含粪便和气体较多，较小的病变一般很难被发现，向结肠内灌入液体可以改善结肠和直肠的超声显像效果，一般用 15℃ 左右的温开水或生理盐水 1000～1500ml 作保留灌肠。具体方法是采用双腔肛管，先向气囊内注入液体或气体约 20ml 后夹闭通气管，以防肛管脱出，然后经肛管缓慢注入 15℃ 左右的温水或生理盐水 1000～1500ml，一般待液体达盲肠区即可进行检查。

结肠超声检查要有一定规律，扫查要沿结肠的解剖部位进行，顺序一般是：回盲部→升结肠→结肠肝曲→横结肠→结肠脾曲→降结肠→乙状结肠→直肠。扫查断面应以纵断面、横断面相结合，作连续断面扫查。扫查中应注意结肠壁的厚度、有无肿块回声及其形态、大小与侵犯范围；注意肠腔有无狭窄或异常扩张。

C. 膀胱充盈法　如病变位于直肠部位者，应待膀胱充盈后再行检查。置探头于耻骨上区，声束指向后下方，作纵断和横断扫查，先显示出膀胱、前列腺、精囊或子宫、阴道图像，在其后方显示直肠的长轴与短轴图像。

（2）腔内扫查法（intraluminal ultrasonography）

1）超声内镜（ultrasonic endoscope）：EUS 由内镜系统和超声系统两部分组成。内镜为斜视镜，其顶端是频率为 7.5～20MHz 的高频探头。探头扫描有机械扫查和电子扫查两种，扫查方式分为凸阵型、放射型和线阵型，其中以放射型机械扫查较为实用。检查时随内镜将超声探头送入胃肠腔内进行扫查，EUS 可检查经体表超声扫查无法显示的结构和病变，如病变的基底部、内部和表面的细微结构均可清晰显示，有利于判断病变（包括良、恶性）的性质。EUS 中还有一种细径超声探头（mini-probe），探头可通过普通内镜的活检孔送入消化道甚至胆管和胰管内，故又称管内超声（intra-ultrasonography，IDUS），其频率较EUS 更高（15～30MHz），分辨力更好，可显示EUS 不能显示的微小病变。

2）经直肠超声检查（transrectal ultrasonography，TRUS）：TRS 是指在普通超声仪器上连接经直肠扫查的探头，在直肠内进行超声检查的方法。探头的频率为 7.5MHz，探头扫描有机械扫查和电子扫查，扫查方式分为凸阵型、放射型和线阵型。探头外形细长，直径 1.5～2.0cm。检查时采用左侧卧位，身体微曲，下肢弯曲放松，在探头的前端涂抹适量耦合剂，套上避孕套，插入直肠进行扫查，TRS 可观察直肠壁及其周围结构的病变。

第八节　腹壁、腹腔、腹膜及腹膜后超声检查技术

一、适　应　证

1. 腹壁病变　腹壁不适、疼痛、触及结节或肿块者。

2. 腹腔、腹膜及腹膜后病变　腹痛、腹部膨隆、临床疑有腹水、淋巴结肿大或肿块者。

二、检　查　技　术

1. 检查前准备

（1）腹壁：无须特殊准备。

（2）腹腔、腹膜及腹膜后：患者空腹、排便，必要时饮水或清洁灌肠。探查盆腔时须充盈膀胱。

2. 检查仪器　检查腹壁一般选用频率5~10MHz的高频线阵探头。检查腹腔、腹膜后仪器、探头频率的选择与检查肝脏相同，也可根据病变特点选择高频线阵探头。

3. 受检者体位　患者体位视情况选仰卧位、侧卧位及俯卧位。

4. 扫查技术

（1）腹壁：注意腹壁回声的连续性是否完整，有无局部增厚或肿块回声，根据病变位置、大小行纵断面及横断面等多方位扫查，应左、右对比探查，病变部位重点观察，观察病变大小、形态、回声、边缘及血流信号等情况。如有肿块，可通过改变体位及呼吸运动等方法，鉴别其是否与腹内脏器有关。

（2）腹腔

1）定位探查：对临床已发现的靶目标进行重点探查，观察肿块大小、形态、回声特点及其与周围脏器、血管的关系。

2）扇形扫查：以探头为中心，做上下、左右方向上的摆动扫查，以观察肿块全貌。

3）十字交叉扫查：将探头由横向转至纵向的连续性扫查，有助于鉴别真假性肿块及建立肿块的立体观。

4）加压探查：观察回声有无变化，可鉴别囊实性肿块及真假性肿块。

5）对比探查：发现可疑病变，置探头于腹部两侧作对称性扫查。

6）可通过改变体位及呼吸运动观察肿块的活动度及其与腹壁的关系。

（3）腹膜后

1）纵断扫查：以腹主动脉及下腔静脉的纵断面，左右侧动探头，观察病变的大致方位、解剖关系及声像图特点。

2）横断扫查：行中腹部的横切面扫查，上起膈肌，下至腹主动脉至髂动脉的分支处。

3）注意腹主动脉及其主要分支的走行，了解其弧度及距离有无改变。

4）可适当加压探头，也可用另一只手配合按压探头周围部分，排除肠气干扰。

第九节　泌尿系统、肾上腺超声检查技术

一、适　应　证

1. 肾脏　包括肾区疼痛、血尿、肾脏肿瘤、肾积水、肾脏先天性异常（如游走肾、多囊肾）、肾衰竭、肾血管疾病（如左肾静脉受压、肾动脉狭窄）、肾创伤、移植肾及其并发症。

2. 输尿管　包括输尿管结石、输尿管肿瘤、输尿管积水和输尿管先天性异常（如输尿管囊肿、输尿管狭窄、重复输尿管）等。

3. 膀胱　包括膀胱结石、膀胱肿瘤、膀胱炎、膀胱憩室、膀胱内异物和创伤等。

4. 前列腺、精囊　包括前列腺增生、前列腺炎、前列腺结石、前列腺肿瘤、精囊炎、精囊肿瘤、囊肿等。

5. 肾上腺　包括肾上腺良、恶性肿瘤，囊肿，增生等。

二、检查技术

1. 检查前准备　检查肾上腺、肾血管和肿瘤有无转移时，需空腹探查。检查输尿管、膀胱和前列腺，需适度充盈膀胱。经直肠检查膀胱、前列腺、精囊时，膀胱内可有少量尿液。

2. 检查仪器　与检查肝脏相同。检查前列腺、精囊时可使用经直肠探头。

3. 受检者体位　检查肾脏、肾上腺和输尿管采用俯卧位、侧卧位和仰卧位。检查膀胱、前列腺与精囊采用仰卧位。经直肠超声检查采用左侧卧位，根据需要可采用截石位、仰卧位或膝胸卧位。

4. 扫查方法

（1）肾脏

1）侧腰部冠状面扫查：仰卧或侧卧位，手举至头侧，可嘱受检者深吸气屏气，探头置于侧腰部，声束指向内侧向前倾斜，分别以肝或脾作为透声窗扫查。扫查时探头上端应稍向后倾斜，下端稍向前倾斜，可获得肾脏长轴切面图像（图23-9A）。此切面须清晰显示肾脏的上下极，排除马蹄肾等畸形，显示肾门，观察肾包膜、皮髓质、肾盂、肾盏和肾血管等细微结构，以及肾与周围组织脏器的关系，并运用彩色及频谱多普勒模式测量血流参数。

2）上腹部纵、横、斜断面扫查：仰卧位，可嘱受检者深吸气，使肾脏下移。在两侧肋缘作纵切扫查可得到双肾长轴，旋转探头90°获得短轴声像图，并连续上下移动扫查。上腹部正中横断面扫查可显示双肾动脉起始段图像和左肾静脉的长轴图像。斜断面扫查主要在两侧腋前线肋间通过肝、脾透声窗进行，可作为其他扫查断面的补充（图23-9B）。

3）背部纵、横断面扫查：探头置于背部脊柱旁，与脊柱成一小的锐角，探头上端稍向内，下端稍向外斜，使探头方向与肾长轴平行，可获得肾脏纵断面图像，然后将探头旋转90°作横断面扫查，可获得肾脏的短轴图像（图23-9C）。

（2）输尿管 输尿管在无扩张的情况下，超声一般难以显示；如有扩张用以下方法探查。

1）冠状面扫查：取仰卧位或侧卧位，探头置于身体两侧，声束向内侧，探查到肾盂后沿输尿管走行向下追寻扫查，侧动探头可显示肾盂输尿管移行部及输尿管。

2）俯卧位纵断面扫查：先探查到积水的肾盂，然后将探头外移2～3cm，声束指向肾门，可显示扩张的输尿管直到髂嵴。

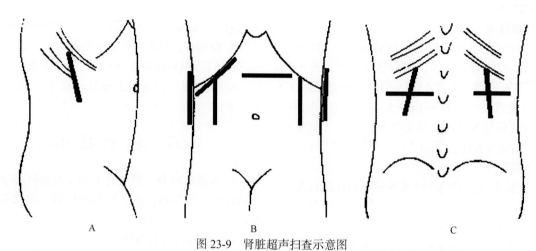

图 23-9　肾脏超声扫查示意图
A.侧卧位冠状面扫查示意图；B.仰卧位冠状面、纵断面、横断面和斜断面扫查示意图；C.俯卧位纵断面与横断面扫查示意图

3）下腹部扫查：先探查到髂动、静脉长轴，其前方可显示输尿管的斜断面，然后调整探头方向，与输尿管的长轴平行以显示输尿管，并向下追踪扫查至下段。

4）经膀胱扫查：在耻骨上作横向或斜向探查，在膀胱后壁两侧（膀胱三角区）显示输尿管下段。

（3）膀胱

1）经腹壁扫查：在耻骨联合上，作纵、横向连续扫查，观察膀胱的充盈度，壁的厚度是否均匀，黏膜是否光滑，有无隆起性病变，腔内有无异常回声。

2）经直肠扫查：可用于观察膀胱壁的厚度、有无肿块及其大小、形态、侵犯的深度、范围，图像比经腹壁扫查更为清晰。

（4）前列腺、精囊

1）经腹壁扫查：探头置于耻骨上，先显示膀胱，声束指向后下，作横向、纵向及斜向扫查，可显示前列腺。探查精囊腺时，先在横切面上显示前列腺，再将切面略上移，可显示双侧精囊位于膀胱后壁的后方。

2）经直肠扫查：由于采用高频探头，其对前列腺大小、轮廓及内部回声的显示，图像比经腹壁扫查更为清晰。

3）经会阴部扫查：在会阴部加压扫查，作纵断面、冠状断面和斜切面扫查，可作为经腹壁扫查的辅助检查途径。

（5）肾上腺

1）肋间斜断面扫查：探头以腋前线为中点，沿两侧7～9肋间作平行斜向扫查，以肝或脾脏作为透声窗探查肾脏上极肾上腺区域。

2）冠状面扫查：探头置于两侧腋中线和腋后线做冠状面扫查，声束指向内侧，分别显示肝-肾断面和脾-肾断面，于两肾上极处探查肾上腺区域，此为探查肾上腺的最佳切面。

3）纵断面与横断面扫查：于背部肾区作纵向及横向扫查，显示两侧肾上极，肾上腺位于肾上极的前方内侧。在上腹部横断面上，肾上极内侧靠近下腔静脉和腹主动脉分别可显示肾上腺，但显示率很低。

检查肾上腺时应使用各个切面结合扫查。少数人两侧肾上腺区被肺部气体遮挡，应采取深吸气或呼气，尽量使肾上腺下移或肺上移进行探查。

5. 数据测量

（1）肾脏：在肾脏的最大纵断面或冠状断面测量长度，在横断面上测量宽度和厚度，亦可在纵断面上测量厚度。

（2）膀胱：主要用于容量和残余尿量的测量。膀胱残余尿量为排尿后未能排尽而存留在膀胱内的尿量，应在排尿后立即测定。目前常用经腹超声测定法常用公式如下：

$$V \approx \frac{1}{2} d_1 \cdot d_2 \cdot d_3 \qquad (23-1)$$

式中，V代表容量（下同），d_1、d_2、d_3分别代表膀胱上下径、左右径和前后径。

（3）前列腺

1）经腹壁探查：纵断面取前列腺底部（尿道内口处）与前列腺尖部的连线测量长径（上下径）；与之相垂直测量其厚径（前后径）；横断面上取最大径测量横径。

2）经直肠探查：纵断面取膀胱颈"后唇"与前列腺尖部间的连线测量长径，与之相垂直测量其厚径。

第十节　妇科超声检查技术

一、适　应　证

1. 生殖道先天性发育异常

（1）先天性处女膜阴道发育异常：如处女膜闭锁、阴道下段闭锁、阴道纵隔等。

（2）子宫发育异常：先天性无子宫、始基子宫、幼稚子宫以及各种类型的子宫畸形（纵隔、残角、单角、双角、双子宫）等。

2. 子宫疾病

（1）子宫良、恶性肿瘤：子宫肌瘤、内膜癌、肉瘤、宫颈癌等。

（2）子宫腺肌症。

（3）宫腔内病变：子宫内膜息肉、子宫内膜增殖症、宫腔内钙化、宫腔内积液等。

（4）子宫颈病变：宫颈肥大、宫颈腺体囊肿、宫颈息肉等。

3. 卵巢疾病

（1）卵巢非赘生性囊肿：卵泡囊肿、黄体囊肿、黄素囊肿、多囊卵巢等。

（2）卵巢赘生性肿瘤：浆液性囊腺瘤及囊腺癌、黏液性囊腺瘤及囊腺癌、畸胎瘤、转移癌、卵巢内膜样囊肿等。

4. 输卵管疾病

（1）输卵管积水、积脓。

（2）输卵管肿瘤。

（3）输卵管阻塞：不孕症、人工授精前、各种输卵管术后、下腹部手术时患者的输卵管通畅性评估。

5. 盆腔占位性病变的诊断。

6. 了解宫内节育器（intrauterine device，IUD）位置、形态等情况。

7. 卵泡生长监测、宫颈长度监测。

8. 盆底功能障碍性疾病患者的盆底观察。

9. 手术或介入治疗的术中监测，术前、术后盆腔结构评估，分娩后或流产后阴道出血、疼痛、感染等。

二、检查技术

妇科超声检查的检查方式包括：经腹部超声检查（transabdominal ultrasonography）、经阴道超声检查（transvaginal ultrasonography）、经直肠超声检查（transrectal ultrasonography）和经会阴超声检查（transperineal ultrasonography）。技术方法包括：灰阶超声、多普勒超声、三维超声、实时三维超声、超声造影（ultrasound contrast）、介入超声。

1. 检查前的准备

（1）经腹超声检查：检查前应适度充盈膀胱，以能清晰显示子宫底为标准。无尿急需检查者，可通过导尿管向膀胱内注入 300～500ml 生理盐水后检查。

（2）经阴道超声检查：检查前排空膀胱，或留少量小便，便于更好显示子宫及附件。此方法不适用于无性生活史者。

（3）经直肠超声检查：检查前排空大便。

（4）经会阴超声检查：无须特殊准备。

（5）子宫输卵管超声造影（hysterosalpingo-contrast sonography，HyCoSy）：是经腔道超声造影的一种，对于经常规超声检查无法清晰显示宫腔及输卵管病变、对碘剂过敏、需评估输卵管通畅性的患者，建议进行该检查。

1）检查时机选择：受检者月经干净 3～7 天后，且检查前 3 天禁止性生活，月经周期较长者可适当推迟，周期短者可测量基础体温安排在排卵前，习惯性流产者在基础体温上升的第 3 天。

2）受检者筛选：①无全身性或心肺血管等重大器官疾病；②对超声对比剂不过敏；③检查前完善常规妇科检查、白带悬液检查、阴道净度检查：无生殖道急、慢性炎症，无重度宫颈糜烂，阴道分泌物较少，颈管清洁度 I 度，宫颈或宫腔内无恶性病变，盆腔无活动性结核等；④经腹超声造影需充盈膀胱，经阴道超声造影检查需排空膀胱，一般采用后者；⑤签署知情同意书。

3）超声医生准备：①检查告知；②置管前予受检查者 10min 阿托品 0.5mg 肌内注射，预防宫角肌肉痉挛；③对比剂配制。超声对比剂种类较多，HyCoSy 多用微泡型对比剂，仅宫腔造影可用生理盐水。以注射用六氟化硫微泡为例，先将对比剂配制成微泡混悬液备用，然后注射前抽取 2.5～5ml 混悬液，与生理盐水混合配制成 20～40ml，现配现用。

（6）经周围静脉超声造影：在常规超声检查的基础上，可提供如占位性病变的物理性质（囊性、实性）、血供特点、体积大小及浸润范围等信息，可对难以明确诊断的妇科病变、子宫肌瘤介入治疗后的疗效评价进行辅助诊断。患者检查前准备同相对应的常规超声检查。检查前进行检查告知并签署知情同意书，有全身性或心肺血管重大疾病及对比剂过敏的患者禁用。

（7）妇科超声介入性诊治：一般安排在非月经期，巧克力囊肿硬化治疗则最好安排在月经干净后一周内；患者需完善包括但不限于血常规、凝血功能、乙肝、丙肝、艾滋、梅毒等检测；服用抗凝药物的需停药至少1周；射频消融患者术前需禁食8小时；子宫肌瘤高强度聚焦超声治疗按照手术室局麻手术准备；患者了解操作流程及并发症后签署知情同意书。

2. 检查仪器 常规使用彩色多普勒超声诊断仪，根据检查方式及需要的检查技术选择超声探头：经腹、经会阴超声检查宜选用凸阵探头，探头频率为3.5～5MHz，腹部三维容积探头4～7MHz；经阴道和经直肠超声检查用腔内探头，探头频率一般为7～9MHz。超声造影：超声诊断仪需具备低机械指数超声造影特异性成像技术。

3. 受检者体位 检查方式不同体位不同：

（1）经腹壁超声检查：仰卧位，伸展下肢。

（2）经阴道、会阴超声检查：仰卧位，取膀胱截石位，必要时垫高臀部。

（3）经直肠超声检查：取左侧屈膝卧位，或先取左侧屈膝卧位、将直肠探头置入直肠，然后取膀胱截石位。

4. 扫查技术及观察内容

（1）经腹超声检查：在耻骨联合上方，尽量以充盈的膀胱为声窗，滑动探头，对盆腔内脏器做纵、横、斜连续顺次扫查（图23-10），先确定有无子宫及附件，然后获取子宫纵、横断面。探查右侧附件区，可将探头置于左侧适当加压向右侧观察；反之，置于右侧适当加压向左侧观察左侧附件区。

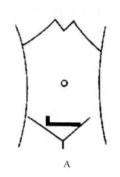 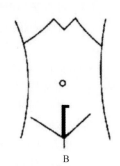 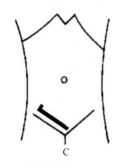 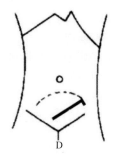

图23-10 经腹部超声扫查示意图
A. 下腹横向扫查；B. 下腹纵向扫查；C. 下腹斜向扫查；D. 下腹扇形扫查

正常情况下，充盈膀胱呈无回声区，其后方见子宫壁呈等回声均匀分布，宫腔线和宫颈线显示清晰。探查过程中，需观察子宫的位置、形态、大小、宫壁回声分布，子宫外形轮廓是否清晰、规整、有无变形，以及宫颈与宫体的大小比例、连续关系；观察子宫内膜的位置、厚度、形态、回声特征，宫腔内有无异常回声，有无节育环及其位置；成年妇女的卵巢大小随月经周期而变化，超声可观察卵泡的生理变化过程、监测卵泡的发育；输卵管一般不易显示，当出现积液或输卵管积水、积脓、内有占位性病变时可显示；此外，经腹扫查还应观察膀胱及尿道后方的阴道气线、周边的低回声阴道壁等。

若扫查过程中发现盆腔有肿块，则进一步观察肿块的形态、大小、边界、内部回声、后方回声等，诊断与鉴别诊断肿块的来源和性质，以及盆腔有无积液等。在感兴趣的二维图像上叠加彩色多普勒，可显示子宫动、静脉和卵巢动脉，对于异常回声区，可显示其内部及周边血流信号分布情况，用脉冲多普勒进行取样，可观察频谱多普勒的波形，计算血流参数。

（2）经阴道超声检查：在腔内探头上涂适量耦合剂，套上完好无菌的避孕套，使两者充分黏合，再在避孕套表面涂适量无菌耦合剂，嘱受检者放松、平静呼吸，将探头缓慢、轻柔地置入阴道，在进入阴道的同时，注意观察阴道的通畅性、阴道内及阴道壁有无占位性病变等，推动探头使其紧贴子宫颈表面，随后，通过前、后、左、右、转动等手法移动操作杆，获得满意的子宫及附件声像图（图23-11），观察内容同经腹超声检查。必要时可用探头轻轻推挤宫颈和阴道穹窿部，或用左手轻轻按压受检者下腹部，以便能清楚显示盆腔病灶、病灶活动度及其与周围组织的粘连情况等。

（3）经直肠超声检查：探头准备同TVS，此法可使子宫后壁病灶的边界和内部回声显示得更清晰，但显像效果次于TVS，部分探头只能获得矢状面图像，扫查的角度和深度有限，临床较少采用。

（4）经会阴超声检查：探头准备同经腹超声检查，检查时探头表面涂以适量耦合剂，表面套消毒安全套后，再在表面涂上适量耦合剂，充分黏合，置于会阴部扫查，扫查时注意观察外阴部及阴道下段病变，声窗较好的患者可观察至宫颈及以上水平。

（5）子宫输卵管超声造影：患者臀部垫一次性垫巾，取膀胱截石位，常规消毒外阴及阴道，铺无菌巾。

首先进行宫腔置管：用窥阴器扩张阴道，暴露子宫颈外口，用1‰新洁尔灭（或其他消毒剂）消毒宫颈及穹隆部，用宫颈钳固定子宫前唇，在超声监视下将专用的输卵管造影导管或12号Foley双腔导管经宫颈口缓缓送入宫腔，气囊内注入1.5～2ml生理盐水，将导管固定于宫颈内口上方。另外，若需要观察剖宫产瘢痕处的病变，可将水囊下移至宫颈管。

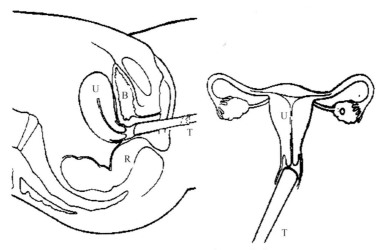

B.膀胱；U.子宫；R.直肠；T.探头
图23-11　经阴道超声扫查示意图

然后调节仪器：置入探头，调节水囊大小至占宫腔容积的1/3～1/2，常规扫查明确子宫角及双侧卵巢的空间位置，调节探头二维扇角至最大或感兴趣区位于三维容积框内，激活2D造影模式，降低二维增益至盆壁、子宫浆膜层或膀胱壁等背景回声接近消失。

随后经导管缓慢匀速推入对比剂，每侧5～10ml。当一侧输卵管伞端溢出对比剂时应迅速转至对侧输卵管观察，以免对比剂充满盆腔而影响对侧的观察，分别追踪扫查对比剂"宫腔-卵管间质部-输卵管伞部"的流动轨迹，于子宫腔显影相观察宫腔形态有无畸形、充盈缺损，于输卵管显影相观察输卵管是否通畅、有无狭窄或膨大、走行有无异常等，于盆腔弥散相观察卵巢周围对比剂包绕是否完整、盆腔内对比剂弥散范围及是否均匀，另外需观察子宫肌层和宫旁静脉丛有无逆流等。若推入时有明显阻力或明显疼痛，无法耐受，应当停止检查。

最后完整记录对比剂压力大小、注入次数及剂量、有无反流及疼痛等信息，并在检查时进行完整图像的存储，以便操作完成后对图像进行处理分析。检查完成后患者留观20min，常规口服抗生素2～3天，禁止性生活1～2周。

5. 数据测量

（1）子宫大小测量：在子宫纵切面上从宫底至宫颈内口的距离为宫体长度，从宫颈内口至宫颈外口的距离为宫颈长度，两者相加为子宫的全长；在此切面上测量子宫前后径，即为与子宫长径垂直的最大径线（图23-12A）；在子宫横切面上测量子宫横径，此切面能清晰显示两侧子宫角且子宫断面呈椭圆形，在两侧宫角下缘测最大径线（图23-12B）。

（2）子宫内膜测量：在子宫体长径、前后径测量的同一切面测量子宫内膜厚度，为前后两层内膜的厚度，若宫腔内有积液，则分别测量前、后壁内膜的厚度。

（3）卵巢大小测量：在卵巢的纵横断面上测量其最大长径、横径和前后径。

（4）子宫动脉血流参数测定：主干位于宫颈两旁，在该处测量血流参数，如动脉阻力指数（RI）、搏动指数（PI）、S/D比值等。

（5）卵巢血流参数测定：有卵泡发育的卵巢在此周期内血流参数不同，在清晰的二维图像上叠加彩色，将频谱取样容积置于感兴趣的血流信号上，观察波形，测量频谱参数。

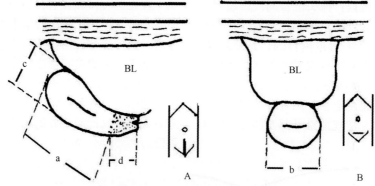

a.子宫长径；b.子宫横径；c.子宫前后径；d.子宫颈长径；BL.膀胱

图 23-12　子宫径线超声测量示意图

A.子宫纵切面示意图；B.子宫横切面示意图

第十一节　产科超声检查技术

一、适　应　证

1. 正常妊娠

（1）早期妊娠（0～12 周）：明确是否为宫内妊娠，观测胎动及胎心搏动，确定胚胎数目及孕龄，判断多胎妊娠的绒毛膜性及羊膜性。

（2）孕 11～13^{+6} 周：确定孕龄、测量胎儿颈后透明层厚度（nuchal translucency，NT），判断多胎妊娠的绒毛膜性及羊膜性。

（3）中晚期妊娠（13 周及以后）：观测胎儿生长指标，评估胎儿生长发育，推算孕龄、胎儿体重，判断胎方位、胎盘位置、胎盘成熟度，观测脐带、羊水（amniotic fluid，AF）。

2. 异常妊娠

（1）早期妊娠

1）流产与死胎。

2）异位妊娠（宫外孕）：输卵管妊娠、卵巢妊娠、腹腔妊娠、阔韧带妊娠、宫颈妊娠、子宫残角妊娠等。

3）妊娠滋养层细胞疾病：葡萄胎、黄素囊肿。

4）妊娠合并子宫肌瘤、子宫畸形、卵巢肿瘤、盆腔肿瘤等。

5）超声监视下人工流产清宫术：特别在人工流产后经阴道彩色多普勒检查若发现宫腔内有血流信号显示，则需再次清宫。

（2）中晚期妊娠

1）胎儿畸形：无脑儿、脑膨出、开放性脊柱裂、胸腹壁缺损内脏外翻、单腔心、致死性骨骼发育不全必须检出，此外，常见异常还包括：脑积水、脊柱裂、唇裂、颈项透明层增厚、其他心血管系统畸形、膈疝、脐膨出、食管闭锁、十二指肠闭锁、肠

梗阻、肾缺如、肾积水、异位肾、多囊肾、尿道闭锁、四肢畸形、胸腔及腹水等。

2）胎儿缺氧及宫内生长迟缓：二维超声观测胎儿各项生长指标，彩色多普勒显示脐动脉、大脑中动脉、降主动脉、肾动脉、脐静脉、下腔静脉等血流频谱及血流参数进行综合诊断。

3）双胎妊娠异常：可观察双胎之一是否消失、双胎是否畸形、单绒毛膜囊、双胎输血综合征、双胎宫内生长迟缓、联体双胎等。

4）胎盘、脐带及羊水异常：前置胎盘、胎盘早剥、植入性胎盘、胎盘肿瘤、脐带绕颈、单脐动脉、羊水过多和羊水过少等。

5）介入超声（超声引导下经皮穿刺）：抽取羊水、胎盘绒毛和胎儿脐带血用于检测胎儿染色体异常、减胎术、胎儿疾病和宫外孕的介入性治疗。

二、检　查　技　术

1. 检查前的准备

（1）早孕至 13^{+6} 周

1）经腹超声检查：适当充盈膀胱。无尿急需检查者，可通过导尿管注入 300～500ml 生理盐水。

2）经阴道超声检查：检查前排空小便；或留少量小便作为参照。

（2）中晚孕：受检者一般无需特殊准备。观察前置胎盘、妊娠合并子宫盆腔肿瘤、宫颈功能不全时，需适量充盈膀胱。

2. 检查仪器　与妇科检查相同。

3. 受检者体位

（1）经腹超声检查：仰卧位，充分暴露下腹部，必要时可采取侧卧位。

（2）经阴道、经会阴部超声检查：仰卧位，取膀胱截石位。

4. 扫查技术及观察内容

（1）经腹超声检查：力求全面仔细，用时较短。扫查手法包括编织（顺序连续平行切面法）、立体扇形切面法、十字交叉法等。主要观察胎儿生长发育情况、结构异常、胎儿附属物等。

1）早期妊娠时，在子宫纵切面和横切面观察子宫形态、大小、宫壁及宫腔内回声，观察妊娠囊（gestational sac，GS）的位置、数目、形态、大小、卵黄囊、羊膜囊、胚芽的有无、胎动、原始心管搏动，测量胎芽长度/胎儿头臀长度（crown-rump length，CRL）。正常妊娠时，孕5～6周时可发现妊娠囊（经阴道最早孕4周时可见），5～10周可见卵黄囊（12周后逐渐消失），孕6～7周开始发现胎芽，孕6周末可见胎心跳动，节律约120～180次/分；若妊娠囊形态不规则，多次检测其内均未发现卵黄囊，考虑为假孕囊；若宫腔内未发现妊娠囊，则扩大扫查范围，寻找妊娠囊，观察有无附件区包块、腹盆腔积液等，判断有无异位妊娠、流产、死胎。

2）中晚期妊娠时，探查范围从宫底至耻骨联合、从左侧至对侧腹部。首先将探头置于耻骨联合上方扫查，判断胎位，即依次明确胎产式、胎先露、胎方位，并扩大扫查范围排除胎盘早剥、胎膜早破、脐带脱垂等产科急症。

胎产式是指胎体纵轴与母体纵轴的关系，胎先露是指最先进入骨盆的胎儿部分，胎方位是指胎儿先露部分的指示点与母体骨盆的关系。实际探查过程中先明确胎先露，可以是头、臀、肩、复合先露。然后寻找脊柱，沿胎儿脊柱纵行追踪其全长并观察其行程，判断胎产式：胎头在下、胎心在上为头位，反之为臀位；胎心与胎头在同一水平面为横位。胎方位可以根据胎儿丘脑的声像图判断胎方位，如：丘脑在脑中线的两侧，为低回声，共同构成扑克牌中的"红心"样结构，其尖端所指为胎头枕部。

然后，观测胎儿生长指标，判断胎儿生长发育是否异常，尤其是多胎妊娠时。一般情况下测量指标有：双顶径（biparietal diameter，BPD）、头围（head circumference，HC）、腹围（abdominal circumference，AC）、股骨长度（femur length，FL）。

接着，按照头部、颜面、颈部及脊柱、胸部、腹部、四肢的顺序依次扫查：找到胎头，显示胎头形状、颅内结构，测量有关径线；向下延续胎儿颈部、脊柱，了解脊柱从胎头至骶尾部各段走行排列；然后观察胸、腹部脏器，了解胎儿胸、腹部发育，观察胸、腹壁的完整性和内脏结构有无异常等，再探查胎儿肢体，了解四肢发育情况；并对其附属物进行全面扫查，定位胎盘、判断胎盘成熟度、观测胎盘厚度，测定羊水深度等，图像条件允许时也可观察脐带插入部位、走行、螺旋、其内血管数目等；若因体位不佳或肢体遮挡等原因无法按序扫查，可适当改变扫查顺序，但必须扫查全面。

检查过程中应联合多普勒超声技术，显示动静脉血流信号，测定大脑中动脉、脐动脉、胎心等血流参数，以获取反映胎儿贫血（fetal anemia）、双胎输血综合征（twin-twin transfusion syndrome）、宫内发育迟缓（intrauterine growth retardation，IUGR）和胎儿先天性心脏病等异常资料。最后，需注意探查孕妇的腹部和盆腔，排除子宫肿瘤、盆腔包块和盆腔积液，避免漏诊。目前，中、晚孕超声检查被分为5类（表23-1）。

表 23-1 中、晚孕期超声检查的分类

分类	时间	检查内容
Ⅰ级产前超声检查	中晚孕	测量胎儿生长经线、观察胎盘、羊水
Ⅱ级产前超声检查	16～24周	Ⅰ级+6种严重畸形（无脑儿、脑膨出、开放性脊柱裂、胸腹壁缺损内脏外翻、单腔心、致死性骨骼发育）
Ⅲ级产前超声检查（系统筛查）	20～24周	Ⅱ级+按胎儿各个系统检查相应的结构
Ⅳ级产前超声检查（超声诊断）	中晚孕	针对孕妇及胎儿的高危因素，或Ⅰ、Ⅱ、Ⅲ级超声发现或怀疑的异常，进行有目的的详细检查，如胎儿心脏超声检查
单项产前超声检查	中晚孕	针对某个特定的项目或某个结构进行的检查，多适用于急诊或床边超声检查，如仅观察胎方位、胎心搏动、胎盘位置、羊水量等

3）胎儿心脏超声检查：胎儿先天性心脏病是最常见的先天畸形，胎儿心脏超声检查也越来越普及。这部分包括筛查（Ⅰ级～Ⅱ级）和检查（Ⅲ级）（表23-2）。检查时探头选择应在保证穿透力的情况下频率尽量高。

表 23-2　胎儿心脏超声检查分级

分级	检查时间及内容
Ⅰ级胎儿心脏筛查	在常规超声检查（Ⅱ级产前超声检查）时进行的心脏筛查，单腔心是必须筛出的畸形，建议筛查四腔心切面
Ⅱ级胎儿心脏筛查	在系统产前超声检查（Ⅲ级产前超声检查）时进行，筛查 5 个切面：上腹部横切面、四腔心切面、左室流出道切面、右室流出到切面、三血管气管切面。排除严重心脏畸形
Ⅲ级胎儿心脏检查	属于Ⅳ级产前超声检查，对于有高危因素的孕妇和（或）胎儿，或Ⅰ、Ⅱ、Ⅲ级超声发现或怀疑心脏及大血管异常的，进行胎心的详细检查，包括结构和血流、心率和节律以及心功能的评估

结合我国国情，Ⅰ、Ⅱ级筛查建议在孕 20～24 周完成，对于有高危因素的孕妇和（或）胎儿，或Ⅰ、Ⅱ、Ⅲ级超声发现或怀疑心脏及大血管异常的推荐进行Ⅲ级检查，先明确胎儿数目、胎方位及胎儿左、右侧，测量胎儿大小（获得胎儿实际大小及实际孕周），再按照节段分析法进行检查，依次判别心尖位置、内脏位置、心房位置、静脉心房连接、心室襻、心房心室连接、主动脉和肺动脉位置以及二者与心室的连接关系。同时还要结合 M 型、彩色多普勒、频谱及连续多普勒、组织多普勒成像（tissue Doppler imaging，TDI）以及时间空间关联成像（spatio-temporal image correlation，STIC）、高分辨力血流显像（high definition flow，HD-FLOW）、斑点追踪等技术，提高诊断效能。

（2）经阴道超声检查：手法同妇科超声检查，一般用于早期妊娠诊断，观察内容同经腹超声检查，在早期发现妊娠囊方面具有优势。

（3）经会阴部超声检查：仅作为辅助检查手段，用于中晚期妊娠测量宫颈长度，诊断宫颈功能不全和前置胎盘分型，手法同妇科超声检查。

（4）三维超声：三维超声成像目前是二维超声成像法的有用辅助诊断方法。实时三维可显示胎儿的动态三维解剖结构，包括正常和异常的面部、肢体、胸腹部、脊柱、中枢神经系统和心血管结构。嘱孕妇平卧不动，屏住呼吸，固定探头位置，在胎儿静止且无呼吸运动时，采集图像，然后进行在机或脱机后处理。尽量探查全貌，重点突出，缩短检查时间，提高显像效果。

（5）孕龄估计、胎儿生长发育评定方法及依据

1）依据妊娠囊：GS ≤2cm，孕龄约 6 周前；GS 约占宫腔的 1/2，孕龄约 8 周；GS 占满整个宫腔，孕龄约 10 周；GS 消失时，约 12 周。

或采用公式：

$$孕龄（周）=GS\ 最大径线（cm）+3 \quad (23-2)$$

或采用 Hellman 法：

$$孕龄（周）=\frac{GS\ 平均内径(cm)+2.543}{0.7} \quad (23-3)$$

$$GS\ 平均内径（cm）=\frac{纵径+横径+前后径}{3} \quad (23-4)$$

2）依据头臀长径：能显示清晰的胎头回声前，采用 CRL 估计孕龄最为可靠。采用公式：

$$孕龄（周）=CRL（cm）+6.5 \quad (23-5)$$

或采用 Nelson 法：

$$孕龄（天）=51.008+0.6CRL（mm） \quad (23-6)$$

3）依据 BPD：妊娠 16～32 周（W）时，采用 BPD 估计孕龄最可靠。采用 Hobbins 法：

$$BPD（cm）=0.272× 孕龄（W）+0.951 \quad (23-7)$$

4）依据 HC：当 BPD 不适宜估计孕龄时，采用 HC，尤其在最后 6 周。

5）依据 AC：腹围的大小直接反映了胎儿内脏器官的发育和营养状况，是估计孕龄的重要指标之一，通常在 15 周～42 周时采用。

6）依据 FL：反映胎儿四肢生长情况。其主要优点是显示容易、测量方便。

7）孕龄综合估算（composite age estimate，CAE）：当胎儿正常发育，胎盘良好时，可通过测量某一指标估计孕龄，但任一指标均无法提供最佳信息，特别是发现胎儿某一局部有病理改变时，应多指标综合考虑。最常用的参数为 BPD、HC、AC、FL。CAE 即将测量的参数所得的孕周相加除以参数个数判定胎龄，并在已知胎儿孕龄的基础上，将现测胎儿各项值与正常参数逐一对比，从而了解其生长发育情况。

$$CAE=\frac{BPD+HC+AC+FL}{4} \quad (23-8)$$

5. 常规数据测量　产科超声检查有许多标准切面，其目的是减小测量数据的误差，帮助准确评估孕周，增加测量的可重复性。

1）子宫及卵巢大小测量：（见本章第十节）。

2）妊娠囊：妊娠 4 周左右经阴道超声检查在宫腔中上部可见妊娠囊，最宜测量时间为孕 5～7 周。膀胱适度充盈状态下，测量妊娠囊三条径线（纵径、横径和前后径），为妊娠囊内壁间距离，判断妊娠囊形状以及妊娠囊距宫底的距离。

3）头臀长径：合适的测量时间为孕 6～12 周。采用胎儿正中矢状切面，放大图像使胎儿占屏幕的大部分，测量胎儿的头部顶点至臀部的最低点的距离，不包括卵黄囊和肢体。

4）双顶径：合适的测量时间为孕 12～28 周，

采用丘脑水平横切面（声束角度与大脑镰垂直，颅骨呈椭圆形，颅骨板厚度小于3mm，大脑镰居中，左右大脑半球对称，大脑镰前上1/3处显示透明隔腔，中部显示两侧丘脑，丘脑中间为宽1～2mm的裂隙样第三脑室，后方为侧脑室后角，侧脑室内见脉络丛），从近端颅骨板的外侧缘测量至对侧颅骨的内侧缘（图23-13）。

5）枕额径（occipitofrontal diameter，OFD）：测量平面同双顶径，为胎头枕额间的距离，从颅骨板的外侧缘测量至对侧颅骨的外侧缘（图23-13）。

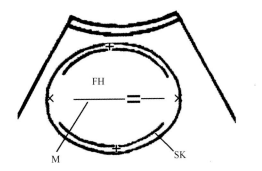

FH.胎头；M.脑中线；SK.颅骨；+～+＝双顶径；×～×＝枕额径

图23-13　双顶径、枕额径测量示意图

6）头围：测量平面同双顶径，可用超声仪器附带的椭圆测量功能或用轨迹球勾画功能沿颅骨外缘勾画，或采用以下公式计算：

$$HC=（BPD+OFD）×1.57 \qquad （23-9）$$

7）侧脑室比率：当疑有脑积水时，需测量侧脑室比率。在丘脑水平横切面的基础上向上平移探头，取侧脑室体部横切面，在此切面测量侧脑室外侧壁至脑中线的距离及该侧颅骨内缘至脑中线的距离，计算二者的比率。

8）腹围：取胎儿上腹部横切面，正常胎儿应同时显示胃泡、脐静脉及脊柱横切面，另外还可以观察到肝脏位于右侧腹、脾脏位于左侧腹、主动脉位于脊柱左前方，下腔静脉位于脊柱右前方。测量时包括皮肤及皮下脂肪厚度，沿腹壁外缘勾画。

9）股骨长：在股骨纵断面上测量。显示整个股骨干，测量时不包括股骨头与骨骺。

10）羊水：羊水最大平面深度：测量时羊水区无胎体、脐带等结构存在。羊水指数（amniotic fluid index，AFI）：以母体脐部为中心将羊膜腔分为左上、左下、右上和右下四个象限，测量每一象限羊水最大平面深度，然后将测值相加即得AFI。注意测量时声束应与水平面垂直，而非与孕妇的腹壁垂直。

11）多普勒血流参数：用CDFI或HD-FLOW显示血流，再用PW测量血流参数，若超过PW量程，再用CW测量，注意角度矫正不超过60°。常用测量指标有动脉收缩期最大血流（V_{max}）速度、舒张期血流速度（V_{min}）、平均血流速度（V_{mean}）、阻力指数（RI）、搏动指数（PI）和收缩期/舒张期流速比（S/D比值）等。

思　考　题

1. 简述胸壁与胸腔超声检查的适应证与检查方法。

2. 简述肺部与纵隔超声检查的适应证与检查方法。

3. 肝脏的标准超声扫查断面有哪些？

4. 胆道超声检查适应证有哪些？

5. 胰腺超声检查的适应证有哪些？

6. 超声如何测量胰腺的厚度？

7. 胃肠超声检查前要做哪些准备？

8. 胃肠超声检查的方法有哪些？

9. 腹腔的扫查方法有哪些？

10. 腹壁超声检查内容有哪些？

11. 进行肾穿刺活检时，为什么多选取右肾下极无肾窦部位？

12. 经阴道超声检查与经腹超声检查相比有哪些优点和缺点？

13. 胎儿心脏超声检查中"一条主线、两个连接、三个节段、四个判别"分别指什么？

14. 若多次检测宫腔内均未见妊娠囊，或宫腔不规则囊性包块内均未发现卵黄囊，应该考虑什么可能，如何做？

（谢明星　王　静）

第二十四章 浅表器官及血管超声检查技术

本章共九节。第一至第七节介绍新生儿颅脑和脊髓、眼、涎腺、甲状腺和甲状旁腺、乳腺、浅表淋巴结、阴囊的超声检查适应证和检查技术。第八至第九节介绍外周血管及肌骨神经系统的超声检查适应证和检查技术。

This chapter comprised nine parts.The first to the seventh part introduced the ultrasound indications and techniques of Neonatal brain and spinal cord，eye，salivary gland，thyroid gland，parathyroid gland，galactophore，superficial popliteal lymph nodes and scrotum.The eighth to the ninth part introduced ultrasound examination indications and techniques of peripheral vessels，musculoskeletal system and peripheral nervous system.

第一节 新生儿颅脑和脊髓

一、适 应 证

1. 新生儿缺血缺氧性脑病。

2. 颅内出血 室管膜下出血、脑室内出血、脑实质出血、小脑出血、硬膜下腔出血、蛛网膜下腔出血等。

3. 颅内感染。

4. 脑积水。

5. 先天性脑发育异常 蛛网膜囊肿、Dandy-Walker综合征、先天性胼胝体发育不全（缺如）等。

6. 先天性神经管闭合不全 颅裂与闭合性脊柱裂。

二、检查技术

（一）检查前准备

患儿安静状态，需注意保暖。

（二）检查仪器

彩色多普勒超声仪选用扇形、相控阵或小凸阵探头，探头频率5~7.5MHz，新生儿和早产儿宜选用频率较高的探头，月龄较大的婴幼儿宜选用频率较低的探头，部分患儿可选用3~3.5MHz的探头。

（三）受检者体位

颅脑超声检查时，患儿一般取仰卧位。脊髓超声检查时，患儿一般取俯卧位，抱枕，抬头。

（四）扫查技术

1. 颅脑 包括经前囟、后囟和颞囟扫查。经前囟、后囟进行冠状和矢状切面扫查，观察脑中线结构、脑室及脑实质。经颞囟扫查主要用于对侧硬膜下积液的观察、侧脑室内径与大脑半球直径的比例以及检测大脑中动脉的血流动力学情况。

2. 脊髓 自骶骨和下腰椎向头侧连续扫查，检查时纵、横切面相结合，观察有无椎体异常、脊膜膨出、脊髓脂肪瘤、脊髓裂、脊髓栓系等。

第二节 眼部超声检查技术

一、适 应 证

（一）眼球疾病

1. 角膜和结膜疾病 角膜皮样瘤和皮样囊肿、结膜皮脂瘤、结膜黑色素瘤等。

2. 巩膜疾病 巩膜炎、巩膜葡萄肿。

3. 葡萄膜疾病 葡萄膜炎、脉络膜脱离、脉络膜血管瘤、脉络膜黑色素瘤等。

4. 视网膜疾病 视网膜脱离、视网膜母细胞瘤、早产儿视网膜病变（晶状体后纤维增生）等。

5. 玻璃体疾病 玻璃体后脱离、玻璃体积血、玻璃体星状变性、永存原始玻璃体增生症、永存玻璃体动脉等。

6. 晶状体疾病 白内障、晶状体异位、人工晶状体。

7. 眼创伤 前房积血、眼球内异物、眼球内出血、眼球壁裂伤等。

（二）眼眶与视路疾病

1. 眼眶炎症 眼眶蜂窝织炎、眼眶脓肿形成、眼眶炎性假瘤等。

2. 眼眶占位病变 眼眶囊肿、眼眶横纹肌肉瘤、眼眶淋巴瘤、眼眶血管瘤等。

3. 泪腺疾病 泪腺炎、泪腺混合瘤、泪腺腺样囊腺癌等。

4. 眼睑疾病 眼睑血管瘤、皮样囊肿和表皮样囊肿、血肿。

5. 视神经疾病 视盘水肿、视盘玻璃疣、视盘血管瘤等。

二、检查技术

（一）检查前准备

无须特殊准备，小儿不合作者可适当使用镇静剂。

（二）检查仪器

1. 彩色多普勒超声仪　常规检查一般配备 10～12MHz 探头。

2. 超声生物显微镜　探头频率 20～50MHz。

（三）受检者体位

患者一般取仰卧位，特殊情况下可采用坐位探查。

（四）扫查技术

1. 眼睑法　将耦合剂置于眼睑上，探头在眼睑上进行检查，检查时患者轻闭眼睑，作横切、纵切扫查。

2. 动态检查　主要包括运动及后运动试验、血管征等。探测球内异常回声时，探头固定不动，嘱患者转动眼球，观察眼内异常回声有无移动或漂移现象，若有移动及漂流现象，即为运动试验阳性；然后停止转动，若停止后仍有移动或漂移现象即为后运动试验阳性。

3. 低头法　嘱患者先取坐位检测，然后取头低位（10s 左右）再观察，主要用于眶内静脉曲张和眶血管瘤的检查。

4. 眶内血管的检查　探头作眼球横切扫查，显示视神经，在球后 15～25mm 处视神经两侧寻找类"S"形的粗大血管，即眼动脉。在球后 2～5mm 处视神经内寻找红蓝相间的血流信号即并行的视网膜中央动、静脉，在球后 5～8mm 处视神经两侧寻找单一颜色的条带样血流信号即睫状后短动脉。

5. 数据测量

（1）眼轴长（23.0～24.0mm）：角膜前表面中心至视神经颞侧缘眼球后壁的外侧缘。

（2）角膜厚度（0.5～1.0mm）：角膜中心表面至角膜内侧面中心与前房交界处。

（3）前房深度（2.0～3.0mm）：角膜内侧面中心至晶体前囊表面。

（4）晶体厚度（3.5～5.5mm）：晶体前囊中央表面至晶体后囊内侧面的垂直距离。

（5）玻璃体长度（16.0～17.0mm）：晶体后囊内侧面起至球壁内侧视神经颞侧缘。

（6）球壁厚度（2.0～2.2mm）：视神经颞侧缘的球壁内侧面至外侧面表面的厚度。

第三节　涎腺超声检查技术

一、适应证

1. 涎腺炎性疾病　急性腮腺炎、慢性腮腺炎、涎石病等。

2. 涎腺良性肿块　涎腺囊肿、混合瘤、腺淋巴瘤、血管瘤等。

3. 涎腺恶性肿瘤　黏液表皮样癌、腺样囊性癌、恶性混合瘤、恶性淋巴瘤等。

二、检查技术

（一）检查前准备

一般无须特殊准备；检查腮腺时，若鬓角毛发过多可剃除。

（二）检查仪器

彩色多普勒超声诊断仪，配备 10MHz 以上频率的线阵高频探头。

（三）受检者体位

腮腺检查时，患者取仰卧位，头转向健侧。颌下腺和舌下腺检查时，患者向后伸展颈部，必要时垫高肩部。

（四）扫查技术

检查腮腺、颌下腺及舌下腺分别在耳垂前后及下方、两侧颌骨下方及颌下正中探查。检查时置探头于涎腺区作连续滑行扫查，对腮腺从上到下横切扫查，从左到右纵切扫查，对颌下腺和舌下腺需纵横斜切扫查。观察腺体的形态、内部回声的强弱及均匀度，有无结节回声，对涎腺内异常回声要描述其部位、大小或范围、形态、边界、内部回声等，观察结节内有无血流及血流分布情况，同时注意扫查周围淋巴结。扫查时应注意腺体导管有无扩张。

第四节　甲状腺和甲状旁腺超声检查技术

一、适应证

1. 甲状腺疾病　甲状腺先天发育异常、单纯性甲状腺肿、结节性甲状腺肿、甲状腺腺瘤、亚急性甲状腺炎、桥本甲状腺炎、毒性弥漫性甲状腺炎、甲状腺功能减退、甲状腺癌等。

2. 甲状旁腺疾病　甲状旁腺增生、甲状旁腺腺瘤、甲状旁腺癌等。

二、检查技术

（一）检查前准备

无须特殊准备。

（二）检查仪器

彩色多普勒超声诊断仪，配备 7.5～10MHz 频率的线阵高频探头。

（三）受检者体位

通常患者取仰卧位，嘱患者向后伸展颈部，必要时垫高肩部。若一侧甲状腺明显肿大，可采用侧卧位辅助探查。

（四）扫查技术与数据测量

在甲状软骨前方及两侧从上到下横切扫查甲状腺短轴切面（图 24-1），取最大的横切面测量甲状腺双侧叶的前后径（厚径）、左右径（宽径），再分别作双侧叶的纵切扫查，取最大长径测量上下径。在气管前方从上到下横切扫查峡部，选最厚处测量厚度。观察甲状腺的形态、内部回声的强弱及均匀度，注意有无结节回声。对甲状腺内异常回声要描述其部位、大小或范围、形态、边界、内部回声、有无钙化及钙化类型等。采用彩色多普勒观察甲状腺血流有无异常增多或减少，甲状腺异常回声内有无血流及血流分布情况。

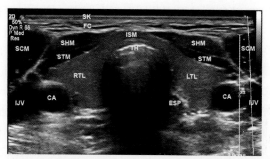

SK.皮肤；FC.颈筋膜；SHM.胸骨舌骨肌；STM.胸骨甲状肌；ISM.峡部；TH.气管；RTL.甲状腺右侧叶；LTL.甲状腺左侧叶；CA.颈总动脉；IJV.颈内静脉；ESP.食管；SCM.胸锁乳突肌

图 24-1　正常甲状腺短轴切面

对甲状腺进行横切扫查时，在甲状腺双侧叶内后方寻找甲状旁腺，对甲状腺纵切扫查时，在甲状腺双侧叶上下极的背侧寻找甲状旁腺。观察甲状旁腺的形态、内部回声的强弱及均匀度，注意有无结节回声。对甲状旁腺内异常回声要描述其部位、大小或范围、形态、边界、内部回声、有无钙化等。采用彩色多普勒观察甲状旁腺异常回声内有无血流及血流分布情况。

第五节　乳腺超声检查技术

一、适　应　证

1. 对乳腺肿痛、乳房非生理性增大、乳头溢液、乳头内陷、乳房触及肿块者进行检查。

2. 评价乳腺炎、乳腺增生和乳腺良、恶性肿瘤、乳腺假体置入术后、乳腺癌根治术后及男子乳腺增生症等。

3. 乳腺癌高危人群的乳腺筛查。

4. 超声引导细针穿刺活检及术前定位。

二、检　查　技　术

（一）检查前准备

无须特殊准备。

（二）检查仪器

与检查涎腺相同。

（三）受检者体位

常规采用仰卧位，双臂上举或呈外展位，必要时采用侧卧位。

（四）扫查技术与数据测量

乳腺分内上、内下、外上和外下四个象限和乳晕区。超声检查要依一定次序进行，每个象限依次扫查。常见扫查方式有两种，一种是辐射式扫查，即从乳晕开始向乳腺边缘滑行扫查，下次扫查要覆盖上次扫查过的区域的 1/3，以免漏查；另一种是环形扫查，即以乳晕为中心对乳腺四周由内向外作环形扫查。两种扫查方式应结合应用。必要时还应扫查腋窝，了解有无淋巴结肿大。

扫查过程中应观察正常乳腺组织回声并观察有无肿块回声、有无回声区、有无导管扩张等。如发现肿块，应注意观察肿块的形状、边缘、肿块内部回声，后方回声是否衰减，是否有钙化，肿块与周围组织的关系，周边是否有扩张的导管，同时运用彩色多普勒观察肿块的血流情况。

第六节　浅表淋巴结超声检查技术

一、适　应　证

观察颈部、腋窝、腹股沟等区域的淋巴结。可用于评价淋巴结反应性增生、淋巴结结核、淋巴瘤和恶性肿瘤淋巴结转移等。

二、检查技术

（一）检查前准备

无须特殊准备。

（二）检查仪器

与检查涎腺相同。

（三）受检者体位

通常采取仰卧位，必要时采用其他体位。

（四）扫查技术与数据测量

扫查颈部淋巴结时，可垫高患者肩部以充分暴露颈部，扫查一侧颈部时，嘱患者将头偏向对侧以利于扫查。有秩序性地将探头置于检查部位，一般用横切、移动、侧动探头扫查。扫查腋窝淋巴结时，手臂上举，充分暴露腋窝（图 24-2）。扫查腹股沟淋巴结时，嘱患者双下肢伸直、分开，双脚外展，充分暴露腹股沟区。

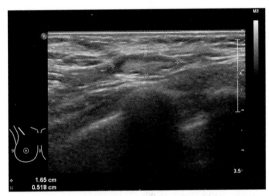

图 24-2 右侧腋窝正常淋巴结长轴切面

观察淋巴结的形态、大小、纵横比、边界、淋巴门结构、内部回声，测量淋巴结长径及短径。同时运用彩色多普勒观察淋巴结的血供模式。

第七节 阴囊超声检查技术

一、适 应 证

1. 对阴囊肿大、阴囊区疼痛、阴囊创伤、阴囊区触及肿块原因不明者进行评价。

2. 评价睾丸疾病包括睾丸炎、睾丸结核、睾丸扭转、睾丸创伤、睾丸良恶性肿瘤、睾丸囊肿、隐睾等。

3. 评价附睾疾病包括附睾炎、附睾扭转、附睾囊肿、附睾肿瘤、附睾淤积等。

4. 评价精索疾病包括精索静脉曲张、精索肿瘤等。

5. 评价鞘膜疾病包括鞘膜积液等。

二、检查技术

（一）检查前准备

无须特殊准备。

（二）检查仪器

与检查涎腺相同。

（三）受检者体位

通常取仰卧位，暴露下腹部与外阴部。疑有精索静脉曲张、隐睾、精索静脉曲张时可补充采用站立位。

（四）扫查技术与数据测量

1. 扫查技术 充分暴露外阴部，将阴茎朝上提、固定，可用纸巾将阴囊适当托起便于扫查。扫查的部位包括睾丸、附睾、阴囊、精索等；疑有隐睾患者要扫查腹股沟区，必要时扩大检查范围至腹盆腔。

（1）纵断扫查：左、右侧阴囊分别进行连续多切面纵断扫查。观察内容包括精索静脉、附睾的头、体、尾部和睾丸，必要时用手指固定睾丸进行扫查。对于触及结节的部位要仔细扫查，以判断结节的性质、来源及侵犯的范围。

（2）横断扫查：从阴囊根部开始循序滑行扫查，注意睾丸与附睾大小、形态、包膜、内部回声及有无占位性病变；观察睾丸周围有无鞘膜积液，同时应注意两侧对比。创伤患者应观察阴囊壁及纵隔厚度的变化，及其连续性是否完整和有无血肿。

（3）冠状面扫查：睾丸动脉由睾丸门进入并呈放射状分布于睾丸内，在睾丸的冠状面上，血管的走行与声束近乎平行，易于血流显示。扫查时用左手将睾丸的外侧托起向前，右手持探头置于阴囊表面（睾丸的前外侧）将声束指向睾丸门（睾丸的内侧）检测血流。

（4）CDFI：检测精索静脉、睾丸和附睾的血流宜采用低血流标尺。首先显示清晰稳定的二维图像，然后叠加彩色多普勒即可较好地显示血流。

（5）精索静脉扫查：取纵断面在阴囊根部探测，注意有无迂曲、扩张的静脉，若有，应顺着附睾向下扫查，观察其扩张的程度。同时运用 CDFI 和频谱多普勒，结合 Valsalva 试验，观察静脉有无反向血流及反流时间，亦可取站立位观察精索静脉的变化。

2. 数据测量

（1）睾丸各径线的测量

1）长径：在最大纵断面上显示睾丸上、下极的包膜回声，测量两极之间的距离。

2）宽径和厚径：在最大横断面上测量左、右缘和前、后缘之间的距离。

（2）附睾各径线的测量：取附睾最大纵切面，垂直于附睾表面，分别测量头部、体部和尾部的厚径。

（3）精索静脉测量：在纵断面上显示精索静脉，测量最宽的部位。

第八节 外周血管超声检查技术

一、适应证

（一）颈部血管

1. 正常人群和有脑血管病高危人群的筛查。

2. 对脑卒中、短暂性脑缺血发作、黑矇、可逆性神经功能缺陷等神经系统症状的患者进行评价。

3. 对无症状性颈部血管杂音、伴有心脏杂音或拟行心血管手术患者进行评价。

4. 对实施颈部动脉、脑血管病变手术或介入治疗的患者进行评价及随访。

5. 对不能接受脑血管造影（DSA）的患者进行评价。

6. 上肢血压不对称、无脉或一侧脉搏减弱。

7. 颈静脉疾病，如颈静脉扩张症，颈静脉血栓等。

（二）腹部血管

1. 动脉疾病

（1）腹主动脉及其分支疾病：动脉瘤、动脉粥样硬化、多发性大动脉炎、急性动脉栓塞等。

（2）腹主动脉瘤、肾动脉狭窄等术后或介入治疗后的评估。

2. 静脉疾病

（1）下腔静脉及其属支疾病：布加综合征、下腔静脉综合征、左肾静脉压迫综合征、髂静脉压迫综合征、静脉血栓形成等。

（2）下腔静脉滤器置入术前评价、术中监测及术后随访。

（3）门静脉系统疾病：门静脉高压症、门静脉海绵样变性等。

3. 其他方面的应用 动静脉瘘、脏器功能的间接评价、移植脏器的血流监测、腹内管状结构与血管的鉴别等。

（三）肢体血管

1. 肢体肿胀、疼痛、乏力等不适或溃疡、坏疽等；动脉搏动减弱或消失。

2. 动脉粥样硬化、血栓闭塞性脉管炎、急性动脉栓塞、急性动脉血栓形成、多发性大动脉炎、动脉瘤、胸廓出口综合征、动静脉瘘等。

3. 浅静脉曲张、深静脉瓣膜功能不全、静脉血栓形成、先天性静脉畸形肢体肥大综合征（Klip-ple-Trenaunay syndrome，KTS）、不明原因的肺动脉栓塞等。

4. 血管手术或介入治疗后的随访等。

二、检查技术

（一）检查前准备

颈部及肢体血管检查无须特殊准备；腹部血管检查受检者需空腹。

（二）检查仪器

颈部及肢体血管位置表浅，通常选用高频线阵探头，探头频率 5～10MHz；腹部血管位置较深，选用凸阵探头，探头频率 2～5MHz。

（三）受检者体位

1. 颈部血管 受检者仰卧位，不使用枕头为佳，检查过程中头部可偏向检查部位的对侧，充分暴露颈部。

2. 腹部血管 取平卧位，检查脾或肾动脉时，可采用侧卧位。

3. 上肢血管 受检者仰卧位，上肢外展，掌心向上，自然伸展。检查腋动静脉时，上肢外展大于90°或向上举。

4. 下肢血管 受检者仰卧位，检查股总、股浅、胫前、胫后动脉及伴行深静脉和大隐静脉时双腿稍分开外旋，自然伸展，检查足背动脉时可屈膝。检查腘静脉、小腿深静脉时受检者俯卧位，自然伸展。

（四）扫查技术与数据测量

将探头与血管的长轴平行作纵断扫查，探头旋转 90° 作横断扫查，由近心端或远心端依次连续扫查。腹部血管如遇肠道气体干扰，可适当加压探查。观察内容包括血管的走行是否正常、血管壁是否光滑、有无夹层、有无断裂或缺损、有无斑块回声、管腔内有无血栓回声、彩色血流充盈是否完整、血流速度有无异常等。

1. 颈部血管

（1）二维超声

1）颈总动脉（CCA）：置探头于一侧颈部，由锁骨上区，先找到 CCA 起始部，沿颈动脉走行方向将探头缓慢向上移作连续横断扫查直至颈动脉分叉处，然后作纵断扫查。

2）颈内动脉（ICA）和颈外动脉（ECA）：在 CCA 分叉处继续向上作横断扫查，可见两条分支，位于内侧的为 ECA，位于外侧的为 ICA，尽可能探至其最高点；然后作纵断扫查，声束偏向内侧可以探及 ECA 长轴，偏向外侧可以探及 ICA 的长轴。将探头外移并向内侧倾斜，有时可同时显示 CCA 和

ICA 和 ECA 的长轴图像（图 24-3）。

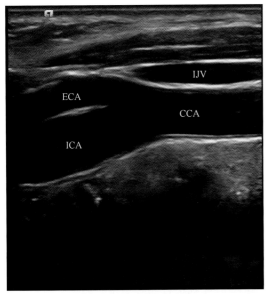

CCA. 颈总动脉；ICA. 颈内动脉；ECA. 颈外动脉；IJV. 颈内静脉
图 24-3　颈动脉长轴切面

3）椎动脉：在检查 CCA 纵断面后，将探头向外侧偏移并侧动，显示颈椎（$C_2 \sim C_6$）横突，在上下横突间的间隙内寻找椎动脉椎段，然后将探头向下滑行延续至椎动脉的颈段，显示其全程（图 24-4）。

4）颈内静脉：横断面上颈内静脉位于 CCA 的前外侧，纵断面上找到 CCA 后，将探头略外移即可显示颈内静脉。

（2）多普勒检测技术：在清晰显示上述动、静脉二维超声图像之后，启动 CDFI 按钮显示彩色血流。CDFI 检查时应注意调节彩色增益、彩色取样框的大小、与声束的夹角、速度标尺等，启用脉冲多普勒按钮，注意调节取样容积的大小。

（3）数据测量

1）血管内径：在二维图像或 M 型曲线上测量，从腔内膜面测至对侧内膜面。测量颈内静脉应在平静呼吸和深呼吸后屏气两种状态下进行，以比较血管内径和面积的变化，测量时应注意与血管壁垂直。

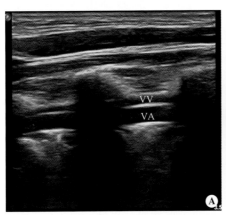 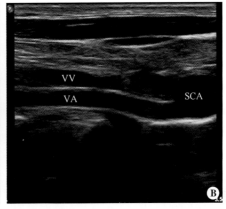

VA. 椎动脉；VV. 椎静脉；SCA. 锁骨下动脉
图 24-4　椎动脉长轴切面
A. 椎段；B. 颈段

2）收缩期峰值流速（peak systolic velocity，PSV）：在多普勒频谱图上测量频谱的最高点，记为 PSV。

3）舒张末期流速（end diastolic velocity，EDV）：在多普勒频谱图上测量基线至频谱舒张末期与下一收缩期起点的交点处，记为 EDV。

4）平均血流速度（mean velocity，V_{mean}）：在多普勒频谱图上测量，为一个心动周期中各点流速数值的平均值，记为 V_{mean}。

5）阻力指数（resistivity index，RI）：评估动脉阻力的参数之一。

$$RI = \frac{PSV-EDV}{PSV} \qquad (24\text{-}1)$$

6）搏动指数（pulsatility index，PI）：评估动脉流速搏动性的参数。

$$PI = \frac{2(PSV-EDV)}{PSV+EDV} \qquad (24\text{-}2)$$

7）速度时间积分（velocity time integrate，VTI）：VTI 为频谱包络线下的面积，分收缩期、舒张期和全心动周期，由仪器附带软件自动计算。

8）收缩期与舒张期流速比（systole/diastole ratio，or A/B）：代表被测动脉血管远端血管床阻力。

$$S/D = \frac{PSV}{EDV} \qquad (24\text{-}3)$$

9）动脉血流量（volume of flow，V_f）：

$$V_f = V_{mean} \cdot A \cdot 60 \qquad (24\text{-}4)$$

式中，A 为血管横截面积。

10）颈内动脉狭窄超声评价标准：目前国际采用的是 2003 年美国放射学会超声会议的诊断标准（表 24-1）。

表 24-1　颈内动脉狭窄的超声血流参数标准（2003 年，美国放射学会）

狭窄程度	主要参数		次要参数	
	PSV$_{ICA}$（cm/s）	斑块评估 *	PSV$_{ICA}$/PSV$_{CCA}$	EDV$_{ICA}$（cm/s）
正常	<125	无	<2.0	<40
<50%	<125	<50%	<2.0	<40
50%~69%	125~230	≥50%	2.0~4.0	40~100
≥70%，但不到接近闭塞	>230	≥50%	>4.0	>100
接近闭塞	高、低或探测不到	可见	不定	不定
完全闭塞	探测不到	探查不到管腔	无	无

注：斑块评估 * 为使用二维和彩色多普勒图像测量直径狭窄率；
PSV$_{ICA}$. 颈内动脉收缩期峰值流速；EDV$_{ICA}$. 颈内动脉舒张末期流速；PSV$_{ICA}$/PSV$_{CCA}$. 颈内动脉与颈总动脉收缩期峰值流速比值

2. 腹部血管

（1）二维超声

1）腹主动脉与下腔静脉：患者取仰卧位，探头置于脐与剑突之间作连续横断扫查，脊柱强回声左前方的圆形无回声区为腹主动脉的横断面，右前方椭圆形无回声区为下腔静脉的横断面。然后作纵断面扫查，使声束偏左显示腹主动脉自膈孔至分叉处的全程；偏右显示下腔静脉自右心房入口至分叉处的全程。

2）髂血管：探头置于脐下，与腹正中线成角 25°~35°，从腹主动脉与下腔静脉的分叉处开始，分别扫查左、右髂动、静脉的长轴。探查髂外动、静脉时，向腹股沟方向扫查，探查髂内动、静脉时，先显示髂总动脉，然后将探头的下端略往内偏扫查。

3）腹腔动脉及其分支：腹腔动脉是腹主动脉的第一分支，发出肝总动脉、脾动脉（SPA）和胃左动脉（LGA）。在上腹部作纵断和横断扫查，显示腹主动脉的纵断面图像，于胰腺上缘水平可显示腹腔动脉开口于腹主动脉前壁，长 1~2cm；在横断面图像上，肝动脉（HA）、脾动脉与腹腔动脉三者呈 "Y" 形，形似海鸥，故称 "海鸥征"。

4）肠系膜上动脉：肠系膜上动脉是腹主动脉的第二分支，距腹腔动脉 1cm 左右，走行于腹主动脉的前方。在上腹部作纵断和横断扫查，显示其长轴图像为一条形暗带，与腹主动脉间的夹角不超过 30°；横断面上为一圆形暗区，周围为强回声。

5）肾动脉：包括检查肾动脉主干和肾内动脉分支。前者主要扫查切面包括腹正中横切、侧腰部冠状切和右肋缘下横切等，常需要联合应用多种扫查切面。腹正中横切扫查时，于肠系膜上动脉开口下方 1.0~1.5cm 处腹主动脉侧壁显示双侧肾动脉开口，侧动探头可追踪观察肾动脉主干。侧腰部冠状切扫查时，在肾门处显示肾动脉，向近心端追踪；或在腹主动脉侧壁找到肾动脉开口，向肾门方向追踪。右肋缘下横切扫查时，嘱患者深吸气后屏气，在下移的肝脏后方寻找右肾动脉长轴。肾内动脉的检查内容包括观察肾内动脉血流信号的分布情况、叶间动脉或段动脉血流频谱测量等。测量指标包括收缩期峰速（PSV）、收缩期加速时间（AT）和阻力指数（RI）等。

6）肝静脉：右肋缘下偏左肝脏斜切面，显示第二肝门时，可见两支或三支肝静脉注入下腔静脉。近端内径小于 1cm。

测量部位：距第二肝门 1~2cm 处。

7）肾静脉：与肾动脉扫查平面相同，在声像图上见右肾静脉较为细短很快注入下腔静脉，左肾静脉较长而粗，经肠系膜上动脉后方越过腹主动脉前壁而注入下腔静脉，若肠系膜上动脉与腹主动脉之间的夹角过小，可对左肾静脉形成压迫，造成 "胡桃夹" 现象（图 24-5）。

测量部位：测量肠系膜上动脉与腹主动脉夹角间肾静脉内径与近肾门肾静脉内径及其比值（对诊断 "胡桃夹" 现象有重要价值）。

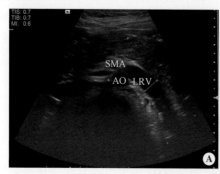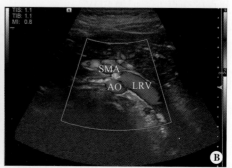

LRV. 左肾静脉；AO. 腹主动脉；SMA. 肠系膜上动脉
图 24-5　"胡桃夹" 现象
A. 灰阶；B. 彩色多普勒

8）门静脉系统：探头置于脊柱右前方，将探头的头侧向外移，斜断扫查于下腔静脉前方，见一管状无回声区斜跨下腔静脉，此为门静脉主干，进入肝脏后分为左右两支，右支较左支粗而短。脾静脉紧贴胰腺后方，常作为胰腺的定位标志。肠系膜上静脉（SMV）从胰腺钩突前方越过，向上行至胰颈后方与脾静脉汇合成门静脉。

测量部位：门静脉在下腔静脉前方测量。脾静脉在脾门区测量。

（2）多普勒超声检查方法：基本方法与检查颈部血管相同。

3. 肢体血管

（1）上肢血管：首先用二维显像在腋窝处找到腋动脉横断面，然后纵横从锁骨下动脉腋动脉起始部向远端探查至肱动脉，探查路径相当于上肢外展约90°掌心向上时，腋动脉、肱动脉的体表投影，即锁骨中点至肘前横纹中点远侧2cm处。肱动脉至肘窝处分为尺、桡动脉，在桡骨尺侧缘即肘窝中点远侧至桡骨茎突的连线探查桡动脉，在前臂内侧即肘窝中点远侧至豌豆骨桡侧的连线探查尺动脉。

腋静脉位于腋动脉前内侧，肱静脉一般成对在胸大肌下缘处汇合为腋静脉，尺桡静脉一般亦成对显示，先找尺桡动脉横断面，再在其周找静脉。头臂静脉沿前臂桡侧探查，贵要静脉沿前臂尺侧探查，在肘窝处探查肘正中静脉。为检查深、浅静脉的通畅性，应于短轴切面全程连续加压扫查，如血管内有异常回声、管腔不能被完全压瘪，证明有血栓存在。

（2）下肢血管：首先二维超声上在腹股沟处找到股动脉横断面，然后纵横沿大腿内侧探查股总、股浅动脉及伴行深静脉；在腘窝找到腘血管横断面，转动探头作纵断面扫查；在小腿外侧上段在腓骨小头内侧与胫骨外侧髁表面结节间，由上至下探查胫前动脉及深静脉直至两踝连线的中点；探查胫后动脉及伴行深静脉，要在小腿后内侧向下行至内踝后缘与跟腱内缘间扫查；足背动脉为胫前动脉的延续，在两踝中点与第1、2趾蹼的连线上探查。脉冲多普勒显示动脉频谱为高阻力三相波，静脉频谱为随呼吸周期略有起伏的单相低速波形。下肢静脉扫查手法同上肢静脉。此外还应注意深静脉有无瓣膜功能不全，可嘱患者做Valsalva动作，观察有无反向血流。

第九节 肌骨神经系统超声检查技术

一、适 应 证

（一）四肢肌肉超声检查适应证

1. 肌肉损伤及其合并症，评估损伤程度和范围。

2. 肌肉炎性病变。

3. 肌肉内占位性病变，肿瘤或肿瘤样病变。

4. 神经源性肌肉病变的评估与随访。

（二）周围神经超声检查适应证

1. 创伤性周围神经损伤。

2. 神经卡压综合征。

3. 神经源性肿瘤。

4. 神经感染性病变。

（三）骨骼超声检查适应证

1. X线检查阴性骨折。

2. 儿童骨骼骨折。

3. 骨折愈合评估。

4. 急性及慢性骨髓炎。

5. 骨肿瘤和肿瘤样病变。

6. 介入操作　如超声引导下穿刺。

二、检 查 技 术

（一）检查前准备

一般患者无特殊准备。开放性创伤需注意保护伤口，应采用无菌耦合剂和探头消毒；表面凹凸不平或过于表浅的病变，可使用水囊或超声专用导声垫。

（二）检查仪器

采用彩色多普勒超声诊断仪，选用6～15MHz线阵探头。

（三）受检者体位

根据病变部位、观察病变的需要取不同体位。

（四）扫查技术

1. 四肢肌肉扫查技术　采用短轴、长轴切面连续交替扫查，必要时与对侧同名肌肉进行对比观察。

四肢肌肉超声扫查时，首先在肌肉松弛状态下观察肌肉结构的完整性，包括肌束、肌腱与腱膜的连续性。通过双侧扫查，观察肌肉有无局限性肿胀、隆起、缺损及占位性病变等。

2. 周围神经扫查技术　首先在相对固定的解剖学位置识别神经后，然后探头沿着神经移动作连续的横切面扫查，再旋转探头做长轴扫查。观察内容包括神经连续性是否完整，神经外膜、神经束膜、神经束等回声有无改变，神经与周围软组织的关系以及神经位置有无异常，对侧对比检查。

3. 骨骼扫查技术　检查肢体长骨，通常先环绕长骨进行纵切面连续扫查，然后沿长骨进行连续横切面扫查。检查时尽可能使声束与骨表面垂直，避免回声失落伪像。

正常长骨纵切面声像图显示为光滑平直强回声，

后方伴声影，横切面声像图显示为弧形或半月形强回声，后方伴声影。需注意婴幼儿及儿童未骨化的骨骺和骺板为软骨成分，超声显示为均匀的低回声，中央呈不规则斑块状强回声，伴声影，是大小不等的骨化中心，不要误认为病变。

思 考 题

1. 眼部超声检查方法有哪些?

2. 涎腺超声检查的适应证是什么?

3. 甲状腺超声检查适应证是什么?

4. 甲状腺各径线的测量方法是什么?

5. 乳腺超声检查适应证是什么?

6. 乳腺超声扫查技术与数据测量包括什么?

7. 淋巴结超声扫查技术与数据测量包括什么?

8. 阴囊数据测量包括哪些?

9. 颈内动脉狭窄的超声诊断标准是什么?

10. 肾动脉主干常用的超声扫查切面有哪些?

11. 超声如何检查下肢静脉的通畅性?

12. 关节超声检查适应证?

13. 肩关节超声扫查应包括哪些结构?

14. 髋关节超声检查髋前区包括哪些结构及其扫查方法?

（谢明星　王　静）

第二十五章　介入超声

本章分两节介绍介入超声（interventional ultrasound）的基本概念和操作方法。第一节介绍仪器设备，第二节介绍介入超声技术与准则。

This chapter is divided into two parts to introduce the basic concepts and operating methods of interventional ultrasound.The first part introduced common instruments.The second part introduced interventional ultrasound techniques and principles.

介入性超声是指在超声显像的监视或引导下，通过穿刺、插管等方法进行抽吸、注药、引流、活检、造影等，达到诊断和治疗疾病的一种技术。其特点是导向准确、操作简便、创伤小或无创伤、费用低廉。近年来，由于介入性超声的广泛应用，某些疾病得到了快速、准确的诊断和治疗；一些患者避免了外科手术，介入技术疗效并不亚于甚至优于手术；因此受到临床的重视和患者的欢迎。

第一节　仪器设备

一、超声仪器及探头选择

（一）超声仪器

用于介入超声的超声仪器应为情况允许范围内

的最好设备。不具备条件的设备不应该用于复杂的介入操作。超声设备以能够清楚显示靶目标、穿刺径路和穿刺针为原则。对血管丰富、解剖关系复杂的病例，应选高档彩色多普勒超声仪器。对于部分复杂患者，需要各种优化影像引导技术指导协助下完成介入操作，如超声造影、立体定位、三维超声、图像融合等技术，则需具备相应功能的超声设备。如果设置有专门的超声介入室，仪器为固定设备，则尽量要用具备造影、融合、三维等新技术的高档超声设备，尤其是要进行超声介入消融治疗的介入室。

（二）探头与导向器

各类超声探头均可用于穿刺导向。胸、腹部穿刺一般采用凸形探头导向，心包穿刺一般采用扇形探头，浅表病灶一般选用高频线阵探头。由于高频探头分辨力高，对针尖显示更为清晰，但是图像穿透深度有一定限制，在保证能清晰显示穿刺靶目标的前提下，可选择频率较高的探头，能更清晰显示针尖和针道。

导向器是安装在探头上的附加装置，其种类与样式各异，但基本结构都是由卡座和针道两部分组成（图 25-1）。卡座用于与探头连接，针道用于夹持穿刺针以保证穿刺时穿刺针不偏离穿刺方向，导向器具有一定角度限制。普通探头亦可用于无导向器穿刺导向，无角度限制，但依赖于操作者经验。

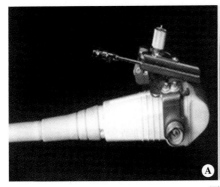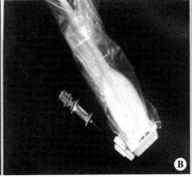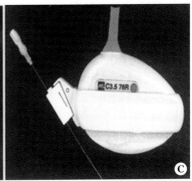

图 25-1　各种经皮穿刺探头与导向器

二、穿刺针具及导管

（一）穿刺针具根据临床用途不同，可大致分为以下几类：

1. 普通穿刺针　如 PTC 针等。主要用于穿刺细胞学检查、抽吸液体和注射药物。

2. 组织活检针　常用的有两种：一种是嵌入式切割针，如 Tru-Cut 活检针；另一种是抽吸（负压）式活检针，如 Menghini 活检针。

3. 多孔穿刺针　主要用于抽吸液体和注射药物。

4. 套管针　主要用于各种腔隙液体的引流和灌洗。

5. 同轴活检针　一般与一次性活检针一起使用，在获取软组织标本过程中，同轴活检针可作为导向针，在对靶部位进行多次取材时，可避免穿刺路径上组织的针刺次数。肿瘤患者进行射波刀治疗时，需要明确肿瘤性质及精准跟踪肿瘤位置，因此，射波刀治疗前一般需要进行穿刺活检和金标植入，利用同轴针可同时完成穿刺活检和金标植入，减少穿刺操作次数。另外，肿瘤患者经皮放射性粒子植入需要同轴活检针。

（二）导管

导管分胶管和塑料管两类，由管尖、管体和管尾三部分组成。导管的规格依其外径的粗细用 F 标记，1F=1/3mm。常用的导管有套管针、猪尾巴引流管、球囊导管、扩张管、Kerlan-Ring sump 引流管等。

第二节　介入超声技术与准则

一、介入超声原则

（一）无菌原则

超声导向介入诊疗与外科手术一样需要严格遵守无菌原则。

1. 探头消毒　超声探头应严格按照说明要求进行消毒。具有防水性能的探头，可将其置于消毒液内浸泡。亦可将探头置于密闭的盛有固态甲醛的容器内进行消毒。目前主要使用消毒塑料薄膜套或无菌手套，其优点是适用于多病例操作，且简单方便。多病例操作一般安排无菌病例在前，感染病例最后。

2. 穿刺器具消毒　包括穿刺针和导管，均应按照消毒常规进行严格消毒。为避免交叉感染，必须使用一次性针具和导管。

（二）技术原则

1. 超声仪的调试与校正　超声引导穿刺之前应对所使用的超声仪器进行调试和校正，通过时间增益控制、动态范围和聚焦键等调节，使近、远场图像清晰、均匀一致。仪器所配的穿刺导向器要预先校正进针角度。

2. 选择穿刺途径

（1）选择最短途径：在选择穿刺途径时，原则上应选择靶目标与探头间距离最近的安全途径进行穿刺。

（2）避开重要部位：为避免在穿刺时损伤正常组织、器官和血管，在选择穿刺途径时应尽量避开这些部位。如在做肝、脾穿刺时为避免损伤胸腔，穿刺点应选择在肺底强回声以下 2～3cm 的部位进针；腹部肿块的穿刺，应选择肿块与腹壁贴近的部位进针，以免误伤消化道；对部分腹膜后病变（如胰腺）和胃肠道本身的肿块，应选择细针穿刺；对肾脏和肾

上腺等部位穿刺，应选择背部或侧腹壁途径。

二、诊疗前准备

（一）患者准备

术前应与患者或家属谈话，解释操作过程及并发症风险，消除患者紧张情绪，患者应签署知情同意书。必要时，需对患者的呼吸节律进行训练，以便在穿刺时予以配合。术前患者应查凝血功能与血常规。

（二）选定穿刺目标

预先行超声扫查，选择合适的体位，清晰显示合适的穿刺目标，基于最短距离和安全原则，确定进针角度及进针点并做标记。

（三）皮肤消毒与麻醉

常规消毒皮肤，铺上孔巾。对进针部位用利多卡因做局部麻醉。

（四）穿刺针的识别

穿刺能否顺利成功，取决于对穿刺针针尖的正确识别。穿刺针在声像图上显示为强回声，一般容易识别，如果针尖显示不清或识别有困难，可采取以下措施：

1. 小幅度提插针杆或针芯，有动感或回声增强的部位即针尖所在的部位。

2. 由穿刺针内注入少量带有微气泡的液体，出现强回声的部位即针尖所在。

3. 侧动探头，寻找针尖反射的最强点。

4. 如初次进针未能对准目标，可将针尖退回，重新调整进针方向或角度再进针。

5. 利用彩色多普勒判断针尖的位置。

（五）超声多模态技术合理应用

1. 提高介入超声的安全性　使用彩色多普勒、超声造影等技术显示较大血管，使穿刺进针入路避开大血管，降低出血、动静脉瘘等并发症的发生。

2. 提高穿刺的准确性和有效性　对于肿瘤性病变，用彩色多普勒或超声造影技术选择病灶血流丰富的区域取材，对增加诊断阳性率有重要作用；对于弥漫性病变如弥漫性肝病、弥漫性肾病，取材要选择血供较少实质较厚的部位，以提高诊断的有效性。

3. 排除动脉瘤和动静脉瘘　在进行各种囊性病变的穿刺诊断或治疗时，首先必须应用彩色多普勒排除动脉瘤和动静脉瘘。

4. 在脓肿穿刺抽吸和引流中，超声造影能准确显示脓肿液化区域。

5. 判断针尖的位置　在超声导向穿刺过程中，彩色多普勒可以利用针尖部粗糙金属面或针具轻微

抖动引起组织振动产生的伪彩信号，判断针尖位置。在进行囊肿硬化治疗或脓腔冲洗时，利用少量抽吸和注水产生的彩色多普勒信号，可以进一步确认针尖的位置。

6. 指导肿瘤介入治疗 多种介入性治疗方法目的在于阻断肿瘤血管，使肿瘤缺血坏死，利用彩色多普勒或超声造影技术可显示肿瘤的血管分布和血供情况。

7. 评价肿瘤介入治疗后疗效 如在肝癌介入治疗后，超声造影能实时显示消融范围。

8. 观察肿瘤有无复发 如在肝癌介入治疗后，超声造影发现原消融区残存结节样或团片状异常增强，应高度警惕局部复发可能。

三、介入超声诊疗基本操作技术

（一）肾脏穿刺活检

1. 适应证

（1）肾小球肾炎或肾病的分型。

（2）全身性疾病引起的肾损害。

（3）不明原因的肾衰竭。

（4）不明原因的高血压、蛋白尿、血尿。

（5）鉴别诊断累及肾脏的系统性疾病。

（6）移植肾活检、移植肾功能减退、肾功能延迟恢复、肾小管坏死、药物性肾中毒、慢性排斥等。

2. 禁忌证

（1）严重出血倾向。

（2）重度高血压。

（3）肾皮质明显变薄。

（4）孤立肾。

（5）患者一般情况差，无法配合穿刺活检术。

3. 器械选择 3～6MHz凸阵探头，16G活检针，目前临床应用较多的是全自动活检枪。

4. 操作方法

（1）患者取俯卧位。

（2）超声扫查受检肾脏长轴断面，确定穿刺点和路径。

（3）消毒铺巾。

（4）对穿刺途径作局部麻醉。

（5）超声引导穿刺：由助手将活检枪弹簧拉紧至激发状态。操作者左手持探头，稳定显示肾脏图像，右手持穿刺枪，用小冲击法穿刺皮肤，在超声图像监视下继续进针，引导针尖接近肾包膜时嘱患者屏气，快速触发穿刺枪按钮，即可自动完成活检切割，随即退出活检针。

（6）术后消毒穿刺点，覆盖消毒纱布，局部按压10～20min。

5. 注意事项

（1）穿刺左肾或右肾上下极无严格规定，以便于操作为宜，一般选择肾下极。如果下极实质较薄或有囊肿不宜穿刺取材时，可选择上极或另一侧肾脏。

（2）无论选择上极或下极，均应穿刺3cm以内的肾实质，严禁穿入肾窦。

（3）穿刺前用彩色多普勒检查穿刺部位有无较大血管，如有应避开；取材结束后及时用彩色多普勒检查有无动静脉瘘。

（4）穿刺过程中，应持续清晰显示肾包膜强回声轮廓，且尽可能显示最大肾脏切面的位置，确保声速方向与肾长轴垂直，以避免部分容积效应导致的进针偏差。

（5）术后卧床12小时，注意血压、脉搏、血红蛋白及尿变化。如出现血压和血红蛋白下降，应及时超声检查有无肾包膜下及肾周血肿形成，如出现血压和血红蛋白持续下降，需及时输血，选择介入栓塞，必要时外科手术控制活动性大出血。

（二）囊肿穿刺硬化治疗

1. 适应证

（1）腹盆腔脏器内直径≥5cm的单发或多发的单纯性囊肿。

（2）上述囊肿引起明显临床症状，如上腹不适、腹痛、血尿、腰背酸痛等。

（3）囊肿压迫周围脏器引起继发性并发症者；如胆道梗阻、胃肠梗阻、肾盂积水等，或影响肝肾功能，需要临床干预治疗。

（4）囊肿合并感染。

（5）盆腔非赘生性囊肿、巧克力囊肿、包裹性积液可经腹壁或阴道超声穿刺抽液硬化治疗。

（6）多囊肝、多囊肾：为缓解因占位效应引起的压迫症状或影响脏器功能者，对较大囊肿可行抽吸减压治疗。硬化剂是否使用及用量应参考患者具体肝肾功能情况而定。

2. 禁忌证

（1）有严重出血倾向，出血、凝血机制障碍。

（2）无安全穿刺路径。

（3）肾盂源性囊肿与肾盂、肾盏相通，不宜硬化治疗。

（4）多囊肾、多囊肝除非较大囊肿压迫周围结构引起并发症，一般不作硬化治疗。

（5）不能排除动脉瘤或血管瘤的囊性病变。

3. 器械选择 一般采用18～20G穿刺针或套管针。硬化剂多选用95%～99.5%乙醇溶液或聚桂醇。

4. 操作方法

（1）根据囊肿部位不同，患者取侧卧位、仰卧位或俯卧位。

（2）事先确定进针点和径路，并在体表标记穿刺点。

（3）常规消毒铺巾。

（4）操作者左手持探头，右手持针，在超声图像监视下穿刺，将穿刺针徐徐推进至囊内。由助手抽吸囊液后注入硬化剂。如使用无水乙醇作为硬化剂，抽出囊液后注入乙醇反复冲洗数次，至抽出液变清亮为止。注入量为囊肿液容量的1/4，最多不超过50ml，最后保留5～10ml的硬化剂。如使用聚桂醇作为硬化剂，注入量为囊肿液容量的1/4，最多不超过50ml，注入后不抽出。

5. 注意事项

（1）须严格掌握适应证、禁忌证。

（2）严格注意穿刺全程无菌操作。

（3）注入硬化剂前一般需保留少量囊液，以确保能够观察到针尖，使针尖不会脱出囊腔。

（4）肾囊肿在注入硬化剂前，需进行蛋白定性试验，取5～10ml囊液与乙醇混合，若囊液变为乳白色，表明为真性囊肿，可注入硬化剂；若不变色，表明可能为尿液（可能为肾盂源性囊肿），禁止注入硬化剂。

（5）注入硬化剂时应确保穿刺针在囊内，首次注入时，应少量缓慢注入，观察囊腔有无扩大和有无细弱回声翻动，如有即表明针尖在囊内，没有则表明针尖脱出，应立即停止注入硬化剂。

（6）抽吸囊液过程中勿使空气进入囊腔内。

（7）治疗前应询问患者是否乙醇过敏，乙醇过敏者禁止使用乙醇。

（8）应保持负压快速拔针，以免乙醇漏出引起疼痛。

（9）肝囊肿用乙醇作硬化剂治疗时，事先应对肝包膜充分麻醉，抽净囊液后，向囊内注入5～10ml利多卡因，3～5min后再注入乙醇，可有效防止乙醇刺激肝包膜产生剧痛。注射方式采用由深至浅注射法（图25-2）。

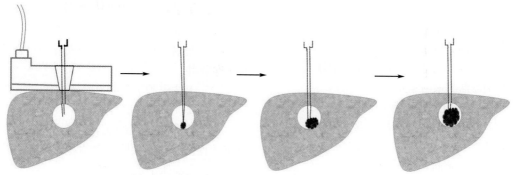

图25-2 超声监视下经皮注射乙醇由深至浅注射法

（三）腹部脓肿穿刺抽吸置管引流

1. 适应证

（1）超声可清晰显示的腹部脓肿。

（2）临床内科治疗效果不佳或诊断困难。

（3）有安全路径可进入脓腔内。

2. 禁忌证

（1）有严重出血倾向。

（2）穿刺针道无法避开大血管及周围重要脏器。

（3）不能除外动脉瘤或肿瘤（血管瘤或恶性肿瘤）。

（4）尚未液化的早期脓肿，暂缓穿刺治疗。

（5）疑腹腔包囊虫合并感染者。

（6）并发DIC的多房性脓肿。

（7）大量腹水。

3. 器械选择 根据脓肿大小、部位及脓液黏稠度选择不同外径的粗针、套管针、引流管，必要时准备扩张管。

4. 操作方法

（1）术前事先确定脓肿所在位置、大小、数量及与周围脏器和血管关系。

（2）径路选择：原则上应选择离皮肤最近而又安全的径路。可选择腹腔脓肿与腹壁粘连或无肠管处，高位右肝脓肿引流应避开胸腔，肾及肾周脓肿选择背部径路，盆腔脓肿可选择经阴道或直肠路径引流。

（3）常规消毒铺巾、局部麻醉，在超声引导下穿刺脓腔，抽出脓液后取样送常规检查和细菌培养，并可做药物敏感试验。根据脓腔大小、部位或抽出脓液的性质，可选择不同的方法。

（4）抽吸冲洗法：适用于脓腔较小（＜4cm）和脓液稀薄者。将脓液抽吸干净后用0.5%的甲硝唑溶液或庆大霉素溶液反复冲洗，保留适量抗生素，然后拔针。

（5）置管引流法：适用于脓腔较大（≥4cm）、脓液黏稠、脓腔有不完全分隔者或反复抽吸后未能治愈者。使用套管针穿刺法或 Seldinger 置管法，置管后冲洗引流，固定引流管并接引流袋。

5. 注意事项

（1）膈下脓肿或左外叶近心缘处肝脓肿穿刺时应避开膈窦和胸膈角；穿刺浅表肝脓肿应尽量通过一段正常肝组织。腹膜后脓肿不应经前腹壁插管，宜从侧腰部或背部置管。

（2）穿刺抽出物为高粱米汤样脓液是确诊阿米巴肝脓肿的可靠依据，一旦确诊，尽量抽吸干净并用 0.5% 甲硝唑溶液冲洗脓腔；需穿刺活检时应在脓肿壁抽吸取材以提高检出率。

（3）冲洗脓腔时，入量应该小于出量。

（4）脓液黏稠不易抽吸时可反复少量注入生理盐水稀释并抽出，必要时注入糜蛋白酶或透明质酸酶，12～14 小时后再抽吸。

（5）留置导管时间一般不超过半个月。

（四）前列腺穿刺活检

1. 适应证

（1）PSA >10ng/ml 时，PSA 密度（PSAD）>0.15，游离 PSA 和总 PSA 比值（F/T）<0.16；不能用前列腺增生或前列腺炎等理由解释者。

（2）PSA >4.0ng/ml 时，直肠指检发现前列腺结节或超声发现可疑病灶或动态观察 PSA 进行性升高。

（3）超声或其他影像学检查发现前列腺占位性病变。

（4）患者已有转移癌，临床怀疑原发癌来源于前列腺。

（5）前列腺肿瘤非手术方法治疗前后评价疗效。

（6）前列腺疾病的鉴别诊断。

2. 禁忌证

（1）凝血机制障碍，有严重出血倾向者。

（2）急性感染期者。

（3）一般状况差，不能耐受穿刺者。

（4）手术、痔疮或其他原因导致的肛门闭锁、肛门异常狭窄者。

（5）严重心血管疾病如高血压危象、心功能失代偿期等。

3. 器械选择 临床常用的直肠超声探头包括端扫式直肠腔内探头（用于经直肠径路穿刺活检）和双平面直肠腔内探头（用于经会阴径路穿刺活检），频率 4～9MHz。通常使用自动活检枪，穿刺针一般使用全自动活检针，穿刺针规格常用 18G。

4. 操作方法

（1）穿刺点的定位：常用的有经典的系统穿刺法或 8 点位穿刺法等。

（2）超声导向下经会阴前列腺穿刺活检

1）患者取截石位，垫高臀部，提起并固定阴囊。

2）先行肛门指检，初步了解前列腺情况，并排除肛肠内是否存在残留粪便。

3）会阴部皮肤消毒、铺巾，局部麻醉。

4）超声引导下穿刺：进针时确保穿刺针与穿刺目标同时在屏幕上显示，针尖接近目标时打开自动活检枪保险开关，按下引发钮，穿刺针的针芯和针鞘先后自动弹射向穿刺目标，完成切割，随即退针。拔针后，会阴部敷纱布，局部压迫 1～2min。

（3）超声引导下经直肠前列腺穿刺活检

1）患者取左侧卧位或膝胸位。行肛门指检，初步了解前列腺情况。

2）会阴部、肛门及直肠内消毒，铺巾。

3）超声引导下穿刺：探头扫查前列腺，确定穿刺目标，将电子穿刺引导线对准穿刺目标，调整穿刺针进针深度，按下引发钮，完成切割，快速退针。

5. 注意事项

（1）术前应排空大便。经直肠前列腺穿刺活检者必要时给予清洁灌肠，术前口服一个剂量抗生素，术后服用抗生素 3 天。

（2）穿刺前认真进行经直肠超声检查，结合患者具体情况确定合适的穿刺方案。

（3）严格无菌操作，穿刺时避免损伤尿道、膀胱和精囊。

（4）活检标本应清楚记录穿刺部位及数目。

（5）穿刺时切割针的针尖放在周缘区病灶附近前列腺包膜处，以获得含有包膜的前列腺组织。

（6）第一次穿刺结果为阴性者，如 PSA 仍持续异常升高，6～8 周后可再做第二次穿刺。

（五）超声引导下肝癌消融治疗

1. 适应证

（1）单发肿瘤，最大直径≤5cm；或者肿瘤数目≤3 个，最大直径≤3cm。

（2）无脉管癌栓、邻近器官侵犯。

（3）肝功能分级 Child-Pugh A 或 B 级，或经内科治疗达到该标准。

（4）不能手术切除的直径>5cm 的单发肿瘤或最大直径>3cm 的多发肿瘤，局部消融可作为姑息性治疗或联合治疗的一部分。

2. 禁忌证

（1）肿瘤巨大，或者弥漫型肝癌。

（2）伴有脉管癌栓或者邻近器官侵犯。

（3）肝功能 Child-Pugh C 级，经保肝治疗无法改善者。

（4）治疗前 1 个月内有食管（胃底）静脉曲张破裂出血。

（5）不可纠正的凝血功能障碍及严重血常规异常，有严重出血倾向者。

（6）顽固性大量腹水，恶病质。

（7）活动性感染，尤其是胆道系统炎症等。

（8）严重的肝、肾、心、肺、脑等主要脏器衰竭。

（9）意识障碍或不能配合治疗的患者。

3. 器械选择 超声（有条件者尽量选择超声造影检查）评价肿瘤情况，选择合理的引导方式和消融治疗仪器。治疗前先检查消融治疗仪器是否处于工作状态，能否正常工作、电极或线路是否准备好等。

4. 超声引导经皮肝癌局部消融治疗操作方法

（1）术前禁食8小时，详细超声检查，明确肝脏病灶情况，制订合理的进针路径和布针方案。

（2）麻醉方案应视情况选择穿刺点局部麻醉、静脉镇痛、静脉麻醉、硬膜外麻醉和气管麻醉等镇痛麻醉方式。

（3）手术区域常规消毒、铺巾。

（4）尽量选择肋间进针，在超声引导下，尽量选择先经过部分正常肝脏，再进入肿瘤的路径。穿刺应准确定位，避免反复多次穿刺导致肿瘤种植、损伤邻近组织或肿瘤破裂出血等，如果进针过深，不应直接将电极针退回，而是应该在原位消融后，再退针重新定位，避免肿瘤种植。一般情况下，应先消融较深部位肿瘤，再消融较浅部位肿瘤。

（5）参照各消融治疗仪的说明，进行消融治疗，逐点进行。为确保消融治疗的效果，消融范围应该力求达到0.5cm的安全边界，一针多点的重叠消融方式可以保证消融范围和减少漏空的发生。消融完成后，在拔针时进行针道消融，防止术后出血和肿瘤沿针道种植。

（6）治疗结束前再次超声及超声造影全面扫描肝脏，确定消融范围已经完全覆盖肿瘤，力求有0.5～1.0cm的安全消融边界，排除肿瘤破裂、出血或气胸等并发症可能。

5. 注意事项及并发症

（1）治疗前完善检查：血常规、生化常规、凝血功能、肿瘤标志物、心电图、胸片、超声检查，必要时进行心、肺功能检查。

（2）术前需明确诊断，必要时行肝穿刺活组织病理学检查。

（3）并发症主要有感染、消化道出血、腹腔内出血、肿瘤种植、肝衰竭、肠穿孔等。

（4）充分术前准备、严格操作规范、准确定位和减少消融次数是降低并发症发生率的重要因素。

四、并发症及处理原则

随着介入超声技术的发展及操作者经验的积累和手术技术的提高，介入超声的并发症近年来逐渐减少，常见的并发症包括出血、感染和邻近脏器损伤等，不同部位或不同介入操作所引起的并发症有差异。介入超声医生应重视患者术后留观和随访，以便及时发现和处理并发症。

（一）常见并发症

1. 疼痛 穿刺部位最常见的并发症，一般反应轻，无须特殊处理。

2. 出血 最常见的严重并发症，严重程度与患者病情、穿刺途径及器械规格有关。

3. 感染 一般由于无菌操作不严格引起，特别经直肠、阴道途径易发生。

4. 周围脏器组织损伤 常因介入术中未全程实时显示针尖或病变部位特殊所致。

5. 肿瘤针道转移 发生率与肿瘤类型及患者免疫力等多种因素有关。

6. 死亡 发生率极低，患者病情危重及特殊时需警惕。

（二）处理原则

1. 一般轻微并发症无须处理，大多可短期消除，注意随访观察有无变化。

2. 出血量少，无明显症状者无须特别处理，较大血管损伤者，需密切监测患者生命体征，及时行相关检查密切观察有无进展。大量出血造成血压下降者，可静脉输液、输血制品，并及时采用介入手段或外科干预，并组织相关科室参与救治。

3. 合并感染严重者应及时行抗感染治疗，必要时对感染灶行穿刺抽吸或置管引流。

4. 周围脏器损伤时，需进行相应的外科手术干预。

（三）并发症记录和管理

1. 详细记录治疗过程及术中出现的异常情况。

2. 记录术中并发症及抢救处理过程（含用药）。

3. 详细交代术后注意事项、有文字交代。

4. 术中、麻醉者、巡回护士均应签名。

思 考 题

1. 什么叫介入超声？

2. 超声如何识别穿刺针？

3. 肾穿刺活检的适应证有哪些？

4. 介入超声常见并发症有哪些？

（谢明星　王　静）

第七篇　核医学成像技术

第二十六章　核医学设备及显像原理

核医学显像的物理学原理是建立在放射性核素示踪技术之上，核医学显像的生物学原理是脏器内、外或脏器内各组织之间、正常组织与病变组织之间的放射性药物分布存在浓度差别。核医学显像的原理决定其特点，影像的特异性较高，以显示脏器或组织血流、代谢和功能变化为优势，甚至可以提供疾病变化的分子水平信息。

Physical principle of the nuclear medicine imaging is based on the radionuclide tracer technique.Biological principle of the nuclear medicine imaging is based on the differences of radiopharmaceutical concentration that exist between the inner part and outer part of target organs，and between the normal tissues and abnormal tissues.Nuclear medicine imaging is of the following characteristics：high diagnostic specificity，sufficient information on the blood flow，metabolism and function，even information on molecular level.

第一节　核医学主要设备的构造及其特性

一、核医学的物理与仪器基础

（一）物理基础

1. 原子核的衰变　原子核（atomic nucleus）由质子和中子组成，质子和中子统称核子（nucleon）。质子带一个单位的正电荷；中子为电中性，不带电荷。

原子核的表示方法为 $_Z^A X_N$；其中 X 为元素符号；Z 为原子序数，也是核内质子数和中性原子的轨道电子数；A 是原子核的质量数，即核内的核子数；N 是核内中子数。

具有特定的质子数、中子数及核能态的一类原子称为核素（nuclide）。

具有相同的质量数和原子序数，但核能态不同的一类核素称为同质异能素（isomer）。处于激发态的同质异能素用元素质量数 A 后面加字母 m 来表示，如 ^{99m}Tc。

放射性衰变（radioactive decay）是不稳定的核素通过发射粒子或光子、放出核能成为另一种核素的过程。衰变前的不稳定核称为母核（parent nucleus）；衰变产生的核称为子核（daughter nucleus）。

一种核素是否衰变，与其核结构和核能态有关。质子或中子过多的核，有放出多余的质子和中子，或使质子和中子相互转换的趋势，而处于较高能态的核也有向较低核能态转换的趋势。因此，核衰变是由原子核内部因素决定的，不受核外因素的影响，这称为核衰变的自发性。

可用衰变公式（decay equation）和衰变图（decay scheme diagram）来表示原子核的衰变，如 α 衰变可表示为

$$_Z^A X \xrightarrow{\alpha} {}_{Z-2}^{A-4} Y + {}_2^4 He + Q \qquad (26\text{-}1)$$

式中，X 表示衰变前的核素，称为母核；Y 表示衰变后的核素，称为子核，Q 为衰变过程放出的能量。

β⁻ 衰变可表示为

$$_Z^A X \xrightarrow{\beta^-} {}_{Z+1}^A Y + \beta^- + \bar{\nu} + Q \qquad (26\text{-}2)$$

式中，$\bar{\nu}$ 代表反中微子，它不带电，无静止质量，很难和物质发生相互作用。

β⁺ 衰变表示为

$$_Z^A X \xrightarrow{\beta^+} {}_{Z-1}^A Y + \beta^+ + \nu + Q \qquad (26\text{-}3)$$

在有些情况下，子核不是处在基态，而是处在激发态或亚稳态。子核通过发射 γ 射线变到更稳定的状态，这个过程称为 γ 跃迁。如（β⁻，γ）衰变用公式表示为：

$$（1）\quad _Z^A X \xrightarrow{\beta^-} {}_{Z+1}^A Y^* + \beta^- + \nu + Q_1 \qquad (26\text{-}4)$$

$$（2）\quad _{Z+1}^A Y^* \xrightarrow{\gamma} {}_{Z+1}^A Y + \gamma + Q_2 \qquad (26\text{-}5)$$

同质异能素的 γ 跃迁又称为同质异能跃迁。

2. 放射性活度及其变化规律

（1）放射性活度（radioactivity），简称活度（activity），是一定范围内的某种放射性核素在单位时间内发生核衰变的次数。国际单位制中是贝可勒尔（becquerel），简称贝可（Bq）。1Bq 等于每秒一次核

衰变。活度的旧单位是居里（curie，Ci），1 居里表示 1 秒内发生 $3.7×10^{10}$ 次核衰变。在实用中 Ci 太大，因此常用毫居里（mCi）、微居里（μCi）等。而 Bq 太小，因此常用 kBq、MBq、GBq 等。

（2）比活度（specific activity）是单位质量或容积的物质或制剂内的放射性活度，简称比活度，如 Bq/g、Bq/ml 等。

（3）指数规律：实验和理论计算均表明，放射性核素的核数目及放射性活度的变化服从指数衰变规律。如用 N 表示某一时刻放射性核素的数量，用 A 表示某一时刻放射性核素的活度，则指数规律可表示为：$N=N_0e^{-\lambda t}$ 和 $A=A_0e^{-\lambda t}$；其中 N_0 为 $t=0$ 时的放射性核素数量，A_0 为 $t=0$ 时的放射性核素活度。λ 为衰变常数。衰变常数表示单位时间内衰变的核的数目占当时的放射性核数目的比率。

（4）半衰期和有效半衰期：放射性核素的活度减少到原来的一半所需要的时间称为半衰期（又常称为物理半衰期）。用 $T_{1/2}$ 表示，如 ^{99m}Tc 的 $T_{1/2}=6.02$ 小时。

有效半衰期是指放射性核素在放射性衰变和生物代谢的共同影响下数量减少到原来的一半所需要的时间。当放射性核素通过某种途径进入人体后，其放射性活度在人体器官、组织或全身的减少受两种因素影响，一是核素本身衰变，半衰期为 $T_{1/2}$，另一个因素是生物代谢，生物半衰期为 T_b，则有效半衰期 T_e 为 $T_e=T_{1/2}T_b/（T_{1/2}+T_b）$。日常应用的放射性核素的物理半衰期是已知的，而有效半衰期可以通过放射性测量获得，利用物理半衰期和有效半衰期可以获得生物半衰期，从而揭示生物代谢的规律。

3. 射线与物质的相互作用

（1）带电粒子与物质的相互作用：带电粒子可与轨道电子作用，引起原子的电离和激发；也可与原子核作用，产生散射和韧致辐射。

1）电离作用：带电粒子（α、β 射线）与物质的原子相互作用，使核外轨道电子获得足够的能量而脱离原子，成为自由电子。失去电子的原子成为离子。入射带电粒子引起的电离称为一次电离或原电离。一次电离产生的自由电子有一些能量较高，又可引起次电离，称为次电离。原电离与次电离之和称为总电离。

2）电离密度：带电粒子在单位路程上产生的电子-离子对的数目，叫电离密度，表明粒子的电离能力。粒子电荷量越大、速度越慢、物质密度越高，电离密度越大。例如，α 粒子和 β 粒子相比，α 粒子的电荷量大；在两者能量相同时，α 粒子速度较慢，其电离能力更强。

3）激发：如果在带电粒子与原子的相互作用中，传递给轨道电子的能量不足以使原子电离，相互作用的结果是轨道电子运动到更高的壳层，原子激发，激发后的原子退激时放出特征 X 线或产生俄歇电子。

（2）γ 射线与物质的相互作用：γ 射线和 X 线的本质是电磁波，是光子流。γ 光子不带电，无静止质量，一旦失去全部能量 γ 光子就消失了。在核医学的能量范围内，其与物质的相互作用方式主要为光电效应和康普顿效应。

1）光电效应（photoelectric effect）：也称光电吸收。光子与原子的作用中，把全部能量传递给一个轨道电子，使其脱离原子，成为自由电子，原子被电离，光子本身消失。产生的自由电子的动能为 $E_{pe}=E_\gamma-E_b$，其中 E_γ 为 γ 光子能量，E_b 为电子所在壳层的结合能。γ 光子的能量必须大于轨道电子的结合能才能产生光电效应。如果 γ 光子的能量足够大，则光电子最可能从更内层的轨道上发射。光电效应发生的概率，随原子序数 Z 的增加而增加，随光子能量的增加而减少。

2）康普顿效应：又称为康普顿散射（Compton scattering）。γ 光子与物质的电子相互作用，把一部分能量传递给电子，使其脱离原子，光子改变运动方向。当散射角很小时，γ 光子在散射中几乎不损失能量，而当散射角为 180° 时，损失的能量最大。散射角为 180° 的散射称为反散射。

（二）核医学放射性测量仪器

1. 核医学放射性测量仪器的基本构成与原理 核医学放射性测量仪器是用于探测和记录放射性核素发出射线的种类、数量、能量、时间变化和空间分布的仪器。核医学放射性测量仪器主要由三部分组成：一是射线探测器，利用射线和物质相互作用产生的各种效应，如电离电荷、荧光现象等，将射线的辐射能转变为电子线路能处理的电信号。根据需要把探测器和最基本的电子线路，如前置放大器等封装在一起，形成一个独立的单元，称为探头。二是电子线路部分，根据不同的测量要求和探测器的特点而设计的分析和记录电信号的电子测量仪器，如放大器、脉冲幅度分析器、定标器、计数率仪等。三是各种附加部件，该部分在仪器中起辅助作用，按不同的检测目的和需要而配备的电子计算机数据处理系统、自动控制系统、显示系统和储存系统等，进一步完善了仪器的性能。

2. 核医学射线探测器

（1）放射性探测器的原理与种类：射线探测要利用射线与物质的相互作用，射线与物质作用后损失能量，物质获得能量。利用不同物质获得能量后产生的各种现象，就可以探测射线。核医学中使用的射线探测器有气体探测器、闪烁探测器和半导体探测器等。

1）电离作用与气体探测器：射线引起物质电离，产生电子-离子对，电子-离子对的数目与吸收的能量和物质种类有关。例如，在空气中产生一个电子-离子对需 34eV 的能量。可以收集这些电子-离子对作为电信号，由于电信号与相应的射线活度、能量、种类有一定关系，故采集和计量这些信号即可得知射线的性质和活度。例如，电离室、G-M 计数管等射线探测器就是依据射线在气体中的电离作用产生的电离电流或采集的电荷数来探测的。与此相似，半导体探测器则是利用射线在半导体材料中产生的电子-空穴对来探测射线。

2）荧光现象与闪烁探测器：射线使物质原子激发，有些物质的原子从激发态回到基态或较低能态时发出荧光，这些荧光可用肉眼观察或用光电倍增管探测。同样，荧光的数量与物质吸收的能量有关。记录闪光的次数或闪光的强度、波形可以获得射线的能量、种类等信息。

（2）闪烁探测器（scintillation detector）：有多种物质可以作为闪烁体，闪烁体主要分为无机、有机、固体、液体、气体等几类。其中 NaI（Tl）闪烁晶体由 NaI 透明单晶中加入 0.1%～0.5% 的铊作为激活剂制成，是核医学射线探测中最常用的一种闪烁体。它是无机固体闪烁体，其主要特点是探测效率高、分辨时间较短，可制成各种大小和形状。

1）固体闪烁探测器的工作原理：固体闪烁探测器由闪烁体、光电倍增管和光导构成。射线进入闪烁体，损失能量；闪烁体吸收能量，其中的原子受激发，在退激的过程中发生荧光；荧光光子通过光导后到达光电倍增管的光阴极，在光阴极上打出光电子；光电子在光电倍增管中电场的作用下数量成倍增加，最后到达光电倍增管的阳极，输出电脉冲信号，脉冲的幅度与射线在闪烁体中损失的能量成正比。

2）闪烁 γ 能谱与 γ 射线测量：闪烁探测器输出的脉冲信号的幅度和入射射线在闪烁体中损失的能量成正比。将得到的电压脉冲幅度与某一幅度出现的次数的变化关系描绘成曲线，它代表了晶体中接收到的能量的分布情况，称为能谱曲线。尽管 γ 射线的能量是单一的，一个 γ 光子射入晶体后，晶体吸收的能量并不总是 γ 射线的全部能量，吸收的能量决定于 γ 射线与晶体作用的具体过程。典型的 γ 能谱有光电峰、康普顿连续谱和反散射峰三个主要部分。

3）光电峰：光电效应中，γ 光子的能量转变为光电子的能量并用于克服原子的结合能 E_b，即 $E_\gamma=E_e+E_b$。光电子的能量 E_e 通常被全部吸收，特征 X 线的能量 E_b 也可能被全部吸收，如果 E_e 和 E_b 均

被吸收，则吸收的能量形成一次闪烁，探测器的输出幅度代表 γ 射线的能量。能谱中对应的峰代表了 γ 射线的全部能量，称为全能峰。因为全能峰主要由光电效应产生，所以更多地被称为光电峰。同样，在康普顿散射中，如果散射电子和散射光子的能量被全部吸收，也对全能峰有贡献。

4）康普顿连续谱：康普顿散射中，$E_\gamma=E_e+E_\gamma'$，散射电子的能量在 0 到最大散射能量之间连续分布，散射电子的能量容易被吸收，在能谱中形成连续分布，称为康普顿连续谱。

5）反散射峰：有一些 γ 光子打在放射源的包装物或探测器周围的物质上，由于康普顿效应，被散射的光子的散射角在 90° 到 180° 之间时，可以返回到探测器内而形成反散射峰，叠加在康普顿连续谱上。

6）能量窗（energy window）：光电峰代表了 γ 光子的全部能量，反映了发射 γ 光子的核素的特征，可以把光电峰作为核素的标志。不同的核素，发射的 γ 光子的能量不同，光电峰的位置不同。测量时选择不同的能量范围，也就是脉冲电压幅度，可以区分不同的核素。由于光电峰有一定的宽度，能量范围应包括光电峰的大部分，以提高探测效率。为了测量某一核素而选择的能量范围称为能量窗。

（3）核医学射线测量仪器的主要电子部件：核医学射线测量仪器的主要电子部件有脉冲放大器、脉冲幅度鉴别器、单道脉冲高度分析器（single channel pulse height analyzer）、多道脉冲幅度分析器、定标器和计数率仪等。

二、SPECT 及 SPECT/CT

（一）SPECT 的构造及特性

临床使用的 γ 相机型 SPECT 由硬件系统及软件系统组成。硬件系统由探头、电子线路部分、机架、扫描床及计算机组成；软件系统由采集软件、校正软件、图像处理软件及显示软件等组成。

1. SPECT 的探头　SPECT 探头是 SPECT 的核心部分，其功能为探测从人体发出的 γ 射线。探头性能决定了 SPECT 和设备的性能及图像质量。探头由准直器、晶体、光电倍增管（PMT）组成。

（1）准直器：准直器置于探测晶体表面。准直器的功能是限制进入晶体的 γ 射线的范围和方向，只允许一定入射方向及范围内的 γ 射线通过，从而使人体内放射性核素的分布投影到探测晶体上。准直器吸收了来自患者体内的大多数 γ 光子，这是造成 SPECT 灵敏度低的主要原因。准直器由单孔或多孔的铅合金制成，根据需要准直器被设计成不同的形状结构。不同的准直器对 γ 光子的限制程度不同，

导致 SPECT 探头的灵敏度及分辨力等性能不同。准直器可以从探头上卸下更换。

（2）晶体：晶体是探头核心部件，其功能为能量转换，把高能的 γ 光子转换成光电倍增管能接收的低能可见光，通常称之为闪烁晶体，产生的低能可见光称为闪烁光或荧光。目前，临床 SPECT 用晶体均为 NaI 晶体，易潮解（须严格控制环境温度和湿度），易碎（使用时应特别小心，每小时环境温度变化不能大于 3℃，不用时一定加准直器加以保护）。晶体的厚度影响着探头的性能，增加晶体厚度可增加 γ 射线被吸收的概率，提高探测灵敏度，但同时也增加了散射的概率，降低了空间分辨力。SPECT 常用的 ^{99m}Tc（140keV γ 射线）等低能射线，大部分相互作用发生在晶体前端 2～5mm 内，故常使用 9.525mm（3/8 英寸）厚度晶体薄晶体。对带符合探测的多功能 SPECT（SPECT/PET），为了兼顾高能射线（511keV γ 射线）的探测，通常使用 5/8～1 英寸的厚晶体。

（3）光电倍增管阵列：晶体发射的荧光进入光电倍增管，光电倍增管的数量为数十个。为避免荧光从与光电倍增管接触的晶体表面反射回晶体，在晶体与光电倍增管之间加光导和光耦合剂。光电倍增管的作用是把晶体产生的微弱荧光信号转换成电信号并将之放大，放大倍数高达 10^6～10^9。光电倍增管的输出分为两路，分别输入位置电路和能量电路进行定位和能量甄别。

2. SPECT 的电路 SPECT 的电子线路部分主要由放大电路、位置电路、能量电路、线性校正、能量校正及均匀性校正电路等组成。其中核心电路为位置电路和能量电路，其功能为确定探测到的 γ 光子的位置、甄别 γ 光子的能量，使之形成图像。

一个 γ 光子在晶体中产生多个闪烁光子，被多个光电倍增管接收，各个光电倍增管接收的闪烁光子数目随其离闪烁中心（γ 光子处）的距离增加而减少，由位置电路和能量电路根据不同位置的光电倍增管接收到的闪烁光的强度以及各个光电倍增管的位置权重确定 γ 光子的位置。能量电路将各个光电倍增管探测到闪烁光的强度直接求和，输出脉冲信号，将其进一步处理后形成能谱，由脉冲幅度分析器（PHA）分析，使满足设定能窗的 γ 光子被记录，剔除低能 γ 光子（如散射光子）及高能 γ 光子。对 ^{99m}Tc 发出的 140keV，能窗为 ±10%，只记录能量为 126～154keV 的光子。经过计算机处理，最终形成放射性核素的分布图像。将计数分布变为亮度或颜色的分布显示在计算机屏幕上，形成可视图像，即 SPECT 平面图像。

3. SPECT 的机架与扫描床 SPECT 机架为固定支撑探头，并使之能在一定范围内移动及旋转方向采集平面图像，此外还使探头绕扫描床旋转的功能以采集断层图像。SPECT 专用的扫描床，采集时扫描床可移动，以进行全身扫描采集。

4. 计算机 计算机为 SPECT 的工作站，其功能为控制 SPECT 的采集、处理、存储、重建及显示图像，以及断层图像的衰减校正、散射校正计算和定量分析。

5. SPECT 原理小结 如前所述，临床核医学中 SPECT 多是以旋转探头的 γ 照相机为基础构成。SPECT 的原理可分成两部分来理解，一是探头的成像原理，二是投影重建断层的原理。

（1）γ 照相机原理：γ 照相机原理的原理可概括为"归一化的位置加权和（normalized weighted sum）"。细节如下。

γ 光子透过准直器，到达晶体，按一定规律将放射性核素的分布投射到晶体平面上。γ 光子在晶体中产生闪烁光，经过光导，被各个光电倍增管接收。对每一次闪烁，各个光电倍增管接收的闪烁光子的数目随其离闪烁中心的距离增加而减少，其输出的电脉冲幅度也因此而不同。位置电路根据各个光电倍增管的位置权重和输出脉冲幅度定出闪烁中心的位置。能量电路累加各个光电倍增管的脉冲，累加脉冲的幅度与晶体接收的 γ 光子能量成正比，作为能量信号由脉冲幅度分析器处理，以选择显像 γ 光子的能量。能量信号还对位置信号归一化，使位置信号的幅度，即图像的大小与 γ 光子的能量无关。每当探测到一个能量在预定范围内的 γ 光子，图像矩阵中与闪烁中心对应的像素的计数就增加 1 个。记录足够的 γ 光子，图像矩阵中的计数分布就能代表受检者体内的放射性核素分布。通过色表，将计数分布变为亮度或颜色的分布显示在计算机屏幕上，形成视觉图像。

（2）SPECT 原理：SPECT 的成像涉及投影、反投影、频率域与空间域、傅里叶变换、图像滤波和断层重建等概念。

1）投影（projection）：在 SPECT 中，投影是一条直线上所有像素中的放射性计数的总和。如上述 γ 照相机图像中一个像素的计数，就是从该点出发的与 γ 照相机（平行孔）准直器垂直的那条几何射线上的所有像素中的放射性计数总和。根据测量对象的不同，投影可表示为点、曲线和曲面（或图像）。SPECT 探头绕患者旋转到某一角度采集的一帧图像就是患者体内的三维放射性分布在 SPECT 探头图像平面上的投影。

2）反投影（back-projection）：反投影就是把一个数值增加到投影线上的所有像素中。

3）空间域与频率域：在空间域，用位置（坐标）和幅度来描述事物。空间域与频率域是有关联的，尺度和频率是一一对应的关系，低频率对应大的空间尺度，高频率对应小的空间尺度。而且，空间域描述与频率域描述是完全等效的。

4）傅里叶变换：傅里叶变换是把空间域描述与频率域描述相互转换的数学运算。通过傅里叶变换，空间域或频率域中任何复杂的波形或图像，都可转换为另一个域中的波形或图像。

5）图像滤波：根据前述可见，图像是由各种幅度的频率成分构成的。图像滤波就是对图像的频率成分进行增加或减少的数学运算，对应的频率增减规则称为滤波函数或滤波器。基本的滤波有高通滤波、低通滤波等。对图像而言，高通滤波保留更多的高频成分，图像细节更多，分辨力更高。而低通滤波保留更多的低频成分，图像细节更少，分辨力变差。

6）断层重建：即从投影图像计算获得断层图像。在 SPECT 中，为了重建断层图像，探头要围绕患者旋转，以采集 180° 或 360° 范围内的多个投影。

7）重建图像的迭代法和滤波反投影法：迭代重建（iterative reconstruction，IR）是较早就已用于图像重建的一种算法。其做法是：先假设一个初始的断层图像计数分布，然后把这个假设图像的投影数据与实测的投影数据进行比较，根据适当的规则进行修正，得到一个修正后的图像，这就是一次迭代过程。以后，就可以把前一次迭代的结果作为初始值，开始下一次迭代。在作了一定次数的迭代以后，如果认为所得结果已够准确，那么图像重建过程就到此结束。迭代法有很多优点。例如，可以较好地校正空间分辨力和探测效率变化的影响，可以有效地校正射线散射和衰减的影响，能较好地抑制噪声等。这些特点使其图像质量高于滤波反投影法。迭代法很适合解决没有严格的数学分析答案的计算问题，在 SPECT 图像重建中也有较好的应用。如最大似然 - 最大期望值法（maximum likelihood expectation maximization，MEML）、有序子集最大期望值法（ordered subset expectation maximization，OSEM）等，不但在 SPCET 中，还在 PET 中得到应用。

滤波反投影（filtered back projection）法源于反投影，即把各个方向采集的投影数值加到其对应的投影路径中的每一个像素。对点状放射性分布，反投影产生星状伪影，使点源的断层图像中出星状辐射条纹。对更复杂的放射性分布，其重建出的断层图像分辨力和对比度都差。

理论分析发现，反投影引起的对比度和分辨力下降相当于对图像进行反比滤波。反比滤波的滤波函数是 1/f，即反比函数，此处 f 为频率。如果用正比函数与反比函数相乘，就得 f×1/f=1，即反比滤波的作用可以用正比滤波来纠正，从而恢复图像的分辨力和对比度。在图像重建中，正比滤波常被称为斜坡滤波（ramp filter），因其函数图形为一从坐标原点发出的斜线。

在实际图像重建中，要对斜坡滤波器作一些修改，将斜坡滤波器与一个窗口滤波器相乘，以平衡图像的分辨力、对比度和噪声。

滤波反投影方法中的窗口滤波器有多种类型和参数。常用的 Butterworth 滤波器有截止频率和阶数这两个参数。截止频率是希望保留的图像频率成分的上限，截止频率越高，图像分辨力越高，但噪声也高。阶数决定了滤波函数在截止频率附近的细微变化，阶数越高，滤波函数下降越快。

（二）SPECT/CT 的构造及特性

核医学图像反映示踪剂在体内的功能分布，缺乏解剖学信息，并且核医学图像信息量小，分辨力低。CT 与之相比，分辨力高，具有精细的解剖结构，但缺乏功能信息。把有价值的功能信息影像与精确的解剖结构影像结合在一起，可以给临床医生提供更加全面和准确的资料。这就是 SPECT/CT 的优势。

早期的 SPECT/CT 将 CT 的 X 线球管和探测器安装在 SPECT 系统的旋转机架上，使患者可同机进行 CT 和 SPECT 检查，CT 仅提供 SPECT 图像的衰减校正及粗略的融合定位。目前的 SPECT/CT 所配置的几乎都是诊断级的多排 CT，与 SPECT 也不在同一旋转机构上，可各自独立运行，检查过程中，系统会自动移动检查床的位置，实现 SPECT 和 CT 的同机图像融合，获得诊断级的 CT 图像和精确的融合图像。

三、PET 及 PET-CT

PET 也是利用示踪原理来显示体内的生物代谢活动，但 PET 有两个不同于其他核医学成像技术的重要特点：①它所用的放射性示踪剂是用发射正电子的核素所标记的，常用的正电子核素 ^{18}F、^{11}C、^{15}O 和 ^{13}N 等是组成人体固有元素的同位素，这些核素置换生物分子中的同位素所形成的示踪剂不会改变原有的生物学特性和功能，因而能更客观准确地显示体内的生物代谢信息。②它采用的是不用准直器的符合探测技术替代准直器，使原本相互制约的灵敏度和空间分辨力都得到较大提高。

（一）PET 的原理及构成

1. 正电子湮灭与符合探测　正电子从正电子的

核素核内发射出来后，在周围物质（如人体组织）中不断被散射而减慢速度。一旦它静止下来就和物质中的一个电子结合，发生湮灭反应，正、负电子消失，它们的质量转变为两个能量相等（511keV）、方向相反的光子。通过探测 γ 光子，PET 能确定正电子的湮灭位置，这是通过符合探测和电子准直来实现的。正电子湮灭时产生的两个 γ 光子沿直线反方向运动。从时间方面看，因光子的传播速度极快，若有两个探测器分别探测到这两个光子，则这两个光子被探测到的时间是相同的；也就是说，若两个探测器同时探测到 γ 光子，就可确定发生了一次湮灭反应，这种探测方法称为符合探测（coincidence detection）；被探测到的湮灭反应称为符合事件。从空间方面看，若两个探测器探测到一次符合事件，则与之相应的湮灭反应肯定是发生在这两个探测器之间的连线上。

在 PET 中，用两个探测器间的连线来确定湮灭地点，这种方法称为电子准直，两个探测器之间的连线称为响应线或符合线。PET 用电子准直确定湮灭反应所在的符合线。将电子准直方法与 γ 照相机和 SPECT 中的准直方法相比，相同之处是，它们都可确定空间中的一些线，表明射线是从这些线上的某个位置上发射；不同之处是，电子准直不吸收射线，因而探测效率更高，空间分辨力更好。

在实际中，湮灭反应产生的两个光子从发射到被记录的过程有多种不确定的延迟，被记录的时间有一定间隔，其大小为 5～15ns。因而在 PET 中设定一个时间间隔，称为符合窗；在符合窗内探测到的两个光子，被认为是来自同一湮灭事件，经过电子准直定出湮灭位置。符合窗之外探测到的光子则不予记录。

由符合探测所记录的符合事件可以分为几种，即真符合（true coincidence）、散射符合（scatter coincidence）和随机符合（accidental coincidence）。真符合是指探测到的两个光子来源于同一湮灭事件，而且在被探测到之前没有和介质发生过相互作用；真符合是有用的，从真符合得到的湮灭事件定位是准确的。散射符合是指探测到的两个光子虽然来源于同一湮灭事件，但在被探测到之前两个光子中至少有一个发生过散射；散射使光子改变了运动方向，从散射符合得到的湮灭事件定位是错误的，因此散射符合应被剔除。随机符合又称为偶然符合，是指在符合窗内探测到来自两次不同的湮灭反应所产生的两个光子，被作为一次符合事件记录和处理；随机符合所产生的定位信息是错误的，它增加图像的背景噪声，降低图像的对比度，在 PET 成像过程中要对其作校正。

2. PET 的构成　PET 设备由扫描机架、检查床、主机柜、操作控制台等部分构成。

扫描机架主要功能是采集数据，其核心部分是探测器环，另外还有透射源、激光定位器、探测器电子线路、符合线路等。探测器环是指在 PET 中，将多个探测器模块排列成环，探测器环的直径决定系统横断面的视野大小；多个环可以堆叠，形成一个圆筒，系统的轴向视野大小由探测器环的数量决定。

PET 探测器的闪烁体常由锗酸铋（BGO）、硅酸镥（LSO）、硅酸钆（GSO）或其他晶体组成。通过切割，在一块较大晶体上形成小的晶体单元，每个晶体单元表面尺寸为几个毫米，而厚度为 2～3cm，多个晶体单元以阵列方式（如 6×6、8×6 等）组成一个模块，每个模块都配有多个以阵列方式排列的光电倍增管。当射线在模块中的任一晶体单元中引起闪烁时，模块中的各个光电倍增管就能探测到不同强度的闪烁光。各个晶体单元中的闪烁光在光电倍增管中产生不同的幅度和波形的信号组合，用来从预先制好的查值表中找出相应的发光晶体单元。每个晶体单元都作为探测器与同一环的探测器形成符合线（2D 采集），或其他环上探测器形成符合线（3D 采集）。在同一环中探测器模块数量越多，系统的断层分辨力越高。

扫描机架的主机柜包含主计算机，其主要功能是执行图像重建中的大量运算，因此又常称为重建柜。操作控制台由计算机及软件系统构成，主要功能是提供人机交互界面，以进行检查过程的指挥控制、图像重建操作、图像显示和后处理分析等工作。

（二）PET-CT

1. PET-CT 的基本结构　PET-CT 是把 PET 和 CT 有机结合在一起，形成一种新的融合成像仪器。PET-CT 探测器由分离的 PET 机架和 CT 机架组成，两者轴心一致，共用一个扫描床。这样就使得在一次检查中可采集同一部位的功能图像和解剖图像。

2. PET-CT 的特性　PET 的图像往往缺乏相关解剖位置对照，发现病灶却无法精确定位，而且示踪剂的特异性越高，这种现象越明显；而 CT 影像的分辨力高，可发现细微的解剖细节的变化。PET-CT 在一次检查中就可采集同一部位的功能图像和解剖图像，实现图像的融合，提高诊断准确率。CT 数据还可用于 PET 重建断层时的射线衰减校正和射线散射校正。另外，由于 CT 扫描的时间很短，采集 CT 图像来做 PET 图像的衰减校正，采集时间比用外部放射源采集透射图像的方法短得多。而采集时间的缩短，不但能使患者更舒适地接受 PET-CT 检查，还能减少采集期间患者可能出现的躯体运动，以及体内器官的位移对图像融合质量和定位准确性的影响。

四、PET/MR

为了利用 MR 的软组织对比度高和无电离辐射的特点，将其与 PET 结合构成了 PET/MR。

PET/MR 设备有多种类型，目前认可度较高的是"整体式"，即 PET 探测器和 MR 扫描器进行整体设计，实现真正的一体化。"整合式" PET/MR 实现在时间和空间上的同时采集，既减少扫描时间，也可实现相同生理条件下两个图像模式信息绝对匹配。此外还有"串联式"和"插入式"。

PET/MR 需解决 PET 系统对磁场的敏感性问题、满足 MR 系统对磁兼容性的要求，并克服 PET 和 MR 的互干扰问题。这主要是通过对 PET 探测器中的光电转换部分进行改进升级来实现。

有两种可替代光电倍增管的光电转换倍增器件。一是雪崩光电二极管（avalanche photodiode，APD），它具有光电转换和放大作用，可直接与 PET 探测器的晶体连接，且可在强磁场中工作。APD 的缺点是倍增系数不高、时间分辨力低。另一种是硅光电倍增管（silicon photomultiplier，SiPM），它具有与 PMT 相同的倍增系数和时间分辨力，并且具有一致性好、工作电压低、结构紧凑等特点。目前 APD 和 SiPM 两种器件均已在商业化的全身扫描 PET/MR 产品中应用。

在 MR 方面，目前商品 PET/MR 中的 MR 都是基于成熟的 MR 产品。和 PET 整合时，应注意检查孔径会受到影响，还要采取充分的匀场措施。

第二节　核医学显像原理

一、显像基础

放射性核素示踪技术（radionuclide tracer technique）是以放射性核素或其标记化合物作为示踪剂（tracer），应用射线探测仪器设备来检测其行踪，以研究示踪物在生物体系中的分布及其变化规律的一门技术。核医学显像的物理学原理是建立在放射性核素示踪原理基础上，即利用某些放射性核素或其标记物在体内代谢分布和转归的特殊规律，利用核素显像仪器在体外探测放射性核素发射出具有一定穿透力的 γ 射线，从而能够准确获得核素及其标记物在脏器、组织的分布和量变规律及其在生物样品中的含量，达到诊断疾病的目的。上一节已讲了核医学显像仪器的原理和结构等内容，本节主要涉及放射性药物的内容。

（一）显像放射性药物及主要种类

作为示踪剂应用于诊断和治疗的开放性放射性核素及其化合物和制剂称为放射性药物（radiopharmaceutical）。核医学显像中的放射性药物因其用量非常小，通常不具有普通药物所需的药理作用，而是依靠所荷载的放射性核素起到诊断作用。

显像用放射性药物供体内使用，包括离子类放射性药物（如 $Na^{99m}TcO_4$、$Na^{131}I$、$Na^{18}F$ 等）、放射性胶体和颗粒（如 ^{99m}Tc- 硫胶体、^{99m}Tc- 大颗粒聚合白蛋白等）、放射性标记化合物（如 ^{131}I- 马尿酸、^{99m}Tc-DTPA、^{99m}Tc-HIDA、^{99m}Tc-MDP 等）。

（二）显像放射性药物的主要特点

放射性药物的特点可从"放射性"和"药物"两方面来理解。

从放射性的角度看，它应有合适的物理半衰期，半衰期在数十分钟至数天之间的放射性核素最适合显像使用。要发射适当能量的 γ 射线，γ 射线的能量 100～400keV 最佳。还要有足够的放射性比活度。比活度太低时，放射性药物的制备和使用都难以进行。

放射性药物，可以理解为主要是指应用于核医学中的各类放射性核素及其标记化合物。其在药物方面的特点包括：良好的显像和示踪性能，易于制备，良好的稳定性，适宜的比活度。

（三）显像放射性药物的来源

1. 放射性核素的生产　核医学中所使用的放射性核素几乎都是人工放射性核素，生产方式主要有反应堆生产和加速器生产两种。而放射性核素发生器可以视为一种放射性核素存储和分离装置。

从反应堆中生产放射性核素有两种方式，一是中子活化，即将适当的靶物质放入反应堆中，用中子引起靶物质的活化，生产放射性核素。二是分离提取，即从核燃料的裂变产物中分离提取出所需放射性核素。

加速器是一种加速带电粒子的设备，被用于肿瘤的治疗和医用放射性核素的生产。目前在核医学中用来制备放射性核素的加速器主要是回旋加速器。加速器生产的放射性核素半衰期都较短。

放射性核素发生器是一种能定期地从半衰期较长的母核中分离出其衰变产生的半衰期较短的子核的装置。核医学中所使用的放射性核素半衰期皆较短，运输和使用困难。放射性核素发生器以长寿命核素作为运输和保存形式，以短寿命核素为使用形式，结构简单、运输方便，在核医学中的应用广泛。

2. 放射性药物的制备　放射性药物的制备，就是通过各种途径产生适合核医学使用的放射性核素标记化合物。因而放射性药物的制备，要采用高产率、简便、快速的方法。在制备放射性核素标记化合物时，要对射线采取必要的安全有效的防护措施，如屏蔽、通风等。一般应在具有专门设备的放射化学实验室内进行。

制备放射性药物的方法有化学合成法、生物合成法、同位素交换以及热原子反冲标记法等。

二、显像剂在脏器聚集机制

核医学显像的生物学原理是脏器内、外或脏器内各组织之间、脏器与病变之间的放射性药物分布存在浓度差别，因而要求具有能够选择性聚集在特定脏器、组织和病变的放射性药物，使该脏器、组织或病变与邻近组织之间的放射性浓度差达到一定程度；放射性药物显像剂在特定的脏器、组织或病变中聚集的机制概括起来主要有以下几种类型：

1. 合成代谢 脏器和组织的正常合成功能需要某种元素或一定的化合物，若用该元素的放射性核素或利用放射性核素标记特定的化合物引入体内，可被特定的脏器和组织摄取，从而进行体外显像。例如，甲状腺对碘元素具有选择性吸收功能用以合成甲状腺激素，利用放射性碘作为示踪剂，根据甲状腺内放射性碘分布的影像可判断甲状腺的位置、形态、大小，以及甲状腺及其结节的功能状态。

2. 细胞吞噬 单核 - 吞噬细胞具有吞噬异物的功能。将放射性胶体颗粒或小聚合人血清白蛋白等由静脉或皮下注入体内，放射性胶体作为机体的异物被单核 - 吞噬细胞系统的吞噬细胞所吞噬，对含单核 - 吞噬细胞丰富的组织如肝、脾、骨髓和淋巴的显像原理均基于此。

3. 循环通路 利用放射性核素进入循环通路的过程，可显示该通路及有关器官的影像。

（1）流经通道：经腰椎穿刺将放射性药物如 ^{99m}Tc- 二乙三胺五醋酸（^{99m}Tc-DTPA）注入蛛网膜下腔，不仅可以测得脑脊液流动的速度和通畅情况，还可使蛛网膜下腔间隙（包括各脑池）相继显影，用于了解脑脊液循环异常。

（2）血管灌注：自静脉"弹丸"式快速注入放射性药物后，它依序通过腔静脉、右心房、右心室、肺血管床、左心房、左心室、升主动脉、主动脉弓而达到降主动脉，用以判断心及大血管的畸形等先天性心血管疾病和某些获得性心脏疾病，称为放射性核素心血管动态显像。当显像剂随血流从动脉向相应脏器血管床灌注时，还可获得该脏器的动脉灌注影像，用以观察某些脏器或组织的血流灌注情况，借以判断某些血管性疾病和对占位性病变的定性。

（3）微血管暂时性栓塞：颗粒直径大于红细胞（10μm）的放射性药物如 ^{99m}Tc- 大颗粒聚合人血清白蛋白（^{99m}Tc-MAA）注入静脉后随血流经肺毛细血管时，由于这些颗粒直径大于肺毛细血管的直径而被阻断不能通过，暂时性地阻塞于部分肺微血管内从而使肺显像，可以观察肺内血流灌注的情况并诊断肺栓塞。

（4）血池分布：将放射性药物引入体内某一空间可以显示该空间的大小和形态。如 ^{99m}Tc-RBC 或人血清白蛋白（^{99m}Tc-HAS）静脉注入体内达到平衡后均匀地分布于血池内，可做心、肝等血池显像，常用于判断心室功能状态。

4. 选择性浓聚 病变组织对某些放射性药物有选择性摄取作用，静脉注入该药物后在一定时相内能浓集于病变组织使其显像。例如，^{99m}Tc- 焦磷酸盐（^{99m}Tc-PYP）可被急性梗死的心肌组织所摄取，据此可进行急性心肌梗死的诊断。

5. 选择性排泄 某些脏器对一些引入体内的放射性药物具有选择性摄取并排泄的功能，这样不仅可显示脏器的形态，还可观察其分泌、排泄功能和排泄通道情况。如静脉注入经肾小管上皮细胞分泌（^{131}I-OIH）或肾小球滤过（^{99m}Tc-DTPA）的放射性药物，动态显像可以显示肾的形态、功能以及尿路通畅情况。

6. 通透弥散 进入体内的某些放射性药物借助简单的通透弥散作用可使脏器和组织显像。例如，静脉注入 ^{133}Xe 生理盐水后，放射性惰性气体（^{133}Xe）流经肺组织时从血液中弥散至肺泡内可同时进行肺灌注和肺通气显影。

7. 化学吸附和离子交换 静脉注入 ^{99m}Tc 标记的各种磷酸盐如 ^{99m}Tc-PYP、^{99m}Tc- 亚甲基二磷酸盐（^{99m}Tc-MDP）后可使骨骼清晰显像，其影像分布可以反映骨质代谢的活跃情况，用于早期诊断骨骼转移性与原发性肿瘤等。

8. 特异性结合 放射性标记的受体配体只与该受体结合，放射性标记的抗体只与相应的抗原结合，从而可使受体和含有特殊抗原的组织显影，这种影像具有高度的特异性，称为放射免疫显像（radioimmunoimaging，RII）。

第三节　核医学显像特点

一、功能与结构变化

核医学显像可同时提供脏器或组织的功能和结构变化，有助于疾病的早期诊断。核素显像是以脏器、组织和病变内、外显像剂分布差别为基础的显像方法，而脏器、组织和病变内显像剂分布的高低直接取决于显像剂的聚集量，聚集量的多少又与血流量、细胞功能、细胞数量、代谢活性和排泄引流速度等因素有关，因此，其影像不仅显示脏器和病变的位置、形态、大小等信息，更重要的是同时提供有关脏器、组织和病变的血流、功能、代谢和引流等方面的信息。众所周知，血流、功能和代谢异常，常是疾病的早期变化，出现在形态结构发生改变之前。因此核素显像有助于疾病的早期诊断，并广泛应用于脏器代谢和功能状态的研究。

二、定量分析与较高特异性

1. 核素显像可用于定量分析　核素显像具有多种动态显像方式，使脏器、组织和病变的血流和功能等情况得以动态显示，并可计算提供多种功能参数进行定量分析，不仅可与静态显像相配合提供疾病更为早期的表现，而且有利于疾病的随访和疗效观察。

2. 具有较高的特异性　核素显像可根据显像目的要求，选择某些脏器、组织或病变特异性聚集的显像剂，所获得影像常具有较高的特异性，可显示诸如受体、肿瘤、炎症、异位组织及转移性病变等组织影像，而这些组织单靠形态学检查常难以确定，甚至是根本不可能显示。

总之，核医学显像是一种特异性较高、以显示脏器或组织血流、代谢和功能变化为优势的显像技术，安全、无创，甚至可以提供疾病变化的分子水平信息，但对组织结构的分辨力不及其他基于密度对比的影像学方法。

第四节　成像参数选取原则

核医学图像分辨力较低，为了获得尽可能清晰的图像，成像过程中必须控制好每一个环节，合理选择每一项参数。本节就成像过程中需要人为介入的每一步选项原则和原理作必要的介绍。

一、准　直　器

准直器有许多类型：按能量可分为超高、高、中、低能；按形状可分为平行孔、针孔、扇形、聚焦形、弥散形、斜孔形等；按功能又可分为高灵敏度、高分辨力和通用三种。准直器根据使用的核素能量和临床诊断的需求进行选择。目前，临床大多应用的是低能平行孔准直器，而针孔准直器的独特

功能也使其处于不可或缺的位置，以下就这两种准直器作一介绍。

（一）平行孔准直器

平行孔准直器是应用最广泛的准直器，它由规则排列的孔和壁构成，壁由铅或铅合金构成，吸收射线，其孔道与准直器内、外面垂直，内外孔径相等。因其投影在晶体上的分布与被显像物体大小相同，准直器与被测物体的间距对灵敏度、视野和影像大小影响不大，但随着间距的增加，空间分辨力下降。所以在对位时，一定要使探头尽可能地贴近患者。

（二）针孔准直器

针孔型准直器由铅圆锥面加上孔径为 2～6mm 的可置换头构成，其特点是图像倒置、灵敏度低，但图像大小和视野大小可调节。图像大小与源到准直器的距离有关，距离小于准直器长度时，图像放大，视野缩小；反之则图像缩小，视野放大。源的立体分布导致不同深度的源有不同的放大或缩小，叠加在一起，产生图像失真，因此针孔型准直器适合于小而薄的器官显像。

二、采　集　参　数

（一）矩阵

矩阵是一组数字阵列，是用于储存图像中所有像素值的数字存储空间，它由一组二维像素组成，常用的矩阵有 512、256、128 和 64 等。像素是数字图像组成的最基本单位，它的大小取决于两个因素，即探测视野的直径和给定的矩阵。每个矩阵的像素单元都有一定的存储容量，其大小取决于图像模式，图像模式有两种：字模式和字节模式。如选用字模式则容量为 $2^{16}-1$，选用字节模式则容量为 2^8-1。

选择矩阵的前提是以不丢失图像分辨力为原则，通常是像素的尺寸 <1/2 仪器的分辨力。

（二）缩放（zoom）

zoom 是通过缩小有效视野而使局部得到了放大。选择矩阵时应该这样考虑，将给定的矩阵加在了缩小的视野范围。

（三）动态与静态采集

动态采集时，因为要求在极短的时间内生成一幅图像，而且是连续成像，这里首先要考虑到灵敏度，所以选择小矩阵 64、128 均可。静态采集时，因为有足够的成像时间，除了考虑到不丢失分辨力外，还要考虑到图像的视觉效果。比如 128 矩阵的像素在 3～4mm 左右，可以满足通常仪器的分辨力要求，但还是建议选用 256 矩阵，因为它可以提高

临床的诊断效果。

（四）断层采集

断层成像时，探头需要旋转采集若干帧图像，设置每一帧图像的采集角度时应该遵循以下原理，即每一帧采集角度的弧长应该<1/2个仪器的分辨力。

断层采集时，原则上是每一帧的采集计数越多越好，但在临床实际应用中，还需考虑到过长的采集时间患者是否能够忍受，一旦采集过程中患者移位，对图像的影响将是致命的。考虑到所用的示踪剂剂量相对固定，建议设置每一帧采集时间或计数时，应该以患者能够忍受的时间为底线。

断层采集时有两种运行方式，即步进式和连续式。

三、图像重建参数

核医学成像目前所用的方法是滤波反投影和迭代法，以下分别介绍。

（一）滤波反投影

其原理是经过两次傅里叶转换（幅值域转换到频率域和频率域逆转换到幅值域），将得到的投影数据重建成图像数据，为消除星状伪影和高频噪声，在重建过程中根据需要加以必要的滤波功能。其中，根据滤波曲线形状的变化，可将其分为高通滤波和低通滤波，而每一种滤波本身又含有从高到低不同的截止频率来控制图像平滑与锐化的程度，低截止频率使图像趋向平滑，高截止频率使图像趋向锐化。滤波反投影重建图像中高频的部分代表着高分辨力或者说好的细微结构。低频的部分代表着低分辨力或者说差的细微结构。

重建中常用的 Butterworth 滤波器有截止频率和阶数这两个参数。截止频率是希望保留的图像频率成分的上限，截止频率越高，图像分辨力越高，但噪声也高。阶数决定了滤波函数在截止频率附近的细微变化，阶数越高，滤波函数下降越快。

（二）迭代法

最普遍使用的是有序子集最大期望值法（or-dered subset expectation maximization，OSEM）及其变化形式。

迭代法的参数可以影响重建图像的质量，主要参数有子集数目、迭代次数、滤波器和 β 系数。子集越大，图像的质量就越好；迭代次数增加，图像质量也会相应改善，但迭代次数有一个限度，超过这个限度，图像反而变坏。因为噪声等原因，迭代法的定量准确性各有不同。有的迭代法采用滤波器去除噪声，而有的方法在迭代规则中加入了噪声抑制因子。理想情况下，这个噪声抑制因子应当与图像中的噪声水平成正比。但是，这类因子往往也对正常的图像变化敏感，因此，其在抑制噪声的同时，也会降低图像的分辨力等指标。因此，又引入一个噪声抑制因子贡献系数（通常称为 β 系数）。可根据需要人为调节 β 系数，以获得更好的图像。选择 β 系数的所依赖的因素有采集时长、放射性剂量、图像质量、噪声水平、定量准确性等。

思　考　题

1. 核医学射线测量仪器有哪些组成部分？

2. SPECT 主要由哪几部分构成？

3. PET 符合探测的原理是什么？

4. SPECT/CT 和 PET-CT 较普通的 SPECT 和 PET 的优势在哪儿？

5. 核医学成像的基础原理是什么？

6. 核医学显像剂中放射性核素的获得方式有哪些？

7. 核医学显像剂在特定的脏器、组织或病变中聚集的机制主要有哪几类？

8. 核医学显像与医学影像学其他显像技术相比较有何特点？

（周绿漪）

第二十七章　核医学显像技术

核医学显像根据不同的分类方法可分为许多类型，可从临床诊断的角度分类，也可从技术操作的角度分类。各种分类方法在概念和内容既有重叠也有区别，这反映了核医学成像技术的复杂性。因此，在采集和分析核医学图像时，不仅要根据核医学的显像原理密切联系生理、病理、解剖学知识，还要结合临床所见才能得到正确的图像，进而进行分析和评价。

Nuclear medicine image is classified into many categories according to different aims, which reflect the complexity of the nuclear medicine imaging technique. Therefore, when analyzing nuclear medicine image, it is necessary to comprehensively consider the relationship among nuclear medicine imaging principle, physiology, pathology, anatomy and clinical findings.

第一节　核医学显像类型

一、核医学平面图像采集的基本方式

平面图像采集是 SPECT 显像的基础，也是理解和掌握 PET 图像采集的基础。为了采集平面图像，要在计算机内存设置好图像存储矩阵，用来记录探测到的射线。每次探测一个有用的射线，图像矩阵中对应像素计数就增加 1。记录足够的入射射线，图像矩阵中的计数分布就能代表受检者体内的放射性核素分布，形成一帧可供目测诊断或定量分析的图像。平面图像采集方式有静态采集、动态采集、多门控动态采集、全身扫描采集等。

（一）静态采集（static acquisition）

如果在所考察的时间内图像不变化或可以认为不变化，采用静态方式采集图像。静态图像用于观察被检器官的位置、形态、大小和放射性分布情况如增高、降低、正常或缺如。应当指出，"静态"是强调图像采集期间图像不变化或可以认为不变化，因此静态方式采集的图像并非不能用于动态观察。与动态方式采集的图像相比，静态图像中不保存图像之间的时间关系；另外，由于采集间歇中受检者可能移动位置，受检器官在图像中的位置不一定相同。有些临床检查要观察数小时内图像的变化情况，根据需要采集一系列静态图像是合理的选择。

静态图像采集可以预设下列三种结束条件。

1. 手动结束　对图像特性缺乏预先了解时，可以让采集一直持续到获得满意的图像为止。采集过程中可通过调节显示窗口、读取像素计数等方法判断图像是否符合要求。

2. 定数　可以保证同类型的检查有相同的图像总计数，便于图像的判读。

3. 定时　用相同定时采集同一受检者的系列图像，便于在相同的色表和显示窗口条件下比较图像，或比较器官在不同时间的计数变化。

多个静态图像可以保存在同一图像文件中，因此，有的核医学计算机中静态图像称为序列图像。

（二）动态采集（dynamic acquisition）

帧模式（frame mode）采集是动态采集最常用方法，它以预定的时间间隔采集图像。时间间隔的形式可有多种。例如，每秒一帧采集 30 帧，暂停 5 分钟，接着每分钟一帧采集 20 帧。

列表模式（list mode）是动态采集可以选用的一种方法，它先以列表的方式记录射线入射的位置和时间，需要时可用不同的矩阵大小和时间分组重组出帧模式的图像。其灵活性大，但占用的计算机存储空间也大得多。

动态图像用于观察图像的连续变化，或获得器官的时间-计数曲线以计算功能参数。

动态图像矩阵大小是需要注意的问题。在满足图像分辨力的前提下，应选择较小的矩阵，这不但可以节省图像文件的存储空间（包括硬盘空间和内存空间），还可提高图像的处理速度。

（三）多门控动态采集（multigated acquisition）

上述的动态采集方式不适合有些动态过程。例如，心脏的跳动大约是每秒钟一次，为了观察其图像的变化，必须每秒采集十余帧图像，每帧图像的采集时间只有几十毫秒，图像计数低，无法观察和计算。

对有相应生理信号的周期性过程，可用门控采集方式，即在生理信号（如心电 R 波）的控制下将采集与运动周期同步，进行周期性重复的动态采集，然后将多个周期内相同时相的动态图像累加，提高综合图像的计数。由累加数据重建各帧图像，由此产生运动图像。

多门控动态采集的结束条件可预设为采集时间、总计数或 R 波的总数。

（四）全身扫描（whole body scanning）

全身扫描采集有两种方式，一是根据身体指定部位的计数率，自动确定床速或探头移动速度，探头或床连续运动，进行从头到足或从足到头的采集，获得全身核素分布图像。二是用静态采集的方式，由探头或床运动到不同部位，使采集的多幅静态图像覆盖全身，最后由计算机将图像拼接成完整的全身核素分布图像。

二、静态显像和动态显像

1. 静态显像（static imaging） 显像剂在脏器组织和病变内达到分布平衡时所进行的显像称为静态显像。

2. 动态显像（dynamic imaging） 显像剂引入人体后以一定速度连续或间断地多幅成像，用以显示显像剂随血流流经或灌注脏器或被器官不断摄取与排泄或在器官内反复充盈和射出等过程所造成的脏器内放射性在数量上或位置上随时间而发生的变化，这种显像就称为动态显像。

三、局部显像和全身显像

1. 局部显像（regional imaging） 指显影范围仅限于身体某一部位或某一脏器的显像。

2. 全身显像（whole body imaging） 显像装置沿体表从头至脚作匀速运动，将采集全身各部位的放射性显示成为一帧影像称为全身显像。

四、平面显像和断层显像

1. 平面显像（planar imaging） 放射性探测器置于体表的一定位置显示某脏器的影像为平面显像。

2. 断层显像（tomography） 显像装置围绕体表作 180° 或 360° 自动旋转连续或间断采集多体位的平面信息，或利用环状排列的探测器获取脏器各个方位的信息，再由计算机特殊软件和快速阵列处理机重建各种断层影像，获得横断、冠状和矢状位或三维立体影像。

五、早期显像和延迟显像

1. 早期显像（early imaging） 一般认为显像剂引入体内后 2 小时内所进行的显像称为早期显像。

2. 延迟显像（delayed imaging） 显像剂注入体内 2 小时以后所进行的显像称为延迟显像。

六、阳性显像和阴性显像

1. 阴性显像（negative imaging） 正常脏器和组织细胞可选择性摄取某种放射性药物，能显示出该脏器和组织的形态和大小。而病灶区失去正常组织细胞的功能，故常常不能摄取显像剂，呈现放射性分布稀释或缺损（即"冷区"），此种显像又称为冷区显像（cold spot imaging）。

2. 阳性显像（positive imaging） 病灶部位的放射性活度高于正常脏器组织的显像称为阳性显像，又称"热区"显像（hot spot imaging）。

七、介入显像

在常规显像的条件下，通过药物或生理刺激等方法，增加对某个脏器的功能刺激或负荷，观察脏器或组织对刺激的反应能力，以判断病变组织的血流灌注、储备功能情况，并增加正常组织与病变组织之间的放射性分布差别，提高显像诊断灵敏度的一类显像称为介入显像。

八、门控显像

有些动态过程并不太适合动态采集的方式。例如，心脏的跳动大约是每秒钟一次，为了观察其图像的变化，必须每秒采集十余帧图像，每帧图像的采集时间只有几十毫秒，图像计数低，无法观察和计算。对有相应生理信号的周期性过程，可用门控采集方式，即在生理信号（如心电 R 波）的控制下将采集与运动周期同步，进行周期性重复的动态采集，然后将多个周期内相同时相的动态图像累加，提高综合图像的计数。由累加数据重建各帧图像，由此产生运动图像。

门控显像常用的门控采集方式有心电门控采集和呼吸门控采集。

第二节　核医学图像分析

一、静态图像分析

1. 位置（平面） 注意被检器官与解剖标志和邻近器官之间的关系，确定器官有无移位和反位。

2. 形态大小 受检器官的外形和大小是否正常，轮廓是否清晰完整，边界是否清楚。

3. 放射性分布 一般以受检器官的正常组织放

射性分布为基准，比较判断病变组织的放射性分布是否增高或降低（稀疏）、正常或缺如。

二、动态显像分析

在静态显像的分析基础上，确定显像的顺序和时相的变化。

1. 显像顺序 是否符合正常的血运和功能状态，如心血管的动态显像应按正常的血液流向，即上腔静脉、右心房、右心室、肺、左心房、左心室及主动脉等途径依次显示影像。

2. 时相变化 时相变化主要用于判断受检器官的功能状态，影像的出现或消失时间超出正常规律时，则提示被检器官或系统的功能异常。

三、断层显像分析

正确掌握不同脏器和组织的断层方位以及各层面的正常所见，对各断层面的影像分别进行形态、大小和放射性分布及浓聚程度的分析。对于一般器官，横断面是自下而上获取横断层面；矢状面是自右向左依次获取矢状断层影像；冠状面是自前向后依次获取冠状断层影像。对于心脏断层，由于心脏的长、短轴与躯干的长、短轴不一致，故心脏断层显像时常分别采用短轴、水平长轴和垂直长轴来表示，以示区别。

总之，在进行核医学影像分析时，不仅要密切联系生理、病理、解剖学知识，还要结合临床所见才能正确地分析和评价图像。

四、数字图像分析与处理

数字图像分析与处理在核医学中的应用很广泛，如定量分析、图像滤波、图像融合等。

（一）定量分析

1. 感兴趣区分析和时间-计数曲线分析 对核医学图像，可以获取各个像素中的计数。当需要了解图像中某个区域（称为感兴趣区，region of interest，ROI）的计数分布时，可以用鼠标和轨迹球等设备在图像上描绘出相应区域的边界，计算出区域内的像素数目、总计数、平均计数、最大计数、区域面积等。对动态和多门控图像，还可将各个图像中同一区域的计数随时间变化的情况描绘成时间-计数曲线（又称为时间-放射性曲线），并可根据曲线计算有关参数。

2. 图像运算 图像运算包括图像的加、减、乘、除等，实质是图像矩阵中像素值的加、减、乘、除。

例如，通过两种核素的图像相减实现特定器官的显像。

3. 参数图像 将动态图像中的每个像素作为一个感兴趣区，获得每个像素的时间-计数曲线，计算每条曲线的功能参数，转换成适当的亮度或颜色，形成一幅具有不同亮度或颜色的参数图像。对每条动态曲线作傅里叶变换，也可得到频率域参数，形成参数图像。

（二）图像滤波

时间域的波形和空间域的形状可以用频率域的幅度和相位完全等价描述，并且可相互转换。应用到核医学中，即放射性核素的空间分布有一个与之完全等价的频率分布，通过傅里叶变换，由空间分布可得到频率分布，由频率分布也可得到空间分布。空间域与频率域的等价和可转换使得在一个域中看似复杂的问题可以转换到另一个域中很容易地得到解决。

数字图像滤波就是对图像的各种频率成分进行有选择地衰减或增强的数学运算。滤波可以在频率域实现，也可以在空间域实现。频率域滤波的方法是先获得图像的傅里叶变换，将它和滤波函数相乘，再作傅里叶反变换得到滤波后的图像；空间域滤波由滤波函数的空间函数（称为样板或掩模）与图像卷积实现。

（1）低通滤波：低通滤波也叫平滑滤波，可用来减少图像中的高频统计噪声。在频率域中，低通滤波让低频通过而抑制高频。在空间域实现低通滤波的方法是用低通样板与图像卷积。

（2）时间平滑：除了在一幅图像中滤除噪声外，也可利用噪声在时间上的分布规律对其进行抑制。对动态图像，可以将时间上邻近的几幅图像的对应像素作带权的平均运算，抑制统计噪声。

（3）边界增强和检测：器官或病变的边界计数变化快，频率域中对应高频。通过适当的滤波或卷积，可以突出显示这些图像成分，或将其提取出来定义器官或病变的边界，自动或半自动生成 ROI。

（三）图像融合（image fusion）

把有价值的生理、生化和代谢信息与精确的解剖结构信息叠加在一起，同时显示在一张图像上，这种技术称为图像融合。图像融合要经过两个步骤，第一步是图像配准，即经过几何变换、图像矩阵大小匹配和图像位置匹配、数据叠加等处理，使两个图像准确重叠；第二步是融合图像显示，显示方法有交替显示、三原色加权叠加显示、阈值显示等。核医学中常用的图像融合方法是将伪彩色的 SPECT 或 PET 图像叠在黑白的 CT 或 MRI 图像上，其结果是反映精细结构 CT 或 MRI 图像被染上表示功能的颜色。SPECT/CT 和 PET-CT 中，SPECT 图像和 PET 图像与 CT 图像的融合是同机融合，图像配准的准确性高。利用 CT 图像物质分布的信息，可以对 SPECT 图像和 PET 图像作更准确地衰减和散射校正。在医学影像存储和传输系统的支持下，不同仪器上的医学图像也可以实现图像融合。

第三节　PET-CT 检查技术

一、PET-CT 临床应用

PET-CT 适应证主要有以下内容。

（一）在肿瘤中的应用

包括对头颈部肿瘤，如胶质瘤、颅内恶性淋巴瘤、垂体腺瘤等；胸部肿瘤，如肺癌、乳腺癌；腹部肿瘤，如胃癌、肝癌、胰腺癌等；全身性肿瘤，如恶性淋巴瘤、骨肉瘤、黑色素瘤等的检查。

（二）在其他疾病中的应用

包括对炎症疗效的评价；神经系统疾病如癫痫定位、心血管疾病等的检查。

二、PET-CT 检查流程

（一）PET-CT 检查受检者注意事项

1. 妊娠期妇女应尽量避免 PET-CT 检查，哺乳期妇女检查后 24 小时再哺乳。

2. 患者在注射 ^{18}F-FDG 前禁食 4～6 小时，也不能饮用饮料。

3. 检查前需测定血糖浓度，糖尿病患者要在检查前将血糖调至正常水平。

（二）PET-CT 检查步骤

1. 注射前准备　①脑显像时，注射 ^{18}F-FDG 及注射后摄取相，患者均需在安静避光的环境下休息。②全身显像时，注射 ^{18}F-FDG 时及注射后摄取相，患者保持坐位或卧位，以避免肌肉摄取。③注射 ^{18}F-FDG 前测血糖水平。若血糖水平超过 150～200mg/dl 水平，应对患者行进一步处理。

2. 静脉注射显像剂。

3. 上检查床接受检查（全身检查 15～20min）。

三、PET-CT 操作方法

（一）视野（FOV）、摆位及采集前准备

1. 对于大多数肿瘤类型而言，为寻找 ^{18}F-FDG 异常浓聚区推荐行颅底至大腿近端部位的 PET 显像。

该类采集方案经典采集范围为外耳道至股骨中段。对于高度怀疑头皮、颅骨、脑及四肢末端侵及的肿瘤，采用全身肿瘤显像。

2. 当异常病变仅局限在身体可能已知的部位时（如孤立性肺结节、可疑肺癌等），采用局部肿瘤显像，但全身肿瘤显像可进行有效的临床分期。

3. 为获取躯干最佳的影像质量且患者可以耐受时，则双臂上举越头。双臂下垂于躯体两侧，则可对躯干影像产生条束状伪影。为获取头颈部最佳影像，双上臂应下垂置于躯体旁。

（二）CT 采集方案

1. 若 CT 扫描仅用于衰减校正/解剖定位（AC/AL）。推荐使用低毫安/秒设置以减少患者所受的辐射剂量。

2. 如作为优化的诊断性 CT 扫描，则推荐实用标准的毫安/秒设置，以优化 CT 扫描的空间分辨力。

3. 对于 PET-CT 中 CT 透射扫描时呼吸方案，PET 发射扫描图像中膈肌的位置要尽可能与 CT 透射扫描图像相匹配，推荐采用运动校正或呼吸门控技术。

（三）PET 发射图像采集方案

1. 放射性药物要在需检查部位的对侧注射。^{18}F-FDG PET 图像采集在注射放射性药物至少 45min 后进行。

2. 扫描采集时间根据注射示踪剂的放射性活度、患者体重和 PET 扫描仪的灵敏度，调整每床位采集时间（2～5min 不等）。

3. 现今 PET-CT 普遍采用 3D 采集。

四、PET-CT 图像重建和后处理

（一）PET 重建

迭代法在现今临床 PET-CT 中广泛应用，已基本上取代了滤波反投影法。

（二）CT 重建

CT 图像是通过滤波反投影进行断层重建，并通过 CT 对整个视野 PET 发射数据进行衰减校正，分别以适当的放大倍数、层厚、叠加和对特定区域的扫描进行重建运算。

（三）显示

一体化的 PET-CT 系统，有代表性的软件包可提供位置校准的轴位、冠状位及矢状位 CT 图像、^{18}F-FDG 图像、融合图像以及 3D 电影图像，同时，还可显示 ^{18}F-FDGPET 衰减及非衰减校正图。

第四节　PET/MRI 检查技术

一、PET/MRI 临床应用

PET/MRI 整合了结构、代谢、功能、分子影像的综合能力，可用于肿瘤性疾病、神经系统疾病、心血管疾病等检查，具有更精确发现病变位置与性质的能力，提高疑难杂症的诊断和监测能力。

二、PET/MRI 检查流程

（一）禁忌证

PET/MRI 检查有绝对禁忌证和相对禁忌证。绝对禁忌证是指会导致患者生命危险的情况，包括体内装有心脏起搏器、除颤器等植入式治疗装置。相对禁忌证是指有可能导致受检者生命危险，如体内有金属植入物；或造成图像伪影而无法诊断，如自主行动较差，不能保持平卧、不能呼吸配合的受检者。

（二）检查操作流程

1. 受检者准备　根据显像目的与 PET 显像采用的放射性核素不同做不同的准备，以 ^{18}F-FDG 为例，受检者检查前应至少禁食 6 小时，糖尿病受检者应控制血糖浓度在正常范围内。

2. 技师准备

（1）设备质量控制：设备仪器质控完成且设备正常运行后方能安排患者行放射性药物注射。

（2）安全宣教：PET/MRI 检查时间长，对受检者配合要求较高，应在放射性药物注射前告知受检者整个检查流程及各项注意事项。

3. 注射显像剂。

4. 采集数据。

三、PET/MRI 操作方法

（一）显像剂注射

对于 ^{18}F-FDG，血糖测量在正常范围内后方可进行放射性药物注射。一般在健侧方建立静脉通道，根据体重确定显像剂的注射剂量，注射后安静休息 45～60min，等候过程中保持安静并注意保暖。

（二）线圈选择与体位摆位

1. 肿瘤性疾病

（1）线圈：选择线圈的原则是覆盖整个扫描视野，且线圈或辅助设备具有 PET/MRI 扫描的兼容性，确保其不会对 PET 的衰减校正造成影响。

（2）体位：首先指导受检者出现不适或其他紧急情况时正确使用警报装置。受检者仰卧位，头先进，身体长轴与检查床平行，头颅中心与头线圈中心一致，上肢自然下垂置于身体两侧，肩部紧贴线圈，用厂家提供的固定垫帮助上肢与躯干或磁体及线圈电缆分开，避免患者位移或电流环路形成。根据需要连接呼吸门控装置。全身检查时激光定位灯横断位光标置于双眼外眦，矢状位光标与腋中线平行，移至磁体中心。可给予受检者佩戴耳塞以降低噪声，检查过程中注意受检者的保暖。

2. 神经系统疾病

（1）线圈：PET/MRI 头部专用线圈。

（2）体位：首先指导受检者出现不适或其他紧急情况时正确使用警报装置。受检者仰卧位，头先进，身体长轴与检查床平行，上肢自然下垂置于身体两侧，用厂家提供的固定垫帮助上肢与躯干或磁体及线圈电缆分开，避免受检者位移或电流环路形成。头颅中心与头线圈中心一致，激光定位灯横断位光标置于双眼外眦，矢状位光标与外耳孔平行，移至磁体中心。可给予受检者佩戴耳塞以降低噪声，检查过程中注意受检者的保暖。

3. 心血管疾病

（1）线圈：选择线圈的原则是覆盖整个扫描视野，且线圈或辅助设备具有 PET/MRI 扫描的兼容性，确保其不会对 PET 的衰减校正造成影响。

（2）体位：首先指导受检者出现不适或其他紧急情况时正确使用警报装置。受检者仰卧位，头先进，身体长轴与检查床平行，上肢自然下垂置于身体两侧，连接好心电和呼吸门控装置，用厂家提供的固定垫帮助上肢与躯干或磁体及线圈电缆分开，避免受检者位移或电流环路形成。激光定位灯横断位光标置于心脏中心，矢状位光标与腋中线平行，移至磁体中心。可给予受检者佩戴耳塞以降低噪声，检查过程中注意受检者的保暖（图 27-1）。

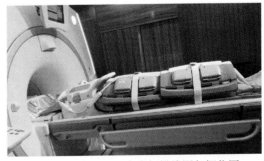

图 27-1　PET/MRI 全身扫描线圈与摆位图

（三）数据采集

扫描方案

（1）全身扫描：PET/MRI 中采用的 MRI 对躯干和颅脑的衰减校正方法不一致，常规需要对颅脑和躯干的采集范围进行定义，在全身采集中，有的需要将颅脑和躯干分开进行采集，有的则可以在扫描前进行预设，再利用全身一体化线圈进行同步采集。PET 躯干范围一般由颅顶至大腿中段，通常为 5～6 个床位，确定 PET 扫描床位后，同步的 MRI 序列扫描中心与相应的床位中心一致，不能上下、前后、左右调整。常规的 MRI 序列包括：横轴位 T_2WI、T_1WI、DWI 及冠状位 T_2WI、LAVA-Flex。

第一床位设置确定后，后续床位横轴位 T2PRO-PELLER、T_1WI、DWI 可以复制其定位线相对应的序列的参数。胸腹部均使用呼吸门控扫描以避免呼吸带来的伪影，且必须更新呼吸频率，在扫描过程中应尽量让患者保持均匀规律的呼吸。横轴位 DWI 受腹部磁敏感影响较大，需加局部匀场，DWI 频率编码方向为左右，b 值一般 800，前列腺可以使用 1500，亦可使用多个 b 值，得到更多定量指标。T_1WI 需要屏气扫描，常采用呼气末屏气方法，且屏气线是一条水平直线。乳腺扫描以乳腺为中心，DWI 频率编码位于左右方向，相位编码位于前后方向，b 值一般使用 1000。LAVA-Flex 一次扫描得到水相、脂相、同相位、反相位四组图像，频率冠状位 LAVA-Flex 全身扫描分 3 段，第 1、2 段位于胸腹部，需要屏气扫描。冠状位 T_2WI 定位与 LAVA-Flex 相同。根据临床需要，可以添加其他序列，如对比剂增强、氢质子波谱成像（proton magnetic resonance spectroscopy，^{1}H-MRS）等（表 27-1）。

表 27-1　PET/MRI 躯干常规采集序列

PET 采集	MRI 采集序列
PET（3～5min）/bed	MRAC Dixon、横轴位（T_2 TSE FS、T_1Dixon、DWI）
1～5 床位，静态采集	

注：MRAC，MR 衰减校正；FS，脂肪抑制

（2）颅脑扫描：PET 范围一般包括全脑，自枕骨大孔扫描至颅顶，1 个床位。床位中心线与颅脑中心一致。MRI 常规包括横轴位、序列常包括 T_2WI、T_1WI、DWI、FLAIR，根据临床需要可进一步选择脂肪抑脂序列、弥散张量成像（diffusion tensor imaging，DTI）、PWI、三维时间飞跃法血管成像（three dimensional time of flight magnetic resonance angiography，3D-TOF-MRA）、^{1}H-MRS、PWI、SWI 等功能成像技术服务临床与科学研究。T_1FLAIR 一般 TR=1750ms，TI=720～760ms；T_2FLAIR 一般 TI=2000～2100ms，TR ≈ 4TI；DWI 频率编码位于左右方向，相位编码位于前后方向，b 值一般 1000；3D ASL 需在增强序列前进行扫描，因对比剂会影响其定量分析，PLD（post labeling delay）根据脑血流快慢进行选择，血流速度慢，则选择较长的 PLD

（1.5～2.5s），相反则选择较短的 PLD（1～1.5s）；DTI 一般横轴位薄层扫描，且零间隔，频率编码位于左右方向，b 值一般 1000（表 27-2）。

表 27-2　PET/MRI 颅脑常规采集序列

PET 采集	MRI 采集序列
PET 床位 1，5～10min 静态或动态采集	MRAC UTE、横轴位（T_2 TSE FS、T_1 FLAIR、T_2FLAIR DWI）、矢状位 T_1 FLAIR、冠状位 T_2FLAIR

UTE：超短回波

（3）心血管扫描：PET 采集范围包含整个心脏，1 个床位，采集中心和心脏中心一致。PET 采集分为静态采集和动态门控采集，MR 常规序列包括：四腔心白血电影（FIESTA cine 4ch）、两腔心白血电影（FIESTA cine 2ch）、左室短轴白血电影（FIESTA cine short）、双翻转黑血序列（double IR）、脂肪抑制双翻转黑血序列（double IR fatsat）、心肌灌注成像、心肌延迟增强扫描序列。根据临床需要，亦可添加其他特殊序列，如 T_1 mapping、T_2 mapping、MRA 等序列。在三平面定位基础上显示四腔心切面，四腔心是心脏扫描定位的基本切面，其他序列均以四腔心为基础定位。白血序列在呼气末屏气扫描，定位选择四腔心层面，舒张中晚期图像作为长轴、短轴的定位图像；黑血序列选择四腔心层面作为短轴的定位像，以左室为中心，垂直于左室长轴，添加上下饱和带，心电门控触发延迟一般选择舒张中晚期（表 27-3）。

表 27-3　PET/MRI 心脏常规采集序列

PET 采集	MRI 采集序列
PET 床位 1，门控采集	MRAC、FIESTA cine 4ch、FIESTA cine 2ch、FIESTA cine short、double IR、double IR fatsat

四、PET/MRI 图像重建和后处理

PET/MRI 数据采集中，MRI 数据被实时填充到 K 空间，并被快速重建，而 PET 数据包含系统接收到的所有 γ 光子对的信息，后期通过重建参数的设置，根据临床的需要重建出高质量的图像用于诊断。

（一）PET/MRI 的 PET 数据重建

可参看 PET-CT 的图像重建部分。

（二）PET/MRI 的图像后处理

常规后处理包括感兴趣区（region of interest，ROI）的勾画、标准摄取值（standard uptake value，SUV）的测定、动态曲线绘制、最大密度投影图（maximum intensity projection，MIP）、3DASL 血流参数图计算等。

（1）衰减校正：PET/MRI 是采用 MRI 图像对其进行衰减校正的，影响 MRI 图像质量的因素均可对衰减校正造成影响。建议图像重建完成后应首先确认 PET 的衰减校正和非衰减校正图像，确保衰减校正的准确性。

（2）融合配准：充分利用 PET/MRI 多参数特点，可将不同 MR 序列与 PET 图像进行融合分析，并将 PET 的定量参数与 MRI 功能成像参数进行比较分析。一般采用 T_1 图像与 PET 图像融合确定病灶位置、形态、与周围组织的解剖关系，然后再选择 T_2 或其他序列图像与 PET 图像进行融合判断病灶的性质。

（3）PET 图像定量分析：PET 图像定量分析脏器血流量、进行药代动力学研究、组织葡萄糖代谢率、SUV 和 TLG 等。其中病灶组织的 SUV 能反映组织细胞对示踪剂摄取程度。

（4）MRI 图像定量分析：MR 图像定量分析技术近年来发展快速，测量组织 T_1 和 T_2 值能够反映组织的生物学特性；表观弥散系数（ADC）用于定量描述水分子在组织的弥散运动；（3D ASL）能够测量脑组织血流量、通过动态增强 MR 能够获得组织容积转运常数（Ktrans）。这些定量化参数均有助于疾病的诊断。

思　考　题

1. 简述核医学显像的类型。
2. 核医学图像处理和分析有哪些方法？
3. PET/MR 的检查准备有何特点？

（周绿漪）

第二十八章 常见的核医学显像方法

目前国内的核医学成像设备以 SPECT 为主，因此本章重点介绍了 SPECT 各种临床常用的核医学显像方法。对这些常用显像方法的原理、操作方法、适应证、禁忌证、图像分析及临床意义进行了较为详细的阐述，针对 PET 在国内的主要应用，本章还简要介绍了 ^{18}F-FDG PET 肿瘤代谢显像的原理、方法、适应证及临床意义。

SPECT is widely used and most important equipment of nuclear medicine imaging in China.Therefore, we mainly introduce methods of SPECT in this chapter, including the principle, operation guideline, indications, contraindications, image analysis and clinical significance.We also make a brief introduction about the principle, method, indications and clinical significance of ^{18}F-FDG PET tumor imaging.

第一节 甲状旁腺显像

一、显像原理

^{99m}Tc-MIBI 能同时被正常甲状腺组织和甲状旁腺功能亢进组织摄取，但甲状腺组织对其清除较快，利用其早期和延迟影像进行比较，可以获得甲状旁腺增生或腺瘤的影像；亦可利用 ^{99m}Tc-MIBI 能同时被正常甲状腺组织和甲状旁腺功能亢进组织摄取，而 ^{99m}TcO$_4^-$ 仅能被甲状腺组织摄取，将 ^{99m}Tc-MIBI 图像与 ^{99m}TcO$_4^-$ 相减即可获得甲状旁腺增生或腺瘤的影像。

二、显像方法

（一）受检者准备

无需作特殊准备。

（二）显像剂与标记

1. ^{99m}Tc-MIBI 临用前，在无菌操作条件下，取出 MIBI 冻干品 1 支 1mg，取 1~4ml 370~3700MBq（10~100mCi）^{99m}TcO$_4^-$ 溶液注入含 MIBI 的冻干瓶中，充分摇匀，在密封条件下置沸水浴加热 5~15min，取出冷却至室温即可获得 ^{99m}Tc-MIBI。

2. ^{99m}TcO$_4^-$ 取一定体积的 NaCl 水溶液于钼-

锝发生器淋洗即可获得不同比方的 ^{99m}TcO$_4^-$ 溶液。

（三）显像仪器

一般采用配置低能高分辨 / 通用型准直器的 SPECT、SPECT/CT。

（四）图像采集

1. ^{99m}Tc-MIBI 双时相法 受检者静脉注射 ^{99m}Tc-MIBI 185~370MBq（5~10mCi），10~30min 后行早期平面显像，2 小时（1.5~2.5 小时）后行延迟平面显像（图 28-1），采集 500K。受检者取仰卧位或者坐位，颈部伸展，充分暴露甲状腺位置，范围上至口咽部，下至纵隔区域，探头与检查床平行，并尽可能靠近受检者颈部和上纵隔表面。能峰 ^{99m}Tc（140keV），窗宽 20%，矩阵 128×128 或 256×256，放大 1~2 倍。两次采集都必须使用相同的参数和定位。必要时可加作早期或延迟 SPECT/CT 断层显像，受检者取仰卧位，矩阵 128×128，双探头成角 180° 围绕颈胸部各自旋转 180°，共旋转 360°，步进 6°，每帧 25~30s，每个探头采集 32 帧，共 64 帧；CT 扫描置于断层采集之前或之后均可，层厚 5mm，矩阵 512×512，管电压 120kV，管电流 250~300mA 或自动毫安秒技术。利用迭代法对 SPECT 原始数据进行重建后与 CT 融合，获得横断面、冠状面、矢状面三个层面的系列断层图像与 MIP 图像。

2. ^{99m}Tc-MIBI/^{99m}TcO$_4^-$ 减影法 受检者静脉注射 ^{99m}TcO$_4^-$ 111~185MBq（3~5mCi），10~15min 后行甲状腺显像采集 500K，矩阵 128×128 或 256×256。受检者取仰卧位或者坐位，颈部伸展，充分暴露甲状腺位置，范围上至口咽部，下至纵隔区域，探头与检查床平行，并尽可能靠近受检者颈部和上纵隔表面。保持受检者体位，再次静脉注射 ^{99m}Tc-MIBI，10~15min 后，同上采集，两次采集都必须使用相同的参数和定位，利用计算机软件对前述两次图像进行减影处理，即从 ^{99m}Tc-MIBI 影像中减去 ^{99m}TcO$_4^-$ 影像（图 28-2）。

3. 由于约 20% 的人甲状旁腺异位，其中 15% 异位于胸腺真包膜内，少数异位于甲状腺内（1%~4%），也可异位于前上纵隔、锁骨下窝、气管食管沟、食管后间隙和颈动脉鞘内，因此显像的视野应包括纵隔区域（图 28-3）。原发性甲状旁腺功能亢进的病例中，85%~96% 以上为甲状旁腺瘤所致，其中大部分为单发腺瘤，2%~5% 为 2 个腺瘤，有

条件的可行 ^1H SPECT/CT 采集，其提高定位、定性的准确性，对甲状旁腺功能亢进症的病灶定位诊断具有更高的价值，尤其在发现及定位异位甲状旁腺腺瘤具有更强的优势（图 28-4）。若没有 SPECT/CT 或 SPECT，可选择针孔准直器，与平行孔准直器相比其可提高定位诊断的敏感性，甚至有报道双时相前位和斜位结合针孔显像比 SPECT 灵敏性更高。

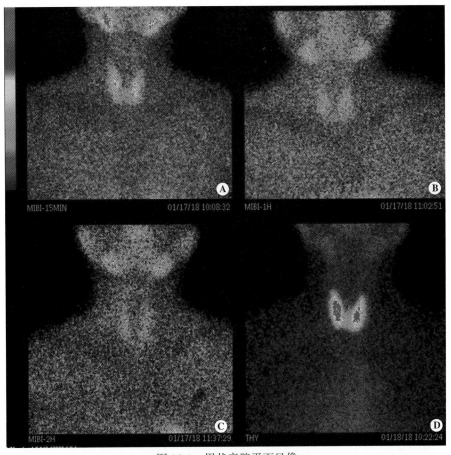

图 28-1　甲状旁腺平面显像

A. MIBI 15min；B. MIBI 1 小时；C. MIBI 2 小时；D. $^{99m}TcO_4^-$ 30min 显像。未见甲状旁腺摄取增高灶

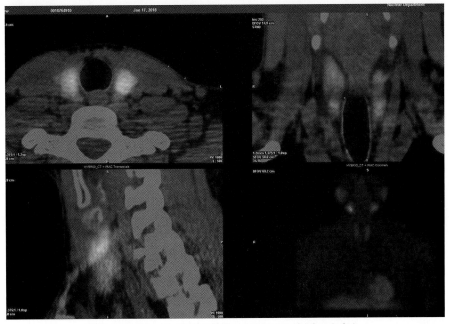

图 28-2　同一患者断层显像（与图 28-1 为同一患者）

甲状腺后方见一单发的甲状旁腺 MIBI 摄取增高灶

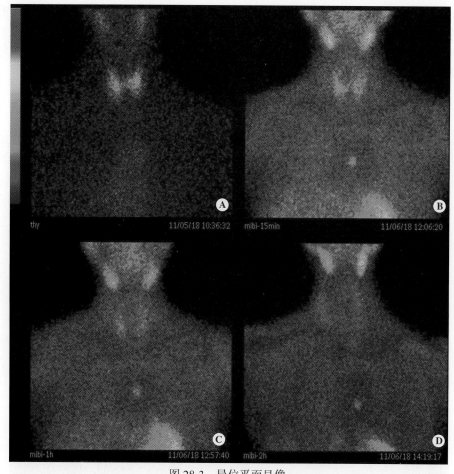

图 28-3　异位平面显像

A. $^{99m}TcO_4^-$ 30 分钟；B. MIBI 15 分钟；C. MIBI 1 小时；D. MIBI 2 小时显像。$^{99m}TcO_4^-$ 未见异常摄取增高灶。MIBI 图像 15 分钟纵隔区域即出现摄取增高灶，且随时间增加消退不明显

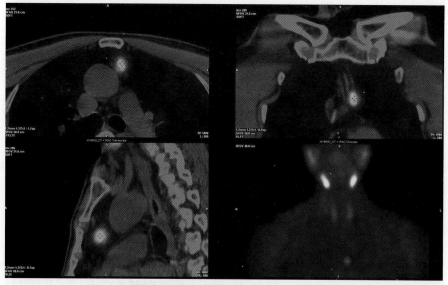

图 28-4　同一患者断层显像（与图 28-3 为同一患者）
纵隔区域见一 MIBI 摄取增高灶

三、适应证与禁忌证

（一）适应证

1. 原发性甲状旁腺功能亢进症的患者术前高功能甲状旁腺瘤定位。

2. 原发性甲状旁腺功能亢进症的患者术后持续甲状旁腺功能亢进，寻找异位的高功能甲状旁腺瘤。

3. 各种原因所致 PTH 升高者的鉴别诊断。

（二）禁忌证

无特殊禁忌证。

四、图像分析

（一）正常影像

由于正常甲状旁腺组织较小，血流量和细胞活性相对较低，一般正常甲状旁腺不显影，只能看到甲状腺组织的 ^{99m}Tc-MIBI 的分布。减影图上甲状腺、甲状旁腺位置均呈空白区域。

（二）异常影像

典型的甲状旁腺瘤 ^{99m}Tc-MIBI 阳性显像图为：在早期相双叶甲状腺显示清楚，在甲状腺的上极、下极或周围出现一个异常的 ^{99m}Tc-MIBI 浓聚灶。在延迟相甲状腺显示较为模糊，而浓聚灶的显示更为清晰。在两个时相的减影图上仅见 ^{99m}Tc-MIBI 浓聚灶，其他部位为空白区。

一些较小的甲状旁腺腺瘤或正常甲状腺组织摄取 ^{99m}Tc-MIBI 比例较高或消退减慢者，在 ^{99m}Tc-MIBI 早期相及延迟相均未见异常的 ^{99m}Tc-MIBI 的浓聚，但在断层图像上可以观察到正常甲状腺组织后方的浓聚灶。

异位甲状旁腺腺瘤图像比较容易识别，在正常甲状腺组织范围以外出现的异常 ^{99m}Tc-MIBI 浓聚。

甲状旁腺增生影像图常表现为 4 个甲状旁腺组织均摄取 ^{99m}Tc-MIBI，在早期相不显著，在延迟相与减影图上可见 4 个小灶性的 ^{99m}Tc-MIBI 浓聚点。

五、临床应用

1. 甲状旁腺功能亢进症　有助于术前精确定位甲状旁腺瘤或增生部位，从而帮助确定手术计划，包括手术途径、手术时间、手术范围等。对于有高钙血症复发者需再次手术亦有重要作用，由于其手术区域多有瘢痕形成和纤维化，重复手术探查比较困难，若能精确定位，有利于手术切除腺瘤部分又避免了喉返神经损伤等术后并发症。

2. 骨痛原因的辅助诊断　甲状旁腺功能亢进除血钙、血磷异常外，临床症状不明显。持续一段时间后主要以骨痛、骨质疏松和骨折等表现，多数患者以骨痛就诊。放射性核素骨显像可表现代谢性骨质疏松的特征，加做甲状旁腺显像可排除甲状旁腺功能亢进，及早明确骨痛或骨折的原因。

第二节　甲状腺静态显像

一、显像原理

甲状腺静态显像是利用甲状腺具有选择性摄取和浓聚放射性碘或 ^{99m}Tc 过锝酸盐的功能，通过显像仪器显示其甲状腺位置、大小、形态及其功能状态，用于诊断和鉴别诊断某些甲状腺疾病。

二、显像方法

（一）患者准备

用 ^{99m}Tc 甲状腺显像剂时，患者无需作特殊准备；用 ^{131}I 显像剂时，根据情况停用含碘食物及影响甲状腺功能的药物一周以上，检查当日空腹。

（二）显像剂

1. ^{99m}TcO$_4^-$　常规静脉注射剂量 74～185MBq（2～5mCi）。

2. ^{131}I- 碘化钠溶液　常规甲状腺显像口服剂量为 1.85～3.7MBq（50～100μCi）；寻找甲状腺癌转移灶口服剂量 74～148MBq（2～4mCi）。

3. ^{123}I- 碘化钠　空腹口服 7.4～14.8MBq（200～400μCi）。

（三）显像仪器

一般采用 SPECT 或 γ 照相机。

（四）图像采集方法

1. 甲状腺 ^{99m}TcO$_4^-$ 显像　静脉注射显像剂后 20～30min 进行甲状腺显像。患者取仰卧位，肩下垫一枕头，颈部伸展，充分暴露甲状腺。采用低能通用准直器或针孔准直器，能峰 140keV，窗宽 20%，矩阵 128×128 或 256×256，放大 2～4 倍。采用定时或定计数采集图像，根据计数率大小确定采集时间，通常预置计数 200～500K 或采集 150～200s。常规采集前位像，必要时采集斜位或侧位图像。

2. 甲状腺癌转移灶和异位甲状腺显像　一般应用 ^{131}I 显像。空腹口服 ^{131}I 后 24 小时行颈部甲状腺和异位甲状腺显像，范围包括颈部和胸骨后。寻找甲状腺癌转移灶显像时，空腹口服 ^{131}I 后 24～48 小时进行前位和后位全身显像或颈区局部显像，必要时加做 72 小时显像。患者取仰卧位，应用高能平行孔准直器，能峰 364keV，窗宽 20%。

3. ^{123}I 显像　空腹口服 ^{123}I 后 6～8 小时显像，应用低能准直器，能峰 159keV。

4. 甲状腺断层显像　静脉注射 ^{99m}TcO$_4^-$ 296～

370MBq（8～10mCi）后 20min 应用 SPECT 行断层显像，采用低能高分辨准直器，采集矩阵 64×64 或 128×128，放大 2 倍，探头旋转 360° 共采集 64 帧；对于吸锝功能良好者，每帧采集 15～20s，或每帧采集 80～120K 计数。采集结束后进行断层重建，获得横断面、矢状面和冠状面影像。也可采用高分辨力针孔准直器行甲状腺断层显像，患者取仰卧位，肩部垫高，患者颈部尽量伸展，探头自甲状腺右侧到左侧旋转 180°，采集 30 帧（每 6° 1 帧），每帧 20～30s，矩阵 128×128。应用针孔准直器采集时，不宜用身体轮廓采集，以尽量保持准直器与甲状腺距离相等，否则将影响检查结果，其断层重建方法与平行孔相同，但影像分辨力高于平行孔准直器，该法适合于结节性甲状腺疾病，尤其是探测较小结节。

5. 甲状腺重量的估计　根据在前位甲状腺影像获得甲状腺面积和左右两侧甲状腺的平均高度，代入下式计算甲状腺重量。

$$甲状腺重量（g）＝ 正面投影面积（cm^2）× 左右叶平均高度（cm）× k$$

k 为常数，介于 0.23～0.32，随显像条件不同而有差异，各单位可建立特定仪器条件的 k 值。

6. 注意事项　长期服用甲状腺激素、碘制剂等可影响甲状腺对 ^{131}I 的摄取。

三、适应证与禁忌证

（一）适应证

1. 了解甲状腺的位置、大小、形态及功能状态。

2. 甲状腺结节的诊断与鉴别诊断。

3. 异位甲状腺的诊断。

4. 估计甲状腺重量。

5. 判断颈部包块与甲状腺的关系。

6. 寻找甲状腺癌转移病灶，帮助选择治疗方案，评价 ^{131}I 治疗效果。

7. 甲状腺术后残余组织及其功能的估计。

8. 各种甲状腺炎的辅助诊断等。

（二）禁忌证

妊娠、哺乳期妇女禁用 ^{131}I 行甲状腺显像，但使用 ^{99m}Tc-过锝酸盐无特殊禁忌，宜停止哺乳 48 小时。

四、图像分析与结果判定

1. 正常影像　甲状腺呈"蝴蝶"或"H"形（图 28-5），但可有多种形态变异。甲状腺两侧叶显像剂分布均匀，中央高于周边，边缘较齐整；因峡部较薄显像剂分布稀疏，影像不明显。少数患者可见甲状腺锥体叶变异（图 28-6）。在 $^{99m}TcO_4^-$ 显像图像上，甲状腺清晰显示的同时可见到甲状腺外组织本底、唾液腺影像。

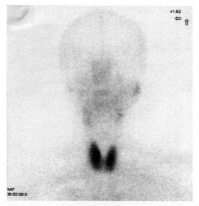

图 28-5　正常甲状腺 $^{99m}TcO_4^-$ 显像图

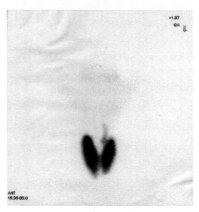

图 28-6　正常甲状腺锥体叶

2. 异常影像　异常影像主要表现为甲状腺增大、位置异常、形态失常，甲状腺内显像剂分布局限性或弥漫性增高或降低，甚至缺如。

五、临床应用

1. 观察甲状腺大小、形态和整体功能状态。

2. 异位甲状腺的诊断。

3. 甲状腺结节的功能及性质的判定。

4. 寻找甲状腺癌转移灶或复发灶。

5. 估算甲状腺、腺瘤重量。

6. 颈部肿块的鉴别诊断。

7. 甲状腺炎的辅助诊断。

第三节　心肌灌注显像

一、显像原理

正常心肌细胞具有摄取某些显像剂的功能而显

像，缺血或坏死心肌的摄取功能减低或丧失，表现为心肌节段性放射性分布减低区或缺损区。心肌摄取显像剂的量与心肌血流灌注呈正相关，主要用于冠心病的诊断，疗效判断及预后估价。

二、显像方法

（一）患者准备

1. 做负荷心肌显像者，48 小时停用 β 阻滞剂和减慢心率的药物，12～24 小时停用硝酸酯类药物。

2. ^{201}Tl 心肌显像者最好空腹。

（二）显像剂

心肌灌注显像剂主要有三大类：

1. ^{201}Tl- 氯化铊（^{201}Tl）。

2. ^{99m}Tc- 异腈类化合物，其中以 ^{99m}Tc-MIBI（^{99m}Tc- 甲氧基异丁基异腈）应用最广泛。

3. ^{99m}Tc 标记的其他化合物，如 ^{99m}Tc 标记的 tetrofosmin（P53）等。

（三）显像仪器

平面显像采用 γ 照相机显像或 SPECT，断层显像应用单探头或多探头 SPECT/CT 检查。

（四）显像方法

1. 几种不同的显像方案 根据所使用的放射性药物不同而有差别，目前较常用的 SPECT 心肌灌注显像方案有以下几种：

（1）^{201}Tl 运动-再分布显像法：运动高峰时静脉注射 ^{201}Tl 92.5～111MBq（2.5～3mCi），5min 行早期显像，2～4 小时行再分布显像，如需判断心肌细胞活力，可于再分布显像后再次注射 74MBq，5min 行静息显像。

（2）^{99m}Tc-MIBI 运动-静息隔日显像法：运动高峰注射 740～925MBq（20～25mCi），0.5～1.5 小时显像，隔日再注射 740MBq，1～1.5 小时行静息显像。

（3）^{99m}Tc-MIBI 运动-静息显像一日法：休息时注射 296～333MBq（8～9mCi），1～1.5 小时行静息显像，1～4 小时后行运动试验再注射 814～925MBq（22～25mCi），0.5～1.5 小时显像。

（4）双核素显像：休息时注射 ^{201}Tl 111MBq（3mCi），15min 显像，第 60min 行运动试验，再次注射 ^{99m}Tc-MIBI 925MBq（25mCi），15min 后显像。该方案主要是为克服 ^{99m}Tc-MIBI 两次注射法花费时间较长的缺点而设计的，运动及静息显像可以在 2 小时内完成。

2. 显像条件

（1）采集条件

1）平面显像：常规取前后位，左前斜 30°～45°和左前斜 70° 三个体位，必要时加作左侧位和右前斜位 30°。探头配置低能通用型或高分辨力准直器，^{201}Tl 能峰为 80keV，如有多道装置可加用 167keV 和 135keV 两组能峰，窗宽 25%，^{99m}Tc 能峰为 140keV，窗宽 20%。矩阵 128×128 或 256×256，每个体位采集 5～10min 或预置计数 5×10^5～6×10^5。采集时探头应尽量贴近体壁，以提高分辨力和灵敏度。

2）断层显像：受检者取仰卧位，双上臂抱头并固定，探头贴近胸壁，视野包括全心脏。探头从右前斜位 45° 至左后斜位 45° 旋转 180° 或行 360° 采集，每旋转 3°～6° 采集 1 帧，30～40s/帧，共采集 30～60 帧。^{201}Tl 和 ^{99m}Tc 能窗设置同平面显像，矩阵 64×64。探头配置低能通用型或高分辨准直器。

3）门控心肌显像：^{99m}Tc-MIBI 图像较 ^{201}Tl 为好。平面和断层显像采集方法同上。用 ECG 作为门控信号，平面像每个心动周期采集 16 帧，R-R 窗宽为 15%，矩阵 128×128，断层像每个心动周期采集 8～12 帧，R-R 窗值为 20%，矩阵为 64×64，由于每帧包含 8～12 分图，故采集时间要明显延长，以保证重建图像有足够的计数，减少统计误差对图像的影响。

（2）影像处理

1）影像重建：目前大多数仪器的处理软件采用滤波反投影法进行断层影像重建，滤波函数类型和截止频率的选择应根据计数等因素来决定，各种机型的滤波器可不同，重建短轴，水平长轴和垂直长轴断面影像，每个断面厚度一般是 6～9mm。

2）圆周剖面定量分析法：此法分别在早期显像及延迟显像上进行。在本底扣除后，对影像进行九点加权平滑。以左心室腔的中心为中点，生成 60 个扇形区（每个扇形区 6°），以这些扇形区的最大计数值的最高值为 100%，求得各个扇形区最大计数值的相对百分数。以此百分数为纵坐标，心脏 360° 圆径为横坐标，绘制成圆周平面曲线，它表示心肌各扇形区的相对放射性分布。将早期显像和延迟显像的周边平面曲线耦联进行对比，计算延迟显像 ^{201}Tl 的洗脱率。各单位需确定自己的正常参考值。

3）极坐标靶心图（bull's eye image）：在重建心肌短轴断层图像后，形成各个短轴心肌断面的剖面曲线，将心尖至基底部各断面的周边剖面曲线按同心圆方式排列，圆心为心尖部，圆最外层为基底部即靶心图。将原始靶心图上每个扇形区记数的百分值同该区的正常值进行逐个比较，凡低于正常均值 ±2.5 个标准差的部位用黑颜色显示称变黑靶心图，提示该区域的心肌灌注不正常。用靶心图来显示心肌放射性分布可相对客观和形象地评估正常、可逆性灌注缺损和固定性灌注缺损的范围，并可定量测定有病变心肌占左室心肌的百分率。

（3）门控断层显像：重建短轴，水平长轴和垂直长轴三个断层影像，每个轴向断面在每个心动周期可获得8～12帧影像。影像重建时一般可将各轴向的舒张末期和收缩末期1～2帧影像分别叠加成舒张末期和收缩末期影像，以便于读片。

（4）门控影像定量分析：计算心室功能参数，如舒张末期容积（EDV）、收缩末期容积（ESV）及左室射血分数（LVEF）。

（五）注意事项

1. 对冠心病心肌缺血的诊断一定要结合负荷（运动或药物）试验及静息心肌灌注显像。

2. 查前患者需停服有关药物，如抗心律失常或减慢心率以及硝酸酯类药物等，并取得患者合作。

3. ^{201}TI心肌灌注显像检查时患者空腹，在注射^{201}TI后让患者坐起，可减少腹腔内脏及肺中因^{201}TI浓聚增加对心肌影像的干扰。

4. 用^{99m}Tc-MIBI作显像剂，其标记率应大于95%，静脉注射后30min进食脂肪餐，待肝内放射性大部分清除方可开始显像。

5. 检查过程中应使患者保持体位不动，并嘱患者在检查中保持平稳呼吸，以减少因膈肌运动对心肌显像的影响。不合作患者应加以固定。

6. 运动负荷必须严格掌握适应证，一般要求专业医生在场，在检查室内须配备心电监测，必要的急救器械和氧气、药物等。

7. 在运动负荷试验过程中须密切观察患者情况以及心电图、血压变化，出现较严重的不良反应要及时进行处理。

8. 若遇到下列情况之一者，不管是否已达到预计心率，考虑终止试验：患者申述头晕、头疼，现面色苍白，大汗淋漓，步态不稳，视力模糊和阵发性咳嗽，严重持续心绞痛，血压骤升或下降，若收缩压升高≥200mmHg或血压下降幅度≥10mmHg，心电图ST段下降≥3mV，或ST波呈弓背向上升高3mV，严重心律失常如频发室性心动过速等。

9. 进行早期及延迟显像时患者体位，数据采集和影像处理的条件必须保持一致，以利比较和定量分析。

10. 同一患者行负荷与静息心肌灌注显像时，对位尽可能一致，图像处理尤其是断层处理中，轴向，色阶，配对要一致，以更好判断有无异常。

11. 详细了解病史，结合患者年龄、性别、典型症状以及其他检查结果，进行综合分析，才能得到更全面的诊断结果。

12. 心率变化太大或心律不齐频繁者不宜做门控心肌灌注显像。

三、适应证与禁忌证

（一）适应证

1. 心肌缺血的早期诊断，评估心肌缺血的范围及程度。

2. 为选择冠状动脉造影术作准备。①胸痛、胸闷或心律失常者。②无明显症状但心电图异常者。③心电图运动试验阳性者。

3. 心肌梗死的定位诊断，判断梗死的范围及程度。

4. 室壁瘤的诊断。

5. 冠脉造影正常，怀疑有小血管异常致心肌缺血的判定。

6. 冠脉造影有50%以上的狭窄，评价冠脉狭窄的病理生理意义。

7. 血运重建（PTCA或CABG）术前后的评价、疗效判断及监测。

8. 血运重建术后再发心绞痛意义的判断。

9. 心肌存活的测定。

10. 冠心病治疗方案的决策及估价预后与动态监测。

11. 心肌疾病的辅助诊断。

12. 其他心脏病合并冠状动脉病变例，如瓣膜病、主动脉瘤、高血压等。

（二）禁忌证

运动与药物负荷试验的禁忌证（同内科学）；除妊娠和哺乳期妇女外，静息心肌灌注显像无绝对禁忌证。

四、图 像 分 析

（一）正常影像

1. **心肌节段与冠状动脉供血的关系**　无论是平面影像或是断层影像，心肌各壁的血流灌注及显像剂摄取情况取决于相应区域的冠状动脉供血。前壁、前间壁及部分心尖的心肌供血来自左前降支，侧壁心肌的供血来自左回旋支，下壁、后壁心肌供血主要来自右冠状动脉。后间壁心肌节段的供血是来自后降支冠状动脉，常常是反映右冠状动脉的灌注状态，但在85%的患者后降支是右冠状动脉的分支，而15%的患者后降支则是左回旋支的分支，因此，在这个区域的冠脉供血有一定重复。

2. **平面图像**　静息状态下，一般仅左心室显影，呈马蹄形；右心室及心房心肌较薄，血流量相对较低，故显影不清。心腔和心底部位显像剂分布较低，心尖部心肌较薄，分布略稀疏，其他各心肌壁分布均匀。不同体位可以显示左心室壁的不同节段，前位显示前侧壁、心尖和下壁；45°LAO显示前壁、下壁、心尖和后侧壁；左侧位显示前壁、心尖、下壁和后壁较好（图 28-7）。

3. 断层显像　心脏的长、短轴影像形态各不相同，短轴断层影像是垂直于心脏长轴从心尖向心底的依次断层影像，第一帧图像为心尖，最后一帧为心底部，影像呈环状，该层面能较完整地显示左室各壁及心尖的情况；心脏的长轴断层影像均类似于

马蹄形，水平长轴断层是平行于心脏长轴由膈面向上的断层影像，能较好地显示间壁、侧壁和心尖；而垂直长轴断层是垂直于上述两个层面由室间隔向左侧壁的依次断层影像，可显示前壁、下壁、后壁和心尖（图 28-8）。在左心室心肌的各断面影像，除心尖区和左心室基底部显像剂分布稍稀疏外，其余各壁分布均匀，边缘整齐。

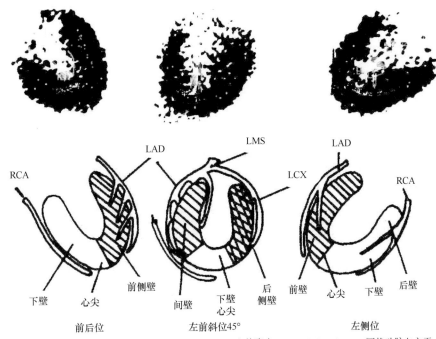

RCA. right coronary artery 右冠状动脉；LAD. left anterior descending branch 左前降支；LMS. left main stem 冠状动脉左主干；LCX. left circumflex artery 左回旋支

图 28-7　不同体位心肌平面显像与心肌节段的关系

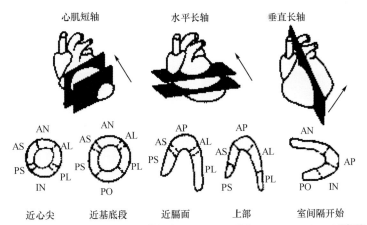

AL. anteriorlateral 前侧壁；AN. anterior 前壁；AS. anteriorseptal 前间壁；IN. inferior 下壁；PL. posteriorlateral 后侧壁；PS. posteriorseptal 后间壁；PO. posterior 后壁；AP. apex 心尖

图 28-8　心肌断层影像心肌节段模式图

由于心肌显像是以心肌最高的计数为 100% 或最高灰度进行显示，因此，正常情况下，无论是平面显像，还是断层显像，静息状态下心肌的放射性分布与运动负荷下心肌的分布状态无显著差别。

4. 负荷显像　正常情况下，运动或药物负荷后的心肌显像与静息影像两者基本相同，放射性分布均匀。

（二）异常图像

不同的心肌疾病其显像剂分布也不一样，临床上常见的异常类型有可逆性缺损、部分可逆性缺损、固定缺损与反向再分布几种类型。

其中可逆性缺损是在负荷影像存在有缺损，而

静息或延迟显像出现显像剂分布或充填，应用 ^{201}Tl 显像时，这种随时间的改善称为"再分布（redistri-bution）"，常提示心肌可逆性缺血（reversible ischemia），见图 28-9。

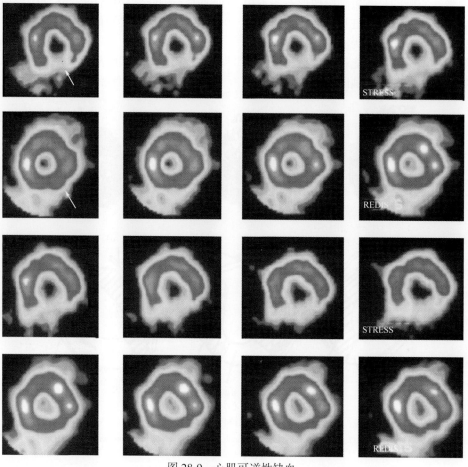

图 28-9　心肌可逆性缺血

而固定缺损（matched defect）是在运动和静息（或延迟）影像都存在缺损而没有变化。这种影像通常提示心肌梗死或瘢痕组织（图 28-10）。但是，在某些用 ^{201}Tl 显像 2～4 小时延迟影像有固定缺损的患者，24 小时的再分布图像或休息时再次注射显像剂后，其病灶区心肌摄取有改善，提示心肌仍然存活。

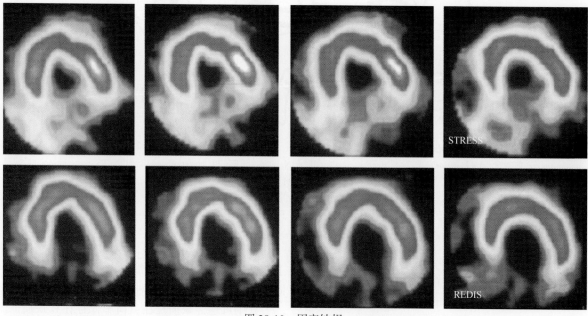

图 28-10　固定缺损

（三）心肌灌注影像的定量评价

1. 缺血程度分级 通过简单肉眼法进行半定量分析。一是根据显像剂分布缺损的大小不同，将缺损分为大、中、小缺损，二是根据显像剂分布缺损或稀疏的严重程度不同采用记分法半定量估计。

2. 心肌计数密度测定法 应用勾画感兴趣区（region of interest，ROI）获得整个左心室心肌中最大计数区作为正常参考区，其他任何心肌节段的计数与正常参考区相比，其计数密度相当于85%～100%时为衰减等因素所致的非病理性改变；计数密度为60%～85%时为轻度缺损；50%～60%的减低为中度缺损；而低于50%的计数密度为严重减低。一般计数密度大于50%时多提示为存活心肌。

3. 极坐标靶心图分析（polar bull's eye analysis）是临床最常用而简便的心肌断层图像定量分析法，

其目的是生成一幅包含整个左室心肌放射性相对分布的图像，但靶心图并非一幅真实的图像而是一模拟影像的简单彩色编码衍生物。其原理是根据圆周剖面分析法的原理将短轴断层影像以极坐标展开成二维图像，并以不同的颜色显示心肌各壁相对计数值的定量分析法（图28-11）。影像的中心为心尖，周边为基底，上部为前壁，下部为下壁和后壁，左侧为前、后间壁，右侧为前、后侧壁（图28-12）。通常可将负荷影像与静息或再分布影像同时显示在一个画面上进行比较，并进行影像相减处理，则可逆性缺损的数量可以被显示出来并量化，也可将相对计数值与建立的正常参考值相比较，将低于正常下限（均值-2.5sd）的区域用黑色显示，使阅片者更容易观察病变的程度与范围，称为变黑靶心图。也可将治疗前后两次心肌显像的靶心图相减，获得相减靶心图，以定量估计心肌血流改善的情况。

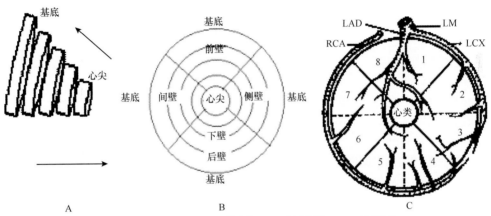

RCA. 右冠状动脉；LAD. 左前降支；LM. 左冠主干；LCX. 左回旋支
图 28-11 靶心图与冠脉供血区关系示意图

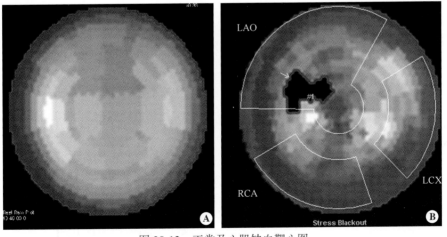

图 28-12 正常及心肌缺血靶心图
LAO. 左前斜位（left anterior oblique）视图；RCA. 右冠状动脉（right coronary artery）；LCX. 左回旋支（left circumflex artery）

4. 圆周剖面曲线分析 用于定量分析心肌平面影像，可以显示显像剂的平均局部分布。此法是以左心室腔的中心为中点，以心尖为90°，每隔6°～10°向心肌壁作一条辐射线，将心肌壁分成若干相等的

扇形节段，求出各节段心肌的最大放射性计数值，以所有节段中的最大计数值为100%，计算出各个心肌节段最大计数的相对百分数，并以百分数为纵坐标，心脏360°周经为横坐标绘制成圆周剖面（circumferential profiles）曲线，然后与冠状动脉造影为正常的患者资料进行比较，以正常 ±2sd 为正常范围，由此可以估计心肌各个节段的供血情况以及异常范围。如果应用 ^{201}Tl 心肌显像，还可将运动负荷后的心肌剖面曲线减再分布影像的剖面曲线，计算出 ^{201}Tl 的心肌洗脱率。正常情况下，在圆周剖面图上，所有的数据点都在正常下限之上，而有心肌缺血的患者，则相应节段的值低于正常下限，还可计算出缺损积分。

五、临床应用

1. 冠心病心肌缺血的评价
（1）心肌显像与冠状动脉造影结果的比较。
（2）冠心病心肌缺血的诊断。
（3）冠状动脉疾病的危险度分级（risk stratification）。
（4）负荷心肌灌注显像对冠心病的预测价值。
（5）协助血运重建（revascularization）治疗病例的选择。
2. 心肌梗死的评价
（1）急性心肌梗死的诊断。
（2）急性胸痛的评估。
（3）指导溶栓治疗。
（4）急性心肌梗死预后的早期估计。
3. 缺血性心脏疾病治疗后的疗效评估
4. 其他心脏疾病
（1）心肌病的诊断或鉴别诊断。
（2）心肌炎的诊断。
（3）微血管性心绞痛。

第四节　胃肠道出血显像

一、显像原理

人体红细胞被 ^{99m}Tc 标记后（体内或体外法标记）或静脉注射 ^{99m}Tc 标记胶体后，正常时胃肠壁含血量少基本不显影，如果肠壁有出血灶，^{99m}Tc 标记的红细胞或胶体从肠壁黏膜处逸出进入肠道，形成该部位放射性浓聚，从而可对胃肠道出血作出诊断并可大致定位。

二、显像方法

（一）显像剂

1. ^{99m}Tc 标记的自身红细胞。

2. ^{99m}Tc- 硫胶体，^{99m}Tc- 植酸钠。

（二）显像方法

1. 体内标记红细胞法
（1）注射显像剂前 30min 口服 KCl$_4$ 200mg 封闭胃黏膜。
（2）静脉注射亚锡焦磷酸盐 1 支（内含氯化亚锡 1mg）。
（3）15min 后患者取仰卧位，γ 照相机或 SPECT 的探头自前位对准腹部（包括剑突至耻骨联合），矩阵 128×128。
（4）静脉注射 ^{99m}TcO$_4$ 淋洗液 370MBq（10mCi），立即开始动态采集，2～5min 一帧，采集 60min，60min 仍为阴性者，需做延迟显像。

2. ^{99m}**Tc 标记硫胶体或植酸钠显像法**
静脉注射 ^{99m}Tc 标记硫胶体或植酸钠 185～370MBq（5～10mCi），立即开始动态采集，常分为两个时相，第一时相每 2s 一帧连续采集 60s。第二时相 1min/ 帧，共采集 16 帧。由于 ^{99m}Tc 胶体可迅速自血液中被网状内皮系统清除，显像观察延迟至 60min 即可。

3. 注意事项
（1）检查前患者停止用止血药，特别是少量出血的患者。因为止血药常容易造成假阴性结果。
（2）怀疑慢性间歇性出血的患者，可延长显像时间或用多次显像，以提高检出阳性率。
（3）^{99m}Tc 标记硫胶体或植酸钠显像只适用于急性活动性胃肠出血而不适用于间歇性出血的延迟显像及胆道出血显像。
（4）怀疑出血点与大血管或脏器重叠时，为避免假阴性出现，可加做侧位显像。

三、适应证与禁忌证

（一）适应证

1. 寻找消化道出血（尤其是下消化道出血）的出血灶。
2. 肠黏膜炎症或溃疡性出血。
3. 胃肠道血管破裂性出血，异物刺伤，血管畸形，手术等。
4. 胃肠肿瘤出血。
5. 应激性黏膜溃疡出血。
6. 创伤性脏器破裂出血。
7. 胆道出血。

（二）禁忌证

无特殊禁忌证。

四、图像分析

正常情况下，静脉注射 ^{99m}Tc-红细胞后，腹部大血管（包括腹主动脉、左右髂动脉）、肝、脾、肾等血池均显影，膀胱在尿液未排尽时也会清晰显影，而胃肠壁的含血量较低，仅相当于大血管的50%左右，故基本上不显影。当肠壁有出血灶时，则显像剂随血液从血管破裂处逸出进入肠腔内，在局部形成异常的显像剂浓聚灶，出血量较大时，可出现肠影（图28-13）。据此可对胃肠道出血作出定性诊断和定位诊断。

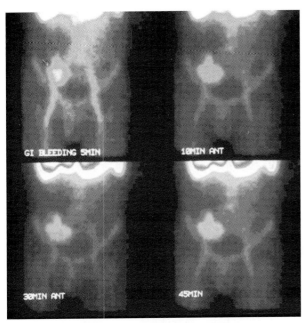

图28-13 急性消化道出血显像
心脏瓣膜病患者术后，应激性急性消化道大出血，注射胶体显像剂后即刻见右下腹回盲部有大量显像剂浓聚

如应用 ^{99m}Tc-胶体或植酸钠显像时，静脉注射后肝脾显影清晰，骨盆和脊柱可轻度显影，而肾及腹部大血管均不显影。若胃肠壁有出血灶，则显像剂随血液逸出血管外，在局部形成异常浓聚灶，而未逸出血管外的显像剂则很快被肝脾等单核吞噬细胞系统所清除，腹部的血液本底明显下降，更有利于出血灶的清晰显示。但这种方法只适合于急性活动性出血的诊断，即注射显像剂时正在出血的病灶才能被显示，而不能作延迟显像，不适用于间歇性出血的诊断。

五、临床应用

急性活动性出血常用 ^{99m}Tc-胶体显像，间歇性出血者，则常用 ^{99m}Tc-红细胞显像。两种显像剂诊断胃肠出血的灵敏度均可达85%~90%及以上，能

探测出血率低达0.1ml/min的消化道出血，其敏感性高于X线血管造影检查，尤其是可用于间歇性肠道出血的诊断。与内镜和选择性血管造影相比，本法有灵敏、无创、简便、准确等优点，但特异性较差，不能作出病因诊断。

第五节 异位胃黏膜显像

一、显像原理

正常胃黏膜具有快速摄取过锝酸盐（^{99m}TcO$_4^-$）的特性，异位的胃黏膜同样具有这种特性，故在静脉注射 ^{99m}TcO$_4^-$ 后异位胃黏膜可很快聚集 ^{99m}TcO$_4^-$ 形成放射性浓聚灶而被探测。异位胃黏膜主要好发于胃以外消化道节段，包括 Barrett 食管、部分 Mickel 憩室和小肠重复畸形。前者好发于食管下端，多由于长期胃-食管反流，刺激食管上皮化生所致；后两种为多发于空肠、回肠段的先天畸形。异位胃黏膜亦具有分泌胃酸和胃蛋白酶的功能，可引起炎症溃疡和出血，本项检查的阳性结果同时具有定位和提示病因的意义。

二、显像方法

（一）显像剂

新鲜 ^{99m}Tc 过锝酸盐淋洗液，用量370MBq（10mCi），小儿酌减，外周静脉注射给药，不宜口服。

（二）显像方法

1. 患者准备 检查前禁食>4小时。为保证显像效果，不得使用过氯酸钾、水合氯醛等阻滞 ^{99m}Tc 过锝酸盐吸收的药物、阿托品等有抑制作用的药物以及可刺激胃液分泌的药物。

2. 体位 常规采集取前位，在病灶显示最佳时，可根据需要加作左或右侧位采集。

3. 探头视野范围 食管显像以剑突为中心；检查肠道病变时视野范围从剑突到耻骨联合。采集条件：矩阵128×128或256×256，一般可用动态或间隔显像方式检查。例如，动态相可每5min一帧、持续30min，60min时再采集一帧，也可分别于0min、5min、10min、30min、60min显像，总观察时间可为60~120min。每帧计数500~1000K。食管显像可于病灶显示后，饮水200~300ml，重复显像。

4. 注意事项

（1）严格禁食，停用干扰、阻断胃黏膜摄取及促蠕动、分泌药物。

（2）腹内病灶性质难定时，注意侧位显像。

三、适应证与禁忌证

（一）适应证

1. 下消化道出血疑有 Meckel 憩室和小肠重复畸形。

2. 小儿下消化道出血病因过筛检查。

3. 小儿慢性腹痛。

4. 肠梗阻或肠套叠疑与 Meckel 憩室或小肠重复畸形有关。

5. 不明原因的腹部包块。

6. 成人食管疾病的鉴别诊断。

（二）禁忌证

无特殊禁忌证。

四、图像分析

结果判断可采用肉眼定性分析和使用 ROI 技术进行半定量分析。正常时仅见胃显影，食管不显影，肠道可因胃黏膜细胞分泌的显像剂的排泄而一过性显影，尤其是十二指肠球部较为明显，结肠脾区及肾脏有时显影。晚期图像上，膀胱影像渐浓（可嘱患者排尿后再做显像检查）。在胃与膀胱影之间，腹部无其他异常浓聚灶。

除上述正常显像位置以外出现位置相对固定不变的显像剂异常浓聚灶或条索状浓聚影，尤其是在食管下段或小肠区出现显像剂异常聚集，均提示为异常，如图 28-14 所示。

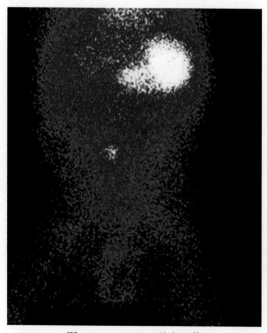

图 28-14 Meckel 憩室显像

注射显像剂后 10min 脐旁出现浓聚灶，显影时间与胃影同步，浓聚灶的位置固定不变

五、临床应用

1. Barrett 食管的诊断。

2. Meckel 憩室的诊断。

3. 肠重复畸形的诊断。

第六节 肝胆动态显像

一、显像原理

静脉注射能被肝细胞摄取并经胆道排泄的放射性药物，通过近似于处理胆红素的过程，将其分泌入胆汁，继而经由胆道系统排泄至肠道。动态显像可观察药物被肝脏摄取、分泌、排出至胆道和肠道的过程，了解肝胆系统的形态结构和功能。

二、显像方法

1. 患者准备 检查前至少禁食 4 小时。

2. 显像剂 ^{99m}Tc 标记的乙酰苯胺亚氨二醋酸类化合物（^{99m}Tc-Iminodiacyetic acid；^{99m}Tc-IDA$_S$），如二乙基乙酰苯胺亚氨二醋酸（^{99m}Tc-EHIDA）、三甲基溴乙酰苯胺亚氨二醋酸（^{99m}Tc-Mebrofenin），二异丙基乙酰苯胺亚氨二醋酸（^{99m}Tc-DISIDA）和 ^{99m}Tc 标记的吡哆氨基类化合物（^{99m}Tc-Pyridoxylidene amino acid；^{99m}Tc-PAA），如吡哆-5-甲基色氨酸（^{99m}Tc-PMT）、^{131}I-玫瑰红等。

3. 给药方法 静脉注射。

4. 剂量 显像用注射剂量依血清胆红素水平而不同，儿童与成人也有差异，见表 28-1。

表 28-1 肝胆动态显像注射剂量表

血清胆红素	注射剂量
成人：血清胆红素<2mg/dl	185MBq（5.0mCi）
2～10mg/dl	278MBq（7.5mCi）
>10mg/dl	370MBq（10mCi）
儿童：	7.4MBq/kg（0.2mCi/kg）

5. 仪器 大视野 γ 照相机或 SPECT 仪，低能通用平行孔准直器，窗宽 15%，能峰 140keV。

6. 患者体位 采用仰卧位，上腹部位于探头下，以剑突、脐连线中点作为显像中心。

7. 显像程序 弹丸注射肝胆放射性药物，开启 γ 照相机。动态采集：注射后即刻，每秒 1 帧，采集 60s，然后每分钟 1 帧，采集 60min；静态影像：前位 500～1000K 计数，然后定同样时间每 5min 采集一帧，至 60min；断层采集：360°采集，3°～6°一帧，每帧采集 10～30s 或计数达 100K。

高度怀疑急性胆囊炎而胆道排泄正常但 45～60min 胆囊持续不显影者，缓慢（大于 1min）静脉注射 0.04mg/kg 吗啡。必要时，常规显像结束前（动态采集 60min 后或注射吗啡后 30min）采集右侧位和左前斜位影像；必要时进行 2～4 小时甚至 24 小时延迟显像，必要时选用适当的介入试验。

8. 注意事项

（1）禁食时间过长或使用完全性静脉营养者可能造成假阳性。

（2）检查前 30～60min 应缓慢静脉注射（4min 以上）Sincalide 0.01～0.02mg/kg。

（3）检查前 6～12 小时应停用对 Oddi 括约肌有影响的麻醉药物。

（4）必要时加摄其他体位，如观察胆囊可加摄右侧位像或右前斜位像。诊断胆漏时，需要通过多体位、多次延迟影像获得确诊。

（5）高度怀疑急性胆囊炎，胆囊 60min 未显影时应加摄 3～4 小时延迟像，也可使用吗啡介入试验。

（6）胆总管梗阻、胆管狭窄等须在 18～24 小时做延迟显像，先天性胆道闭锁与重症婴肝综合征常难以鉴别。

三、适应证与禁忌证

（一）适应证

1. 诊断急性胆囊炎，鉴别诊断慢性胆囊炎。

2. 鉴别诊断肝外胆道梗阻和肝内胆汁淤积（梗阻性黄疸和肝细胞性黄疸）。

3. 先天性胆道闭锁和婴肝综合征的诊断和疗效观察。

4. 诊断胆总管囊肿等先天性胆道异常。

5. 肝胆系手术如肝移植、胆道 - 肠道吻合术（Rous-Y 手术）等术后的疗效观察和随访。

6. 肝细胞癌、肝腺癌、肝局灶性结节增生的特异诊断。

7. 异位胆囊的确定。

8. 肝胆功能的辅助评价。

9. 诊断十二指肠 - 胃反流。

（二）禁忌证

无特殊禁忌证。

四、图像分析

按其动态显像顺序，可分为血流灌注相、肝实质相、胆管排泄相和肠道排泄相四期（图 28-15）。

读片时应注意观察各时相影像的动态变化，注意心前区放射性是否存在；肝影浓聚和消退的过程；胆系影像的形态，有否胆管扩张；胆囊显影与否，胆囊显影时间；肠道出现放射性的时间等。对肝脏影像的分析，同肝脏胶体显像。

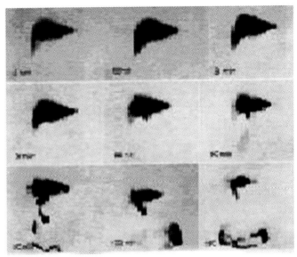

图 28-15　正常肝胆动态显像

1. 血流灌注相　自静脉注射后即刻至 30～45s。心、肺、肾、大血管、肝脏依次显影，与 ^{99m}Tc- 红细胞所作血流灌注相相仿。

2. 肝实质相　注射后 1～3min 肝脏已清晰显影，并继续浓集放射性，15～20min 达高峰。此期以肝细胞的摄取占优势。以后肝影逐渐变淡。

3. 胆管排泄相　随着肝细胞将放射性药物分泌入胆道，注射后 5min 胆管内即可出现放射性。逐次显现左、右肝管、总肝管和胆囊管、胆囊影像。胆囊一般在 45min 内已显影。胆系影像随肝影变淡而更清晰，有时可见"胆道树"结构。

4. 肠道排泄相　放射性药物被排至肠道。一般不迟于 45～60min。使用胆囊收缩素评价胆囊收缩功能，若以 0.2～0.3µg/kg 肌内注射，注射后 15min 排胆分数（GBEF）的正常值在 35% 以上。

五、临床应用

1. 诊断急性胆囊炎。

2. 诊断慢性胆囊炎。

3. 诊断胆管先天性囊状扩张症。

4. 诊断先天性胆管闭锁。

5. 诊断胆总管梗阻。

6. 诊断不完全性胆总管梗阻。

7. 肝胆道术后的评价。

8. 其他　用于脏器反位的诊断、肝细胞癌的定性诊断等。

第七节 肺灌注显像

一、显像原理

肺灌注显像又称肺血流显像，自 20 世纪 60 年代建立以来，经过 40 年的临床应用，目前已成为非常成熟的无创性诊断方法。其主要机制是利用放射性颗粒在肺毛细血管内暂时的嵌顿，得到肺血流灌注平面影像或断层影像。由于放射性颗粒在肺内的分布与肺动脉血流灌注成正比，因而肺灌注显像代表着肺动脉血流分布。当肺血管出现狭窄或栓塞时，该血管辖区的肺血流减少或无血流，放射性颗粒不能随血流进入该区域，则在肺影像的相应区域出现放射性分布稀疏或缺损。通过对图像肺血流灌注分布状态的分析，结合临床症状、体征和其他检查结果，可以协助诊断肺栓塞等多种肺部疾病。

二、显像方法

（一）显像剂

肺灌注显像剂主要包括核素标记的大颗粒聚合人血清白蛋白（MAA）或微球（HAM）等。MAA 或 HAM 安全和有效，没有生理的影响。

（二）显像方法

1. 平面显像

（1）患者准备：患者于检查前安静平卧，必要时吸氧 10min，以避免因肺血管痉挛所造成的局部肺放射性减低。

（2）注射示踪剂：患者一般取平卧位，注射前将 ^{99m}Tc-MAA 悬浮液振荡摇匀，静脉缓慢注射，成人使用活度一般为 111~370MBq（3~10mCi），注射后 5min 即可显像。如检查是否有原发性肺动脉高压存在时，可采用坐位注射。

（3）检查体位：根据临床实际需要，一般平面显像常规取 6 个体位，即前后位（ANT）、后位（POST）、左侧位（LL）、右侧位（RL）、左后斜位（LPO）30° 和右后斜位（RPO）30°，必要时加做左前斜位（LAO）30° 和右前斜位（RAO）30°。

（4）仪器条件：将双肺同时包括在探头视野内，选用低能高分辨力或低能通用型准直器，建议每个体位采集计数为 500K，采集短阵为 128×128 或 256×256，能峰 140keV，窗宽 20%。

2. 断层显像 患者准备与注射示踪剂同平面显像。

患者取仰卧位，双臂抱头，使探头尽量贴近胸部以减少组织衰减，如有条件可加做衰减校正。探头配以低能高分辨率或低能通用型准直器，旋转

360°，每 6° 或 5.6° 采集一帧，每帧采集 20~30s，共采集 60 帧或 64 帧，能峰 140keV，窗宽 20%，采集矩阵 64×64 或 128×128。采集过程中嘱患者平稳呼吸，以减少呼吸运动对肺显像的干扰。为避免呼吸运动对图像的影响，还可以采取呼吸门控采集。原始数据经滤波后行反向投影等断层图像处理，得到肺水平切面、冠状切面及矢状切面断层图像，层厚 3~6mm。

（三）注意事项

1. 对一侧肺缺如、肺叶切除或已知肺血管床明显受损害者，注射颗粒数要相应减少。

2. 标记后的 ^{99m}Tc-MAA 一般要在 4 小时内使用，否则会降解失效。

3. 准备氧气和急救药品。

4. 儿童做肺灌注显像时要按每公斤体重 2~3MBq（0.05~0.08mCi）。

5. ^{99m}Tc-MAA 为悬浮液，注射前需振荡摇匀，注射时尽量避免回血，以防止血液与 MAA 凝聚成更大颗粒，引起不应有的栓塞，或造成持续不退的肺内大"热点"。

6. 由于 MAA 入血后受重力的影响，易向肺的低下部位沉降，故注射时应采用平卧位。只有在检查是否有原发性肺动脉高压存在时，才使用坐位注射。

7. 注射速度要缓慢，特别是在肺血管床破坏严重的患者，如在慢性肺源性心脏病时，绝不可采用"弹丸"注射，以免引起急性肺动脉压增高造成意外。

8. 在临床有特殊需要时，可以行"弹丸"注射，但应格外慎重。在注射药物过程中，要密切观察患者的情况，如有不良反应，应立即停止给药，并采取必要的处理措施。

三、适应证与禁忌证

（一）适应证

1. 肺动脉血栓栓塞症的诊断与疗效判断，结合肺通气显像及下肢深静脉核素造影可明显提高诊断的准确性。

2. COPD 等肺疾病肺减容手术适应证的选择、手术部位和范围的确定及残留肺功能的预测。

3. 原因不明的肺动脉高压或右心负荷增加。

4. 先天性心脏病合并肺动脉高压以及先天性肺血管病变患者，了解肺血管床受损程度及定量分析，药物与手术疗效的判断，手术适应证的选择。

5. 全身性疾病（胶原病、大动脉炎等）可疑累及肺血管者。

6. 判断急性呼吸窘迫综合征（ARDS）和慢性

阻塞性肺部疾病（COPD）患者，肺血管受损程度与疗效判断。

7. 肺部肿瘤、肺结核、支气管扩张等患者，观察其病变对肺血流影响的程度与范围，为选择治疗方法提供适应证以及对疗效的判断。

8. 先天性心脏病右向左分流量及左向右分流合并肺动脉高压的定量分析。

（二）禁忌证

1. 严重过敏者禁用。

2. 严重肺动脉高压者慎用。

四、图像分析及临床意义

（一）正常影像

1. 平面影像

（1）前位：右肺影像似长三角形，形态完整，肺底部呈弧形，受呼吸影响边缘略有不齐。左肺上部与右肺对称，下部受心脏积压较窄而长。双肺尖、周边和肺底显像剂分布略显稀疏，其余部分显像剂分布均匀。双肺间空白区为纵隔和心脏影。左肺显像剂分布较右肺稍淡，其下叶受心脏的影响稀疏区更为明显。临床上在诊断肺部疾病时，有时以肺段为基础观察病变侵及的范围和进一步施行治疗方案。所以选择合适的显像位置能清楚地观察各肺段病变。前位像以暴露右肺的上、中叶和左肺上叶为主。所以，此位置观察右肺尖段、前段、外段、内段、前基底段和左肺尖段、前段、上、下舌段、内基底段较清晰。

（2）后位：左右肺影大小基本相同，中间呈条状空白区，为脊柱及脊柱旁组织所构成，双肺内显像剂分布均匀，上部及周边稍稀疏。该体位显露双肺最充分，对全面观察肺内血流分布较好。后位像有助于右肺后段、背段、后基底段及外基底段和左肺后段、背段、内、外基底段及后基底段病变的观察。

（3）侧位：右侧位肺影似三角形，前缘较弯向前突出，约成120°弧线，后缘向下垂直约成160°弧线。左侧位形态似椭圆形，前下缘受心脏影响略向内凹陷。双肺因受重力的影响下部显像剂分布较上部略高，中部显像剂分布稀疏区是由于肺门的影响所致。分析侧位像时，应注意对侧肺的显像剂分布干扰。借助右侧位像可以观察右肺前段、后段、内、外段和前、后、外基底段病变。在观察左侧位像时，以显示前段、上、下舌段、内、外基底段和后基底段的病变较清楚。

（4）斜位：双肺斜位影像大致类似一个长三角形。双肺内的显像剂分布下部高于上部，肺的叶间

裂处多显示长条状显像剂分布稀疏带，边缘处常向内略凹陷。前斜位时，双侧肺门区呈显像剂分布减低区。左前斜位肺前缘可显示弧形显像剂分布缺损区，是心脏位置所致。双侧后斜位的后上部可因肩胛骨和肌肉的重叠常显示显像剂分布减低区。这些显像剂分布的变化在图像分析时应加以注意。左前斜位是显示左肺舌段病变最清晰的位置，同时也可观察前段、内、外基底段病变。右前斜位显示右肺中叶内、外段病变最清晰，借助此位置还可以观察右叶前段、后段、外基底段及后基底段的病变。左后斜位则显示舌段、内、外基底段和后基底段病变最清晰，同时还能观察左叶背段和部分前段的病变。右后斜位显示右肺后段、背段、后基底段、外基底段和前基底段病变较清晰。正常双肺灌注平面像影像与相应肺段的解剖位置对照（图28-16）。

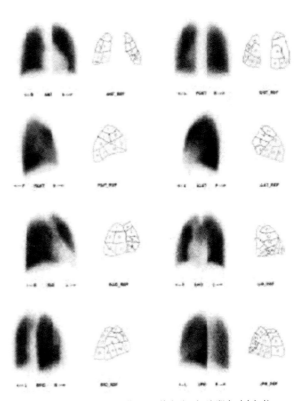

图28-16　正常肺灌注显像与相应肺段解剖定位

2. 断层显像

肺断层显像通常以人体纵向为长轴，重建双肺的横断面、冠状面和矢状面。以此种方式克服肺组织间的重叠干扰，更清楚地显示双肺各部的显像剂分布、形态变化和观察病变的位置及范围。

（1）横断面：双肺的横断面形状似一对平放的"蚕豆"，其断面自上而下依次排列。最先显示的断面为肺尖、中间的空白区为脊柱；随着肺影增大，双侧对称的肺门影出现，前方逐渐增宽的空白区是纵隔和心影。在接近肺底时因膈肌的影响仅显露双

肺外缘轮廓。

（2）冠状面：该层面的方向是从前向后依次排列，外形近似于前位像。起初的右肺冠状面呈不规则椭圆状，左肺似长条状。随着肺影逐渐增宽，双肺呈长椭圆形，之后逐渐似长三角形，中间的空白区是心影和纵隔，其后的空白区为脊柱影。

（3）矢状面：肺矢状面是从右肺至左肺方向依次进行排列。开始为右肺下角影，随切面增加肺影变大，近似右侧位肺影。之后右肺中心逐渐出现扩大的显像剂分布稀疏区和缺损区，依次为肺门、纵隔和心影位置。随着心影空白区增大，右肺纵隔面影像似勾状。左肺矢状面与右肺相似，并与右肺断面相对应。

（二）异常影像

肺灌注显像的异常影像分析，主要依据肺内显像剂分布、肺的形态以及左右肺的相对位置变化来判断。

1. 显像剂分布异常 可见于下列几种情况：①一侧肺不显影，多见于肺门部肿块压迫肺动脉，一侧肺动脉发育不良或由于心脏扩大压迫左下肺动脉等因素所致。②肺叶或肺节段性显像剂分布缺损区，此种情况是肺动脉血栓栓塞形成的特殊表现。③散在性显像剂分布不均，常见于肺部充血、水肿或炎症等。④条索状、圆球状或不规则局限性显像剂分布缺损区，主要见于肺部炎症和肺内占位性病变。⑤显像剂逆向分布，即肺尖部的显像剂分布高于肺底部。常见于肺动脉高压时肺血流分布逆转、肺源性心脏病和二尖瓣狭窄等情况。

2. 形态和位置异常 双肺可因周边器官或组织的病变导致灌注影像的形态失常和位置发生改变。常见的原因有胸腔积液或隔上病变使双肺下叶受挤压位置上移；有时纵隔内的肿瘤可将肺脏推向对侧，使正常肺灌注影像的形态和位置发生改变。这些原因在肺灌注显像分析时应注意鉴别。

第八节　肺通气显像

一、显像原理

肺通气显像是将放射性气体或气溶胶经呼吸道进入双肺，其在肺内的分布与肺的通气量成正比。通过体外放射性显像装置，显示双肺各部位的放射性分布及动态变化影像，并可应用影像数据处理计算局部通气功能参数，估价肺的局部通气功能、气道通畅及肺泡气体交换功能状况。应用气溶胶显像，还可对支气管黏膜丝毛廓清功能、肺上皮细胞通透

性等进行评估。

二、显像方法

（一）放射性惰性气体通气显像

1. 显像剂 常用 ^{133}Xe 放射性气体，γ 射线能量为 80keV，物理半衰期为 5.2 天。每次检查剂量放射性活度总量不低 370MBq。也可使用 ^{127}Xe 和 ^{81m}Kr 放射性气体。

2. 显像仪器条件

（1） ^{133}Xe 肺功能仪：由 ^{133}Xe 吸入和回收两部分组成，包括面罩或口管、肺活量计、^{133}Xe 注入和排放管道系统、活阀、^{133}Xe 回收吸附装置。确保仪器无 ^{133}Xe 泄漏。

（2）γ 照相机或 SPECT 显像设备：探头配置低能高灵敏度或低能通用准直器。能峰 80keV，窗宽 20%。探头应尽量贴近受检者体表。

3. 操作程序

（1）显像前准备：向受检者解释检查程序，使之处于安静状态，取坐位，背靠探头，视野内包括全肺。戴上呼吸面罩（如使用口管、须夹鼻），接通肺活量计，先自然呼吸由呼吸机供给的气体，使其适应。

（2）单次吸入显像：嘱受检者深吸气至肺最大容量，再深呼气至残气量，再次开始深吸气时，于呼吸机注入口快速注入 ^{133}Xe。至最大肺容量时，屏气 10～15s，同时启动显像采集平面影像 1 帧，图像矩阵 256×256 像素，计数 300～500K。

（3）平衡期显像：受检者转为潮式呼吸，呼吸机改变供气方式，使受检者反复吸入 ^{133}Xe 与空气混合气体，为 3～5min，待肺内和呼吸机的 ^{133}Xe 平衡后（以显示计数率稳定为准），深吸气至最大容量后屏气，启动显像采集平面影像 1 帧，图像矩阵和计数与单次吸入显像相同。

（4）呼吸门控显像（必要时选择）：应用呼吸节律，触发呼吸门控发生器，同步采集每个呼吸周期不同时期的影像。一般每个呼吸周期分为 8～12 帧，图像矩阵为 128×128 像素。采集呼吸周期数由图像质量决定，并将若干呼吸周期影像进行叠加。

（5）清除显像：改变呼吸机控制阀，进气管只吸入室内新鲜空气，呼出含有 ^{133}Xe 的气体，经 ^{133}Xe 回收装置吸附。启动动态影像采集，图像矩阵 128×128 像素，5～10s/ 帧，采集时间 5～10min。必要时可在 10min 后进行延迟清除显像。

4. 注意事项

（1） ^{133}Xe 放射性气体应符合放化纯度要求，运输及储存应按有关规定处理，不造成泄漏和环境污染。

（2）¹³³Xe肺功能仪供气方式控制阀准确灵活，回收装置有效，不泄漏。

（3）¹³³Xe射线能量低，影响图像质量，应尽量使探头接近体表，减少探测效率下降。

（4）¹³³Xe具有一定的脂溶性，且生物半衰期较短，为提高通气功能测定的准确性，操作中应熟练，尽量缩短操作时间。

（二）放射性气溶胶通气显像

1. 显像剂　常用的放射性气溶胶为^{99m}Tc-DTPA溶液，也可使用相类似的放射性药物溶液（如^{99m}Tc-EHIDA等）。用气溶胶雾化器雾化为直径<10μm的颗粒（3～10μm的颗粒沉积于细支管，1～3μm的颗粒可达肺泡），一次吸入的气溶胶颗粒肺内沉积5%～10%。有条件者也可使用^{99m}Tc气（Technegas）进行肺通气显像，由于其颗粒小且更为均匀，故中央气道沉积较少，肺组织显像质量更优，显像方法与前者基本相同。

2. 显像仪器条件

（1）气溶胶雾化器：接通雾化器各管口及医用氧气，使之处于工作状态。

（2）γ照相机或SPECT：探头配置低能通用准直器，能量140keV，窗宽20%。图像矩阵256×256像素，300～500K/帧计数。

3. 操作程序

（1）显像前准备：向受检者解释检查程序，嘱用嘴咬住口管，使用鼻夹，试吸氧气，使之适应此种呼吸。

（2）放射性气溶胶吸入：将740～1480MBq（20～40mCi）^{99m}Tc-DTPA溶液，体积为2～4ml，注入雾化器，控制气流量为8～10L/min，使其充分雾化，经过过滤，产生雾粒大小合适的气溶胶。嘱受检者尽可能多地吸入气溶胶雾粒，吸入时间为5～8min。

（3）图像采集：受检者取卧位，采集前位、后位、左侧位、右侧位4帧影像或增加前后斜位共6～8帧影像。

4. 注意事项

（1）放射性显像剂应符合放化纯度要求，放射性活度总量不应低于110MBq，体积不大于4ml。

（2）影响放射性气溶胶在肺内分布的因素与气溶胶颗粒大小、受检者吸入过程中的呼吸方式和气管的解剖结构有关。因此应让受检者吸入气溶胶时平稳呼吸，以免呼吸频率加快，使气溶胶均匀分布于末梢肺组织，减少中央气道沉积增多。同时应嘱受检者减少吞咽动作，以免放射性气溶胶进入上消化道，影响图像质量，氧气流量应低于7L/min，以

保证雾粒质量。

（3）受检者要练习空白吸入。如有痰时，应随时咳出后再行吸入雾粒。对哮喘患者必要时可在雾化剂中加入少量解痉药物。

三、适应证与禁忌证

（一）适应证

1. 了解呼吸道的通畅情况及各种肺疾病的通气功能变化，诊断气道阻塞性疾病。

2. 评估药物或手术治疗前后的局部肺通气功能，观察疗效和指导治疗。

3. 与肺灌注显像配合鉴别诊断肺栓塞和肺阻塞性疾病。

4. COPD患者肺减容手术适应证选择、手术部位和范围确定及预测术后残留肺功能。

（二）禁忌证

无明确禁忌证。

四、图像分析及临床意义

（一）正常影像

1. ¹³³Xe通气显像　吸入相由于单次吸入¹³³Xe量较少，双肺内的显像剂分布自上而下呈移行性增高，无局限性显像剂分布浓聚或缺损区，此期主要反映气道的通畅情况和肺各部的吸气功能。平衡相期由于反复吸入¹³³Xe气体较多，双肺上下显像剂分布均匀一致，此期以反映肺各部容量变化为主。清除相，双肺内的显像剂分布逐渐减少，2～3min后消失，该期主要反映双肺各部的呼气功能和气道的通畅情况。

2. 气溶胶吸入显像　正常气溶胶影像与肺灌注影像形状相近，双肺内的显像剂分布均匀，边缘略稀疏而且规则。与肺灌注显像不同之处，有时气溶胶残留在咽部或随吞咽进入消化道，使咽部或胃显影。显像时间延长时，可见双肾显影。此外，^{99m}Tc-DTPA颗粒>10μm时，可堆积在较大支气管内使其显影。

（二）异常影像

肺通气显像的异常图像主要表现为：①局限性显像剂分布"热区"，多为气道狭窄时，流经该处的气溶胶颗粒形成涡流而沉积所致。②局限性显像剂分布缺损区，可表现为一侧肺不显影或一个肺叶及一个肺段显像剂分布缺损区，多数情况是由于各种肺内病变导致的气道完全性阻塞。③散在性显像剂分布稀疏区或缺损区，这是由于小气道或肺泡内炎性病

变浸润，以及液体物质的充盈，使肺泡萎缩所致。

第九节 骨 显 像

一、显像原理

全身骨骼显像是骨显像最常用的显像方式，它一次显像就能展示全身所有骨骼情况。由于全身骨显像的这一特点，非常有助于临床了解骨骼疾病的全身病变特点和分布特点，发现隐匿病灶，从而为诊断和治疗提供较为系统的影像学依据。

二、显像方法

1. 患者准备 无须特殊准备。静脉注射显像剂后，嘱咐受检者多进饮料，成年人在注射显像剂后2小时内应达到500~1000ml，检查前先排净尿液，以减少膀胱对图像的影响，注意不要让尿液污染患者的衣物和身体。请患者摘除金属物品。因疼痛而不能卧床者，先给注射镇痛药物。

2. 显像剂 骨显像剂以含 P-C-P 键的磷酸盐化合物的应用最为广泛，主要有 ^{99m}Tc-MDP。它在体内较为稳定，血液清除率快，骨摄取迅速。成年人使用剂量 555~925MBq（15~25mCi），体重高的患者可酌情加量；儿科患者剂量按 250μCi/kg 计算，最小剂量不应低于 2mCi。如因特殊原因所给显像剂的剂量低于上述剂量者，需适当延长采集时间，以弥补由此造成的计数率减低。显像剂使用方法为静脉注射。

3. 显像方法 全身扫描和全身分段显像在静脉注射显像剂后2~5小时内进行，必要时可在18~24小时内显像；肾功能正常的婴幼儿骨显像剂从软组织中的清除较成年人快，显像可在静脉注射显像剂1.5小时后进行。

（1）仪器条件：γ相机或 SPECT 仪，配置低能高分辨准直器，或低能通用型准直器。

（2）显像条件：能峰为 140keV，能窗窗宽20%，使用全身采集软件，采集矩阵 256×256（全身扫描）或 256×1024（全身分段显像）。显像方式有二：全身扫描，扫描速度为 10~20cm/min；全身分段显像，每个部位采集 2min 以上，采集完毕后拼接成全身图像，或对图像分段拍片。图像采集时，探头应尽量贴近患者，设备条件允许下，可使用体表轮廓跟踪技术，以提高图像质量。

（3）体位：患者仰卧于显像床，全身显像的常规采集体位为前后位和后前位。尽量让患者感觉舒适、放松；患者的左右肢体和躯干位置应尽量保持对称；双手五指分开平放。根据需要和病情，患者及图像采集可以采用其他体位。

4. 注意事项

（1）注射显像剂后2小时内患者饮用足够的水。

（2）避免尿液、显像剂对患者体表的污染。如发现已经污染，应先清除后再显像，或作断层显像予以鉴别。

（3）显像前去除身体上的金属物品以防导致伪影。

（4）近期使用钡剂者，患者需将钡剂排出后再约检查。

（5）在显像过程中让患者放松平躺，不得移动躯体。

（6）显像前患者排空小便。对因病不能排空小便者，如诊断需要，条件许可，可在显像前给患者导尿。

（7）对肾脏功能严重受损患者、严重水肿患者，如图像质量差，根据需要，在条件许可下可适当推迟显像时间，以等待显像剂从软组织中排出，提高骨/软组织对比度。

（8）对于因各种原因全身显像无法清晰展示的病灶，可采用局部显像和（或）断层显像以提高图像分辨力和质量，清晰显示解剖结构和局部变化。

三、适应证与禁忌证

（一）适应证

1. 有恶性肿瘤病史，早期寻找骨转移灶，治疗后随诊。

2. 评价不明显原因的骨痛和血清碱性磷酸酶升高。

3. 已知原发骨肿瘤，检查其他骨骼受累情况以及转移病灶。

4. 临床怀疑骨折。

5. 早期诊断骨髓炎。

6. 临床可疑代谢性骨病。

7. 诊断缺血性骨坏死。

8. 骨活检的定位。

9. 观察移植骨的血供和存活情况。

10. 探查、诊断骨、关节炎性病变和退行性病变。

11. 评价骨病治疗前后的疗效。

（二）禁忌证

无明确禁忌证。

四、图像分析

（一）正常图像

1. 静态平面骨显像 全身骨骼显影清晰，放射性呈均匀性、对称性分布（图 28-17）。由于各部位骨骼的结构、血流情况和代谢活性不同，使得骨显像剂沉积的量也不一，扁平骨、大关节和骨骺端放射性浓聚高于长骨骨干。成人随着年龄增长，骨骼影像的清晰度逐渐降低，部分老年人因退行性变可见颈椎下段影像较浓。儿童由于骨质生长活跃，在骨骺及干骺端有更多放射性的分布是其特征，通常是全身骨骼中影像最强的部位（图 28-18）。

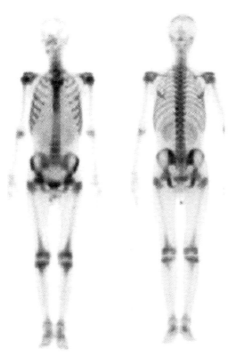

图 28-17　成人正常全身骨显像（依次为前位和后位像）

在前位显像图上，胸骨、胸锁关节、肩、髂嵴和髋部显示清楚，老年人膝部放射性分布较高；后位显像能清楚显示双肩、肋骨、肩胛骨、胸椎、腰椎、骶骨及骶髂关节；骨显像剂经肾脏排泄，全身骨显像可见肾脏、膀胱甚至输尿管影像，后位时肾脏显影比前位清楚。由于人体骨骼的分布左右对称，因此骨骼放射性分布的对称性和均匀性是判断骨显像正常与否的重要标准。

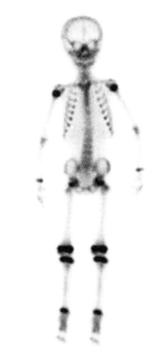

图 28-18　儿童正常全身骨显像（前位）

2. 断层骨显像　在各部位断层正常图像上，骨骼的放射性分布与静态平面显像所示相一致，呈左右对称和上下均匀。重建后得到的横断面、矢状断面和冠状断面三个断层图像的价值取决于骨病损的部位。因此，熟悉各部位骨骼的正常断层解剖对正确识别断层图像具有重要的意义，有助于对结构复杂区域和较小骨病灶的准确定位，如脊柱断层显像可清楚地显示椎体、椎间盘及其他结构（图 28-19）。

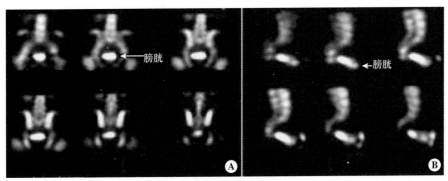

图 28-19　成人正常骨盆断层显像
A. 冠状断层；B. 矢状断层

（二）异常图像

1. 异常放射性浓聚增强　是骨显像最常见的异常表现，骨病损处显像剂的积聚明显高于对侧或周围正常骨骼，呈"热"区，表明局部骨组织代谢活性增强、成骨活跃、血流丰富。放射活性增高的程度常与骨病损的病理改变、范围和性质有关，可见于各种良恶性骨病损的早期和伴有破骨、成骨病理变化过程的进行期。

骨显像异常浓聚增强最常见的类型是单发或多发的局限性"热"区，其形状与范围不一，如椎体或肋骨转移瘤可能仅为一局限性点状或条索状浓聚灶，而 Paget 病则可累及整个骨盆或长骨使其呈超强浓聚区（图 28-20）；骨显像异常增强也可以是全身的，如甲状旁腺功能亢进症或弥漫性骨转移癌所致的"超级骨显像"（super bone scan），表现为全身骨骼核素浓聚显著增高，软组织本底极低，双肾和膀胱不显影，前者放射性分布多较均匀，后者大多局限于中轴骨和骨盆，并呈多发性浓聚灶。产生超级骨显像的原因可能与弥漫性的反应性骨形成有密切的关系。

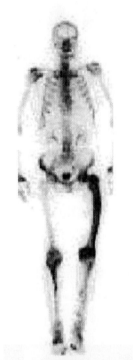

图 28-20　左股骨 Paget 病（前位）

2. 异常放射性分布减低　骨病损处放射活性低于对侧或周围正常骨骼。在临床上，凡是能够引起骨组织血流减少或产生溶骨性病理改变的情况，在骨显像上均可出现病损骨局部放射性分布明显稀疏或缺损的"冷"区，如骨手术切除后、骨转移瘤伴骨质破坏或骨内血管阻塞、多发性骨髓瘤、骨梗死、早期股骨头缺血坏死、激素治疗或放射治疗后以及骨囊肿等。

骨显像还可见部分骨病损中心明显放射性"冷"区，其周围表现为代谢活性增高的异常浓聚影，呈圆形，类似于"炸面圈"征。临床上可见于股骨头

无菌性坏死愈合期、骨折不愈合、移植骨不成活、急性骨髓炎、滑膜炎、骨巨细胞瘤、多发性骨髓瘤及 Paget 病等病理情况（图 28-21）。

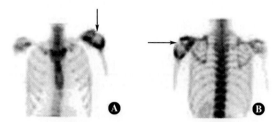

图 28-21　左肱骨头骨巨细胞瘤骨显像，左肱骨头及左肩关节呈"炸面圈"征（依次为前位和后位像）

3. 骨外组织放射性浓聚　正常时显像剂经泌尿系统排泄，故肾脏和膀胱显影。病理情况下，骨外组织摄取骨显像剂可见于心包钙化或心瓣膜病、急性心肌梗死、肌炎、畸胎瘤、包囊虫病、乳腺炎症或乳腺癌、原发骨肿瘤肺转移灶、脑膜瘤或子宫肌瘤钙化、瘢痕皮肤及多肌炎等（图 28-22）。

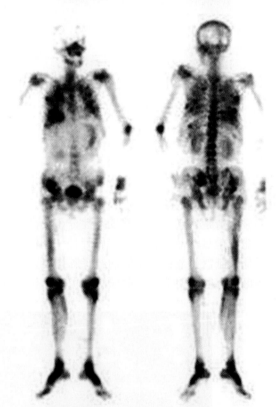

图 28-22　全身多发性骨转移癌，伴肺及右小腿肌肉摄取骨显像剂（依次为前位和后位像）

五、临床应用

1. 早期诊断骨转移瘤。

2. 原发性骨肿瘤诊断。

3. 隐匿性、应力性、功能不全性骨折的诊断。

4. 代谢性骨病的诊断。

第十节　眼眶显像

一、显像原理

甲状腺相关性眼病（thyroid associated ophthalmopathy，TAO）是一种球后组织自身免疫性疾病，其主要发病机制以炎症、水肿和继发眼眶组织的纤维化为特征。在某种免疫环境下，患者体内分泌多种细胞因子及趋化因子，并促使 T 细胞向眼眶组织聚集，分泌大量的葡糖胺聚糖，葡糖胺聚糖可提高渗透压并结合大量的水分，从而使眼眶组织及眼外肌间质水肿；前脂肪细胞转化为脂肪细胞，致眶内容物增加，眶压增高、眼球前突；T 细胞分泌的前炎性因子，可以引起组织的炎症，从而导致眶周组织毛细血管通透性增高。TAO 活动期球后浸润的淋巴细胞和活化的成纤维细胞表面高表达生长抑素受体（somatostatin receptor），为生长抑素受体显像应用于 TAO 在分子水平提供了理论依据。眼眶局部示踪剂摄取的多少，显示了 SSTR 的空间分布、密度及数量，可推测球后淋巴细胞浸润和成纤维细胞活化情况，区分 TAO 活动期与非活动期。分子研究证实 TAO 患者表达的所有 5 种 SSTR 亚型程度有所不同，奥曲肽对 SSTR2、SSTR3 和 SSTR5 的亲和力强，是奥曲肽显像的理论基础，活动期 TAO 的眼外肌空隙组织和眼球脂肪结缔组织中有大量 T 淋巴细胞弥漫性浸润，而非活动期 TAO 淋巴细胞浸润不明显分。亦有研究证实，^{99m}Tc-DTPA 通过"过程—特异"的原理，通过眶周损坏的毛细血管壁渗透到组织外液，与细胞外液中的多肽结合显影，间接反映眶周活动性炎症程度。

二、显像方法

（一）受检者准备

无特殊准备。

（二）显像剂与标记

1. ^{99m}Tc **标记生长抑素类似物奥曲肽** ^{99m}Tc/^{111}In-OCT（^{99m}Tc/^{111}In-octreotide）。^{111}In 由于需加速器生产，价格较昂贵，不常用。临用前，在无菌操作条件下，取奥曲肽冻干品 1 支 50ug，将 2.7GBq 的 ^{99m}TcO$_4^-$ 溶液注入含 OCT 的冻干瓶中，充分摇匀，放置 5min，加入维生素 C 0.1ml（1mg）即可获得 ^{99m}Tc-OCT，总体积≤2ml。

2. ^{99m}Tc. **二亚乙基三胺五乙酸** ^{99m}Tc-DTPA（^{99m}Tc-diethylenetriamine pentaacetic acid）。临用前，在无菌操作条件下，取出 DTPA 冻干品 1 支 2mg，在室温下放置 5min 后，将 1.48GBq 的 ^{99m}TcO$_4^-$ 溶液注入含 DTPA 的冻干瓶中，充分摇匀，放置 5min，即可获得 ^{99m}Tc-DTPA，总体积≤3ml。

（三）显像仪器

一般采用配置低能高分辨力 / 通用型准直器的 SPECT、SPECT/CT。

（四）图像采集方法

1. ^{99m}Tc-OCT **显像**　受检者显像前口服高氯酸钾 400mg 以封闭甲状腺和脉络丛，30～60min 后静脉注射 ^{99m}Tc-OCT 740MBq（20mCi），1 小时后行 SPECT/CT 眼眶显像。受检者仰卧于检查床上，固定头部，闭眼。先行 CT 扫描，以眶耳线为基线，CT 扫描层厚 5mm，重建 1～3mm，螺距比为 1：1，管电压 120～140kV，管电流 140～200mAs 或自动毫安秒技术。再在同一位置行 SPECT 断层采集，双探头 SPECT 仪，配低能高分辨力准直器，能峰 140KeV，窗宽 ±20%，矩阵 128×128。双探头成角 180°，步进式扫描，每个探头旋转 180°，共旋转 360°，6°/ 帧，25～30s/ 帧，每个探头采集 32 帧，共 64 帧。亦可先行 SPECT 采集，后行 CT 采集。经软件处理，分别获得横断面、冠状面、矢状面三个层面的 SPECT 断层图像、CT 图像、SPECT/CT 融合图像与 MIP 图。CT 定位分别勾画出右眼眶（R）、左眼眶（L）及枕部颅骨（O）的感兴趣（region of interest，ROI），大小均为 16 个像素。勾画时注意避开鼻咽部，获取每个 ROI 内的示踪剂平均摄取计数，分别得出 R、L 摄取计数，并计算出左右眼眶摄取值（uptake ratios，UR），$UR_{R（L）}$=R（L）/O，眼眶总摄取值 UR_t=（R+L）/2O。

2. ^{99m}Tc-DTPA **显像**　受检者经静脉注射 ^{99m}Tc-DTPA 555MBq（15mCi），30～60min 后行 SPECT/CT 眼眶显像。受检者仰卧于检查床上，固定头部，闭眼。先行 CT 扫描，以眶耳线为基线，CT 扫描层厚 5mm，重建 1～3mm，螺距比为 1：1，管电压 120～140kV，管电流 140～200mAs 或自动毫安秒技术。再在同一位置行 SPECT 断层采集，双探头 SPECT 仪，配低能高分辨力准直器，能峰 140KeV，窗宽 ±20%，矩阵 128×128。双探头成角 180°，步进式扫描，每个探头旋转 180°，共旋转 360°，6°/ 帧，25～30s/ 帧，每个探头采集 32 帧，共 64 帧。亦可先行 SPECT 采集，后行 CT 采集。经软件处理，分别获得横断面、冠状面、矢状面三个层面的 SPECT 断层图像、CT 图像、SPECT/CT 融合图像与 MIP 图。CT 定位分别勾画出右眼眶（R）、左眼眶（L）及枕部颅骨（O）的感兴趣（region of interest，ROI），大小均为 16 个像素。勾画时注意避开鼻咽部，获取每个 ROI 内的示踪剂平均摄取计数，分别得出 R、L 摄取计数，并计算出左右眼眶摄取值（uptake ratios，UR），$UR_{R(L)}=R(L)/O$，眼眶总摄取值 $UR_t=(R+L)/2O$。^{99m}Tc-DTPA 眼眶显像应在 30～90min 内完成。

两种显像方法在行眼眶断层显像时，受检者头部容易向左右摆动，因此需要头架进行辅助固定。CT 和 SPECT 扫描的时间间隔≤3min。

三、适应证与禁忌证

（一）适应证

1. TAO 患者眼眶活动性炎性反应评估。

2. TAO 患者泪腺炎炎性反应评估。

3. 特发性眼眶炎症综合征（眼眶假瘤）眼眶炎性反应评估。

（二）禁忌证

无特殊禁忌证。

四、图像分析与结果判定

1. 正常影像 双眼球周围间隙显像剂摄取不明显，球后及眶周组织在图像上未见显像剂异常分布增高，表现为"冷区"。

2. 异常影像 炎性反应活动期 TAO 患者可见双眼或单眼球周间隙显像剂分布异常浓聚影，在横断面显示尤为清晰，有的在冠状面断层像呈现环状影，在横断面断层像中呈现楔形影，而在矢状面断层像中则呈现"C"形影。非活动期 TAO 患者显像图中仅可见眼球周围间隙有少量显像剂摄取，呈不典型增高。

五、临床应用

1. 监测 TAO 患者眼眶病变进程，鉴别炎性活动期与非活动期。

2. TAO 患者泪腺炎的辅助诊断。

3. TAO 患者治疗疗效的评估。

4. 特发性眼眶炎症综合征（眼眶假瘤）的辅助诊断。

第十一节　肾动态显像

一、显像原理

肾动态显像是检测泌尿系统疾病的常规核素检查方法，包括肾血流灌注显像和肾功能动态显像，可以为临床提供双肾血流、大小、形态、位置、功能及尿路通畅情况，是临床核肾脏病学的重要组成部分。

二、显像方法

（一）显像剂

1. ^{99m}Tc-DTPA　成人剂量为 370～740MBq，儿童剂量为 7.4MBq/kg（最小为 74MBq，最大为 370MBq）。

2. ^{99m}Tc-MAG$_3$ 和 ^{99m}Tc-EC　成人剂量为 296～370MBq，儿童剂量为 3.7MBq/kg（最小为 37MBq，最大为 185MBq）。

3. ^{99m}Tc-GH　成人剂量为 370～740MBq，儿童剂量为 7.4MBq/kg（最小为 74MBq，最大为 370MBq）。

4. ^{131}I-OIH　经典的肾小管分泌型显像剂，80% 通过肾小球滤过排出，20% 由肾小管分泌排出。成人剂量为 11.1MBq。

5. ^{123}I-OIH　肾小管分泌型显像剂，80% 通过肾小球滤过排出，20% 由肾小管分泌排出。成人剂量为 37MBq。

（二）显像方法

1. 准备　检查前 30～60min 常规饮水 300～500ml 或 8ml/kg，显像前排空膀胱。^{99m}Tc 和 ^{123}I 标记物为显像剂时，无特殊准备。

2. 体位　常规肾功能显像：坐位或仰卧位，后位采集。移植肾的监测：仰卧位，前位采集。

3. 操作程序　肘静脉弹丸样注射显像剂，同时启动采集开关，行连续双肾动态采集，共 20～40min。采集分为两个时相进行，肾血流相采集时每 1～2s 采集一帧，连续采集 60s；肾功能相每 15～60s 采集一帧，连续采集 20～40min，可根据病情需要设置。

4. 采集条件　使用 ^{99m}Tc 或 ^{123}I 标记物为显像剂时，探头配置低能通用型准直器，能峰分别为 140keV 或 159keV；使用 ^{131}I 标记物为显像剂时，探头配置高能准直器，能峰为 360keV，窗宽 20%，矩阵 64×64 或 128×128，30～60s/帧。

5. 图像处理　应用感兴趣区（ROI）技术分别勾画出双肾区及腹主动脉区或心影区，获取双肾血流灌注和功能曲线及相关定量参数。

（三）注意事项

1. 检查过程中，患者须保持体位不动。

2. 弹丸注射需高质量。

3. 显像药物标记率要大于 96%。

三、适应证与禁忌证

（一）适应证

1. 了解双肾大小、形态、位置、功能及上尿路通畅情况。

2. 评估肾动脉病变及双肾血供情况，协助诊断肾血管性高血压。

3. 了解肾内占位性病变区域的血流灌注情况，用以鉴别良、恶性病变。

4. 诊断肾动脉栓塞及观察溶栓疗效。

5. 监测移植肾血流灌注和功能情况。

6. 肾外伤后，了解其血运及观察是否有尿漏存在。

7. 腹部肿物的鉴别诊断，确定其为肾内或肾外肿物。

8. 肾实质病变主要累及部位（肾小球或肾小管）的探讨。

9. 急性肾衰竭病变部位的鉴别。

10. 非显像肾图疑有对位影响或不能区分功能受损与上尿路引流不畅而临床需要鉴别诊断。

（二）禁忌证

无特殊禁忌证。

四、图像分析

（一）肾血流灌注显像

腹主动脉上段显影后 2~4s，两侧肾动脉影几乎同时显影，随后出现完好"肾影"，并逐渐变得清晰。此为肾内小动脉和毛细血管床，即肾小球和二次毛细血管的血流灌注影像，两侧基本对称，其影像出现的时间差和峰时差均小于 1~2s，峰值差小于 25%（图 28-23）。

（二）肾功能动态显像

肾脏血流灌注显影后，肾影逐渐增浓，经 2~4min 肾影最浓，双肾形态完整，放射性分布均匀，显像剂尚未随尿液经肾盏、肾盂排入膀胱，此时肾影为肾实质影像。此后肾影周围组织的放射性逐渐消退、减低，肾盏、肾盂处显像剂逐渐增浓，输尿管可隐约显影或不显影，膀胱于注射显像剂后 3min 开始逐渐显影、增浓、增大。在 20~40min 显影结束时，肾影基本消退，大部分显像剂集聚于膀胱内（图 28-24）。

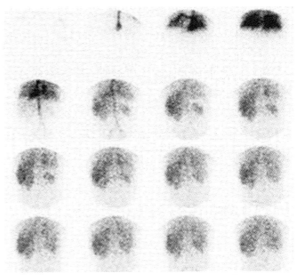

图 28-23　正常肾动脉灌注显像（后位）

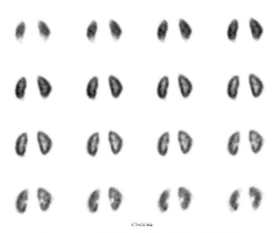

图 28-24　正常肾功能动态显像（后位）

五、临床应用

1. 肾实质功能的评价。

2. 上尿路通畅状况的判断。

3. 协助诊断肾血管性高血压。

4. 肾内占位性病变的鉴别诊断。

5. 移植肾的监测。

6. 肾外伤。

第十二节　^{18}F-FDG 肿瘤代谢显像

一、显像原理

^{18}F- 氟脱氧葡萄糖（^{18}F-2-fluro-D-deoxy-glucose，^{18}F-FDG，）为葡萄糖代谢示踪剂。^{18}F-FDG 和葡萄糖的分子结构相似，^{18}F-FDG 在体内的生物学行为与葡萄糖相似。在注入体内后，^{18}F-FDG 通过与葡萄糖相同的摄取转运过程进入细胞内。^{18}F-FDG 进入细胞后

与葡萄糖同样在己糖激酶（hexokinase）的作用下被磷酸化形成 6- 磷酸 -^{18}FDG（6-P-^{18}FDG），但不能被进一步代谢，而滞留堆积在细胞内。细胞对 ^{18}F-FDG 的摄取量与其葡萄糖代谢率成正比，故体内葡萄糖代谢率越高的器官、组织，摄取聚集 ^{18}F-FDG 越多。

恶性肿瘤细胞的代谢特点之一是高葡萄糖代谢，故能聚集更多的 ^{18}F-FDG。可能机制与下述有关：肿瘤细胞膜上葡萄糖转运蛋白（glucose transporter，Glut）表达增加，如 Glut-1、Glut-2、Glut-3 等；肿瘤细胞内己糖激酶活性增高；葡萄糖 -6- 磷酸酶活性低（该酶可使 6-P-^{18}FDG 去磷酸化而释出细胞外）等。

二、显 像 方 法

以全身断层显像为例简述如下。

1. 患者准备　检查前禁食 4～6 小时，血糖过高者需控制血糖在允许范围内。

2. 注射显像剂　安静状态下注射 ^{18}F-FDG 370MBq（10mCi）左右，注药后至检查前患者仍需保持安静状态。显像前排空尿液。

3. 图像采集　50～60min 后进行全身发射扫描和透射扫描。

4. 断层图像重建。

5. 图像分析

（1）视觉阅片：病灶区放射性明显高于周围正常组织。

（2）定量分析：较常用的定量指标为标准摄取值（standard uptake value，SUV）。计算公式：

$$SUV = \frac{局部感兴趣区平均放射性活度(MBq/\ ml)}{注入放射性活度(MBq)/体重(g)}$$

三、适应证与禁忌证

（一）适应证

1. 良恶性病变的鉴别。

2. 评价肿瘤侵犯范围、恶性程度、临床分期，为治疗决策提供依据。

3. 探测恶性肿瘤转移灶。

4. 显示肿瘤病灶内活力状态，辅助制订放疗计划。

5. 肿瘤放疗后或手术后复发与瘢痕组织的鉴别。

6. 放、化疗疗效监测与评价。

7. 预后判断。

8. 探查肿瘤原发病灶。

（二）禁忌证

无特殊禁忌证。

四、图 像 分 析

正常人禁食状态下，脑部放射性聚集明显，肝脾可见显影，肾及膀胱因显像剂的排泄而显影。心肌多数人不显影，少数可见心肌显影。肌肉和肠道可能有程度不等的显像剂分布（图 28-25）。

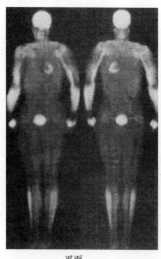
平面

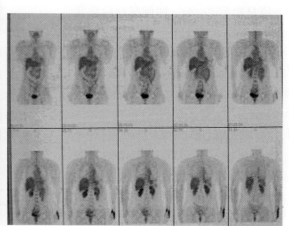
冠状面断层

图 28-25　^{18}F-FDG 在体内的正常分布

五、临 床 应 用

1. 肺癌　①肺部结节鉴别诊断；②转移灶探查和肿瘤分期；③疗效监测；④鉴别复发。

2. 结肠癌。

3. 脑肿瘤　①脑肿瘤恶性程度判断；②确定肿瘤侵犯范围；③鉴别肿瘤复发与纤维瘢痕；④疗效评价。

4. 淋巴瘤。

5. 乳腺癌。

6. 其他肿瘤。

思　考　题

1. 甲状腺旁腺显像要用到几种放射性药物？

2. 心肌运动试验中应注意的问题。

3. 胃肠道出血显像怎样提高检出率？

4. 异位胃黏膜显像的适应证是什么？

5. 肝胆动态显像检查前应注意的问题是什么？

6. 肺灌注显像的原理是什么？

7. 肺通气显像过程中，当吸入气溶胶时应注意什么？

8. 骨显像结果的临床意义是什么？

9. 肾动态显像的采集条件是什么？

10. ^{18}F-FDG 肿瘤代谢显像的显像原理是什么？

（刘　桦）

第八篇　放射治疗技术

第二十九章　概　　论

放射治疗是治疗肿瘤的重要手段，使用的射线种类主要有各种放射性同位素、医用电子直线加速器产生的不同能量的 X 线和电子线，各类加速器产生的中子束、质子束以及其他重粒子束。放射治疗师在整个肿瘤放射治疗过程起着非常重要作用，必须掌握物理学与生物学等多方面的专业知识。

Radiation therapy is an important means to treat tumors.The types of radiation used mainly include various radioactive isotopes，X-rays and electron lines of different energies produced by medical electron linear accelerators.Neutron beams，proton beams and other heavy particle beams produced by various accelerators. Radiation therapists play a very important role in the whole process of tumor radiation therapy and must master the professional knowledge of physics and biology.

第一节　放射治疗的物理学基础与生物学特性

放射治疗技师是肿瘤精确定位和精确治疗的实施者，是放射治疗质量控制的最终执行者，必须具有一定的肿瘤放射治疗的物理学和生物学基础知识。

一、物理学基础

（一）临床放射治疗学中使用的射线种类

1. 释放出 α、β 和 γ 射线的各种放射性同位素　如 ^{60}Co、^{192}Ir 等产生的 γ 射线可用作外照射也可用作内照射。放射性核素通过衰变释放出各种射线转化为其他核素，不同放射性核素衰变形式、衰变速度各不相同。

2. 医用电子直线加速器产生的不同能量的 X 线和电子线　加速器产生的高能 X 线具有深部剂量高，骨吸收剂量少，半影区较小等特点，常用于治疗深部肿瘤。电子线则适用于治疗比较的表浅肿瘤。

3. 各类加速器产生的中子束、质子束以及其他重粒子束　质子束、重粒子束的物理特性表现出有Bragg 峰，并且有较高的生物学效应，如质子束相对生物效应通常认为是 1.1 左右，重粒子束相对生物效应则更高，能有效地杀灭肿瘤干细胞。

（二）放射治疗技术分类

根据放射源距离人体的远近，放射源以两种基本方式进行治疗。一种是位于体外一定距离集中照射机体某一部位，叫体外远距离照射（也叫作外照射）；另一种是将放射源密封，直接放入被治疗的组织内或放入人体的天然腔内，如舌、鼻咽、食管、宫颈等部位进行照射，叫作近距离放疗；还有一种是利用人体器官对某种放射性同位素的选择性吸收，将该种放射性同位素通过口服或静脉注射入人体内进行治疗，如用 ^{131}I 治疗甲状腺癌、^{32}P 治疗癌性胸水等，称为内用同位素治疗。内用同位素治疗目前在核医学科开展。

体外远距离照射常用的照射技术有：固定源 - 皮距（source-skin distance，SSD）技术和源 - 轴距（source-axis distance，SAD）技术。SSD 照射，是放射源到皮肤的距离固定，一般加速器源皮距为 100cm。在标称源皮距下，将治疗机的等中心放在患者的皮肤上，而肿瘤或靶区中心放在放射源和皮肤入射点两点的连线上。该治疗技术的要点是机架旋转角度一定要准确，同时要保证患者体位的准确，否则肿瘤中心会在射野中心轴甚至于射野以外。SAD 照射要求放射源到肿瘤中心的距离是固定的，一般 100cm。旋转照射（irradiation rotatory，ROT）是 SAD 的特例，要求将肿瘤中心放到机架的旋转轴上，该治疗技术的要点是升床要正确。常用的精确放疗技术，如三维适形放疗（3-dimensional conformal radiation therapy，3D CRT）、调强适形放射治疗，简称"调强放疗"（intensity-modulated radiation therapy，IMRT）、立体定向放射治疗（stereotactic radio-therapy，SRT）等均是等中心照射技术。

近距离照射是将放射源密封后直接置入被治疗的组织内，或放入人体的天然腔道内进行照射，其剂量学优势在于治疗靶区内的剂量较高，而周围正常组织受照剂量较低，常需要与外照射结合来治疗恶性肿瘤。近距离照射治疗时间短，可以连续照射或分次照射，主要通过后装治疗机来完成。主要的照射方式包括腔内照射、组织间照射、敷贴照射和放射性粒子植入治疗。

内照射与外照射相比有以下几个基本区别：①内照射所使用的放射源多为放射性同位素，外照射现多使用可产生不同能量X线的各类直线加速器，既往也使用放射性同位素作为放射源，如钴-60远距离治疗机；②内照射放射源的活度较低，一般情况下不超过10Ci，而且治疗距离较短，为5mm～5cm；③外照射大部分能量被准直器或限束器等所屏蔽，少部分能量用于治疗肿瘤；内照射则大部分能量被组织所吸收；④内照射靶区内剂量分布不均匀，距放射源近的组织剂量高，距放射源远的组织剂量低。而外照射常采用不同能量射线和多野照射技术来获取靶区内高而均匀的剂量。

二、生物学特性

放射生物学主要是研究电离辐射对生物体的作用。人体细胞处于不断的分裂过程中，不同的细胞周期对射线的敏感性是不同的；人体正常组织和器官对射线的反应也是不一样的，有早反应和晚反应；射线对肿瘤的杀伤有剂量关系，需要分次进行。

（一）不同细胞周期时相的放射敏感性

细胞周期指由细胞分裂结束到下一次细胞分裂结束所经历的过程，一个完整的细胞周期包括分裂间期和分裂期两个阶段。细胞增殖必须依次经过以下几个时期：① DNA合成前期（G_1期），指从有丝分裂完成到DNA复制之前的间隙时间，主要是进行RNA的复制、染色体蛋白质和DNA解旋酶的合成；② DNA合成期（S期），指DNA复制的时期；③ DNA合成后期（G_2期），指DNA复制完成到有丝分裂开始之前的一段时间，主要进行与细胞分裂期相关酶的合成；④有丝分裂期（M期），细胞分裂开始到结束。

不同细胞周期时相对于电离辐射的敏感性是不同的，Sinclair用中国仓鼠细胞离体培养实验证明，M期细胞对于照射很敏感，较小剂量即可致细胞死亡或染色体畸变。在间期细胞中，G_2期对放射线最敏感，其敏感性与M期细胞相似；其次是G_1期；S期细胞对放射线不敏感。

（二）电离辐射对正常组织和器官的作用

正常组织器官受到一定剂量的辐照后，在一定时间内会出现一定程度的放射反应。临床上根据正常组织的不同生物学特性和对照射的不同反应，将正常组织分为早反应组织和晚反应组织。早反应组织的特点是细胞更新很快，照射以后损伤很快便会表现出来，这类组织损伤之后通过活跃增殖来使组织损伤得到恢复，如口腔黏膜；晚反应组织中细胞群体的更新很慢，细胞更新周期达数周甚至一年或更长时间，如脊髓。一般来说，肿瘤组织对射线的反应与早反应组织类似。

放射生物学实验及临床研究结果显示，早反应组织和晚反应组织对分次剂量和总治疗时间的反应是不同的。晚反应组织对分次剂量的变化较早反应组织更敏感，增加分次剂量，晚反应组织损伤加重，而早反应组织损伤加重并不明显；早反应组织对总治疗时间变化较晚反应组织更敏感，缩短总治疗时间会使早反应组织来不及代偿增殖以修复损伤，但一般不会加重晚反应组织的损伤。因此，在临床放射治疗中，增加分割剂量时应注意晚反应组织的耐受性；而为保证肿瘤控制缩短总治疗时间时，应考虑严重急性放射反应的发生。

（三）正常组织的放射敏耐受剂量

一般来说，临床放射治疗中正常组织所能耐受的照射总剂量取决于照射野内体积大小，另外，还与组织固有的放射敏感性和可再生细胞的数目及构成方式有关。1988年Withers等首次引进了基于功能性亚单位（functional subunits）的组织放射耐受性概念。FSU是由单一的存活克隆源性细胞再增殖而来的最大的组织体积，FSU分为并联结构和串联结构。在并联结构中，FSU单独行使其功能，少量FSU损伤不会引起器官的功能障碍，只有当存活的FSU数目太少不能维持该脏器正常的生理功能时，才表现出放射损伤的临床症状。这类器官存在着一个照射的阈值体积，小于这个体积就不会出现功能性损伤；超过这个阈值体积后，随着照射剂量的增加功能性损伤加重。这类主要以并联结构存在的器官包括肺、肾、肝、腮腺等。在串联结构的器官中，器官功能取决于FSU的功能，只要其中一个FSU损伤便可因连锁反应导致整个器官的功能障碍，从而引起临床症状。在这些器官中，并发症的发生风险取决于器官中最大剂量（即"热点"）的大小，与整个器官中的剂量分布关系不大，也没有一个阈值体积。这类主要以串联结构存在的器官包括脊髓、小肠、食管等。此外，许多脏器既不属于并联结构也不属于串联结构，可用中间型器官来描述，如临床上大脑的放射耐受性更多地依赖于受照部位而不是受照体积有多大，因为特定的部位从事着特定的功能，即便是很小体积的照射也会导致相应特定功能的永久性丧失。

（四）分次放射治疗的生物学基础

分次放射治疗是有效的基本放射治疗方法。在制订放疗方案时需将照射时间、剂量和分次数进行优化组合，也就是临床放射生物学中的"4R 理论"，它是理解肿瘤放疗反应，尤其是分次放疗反应的重要环节，也是不同放疗分割方式进行剂量计算和评估的生物学基础。

1. 细胞放射损伤修复（repair of radiation damage） 细胞放射损伤修复主要包括亚致死损伤修复和潜在致死损伤修复两种形式。亚致死损伤修复是指某一既定单次照射剂量分成间隔一定时间的两次时，所观察到的存活细胞增加的现象。它的主要影响因素有：①放射线的性质：X 线等低 LET 射线照射后细胞存在亚致死损伤和亚致死损伤修复；重离子等高 LET 射线照射后细胞没有亚致死损伤及亚致死损伤修复。②细胞的氧合状态：处于慢性乏氧环境的细胞比氧合状态好的细胞对亚致死损伤的修复能力差。③细胞群的增殖状态：未增殖的细胞几乎没有亚致死损伤修复。

潜在致死损伤修复指照射以后改变细胞的环境条件，因潜在致死损伤修复而影响既定剂量照射后细胞存活比的现象。研究提示放射耐受的肿瘤可能与潜在致死损伤修复能力有关。

2. 细胞周期时相的再分布（redistribution within the cell cycle） 细胞周期中处于不同时相细胞的放射敏感性不同，不同时相敏感性从高到低依次为 M 期、G_2 期、G_1 期、S 期，其中 M 期最敏感，G_2 期敏感性与 M 期的敏感性相似，S 期细胞通常具有较大的放射耐受性。分次照射时，一方面处于不同细胞周期时相的细胞接受照射后，处于放射敏感时相的细胞失去再增殖能力，而不敏感时相的细胞随着细胞分裂逐渐进入敏感时相；另一方面，随着肿瘤体积不断缩小，生长分数增大，更多放射不敏感的 G_0 期细胞进入细胞周期进程中，提高了肿瘤对下一次剂量的敏感性。

3. 氧效应及乏氧细胞的再氧合 肿瘤乏氧在实体瘤中是常见现象，实体肿瘤中乏氧细胞的产生主要是由于在其生长过程中血液供应障碍所致。肿瘤内乏氧细胞的存在使肿瘤对放射治疗的抗拒性增加，但随着多次照射后，邻近微血管氧合好的敏感细胞被杀灭，氧的弥散距离缩短，血管与肿瘤细胞的相对比例增加，肿瘤内压力减小，肿瘤微血管血流量增加，原来乏氧细胞变成氧合好的细胞，这种现象称为再氧合。细胞在低氧状态下达到相同细胞存活率水平所需的放射剂量高于正常氧含量环境，辐射的这种生物学效应修饰称为氧效应。肿瘤乏氧细胞再氧合后放射敏感性增加，而正常组织氧合好，不存在再氧合增敏效应，分次放疗的再氧合进一步扩大了肿瘤组织和正常组织辐射效应的差别。因此，乏氧细胞的再氧合对于临床应用分次放疗具有重要意义。

4. 再群体化（repopulation） 肿瘤组织因为照射或使用化疗药物受到损伤后，组织的干细胞在机体调节机制的作用下，增殖、分化、恢复组织原来形态的过程称为再群体化，如果比照射或用药以前分裂得更快，称之为加速再群体化。

在常规分次放疗期间，大部分早反应组织和肿瘤均存在一定程度的快速再群体化，而晚反应组织一般不发生再群体化。再群体化有利于正常组织修复损伤，但对肿瘤控制不利，尤其是在疗程后期肿瘤细胞进入快速再群体化阶段，此时出现放疗中断或暂停，将显著降低放射治疗的生物学效应。分次放疗有利于保护正常组织，可使正常组织完成亚致死性损伤修复和再群体化；同时分次放疗还能加重肿瘤损伤，因为肿瘤在分次放疗期间会完成再氧合和细胞周期的再分布，从而对射线更为敏感。

第二节　放射治疗在肿瘤治疗中的作用

放射治疗是一种利用电离辐射对疾病进行治疗的临床手段，它除了主要用于恶性肿瘤治疗外，也用于一些良性肿瘤和良性疾病的治疗。

一、根治性放射治疗

根治性放射治疗（radical radiotherapy）是指通过给予肿瘤致死剂量的照射，达到全部消灭恶性肿瘤的原发和转移病灶的放射治疗方式。主要针对一些对射线敏感或中度敏感的肿瘤，如鼻咽癌、早期喉癌、子宫颈癌等。放射范围应包括已经被证实的肿瘤、可能存在肿瘤病变的亚临床播散范围。在治疗过程中或治疗结束后可发生一些放疗相关的毒副反应，但这些反应应控制在可接受范围内。

二、姑息性放射治疗

姑息性放疗（palliative radiotherapy）主要针对肿瘤已有全身或局部转移，临床难以治愈的患者，或身体一般状况较差难以耐受根治性放疗的患者，或患者肿瘤对放射线不敏感者。目的主要在解除晚期恶性肿瘤患者痛苦、缓解症状、提高患者生活质量和一定程度地控制肿瘤。但有一些患者原来预期结果不好，在实施姑息性治疗过程中，肿瘤消失明显，身体状况有改善的可以争取过渡到根治性放射治疗。

三、单纯性放射治疗

单纯放射治疗一般是指肿瘤对射线比较敏感，肿瘤分期比较早的病例，不用手术或者化学药物配合，采用放射治疗单一手段来治疗肿瘤。例如，早期鼻咽癌患者，单纯采用放射治疗，无须手术或药物的配合，可以取得比较明显的治疗效果。

四、放射治疗与手术治疗

1. 术前放射治疗 术前放疗是手术前有计划地对原发肿瘤及附近浸润病灶或区域转移淋巴结进行的放射治疗。主要针对肿瘤局部或区域侵犯广泛，单纯手术难以彻底切除者。术前放射治疗的作用是使肿瘤缩小，提高切除率和根治切除率；降低癌细胞活力，减少手术造成的局部种植和淋巴、血行播散；使原发肿瘤及附近转移淋巴结和亚临床病灶得到程度不同的控制，缩小手术范围。适用于可手术治疗并对放射线敏感的患者。在头颈部肿瘤、盆腔部肿瘤等解剖复杂部位的肿瘤治疗中术前放射治疗发挥了积极的作用。缺点是延迟手术、放疗后组织黏连增加手术难度，且可能影响术后病理学检查结果和预后判断。

2. 术中放射治疗 指手术切除肿瘤后，在术中照射肿瘤靶体及潜在亚临床病灶。如肿瘤与大血管和重要器官粘连无法切除，或施行根治术后可能遗留和局部种植的微小病灶，术中放射治疗可直接精确地进行照射，加强根治作用，提高局部控制率，并可很好地保护正常组织。缺点是只能照射一次，且多采用电子线或低能X线照射，不能体现常规分割照射的放射生物学优势，常需与术后外放射相结合。术中放疗在乳腺癌、胃癌、胰腺癌、胆管癌等肿瘤的治疗中开展较多。

3. 术后放射治疗 是指手术切除肿瘤后，对瘤床、手术残端和（或）区域淋巴引流区进行的放射治疗，可以降低局部和区域复发率。优点在于多数情况下肿瘤已被切除，肿瘤负荷小，且有手术和病理结果指导治疗；缺点是手术影响局部血供，残存的肿瘤细胞乏氧，从而导致放射敏感性降低，且需要等待伤口愈合后才能进行放疗。在头颈部肿瘤、肺癌、食管癌、直肠癌等多种恶性肿瘤术后放疗有价值。

五、放射治疗与化学治疗

放、化疗结合是临床治疗肿瘤中常见的综合治疗模式之一。它的理论基础是基于放疗和化疗的空间协同作用。放射治疗主要针对原发肿瘤局部病灶以及区域淋巴结，而化疗则能够杀灭远处转移病灶。综合应用放射和化疗，不论对肿瘤组织还是对正常组织的影响都优于单独使用这两种方法。随着新的化疗药物和化疗方案的不断出现，肿瘤化疗与放疗的组合方式也呈现多样化。

1. 序贯放化疗 先化疗后放疗、先放疗后化疗、化疗＋放疗＋化疗等不同的放化疗综合模式统称为序贯放化治疗。这些模式体现了综合治疗更具有计划性。先化疗后放疗治疗模式称为诱导化疗，目的在于使肿瘤缩小，一方面肿瘤负荷减小，有利于局部控制；另一方面可能致照射野缩小，从而更好地保护正常组织。先放疗后化疗治疗模式称为辅助化疗，目的在于针对临床分期晚，远处转移风险高的患者。在恶性淋巴瘤、小细胞肺癌等治疗中，序贯放、化疗模式取得了显著的疗效。

2. 同步放化疗 放化疗两种治疗手段同步进行，一是利用化疗药物的放疗增敏作用，增加肿瘤的局部控制，以及化疗对远处亚临床转移灶的杀灭作用；二是两种方式同时进行，对局部病灶和远处转移灶均不存在治疗延迟。同步放化疗主要应用于局部晚期恶性肿瘤，如头颈部肿瘤、非小细胞肺癌、小细胞肺癌等，其疗效已被大量的临床研究所证实。但是必须注意同步放化疗的毒副反应，临床应用时应严格掌握适应人群。

思 考 题

1. 术前放射治疗、术中放射治疗和术后放射治疗各自有哪些优缺点？

2. 临床放射治疗学中使用的射线种类有哪些？

3. 根据放射源距离人体的远近，放射源以哪两种基本方式进行治疗？

4. 内照射与外照射相比有哪些区别？

5. 何谓早反应组织？有哪些特点？何谓晚反应组织？有哪些特点？

6. 正常组织中并联结构和串联结构各有哪些特点？

7. 分次放射治疗的生物学基础是什么？

（郭跃信　王 淼）

第三十章 放射治疗设备

放射治疗设备包括模拟定位设备和治疗设备两大类，模拟定位设备主要包括X线模拟定位机、CT模拟定位机、MRI模拟定位机，治疗设备中远距离放射治疗设备主要包括医用电子直线加速器、螺旋断层放射治疗系统、立体定向放射治疗系统、质子与重粒子放射治疗设备；治疗设备中近距离放疗设备主要包括后装放疗设备和术中放疗设备，本章主要讲述这些设备的基本结构、功能及临床应用特点。

Radiotherapy equipment includes two categories: analog positioning equipment and treatment equipment. Simulation positioning equipment mainly includes X-ray simulation machine, CT simulation machine, MRI simulation machine. Treatment equipment devices include long range and brachy radiotherapy equipment. Long range and radiotherapy equipment mainly includes medical electron linear accelerator, tomography radiotherapy system, stereotactic radiotherapy system, proton and heavy particle radiotherapy quipment; Brachytherapy equipment mainly includes after load radiotherapy equipment and intraoperative radiotherapy equipment. This chapter mainly describes the basic structure, function and clinical application characteristics of these equipment.

第一节 模拟定位设备

一、X线模拟定位机

X线模拟定位机是进行二维放疗时肿瘤定位的常用设备，并可以实现透视、拍片等功能。主要由X线发生装置、成像系统和其他辅助装置构成（图30-1）。

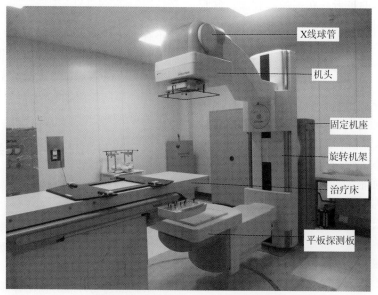

图30-1 X线模拟定位机的基本结构

（图中标注：X线球管、机头、固定机座、旋转机架、治疗床、平板探测板）

（一）X线模拟定位机的基本结构及其功能

1. X线球管 产生kV级X线。球管下面是机头，内部的准直器由遮线器和射野"井"形界定线组成。遮线器用来调节和限定透视或透视范围；"井"形界定线由四根可以独立运动的钢丝组成，用来形成不同大小的照射野。照射野形状可以投影在患者体表，医生依据患者体表的投影描画出照射野形状，以确定照射野的位置和范围。

2. 平板探测器 材质一般为非晶硅，可上下、左右、前后运动。

3. 旋转机架 旋转机架通过轴承安装在机座上，可360°旋转。由于加速器源轴距为100cm，钴-60治疗机源轴距为60cm或80cm，机架通过可以上下调节，以适应不同治疗距离的需要。

4. 治疗床　一般都为碳纤维材质，对射线的衰减非常小，与加速器治疗床保持一致，床面周边有凹槽，可以放置锁扣以固定体位固定装置。治疗床可以前后、左右、上下运动，也可绕等中心旋转，运动范围应大于等于治疗机。

（二）X 线模拟定位机的主要功能

X 线模拟定位机是进行二维放疗的重要肿瘤定位设备，主要功能是：①界定靶区和危及器官位置（定位）；②确定靶区和危及器官的运动范围；③治疗前模拟治疗计划的可执行性；④拍摄照射野定位片或验证片；⑤检验照射野挡块的形状及位置等；⑥三维精确放疗时计划复位和位置验证。患者治疗计划完成后，将定位 CT 重建的数字重建放射影像（digital reconstructed radiograph，DRR）传输到 X 线模拟定位机，患者按照定位时体位进行固定。根据治疗计划单显示的移床值移床到治疗坐标后拍摄验证片，以定位 CT 的 DRR 片作为参考，将模拟机拍摄的正侧位片与 DRR 片进行比对分析，验证误差值大小。

二、CT 模拟定位机

CT 模拟定位机（CT simulator，CT-SIM）是进行肿瘤三维精确放疗定位的重要设备，它不仅可以提供精确的解剖信息，还可提供人体不同组织的密度值，这是进行剂量计算的基础。

（一）CT 模拟定位机的基本结构及其功能

CT 模拟定位机主要有三大部分：CT 扫描机、外置激光定位系统、模拟定位软件（图 30-2）。

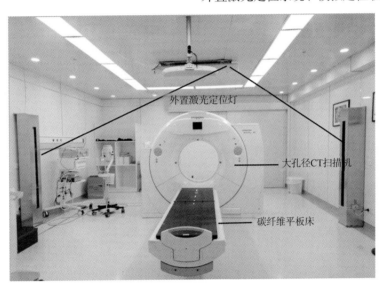

图 30-2　CT 模拟定位机的结构

1. CT 扫描机　用于肿瘤精确放疗定位的 CT 扫描机一般要求大孔径，CT 孔径大于或等于 70cm。因为肿瘤进行三维精确放疗时必须进行体位固定，固定装置如体板、乳腺托架等必须同人体一起进入到 CT 孔径内才能完成 CT 扫描。

2. 外置激光定位系统　CT 模拟定位机室安装的激光定位系统一般由三个激光灯组成，均安装在 CT 扫描平面外侧 60～80cm 之间。扫描机架左右各一个，顶棚上一个，激光灯由两条相互垂直的独立激光线组成。激光线宽度一般小于 1mm，机架左右侧两个激光灯发射的两条激光线分别与地面垂直和平行，水平线可以上下运动；顶棚激光灯的两条激光线分别与 CT 扫描平面垂直和平行，垂直于扫描平面的激光线可以左右运动。患者体位固定后，躺在 CT 治疗床上，打开激光灯，将激光灯设置为零位，激光灯在患者胸前及左右两侧投射十字线，治疗技师在患者体表或固定膜"十"字线位置上描画标记线并放置 1mm 直径铅点，CT 扫描后铅点就会在 CT 图像上显影，标记成原始参考坐标，计划等中心坐标依此计算得来。

3. 模拟定位软件　利用软件进行 CT 定位各参数选择和设置，完成 CT 定位及后续工作，如 CT 重建、图像传输、结构勾画、图像打印等。表 30-1 是 X 线模拟定位机和 CT 模拟定位机的区别。

表 30-1　X 线模拟定位机和 CT 模拟定位机的区别

项目	X 线模拟定位机	CT 模拟定位机
结构特点	具有与放射治疗机完全相同的机械、几何等参数	配置平板床的大孔径 CT 扫描机、外置激光定位系统、模拟定位软件
图像特点	具有透视、拍片等功能	CT 横断面，冠状面，矢状面三维显示和重建，可重建 DRR 片
功能特点	①界定靶区和危及器官位置（定位）②治疗计划的模拟和验证	①完成精确放疗三维定位，精确确定肿瘤病灶位置及周边正常器官，三维关系；②三维精确放疗治疗方案的模拟与验证；③提供剂量计算所需的电子密度值

（二）CT 模拟定位机的主要功能

CT 模拟定位机是进行三维精确放疗的重要设备，主要功能是：①完成精确放疗三维定位。精确确定肿瘤病灶位置及周边正常器官，明确关系。②三维精确放疗治疗方案的模拟与验证。患者治疗计划完成后，将治疗坐标信息传输到 CT 模拟定位室可移动激光灯电脑，患者按照定位时体位进行固定，运行激光定位灯到治疗中心坐标位置进行 CT 扫描，与定位 CT 进行比对，确定误差范围。③提供不同组织 CT 值并转换为相应的电子密度曲线，供剂量计算。

肿瘤定位精度直接影响到肿瘤靶区的勾画精度，必须进行定期的机械精度、影像质量等方面的相关检测。

三、磁共振模拟定位机

磁共振模拟定位机（magnetic resonance simulator, MRI-SIM）对头颈部、腹部及盆腔软组织有较好的分辨能力。除解剖信息外，MRI 还能够进行功能成像，提供定量或半定量信息。

（一）磁共振模拟定位机的基本结构及其功能

MRI-SIM 是在诊断 MRI 上附加了一套专用激光定位系统和专用模拟定位软件。MRI-SIM 可以分为三大部分：MRI 扫描机、外置激光定位系统、模拟定位软件（图 30-3）。

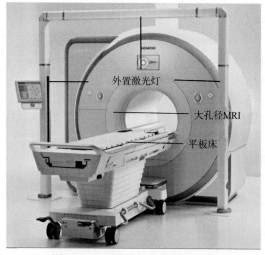

图 30-3　MRI 模拟定位机的结构

1. MRI 扫描机　MRI 扫描机有开放式和封闭式两种，封闭式扫描孔径 >70cm，要求能够放进各种放疗定位装置，扫描床为平板床面，床面上应有与治疗机一致的卡槽等，以便安装定位固定装置。

放疗定位要用到各种定位装置，这些定位装置大多与 MRI 线圈不匹配，必须用特制的线圈，这些线圈通常是开放的，软质的，可直接放置在人体表面，更加贴合人体表面，且不影响定位固定装置的使用。

2. 外置激光定位系统　MRI-SIM 室内激光灯必须做防磁场处理，以保证其性能不受强磁场的影响，并且可以通过光纤系统实现数据通信，与 MRI 扫描机协同运作。

3. 模拟定位软件　利用软件可以进行 MRI 定位各参数选择和设置，完成 MRI 定位及后续工作，如 MRI 重建、图像传输、图像打印等。

（二）MRI 模拟定位机的主要功能

MRI 模拟定位主要应用于头颈部、腹部等电子密度比较接近的肿瘤部位的精确定位。磁共振功能成像技术、灌注成像技术可以提供肿瘤解剖形态信息和细胞代谢等功能信息，为评价肿瘤治疗效果提供了新思路。

但是 MRI 模拟定位在临床应用中还有一些问题：几何准确性误差、MRI 图像缺乏电子密度信息和扫描时间长。几何准确性方面，主要表现为 MRI 图像表现出空间扭曲，从而导致图像与实际的物理位置不一致。MRI 图像没有电子密度信息，不能直接用于剂量计算。另外所生成的 DRR 图像清晰度不够。MRI 模拟定位仍存在一定局限性。

第二节　远距离放射治疗设备

根据放射源与人体距离的远近分成远距离放疗和近距离放疗，远距离放疗设备主要有医用直线加速器、螺旋断层放射治疗系统（TOMO）、立体定向放射设备、质子与重粒子放射治疗设备等；近距离放疗常见的设备如后装治疗机、术中放疗机等。

一、医用电子直线加速器

医用电子直线加速器（medical electron linear accelerator）是放射治疗的主要设备，已经实现了全数字化控制，附加了多叶准直器（multileaf collimator, MLC）、电子射野影像设备（electron portal image device, EPID）、kV 锥形束 CT（kV cone beam CT, kV-CBCT）等，可以完成精确放射治疗，如 3D CRT、IMRT 等。还可以实现影像引导放疗（image-guided radiation therapy, IGRT）、立体定向放射治疗（stereotactic radio-therapy, SRT）等。图 30-4 为医用电子直线加速器的基本结构。

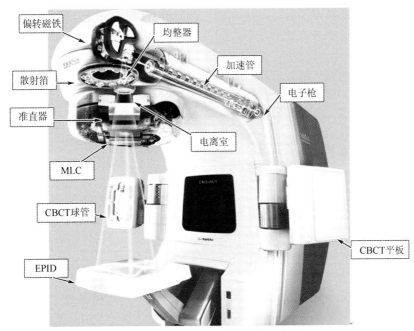

图 30-4　医用电子直线加速器的结构

（一）医用电子直线加速器基本结构及其功能

1. 电子枪　是产生电子束的装置，有阴极和阳极，称为两极枪；还有一种是在阴极和阳极之间插入了栅极，可以更好地控制电子发射，对剂量率的控制更加灵活。

2. 加速管　电子直线加速器是采用微波电场把电子加速到高能的装置，加速管实际上一个微波波导管，电子在此加速达到一定的能量。电子加速有行波和驻波两种方式，根据电子加速的方式不同，加速管分成盘荷波导和边耦合加速管两种类型。

盘荷波导加速管是在一根圆形波导通路上放置中心有孔的一系列圆形膜片，电子处于波导管内的电场中，受电场力的作用电子加速向前运动，电磁波通过盘荷波导后使得电子运动和波近似同步，加速电子达到所需的能量，经过偏转磁铁后直接引出（电子束治疗）或打靶产生 X 线。在电子加速开始阶段由于电子速度较低，所以光阑间距较小，波的传播速度较慢，随着电子运行速度的增加，逐渐增加光阑间距，使波速与电子运行速度一同达到接近光速后，光阑间距就不再改变，这时波速也以接近于光速向前传播，这种波就叫作行波。利用行波加速电子的直线加速器称为行波电子直线加速器。

边耦合加速管是由一系列相互耦合的谐振腔链接而成，利用了加速管的反射波，适当调节反射波的相位和速度，就可以产生驻波，利用驻波来加速电子的直线加速器称为驻波电子直线加速器。

3. 微波功率源　电子在加速管内被加速需要能量，能量的来源就是磁控管或速调管馈入到加速管内的微波。磁控管是能发射高功率微波的自激振荡器，最高脉冲功率约 5MW，多用于低能电子直线加速器。速调管是一种微波功率放大器，输出高功率的微波，可达到 30MW 的峰值功率，工作稳定，寿命长，但对电源系统要求较高，体积庞大不能安装在机架上，多用于中高能电子直线加速器。

4. 微波传输系统（波导系统）　主要包括隔离器、波导窗、传输波导、取样波导、输入输出耦合器、终端吸收负载、频率自动控制系统等。是微波的传输通道，一般在波导管中充满惰性气体（如 SF_6），以防高压打火。

5. 脉冲调制系统　其作用是为微波功率源提供具有一定波形和频率要求的高压脉冲，脉冲宽度为几微秒，电压几十千伏。一般由高压直流电源、脉冲形成网络（pulse forming network，PFN）、自动电压控制电路、开关电路和脉冲变压器等组成。

6. 偏转系统　电子直线加速器的加速管通常水平安装在机架上，所以必须将电子束偏转 90°，使其向下垂直照射，一般用偏转磁铁来改变电子束的方向。加速器常见的偏转系统分成 270° 偏转和滑雪式偏转，电子束经过偏转后改变了电子束的运行方向。

7. 均整器或散射箔　为了在治疗距离处得到一定大小的照射野以满足治疗需要，所产生的 X 线必须达到一定的平坦度和均整度，需要在 X 线的通路上安装均整器。均整器一般用铅制成，为锥形，不同能量 X 线的均整器具有不同高度。对电子线而言，从初级准直器射出的电子束为一条窄束，照射面积不够大，需要在射线路径上加一个散射箔，以扩大电子束的照射面积并得到均匀的剂量分布。现代高剂量率模式的加速器采用无均整器照射，即非均整器（flattening filter free，FFF）技术，使剂量率大幅提高。

8. 监测电离室 监测电离室一般是由几组电离室或一个多电极电离室组成。多数加速器使用的是穿射型平板电离室，大小应覆盖整个照射野。电离室的作用是监测 X 线或电子线束的剂量率、累积剂量和照射野的对称性。剂量率异常升高或降低、对称性超标等情况出现时会触发连锁，自动切断束流，以保证治疗安全。

9. 准直器（collimator） 分成初级准直器和二级准直器。初级准直器装在靶的下面，像一个倒置的圆锥形漏斗，大小固定不变，X 线电子线共用，用来限定最大照射野；二级准直器在电离室下方，为减小 X 线束的穿射半影，准直器的内端面与以靶（或虚源位置）为圆心的径向线一致。现在的准直器可实现独立运动，形成大小不同的照射野，实现共面非共面的照射。在治疗距离可以实现 0.5cm×0.5cm 至 40cm×40cm 范围的照射野。

为适应不规则治疗野、3D CRT 及 IMRT 的需要，研制了多叶准直器（multileaf collimator，MLC）（图 30-5）。MLC 以不同方式安装于治疗头中，有的设备是在加速器的 G-T 方向或是 Y 方向，以 MLC 取代了铅门（Jaw），有的设备是用 MLC 取代挡块托架，成为第三级铅门。MLC 叶片的设计非常复杂，第一必须尽可能减小叶片间的漏射；第二要保证无论叶片在什么位置，照射野边缘（叶片顶端）的半影都必须一致，以保证不同大小照射野的物理参数和特性一致；第三，每个叶片的侧面必须与射线束相切，也就是说 MLC 叶片从中心到两边的倾角都不同，越往两边叶片的倾角就越大。减小叶片间漏射通常采用凹凸槽设计，相邻叶片上分别有凹槽和凸槽，它们彼此镶嵌在一起，起到阻挡射线的作用。MLC 参数会对准确剂量分布有明显影响，治疗计划系统在投入临床使用前，必须进行测试。

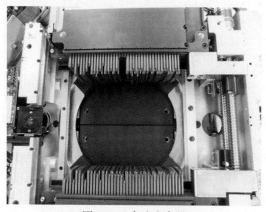

图 30-5 多叶准直器

（二）医用电子直线加速器附属结构及其功能

在分次放射治疗摆位时，存在着摆位误差；在治疗过程中，存在着器官运动如心跳、呼吸、器官充盈等变化；随治疗过程进行，肿瘤会出现退缩等，这些因素都会影响到肿瘤靶区位置，使之出现变化。为保证放疗剂量和剂量分布的准确性，必须有影像装置验证肿瘤位置，来保证肿瘤位置的准确。

1. 电子射野影像系统 EPID 安装在加速器上治疗头的相对位置，多为固体（非晶硅）材质，加速器出束时可获取高能 X 线射野影像信息，进行肿瘤位置验证。EPID 不仅作为位置验证工具，利用它良好的剂量响应线性，对它校准和测试后还能进行剂量验证；它具有的高分辨力特性，是检测 MLC 参数的理想设备，可以作为一种质控工具。

2. 锥形束成像装置 安装在与治疗头相垂直的两侧位置，由 kV 级 X 线球管和探测器组成，可以拍摄正侧位片，也可以旋转一定范围，在计算机中重建形成 CT 图像（kV cone beam CT，kV-CBCT 图像）。患者治疗前拍摄 CBCT 图像，利用相应软件，将 CBCT 图像与 TPS 中计划 CT 图像进行配准，并以配准结果为依据，调整治疗床的位置，以达到减小摆位误差的目的。CBCT 图像的出现，为未来放疗新技术如自适应放疗（adaptive radiotherapy，ART）提供了可能。

（三）临床应用特点

目前的医用直线加速器，可以提供多档能量的 X 线，常用的有 6MV、10MV，提供多挡能量的电子线。现在的加速器还提供非均整器（FFF）射束，以满足高剂量率治疗的需要。

6MV、10MV 高能 X 线，射线的穿透力强，治疗深度的百分剂量高；最高剂量点在皮下 1.5cm、2.0cm，因此皮肤的反应小，有利于较深部位肿瘤的治疗；射线的靶点可视为点源，半影小，有利于保护肿瘤周边的正常组织；全数字化控制的加速器拥有 MLC、EPID、kV-CBCT 可以进行 3D CRT、IMRT、IGRT 治疗，提高了肿瘤放疗的适形度和剂量的精准性，便于提高肿瘤的处方剂量和对正常组织的保护，从而提高肿瘤控制概率（tumor control probability，TCP），降低正常组织并发症概率（normal tissue complication probability，NTCP）。

加速器有多挡能量的电子线，可以治疗不同深度的表浅部位肿瘤。用电子线治疗时，一般用单野照射，要选择合适的能量、合适的治疗范围，并且治疗机头与表皮相垂直，以保证肿瘤病灶获得较好的剂量分布。

医用直线加速器是十分复杂的治疗设备，为了保证机器的安全性、机械性能、剂量学参数、MLC、影像系统等达到机器验收时的标准，因此必须进行严格的质量控制。

二、螺旋断层放射治疗系统

螺旋断层放射治疗系统（helical tomotherapy，TOMO）是专门用来进行螺旋断层调强放疗的设备，它的最大特点是将6MV的直线加速器安装在孔径为85cm的CT滑环机架上，治疗时机头随机架绕患者进行360°旋转扇形束照射，同时治疗床缓慢前进，实施螺旋断层调强治疗（图30-6）。

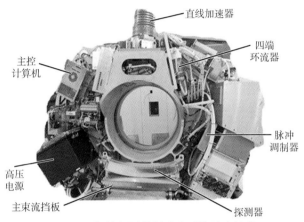

图30-6　螺旋断层放射治疗系统基本结构

（一）螺旋断层放射治疗系统基本结构及其功能

1. 照射执行系统　主要由直线加速器、次级准直器、MLC、探测器、主射野挡铅等硬件组成。

直线加速器外形和普通CT外形基本一样，是环形结构，旋转机架是系统的主要部件，但内部以小型6MV直线加速器替代普通CT的X线球管。加速器设计为FFF模式，等中心处剂量率可达850MU/min，它具有两种工作状态，影像引导成像状态时能量为3.5MV、治疗状态时能量为6MV。

2. MLC　机头内部有64片MLC，每个叶片高10cm，在等中心的投影宽度为0.625cm。只有"开"和"闭"两种位置状态，叶片处于"闭合"状态，该单元不允许射线穿过，通过开闭MLC时间来调制子野强度。气动马达驱动叶片进出，叶片一次开闭的时间约为20ms。叶片开闭时间很短，散射和漏射比较较少，可以更好地保护正常组织。

3. 探测器（用于MVCT）　探测器可以测量射线穿过人体和治疗床后的出射线剂量。这个数据即可以用来产生断层放射治疗系统的MVCT影像，进行位置验证；还可以精确计算和记录每天的照射剂量分布，这种重建的剂量分布代表实际接受的剂量，

与计划CT显示的剂量分布对比可提供剂量验证。

4. 主射野挡铅　用于屏蔽主射野。主射野挡铅安装在主照射源对侧，机架旋转时主射野挡铅也跟着旋转。

5. 治疗床　碳纤维平板床面，边有凹槽，可以用于固定体架；机架旋转时可以按照特定的速度进床，实现螺旋断层治疗。

6. 激光定位系统　包括代表虚拟等中心的静态绿激光灯，以及可移动式红激光灯（用于患者摆位）。固定激光灯2个，可移动激光灯5个。

7. 计划工作站　接受定位CT图像，进行解剖结构勾画，定义靶区和重要器官，进行逆向调强计划、断层径照放疗计划的设计及计划评估，以及相应的报告输出功能。

（二）临床应用特点

螺旋断层放射治疗系统采用直线加速器与CT扫描联合的设计理念，把6MV直线加速器安装在CT滑环机架上，窄扇形束射线可以绕患者作360°连续旋转照射，实现螺旋断层调强放疗功能。具有更高的治疗精度和肿瘤剂量适形度，正常组织并发症发生的风险更低。

螺旋断层放射治疗系统MVCT不仅可以进行位置验证，校正患者的摆位误差，并且可以检测放疗过程器官解剖位置和结构的变化，通过剂量重建步骤，推算出肿瘤实际吸收的射线能量，进行自适应放疗。

治疗适应于治疗脑、头颈、胸、腹部、盆腔、脊髓等部位肿瘤，还能完全满足SBRT的治疗；用于至今临床难以解决的全中枢神经系统照射、全脊髓照射、全淋巴结照射等复杂病变和特殊治疗。可以实现断层径照放射治疗，它是采用固定治疗角度，利用气动MLC对射线的快速调制以及治疗床的快速移动产生高度适形的剂量分布，计划优化和治疗时间比较短，适合于多发转移肿瘤等特殊治疗。

同医用直线加速器一样，必须定期进行质量控制来保证患者放疗安全有效。

三、立体定向放射治疗系统

立体定向放射外科手术（stereotactic radio-surgery，SRS）是指将多个小野三维集束单次大剂量照射头颅内某一局限性靶区，使之发生放射性反应，而靶区外周围组织因剂量迅速递减而免受累及，从而在其边缘形成陡峭的剂量跌落界面，达到类似外科手术效果的放射治疗技术。立体定向放射治疗（stereotactic radiotherapy，SRT）是利用立体定向放射手术的方法，尤其是它的固定体位方法及影像技

术，与标准放射治疗分次方案相结合的一种治疗技术。根据单次剂量大小和射野集束程度，SRT 目前分成两类：第一类是大剂量低分割治疗方式，分次剂量大大高于常规放射治疗分次治疗剂量，这种技术应用体部时被称为体部立体定向放射治疗（stereotactic body radiotherapy，SBRT）；第二类是利用立体定向技术进行常规分割的放射治疗技术，称之为三维适形放射治疗（调强适形放疗）。

进行立体定向放疗的设备依据射线的种类不同，分成 γ 射线立体定向放疗设备和 X 线立体定向放疗设备。

（一）γ 射线立体定向放疗设备

γ 射线立体定向放疗设备是一种融合现代计算机技术、立体定向技术和放射治疗技术于一体的治疗性设备，它将钴 -60 发出的 γ 射线经几何聚焦后集中于病灶，进行多角度、单次、大剂量照射，使靶区内病变达到毁损的不可逆生物效应，边缘如刀割一样，形似手术治疗的效果，因此又称为"γ 刀"。γ 刀在国内外应用比较多，其中瑞典医科达公司的 γ 刀设备最为经典，本教材以该型设备进行讲解。它是将多个钴源安装在一个球形头盔内，放射线经准直器后聚焦于颅内的某一点，实现对靶区聚焦照射（图 30-7）。

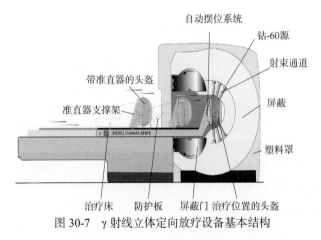

图 30-7 γ 射线立体定向放疗设备基本结构

1. γ 射线立体定向放疗设备基本结构及其功能 主要由放射外科系统、立体定向系统、电气控制系统和治疗计划系统等组成。

（1）放射外科系统由射线源装置和屏蔽装置等组成：放射源：钴 -60 源按一定经纬度排列安装于半球形金属屏蔽体内，射线经准直后，聚焦于焦点上。准直器是限制射线束方向及大小的装置，由固定准直器和准直器头盔（可调换的二级准直器头盔）组成，准直器头盔分成四种型号：4mm、8mm、14mm、18mm。屏蔽装置：主要包括屏蔽半球、屏蔽门、屏蔽棒、屏蔽地基等，以确保辐射防护安全。

（2）立体定向系统：立体定向系统由立体定位框架、MRI/CT 头框及适配器、定位支架和治疗床组成。主要目标是建立三维坐标系，以确定器官的空间位置。

（3）电气控制系统：电气控制系统自动开启 γ 刀主体结构的防护门，移动式治疗床将患者自动送入放射源主体内实施治疗。治疗结束，电气控制系统将移动式治疗床返回原位，关闭防护门。

（4）治疗计划系统：治疗计划系统是一套集图像处理和剂量规划的计算机系统，可以进行 CT/MRI 图像的输入、三维图像的处理、照射靶点设计、照射剂量计算、等剂量线分布显示和文件的输出等。

2. 临床应用特点 立体定向 γ 射线治疗系统采用小野照射，射野逐渐变小时，剂量分布具有以下特点：①剂量分布集中；②靶区周边剂量变化梯度较大；③靶区内及靶区附近的剂量分布不均匀；④靶周边的正常组织剂量很小。

立体定向 γ 射线治疗系统多采用单次大剂量或高分次剂量治疗模式，这种剂量治疗分割模式具有较高的生物效应，大量的研究结果表明可以提高肿瘤的局部控制率。

立体定向 γ 射线治疗系统主要用来治疗部位较深的、手术风险较大的和术后并发症严重的功能性神经疾病，如顽固性疼痛、三叉神经痛、帕金森病、癫痫等。近年来，颅内肿瘤的治疗份额增加较多，成为听神经瘤、脑膜瘤、垂体瘤、颅咽管瘤、脑转移瘤、脑胶质瘤、脊索瘤等的主要治疗手段。

随着技术发展，现代新型立体定向 γ 射线治疗系统配备了影像引导装置，患者在实施治疗前可以通过 X 线片进行位置验证，保证了位置精度。为保证立体定向 γ 射线治疗系统治疗的安全性和有效性，必须进行定期的质量控制检查，对诸如剂量率、等中心精度、治疗床、坐标轴等进行检测，使符合国家的相应标准。

（二）X 线立体定向放疗设备

1. X 刀放疗设备 γ 刀设备出现之后，美国同道提出了 X 刀（X-knife）的概念，它是利用医用直线加速器发射出的 6～15MV 高能射线束，以非共面多弧度等中心旋转的方式实现多个小野三维集束照射，实现类似 γ 刀的效果（图 30-8）。

（1）X 刀放疗设备基本结构及其功能：X 刀放疗设备基本组成有立体定向系统、治疗计划系统、治疗实施系统三大部分。

1）立体定向系统：核心部件为基础环（也称为头环），分成有创型和无创型。有创型通过螺钉固定在患者颅骨上，成为人体头骨的一部分；无创型结合 X 刀膜对头颅进行固定。通过头环把患者头颅固定在一个特定的三维坐标系统内，在影像定位、治疗摆位时通过适配器把基础环固定在扫描床或治疗床上，达到定位、计划设计、摆位在三维空间坐标系统中的统一。

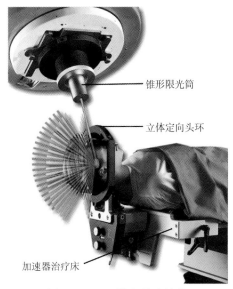

图 30-8 X 刀设备基本结构

定位、摆位框架与基础环一起构成患者治疗部位的坐标系。用于 CT/MRI 定位的定位框架上面有显像材料构成的"N"或"V"形，可以在片子上显影，标记后建立患者坐标系；摆位框架上有坐标尺或坐标指示器，治疗时将其设置为治疗坐标，通过室内激光灯和治疗床的运动，使治疗坐标与加速器的等中心对准，实施治疗。

2）治疗计划系统：可以输入带有定位标记的 CT/MRI/DSA 图像，重建出包括各种解剖结构的三维图像；可以用来进行计划设计，制订治疗方案；输出包含有治疗数据和摆位信息的治疗单据。

3）治疗实施系统：就是完全数字化控制的医用直线加速器，可附加锥形限光筒或内置 MLC，以完成治疗，精确传递治疗剂量和剂量分布。

（2）临床应用特点：传统 X 刀技术是以非共面多弧度等中心旋转的方式对病灶进行单次大剂量照射，达到类似 γ 刀的剂量分布。

随着治疗技术进展，对于恶性肿瘤，多进行分次 SRT 治疗。头部肿瘤固定方式更多采用立体定向固定架 + 膜进行无创式体位固定，体部肿瘤采用立体定向固定架 + 真空垫 + 呼吸控制技术固定，治疗多采用大剂量低分割方式，以获得更高的生物效应，提高对肿瘤的控制。

配备 FFF 模式的加速器，分次立体定向放疗时，可使用 FFF 高剂量率模式，以提高治疗效率；为保证治疗位置的精确，治疗前使用 CBCT、超声等图像引导技术进行位置验证。

X 刀（SRS/SRT）治疗的特点，要求更为严格的质量控制，贯穿于整个治疗过程。包括了体位固定、CT 定位、三维重建、定位摆位框架、机器等中心、室内激光灯、剂量算法等，是个系统的工作。

2. 射波刀放疗设备 射波刀（cyberknife）放疗系统是将 6MV 小型直线加速器安装在机器人机械臂上，可以在一个预置的工作空间里进行不同平面多方位照射，结合实时影像监控、追踪技术系统对治疗过程中的肿瘤运动进行实时的修正及追踪，对运动肿瘤靶区进行精准追踪照射的立体定向放射治疗设备（图 30-9）。

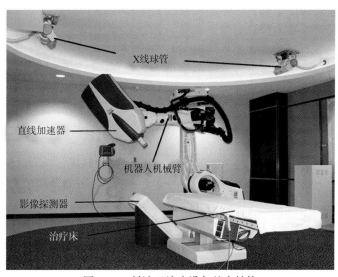

图 30-9 射波刀放疗设备基本结构

（1）射波刀放疗设备基本结构及其功能：射波刀放疗设备基本组成有机器人照射系统、影像引导系统、同步追踪系统、治疗床系统、治疗计划系统、数据管理系统共六个系统构成。

1）机器人照射系统（robotic delivery system）：是射波刀系统核心设备，将 6MV 小型直线加速器安装在机器人机械臂上，加速器采用 FFF 技术，在等中心 80cm 处，剂量率可达 1000cGy/min。机器臂系统有六个活动关节，由计算机自动控制，可以围绕患者进行前、后、左、右、上、下六度空间非共面治疗，配有 12 个准直器，准直器直径从 5mm 到 60mm，以适应不同治疗需求。最新型号射波刀带有 MLC，自动形成各种不规则射野。

2）影像引导系统（imaging guide system）：使用千伏级 X 线成像系统来提供治疗中的靶区位置信息，包含 2 个安装在天花板上的 X 线球管和相对应的 2 个内嵌安装在地面上的影像探测器，探测器的像素为 1024×1024，面积约为 41cm×41cm。两个 X 线球管产生相互正交的射束，实时影像进行数字化处理并和患者定位 CT 影像产生的数字化重建放射影像（DRR）作匹配，此技术可以测定分次治疗间的靶区位移，并且可以通过机械臂在治疗执行中自动完成位移和旋转补偿。

3）同步追踪系统：射波刀根据临床应用部位、靶区特点不同，分门别类设计多种不同的专用追踪系统。追踪系统主要有以下五种：①六维颅骨（6D-skull）追踪系统用于治疗颅内的肿瘤，可以直接、非侵入式地追踪颅内病变。②脊柱（Xsight spine）追踪系统用于追踪颈部、胸部、腰部、骶骨部区域的脊椎的骨骼结构，精确定位患者并无需植入标记点进行精确治疗。③肺（Xsight lung）追踪系统利用图像中病变与背景的强度差异直接追踪图像可见的肺部肿瘤。肺部追踪系统和脊柱追踪系统联合使用，可以追踪病变的平移运动。④同步呼吸追踪系统用于肺部、肝脏、肾上腺、胰腺等随呼吸变化的器官。⑤金标追踪系统常用于远离椎体且不受呼吸运动影响的肿瘤。

4）治疗床系统：治疗床可以进行升降、左右、头脚方向平移、左右及前后倾斜运动，操作灵活。第六代射波刀治疗床由智能化机器人控制，可以在任意方向和角度进行治疗。

5）治疗计划系统（treatment planning system）：兼容计算机断层扫描（CT）、磁共振成像（MRI）、正电子发射型计算机断层显像（PET）、数字减影血管造影（DSA）等常用医学影像技术，具有靶区和危及器官定义，剂量优化、计算和计划评估完整功能。

6）数据管理系统（data management system）：数据库服务器主管射波刀系统的数据、处理计划系统的计划运算要求、照射执行系统和管理员工作站，有许多应用程序，如：患者数据的存储和恢复、影像预览和输入、患者管理、计划管理、射线数据输入、用户管理、系统管理等。

（2）临床应用特点：射波刀放疗系统具有较高的治疗精度：6MV 小型直线加速器安装在可做 6 轴转动的机械臂上，并随机械臂灵活运动，机械臂定位精度为 0.2mm。治疗时，通过 2 组正交的 kV 级 X 线摄像，治疗前与定位 CT 的 DRR 验证，可以使治疗位置与计划（定位）位置有很好的一致性，在治疗过程中可以通过图像引导随时校正患者位置，保证位置精度在 1mm 以内。

同步呼吸追踪，可以实现动态治疗定位：患者穿上胸部或腹部粘贴发红光二极管的背心平卧在体模内，用同步呼吸追踪系统获得呼吸节奏，建立呼吸模型。通过拍摄 X 线片和金标追踪获得肿瘤的位置，再从呼吸追踪计算机上获取患者的呼吸模型，建立起内外标记点运动的相关模型。实施治疗时，机械臂将直线加速器旋转到治疗节点，然后按照呼吸节律微调加速器，使摄影的射线始终对准病灶。

最新的射波刀增加了远红外呼吸追踪系统和正交影像系统，远红外呼吸追踪系统实时追踪患者位置移动状况；两个正交的影像系统每隔 60s 自动拍摄一次图像，与原来计划时的摆位图像作比较，发现误差时自动回传并在微米级进行位置纠正。

射波刀系统组成复杂，医院物理师要依据 AAPM TG-135 报告及厂家建议进行相应的日检、月检、季检和年检，确保机器的安全性、机械性能、剂量学性能、影像学性能等符合国家相应标准；同时还必须进行一些特定的质量保证，如自动质量保证测试和端到端（end to end）测试，确保机械手臂的控制和成像系统、打靶精度等符合标准。

四、质子与重粒子放射治疗设备

光子束放疗设备是目前放疗领域的主流设备，但光子束的剂量指数衰减缺陷，即使采用 3D CRT、IMRT 技术，在杀死癌细胞的同时，周围健康组织也受到不同程度的损伤。质子和重粒子束是带电粒子，在物质中具有确定的"射程"，在射程末端处的能量损失最大，即出现所谓的 Bragg 峰（图 30-10）。利用质子（或重粒子）能量损失集中于射程末端的特性，在肿瘤治疗时可以通过调节它们的能量使离子（质子和重粒子）停止在肿瘤的指定部位，达到对肿瘤的最大杀伤，而在肿瘤前后方的正常组织受到的损伤较小。

在生物学上，质子是低 LET（linear energy transfer，LET）射线，生物学效应和光子束相似，用于医学目的的质子束其相对生物学效应（relative biological effectiveness，RBE）为 1.00～1.25，治疗计划设计可以参考光子束常规放疗为基础。重粒子束（如碳离子）为高 LET 射线，具有较高的 RBE（图 30-11），有更大的杀伤乏氧细胞的能力，且能有效地杀灭肿瘤干细胞。

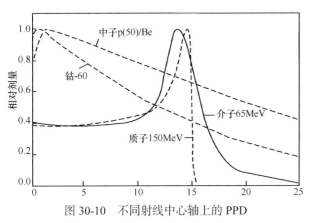

图 30-10　不同射线中心轴上的 PPD

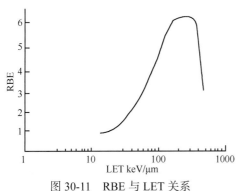

图 30-11　RBE 与 LET 关系

（一）质子放疗设备基本结构及其功能

质子放疗设备主要结构包括：质子加速器、质子能量选择与输运系统、旋转机架、治疗头、患者定位系统、剂量验证系统、治疗计划系统、控制系统等，附属设备有三维激光定位系统和图像引导系统。

1. 质子加速器　是产生质子束的主体设备，能量在 70～230MeV 之间，以适应治疗不同深度的肿瘤需求。

2. 能量选择与输运系统　治疗时要根据肿瘤本身深度和人体厚度选择不同能量的质子。回旋加速器引出的质子流输出能量为 230MeV 固定值，在加速器与治疗头之间有能量选择系统，经过能量选择系统后，通过调节降能器的不同厚度，就可以得到 70～230MeV 连续可调质子流。一般质子治疗中心有 2～4 个旋转与固定的治疗头，为了将质子流送

到相应不同位置的治疗头入口，要求质子无损传输，传输束流的系统叫作束流输运系统。它主要由二极偏转磁铁、四极聚焦磁铁、微调磁铁、真空管道与各种束流测量探头组成。

3. 旋转机架　旋转机架是一个巨大的能同心旋转的钢结构，该机架上装有质子束偏转磁铁、聚焦磁铁、真空系统和射线监测器等。旋转机架可将束流以任何角度传送到患者肿瘤部位，且等中心点位置误差<1mm。

4. 治疗头　治疗头实际上是一个"束流性能转换装置"，为满足治疗不同大小肿瘤需要，需要束流配送系统和束流能量调制器。质子束从治疗头引出后，可以进行肿瘤治疗。

5. 患者定位系统　要保证质子束精确地照射到肿瘤灶，必须有患者定位系统。利用热塑材料做成与患者身体表面形状一致的模具，将患者固定在治疗床上或治疗椅上，治疗床（治疗椅）可作三维平动和三维转动共 6 个自由度的运动，利用激光灯和 X 线进行精准定位。定位精度决定了治疗精度。

6. 剂量验证系统　为确保治疗时质子治疗剂量达到规定要求值，必须有一套剂量验证系统进行治疗剂量的实际测量与验证。

7. 治疗计划系统　专用质子治疗应用软件，医生根据患者临床信息，制订治疗方案，并确定所有治疗参数和设备运行参数。主要功能有：三维剂量计算、三维彩色立体图像显示、治疗计划设计、专用补偿器与准直器设计等。

8. 控制系统　主要功能是将质子治疗系统中各个独立工作的特定功能设备相互连接在一起，通过专用应用软件按治疗要求统一协调。治疗控制系统包括加速器、输运控制分系统、配送分控制系统、治疗室分控制系统、治疗计划分控制系统、剂量测量与刻度测控分系统，治疗数据库等。

附设设备：①三维激光定位系统：旋转机架治疗室内安装有 7 个预定位激光器，它们被直接固定在旋转机架治疗头结构上或治疗室内。②正交 X 线图像引导系统：X 线数字影像系统能够提供正交立体图像，准确定位和调整患者位置。通过 X 线透视功能能够获得人体内部组织实时 X 线影像，方便工作人员观察治疗过程中肿瘤位置和治疗区域，并观察、跟踪器官移动。③锥形束 CT：CBCT 与传统正交准直系统相比能够更清晰地显示软组织，使治疗更精确。优势：在治疗室内和等中心点处获取图像，保证获取准确的治疗体位，能够沿放疗路径进行解剖校正。

（二）临床应用特点

质子束能量大，侧向散射小，进入人体组织后

在一定深度形成 Bragg 峰，质子加速器可以完成以下治疗：①质子放射手术：特点是治疗一次或者几次，将高剂量集中于较小的肿瘤靶区内，使肿瘤病灶完全破坏，达到外科手术效果，主要适用于颅内良性小肿瘤、功能性神经疾病和动静脉畸形。②质子调强适形放疗：利用转台、治疗头、多级散射轮、准直器、适形挡块及治疗床运动等来实现调强适形放疗。③质子扫描：质子扫描是将从加速器引出的笔形束通过偏转磁铁实现扫描。线扫描是利用 X 和 Y 方向两块二极偏转磁铁扫描，点扫描是利用一块脉冲磁铁和一块扫描磁块，配合床的机械运动实现质子的三维治疗。

重粒子束具有 Bragg 峰放射物理学特性，又具有高 LET 射线的高 RBE 特性，它可使肿瘤 DNA 分子双链断裂而无法修复或再生，对肿瘤细胞形成致命性损伤。对放射抗拒的肿瘤细胞、乏氧肿瘤细胞同样具有很好的治疗效果。重粒子束治疗肿瘤的主要适应证是：①局部晚期、分化高、增殖慢的肿瘤，或是对低 LET 射线放疗抗拒的难治性肿瘤；②外科手术困难的肿瘤；③不能手术的老年患者或脏器衰退的患者；④生长发育期的青少年患者；⑤邻近重要组织器官肿瘤；⑥常规放疗复发，无效或需要二程放疗者。

质子和重粒子加速器是十分复杂昂贵的设备，为保证治疗质量，必须进行严格的质量控制，基于 AAPM224 号报告，质子加速器 QA 程序分成日检、周检、月检和年检。主要内容包括束流参数及实施检查的频率，包括完成周期性 QA 检查所推荐的工具及流程。机器的质量保证程序分为几类，一类是剂量学参数检查，检测机器的绝对吸收剂量和相对剂量分布，另外两类是机械性能检查和成像系统检查，保证靶区在正确的位置受到照射。通过定期的质控措施，使机器各方面的特性符合相关标准。

第三节　近距离放疗设备

近距离放射治疗（brachytherapy）是指将封装好的放射源，通过施源器或输源导管直接植入患者肿瘤部位进行照射。让放射源贴近肿瘤组织，肿瘤组织可以得到有效的杀伤剂量，而邻近的正常组织，由于平方反比定律，辐射剂量随距离增加而迅速跌落，受到的照射剂量很低。近距离放疗一般不单独使用，常与外照射联合应用，以提高肿瘤的控制率。根据照射方式不同，可以分成腔内照射（intracavitary irradiation）、组织间插植照射（interstitial irradiation）、管内照射（intraluminal irradia-

tion）和表面施源器照射。现代近距离放疗多采用后装治疗技术。

此外，还有术中放射治疗（intraoperative radiotherapy，IORT）技术，是指在手术过程中利用放疗设备对原发肿瘤瘤床、残存灶、淋巴引流区和可能复发区域等部位实施近距离单次大剂量照射的一种放疗方法。术中放疗开展初期，患者放疗需要去加速器机房进行照射，由于无菌环境要求，患者运送难度较高，影响了术中放疗技术的发展。随着放疗设备的发展，移动式加速器逐渐投入临床使用，其具有较小的体积，灵巧的设计，可用于没有辐射屏蔽的手术室。可移动式术中放疗设备采用低能 X 线，或者高能电子线，具有较高的表面剂量，能够较好保护瘤床后的正常组织，降低术后局部复发率，改善患者术后生活质量。

一、后装放疗设备

（一）后装放疗设备基本结构及其功能

1. 治疗系统部分　主要有施源器、步进电机、储源器、源传输结构、治疗通道、控制微机系统等。施源器是个直径为毫米级的管状物，由不锈钢制成，管内可装真源和假源，并有气动管道（图 30-12）。

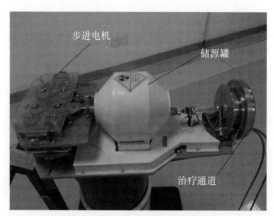

图 30-12　后装机结构示意图

2. 放射源　选用近距离后装治疗的放射源必须满足：①在组织间有足够的穿透力；②易于放射防护；③半衰期不要过长；④易制成微型源。常用的后装放射源有：

（1）^{192}Ir 源：是一种人工放射性同位素，它是由 ^{191}铱在原子核反应堆中经过热中子轰击而产生的，能谱比较复杂，γ 射线的平均能量为 360keV，半衰期为 74 天，可以做得很小，其点源的等效性好，常用于高剂量率后装治疗。

（2）^{125}I 源：通常做成粒状源，用于高、低剂量率的临时性或永久性插植治疗。也用于眼内黑色素瘤的巩膜外插植和立体定向引导的颅内插植。γ射线的平均能量为280keV，半衰期为60天。

（3）^{137}Cs源：在组织内具有和镭相同的穿透力，同等镭当量的^{137}Cs具有类似的剂量分布，是取代镭且优于镭的较好同位素之一。γ线是单能为662keV，半衰期为33年。常用于中、低剂量率腔内照射。

（4）^{60}Co源：平均能量为1.25MeV，半衰期为5.27年，可以作为镭的替代品。

3. 治疗计划系统 治疗计划系统可以接受正侧位X线影像、CT/MRI三维重建图像，在CT、MRI和PET图像配准的多模态影像环境中进行肿瘤和正常器官的勾画，可以利用施源器模型进行计划设计，对放射源驻留位置、处方剂量等预设参数进行优化，其逆向优化算法可以轻松实现用户确定的临床目标，利用DVH评估治疗计划，提高肿瘤靶区的照射剂量，降低周围正常组织的照射剂量。

4. 操作系统 操作系统是治疗计划系统运行的载体，可以接受治疗计划指令信息，从而控制后装机将放射源通过输源管道送到指定的驻留位置和预停留时间，使治疗剂量曲线达到计划要求。

（二）临床应用特点

近距离后装治疗临床应用具有以下特点：①直接把放射源放入或插植到肿瘤组织内或天然的腔道内，大部分射线剂量被肿瘤细胞吸收。②所用的放射源活度小，由几十个MBq到大约400GBq，而且治疗距离短，在5mm～5cm之间。③由于距离平方反比定律的影响，在腔内组织间照射中，离放射源近的组织，剂量相当高，距放射源远的组织剂量较低，靶区剂量不均匀。

近距离放疗所使用的是放射性同位素，必须加强安全管理，新源出厂时应标明半衰期、几何尺寸、导丝长度等，并附有标定证书；还要加强放射源辐射安全监测，正常情况下源应回到储源器的中心位置，源在储源器的位置和重复性必须定期检查。放射源回到屏蔽体内，屏蔽体外泄露剂量应低于放射防护当量限值，应定期检查储源器周围的防护情况，并记录在册。出现紧急情况时按下急停开关时，源应当回到储源器位置。更换新源后应当对放射源活度进行测量校正，使用过程中应当周期性对源到位精度和重复性进行检测。

二、术中放疗设备

（一）术中放疗设备基本结构及其功能

1. 治疗单元 指射线发生加速器系统。X线源机头是微型直线加速器。微型直线加速器通过一个长10cm、最大电压为50kV、管电流为40μA的束流

偏转系统加速电子束射入金靶，进而产生各向同性的低能X线，形成球形辐射场，射束正下方装有射线阻挡装置，只需简单的屏蔽防护。

电子线术中放疗射线发生装置包括治疗头、真空系统、冷却系统、驱动系统等，采用较高频率的X波段高频磁控管（10Hz），仅产生高能电子线用于治疗，有效降低了加速管的尺寸和重量。整个射线发生装置都集中在机头内，机头安装在可多方向转动的C形臂上，C形臂左右可旋转±45°，前后倾斜±30°，最高旋转速度为0.75°/s，垂直方向可升降30cm，标准源皮距为50cm，最大剂量率为10Gy/min，最大照射深度为4cm，照射范围为10cm×10cm。

2. 调制单元 电子线术中放疗系统包括操作控制系统、电源控制系统、参数仪表显示系统、紧急停止按钮等。主要用于机器维护调试状态下的出束控制和剂量率调节。

3. 控制单元 包括加速器远程控制系统和射野方向观察系统。用于实际治疗时的出束控制和治疗野情况监控。对于X线术中放疗加速器，控制台传输每个信号指令到X线源，X线源均有返回信号，控制台校验返回信号的完整性和正确性。若信号返回不正确，则治疗单元停止或不会启动。

4. 治疗附件 主要包括便于患者术中放疗治疗床、限光筒和物理剂量测量设备。限光筒通过底座与固定系统相连接，选择限光筒需要考虑照射范围，再通过固定系统规定在手术床上。治疗时将限光筒放置于患者需要照射的部位，移动加速器，利用激光定位系统将射束中轴与限光筒中轴对齐，在控制单元进行治疗。治疗床左右可移动±5cm，长轴方向可移动±5cm，升降30cm。

（二）临床应用特点

术中放疗技术随着术中放疗设备的不断发展，适应证也不断扩展，目前广泛应用于头颈部、胸部、腹部、盆腔及骨和软组织等全身多部位肿瘤的治疗。目的主要为提高肿瘤局部控制率，加强手术根治的作用。术中放疗具有以下特点：①生物学效应高：术中放疗采用单次大剂量照射，能够对肿瘤细胞造成更大的损伤作用，相比较常规加速器治疗来说，在相同剂量下术中放疗有更高的生物学效应。②时效性强：术中放疗与手术同时进行，缩短了手术与放疗的时间间隔，减少肿瘤细胞的增殖机会。单次大分割抑制肿瘤细胞损伤的修复、乏氧细胞的再氧化及细胞周期的再分布，直接杀伤术后残留癌细胞，对高危区域的照射也能够有效降低肿瘤局部复发风险。③安全性好：术中进行照射，照射野精确，周

围正常组织能够最大限度地排除或遮挡在照射野外，有效地保护正常组织。④患者接受程度高：可移动式设备使患者无需移动，降低了手术患者感染的机率，手术、放疗无缝衔接，方便快捷的同时节约了患者治疗的等待时间。

术中放疗设备应关注治疗期间的辐射防护和日常的质量保证。放射线泄露主要来自光子、散射线和电子线产生的 X 线污染，术中放射治疗手术室应采取适当的辐射防护措施，尽量设在医院手术区的一端，形成一个相对独立区域；控制台应与手术室分离，实行隔室操作。

术中放疗设备的质量保证，在机械运动方面应检查加速器的机架运动范围、速度、控制及运动精度，治疗床运动方向控制、运动阻力，对接装置的基本完整性和准确性，紧急停止系统，安全报警系统，连锁装置等。需要注意术中放疗限光筒装置各衔接部位应保持同轴紧密连接，避免各关节之间形成夹角造成靶区剂量分布的不均匀。剂量系统检查包括电子线输出稳定性，电子线治疗深度剂量，限光筒输出因子、能量、不同机架角度输出，电离室线性度等。美国医学物理学家学会（the American Association of Physicists in Medicine，AAPM）TG72 号报告建议术中放疗设备在每天使用前检测射线质和输出量，每月检测射线的平坦度和对称性。表30-2 为移动电子线术中放疗设备的质量保证建议。

表 30-2　移动电子线术中放疗加速器质量保证建议

项目	检测内容	标准
每日检测	电子线输出剂量稳定性	3%
	电子线深度剂量稳定性	2%/2mm
	门连锁	功能正常
	机械移动	功能正常
	软对接系统	功能正常

项目	检测内容	续表 标准
每月检测	电子线输出剂量稳定性	2%
	电子线深度剂量稳定性	2%/2mm
	电子线平坦度和对称性稳定性	3%
	软对接系统	功能正常
	急停系统	功能正常
每年检测	参考条件下电子线输出校准	2%
	标准限光筒百分深度剂量	2mm
	选定限光筒百分深度剂量	2mm
	标准限光筒平坦度和对称性	2%
	选定限光筒平坦度和对称性	3%
	限光筒输出因子	2%～3%
	监测电离室线性度	1%
	不同机架方向输出、百分深度剂量曲线和剂量输出曲线稳定性	同上
	检查所有无菌设备正常	功能正常

思 考 题

1. 模拟定位机的主要功能。

2. CT 模拟定位机与诊断 CT 的区别。

3. 医用直线加速器电子射野影像系统及锥形束成像装置的主要功能。

4. 医用直线加速器临床应用特点。

5. 螺旋断层放射治疗系统临床应用特点。

6. 立体定向放射手术的概念，立体定向 γ（X）射线治疗系统剂量分布特点。

7. 射波刀放疗设备靶区定位追踪系统的工作原理。

8. Bragg 峰的概念。

9. 移动式术中放疗设备分类及临床应用特点。

（郭跃信　王　森）

第三十一章　放射治疗模拟定位计划设计与执行

本章主要介绍放射治疗患者的体位固定装置和体位固定方法，放射治疗模拟定位技术，治疗计划设计及评估，计划验证，计划执行以及放射治疗过程中的医疗安全。

This chapter mainly introduces the immobilization device and method of patients, radiotherapy simulation positioning technology, treatment planning design and evaluation, plan verification method, plan implementation and medical safety during radiotherapy.

第一节　体位固定技术

在放射治疗中需要使用外部固定装置固定患者，目的是在治疗过程中减少患者的动度，使患者从模

拟定位到治疗体位保持一致，提高摆位的重复性，减小摆位误差。

一、固定装置

（一）热塑膜

热塑膜是由高分子材料组成的聚酯（图31-1A，B），厚度一般为2.0～4.0mm，常温下呈坚硬的状态，在65～70℃热水里浸泡5～10min后变得柔软，加热软化的塑料面罩覆盖在患者身体治疗部位轮廓上，按患者体形进行塑型，常温下10～20min后变硬成型。根据部位分成头膜、头颈肩膜、体膜。热塑膜边缘固定有塑料边框，通过边框上的卡扣直接固定在治疗床面或者是患者身体下的底板上来固定患者。

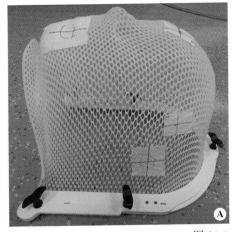
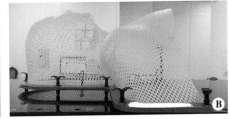

图 31-1　热塑膜

热塑膜优点：①可塑性好：放入65～70℃恒温水箱中透明软化后可拉伸塑型，适用于不同患者、不同体位个体化体位固定。热塑膜具有很高的韧性，不易破损，冷却塑形后可长时间保持不变。②透气性好：网状的热塑膜可使患者自由呼吸，不影响患者皮肤散热和排汗。③射线穿透性好。④安全、无污染：对患者极少有过敏反应。⑤操作方便。⑥在热塑膜上做定位点标记，不需要在患者皮肤上标记，减轻了患者心理负担及重复标记的误差。

（二）真空负压气垫

真空负压气垫简称真空垫（图31-2），用隔水、耐磨、不透气、无毒、抗静电、耐低高温的特殊布料制作成为带气嘴的密封囊状袋，里面填充微小的泡沫粒。按临床需要做成各种形状和规格，常

见的形状有矩形、方形、靶形和半圆形，规格从20cm×10cm×4cm到220cm×80cm×6cm不等，可用于头、胸、腹、四肢等部位肿瘤放疗的体位固定。

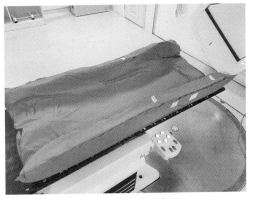

图 31-2　真空负压气垫

使用时在治疗床面上放置辅助底板，将真空垫放置在底板上，打开气阀使真空垫内部充入适量空气，将泡沫粒摊平，患者按医嘱要求躺或卧在真空垫上。然后用抽气泵适当抽气，将患者需要固定的部位进行基本塑形，用真空垫将患者的体部轮廓呈现出来，特别是头顶、颈部两侧、底胯、手臂等位置要尽量突出，增强限位效果，继续抽气，直至真空垫塑形坚硬。

真空负压气垫优点：①利用真空负压气垫对患者体部进行体位固定，根据患者的体型特点实现个体化的体位固定。②使用真空负压气垫，患者有较好的舒适度。③真空负压气垫经过清洗消毒后可以重复使用。真空负压气垫缺点：在治疗期间真空负压气垫有可能出现漏气，应定期检查真空垫，及时抽气，防止变形，以免影响固定效果。

（三）发泡胶

发泡胶（图31-3）分A料和B料，A料是棕色的异氰酸酯，B料是透明的复合聚醚类多元醇，可用于患者体位固定发泡塑形和填充定位。发泡胶的A、B两种液体分别储存于干燥密封的塑料容器内，避免直接暴晒，储存温度13～43℃，使用时按质量1∶1比例混合，机械搅拌10～20秒，搅拌均匀后立即浇注在平铺布袋或塑料薄膜袋内或模具中。然后将需要固定患者的部位置于布袋之上，用手移动布袋，使混合液充分接触包裹人体，尽可能让发泡胶包裹患者需要固定的部位，避免存在缝隙，直至混合液完全发泡发热膨胀并冷却固定成型，整个操作时间为5～10min。发泡胶可以用于患者单一部位或多个部位的固定，可以单独使用，也可以联合热塑膜一起使用。

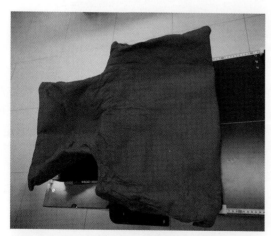

图31-3　发泡胶

发泡胶优点：①密度分布均匀，成形后化学性质稳定结构牢固，抗压强度好。②质量轻，操作方便。③持久耐用、免维护。④无毒、无刺激性气味，无污染。⑤根据患者身体结构个体化塑形。发泡胶为一次成型，不能重复使用。使用时应避免直接接触皮肤及眼睛。

（四）固定架

适应于X线固定架通常由碳纤维材料制作而成，固定架固定在治疗床面上，按固定部位不同可以分为头部固定架、头颈肩固定架、体部固定架、乳腺托架、腹部盆腔固定架及组合固定架等，固定架可以与热塑膜、真空负压气垫或发泡胶组合配合使用固定患者。①头颈肩固定架（图31-4A），用塑形后的热塑膜将患者固定在头颈肩部固定架上，用于头颈部、上胸部肿瘤患者的体位固定。②体部固定架（图31-4B），配合体部热塑膜对胸部及腹部盆腔肿瘤体位固定，主要用于肺癌、食管癌及前列腺癌、直肠癌等部位的固定。③乳腺托架，专用于乳腺肿瘤的放疗（图31-5），有仰卧位乳腺托架和俯卧位乳腺托架。仰卧位乳腺托架优点：身体倾斜角度可调节，能将患者头部抬高一定角度，使胸壁接近水平状，手臂和腿部有支撑杆。俯卧位乳腺托架乳腺部位呈镂空，适用于乳房较大的保乳术后患者。④腹部盆腔俯卧位固定板，在腹部位置有大小可调节的孔洞（图31-6），患者俯卧位时使患者腹部置于孔洞间，自然下垂，可有效地减少小肠的照射，主要用于直肠癌、宫颈癌患者的体位固定。⑤组合固定架，是将头部、头颈肩部、胸部及腹部盆腔固定装置组合在一起，一个固定架可用于不同部位肿瘤患者的体位固定，可用于患者头颈部及体部，仰卧或俯卧位的固定。优点是工作中操作人员不用更换固定架。

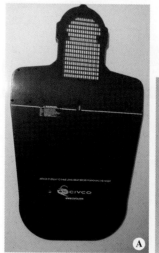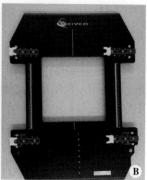

图31-4　头颈肩和体部固定架

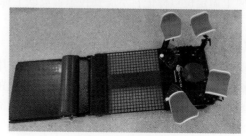

图31-5　乳腺托架

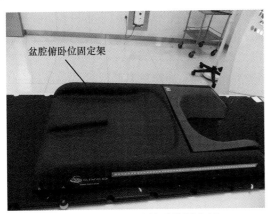

图 31-6　腹部盆腔俯卧位固定板

二、临床应用

（一）头颈部体位固定技术

头颈部肿瘤有颅内肿瘤、鼻咽癌、喉癌、舌癌、颈段食管癌等，头颈部解剖结构复杂，而且颈部活动度大。

1. 头部体位固定技术　要求患者将头发剪短，颈部和肩部充分暴露，取出义齿。依患者具体情况选择合适的头枕，使用头部固定架配合热塑模或发泡胶或真空负压垫固定。使用热塑膜固定时，依照患者头部轮廓塑形，使热塑膜与皮肤充分接触，特别注意眉弓、鼻梁、下颌、头顶部位，热塑膜完全冷却收缩塑形后取下，在热塑膜上标注患者信息。

头部立体定向γ刀治疗采用头部基础环固定，在患者头部左侧前后和右侧前后 4 个位置将螺丝和固定支杆打入头骨与头骨形成刚性结构将基础环固定，基础环与头盔连接。立体定向 X 线治疗，多数采用头架加热塑膜无创固定，可以多次使用，头架还可以在鼻梁根部增加固定点，也可以增加使用口腔咬合器，兼有舒适和稳定特点。

2. 头颈肩体位固定技术　对于鼻咽癌、喉癌、颈段食管癌等肿瘤患者，因颈部活动度大，需要采用头颈肩热塑膜固定，固定范围从头部到肩部及胸廓上半部。使用头颈肩热塑膜固定先要选择用合适的头枕，可用发泡胶塑造成形来代替标准头枕，将患者头颈肩背面的轮廓进行个体化的塑形，患者正面用热塑面模进行面部轮廓塑形。在塑形时除了头面部之外要特别注意下颌到颈部过渡区间热塑膜要紧贴体表。

对于体型较胖、颈部较短的患者应注意要充分暴露颈部。头部或头颈肩固定在等待热塑膜塑形硬化过程中，对有咳嗽、呕吐等容易引起呼吸困难的患者，注意密切观察患者，一旦出现呼吸困难应立刻取出面膜。

（二）胸部体位固定技术

胸部肿瘤主要包括食管癌、肺癌、纵隔肿瘤，其体位固定可以采用真空垫、热塑膜、发泡胶，可单一材料或多种材料联合固定。

1. 真空负压气垫固定　将固定架置于治疗床上，把真空垫置于固定架上，向真空垫内充气，将真空垫内泡沫粒拨向两侧成凹形。患者仰卧，双手上举抱头，真空袋包裹肿瘤部位，头颈部、双肩、上臂、下肢、脚部及髋部应凹凸成型包绕。抽气同时整理真空垫，使真空垫与人体贴附，待固化变硬时停止抽气。成型制作过程中要使真空负压气垫与患者身体接触紧密，避免导致患者体表与真空负压气垫不符。真空负压气垫每天使用前检查是否有变软、漏气，如发现微小漏气应立即抽气，嘱咐患者避免按压真空负压气垫两侧，防止产生变形。

2. 热塑膜固定　患者平躺于固定架上，将加热软化的热塑膜去水珠后，均匀用力向两侧拉伸，置于患者胸部或腹部上面，边框卡条扣在固定架的两侧，使热塑膜与人体胸部或腹部外轮廓吻合，等待热塑膜充分冷却后即可取出。热塑膜固定胸部肿瘤患者可以减低呼吸动度。

3. 发泡胶固定　常用于颈胸段肿瘤患者的体位固定，在体部固定架上铺一层薄膜袋后，倒入发泡胶，待其发泡后让患者躺上，其硬化后便与患者体形一致，由于固定架有凹槽，发泡胶底部会形成凸槽，这样发泡胶可以固定在固定架上，不会发生位移。发泡胶制作中使患者背部与发泡胶紧密接触，患者没有任何部分是悬空的，这样可以显著减少患者的身体扭曲和患者左右和头脚方向活动空间。

4. 组合固定　由于真空负压气垫和发泡胶固定患者背部，而热塑膜固定患者的前半部，采用热塑膜联合真空垫或发泡胶组合固定方法，能提高体位固定的吻合度。将大小合适的真空负压气垫置于固定架上塑形，或者采用发泡胶塑成形，再加上热塑膜组合固定，可确保治疗的重复性。另一种组合方法是采用真空负压垫固定，再在患者身体上覆盖一层特殊塑料薄膜，薄膜与人体之间进行抽真空，整个人体被真空垫和塑料薄膜包裹，并且有一定压力，既能达到很好的固定效果，同时限制患者的呼吸动度。

（三）乳腺体位固定技术

乳腺癌患者放射治疗通常需要照射乳腺和胸壁，有仰卧位和俯卧位固定方式，仰卧位采用乳腺托架固定，患者仰卧位，后背靠于托架上，调整托架板的仰角，使胸壁成水平，臀部落在软垫上，底下垫一楔形垫，患侧上肢向头部上方自然弯曲上举并握住手托，调整手托的高度、角度和长度，使患者尽量感到患侧自然、舒适固定，健侧上肢应自然放在身体一侧。对于乳房较大的患者可采用俯卧位体架，可以减少心脏和肺的受照剂量。

（四）腹部及盆腔部体位固定技术

腹部肿瘤以肝癌、胰腺癌等为主，盆腔肿瘤以宫颈癌、直肠癌、前列腺癌为主。①腹部及盆腔部位固定可采用真空负压气垫固定、热塑膜固定、发泡胶固定及组合固定等固定方式，盆腔部位固定时增加两腿间的卡扣固定，使两腿分开，保证固定的重复性。②俯卧位固定板固定：患者俯卧于俯卧位固定板上，将腹置入中间的凹槽里，会阴部尽量贴紧固定架中间的卡柱，通过卡柱将两下肢分开两侧，扣上软化的热塑膜，范围从腰部到膝关节和髋关节中间，依照身体外轮廓塑形，在脚部处放一软垫支撑。

盆腔部位体位固定重复性受膀胱充盈程度、小肠蠕动等因素影响，应首先对患者进行憋尿训练，让其排空膀胱，然后喝一定量的水（一般是500ml），在一定时间内达到一定的尿量（如300ml）即可给予体位固定。

（五）肢体体位固定及特殊需求的体位固定技术

1. 肢体固定 肢体部位的固定通常使用真空负压气垫进行固定，患者可采用站立位或仰卧位，固定时要求患者受照射的肢体位置尽量保持水平突出。使用热塑膜或发泡胶制作手、脚固定模型，可以保证位置的重复性。

2. 特殊需求体位固定 特殊需求的体位固定如全中枢放疗体位固定，患者采用仰/俯卧位，体部用真空袋固定塑形，双手置于身体两侧，头颈部用仰/俯卧位头颈架联合热塑膜进行固定。

胸椎后凸畸形（驼背）无法平卧的患者体位固定，使用真空负压气垫联合头颈肩或体部热塑膜固定，患者采用仰卧位，将真空负压气垫制成楔形垫支撑固定，然后制作热塑膜进行固定。

第二节　模拟定位技术

模拟定位是通过模拟定位机的X线影像系统准确确定肿瘤位置及相关治疗参数，是进行计划设计的参考。依据使用的模拟定位设备不同，分为常规X线模拟定位及CT、MR和PET等模拟定位。

一、X线模拟定位技术

X线模拟定位是根据平面X线片（定位片）显示的骨性标志、术后银夹和造影来完成定位和射野

设计。普通放射治疗常用模拟定位设备，模仿放射治疗设备的各种几何参数（图31-7），如臂架角度（大机架角度）、准直器角度（小机头或光阑角度）、源轴距等，透视影像功能类似于X线诊断机，工作人员可以在控制室隔室操作。

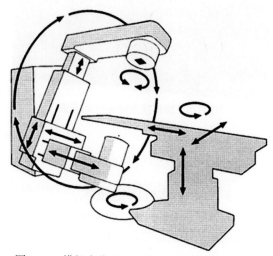

图 31-7 模拟定位机几何结构和运动功能示意图

X线模拟定位有源-皮距（source-skin distance，SSD）定位和源-轴距（source-axis distance，SAD）等中心定位，简称为SSD和SAD模拟定位。

（一）SSD模拟定位

源皮距定位技术是指放射源到皮肤距离是固定的，加速器为100cm，钴-60治疗机为80cm，机架旋转中心点落于皮肤表面。可采用机架角0°垂直模拟定位，也可以进行固定角度模拟定位，所开展的治疗技术称为源皮距治疗技术（图31-8A）。

源皮距模拟定位步骤：①垂直前野照射时，患者取仰卧或俯卧位，把模拟机灯光野"十"中心放在患者需要照射的部位，调整源皮距，加速器为100cm，钴-60治疗机为80cm。②有些肿瘤放疗时为避开或减少某些重要器官如脊髓的照射，有时需要从患者左前、右前、左后或右后方向进行斜野照射，需在模拟机透视下选择合适的机架角度和准直器角度。③经模拟机透射，移动治疗床将灯光野中心"十"字中心放置在肿瘤中心位置。④调整模拟机的"井字形野"大小，包括需要照射的病变区域，确定照射野范围，同时调整准直器角度避开重要器官。⑤记录射野大小和准直器角度，在患者体表标记模拟机灯光野，并在患者皮肤上标记两侧和上方激光线位置。⑥如果照射野内有需要保护的重要器官，可采用射野挡铅技术或多叶准直器给予保护，拍摄定位片。

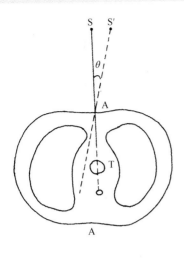

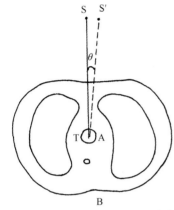

图 31-8 源皮距和等中心定位技术

（二）SAD 模拟定位

源轴距等中心定位技术是指放射源到肿瘤中心的距离等于放射源到治疗机旋转轴的距离，模拟定位机的旋转中心与肿瘤中心重合，围绕肿瘤中心做定角度或旋转角度的模拟定位称为等中心模拟定位（图 31-8B），所开展的治疗技术称为等中心治疗技术。等中心定位技术是以肿瘤为中心的模拟定位，患者体位舒适、容易固定，重复性好。

等中心模拟定位步骤：①患者取仰卧或俯卧位，把模拟机灯光野中心放在患者需要照射的部位，机架、准直器角度均为 0° 位。②经模拟机透射，移动治疗床将灯光野中心"十"字中心放置在肿瘤中心位置。③旋转机架到 ±90°，透视下调整治疗床高度，使照射野中心与靶区中心再次重合。④调整模拟机的"井字形野"大小，包括需要照射的病变区域，确定照射野范围，同时调整准直器角度避开重要器官。⑤记录机架角度、射野大小和准直器角度，记录此射野照射深度，即肿瘤深度 = 源轴距 - 此机架角度时源皮距。⑥其他角度射野，可重复③④⑤步骤。⑦将机架角度和准直器角度回到 0° 位，在患者体表标记射野及射野中心，记录治疗床升床高度，即治疗床升床高度 = 源轴距 -0° 位源皮距。⑧在患

者体表标记模拟机灯光野，并标记两侧和上方激光线。如果照射野内有需要保护的重要器官，可采用射野挡铅技术或多叶准直器给予保护，拍摄定位片。

二、CT 模拟定位技术

利用 CT 模拟定位三维影像，可以进行三维靶区和正常组织勾画，有利于确定靶区的体积、空间位置和形状，有利于三维射野设计，适应精确放疗的要求，并且可以提供治疗计划设计剂量计算的电子密度值。对于 CT 不易确定的靶区，可以采用 CT/MR 或 CT/PET 等图像融合技术确定。

（一）CT 模拟定位

1. CT 模拟定位机 由大孔径 CT 扫描机（机器孔径达到 80～85cm，允许 CT 扫描时患者各种摆位及体位固定装置进入），平面治疗床（使患者在模拟定位时的体位与治疗体位保持一致），激光定位系统（用于患者定位和定位标记），功能强大的影像工作站（用于图像处理和图像重建）组成。患者以治疗体位行 CT 扫描，CT 图像传入影像工作站。

2. 数字重建放射影像 数字重建放射影像（digital reconstructed radiograph，DRR）是通过患者的CT 图像数据，虚拟放射源照射患者的 X 线放射平面影像。DRR 片常被用用精确放疗治疗前位置验证时的参考影像。

射野方向视图 BEV（beam's eye view，BEV）是沿射束中心轴方向射野和患者解剖结构的投影。计划设计者常利用 BEV 图选择合适的射野角度来避开重要器官，来保护重要器官。

3. 虚拟模拟定位 通过 CT 三维数字重建感兴趣的图像显示方式，在工作站进行虚拟透视和虚拟模拟，清晰显示靶区及周围正常器官的解剖结构，通过三维可视化功能，勾画患者病灶和重要器官，模拟设计治疗计划。

（二）CT 模拟过程

CT 模拟包括体位确定、固定、建立坐标系、图像采集、传输、图像重建、靶区和重要器官勾画。定位前要对激光灯进行校准。

（1）激光灯校准：调整 CT 模拟定位机左、右和上方三个激光灯的激光线使交于一点，该点定义为患者体内坐标系原点。

（2）体位确定固定：在平板 CT 床上，患者按治疗体位进行摆位和固定，靶区接近坐标原点处。

（3）建立坐标系：通过两侧和天花板激光灯十字线，在患者皮肤表面或体膜上摆放定位铅点并作标记。选择 CT 定位参考标记点位置时应注意：

①尽量接近靶区；②尽量接近骨性位置；③尽量避开呼吸幅度较大的位置；④尽量避开较为明显的瘢痕位置。

进行体表标记的目的是根据 CT 外部激光系统在患者体内建立一个虚拟的三维坐标系。通过坐标原点的横截面称为"零层面"，CT 两侧墙面和天花板激光灯所发出的激光十字线，投射到患者左、右、前部皮肤或体膜上形成的 3 个十字交叉点，称为 CT 定位参考标志点（marker）。

（4）图像采集、传输和重建：按治疗计划的要求对相应部位进行平扫或增强扫描，扫描范围比常规 CT 检查范围要大，超过肿瘤区域 5～10cm，肿瘤区域层厚 1～3mm。扫描结束后，必要时对图像进行三维重建，之后通过网络信息系统传输图像到治疗计划系统。

（5）靶区和重要器官勾画：在 CT 图像上勾画出体表轮廓，逐层勾画肿瘤靶区范围和周围重要器官轮廓。

（三）CT 扫描过程中注意事项

CT 扫描过程中应当注意：①保持患者体位在制模位、扫描体位和治疗体位一致。患者最舒适的体位和最容易操作的体位是最佳体位。②扫描范围应确保用于治疗计划设计的资料完整，能确定靶区，显示靶区邻近重要器官的毗邻结构，能够准确地进行剂量计算。扫描范围应超出病灶 5～10cm。③图像窗宽、窗位的选择应兼顾病灶、骨性结构和定位标志点。④通过 CT 重建影像的 CT 值可以反映 X 线在人体组织中的衰减关系。治疗计划系统可以根据校正公式，进行组织密度的不均匀校正计算，提高剂量分布计算的准确度。

（四）四维 CT 模拟定位技术

四维 CT 模拟定位能够准确显示肿瘤运动特征。患者运动器官肿瘤，如肺癌、肝癌、前列腺癌等，因心跳、呼吸、血管搏动、器官充盈等而发生变化，形状和位置的变化在放疗的分次内与分次间均存在。分次内的变化主要包括呼吸运动以及大血管的移动，分次间的变化包括肿瘤的退缩或增长、体重的变化等。这些与时间相关联的解剖与位置改变可造成图像采集、计划设计及实施治疗的不准确，其中以呼吸运动影响最为明显。患者胸、腹部器官和肿瘤的运动非常复杂，并且由于呼吸周期的变化，CT 采集所获得的图像会发生严重失真。

四维 CT（4 dimensional CT，4D-CT）是指在 1 个呼吸运动周期的不同时相（一般划分为 4～12 个时相）采集一组三维图像，所有时相的三维图像构成一个时间序列，即四维图像。具体的操作方法是

在监测患者的呼吸信号同时同步采集 CT 图像和呼吸信号。让采集到的每层 CT 图像均与呼吸周期中某一相位对应，然后按不同相位分别对 CT 图像进行分类排序和三维重建，所有相位的三维图像构成一个随时间变化的图像序列。4D-CT 的采集主要通过呼吸门控技术实现，利用呼吸门控系统接收的呼吸节律信号触发影像采集，产生选定时相的单个静止的三维影像。

呼吸门控设备主要有肺活量计、红外摄像装置、压力传感器。肺活量计用来测量呼吸量，红外摄像装置测量体表随呼吸起伏变化的高度差，压力传感器测量呼吸导致的压力差，再将所测量的信号转换为呼吸信号。与测量胸腹壁高度差的方法相比，测量呼吸量更加准确可靠，采用数字化肺活量计监测呼吸量，以呼吸量的周期性变化来表征呼吸运动的周期变化，克服了体表运动幅度与脏器运动不同步的问题。但肺活量计读数随时间变化有漂移，需要进行修正。另外，在自由呼吸状态下采集影像，同步记录呼吸信号，把所有图像信息按不同呼吸时相进行分类重建，产生一系列随时间变化的三维影像。

三、磁共振模拟定位技术

MRI 能提供软组织分辨力、肿瘤范围 / 位置 / 轮廓以及肿瘤运动的有价值信息。对于头颈部肿瘤、盆腔部位肿瘤，MRI 较 CT 更能清晰地显示肿瘤的范围。对于胸部及上腹部肿瘤，如肺癌合并肺不张时，单纯依据 CT 图像很难区分正常组织与肿瘤组织，而在 MRI 弥散加权成像上肺癌的信号强度高于肺不张，且边界清晰，二者结合可以很好地确定肿瘤边界，对肺癌靶区的精确勾画具有重要的指导意义。采用 MRI 结合 CT 图像可有效地提高肿瘤靶区勾画的精确度。MRI 具有多参数成像，包括解剖影像和功能影像，可以提供丰富解剖部位、生理代谢、身体功能等信息。

（一）MRI 模拟定位

MRI 模拟定位技术主要有两种方式：一种是与 CT 定位相结合的方式。分别对患者行 CT 和 MRI 扫描，进行两套图像融合，在 MRI 图像上勾画靶区和危及器官，并映射到 CT 图像上，用 CT 图像进行计划设计；另一种是直接使用 MRI 模拟定位机进行定位，体表标志点需使用无磁标志点。

MRI 模拟定位机具有高场强大孔径（70cm）特点，配套有放疗专用线圈，放疗 MRI 线圈的设计更考虑摆位重复性及固定膜的影响，如头线圈由常规封闭式改为开放式，体部线圈配合前置阵列支撑架、后置阵列套件及开放阵列套件配套等。由于 MRI 强

磁场影响，3D激光定位系统为MRI专用，体表标记既可以使用无磁标记点，也可以通过后期MRI图像与CT图像配准来实现图像结构的统一。

目前临床上应用MRI模拟定位主要为结合CT的方式，MRI模拟定位流程如下：①患者综合检查，确定MRI扫描标准，明确MRI模拟定位禁忌证。如果患者体内含有金属植入物、金属内固定、心脏起搏器、助听器、电子耳蜗或体内动脉金属夹等中的任何一项都不能进行MRI模拟定位。检查前要摘除患者身上所有的金属物品，不得将金属物带入磁体间，以免发生意外。MRI扫描时噪声较大，需对患者做适当的听力保护，并告知患者不要紧张、检查需要的大体时间等。做增强扫描的患者还需告知注入对比剂之后可能出现的发热、心率加速以及可能出现的过敏反应症状。②患者摆位和体位固定。③使用3D激光灯确定参考点位置，用十字交叉线标记，贴体表参考标记点行MRI扫描。④MRI定位过程结束，患者佩戴相同固定膜，使用相同参考标记点，进行CT扫描。⑤CT定位过程结束，将患者CT、MRI扫描图像传至计划系统。⑥将CT、MRI图像融合，利用MRI图像确定肿瘤范围，勾画靶区和重要保护器官，利用CT图像进行剂量计算，制订治疗计划。

独立使用MRI模拟定位机，MRI缺少的电子密度信息，最简便的方法是对所勾画的各靶区和危及器官进行电子密度赋值，以解决独立使用MRI模拟定位放疗计划设计中的电子密度缺失问题。

（二）4D-MRI模拟定位技术

4D-CT可较好地减少呼吸运动伪影，但成像剂量大。4D-MRI即容积动态MRI，具有较高的软组织分辨力，且无辐射剂量，而且磁共振成像能够在任意方向执行，不需要回顾性分类重建图像。

4D-MRI基于传统的2D和3D MRI成像技术，采用额外图像获取和处理方法进行4D-MRI重建，经重建的4D-MRI图像可以准确地评估组织器官的运动规律，尤其是呼吸运动。还可以和呼吸门控技术相结合，减少肺、心脏、肝脏等器官的运动幅度。基于重复3D体积采集，4D-MRI可实现真正的实时性，且不需要严格后处理即可获得4D解剖信息；基于多层面2D动态MRI的4D-MRI，在采集过程中可使得器官运动最小化，并具有较高的平面分辨力，但是需要更多的后处理来获取3D信息。

4D-MRI技术可分为两种。一种是基于呼吸幅度触发的4D-MRI图像采集系统，通过预设在特定呼吸幅度下触发采集MRI图像；另一种4D-MRI技术是在整个呼吸周期中快速连续采集轴位2D-MRI，然后根据呼吸时相回顾性排列MRI图像。

四、PET-CT模拟定位技术

（一）概述

正电子发射体层显像（positron emission tomography，PET）是利用放射性药物来观察机体生物学变化的影像学技术。具有多排探测器的解剖结构影像CT与功能代谢影像融合在一起，即PET-CT。PET-CT结合了两种影像设备之所长，实现了解剖信息与功能信息的融合。PET-CT图像有助于放射治疗模拟定位和治疗计划给出更精确的照射和剂量分布，形成PET-CT模拟定位系统（PET-CT simulation）。

CT是肿瘤放射治疗定位的主要方法，但在靶区的确定上仍有许多不确定因素，如无法准确鉴别残留、肿瘤复发和放疗后改变。CT、MRI都是提供以解剖为主的图像，而PET却能获得以功能、代谢为主的生物学影像。PET的优势主要表现在高灵敏性，恶性肿瘤增长大量摄入氟标记脱氧葡萄糖（^{18}F-FDG），^{18}F-FDG-PET成像有助于改善肿瘤的分期、治疗计划及评估，因而PET的分子生物学信息可直接影响放疗最重要的环节即肿瘤模拟定位和靶区勾画。

PET-CT通过功能和解剖的融合图像能进行放射治疗的模拟定位，用融合图像进行生物靶区定位明显优于单纯解剖图像，并提出了"生物靶区"的概念，从而指导临床的放射治疗。PET-CT模拟定位主要用于：①患者为术后，组织和器官结构紊乱，无法判别肿瘤的部位和范围，PET-CT模拟定位靶区容易勾画。②有临床症状和病理证实，但CT和MRI显示病变范围不明确。③放射治疗后组织纤维增生粘连，而CT影像无法辨识出靶区。④复发灶范围不明确，PET-CT可以显示瘤床的复发区域。⑤脑肿瘤术后、放射治疗复发和坏死的判断。

PET-CT可同机获得CT和PET图像，显示一系列的解剖、功能和两者融合的图像。PET-CT在提高肿瘤分期精确性的基础上，提高了靶区勾画的准确性，将肿瘤体积、代谢活性、周围组织及体表解剖和定位标志显示相结合。

（二）PET-CT模拟定位系统

PET-CT要求机架孔径不能过小，扫描床为平面型。三维定位激光灯中两侧和天花板激光灯可行70cm移动，三条激光线可精确地投射到皮肤表面和体模，以便于体表标记。

PET-CT扫描图像传送到计划工作站后，通过软件可直观地重建体表轮廓，精确勾画各器官和治疗靶区的轮廓，清晰显示肿瘤和正常组织器官的三维空间结构。PET-CT融合图像更有利于生物靶区的勾画，与单纯 CT 图像具有明显的优势。

（三）PET-CT 模拟定位操作步骤

1. 体位固定及体表标记 进行头颈肩或体部网膜制作后，即体位固定后，通过 PET-CT 两侧墙的激光十字线和天花板激光十字线在体表皮肤上标记三条体位标记线。

2. PET-CT 扫描 患者扫描时空腹 6 小时以上；静脉注射 ^{18}F-FDG；平静休息 45～60min 后在治疗床上行体位固定、激光灯定位标记，在同一固定体位行 PET-CT 扫描，一般层厚为 5mm，但对体积较小肿瘤可以为 1mm 或 3mm，全身扫描约 10min。扫描结束后将 PET-CT 图像通过网络传送到放射治疗计划系统。

3. 靶区和重要器官勾画 临床医生在获得同一体位 PET-CT 融合图像的基础上，对肿瘤靶区的 PET-CT 图像与 CT 图像进行比对，一般情况下肿瘤靶区均包括高代谢区（SUV >2.5），但排除炎症等假阳性区域。逐层勾画靶区轮廓和重要器官轮廓。

（四）4D-PET-CT 模拟定位

胸腹部肿瘤受呼吸运动影响较大，采集 PET-CT 影像时不可避免地会产生呼吸运动伪影；由于 PET 和 CT 扫描速度的差异，会导致两种图像在时间和空间位置上不完全匹配。为减小呼吸运动的影响，采取 PET-CT 图像同步采集呼吸运动信息，把同一时相的 PET 图像与 CT 图像进行配准，从而提供病灶三维空间影像随时间变化的运动信息。

第三节　治疗计划设计及评估

治疗计划设计是放射治疗中重要环节之一，是利用计算机工作站的治疗计划系统（treatment planning systems），依据患者 CT/MRI/DSA 等影像学资料及相关组织的电子密度，安排合适的照射野（体外照射）或在肿瘤区合理设置放射源（近距离照射），包括使用楔形滤过板、射野挡铅块（MLC）或组织补偿器等进行剂量计算，并将剂量分布和影像资料及由影像资料重建的虚拟人体同时显示在计算机屏幕上，医生可根据患者的临床情况和解剖结构，全面衡量和评价不同的治疗方案，从而获得最佳治疗方案的过程。

一、外照射治疗计划系统

治疗计划系统（TPS）是由计算机软、硬件组成的对肿瘤放疗进行最优化设计的系统，它利用虚拟的加速器模型和人体模型（来自于影像学资料）进行放射治疗计划设计，并能够在患者影像学资料上显示剂量分布，该治疗计划可以准确地在加速器上执行，对肿瘤实施照射，尽量避免对邻近重要的正常器官造成损伤，以达到最大的肿瘤控制和最少的正常组织并发症。治疗计划系统由硬件和应用软件组成。

（一）治疗计划系统硬件

治疗计划系统硬件部分包括中央处理器（central processing unit，CPU）、图形显示器、内存、输入输出装置、存储和网络通信装置。CPU 的内存和处理速度应满足操作系统和治疗计划软件的要求。图像处理速度要满足软件要求，有较大的存储容量、高分辨力图像显示，图形显示器要满足患者横断面解剖图 1 : 1 比例显示，分辨力至少要达到亚毫米级别以避免图像变形失真。记忆和存储功能可通过可移动式媒介（硬盘、光盘等）或通过网络在远程计算机或服务器上存储；存档操作包括射野数据和参数、患者影像数据及剂量分布等与患者相关资料。输入输出装置包括输出文本和图形的彩色激光打印机或绘图仪。需要为 CPU、服务器和存储设备配置不间断电源（uninterruptible power supply，UPS）。

通信硬件包括本地工作站的调制解调器、以太网卡和多路集线器连接不同外围设备及工作站，如与 CT、MR 等定位设备联网，获取患者的图像资料；与加速器等治疗设备联网完成治疗数据传输、实施治疗、记录及验证等，或通过网络交换机实现远程服务或多用户远程医疗。

（二）治疗计划系统软件

治疗计划系统软件中最重要的是剂量计算部分，负责正确计算和表达患者体内的剂量分布，最终计算出该剂量分布需要的射束照射时间，或机器剂量监测跳数（monitor unit，MU）。

1. 二维剂量计算 是计算平面内辐射剂量分布，依据中心轴百分深度剂量和射束横向离轴比（off-axis ratio，OAR），剂量计算均在二维的一层或几层平面上进行。存在的缺陷是：①不能真实反映出肿瘤体积；②不能真实确定射线所涉及的正常组织、器官体积；③忽略了非均匀组织的影响；④由于只考虑单一或几个层面，在剂量计算上存在缺陷，缺少三维散射线的剂量计算；⑤不能计算或显示出重要器官、组织或感兴趣区域的剂量分布。

2. 三维剂量计算 随着计算机体层成像（computed tomography，CT）的发展和计算机能力的提高，基于 CT 图像的计算机治疗计划系统，能够将剂量分布叠加到患者横断解剖图上。整个治疗计划过程包括患者影像数据的获取，生成治疗计划，最终将数据传输到治疗机上。

治疗计划系统能够对"虚拟患者"（virtual patient）显示辐射束的射线方向视图（BEV），并可显示数字重建放射影像（digital reconstructed radiograph，DRR）。剂量计算也已经由简单二维模型，发展到笔形束计算法及三维蒙特卡罗技术（Monte Carlo technique）。

三维（3D）治疗计划系统具有三维图像重建功能，能够三维显示患者解剖结构，在靶区和感兴趣的范围上，考虑射野平坦度、对称性、射野修正、电子密度及不均匀组织的3D散射影响，应用3D网格进行剂量计算。能够提供照射野和放射源三维空间位置的描述，可以进行外照射正向计划、逆向计划设计和近距离治疗逆向计划设计。具有三维计划评估工具，具有射野模拟、计划验证、能预测肿瘤控制概率和正常组织并发症发生概率等功能。

（三）治疗计划系统需要的数据

1. 放射治疗设备机械和射野数据　包括设备名称、射线类型和能量、机架和准直器机械运动数据、治疗床机械运动数据、楔形板数据、挡块数据、MLC几何数据（与MLC相关的测量数据包括叶片穿透、相邻叶片的叶间穿透以及当相对叶片合拢时的端面穿透）等。

2. 射线束剂量学数据　不同的剂量计算模型所需的治疗设备剂量参数不同，通常需要开野的剂量数据如百分深度剂量数据、离轴剂量分布及散射数据、楔形野剂量数据、MLC射野及挡块射野剂量数据等。TPS需要不同射野的相对或绝对的射野因子，用于计算治疗时间和动态射野的剂量分布（如动态楔形板、动态MLC等）。

基于蒙特卡罗的TPS需要直线加速器射束路径上各部件的组成成分和几何参数的准确资料，如波导窗、靶、均整块、散射箔、透射电离室、准直光阑、MLC、挡块与托盘，以及其他电子或光子射束可能遇到的器件。

3. 患者解剖数据　简单的手工计算出束时间或者加速器剂量监测跳数只要求照射野中心轴百分深度剂量及源皮距。由于只计算点剂量，不需要患者的形状和离轴处的身体轮廓。

二维治疗计划时，患者的身体形状可由射野中心轴上的单层横截面外轮廓来描述，可在模拟定位时通过铅丝或石膏脱模的方式获得。

三维治疗计划需要描述器官的体积剂量，需要不同模式的医学影像确定肿瘤体积和正常组织位置的三维信息数据。不同模式的医学影像一般由多排CT或MRI扫描得到。治疗计划系统将不同模式、

不同时间的图像，通过图像配准或融合技术，如CT与MR、CT与PET图像配准或融合技术，使临床诊断和治疗更加准确完善，靶区更加精确确定。患者的影像数据可通过DICOM（digital imaging and communications in medicine）3.0或DICOM RT格式输入TPS。

治疗计划系统需要输入患者模拟定位图像，如CT、MR、PET图像等。①对每幅患者图像勾画外轮廓、肿瘤轮廓、危及器官轮廓等，并对各组织器官密度校正。②TPS依据CT断层图像，重建显示冠状面、横断面、矢状面图像，具有三维立体轮廓、三维立体实体及三维立体旋转显示和任意切面显示等功能。显示射野视观（beam's eye view，BEV）、医生视观（room eye view，REV）、数字重建图像（digitally reconstructed radiograph，DRR）视图等。③通过附在图像的内外标记点建立患者坐标系，设计治疗计划，将剂量分布图与解剖图相互映射。④利用REV显示患者和治疗设备相对空间位置关系，提示治疗设备是否与患者发生碰撞。⑤DRR是利用CT断层图像用数学方法重建X线图像，用于模拟计划的实施和治疗前患者体位验证。

二、外照射治疗计划设计中器官定义

靶区是指放射治疗将要照射的部位。根据国际辐射单位与测量委员会（International Commission on Radiation Units and Measurements，ICRU）29号、50号、62号和83号报告规定统一定义如下（图31-9）靶区定义：

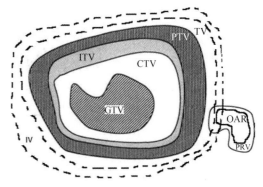

图31-9　靶区定义

1. 大体肿瘤体积（gross tumor volume，GTV）大体肿瘤体积指通过临床体检、影像学检查、病理检查显示的恶性肿瘤的位置和肿瘤范围，包括：①原发肿瘤区（GTV-P）；②区域淋巴结转移肿瘤区（GTV-N）；③远处转移肿瘤区（GTV-M）。如果肿瘤已被切除则认为没有GTV。

2. 临床靶体积（clinical target volume，CTV）

临床靶体积包括 GTV、肿瘤周围亚临床灶和可能浸润的区域。亚临床灶分为两种情况，邻近 GTV 的亚临床浸润区域和与 GTV 有一定距离的亚临床浸润区域。由于这两种情况 CTV 的复发危险程度不一致，需要照射的剂量也可能不同，分成高危 CTV 和低危 CTV。

3. 计划靶体积（planning target volume，PTV）计划靶体积指为确保 CTV 能得到既定的处方剂量，考虑到各种不确定因素，在 CTV 基础上外放一定范围所包括的体积。不确定因素包括机器误差、摆位误差、分次治疗间误差及由器官生理运动引起的误差等。

器官生理运动是指呼吸运动、膀胱及直肠充盈状态、吞咽、心脏跳动及小肠蠕动等状况，为了区分人体器官生理运动引起的误差还是其他误差，ICRU 62 号报告将因器官生理运动而需要外放的边界称为内边界（internal margin，IM），IM 可能是不对称地围绕在 CTV 周围。在 CTV 基础上外放内边界包括的范围成为内靶体积（internal target volume，ITV）；因摆位误差、机器误差、多次治疗间的误差等而需要外放的边界称为摆位边界（setup margin，SM）。针对 GTV 提升剂量时，在 GTV 基础上考虑器官生理运动而外放的边界称为内大体肿瘤体积（internal gross tumor volume，IGTV）。

PTV 的设定一般是在 CTV 周围根据位置误差均匀或不均匀外放一个区域（margin），治疗计划是根据 PTV 的大小和形状，选择合适的剂量分布来设计的。

4. 治疗体积（treatment volume，TV）治疗体积指根据治疗目的选定的等剂量面所包绕的体积，TV=PTV 时最好，但临床应用中，通常 TV 均大于 PTV。

5. 照射区域（irradiated volume，IV）照射区域指在一定照射技术和射野安排下，50% 等剂量线所包括的范围。此区域位于治疗区外但仍处于射野之内。

6. 危及器官（organ at risk，OAR）危及器官指靶区内或靶区附近有可能因照射而损伤的正常器官。这些器官或组织会对治疗计划和处方剂量产生影响。

7. 计划危及器官体积（planning organs at risk volume，PRV）考虑到器官生理运动、摆位误差、机器误差等，在危及器官基础上外放一定边界所包括的体积称为计划危及器官体积。临床应用中 PTV 与 PRV 之间有可能重叠。

三、外照射治疗计划设计

（一）计划设计中的临床剂量学原则

放射治疗目的是给予肿瘤足够高的照射剂量，在杀灭肿瘤细胞的同时，确保肿瘤周围正常组织和重要器官接受尽可能少的照射剂量，以提高患者的生存质量（图 31-10）。治疗计划设计和实施过程中，应遵循临床剂量学原则：

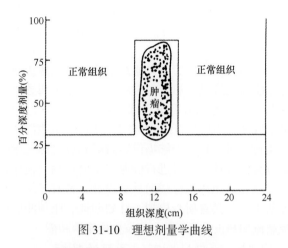

图 31-10 理想剂量学曲线

1. 肿瘤剂量要准确 肿瘤照射剂量要准确，照射野要对准肿瘤组织，同时给予足够准确的照射剂量，以使肿瘤组织受到最大的杀伤。肿瘤剂量的不确定度应控制在 ±5% 以内。

2. 治疗的肿瘤区域内剂量分布要均匀 接受照射的肿瘤体积内剂量梯度变化不能超过 ±5%。在考虑提升肿瘤剂量及生物效应等因素时（如立体定向放射治疗和调强放射治疗），不一定要求肿瘤治疗区内剂量分布非常均匀。

3. 降低肿瘤周围正常组织受照剂量 尽量提高肿瘤治疗区域内剂量的同时，降低照射野内正常组织受量。

4. 保护肿瘤周围重要器官少受或不受照射 肿瘤邻近的正常组织和重要器官，如脑干、脊髓、晶体等，受到过量照射，可能会对其造成损伤，引发严重的并发症，影响患者的生存质量。因此肿瘤周围重要器官的受量不允许超过其耐受剂量。

（二）治疗计划设计

治疗计划设计是通过物理手段选择照射技术和射线参数，设计临床满意的靶区剂量分布、周围正常组织及关键或敏感组织所受影响最小的可实施的治疗方案。

1. 治疗计划设计步骤

（1）获取患者治疗部位解剖图像资料：通常应用 CT 或 MR 扫描图像确定患者治疗部位的解剖资料，如外轮廓、靶区、重要组织和器官轮廓。图像应包括上下最远射野边界外至少 2cm 的层面，以提供足够的散射体积供剂量计算。重要组织和器官应具有完整的解剖结构，以便用剂量体积评估。按 CT 值对所有组织器官进行相应的组织密度校正。

（2）射线束参数选择：按剂量学原则选择合适的放射源、射线能量、射野方向、楔形板、射野挡块及组织补偿物等。射野方向应选择各射野入口靠近肿瘤，使体内穿刺路径最短，入口应尽量分散以减少剂量叠加的区域，可使用共面或非共面射野，调节射野剂量权重，射野应尽量避开重要器官，减少正常组织受量。

（3）应用 MLC 适形靶区：为使治疗区的形状与靶区形状一致，必须从三维方向上进行剂量分布控制。3D-CRT 是指在照射方向上，照射野的形状必须与靶区的形状一致，而且使靶区内及表面剂量处处相等。IMRT 是指射野内诸点的输出剂量能按要求的方式进行调整。为实现三维方向上控制靶区剂量分布，通过 BEV 应用 MLC 确定射野形状和大小。

（4）剂量计算：剂量计算是治疗计划系统的核心，调用治疗设备物理和辐射剂量数据及患者解剖影像数据，依据剂量计算模型进行剂量计算，计算出治疗照射的 MU 值或照射时间及患者体内剂量分布。剂量计算通常分为外照射和近距离照射。外照射剂量计算又分为 X 线和电子束计算，可以独立计算，也可以相互混合进行剂量计算。近距离剂量计算分为腔内、插植、植入等不同治疗方式的剂量计算。

剂量计算后治疗计划系统可以在横断面、冠状面、矢状面及三维立体图像上显示等剂量分布，用于评估组织内任意点、线、面的照射剂量。TPS 可计算靶区和危及器官剂量体积，以 DVH 方式显示，评估治疗计划的优劣，并且可以进行不同计划的比较。

（5）治疗计划输出：治疗计划确认后，打印治疗报告，同时将治疗数据通过网络传输到治疗设备，以备实施治疗。治疗计划输出内容包括治疗参数控制文件、治疗单、多叶准直器控制文件、基于 CT 解剖图像的等剂量线分布图、DVH 图等治疗计划资料。

2. 三维适形计划设计 患者经热塑面膜或其他定位装置固定体位后，进行 CT/MRI 模拟定位，将获得的患者影像学资料传送到医师工作站，通过图像重建技术，进行人体图像的三维重建。医师根据 ICRU 相应的要求勾画出肿瘤靶区，包括 GTV、CTV 和 PTV 以及危及器官，确定放疗处方之后进入由物理师计划设计环节。

物理师详细审核靶区形状、体积大小、与周边危及器官之间的关系，开始计划设计。根据自己医院加速器的特点，选择射线种类、射线能量，利用 3D TPS 三维显示功能、虚拟透视和模拟以及射野方向视图进行摆放射野，一般采取多野照射技术。使 MLC 与 PTV 适形，为了补偿射野边缘因散射等导致的靶区剂量不足，通常要在 PTV 边缘外扩一定宽度的边界（margin）。然后选择一定的剂量算法进行

剂量计算，剂量计算结束根据剂量学原则进行计划评估，观察处方剂量与 PTV 的适合度、靶区剂量的均匀度、DVH 图等指标评估计划是否满足医师要求。如果不满足，需要反复调整不同射野的剂量权重、射野数量和射野角度、是否需要添加楔形板等手段，来获得一个优秀的计划。治疗计划设计好后，有主管医师评估认可治疗计划，审核签字，最终确定治疗计划。

三维适形计划设计过程一般是正向计划设计过程。设计者依据自己的经验、射野剂量权重等物理参数，计算患者体内剂量分布，根据剂量学四原则对计划进行修改和评估，得到所需的剂量分布，最后确定治疗方案。正向计划依赖物理师的经验，需要反复调试。这种"正向计划设计"，治疗方案的好坏很大程度上取决于计划设计者的经验，计划往往是"可接受"的方案，特别是对于射野数目较多、靶区形状复杂、靶区剂量要求特殊时，人工设计会遇到很多困难。

3. 调强计划设计 与三维计划正向计划设计方法不同的是，调强放疗计划设计采用逆向计划设计（inverse planning），它是将预期的理想分布模式、正常组织器官的剂量限量等输入治疗计划系统，根据医生所确定的目标和剂量分布要求，如靶区边缘剂量分布要求，相邻重要器官保护剂量的要求等，按照一定的剂量计算模型，通过数学方法，通过逆向优化计算出最接近目标剂量分布函数的实际计划方案（包括射野参数、权重、射野形状、尺寸、治疗机输出剂量等），由计算机优化处理，得出所有的治疗参数。

在逆向计划设计中，临床预期目标称为目标函数。目标函数有物理目标函数和生物目标函数，物理目标函数是通过限定或规定靶区和危及器官中应达到的物理剂量分布，如靶区最大剂量、最低剂量及平均剂量、危及器官最大限制剂量、体积剂量等；生物目标函数是通过限定应达到临床要求的治疗结果，如肿瘤控制概率和正常组织并发症发生概率等。生物目标函数是描述治疗后患者肿瘤控制概率和生存质量的量化指标，是治疗的最高原则。

调强计划设计一般包括以下几个步骤。①靶区、危及器官和计划辅助区勾画：调强计划靶区和危及器官勾画与 3D-CRT 类似，但经常需要勾画专门的计划辅助区，如靶区周围的环用于增加靶区适形性；亚靶区用于处理靶区和危及器官重叠；辅助器官用于提高靶区剂量，降低危及器官剂量等。②布野：固定野调强通常采用 5～11 个射束，射束个数且多为奇数，避免对穿照射（对穿野设计在目标函数上会直接竞争）；旋转调强计划可以根据靶区部位、复

杂程度、危及器官保护等选择部分弧、全弧、多弧等，根据临床需选择共面或非共面布野方式。③优化：根据医生处方剂量要求，输入 PTV 总处方剂量、单次照射剂量、分割次数；输入危机器官剂量限值，串型器官以最大量进行约束、并行器官以体积计量进行约束。然后 TPS 基于优化算法进行优化，寻找最优的解决方案，即射野参数组合，如射野方向、子野形状、权重等。目标函数、子野形状、权重可以反复修改和优化，直到用户获得满意的结果。④计划评估和计划输出：按照计划评估内容进行评估。计划评估合格之后，打印计划报告，进行计划排程，准备实施治疗。

4. 电子线射野设计 高能电子线离开加速器时，其能谱是非常狭窄的，几乎可以认为是单一能谱。在到达体模或患者体表之前，电子线要穿过窗口、散射箔和射线监测器等装置，并发生相互作用。在人体或体模内，随着深度的增加，电子线平均能量降低，射线散射角扩大。由于碰撞效应，电子线会离开入射径迹而发生各向散射。高能电子线照射与高能 X（γ）射线不同，百分深度剂量曲线分为 4 个部分：剂量建成区、高剂量坪区、剂量跌落区和 X 线污染区。高能电子线的剂量建成效应不明显，表面剂量一般在 75%～80% 及以上，并随能量的增加而增加（图 31-11）；随深度增加，百分深度剂量很快达到最大点；然后形成高剂量坪区；最大剂量深度随能量的增加和射野面积的增大而增加，剂量的梯度变化随能量和入射斜度的增加而减小，随射野面积的增大而增加，源皮距增加时变化不大。影响输出量的变量有射野大小、主准直器开放的大小、限光筒和源皮距。

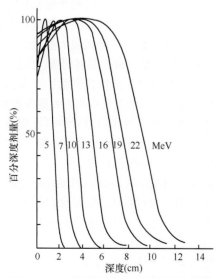

图 31-11 不同能量电子线百分深度剂量

应用高能电子线进行治疗要选择合适的射线能量，使肿瘤后缘深度（$d_{后}$）在 85% 剂量线深度，单野照射可获得比较满意的剂量分布，电子线能量可以近似为 $E=3×d_{后}+（2～3）MeV$。由于电子线剂量学特点，可对靶区后侧的正常组织加以保护，随着电子线能量的增加，皮肤剂量和 X 线污染增加，即电子线的优越性逐渐丧失，故临床常用的电子线能量不能太高，一般为 4～25MeV。高能电子线可以单用或与光子线结合治疗肿瘤，对密质骨可衰减射线使骨后剂量减少。电子线能量越高，表面建成剂量越高，皮肤反应越重。

四、后装治疗计划设计

近距离后装治疗计划系统是根据靶体积的形状大小确定放射源的排列方式和间距，把密封微型放射源通过施源器送到肿瘤内或肿瘤附近，利用计算机控制的放射源，按照一定的时间间隔步进位移，以步进驻留方式模拟线源照射，对每一驻留时间优化处理的治疗计划系统。

根据诊断结果和病灶情况，用不同方法按一定规则将施源器放置或植入需要治疗的肿瘤位置，并固定牢固。后装治疗计划设计流程如下：

1. 模拟定位 通常有两种方法：①在模拟机或 X 线机或 C 臂下拍摄两张不同角度的 X 线定位片，拍片方法有正交法、等中心法、交角法等。正交法是拍摄正侧位片各一张，两张片子线束中心轴线垂直通过等中心，类似拍正侧位诊断片。等中心法用模拟定位机或旋转式 X 线诊断机，先确定焦点到中心点的垂直距离，然后左右旋转相同角度，拍摄两张 X 线定位片。交角法类似于等中心法，但拍摄左右两定位片的角度不相等，焦点至等中心的距离也可不同。②应用 CT 或 MR 扫描获取断层图像，根据肿瘤位置确定扫描范围，将扫描图像传输至计划系统。

2. 施源器空间位置重建 将 X 线影像或 CT、MRI 断层图像信息输入治疗计划系统内，利用治疗计划系统软件，结合拍片相关参数（焦点到中心的距离、中心到 X 线片的距离、对称角度等），完成施源器和假源空间重建。

3. 治疗计划设计 腔内近距离治疗剂量学参数包括：治疗技术（放射源、施源器）、时间剂量模式、参考体积、参考点剂量（膀胱、直肠、淋巴引流区、盆壁）等。依据 X 线影像或 CT、MR 断层图像信息，确定需要治疗的肿瘤区域，勾画靶区。根据施源器和假源空间位置，设置剂量参考点与参考剂量，如食管、气管癌剂量参考点设在距源轴 10mm 处，直肠癌、阴道癌设在黏膜下，参考点剂量多为每次

5~10Gy，每周1~2次，照射剂量为20~30Gy，总剂量根据病情及外照射剂量综合考虑。根据肿瘤情况，给出每个参考点的距离、梯度、权重、剂量参数，优化计算，确定各驻留点的驻留时间。治疗计划系统通过剂量优化计算出放射源在各假源标志点需要驻留的时间。优化计算是使等剂量面通过各参考点并使参考体积包罗整个靶区。

4. 计划评估 治疗计划系统显示靶区体积大小及放射源的位置，提供靶区三维剂量分布，靶区周围正常组织受照剂量。可用等剂量线、等剂量面及剂量体积直方图（DVH）对治疗计划进行评估。剂量分布三维显示的最主要优点，可实现在三维任意方向观察覆盖靶区剂量。检查任意平面的剂量分布图，如果剂量分布欠佳，可再行调整，通过增减某些驻留点的时间或重新优化，直到满意为止。治疗计划完成、确认后，则可操作控制系统，按制订的计划进行治疗。

5. 实施治疗计划 将患者送入治疗室，将施源器与后装治疗机的放射源输送管相接，关闭治疗室门，在控制室利用计算机控制程序执行制订好的治疗计划。治疗完毕，存储并打印治疗计划。取下施源器，做好局部止血和消毒处理后，嘱咐患者休息15min后离开治疗室。

五、治疗计划评估

（一）计划设计及评估中的剂量参数

治疗计划设计及评估中涉及的剂量学相关参数。

1. 靶区剂量

（1）靶区剂量：靶区剂量指根治肿瘤的致死剂量或靶区需要的治疗剂量，即处方剂量。

（2）靶区最大剂量（或接近靶区最大剂量 D_{max}）：靶区内最大剂量区域大于或等于2cm²时，临床上才认为有意义，通常以接近靶区最大剂量 $D_{2\%}$ 来描述。

（3）靶区最小剂量（或接近靶区最小剂量 D_{min}）：靶区内最小剂量对面积不作具体规定，通常以靶区98%体积接受的剂量 $D_{98\%}$ 为最小剂量，最小剂量应不低于处方剂量。

（4）靶区平均剂量（D_{mean}）：靶区平均剂量不是最大和最小靶区剂量的算术平均值，而是靶区内被均匀分割的剂量矩阵的剂量平均值。

（5）靶区中位剂量（D_{med}）：靶区中位剂量是靶区内被均匀分割的剂量矩阵的剂量中间值。

（6）剂量冷点：靶区内低于处方剂量的区域，应该避免靶区内出现剂量冷点。

2. 危及器官或正常组织剂量

（1）剂量热点：靶区以外正常组织接受超过100%靶区剂量的区域。靶区外正常组织或器官应避免出现剂量热点，即靶区外避免出现高于靶区剂量的区域。

（2）组织最大剂量：串形器官或组织如食管、脊髓等需要评估最大剂量 D_{max} 及 $D_{2\%}$，或评估接受接近最大剂量1ml体积剂量，如脊髓报告 D_{1cc}，评估 $D_{2\%}$ 时要求完整勾画器官。

（3）组织平均剂量：并形器官或组织如肺、肝等需要评估平均剂量 D_{mean} 和 V_D（接受一定限制剂量的体积）。

（4）正常组织或器官体积剂量：对于肺、肝等正常组织或器官有时需要评估体积剂量 V_D 如 V_5、V_{10}、V_{20}、V_{30}、V_{50} 等，表示该器官或组织接受5Gy、10Gy、20Gy、30Gy、50Gy 的体积。

3. 剂量体积直方图 剂量体积直方图（dose volume histogram，DVH）是用于描述正常组织和肿瘤组织受特定剂量，或百分剂量照射的体积比，可直观显示肿瘤或正常组织受照射剂量的分布情况，提供正常组织或其他感兴趣组织接受剂量大于或等于某一特定值的体积或体积百分比。横坐标代表剂量，纵坐标代表体积或某照射剂量出现的频率。病灶剂量体积直方图顶部越平坦表示病灶内剂量越均匀，下降越陡直，表示病灶边沿剂量分布梯度越大，周围正常组织和重要器官则要求限制在低剂量区域且出现的频率越低，占照射区的比例越少越好（图31-12）。

DVH 对治疗计划的剂量分布整体情况可有一全貌的了解，除了靶区内最大剂量、最小剂量及平均剂量外，还可定量显示靶体积或重要器官受到高于设定剂量照射的部分，95%靶区体积得到的照射剂量 $D_{95\%}$，肺组织受到20Gy以上照射剂量的体积或其占总体积的百分比 V_{20}，DVH 简单明了地显示了靶区或正常组织中剂量与体积的关系，常用的积分 DVH（cumulative DVH）是指在剂量计算的体积范围内，接受大于某剂量值的体积相加结果，或指定的某个器官或靶区具有某剂量值的体积与该器官或靶区总体积之比。DVH 不能完全取代剂量的显示方法。

4. 适形度指数 适形度指数（conformal index，CI）是指处方剂量包绕的体积 V_R 形状和大小与肿瘤靶区 V_T 的符合程度，理想的计划是 V_R 和 V_T 完全一致，CI 值为1。现实中受照射技术的限制，很难达到两者完全一致，一般 3D-CRT 技术可以获得 CI ＞0.5，IMRT 技术可以获得更高 CI 值。

$$CI = \frac{V_{R-T}}{V_T} \times \frac{V_{R-T}}{V_R} \qquad (31-1)$$

式中，V_{R-T} 为处方剂量包绕的靶区体积；V_T 为靶区体积；V_R 为处方剂量包绕的体积。

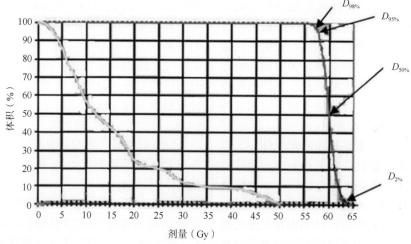

图 31-12　剂量体积直方图

5. 均匀性指数　均匀性指数（homogeneity index，HI）是指靶区内剂量分布的均匀性，该指数越接近 0，说明靶区内剂量越均匀，剂量分布越合理。

$$HI=\frac{(D_{2\%}-D_{98\%})}{D_{50\%}}　（31-2）$$

6. 肿瘤控制概率和正常组织并发症发生概率　肿瘤控制概率（tumor control probability，TCP）指肿瘤得到控制的概率，是肿瘤所受照射剂量和肿瘤体积的函数。正常组织并发症概率（normal tissue complication probability，NTCP）指正常组织经照射一定剂量后一段时间内发生的放射并发症的概率，同样也是所受照射剂量和体积的函数，肿瘤控制率与正常组织并发症发生率是相关的，随照射剂量的增加而变化，呈"S"形曲线，两条曲线的斜率、相互间的位置随肿瘤类型、射线种类等因素不同而不同（图 31-13）。选择一个好的治疗方案，可使肿瘤控制率最高而并发症最低。

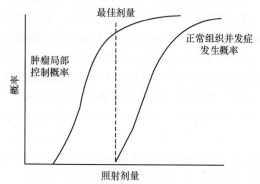

图 31-13　肿瘤控制概率和正常组织并发症发生概率与照射剂量的关系

7. 肿瘤致死剂量　肿瘤致死剂量定义为肿瘤控制率达到 95% 时所需要的剂量，即表示为 TCD₉₅。不同类型、不同病理分级、不同期别、不同体积大小的肿瘤，其致死剂量亦不相同。肿瘤致死剂量越

高用放射线治愈越困难。

8. 正常组织耐受剂量　正常组织耐受剂量分为临床可接受的最小器官损伤剂量（表示为 TD₅/₅）和最大器官损伤剂量（表示为 TD₅₀/₅）。TD₅/₅ 是指使用标准治疗条件治疗的肿瘤患者中，治疗 5 年后，因放射治疗造成严重损伤的患者不超过 5% 时的照射剂量。TD₅₀/₅ 是指使用标准治疗条件治疗的患者中，治疗 5 年后，因放射治疗造成严重损伤的患者不超过 50% 时的照射剂量。

9. 治疗比　治疗比（therapeutic ratio，TR）是正常组织的耐受剂量与肿瘤致死剂量之比。例如，精原细胞瘤的致死剂量为 35Gy，而照射野内肠管的耐受剂量为 50Gy，治疗比＞1；当治疗比≥1 时，肿瘤才有可能被治愈。当治疗比＜1 时，放射治疗治愈肿瘤的可能性很小，但可以通过精心设计治疗计划，改善肿瘤周围正常组织的受照剂量，以期达到更好的治疗效果。

10. 放射生物学模型　肿瘤放射治疗的基本原则是提高肿瘤控制概率的同时尽量降低正常组织的损伤概率，但是不同肿瘤和不同的正常组织对放射线的敏感性不同，其生物剂量响应不同，所以仅物理剂量分布不能完全反映对病变的控制率和正常组织引发的并发症，为了衡量治疗计划的优劣、预测治疗疗效及副作用，利用生物等效剂量来预测并发症的概率及肿瘤控制的可能性，与此相对应的常用放射生物学指标是肿瘤控制概率（TCP）和正常组织并发症概率（NTCP）模型。

（1）TCP 和 NTCP 模型：以生物学参数设计和评估治疗计划，是基于吸收剂量和照射体积对物理剂量分布的补充，TCP 模型与肿瘤体积、肿瘤内克隆源性细胞密度、单次剂量、单次剂量照射后细胞存活数及照射次数等因素相关，是基于细胞杀伤的统计原理，假定只有所有克隆源性肿瘤细胞被杀死，

肿瘤才能被完全控制。NTCP 基于类似原理，只有足够的正常细胞被杀死，才能出现正常组织的损伤。可以通过调整模型参数，计算不同正常器官在接受一定照射剂量后出现放疗并发症的概率，从而对放疗毒性反应进行预测，并可据此对不同的治疗方案进行生物效应的量化对比。

（2）等效均匀剂量和有效体积：NTCP 的模型中均假设整个器官或组织，或部分器官或组织受到单一剂量的照射，但实际上整个器官或组织，或部分器官或组织总是受到不均匀剂量的照射。等效均匀剂量（equivalent uniform dose，EUD）是指器官或组织的部分体积 V 受到均匀剂量 D 的照射造成的器官或组织的损伤，相当于整个器官或组织 $V_{100\%}$ 受到等效均匀剂量 EUD 照射造成的损伤，即

$$NTCP\ (V,\ D)=NTCP\ (V_{100\%},\ EUD)\quad（31-3）$$

有效体积（effective volume，EV）是指当器官或组织的部分体积 V 受到均匀剂量 D 照射造成的器官或组织的损伤，相当于器官或组织的一部分体积 EV 受到最大剂量 D_{max} 照射造成的损伤：

$$NTCP\ (V,\ D)=NTVP\ (EV,\ D_{max})\quad（31-4）$$

11. 照射剂量的显示　①二维剂量分布显示是在患者横断面及重建的冠状面和矢状面的解剖结构图上，把二维的剂量分布叠加在一起，用等剂量曲线来表示各器官或组织的受照剂量。评估平面剂量分布就是要检查每个层面内规定的等剂量线是否包括靶区，剂量分布是否均匀，剂量冷点和热点位置及体积，还有重要器官的受照射剂量等情况。②三维等剂量图显示是将三维等剂量线叠加在靶区和解剖结构立体图上，观察等剂量分布与靶区和各器官组织在三维空间上相互关系。

（二）治疗计划评估具体内容

1. 基于剂量体积直方图（dose volume histogram，DVH）评估治疗计划，在三维治疗计划系统中，剂量计算是在三维网络矩阵中进行的，可以对感兴趣的区域如靶区和重要器官计算多少体积受到多少剂量的照射，这种表示方法就是 DVH。DVH 分成积分 DVH 和微分 DVH，积分 DVH 主要用于同一治疗计划中不同器官间剂量分布的评估，微分 DVH 可以评估同一器官内受照体积与剂量间的相对关系。

2. 靶区（PTV）剂量评估　如 D_{max}、D_{min}、D_{mean}、D_{med}，最佳的计划应使靶区内 100% 体积达到处方剂量要求，至少 $PTV_{95\%}$ 达到处方剂量。危及器官剂量限制评估，如串形器官食管、脊髓等需要评估最大剂量 D_{max} 及 $D_{2\%}$，或评估 1cc 体积剂量，脊髓报告 D_{1cc}，评估 $D_{2\%}$ 时要求完整勾画器官；并形器官肺、肝脏等需要评估平均剂量 D_{mean} 和 V_D（接受一定限制剂量的体积），此类器官有时还需要评估体积剂量

V_D 如 V_5、V_{10}、V_{20}、V_{30}、V_{50} 等，表示该器官或组织接受 5Gy、10Gy、20Gy、30Gy、50Gy 剂量的体积。DVH 只表示有多少靶体积或危及器官（OAR）体积受到多高剂量的照射，但它没有空间的概念，不能标明靶体积内低剂量或 OAR 内高剂量区的位置，这就需要结合 CT 图像的剂量分布进行评估。

3. 基于 CT 图像层面的评估　内容包括二维剂量分布显示和三维等剂量图显示，二维剂量分布显示是在患者横断面及重建的冠状面和矢状面的 CT 图像上，观察二维剂量分布情况，可用等剂量线或剂量云图的形式表示。逐层观察等剂量线对靶区的包绕情况，靶区内剂量分布的均匀性，剂量分布与靶区的适合度，以及靶区周边和邻近重要器官的剂量变化梯度等情况，还可以观察兴趣点（point of interesting）的绝对剂量等。三维等剂量图显示是将三维等剂量线叠加在靶区和解剖结构图上，采用彩色等剂量面，配以 3D 平移旋转技术，便于观察等剂量分布于靶区和各器官组织在三维空间上相互关系。

4. 计划评估中常用的一些参数包括适形度指数、均匀性指数等。

六、计 划 验 证

目前，调强放疗（intensity modulated radiation therapy，IMRT）已经成为主流的放疗技术。与三维适形放疗不同，IMRT 使用 MLC 形成的大量小野实现剂量适形。但是从计划设计、数据传输到治疗实施，存在着许多的不确定度，要获得精准的照射剂量，就需要对 IMRT 治疗进行严格的质量保证。目前 IMRT 质量保证的主要方法是将患者计划移植到模体，在加速器上执行模体计划，通过电离室或电子矩阵测量模体受照的实际剂量，对比 TPS 计算值，按照一定的标准判定参考剂量和评估剂量的差别是否满足临床要求限值，这就是剂量验证。

剂量验证分为绝对剂量验证和相对剂量分布验证，包括点剂量验证、二维平面剂量验证、三维剂量验证及第三方独立计算软件等。不同的剂量测量方法需要相应的仪器设备，这些仪器设备的测量精度决定了剂量测量的结果，所以这些测量工具应依据相应规程定期进行校准标定。

（一）点剂量验证

点剂量验证也叫作绝对剂量验证，有多种剂量测量工具来进行验证。圆柱形（指形）电离室具有良好的剂量线性、能量响应及重复性等优点，是常用的绝对剂量验证工具，但需要到国家标准实验室进行校准后才能进行测量。目前临床剂量验证常用的指形电离室有 3 种灵敏体积，分别是 0.6ml、0.125ml（图 31-14）和 0.015ml。0.6ml 电离室是放射治疗中最常用的一种。

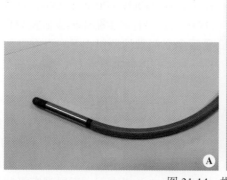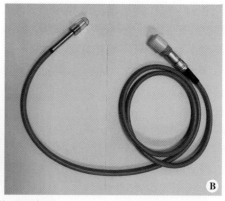

图 31-14　指形电离室
A. 0.6ml; B. 0.125ml

绝对剂量验证过程：①验证模体的建立：在 CT 床板上放置固体水模，在其中一块有电离室插孔的水模中插入电离室，贴上参考标记点，进行 CT 扫描，后将模体 CT 断层影像传输至计划工作站，重建该模体，勾画出模体外轮廓、电离室灵敏体积轮廓。②将经医生确认后的患者 IMRT 计划移植至模体，将计划中心置于电离室灵敏体积中心，计算剂量分布，保存为 QA 计划。③在加速器治疗床上摆放模体，根据激光灯调整治疗床使机器等中心与治疗坐标重合，执行该患者调强计划，用剂量仪进行测量。④将测量剂量与治疗计划系统计算剂量进行比对，两者误差应小于 5%。

用电离室进行绝对剂量验证应该注意，要选择合适灵敏体积的电离室，进行测量时电离室应该放在剂量梯度变化平缓的区域，要选择合适的电离室方向。

（二）二维剂量验证

在放射治疗过程中，不仅要保证患者肿瘤病灶获得准确的处方剂量，而且要保证参考肿瘤平面剂量分布与 TPS 计算剂量分布的一致，因此对放射治疗计划在感兴趣平面（冠状面、横断面及矢状面）剂量分布的验证，弥补了一个点或几个点绝对剂量验证的不足。目前用于测量调强放射治疗计划平面剂量分布的二维平面剂量检测工具如下：

1. 胶片剂量仪　胶片剂量仪由于能够快速方便地获取二维平面剂量分布而最早应用于电子线射野

的剂量分布。胶片剂量仪具有空间分辨力高、组织等效性好，并可一次性获取二维剂量分布、便于长期保存和分析等优势，在 IMRT 剂量学验证的研究上得到广泛的应用。目前常用的胶片剂量仪有放射线胶片（radiographic film，RGF）和辐射显色胶片（radiochromic film，RCF）。

RGF 由透明片基、覆盖在片基双面或单面的含卤化银晶体颗粒的乳胶以及保护乳胶的涂层组成。RGF 对能量依赖性强，剂量范围有限，对光线敏感须在暗室操作，曝光胶片处理过程烦琐。而 RCF，如 Gafchromic EBT 是一种免冲洗胶片剂量仪，它的有效原子序数更接近于水，接受辐射后不需要物理或者化学的增强或处理而直接显色，在 30keV 到数 MeV 光子能量范围内响应偏差小于 5%，其新型 EBT3 应用更加广泛。

胶片验证流程（图 31-15）：①建立胶片剂量响应曲线：对胶片进行剂量刻度建立胶片剂量响应曲线；②曝照胶片：将患者计划机架角全部改为 0°，计算后将验证计划传至加速器，将胶片放置于过等中心点横截面处，然后出束爆片；③扫描胶片：将曝光所得胶片用扫描仪扫描，并输入验证软件系统；④分析：通常使用 γ 评估方法。γ 分析方法同时考虑了计划执行时的剂量误差和位置误差，通过率标准，根据 AAPM TG218 要求，在 3%/2mm（以 2mm 为位置偏差标准，以 3% 为剂量偏差的标准），剂量阈值 10%，γ 通过率 ≥95%。

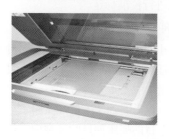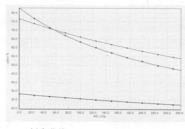

像素值（光密度值）　——刻度曲线——→　剂量图（Dose）

图 31-15　胶片-剂量转换流程

使用胶片进行剂量验证，使用不同批次的产品时，要重新进行刻度曲线校准；另外如扫描时间、胶片放置方向以及胶片的不均匀度等都会给最终的剂量测量带来误差，因此在使用过程中要注意纠正其影响因素，尽可能地减小误差。

2. 二维平面探测器阵列 二维平面探测器阵列主要有二极管和电离室探测器阵列，是将电离室或半导体按照一定的间距排列，形成矩阵。每个探测器的位置是固定的，有限分布的探测器数量导致其空间分辨力低于胶片。探测器阵列经过剂量校准后，可以进行绝对剂量的验证和相对剂量的验证，但通常用来进行相对剂量的验证。利用二维平面探测器阵列进行验证方便高效，在临床中得到了普遍应用。

二维平面探测器阵列验证流程：①建立验证模体。在二维平面探测器矩阵上下各放置一定厚度的固体水，将夹着矩阵的固体水在CT模拟机下以3mm层厚扫描，将图像传输至计划系统，在计划系统中确定该模体的坐标原点，此模体作为平面剂量的验证模体。②制作验证计划。选择需要验证的调强计划，将其拷贝到该模体中，把等中心设置到坐标原点的位置，将计划的机架角度、准直器角度和床角度都设为0°，重新进行剂量计算，最后导出射野在矩阵测量中心层面的剂量分布，作比较分析。③剂量学验证。机架和准直器角度置于0°，将矩阵放在5cm厚的固体水上方，参考激光线调整电离室矩阵，使其有效测量点位于等中心层面上，然后在上面加固体水，SAD=100cm。连接电缆调出验证计划出束测量（图31-16）。通过率标准，根据AAPM TG 218要求，在3%/2mm，剂量阈值10%，γ通过率≥95%。

电子射野影像装置（electronic portal imaging device，EPID）亦属于二维平面阵列探测器，最初是用来做患者位置验证，照射野位置验证和患者摆位误差，但研究发现它具有的剂量学特性可满足剂量验证要求。EPID在患者剂量验证方面主要分两类，一类是通过某种算法预测出探测板平面透射剂量，与实际测量结果相比较分析；第二类是由EPID测得的透射剂量及配套软件反推出患者的中平面剂量，或者患者体内的三维解剖剂量的分布，与TPS结果相分析比较。目前这两种方法在临床上都得到广泛的应用。

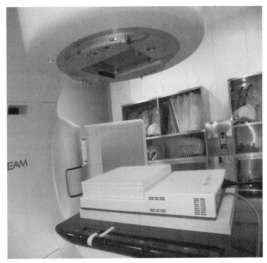

图 31-16 二维剂量验证

（三）三维剂量验证

三维剂量验证方法是一种新型的调强放疗剂量验证方法，它的基本原理是通过二维测量工具，将治疗机输出的射线注量与患者的三维信息相结合，通过各类剂量算法来计算患者体内三维剂量分布，并与原先的治疗计划相比较。三维剂量验证设备主要有分布在圆筒壁上的探测器、垂直交叉的平板探测器、旋转平板探测器及EPID等，可以在三维方向上进行调强放射治疗的剂量验证。

三维剂量验证流程：在计划系统中将患者调强计划分别移植到三维剂量验证CT扫描模体中，选择合适的剂量计算网格计算相应模体的三维剂量分布；验证测量时将探测器摆放在加速器治疗床上，激光灯摆位，然后在相应的测量软件中进行患者计划验证数据的采集（图31-17），三维剂量验证误差评价方式可以用γ方法，也可以直观地以患者体内剂量分布来显示。

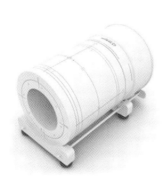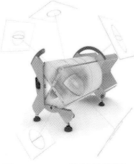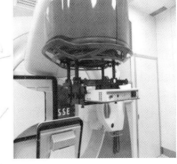

图 31-17 三维剂量验证

（四）基于软件的剂量验证

调强剂量验证不仅要花费大量时间，还需要验证设备，因而有些医学物理学家通过设计软件计算的方法加以验证，是一种快捷有效的剂量方法。

1. 基于 EPID 的剂量学验证　该方法通过利用 EPID 测量射线束的透射剂量，再用反向投影算法在模体或者患者原始 CT 上重建出三维剂量分布。因为该方法只是个软件操作和处理过程，无须借助于额外模体，因此 EPID 的剂量学验证方法也可以用于患者在治疗时的在线验证。

2. 基于控制系统产生的日志文件的剂量验证　加速器出束时，治疗控制系统以一定的时间间隔采集每对 MLC 叶片的位置信息，并储存成日志文件，而且机架的角度信息和每个子野的剂量率信息也都被记录在加速器的控制系统上，存为另一个独立的日志文件。将控制系统记录的这些日志文件回传到 TPS，并在患者原始的 CT 图像上重建剂量，重建出实际治疗的三维剂量分布，进而结合患者的解剖结构分别从点剂量、面剂量或者剂量体积直方图（dose volume histogram，DVH）来比较肿瘤和危及器官（organ at risk，OAR）的受照剂量和计算剂量之间的偏差。该方法不要求任何的模体和探测设备，完全是软件操作过程，因此验证流程快捷便利。

3. 基于蒙特卡罗算法的独立剂量验证　该方法通过 TPS 的 DICOM 数据库建立射线束模型和患者模型，模拟粒子输运、碰撞和剂量沉积的过程，从而得到相应剂量分布，然后再以 DICOM 的格式导回 TPS，在患者的原始 CT 图像上，结合解剖结构，可以很直观地与原计划作剂量布的比较。蒙特卡罗算法在放射治疗的三维剂量验证中被认为具有较高的剂量学精度。

剂量验证是获得准确放疗剂量的重要质量保证措施。近年来随着大数据分析与人工智能技术的发展，机器学习可以预测计划质量及剂量验证结果。目前所进行的都是治疗前剂量验证，但在放射治疗中，影响患者实际接受剂量因素很多，不仅与实际治疗时放射治疗设备的状况有关，还与实际治疗时患者位置的一致性及器官的内部运动有关。有相当数量的放射治疗差错在治疗前模体验证中并不能被发现，为准确评估患者的实际接受剂量，在体剂量验证近年来成为热门的研究方向还有在体剂量验证等新技术不断取得进展。

七、计划执行

计划执行是放射治疗重要环节，充分体现医生放疗方案的治疗计划，只有得到准确的执行，患者才能够得到预期的治疗效果。

（一）治疗单核对

1. 基本信息核对　要反复核查患者身份信息，如姓名、性别、年龄、病案号、治疗部位、临床诊断、治疗机器等信息。治疗前负责操作的两位治疗师要双确认，确保患者身份无误。

2. 治疗计划核对　核查治疗计划报告单，主要包括计划信息，如：治疗体位、处方总剂量、单次治疗剂量和治疗次数；射野信息，如治疗中心数目、照射野数量或旋转弧数量、射线类型和射线能量、共面计划或非共面计划、治疗坐标、DVH 图及 DVH 统计报告、剂量分布图、移床值、医生物理师签名等。

3. 体位固定及图像引导放疗要求核对　核对患者所使用的体位固定装置，图像引导放疗技术和引导次数（如大分割要求每次图像引导），治疗复位要求等。

（二）治疗前准备

1. 放疗中注意事项　①放疗前先到接诊台进行登记，了解放疗流程，按照流程中预约时间前来治疗。②放疗过程中要保持标记线清晰，不清晰时要及时描画。③要根据预约时间前来有序治疗。④穿着柔软宽松舒适的衣物，保持照射部位皮肤清洁。⑤进入机房内部治疗，最好有家属陪同，家属和技师共同搀扶患者上床治疗。⑥放疗过程中，要保持体位恒定；若有不适，可通过室内对讲系统告知治疗技师或举手示意。⑦有不适时及时和医师沟通，及时治疗。

2. 饮食注意事项　患者在接受放疗时，或多或少都会出现一些放疗反应，如口腔黏膜反应，食欲不振、口咽痛、血常规下降等，由于这些反应的出现会影响患者食欲，导致反应的加重，恶性循环最终会影响治疗的顺利进行，甚至中断治疗，所以放疗患者的饮食调理是一个十分重要的问题。首先，患者饮食搭配要遵循"三高一低"的原则。所谓三高即指高维生素、高蛋白、高热量，如瘦肉、海产品、新鲜水果、蔬菜等；一低指的是低脂肪；其次，患者进食要以清淡易消化食物为主，忌油腻及辛辣，尽量做得味美醇正，使患者易于接受；再次，根据放疗中出现的反应进行食物调整，如白细胞下降后应注意吃一些动物肝脏、菠菜、豆制品等。如果患者因放疗出现食欲不振、消化不良，可予少量多餐，在总摄入量不减少的前提下，分多次进食。在放疗期间不主张忌口。

（三）摆位操作

治疗师引领患者进入机房，根据治疗单要求，在加速器治疗床上对患者进行体位固定和摆位操作。

1. 体位固定　头颈部肿瘤放疗体位多取仰卧位，患者平躺在专用固定架上，采用头颈肩型热塑膜进行体位固定，配合采用标准型号（A、B、C、D、E等）头枕或个体化定制头枕。采用发泡胶等个体化定制头枕能有效增加体位重复性，减少摆位误差。摆位时注意保持患者体中线与激光灯一致，两侧肩部在同一水平，颈部自然放松。扣面罩时按照一定顺序，通常由上至下，两侧同时扣紧，避免两侧用力不均对患者的面部或颈部产生牵拉而影响体位。

颈段胸上段食管癌体位固定，常用体位是：仰卧位，双肩自然下垂，双臂自然伸直紧贴于身体两侧，手心向内，双腿自然伸直。胸中下段食管癌体位固定常用体位是：仰卧位，双手抱肘或双手交叉置于额头，或是患者双上肢上举，手心朝上握住翼型板手柄。将真空袋/发泡胶放置于碳纤维体板上，采用真空袋/发泡胶或头颈肩型热塑膜进行体位固定，或者是两者联合使用进行体位固定。

胸腹部肿瘤如肺癌、肝癌等运动器官肿瘤，进行体位固定时要考虑采用呼吸运动管理措施。采用立体定向体部放射治疗专用固定框架，辅以真空垫配合适配腹压板，或者专用的塑料薄膜抽气固定，以减少呼吸运动幅度。固定体位之前需对患者进行呼吸训练，使患者在放疗过程中能保持呼吸平稳，减少由于呼吸运动带来的治疗误差。若无呼吸运动管理措施，则采用真空袋/发泡胶或热塑膜进行体位固定。

乳腺癌放射治疗的体位固定主要采用热塑膜固定、真空袋固定、乳腺托架固定、发泡胶固定以及联合固定等几种方法。使用乳腺托架时，乳腺托架置加速床中间，激光灯线对准托架两侧对应刻度线，根据患者体型和医生要求将乳腺托架调整至合适角度，选取合适头枕位置和手臂托架位置，确保患者胸壁尽量与床面平行，患者手臂外展上举不小于90°，充分暴露胸壁。有锁骨上野时嘱患者头偏向健侧。

盆腔部位肿瘤如直肠癌，体位通常有仰卧位和俯卧位两种。仰卧位可根据靶区照射范围选择双臂置于胸前或双臂上举，俯卧位能减少正常组织的受量，满足临床靶区剂量的分布要求。仰卧位通常使用真空负压垫、发泡胶、热塑膜等配合体部固定架。俯卧位通常使用盆腔专用固定架，配合大小不同规格的镂空垫。患者取俯卧位，下腹部位于镂空处，有利于小肠自然下垂，减少其受照剂量。固定架可以单独使用，也可以配合体部热塑膜进行固定。

全中枢神经系统肿瘤患者放射治疗时体位可采用俯卧位或仰卧位。采用俯卧位时，使用船形枕和头部热塑膜配合真空固定垫进行体位固定；采用仰卧位时，使用头体一体固定板体板配合头颈肩热塑膜加热塑体膜进行固定。

2. 摆位操作　将体架（如头颈肩架、头体一体架等）固定在加速器治疗床上，患者平躺/俯卧在体架上或真空负压垫/发泡胶上，患者两侧皮肤标记线与体架/刻度线或真空负压垫/发泡胶标记线对齐后，进行热塑膜固定。调整治疗床，使热塑膜表面的治疗坐标标记线或真空负压垫/发泡胶标记线与激光灯对齐，锁定治疗床。核查机架角度、准直器角度、治疗床角度等各参数与显示屏患者数据一致。如果是偏体位中心肿瘤或床需要转角度，须在室内操作机架模拟旋转治疗角度，观察有无机架、床或患者发生碰撞危险，确保安全后治疗师走出治疗室关闭防护门。

（四）位置验证

1. EPID 二维图像验证　通过加速器产生的兆伏级 X 线来获得射野图像进行验证。治疗师按照激光灯线对患者摆好位置后，走出治疗室，关闭防护门。回到操作间后，打开 EPID 板，机架位于 0° 和 90°，分别拍摄 MV 正侧位验证片并与定位 CT 数字化重建正侧位片（DRR 片）进行匹配，手动调整窗宽/窗位，获取最佳的图像效果，匹配时主要以颅骨、脊椎、肋骨、胸骨、骨盆等骨结构或者标记点为基准进行配准，分别在冠状位、横断位和矢状位观察调整。

2. 锥形束 CT（CBCT）三维图像验证　kV 级 CBCT 安装于加速器机架上，与治疗射线束垂直并共等中心，由 X 线球管和对侧的非晶硅探测板组成。通过加速器机架旋转带动 X 线球管旋转，获取二维投影图像，然后进行 3D 图像重建。kV 级 CBCT 图像因其软组织分辨力高、空间分辨力高、获取时间快、配准方便、额外辐射剂量低等优点，已经成为目前影像引导放射治疗的主要方式。MV 级 CT（如螺旋断层设备）是采用与诊断 CT 一样的滑环技术，将加速器机头和探测器阵列相对安装于滑环上，CT 扫描采用 3.5MV 射线，进行扇形束扫描。治疗师按照激光灯线对患者摆好位之后，以肿瘤靶区（PTV）为中心，进行 CBCT 断层扫描，并与定位 CT 图像进行匹配。CBCT 配准框范围包括靶区及周边重要器官，骨结构附近肿瘤，配准方式多采用骨性配准或骨+软组织配准，根据配准软件不同，可选用自动配准或人工配准。自动配准完成后，要对配准结果进行人工审核确认。摆位误差修正阈值为 2mm，超出阈值时，需要进行移床修正。当摆位误差过大或有明显的旋转偏差时，如平移误差超过 5mm，旋转误差超过 3°，提示此次摆位有较大的不确定性，建议重新摆位。

3. 体表光学位置验证 体表光学系统由 3 个安装在天花板上的摄像头组成，2 个安装在治疗床两侧，另一个在治疗床尾正上面；摄像头由中间的投影仪（projector）与两侧的图像传感器（image sensors）组成。投影仪投射红外线斑点至患者体表，感受器获取斑点与患者的位置信息进行三维表面重建。体表光学引导放疗系统具有以下优点：三维图像，没有电离辐射，非侵入且患者体位可视化。它可用来引导摆位，分次内和分次间运动监测和呼吸量测定及呼吸门控。应用流程如下：①治疗计划和体表外轮廓导入到软件系统。②确定感兴趣区（region of interest，ROI），将患者图像和 ROI 作为参考图像。③依照患者体表参考点和激光灯摆位。④打开软件，进入监控状态，与参考图像的偏差就会显示在屏幕上，调整治疗床使 6 个方向误差接近于 0。⑤ CBCT 扫描并配准，修正误差，获取体表光学图像并作为参考图像，确定新的 ROI。⑥开始治疗，系统对患者使用监控状态。

（五）治疗实施

再次核对患者的身份信息和计划信息，确认无误后，载入治疗计划，实施放射治疗。治疗过程中，一方面要核对各项主要的治疗参数，确保设备正常运行，另一方面密切观察患者的身体状态，及时发现治疗过程中的异常。

1. 头颈部肿瘤放射治疗 治疗师拿到治疗单后，认真核对患者信息和计划信息，确认无误后，载入患者治疗计划。引领患者到治疗室，根据 CT 定位体位，对患者进行摆位。将患者应用的头枕固定在头颈肩板上，患者仰卧于头颈肩板上，体表标记线和头颈肩板相应刻度线对齐，以激光灯线作为基准，正中矢状位激光线与患者体中线重合，双手放置于身体两侧，用头颈肩膜固定。移动治疗床，使模具上的治疗坐标标记和激光灯线对准。治疗师走出治疗室，对患者进行 CBCT 扫描，确保摆位误差在阈值范围之内，确认无误后出束治疗。如果摆位误差超过预值范围，须重新摆位，重新验证。治疗中须密切观察患者情况，如有异常及时停机并妥善转移患者，若病情危急，一个治疗师应马上通知医生、护士到现场抢救，另一个治疗师在机房安抚患者或做救护准备。治疗结束时，将治疗床降至最低位置，协助患者下床，特别是老年患者、儿童患者、体弱患者和行动不方便的患者应防止坠床。治疗结束按要求认真填写或确认治疗记录。

2. 胸腹部与盆腔肿瘤放射治疗 胸腹部肿瘤按照上述要求进行体位固定和摆位。盆腔肿瘤如宫颈癌和前列腺癌，膀胱的充盈程度、直肠是否有胀气会直接影响肿瘤位置。因此从体位固定到治疗应采取必要措施，如：饮固定数量的温开水保持同样尿感或者使用膀胱容量测定仪，来保持固定容量尿液等方法，来保持肿瘤位置良好的重复性。患者摆位结束，进行 CBCT 扫描，然后和定位 CT 图像进行配准，选择合适的窗宽、窗位，分别在横断位、冠状位和矢状位观察骨结构、膀胱、直肠等器官的符合情况，确保摆位误差在阈值范围之内，确认无误后出束治疗。如果应用体表光学系统，可以在治疗过程中监测患者体位变化。

3. 其他部位肿瘤放射治疗 髓母细胞瘤、高危生殖细胞瘤和分化差的室管膜母细胞瘤等，容易沿脑脊液或脑膜播散，需要全中枢放射治疗，治疗靶区包括全脑和全脊髓，全脊髓下界至脊髓圆锥部。按照上述要求，对患者进行体位固定。全脑全脊髓放疗，照射范围比较长，有条件的医院最好选择螺旋断层放疗设备（TOMO）；如果选择加速器放疗，进行放疗时要考虑照射野之间的衔接问题。选择 CBCT 进行位置验证时，分别选择头部、胸椎和腰椎部位进行扫描，并与定位 CT 图像进行匹配。配准范围要求包括靶区及周边重要器官，但因为全中枢肿瘤范围较大，所以一般选取颅底、胸段、腰骶段等三段求其平均值，配准误差均需在允许的范围内，配准方式：因全中枢肿瘤紧邻椎体，常选用骨性配准。一般选择自动配准，配准效果不满意时可以进行手动调整。全脑全脊髓放疗过程中，会造成患者的颅内高压（主要表现为头痛、头昏、恶心、呕吐等症状），应在放疗过程中密切观察患者的反应，以免患者发生呕吐、窒息，治疗师要密切观察，及时了解患者情况。

思 考 题

1. 放射治疗患者体位固定的作用。
2. 放射治疗患者体位固定装置的要求。
3. 源皮距模拟定位和等中心模拟定位的区别。
4. 4D-CT 定位过程。
5. 临床剂量学原则。
6. 靶区体积定义。
7. 治疗计划设计步骤。
8. 治疗计划评估手段。

（郭跃信 王 淼）

第三十二章 放射治疗技术临床应用

本章主要叙述不同放射治疗技术特点、实现方法、临床应用等，这些放射治疗技术主要包括：固定源皮距照射、等中心照射、调强放射治疗、图像引导放疗和立体定向放疗等。

This chapter mainly discusses the characters, treated methods and clinical use of different radiation therapy technology.Radiation therapy technology mainly includes static source to skin distance technology, same source to axis technology, intensity modulated radiation therapy technology, image-guide radiotherapy technology, stereotactic radiotherapy technology, etc.

第一节 固定源皮距照射技术

固定源皮距照射技术是最基本的照射技术，医生通过 X 线二维模拟定位在患者皮肤上画出照射野，标记射野中心；照射时使治疗设备机头上"十"字线中心投影与患者皮肤上射野中心对准，升降床达到该机器治疗所需源皮距，并对需要保护的区域挡铅进行保护。肿瘤位于放射源与射野标记中心的延长线上，是一种简单、易行的照射技术，对于姑息放疗或采用简单射野照射的患者可以采用此技术。

一、基本概念

（一）源-皮距（source-skin distance，SSD）

表示沿射线中心轴从射线源到皮肤表面的距离。不同放疗设备、不同治疗方式可采用不同的 SSD，如加速器常用 SSD 为 100cm，对于比较大的照射野如淋巴瘤照射、全身照射时则需采用较长的 SSD。

（二）百分深度剂量（percentage depth dose，PDD）

是指模体内照射野中心轴上任一深度 d 处的吸收剂量（D_d）与参考点深度吸收剂量（D_0）之比的百分数（图 32-1）。

$$\text{PDD}(E, S, W, d) = D_d/D_0 \times 100\% \quad (32\text{-}1)$$

式中，E 为射线束的能量；S 为放射源到水模体表面的距离；W 为水模体表面的照射野大小；d 为水模体中的任一深度。

参考点深度的选择随能量不同而有区别，低能 X 线可以选择在体表；对高能 X 线，参考深度选在

最大吸收剂量深度，即 $d_0 = d_m$。PDD 的影响因素有以下几个方面：

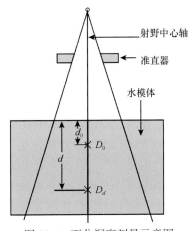

图 32-1 百分深度剂量示意图

1. 组织深度 高能光子入射到患者体内，与组织发生作用产生次级电子，次级电子有一定的射程，到达一定深度后能量完全被吸收，组织中沉积的能量达到最高点。从射线入射体内开始到剂量最高点这个范围叫作剂量建成区。在剂量建成区内，PDD 随深度增加而增大，在剂量建成区外，即过最大剂量点之后，随深度的增加 PDD 逐渐减少（图 32-2）。从图中可以看到，随能量增加，表面剂量减少，有利于对皮肤的保护，且最大剂量深度增加。

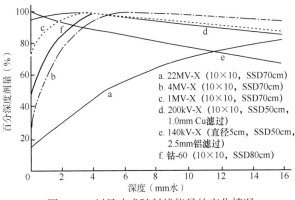

图 32-2 剂量建成随射线能量的变化情况

2. 射线能量 射线能量增大时，射线的穿透力提高，因此 PDD 上同一深度处，射线能量增加，PDD 也随射线能量的增加而增大（图 32-3）。

3. 照射面积 组织内的射线剂量包括原射线和散射线，是两者共同贡献之和。PDD 随射野面积改变的程度决定于射线的能量。低能 X 线，各方向的

散射线几乎同等，照射面积增大，同一深度的 PDD 随之加大；高能射线，由于散射线主要向前，照射面积对 PDD 影响不大。

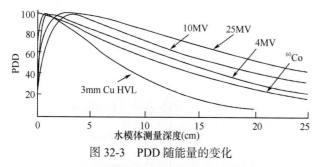

图 32-3　PDD 随能量的变化

采集加速器 PDD 数据时，所用的射野都为方野，但在实际临床工作中，经常用矩形和不规则照射野，必须将矩形野或非规则野剂量计算转化为方形照射野的剂量计算，为此临床上引入了等效方野的概念。如果使用的矩形野或不规则野在其照射野中心轴上的 PDD 与某一方形野的 PDD 相同时，该方形野叫作所使用的矩形或不规则照射野的等效照射野。等效照射野精确的计算方法是用原、散射线分别计算，但方法较为复杂，临床上经常使用近似的几何计算方法，即面积 / 周长比法，认为如果使用的矩形野和某一方形野的面积 / 周长比值相同，则认为这两种照射野等效，照射野 PDD 相同。若矩形野的长、宽分别为 a 和 b，等效方形野的边长为 s，根据面积 / 周长比值相同的方法则：

$$S = \frac{2ab}{a+b} \qquad (32-2)$$

4. 源皮距（SSD）　射线能量的衰减呈指数衰减，是距离平方反比定律关系，考虑到原射线和散射线的共同影响，在同一深度射线能量、照射面积不变的情况下，SSD 越小 PDD 越小；SSD 越大 PDD 也越高。

在实际临床应用中，如钴 -60 治疗机，随使用时间延长，钴源的衰变，放射源的能量逐渐减小，为减少治疗时间可考虑加长 SSD；另外对于像淋巴瘤照射，需要较大的照射野，也需要延长 SSD，此时随 SSD 的延长，在治疗深度处的 PDD 会增加。

二、剂量计算

PDD 曲线是在水体模中实际测量的，随深度、照射野面积及射线能量等参数变化。临床工作中，应用 X 线二维模拟定位机对患者进行肿瘤定位，确定肿瘤位置和肿瘤深度，选择相应的射线能量，假设每天需要照射的肿瘤剂量为 D_t，则需要照射的处方剂量 D_m 为：可以查 PDD 值后计算得出处方：

$$D_m = D_t / PDD \qquad (32-3)$$

三、临床应用

（一）照射方法

固定 SSD 照射技术，即是将放射源到皮肤的距离固定，将机架的旋转中心放在照射野的中心点上，肿瘤或靶区的中心位于源与照射野中心的延长线上，因此该照射技术的要点是机架的旋转角度要准确，否则肿瘤的中心就会偏离，甚至于偏离出照射野之外。如果采用多野照射，需要对每个射野进行分别摆位，非常麻烦，仅适应于姑息性放疗或是非标准 SSD 治疗，也常见锁骨上区转移灶的单野照射等。

（二）定位技术

用二维模拟定位机进行定位，如食管癌姑息放疗时前后对穿野照射，患者仰卧于模拟机床上进行固定，把模拟机灯光野中心放在体表相应位置，固定 SSD，嘱患者咽一口钡剂后再含一口钡剂，通过显示屏观察患者吞钡时食管充盈缺损位置，确定肿瘤病灶位置并把照射野的中心放在肿瘤中心位置，并在肿瘤长度的上下界外放一定范围，如上下各外放 3～4cm。进入机房内，打开光野灯，根据模拟机的"井"形线在体表的投影，用标记笔在皮肤上描记出照射野的范围，并测量和记录肿瘤深度。患者采取俯卧位后，用同样的方法确定背后照射野范围。

（三）直线加速器照射摆位技术要点

1. 根据治疗要求，借助于摆位标记，根据模拟定位的体位确定患者治疗体位。

2. 调整机架角度和小机头角度。

3. 打开射野灯和光距尺，光野灯"十"字线中心与皮肤照射野中心对准，调整治疗高度 SSD 为 100cm。

4. 调节射野大小，使灯光野与患者皮肤上射野标记完全重合，正确使用挡铅块将射野挡至所需的形状。

5. 进行固定角度照射时，一定要注意机架角度的准确性及患者体位与定位体位的一致性，确保肿瘤中心位于照射野之内。

固定 SSD 照射技术比较简单，但要注意的是 SSD 要准确，尤其是固定角度照射，在确保照射野全部包括病灶的情况下，通过调节机架角度和小机头角度、用固定挡块等来避开和保护重要器官；治疗时必须保持与定位方法的一致。

第二节　等中心照射技术

等中心照射技术是临床上常用的照射方法，等中心照射的原理是将肿瘤中心与机架的等中心重合，机架位于任何位置，肿瘤始终处于机器的旋转中心。等中心照射技术的最大优点是照射重复性好，对于多野照射，在控制室即可操作，简单易行。摆位技术的重点是升床准确，把源轴距放在肿瘤中心。

一、基本概念

（一）源 - 瘤距

源 - 瘤距（source-tumor distance，STD）指放射源沿射线中心轴到肿瘤内所考虑点的距离。

（二）源 - 轴距

源 - 轴距（source-axis distance，SAD）是指放射源到机架旋转轴或机器等中心的距离。

（三）等中心

治疗机的机架旋转中心、小机头旋转中心和治疗床旋转中心在空间交于一点，这个点就叫作机器的等中心。

（四）组织空气比

组织空气比（tissue air ratio，TAR）指体模内射线中心轴上任一点吸收剂量 D_d 与空间同一位置上自由空气中吸收剂量 D_{fs} 之比（图 32-4）。

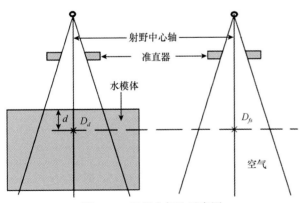

图 32-4　组织空气比示意图

$$TAR=\frac{D_d}{D_{fs}} \qquad （32-4）$$

式中，D_d 为组织中的吸收剂量，D_{fs} 为空间同一位置处空气中相同射野面积的吸收剂量。

组织空气比表征的是空间同一位置处组织中的吸收剂量与空气中的吸收剂量比值，两者的散射条件不同。TAR 的影响因素有以下几个方面：

1. 组织深度　高能 X（γ）射线，由于剂量建成效应的存在，使 TAR 在最大剂量深度以内随深度增加而增大，在最大剂量点达到最大，在此深度之后，随深度增大而减小。临床剂量学中将最大剂量点处的 TAR 称为反散射因子 BSF（back scatter factor，BSF），可表示为：BSF=TAR（dm）。

2. 照射野与射线能量　随照射野及射线能量的增大 TAR 也增大，与 PDD 类似。

3. 源皮距　对 TAR 无影响，因为 TAR 是比较两种不同散射条件在空间同一位置的吸收剂量之比。

TAR 适于等中心照射时的剂量计算，但 TAR 的一个缺点在于必须测量出空气中计算点处的吸收剂量。随着射线能量的增加，为达到次级电子平衡测量空气吸收剂量的电离室壁厚度增大，这不仅使测量变得困难，而且会增加测量误差。为解决上述问题临床上引入了组织最大比（tissue max ratio，TMR）的概念。

（五）组织最大比

组织最大比（tissue max ratio，TMR）指体模内照射野中心轴上任意一点的吸收剂量 D_d 与空间同一点体模中射野中心轴上最大剂量点处的吸收剂量 D_m 之比（图 32-5）。

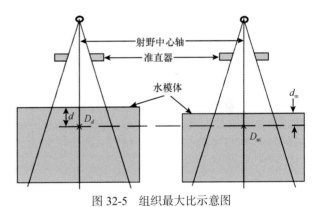

图 32-5　组织最大比示意图

$$TMR=\frac{D_d}{D_m} \qquad （32-5）$$

TMR 概念中所涉及的两点剂量都是体模内组织吸收剂量，解决了 TAR 测量遇到的困难。TMR 随射线能量、照射野大小以及组织深度变化与 TAR 相类似。

二、剂量计算

TAR 不易测量，在临床应用中，通常是由 PDD 经过公式转换而来，如食管癌患者，采用三野等中心照射技术，经二维模拟定位机进行等中心定位，确定射野大小和肿瘤深度，选择相应的射线能量，从 TAR 表格中确定 TAR 值，医生给定肿瘤剂量为 D_t，则处方剂量为 D_m。

$$D_m = \frac{D_t}{TAR} \quad (32\text{-}6)$$

三、临床应用

（一）照射方法

等中心照射时，将肿瘤中心置于机器的等中心，采用多野等中心定角照射方法，也就是机架旋转一定角度进行照射，等中心定角照射方法的特点是，通过合理布置照射野，可以避开重要器官，减少重要器官所受的照射剂量；为了获得较好的靶区剂量分布适形度和均匀性，多采用多野照射，如食管癌的三野等中心照射技术等。

（二）定位技术

如食管癌前程照射时的前后对穿野等中心二维照射技术，患者仰卧于模拟机床上，用真空袋或体板＋体膜方式固定，保持 SSD 为 100cm，嘱患者咽一口钡剂后再含一口钡剂，通过显示屏观察患者吞钡时食管充盈缺损位置，确定肿瘤病灶位置，将机器等中心放在肿瘤中心，用模拟机"井"字线界定肿瘤长度，病灶上下各外放 3～4cm，射野宽度为 5cm。机架分别旋转到 270° 和 90°，确认机架旋转中心在肿瘤中心高度，根据需要调整小机头角度，避开脊髓。机架和小机头角度恢复为 0 位，开启灯光野，标记出患者体表的射野中心，依据光距尺在患者皮肤表面所显示的 SSD，确定升床度高为 100cm 减去所显示的 SSD 即为肿瘤深度，在患者的皮肤上或体膜上做摆位标记。

（三）摆位技术要点

1. 根据治疗要求，借助于摆位标记，根据模拟定位的体位确定患者治疗体位。

2. 机架角度和小机头角度为 0°。

3. 打开射野灯和激光灯，射野灯"十"字线中心与皮肤照射野中心对准，调整治疗床高度使两侧墙激光灯与患者皮肤标记或体膜上标记点对准，确认 SAD 准确。

4. 设置好治疗 MU 值再出束治疗。

等中心照射技术要点是保证治疗床高度准确，必须使机架的旋转中心位于肿瘤的中心上，照射野的大小是等中心处的射野大小，摆位时要充分利用激光灯，使激光灯线与患者皮肤标记或体膜上标记点对准，可以减少摆位时间。

第三节　调强放射治疗技术

一、基本概念

放射治疗同外科手术一样是一种局部治疗手段，其基本目标是杀死肿瘤细胞，保护肿瘤周边的正常组织和重要器官不受照射或少受照射。理想的治疗计划应是：肿瘤剂量要准确，治疗的肿瘤区域内吸收剂量要均匀，尽量提高肿瘤内吸收剂量，保护肿瘤周围重要器官不受或少受照射。能够满足以上剂量分布要求的技术是采取三维适形放射治疗（3-dimensional conformal radiation therapy，3D CRT），所谓 3D CRT 是指在三维空间分布的射野方向上，照射野的形状与靶区投影的形状一致，并且剂量分布：①高剂量区的形状与靶区（PTV）相似。②靶区外剂量迅速下降。③靶区内剂量较均匀。但是肿瘤组织内部是非均质的，病变内部的肿瘤细胞密度、增殖活性能力、含氧程度和放射敏感性不同，客观上要求给予不同强度的照射剂量。调强放射治疗（intensity modulated radiation therapy，IMRT）是指：①在射线视角方向上，照射野的形状与肿瘤靶区的形状相一致；②射野内诸点的剂量率可以根据要求进行调整（图 32-6）。通过对不同方向入射的射野强度进行调整，从而以非均匀的射野对靶区进行照射，所有照射野合成之后，最终得到期望的靶区剂量分布。

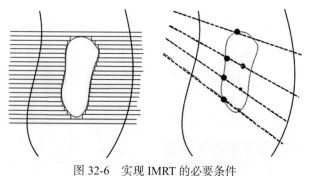

图 32-6　实现 IMRT 的必要条件

二、设备的要求

IMRT 治疗流程包括体位固定、靶区和重要器官三维空间定位、计划设计和计划评估、计划验证和计划实施等五个阶段，是一种精确放疗技术。治疗实施的前提有两个：①靶区和周围重要器官的三维空间定位。螺旋 CT 是最基本的设备，不仅可以提供靶区和周围重要器官的三维空间信息，它的电子密度值也是进行剂量计算所必需的，但因为 CT 对软组织分辨能力差的缺点，可以用 MRI/PET 加以辅助采用图像融合技术，以精确确定靶区。② IMRT

采用分次放疗模式，必须保证患者从定位到治疗时体位的精确重复性，因此必须采用体位固定技术。体位固定使用定位摆位框架，头部肿瘤结合使用头膜或头颈肩膜，体部肿瘤结合使用真空垫＋呼吸运动管理装置，或结合使用体膜的方式进行固定。

计划设计是 IMRT 过程中极其重要的一环，治疗计划系统（treatment planning system）是一个重要的组成部分和联系纽带，它可以接收 CT/MRI/PET 输出的图像，进行靶区和重要器官的勾画及重建，建立患者坐标系，制订一个优化的治疗方案，输出治疗方案数据到加速器控制计算机。

治疗机是实现 IMRT 的关键设备，现代的加速器都是计算机控制的数字化机器，有内置 MLC，在照射过程中叶片可以根据预定计划运动以调节射野内的输出剂量率，实现静态、动态 IMRT。加速器通过网络与 TPS 连接，接受从 TPS 传递过来的剂量、结构等信息，还可以将加速器的射野影像系统的射野验证片和有关的剂量信息传送到 TPS 进行比较，具有验证和记录功能，确保治疗方案执行的准确性。

治疗验证设备，如治疗前计划复位（模拟定位机或 CT）；剂量验证设备（胶片、电子矩阵、EPID 以及三维剂量验证设备等）；位置验证（如 EPID、KV 影像系统），治疗中射野及体位的监测（EPID）等（图 32-7）。

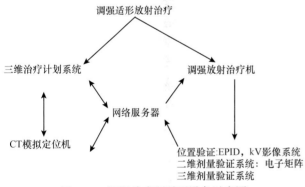

图 32-7　调强放疗所需要设备示意图

三、基本方式与治疗流程

（一）基本方式

IMRT 要求射野内诸点的输出剂量率可以按照要求的方式进行调整，这就要求每个入射野的强度可以借助射线限束设备进行调制。通常将入射野看成是由许多窄笔形束组成的矩阵，每个笔形束可具有不同的注量强度。IMRT 治疗计划设计时根据靶区和周围重要器官和组织的三维解剖，以及预定的靶区剂量分布和重要器官的剂量限值，利用优化设计算法，得到射野方向上需要的强分布，按照治疗计划将原射线、散射线、漏射线等生成预定的强度分布。IMRT 的实现方式主要包括固定机架角 IMRT 和弧形旋转 IMRT（图 32-8）。

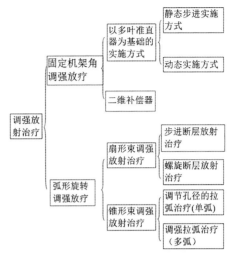

图 32-8　IMRT 实现的方式

（二）固定机架角 IMRT

1. 二维补偿器　传统上二维补偿器主要用于补偿人体不规则的曲面或组织不均匀性，以便在治疗深度处的某个平面上得到比较均匀的剂量分布。楔形板就是一种简单的一维补偿器。把补偿器用于射野调强，作用不再局限于获得某个平面内的均匀剂量分布，而是扩展到整个治疗体积的均匀剂量分布。

用补偿器进行射野调强的原理非常简单：高密度物质对射线有很强的衰减作用，射线穿过物质的厚度越大，强度衰减就越大，把高密度物质做成厚度按一定模式分布的曲面实心体（补偿器），就可以对射束的强度进行调制。物质的密度越大，射线衰减的能力就越强，所以补偿器一般选用低熔点、高密度的合金来制造，如低熔点铅。补偿器制作通常是预先制造好等截面立方体，称为单元体，把射野的强度分布转变成单元体最接近的厚度，或连续变化的厚度分布。补偿器调强效果确切、可靠，但制作麻烦（图 32-9）。

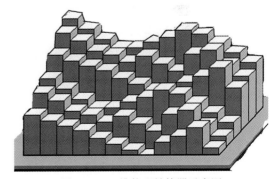

图 32-9　二维物理补偿器示意图

2. 静态 MLC 调强 MLC 与常规准直器相似，在形成射野时需关闭放射源，照射过程中 MLC 处于静止状态，这种照射过程中叶片处于静止状态的 MLC 称 为 静 态 MLC（static-multileaf collimators，SMLC）。用静态 MLC 实施调强照射的原理是：把调强射野分割成许多个较小强度的子野，用叠加的不规则子野的剂量分布来逼近调强射野的剂量分布。在照射过程中，一个子野照射结束后，关闭放射源，待下一个射野形成后，再打开放射源继续照射，直至照射完所有的子野，所有子野的束流强度相加形成计划要求的强度分布。

与二维补偿器相比，静态 MLC 调强操作方便，每个子野的剂量分布可分别测量，易于对计划进行验证。缺点是由于每个调强射野要分成多个子野来照射，对于复杂的调强放疗计划，需要子野的数目比较大，该方法耗时较多，射线利用率较低，叶片间射线泄漏量也会增加。

3. 动态 MLC 调强 是利用 MLC 的每对叶片相对运动，实现对射野强度的调节，其特征是，叶片运动过程中，射线一直处于出束状态。特点是，一对相对叶片总是向一个方向运动，通过控制两个叶片的相对位置和停留时间，就可以得到该位置处的输出强度。在一对叶片中，有一片称为引导片（leading leaf）先运动到一个位置，然后另一个片称为跟随片（trailing leaf），按选定的速度运动，给出各点所需要的强度（图 32-10）。

（三）弧形旋转 IMRT

1. 扇形束旋转 IMRT 是利用特殊设计的 MLC 形成的扇形束绕患者纵轴旋转照射，完成一个切片治疗，然后利用床的步进，完成下一个切片治疗。

按床步进方式不同，分成步进式和螺旋式进床方式。步进式（图 32-11）旋转 IMRT 的特点是当机架旋转照射时，治疗床是静止的，治疗层面为人体内的一个切片平面，该切片平面治疗结束后，停止照射，治疗床移动到下一个断层的治疗位置，再继续照射。因为这种特殊设计 MLC 所形成的条形野宽度有限，一次旋转照射只能治疗一个有限的区间，治疗时层与层之间的剂量衔接是比较突出的问题，相邻叶片紧密连接，则合成的剂量就会比较平滑；如果衔接时出现交叠或分离，则合成的剂量就会出现高剂量或欠剂量，因此治疗床的步进精度是影响剂量优劣的主要因素。螺旋式（图 32-12）旋转 IMRT 特点是机架边旋转床边缓慢地以恒定的速度前进，实现扇形束 IMRT，治疗机头发出的扇形调强束随机架的旋转对人体作旋转照射，治疗层面不再是平面，而是一个复杂的螺旋曲面。由于不存在步进方式中的断层剂量衔接问题，螺旋方式有望取得更高的效率和更好的治疗精度。

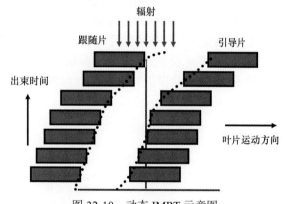

图 32-10 动态 IMRT 示意图

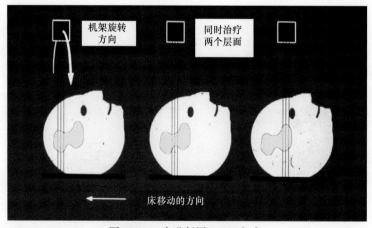

图 32-11 步进断层 IMRT 方式

2. 锥形束旋转 IMRT 利用加速器产生的锥形束旋转照射，机架旋转的同时，MLC 形成的射野形状和大小始终处于不断的变化当中。弧的数目由

强度分布的复杂程度即强度分级决定。主要技术特点是采用整野治疗，不必分成窄束照射，光子使用效率高，也不存在相邻窄野间的衔接问题，同时在

MLC 叶片运动方向上剂量是连续的，可同时调整 MLC 的形状、输出剂量率和机架的旋转速度。

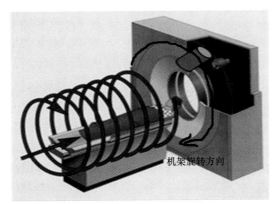

图 32-12 螺旋断层 IMRT 方式

（四）治疗流程

IMRT 是一种精确放疗技术，治疗流程包括体位固定、靶区和重要器官三维空间定位、计划设计和计划评估、计划验证和计划实施等五个阶段。

1. 体位固定 体位固定是肿瘤放射治疗过程中最重要的环节之一，直接关系到靶区和危及器官是否能得到精确的照射和有效的保护。进行体位固定的目的是要减少摆位误差，限制患者在治疗时移动，提高治疗精度。

（1）头颈部肿瘤常用的固定方法：头部肿瘤如脑瘤，假如只照射颅脑，通常采用热塑膜+头部固定架+合适头枕进行固定。

头颈肩部放疗体位固定：对于鼻咽癌、喉癌、颈段食管癌等肿瘤放疗，可以采用头颈肩膜+头颈肩板+合适头枕进行固定，固定范围从头顶到胸廓上半部。由于颈部活动度较大，为了增加固定效果，也可以采用"靶"形的真空袋或者发泡胶塑造成形来代替标准枕头。

（2）胸部肿瘤放疗体位固定：胸部肿瘤如食管癌、肺癌、纵隔肿瘤等，常用的体位固定装置有：真空袋、体位固定架+体膜；胸肺部肿瘤放疗常使用真空袋、发泡胶及体位固定架+体膜作体位固定，食管癌颈上段的患者常使用头颈肩架+肩垫+膜作体位固定。

（3）盆腔肿瘤放疗体位固定：盆腔肿瘤如宫颈癌、直肠癌、前列腺癌等，放疗精确度受很多因素影响，比如膀胱的充盈、小肠的蠕动、仰卧和俯卧等等。较常用的体位固定方法是采用加腹板的俯卧体位且保持膀胱充盈。

（4）乳腺癌放疗体位固定：乳腺癌的体位固定常用乳腺托架，热塑模固定，真空袋固定，发泡胶固定及联合固定等方式。对于乳房较大的患者采用俯卧位体架，以减少心脏和肺的受照剂量。

2. 靶区和重要器官三维空间定位 在 IMRT 治疗中，靶区和重要器官的精确确定主要是通过 CT/MRI/PET-CT 来确定的，其中 CT 是最基本的定位设备，它不仅可以确定肿瘤和重要器官的空间位置，还可以用来进行计划设计，进行剂量计算和评估患者肿瘤治疗效果。

（1）头颈部肿瘤 CT 定位：①对患者进行体位固定。②摆放定位铅点及标记：激光系统复零，使 Y 轴激光线与患者正中矢状线重合，两侧激光定位指示点尽量接近治疗靶区位置，在激光定位指示点的左、右、前位置贴定位标签纸并分别进行左、右、前三个"十"字形标志点标记，粘贴可以在 CT 片上显影的铅点。③设置扫描参数进行扫描：设定头颈部扫描扫描方式，头颈部扫描层厚与层间距一般是 3mm，进行平扫+增强扫描方式。先设定平扫，平扫之后需检查参考铅点是否清晰显示，再做下一个序列增强扫描。开始增强扫描前，先启动高压注射器通过静脉针头注入对比剂，等待 37~48s 才开始扫描。扫描完成后仔细检查图像，如果没有问题将图像传至 CT-Sim 工作站。

（2）胸部肿瘤 CT 定位：①对患者进行体位固定：胸肺部肿瘤放疗常使用真空袋、发泡胶及体位固定架+体膜进行体位固定，食管癌颈上段的患者常使用头颈肩架+肩垫+体膜。②摆放定位铅点及标记：参考标记点应选择靶区位置和接近骨性标记，两侧标记点可选择患者两侧肋骨位置。由于胸部有呼吸运动，应选择呼气末或吸气末做参考标记，胸前标记点可选择在患者胸部正中矢状线上。③设置扫描参数进行扫描：设定胸部扫描方式，扫描层厚和层距一般选择 5mm。扫描范围，通常上界平第 1 颈椎，下界在第 2 腰椎或第 3 腰椎位置，考虑到患者的呼吸运动幅度上下界可外放 1~2cm，同时扫描范围还必须把 3 个 CT 定位参考点包括在内。如果医生要求是平扫+增强扫描，增强扫描在高压注射器启动 42s 后开始扫描。扫描完成后仔细检查图像，如果没有问题将图像传至 CT-Sim 工作站。

（3）腹盆腔肿瘤 CT 定位：①CT 定位前的准备：对于前列腺癌、宫颈癌、直肠癌以及使用体位固定架+体膜俯卧位治疗的患者，膀胱尿量充盈度的改变会影响到患者体位固定的效果、靶区器官位置从而影响放疗的疗效，患者膀胱尿量的基本一致是非常重要的，一般要求患者尿量充盈度在 150~300ml 较为合适，允许有 ±30ml 尿量的差别，有条件的可以进行超声膀胱容量测定。②对患者进行体位固定：使用的体位固定装置有：真空袋、体位固定架+膜、腹板及发泡胶固定器等。③摆放定位铅点及标记：定位铅点及标记尽量接近治疗靶区位置，使用真空袋时，标志点可布在肋骨或髂前上棘部位。④设置扫描参数进行扫描：扫描层厚和层距一般选择 5mm。扫描范围，上腹部可设在第 10 胸椎下缘至第 5 腰椎下缘范围；盆腔可设定在第 2 腰或第 3 腰椎上缘至坐骨结节下缘下 2cm 范围等。增强扫描一般情况在高压注射器启动 45s 后开始扫描。扫描完成后仔细检查图像，如果没有问题将图像传至 CT-Sim 工作站。

（4）全中枢神经系统 CT 定位：①对患者进行体位固定：传统的全脑全脊髓放疗多采用俯卧位，患者俯卧于 10cm 厚的泡沫板上，头部采用船型枕 + 热塑膜固定，身体中线成一直线。仰卧位建议采用一体化板固定装置，患者平躺，双手置于身体两侧，头颈部和躯干部采用热塑膜或真空垫进行体位固定。②摆放定位铅点及标记：定位铅点及标记尽量接近治疗靶区位置，常规加速器放疗通常将靶区分成 3 段，三个等中心分别位于颅脑、胸椎段和腰骶段。若采用螺旋断层放疗技术则可设置一个等中心点。③设置扫描参数进行扫描：扫描层厚和层距一般选择 5mm。扫描范围从颅顶上缘至骶椎下缘。增强扫描一般情况在高压注射器启动 30～45s 后开始扫描。扫描完成后仔细检查图像，如果没有问题将图像传至 CT-Sim 工作站。

3. 计划设计和计划评估 IMRT 一般采用逆向计划设计，物理师将医生处方作为计划设计的物理目标或生物目标函数。在治疗计划系统中，根据特定的加速器模型和剂量计算模型进行优化计算，经过反复多次对目标函数修改和优化计算后，最终获得符合目标函数的治疗计划。

计划评估内容主要包括基于 DVH 来评估靶区剂量是否达到处方剂量要求，危及器官剂量所受的照射剂量是否在剂量允许值以内，从 CT 图像层面观察剂量线的包绕情况，评估它的适形度和均匀性，有无剂量的热点和冷点。同时要评估计划的可执行性及执行效率等。

4. 计划验证 IMRT 是一种高精度的治疗手段，要确保患者得到准确的照射剂量和满意的剂量分布，必须进行患者位置验证和剂量验证。

（1）几何位置验证：几何位置验证就是验证患者的摆位误差，也就是验证患者在加速器上的体位与定位 CT 扫描时体位的一致性。目前应用较多的是在患者治疗前校正摆位误差，有二维和三维两种方法，三维验证方法是用 MVCT 或 CBCT 与计划 CT 进行比较，属于图像引导放疗的范畴，在此只介绍二维验证方法。①电子射野影像设备（electronic portal image device，EPID）：将定位 CT 包含有靶区的数字重建放射影像（digital reconstructed radio-

graph，DRR）与 EPID 拍摄的正侧位电子射野验证片（electronic portal image，EPI）进行比较，验证摆位误差，若误差大于可接受的水平，则采取在线校正。EPID 验证直接使用治疗患者的 MV 射线，可以直接验证靶区和照射野的对准情况。② MV-kV 混合或 kV-kV 平片验证：现在的加速器已经配置有 kV 成像系统，治疗技师将患者按治疗要求摆好体位后，机架位于 0°，同时采集 EPID 和 kV 平片；或者仅用 kV 拍摄正侧位片，与定位 CT 的 DRR 片比对，验证摆位误差。

（2）剂量验证：IMRT 是一项复杂的治疗技术，计划设计是通过逆向手段，利用用户加速器数据模型，根据一定的算法优化计算而来；加速器执行过程中，牵涉到射线传递整个过程，尤其是 MLC 的各种参数、加速器的输出剂量率稳定性等直接影响到患者肿瘤靶区剂量的准确，因此必须进行相应的剂量验证。

剂量验证分为绝对剂量的验证和相对剂量分布的验证，包括点剂量验证、二维平面剂量验证、三维剂量验证以及第三方独立计算软件。剂量验方法首先将设计的计划导入到模体上进行计算，得到模体中的剂量和剂量分布；以模体代替人，将患者计划在加速器执行，将测量的剂量与计算机计算的剂量进行比较。

1）绝对剂量的验证：由于指形电离室在剂量线性、能量响应以及重复性等方面具有很好稳定性等优点，所以在 IMRT 的剂量验证过程中，用指形电离室对感兴趣点作绝对剂量的验证。临床上用于 IMRT 绝对剂量验证的电离室一般选择小体积，以符合点剂量的测量要求，并且测量点要选择在剂量梯度相对平缓的区域，以减少位置偏差造成的剂量测量误差。

2）二维平面剂量验证：对于 IMRT 的验证，仅验证一个点或者几个点的绝对量是不够的，完整的剂量验证应该包括剂量分布的二维平面剂量验证。目前常用的二维平面剂量验证工具有：①胶片：胶片剂量仪具有空间分辨力高、组织等效性好、并可一次性获取二维剂量分布、便于长期保存和分析等优势，在调强放疗剂量学验证的研究上得到广泛的应用。目前最常用是免冲洗新一代放射性铬胶片，辐射照射后间隔一定时间后，用特定的扫描仪将胶片扫描到计算机中，在软件中进行处理后得到相应的等剂量分布，与计划的剂量分布进行 γ 分析，评价验证结果。②二维平面阵列探测器：二维平面阵列式探测器是基于二极管或电离室探测器组成的二维阵列，可以部分替代胶片验证。验证时将矩阵放置在模体中，执行患者计划，矩阵可以直接测量出射线剂量及平面剂量分布，与计划的剂量分布进行比较分析，具有使用方便，结果即时等优点。EPID也可以进行二维平面剂量验证。

3）三维剂量验证：三维剂量验证方法是最近出现的一种新型的调强放疗剂量验证方法，它的基本原理是通过二维测量工具，结合各类算法，推算出加速器输出的射线流量；将射线注入量与患者的个体化形态相结合，通过各类剂量算法来计算患者体内实际治疗时真实的三维剂量分布，以直观显示各类误差。常用的是分布在圆筒壁上的探测器、垂直交叉的平板探测器矩阵以及旋转平板探测器等，来获得三维方向上的剂量分布以进行验证。

4）其他剂量验证方法：IMRT 剂量验证还可以运用计算软件的方法加以验证，这些软件可以作为第三方治疗计划系统，也需要导入加速器数据参数建立加速器模型，它有自身的算法。验证时将患者计划导入到软件中，根据自身的算法进行计算，之后与 TPS 计算的剂量分布进行比较分析，根据一定的标准进行评估。

5. 计划实施 患者计划在得到医生和物理师的共同评估确认后，将包含有解剖结构和剂量的 CT 图像导入到网络中。治疗技师仔细阅读治疗单，核对患者的治疗部位和治疗方式以及所使用的固定装置，从网络中调出患者计划。治疗技师按照体位固定时的体位，选择真空袋或体板+体膜方式进行固定，将顶棚和两侧墙激光灯"十"字线与患者治疗坐标参考标记对准，按下出束键出束。

四、临床应用

IMRT 临床应用具有以下特点：①更好的剂量适形度：IMRT 与适形放疗相比，最大的优点是可以产生更为适形的剂量分布。IMRT 可以产生凹形的剂量分布，这种剂量分布与靶区和重要器官的外形在三维空间上更为接近。②对正常器官更好的保护：IMRT 是通过逆向计划优化获得的，计划评估通过的条件是必须满足正常器官剂量限值的需要。③可实现多部位同时治疗：IMRT 可将多个靶区（原发肿瘤、亚临床病灶和淋巴结等）或多个缩野治疗的全部疗程整合到一个计划中完成，如鼻咽癌的放疗、肺癌的放疗等，这种治疗方法不仅更为有效，且同时考虑了不同处方剂量的相互影响，使所有剂量得到了优化。

第四节 图像引导放射治疗技术

图像引导放射治疗（image-guide radiotherapy，

IGRT）是继 3D CRT 和 IMRT 之后又一新的放疗技术。它是在分次治疗摆位时和（或）治疗中采集图像和（或）其他信号，利用这些图像和（或）信号，引导此次治疗和（或）后续分次治疗。采集的图像可以是二维 X 线透视图像或三维重建图像，或有时间标记的四维图像；也可以是超声二维断层图像或三维重建图像，其他信号可以是体表红外线反射装置反射的红外线，或埋在患者体内的电磁波转发装置发出的电磁波等。引导的方式可以是校正患者摆位或调整治疗计划或者引导射线束照射。

一、开展的必要性

IMRT 可以产生与靶区高度适合的剂量分布，达到剂量绘画或剂量刻的效果，基本解决了静止靶区、刚性靶区的剂量适形问题，但实际上，人体非刚性结构，患者在治疗过程中，治疗部位位置、解剖结构会发生变化，这些变化会直接影响到靶区的剂量分布。造成偏差的原因主要有以下三种：

1. 分次间治疗的摆位误差 在实际放射治疗过程中，由于人体的非刚性、治疗设备（激光灯、光距尺）的定位误差，治疗床与 CT 定位床间的差异，即使使用各种体位固定装置，仍然会存在几毫米或者更大的摆位误差。

2. 分次治疗间器官/靶区位置和形状的变化 在放射治疗分次治疗间，随着放疗疗程的进行，肿瘤可能缩小、变形，靶区周围正常组织会逐渐复位；患者体重减轻；消化系统和泌尿系统器官的充盈程度影响靶区的位置，这些都可能会造成靶区的位置或其周围正常组织器官间相对位置发生改变。

3. 同一分次治疗内器官/靶区的运动 即使在一次治疗过程中，呼吸运动会引起器官（主要是胸部及上腹部的器官）位置和形状的变化，使它们随呼吸频率做周期性运动。另外，还有心脏跳动、胃肠蠕动和血管跳动，也会对周围器官和靶区带来一定影响。

对于分次内的因为器官运动引起的误差，通常采用方法是在 CTV 基础上外放一定范围形成 ITV（内靶区）；而由于分次间的摆位误差，在 ITV 基础上再外放一定的范围形成 PTV。这种做法的结果是，照射野中会有较多的正常组织受到照射。为此有必要寻找一种方法来监测患者治疗部位位置和形状的变化，并采取与之对应的措施来修正这些改变导致的剂量偏差。对于摆位误差和分次间的靶区移位（合称摆位误差），可采用在线校位或自适应放疗技术；对于同一分次中的靶区运动，可采用屏气、呼吸门控、四维放疗或实时跟踪技术，这些都属于

IRGR 技术。

二、临床应用

（一）在线校位（online correction）

是指在分次治疗过程中，治疗技师摆位后采集患者二维或三维图像，与参考图像（计划 CT 或其 DRR 片）比较，确定摆位误差或射野位置误差，如果误差大于允许值时，通过自动或手动移床进行在线纠正，然后再次采集图像匹配直到误差在允许的范围内，才进行治疗。

1. 在线二维方法校位 ① MV 法：利用加速器产生的 MV 射线，使用 EPID 采集正侧位图像，与定位 CT 的 DRR 片比对检查；当误差大于允许值时，通过移床进行校正，然后再做治疗。现在加速器上一般都配置有非晶硅材质的 EPID，它具有探测效率、空间分辨力和对比分辨力高的优点，可以进行在线摆位误差校正。② MV-kV 法：现代加速器在与机架成 90° 的轴线安装有 kV 级 X 线源和射线探测器阵列，可以采集治疗射束的 MV 射线图像作为正位片，同时采集 kV 侧位片图像，与定位 CT 的 DRR 片比对检查，进行在线校正。③ kV-kV 法：加速器是利用与加速器机架成 90° 方向的 kV 级 X 线源和射线探测器阵列拍摄的正侧位片进行比对。赛博刀（Cyberknife）系统是使用治疗室内两个交角安装的 kV 级 X 线成像系统，等中心摄影到患者治疗部位，根据探测到肿瘤附近的金属标志的位置变化，或者根据拍摄的低剂量骨骼图像，与先前储存在计算机内的图像进行比对，以便决定肿瘤的正确位置，并将数据输送至控制加速器的计算机，校正射束方向。

2. 在线三维方法校位 ①在轨 CT：采用 CT-on-rail 技术，即在加速器对侧的导轨上安装一台 CT 机，CT 机与加速器共用一张治疗床，在治疗前做 CT 扫描，根据 CT 断层图像和 3D 重建图像与计划 CT 图像配准来确定摆位误差。②锥形束 CT（cone beam CT，CBCT）：整合到加速上的非晶硅探测板的 CBCT，机架旋转一周就能获取和重建一个体积范围内的 CT 图像，其三维患者模型与治疗计划 CT 患者模型匹配，得到治疗床需要调节的参数。kV-CBCT 有较高的空间分辨力，密度分辨力也足以分辨软组织结构，可以通过肿瘤本身成像引导放疗，而且该系统的射线利用效率高，患者接受的射线剂量少，它可以作为一种实时监测手段。CBCT 具有在治疗位置进行 X 线透视、摄片和容积成像的多重功能，对在线复位很有价值。螺旋断层调强放疗系统的 MV-CBCT 和治疗束同源是其优点，也可以作为位置校正，且 MV 射线具有旁向散射少的特点，

可以同时作为剂量学监测设备，但图像的分辨力低是其缺点。

（二）自适应放疗

计划设计时，PTV 和 CTV 的间距是根据患者群体摆位误差设定的。但实际上个体间摆位误差存在差异，应根据每位患者实际情况进行个体化设定，从疗程开始每个分次治疗时获取患者二维或三维图像，用离线方式测量每次摆位误差；根据最初数次（5~9 次）的测量结果预测整个疗程的摆位误差，然后据此调整 PTV 和 CTV 的间距，修改治疗计划，按修改后计划实施后续分次治疗，这就是自适应放疗的概念，也就是根据治疗过程中的反馈信息，对治疗方案做相应调整的治疗技术或模式。自适应放疗实现方式是通过图像引导获得的患者的靶区和正常器官形态及位置的改变，分析分次治疗与定位图像之间的差异，从而指导后续分次治疗计划的重新设计。

（三）屏气和呼吸门控技术

呼吸运动对肺部肿瘤的精确放疗影响是比较大的，减少呼吸运动对肿瘤位置的影响是必须考虑的因素。屏气技术分成主动呼吸控制技术（active breathing control，ABC）和深吸气屏气技术（deep inhalation breath holding，DIBH）。该项技术需要患者的配合和治疗前的适当呼吸训练，能承受适当时间长度的屏气动作，仅适用于呼吸功能好且愿意配合的患者。呼吸门控（respiratory gating，RG）技术是指在治疗过程中，采用某种方法监测患者呼吸，在特定呼吸时相触发射线出束照射。该类技术只能减少靶区的运动范围，但患者可自由呼吸，不需要屏气，因而耐受性好。不管是 DIBH 还是 RG 技术，都只在 1 个呼吸周期中的某个时段实施照射，因此治疗时间会拉长，继而减少治疗人数。

（四）四维放射治疗

四维放射治疗是相对于三维放疗而言的，是在影像定位、计划设计和治疗实施阶段均明确考虑解剖结构随时间变化的放疗技术。它由四维影像定位、四维计划设计和四维治疗实施三部分组成。目前四维影像技术已经成熟，四维计划设计和四维治疗实施还处于探索研究阶段。

（五）实时跟踪（realtime tracking）技术

进行四维放疗的前提是治疗时靶区和周围重要器官的运动与定位时的运动相一致，实际情况却不是这样，因此最好是采用实时测量、实时跟踪技术，即实时跟踪治疗技术。常用的实时测量方法是 X 线摄影和体表红外线监测装置相结合的方法，以减少患者接受的射线剂量。光学表面扫描技术用于体表

引导放疗的使用逐渐增加，它能够采集患者实时三维体表，与定位时参考图像作比较用于指导患者摆位。目前放疗中应用的光学体表扫描技术主要包括激光扫描，飞行时间系统，立体视觉系统和结构光系统。Varian 公司推出的 Calypso 四维定位系统是一个电磁场实时定位系统，它利用置于患者体外的电磁场阵列诱导植入靶区或靶区附近的转发器，并接收转发器发回的共振信号，以此来精确确定靶区的位置。

采用 IGRT 放疗是为了解决运动靶区能够获得高度适形的剂量分布，在线校位和自适应放疗技术主要用来处理摆位误差和分次间的靶区移位问题，屏气技术/呼吸门控技术、四维放疗技术、实时跟踪主要用来处理分次内的靶区运动问题，这些代表理想的放疗技术境界。

IGRT 技术增加了从计划设计到计划实施过程中的复杂性，对放射治疗团队的每个成员角色都提出了更高的要求。因为 IGRT 涉及多种影像，如 CT、超声等影像设备，对于医师来说，尤其要提高影像学专业水平。对于物理师来说，在 IGRT 流程中发挥着关键的作用，必须提高成像原理方面的知识，同时还需要对图像引导的随机误差和系统误差进行评估，建立严格的质量保证程序。对于技师来说，特别要提高影像学知识和解剖知识。

第五节 立体定向放射治疗技术

一、基本概念

立体定向放射外科手术（stereotactic radio-surgery，SRS）的概念是用多个小野三维集束单次大剂量照射颅内不能手术的，诸如脑动脉畸形（AVM）等良性病变。由于多个小野集束定向照射，周围正常组织受照很小，射线对病变起到类似外科手术的作用。SRS 的基本特征是小野三维集束单次大剂量照射。随着该项技术在临床上的推广应用，人们利用它的影像定位技术与分次放疗相结合，采用分次放疗的方法，称之为立体定向放射治疗（stereotactic radio-therapy，SRT），为叙述方便，本文将此两项技术统称为 SRT 技术。

SRT 技术一般要经过病变定位、计划设计和治疗三个过程。利用立体定向装置、CT/MRI/DSA 等先进影像设备及三维重建技术，确定病变及邻近重要器官的过程叫作三维空间定位，也称之为立体定向。然后利用三维治疗计划系统，确定 X（γ）射线的通路，精确地计算一个优化分割病变和邻近重要器官的剂量分布剂量，对病变进行手术式的照射。

SRT 技术多采用多弧非共面旋转聚焦技术，使用附加的圆形限光筒来治疗较小的病变。随着更薄 MLC 的出现（如 0.5cm 宽），也可以采用 MLC 来实现 SRT 技术。SRT 技术多采用单次大剂量，分割次数少总治疗时间短的分割照射方法，以期获得更大的生物效应。

二、实现基本方式

（一）基于 γ 射线 SRT 技术治疗方式

1. 医科达公司 γ 刀装置 201 颗（192 颗）钴 -60 源分布在头顶部北半球的不同经度和纬度方向的壳体上，经准直后聚集于焦点，源焦距为 39.5cm。准直器有不同规格，根据肿瘤的直径可以进行选择，壳体和钴源均不运动。治疗时患者所带的框架和头盔安装到治疗床的连接适配器上，防护门打开后，治疗床移到治疗位，头盔和射束通道对接，出束照射。

2. 国产旋转式 γ 刀装置 采用旋转聚焦的原理，在一个半球形壳体上呈螺旋状 30 个钴 -60 源，安置钴源的治疗头做 360° 自转，钴源在自转中，每束射线经准直器引导、旋转聚焦于球心形成焦点（图 32-13）。

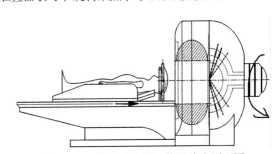

图 32-13 旋转式头部 γ 装置治疗原理图

（二）基于 X 线 SRT 技术治疗方式

1. X 刀 利用加速器旋转照射技术（包括机架和治疗床的旋转），在原有线束准直系统的基础上，附加圆锥筒型限光装置，再配合立体定向装置，通过非共面或共面弧形旋转照射或多野集束照射产生高度聚焦的剂量分布，以达到类似手术刀样的作用。

2. 立体定向射波刀系统 对于可移动肿瘤的治疗具有优势，包含了两组对角（90° 交叉）X 线影像探测器，它采用实时影像引导技术，能够持续追踪、监测并自动校准，针对肿瘤位置的不可预测的移动，能够及时纠正机械臂的照射方向，使照射野的任何调节都符合治疗计划，以确保"手术"治疗的精确性。对于体部肿瘤，可将 4～5 颗金属标记植入靶区或靶区附近，治疗时利用金属标记定位，如果患者呼吸运动影响到金属标记定位时，可根据患者的呼吸运动波谱来相应调整，纠正定位偏差。

（三）SRT 治疗流程

1. 固定立体定向基础环　基础环是联系影像定位和治疗摆位的核心部件，是患者治疗部位坐标的参照物。基础环分成有创型和无创型，有创型基础环的安放要进行局部麻醉，通过特定的固定支杆和螺丝固定到患者的头骨上成为人体头骨的一部分，在患者治疗部位建立从定位、计划、治疗整个过程中可靠的坐标系。放置基础环时，应与患者双耳垂及鼻尖三点确定的平面平行，必须保持基础环前端指向治疗床的上方，不得左右偏斜。患者进行分次 SRT 治疗时，使用立体定向头架和 X 刀膜进行头部固定，也能达到很高的固定精度。

2. 影像定位　在 CT 定位床上连接好影像定位适配器，固定患者，安放定位框架，进行 CT 扫描，CT 扫描范围要包括整个头颅，进行 3mm 层厚的薄层扫描，对于直径较小的病变，可以采用 1mm 层厚扫描，进行连续扫描，然后通过网络将图像信息传输到治疗计划工作站中。定位框架上有"N"或"V"形的斜条，扫描时可以在 CT 影像上显影，标记出来后可以据此判断 CT 图像有无倾斜和旋转。

3. 治疗计划设计　医生勾画肿瘤靶区和危及器官，物理师确定等中心位置、规划射野入射方向、确定射野权重等，制订出优化分割病变和邻近重要器官的剂量分布剂量的治疗方案，经物理师、放疗医生评估签字确认后，打印输出治疗计划结果及摆位治疗单，由治疗技师执行。

4. 计划实施　治疗前安放固定系统，进行等中心验证，按治疗计划单要求输入治疗处方。检查定位坐标后，预置治疗方式进行治疗。

（四）SRT 的临床应用

SRT 主要用于实质脏器原发肿瘤、转移灶、放疗后缩野追量及残余病灶的追量照射，要求肿瘤大小适中、形状较为规整，肿瘤周围或内部少有放射敏感组织；治疗的分次剂量较大、次数较少和疗程短，定位精度高，因此必须进行严格体位固定，最好采用体位验证技术；靶区确定是在 GTV 基础上外扩，各个照野形状多为圆形或椭圆形；X（γ）刀大多采用 50%～80% 等剂量线作为处方剂量参考点，计划要求 50%～80% 的等剂量线覆盖靶区，要根据靶区大小和周围正常组织剂量耐受性进行个体化设定。

思 考 题

1. 简述源-皮距、百分深度剂量、组织空气比、源-轴距、源-瘤距概念。
2. 简述影响百分深度剂量、组织空气比的因素。
3. 简述调强放疗概念，位置验证方法、剂量验证方法。
4. 简述弧形旋转调强分类及基本特征。
5. 简述调强放疗临床应用特点。
6. 简述图像引导放疗概念及开展的原因。
7. 简述图像引导放疗技术分类。
8. 简述立体定向手术概念，实现的基本方式。
9. 立体定向放疗临床应用特点。

（郭跃信　王　森）

第九篇　医学影像信息与人工智能及图像打印技术

第三十三章　医学影像信息技术

本章主要介绍医学影像信息的定义、PACS 的构成和运行方式、影像大数据基本处理、影像组学和人工智能技术在医学影像中的应用。

This chapter mainly introduces the definition of medical imaging information, the composition and operation of the PACS system, the basic processing of imaging big data, the application of radiomics and artificial intelligence technology in medical imaging.

第一节　概　论

一、医学影像信息内涵与发展

（一）医学影像信息的内涵

随着计算机技术的发展，从 20 世纪 80 年代以来数字化影像设备不断出现，特别是 21 世纪以来伴随着网络通信技术、数字存储技术、数据库技术、图像显示及处理技术高速发展。医学影像学成像（medical imaging，MI）与信息技术（information technology，IT）形成了深度的融合发展，医学图像存储与传输系统（picture archiving and communication system，PACS）就是在医学影像学与信息技术"双轮驱动"下形成良性互动的结晶。PACS 经历了探索、融合、规范、优化等阶段，历时 30 年的实践，促进了今天医学影像信息学的形成与发展。

医学影像信息学是研究医学影像数据、信息及其技术的产生，并对其进行处理、传输、归档存储、显示、通信、检索、标准并有效利用，辅助临床决策的一个医学信息学分支学科。医学影像信息学已将医学成像、医学图像处理和 PACS 加以集成，在集成过程中使各环节都得以优化，而并非各工序简单的叠加。其目的在于：使图像数据以最快捷和最有效的方式传送到相应的站点，并使获得的原始图像数据得以最大限度地"增值"。使之成为有效的诊断信息，从而得以更快捷更准确地释读影像。

（二）医学影像信息的发展

医学数字成像和通信（digital imaging and communications in medicine，DICOM）标准是保证 PACS 成为全开放式系统的重要网络标准和协议。利用了 DICOM 标准网络接入协议设计了一个 PACS，采用 VC++ 进行编程，支持消息交换的网络通信是基于传输控制协议 / 网际协议（transmission control protocol/internet protocol，TCP/IP）之上完成的。根据标准建议，程序中采用 DICOM 上层服务协议已注册好的端口号，使得只要符合该标准的医疗影像设备，均可以通过标准接口与网络通信设备互连。

目前，医院信息化建设中亟待解决医学影像信息共享的问题。围绕医学影像的国际标准 DICOM 这一技术核心，提出并构建一种基于 DICOM 标准的中间软件，成功实现多家医院 PACS 之间医学影像信息的远程存储和远程通信，有效地解决了不同 PACS 之间医学图像数据的兼容性问题，满足传输过程中的安全性和可靠性的要求，从而达到了多家医院 PACS 之间医学影像资源异地共享的目的。基于 Hadoop 分布式系统架构是区域医学影像协作服务平台的关键技术，与开发和完善医学影像云平台的服务系统（包括所有的后端基础设施）一起将该影像云平台的应用推向更多的基层医疗机构，可以进一步加大影像诊断规模，能有效地利用影像资源提高诊疗的有效性，全面均衡医学影像诊断资源，不断改善和提高基层医院的影像诊断水平，最终实现了基于医学影像信息系统的远程会诊。

为了方便医生的浏览，使医生查看影像和报告的接口统一，同时为了系统更易于维护，有必要提供一个统一的影像和报告发布界面 -Web 调阅平台（图 33-1）。构建统一的 Web 调阅平台（患者信息的查看）可以提高工作效率，临床医生在 HIS 医生工作站点击影像报告浏览按钮，打开 Web 影像报告发布页面即可浏览影像和报告。临床医生在打开 HIS 页面时如有关联的检查申请，则 Web 影像报告发布页面显示医生选择的检查申请相关的影像和报告。如果医生希望看到患者所有检查的影像和报告，Web 影像报告发布页面还可以把患者相关检查按照检查类型、检查时间等进行排序显示出来。这样不仅方便医生在同一个界面看完所有各影像科室的影像和报告，而且很方便医生进行历史影像和报告的对比浏览，真正体现以患者为中心的诊疗过程。

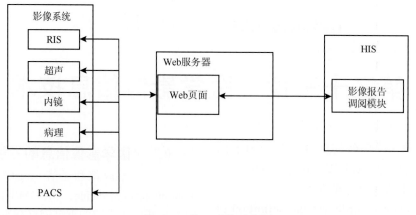

图 33-1　接口功能示意图

医疗设备的数字化以及各种信息系统在医院的广泛应用，使医院数据库的信息容量不断膨胀，形成医学影像大数据。为了使医学影像大数据在临床和管理中发挥更大的价值，需要大力推进信息标准化，使用统一标准化的语言进行数据交换，通过云计算与物联网将各个信息孤岛联系起来，将收集的数据按照一定的标准进行统一存储，然后对其进行挖掘利用。

二、医院数字影像信息种类

（一）放射影像

放射影像成像技术主要涵盖射线成像技术、计算机体层成像技术、数字减影血管造影等。

1. 射线成像技术　射线成像主要是依靠射线的穿透力，用于观察人体器官组织，比如骨骼、器官形态、器官位置、金属类异物等。现在的 X 线成像和透视设备大多采用多主机系统和各种摄影、诊断床等辅助设备一起使用，再结合先进的计算机控制和图像处理系统，来完成相应常规的 X 线检查。

2. 计算机体层成像技术　计算机体层成像（computed tomography，CT）主要包括 X 线体层扫描装置和计算机系统。CT 检查技术应用人体各个部位和脏器，通过 CT 成像可以了解到检查者是否异常及其状态。

3. 数字减影血管造影　数字减影血管造影（digital subtraction angiography，DSA）是常规血管造影术和电子计算机图像处理技术相结合的产物，通过减影处理留下单纯血管图像，是介入手术必须具备的引导设备。

（二）磁共振成像技术

磁共振成像技术（magnetic resonance imaging，MRI）是使用非常强的磁场和射频脉冲与人体组织中的氢元素质子相互作用，产生 MR 信号，然后经过计算机处理后形成人体图像。MRI 技术临床应用范围非常广，适用于人体各个部位。

（三）核医学影像

核医学影像是以放射性核素的示踪作用为基本原理的成像技术，可以进行功能成像，有利于疾病的早期诊断。

（四）超声影像

超声成像（ultrasonic imaging，USI）利用超声波对人体进行扫描，接收并处理人体器官组织反射、投射信号，最终处理成人体器官图像。超声成像技术具有无创伤、无辐射、价格相对优惠等优点。

（五）病理影像

病理影像又称病理切片，制作时将部分有病变的组织或脏器经过各种化学品和埋藏法的处理，使之固定硬化，在切片机上切成薄片，黏附在玻片上，染以各种颜色，供在显微镜下检查，对标本作出病理诊断，为临床诊断和治疗提供帮助。

（六）内镜影像

内镜是集中了传统光学、人体工程学、精密机械、现代电子、数学、软件等于一体的检测仪器。使用时将内镜导入预检查的器官，可直接窥视有关部位的变化，也可进行拍摄，再通过相应的显示设备来显示镜头所拍摄到的画面，从而能够更直观，准确地观察人体体内的情况或变化，以便于快速地找出病因。内镜临床应用十分广泛，可用于胃肠道疾病的检查，胰腺、胆道疾病的检查，腹腔镜检查，呼吸道疾病的检查，泌尿道检查等。

（七）生物电信号影像

活动细胞或组织（如人体、动物组织）不论在静止状态还是活动状态，都会产生与生命状态密切相关的，有规律的电现象，称为生物电。生物电信号包括静息电位和动作电位，其本质是离子的跨膜流动。临床上常见的生物电信号主要有：心电、脑电、肌电、胃电、视网膜电等。这些体表生物电信号通常能通过电极拾取，经适当的生物电放大器放大，记录而成为心电图、脑电图、肌电图、胃电图、视网膜电图等。

（八）眼科影像

临床上检测眼科疾病的成像方法主要有 USI、MRI、房角摄像技术和光学相干层析成像（optical coherence tomography，OCT）。OCT 是一种基于近红外光学成像的无损、非接触、实时快速的检测技术，其通过探测光波从生物组织散射出来的光强和回波延时形成横断面层析图像，可对生物组织进行高分辨力层析成像。

（九）皮肤影像

皮肤影像技术涉及皮肤科领域中的数码摄影、数码摄像、伍德灯、皮肤镜、皮肤 CT、VISIA 皮肤图像分析仪、皮肤肤质测试、皮肤超声诊断、光动力图像诊断系统、数码真菌和病理成像分析系统、远程皮肤病会诊系统等方面。

第二节　图像存储与传输

一、PACS 的组成与分类

（一）PACS 的基本组成

PACS 是指运用数字成像技术、计算机技术和网络技术，对医学图像进行采集、存储、传输、检索、显示、打印而设计的综合信息系统，其目的是有效地管理和利用医学图像资源。

PACS 是一个专门用来传输、存储、管理医学影像的应用系统。其硬件组成主要有联网的医疗设备、PACS 服务器、图像显示和处理计算机、网络设备、放射科的综合布线。网络通信基础是医学数字图像及通信标准 DICOM3.0 和 TCP/IP。PACS 工作站包括医疗设备控制系统、图像显示处理工作站、图像打印工作站、图像存储工作站（图 33-2）。

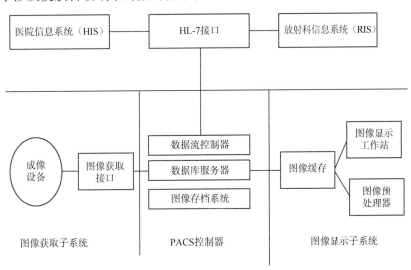

图 33-2　PACS 基本组成

1. PACS 的构架　包括不同种类的成像设备的集成，所有患者相关信息的数据库管理，以及对显示、分析、归档研究结果提供了有效的方法。PACS 的底层结构包括硬件部分（影像设备接口、主机、存储设备、网络通信、显示系统等）和符合标准的软件系统集成，用于通信、数据库管理、存储管理、工作流程优化及网络监控等，实现系统的完整功能。软件模块具体作用是使整个系统保持良好的协作，让各部分能作为一个系统而不是单一的网络终端主机。

PACS 的硬件部分包括患者数据服务器、成像设备、数据与设备的连接、数据库和归档文件的 PACS 控制器，连接在网络中的显示工作站，在 PACS 中处理影像数据流。其主要功能是使各种用途 PACS 的影像和数据可以从存储服务器中提取并传送到应用服务器内（图 33-3）。

一套完整 PACS 网络硬件构架主要由数字化采集部分、图像存储部分、图像显示部分、网络部分、与 RIS 集成接口、PACS 服务器以及网络交换机和数据备份存储设备等组成（图 33-4）。

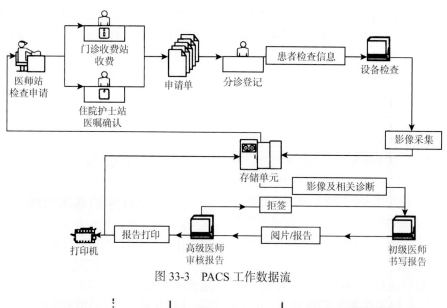

图 33-3　PACS 工作数据流

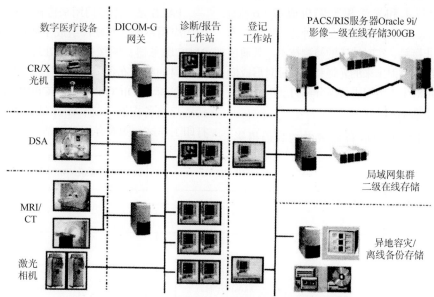

图 33-4　PACS 网络硬件架构

2. 工作流程　PACS 工作流程是患者到医疗机构就诊挂号时，医院信息系统（hospital information system，HIS）开始对患者的基本信息（如姓名、性别、年龄和身份证号等）进行录入，这是患者电子病历的基础部分，也是 PACS 数据流的起始部分。患者到临床科室就诊，临床医生发出包括医嘱的影像检查申请，患者到达影像科室后由放射学信息系统（radiology information system，RIS）根据临床发送的检查申请进行检查安排，系统通过成像设备工作列表将相关信息（基本信息、医嘱、检查申请）发送到成像设备和 PACS，技师根据工作列表信息完成影像检查，系统自动将影像发送到 PACS，PACS 反馈影像存储确认到成像设备。

影像科医生通过医生诊断工作站，从 PACS 读取影像进行诊断和审核，完成诊断报告后，发送到 RIS 归档。临床医生可以从临床工作站读取影像和诊断报告。患者可以从相关科室领取影像胶片和诊断报告。这样，从临床科室发出检查申请，直至临床科室可以读取患者的影像和诊断报告信息，形成了一个封闭的信息环（图 33-5），在这个信息环（患者的基本信息、医嘱信息、检查信息、影像信息、诊断信息、存储信息、影像胶片和诊断报告分发信息）是在逐步地完善过程中完成的。其中成像设备工作列表和影像存储确认事务处理在整个工作流程中起着重要的作用。

数字影像采集是 PACS 的数据输入前端。成像设备分为数字和非数字（模拟）两类，第一类直接采集患者检查信息经计算机重建成像，包括目前使用的各种影像设备，如 CT、MRI、DSA、DR、CR 等。第二类系目前仍在使用的少数非数字成像设备，需经过特定的方式转换为数字影像。

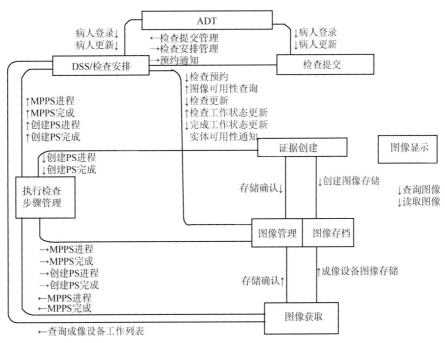

图 33-5 放射科工作流程图和事务处理

目前广泛采用的标准协议是 DICOM 3.0，其规定了医学影像及其相关信息的传输、存取方式及文件格式。

在成像设备采集过程中，PACS 集成了 HIS/RIS 的信息，有利于导入患者的基本信息，包括患者的姓名、出生日期、就诊时间、与患者唯一对应的医疗记录号；与患者影像检查唯一对应的存取号（accession number，AN）、检查类型、成像参数以及电子病历信息等，并应用 HIS/RIS 的数据记录自动完成 PACS 数据的验证、关联和纠错。HIS/RIS 数据库支持对患者信息的查询和检索操作，一些成像设备还可与 RIS 紧密集成，通过条形码阅读器从 RIS 中自动下载患者的基本信息到成像设备并调用。这就消除了在数据采集过程中非常容易出错的手工录入数据的问题。图 33-6 是 HIS/RIS 和 PACS 安排一个影像检查采集到 PACS 信息交互图。

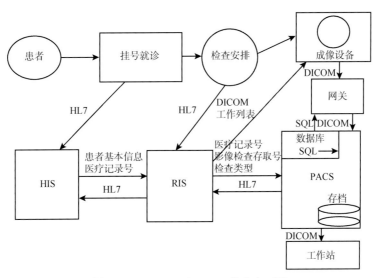

图 33-6 HIS/RIS 和 PACS 信息交互图

提供下载 RIS/HIS 检查安排和工作列表直接到成像设备的功能，影像技师只需从成像设备面板显示器上的列表上选择相应的患者姓名，该患者检查的符合 RIS/HIS 数据库的信息就会下载到 PACS 中。

具备 DICOM3.0 标准格式的成像设备（如 CT、MRI、CR 和 DR 等）完成检查后，获得的影像数据可直接发送到 PACS 中心服务器，实现影像采集、发送和接收。影像采集设备采用 DICOM 标准格式，系统获得的影像与原成像设备的影像完全一致。

（二）PACS 的分类

1. 以数据的流动和存储分类

（1）集中管理模式（central management）：由一个功能强大的中央管理系统及中央图像存储系统服务于所有 PACS 设备和影像，其特点为提供集中的、全面的系统运行和管理服务，即集中控制，集中处理。它能将患者的影像数据存储在主服务器上，当 PACS 的其他客户端需要进行显示和查询时，通过服务器的数据库管理系统调用到本地客户端。此方式能较好地进行控制，但对服务器的要求较高，多个工作站同时调用时对速度有影响。

（2）分布式管理模式（distributed management）：PACS 由多个相对独立的亚单元组成，每个亚单元有独立的存储管理系统，可以设定或不设定中央管理服务器。系统配置数台专用服务器集中处理数据库的查询，存储控制，完整性和安全性检查，其余每个使用部门配一台或数台 PC 机作为工作站，执行各个管理模块和功能的应用程序，工作站和服务器间用网线连接起来构成一个局域。此方式分担了服务器的工作负担，能提高速度和网络系统的可靠性，系统扩展性较大，是常用的结构形式。但较复杂，且成本较高。

（3）多个服务器模式介于以上二者之间，常用两个通信网络。一个用于局域，另一个用于移动大量数据，后者需要高速传输，前者可以使用类似于分布式的网络系统。

2. 按规模和应用功能分

（1）小型 PACS：局限于单一影像部门和影像亚专业单元范围内，在医院影像学科内部实现影像的数字化传输、存储和显示功能。目标是提高部门内医疗设备的使用效率，该系统造价低、容易实现，但传输速度慢。

（2）院内图像发布系统：目标是帮助医院的其他部门获得影像学科室得到的图像。

（3）中型 PACS：在整个医院内实施完整的 PACS，除影像科外，还给相关科室提供影像服务。目标是支持在医院内部所有关于图像的活动，集成了医疗设备，图像存储和分发，数字图像在重要诊断和会诊时的显示，该系统可用于临床和医学影像学教育。

（4）基于全院 PACS 的远程放射医学系统涵盖所有医学影像学科，目标是支持远程图像传输和显示。此系统造价昂贵、功能齐全，具有多个远程工作站，可进行远程会诊。

二、相关国际标准与规范

（一）HL7 标准

医疗健康信息传输与交换标准（health level seven，HL7）是 1987 年 3 月在宾夕法尼亚大学医院成立了一个由医疗单位（即 HL7 用户）、厂商和医疗顾问组成的委员会。该委员会创立一个用于在医疗环境中，特别是医院应用环境中电子数据交换的标准，是简化多个厂商之间计算机应用软件的接口，致力于实现医疗机构信息系统中某些关键数据集的交换格式与协议的标准化。HL7 标准是电子数据交换的标准，适用于所有医疗保健服务领域。HL7 协议目前已被 HIS 和 RIS 广泛应用。

HL7 是基于国际标准化组织（International Organization for Standardization，ISO）所公布的开放系统互连模型（OSI）第 7 层（应用层）的医学信息交换标准，它自 1987 年第一版诞生以来发展迅速，1988 年通过 V2.0 版，1994 年出版 V2.2 版。这个版本得到了美国国家标准化协会（American National Standards Institute，ANSI）的认可，并逐渐在北美、欧洲、日本和澳大利亚等一些医院中使用。1996 年又发布了 V2.3 版。2001 年 11 月发布了 V3.0 版，V3.0 版本是一个全新的、面向未来的医疗信息交换协议。

HL7 V3.0 版建立了一个明确的文档化的方法学指导，这将有助于功能委员会解决诸如新约定字段的界面设计，以及正在不断推广和发展的功能性假设等问题，同时也能帮助新成员更快地进行产业化，通过使用"一体化建模语言"来制定制度容量和共享发展成果。V3.0 版的 HL7 在构建消息时提供了明确的选择，在鼓励和支持拓广更多消息的同时简化了选择，这更有利于 HL7 发展"即插即用"的规范。

HL7 V3.0 版是应用于医疗、护理信息系统的信息交换标准，允许 HL7 的会员国使用 HL7 标准或者建立本地化的版本，以满足不同地区的要求。V3.0 版可通过某一种技术方法实现在"古老系统"中的运行。在实际应用中，V3.0 版可如以往的版本一样，能交换所有基于印刷字符的信息。V3.0 版并不是一个交换 HL7 消息的系统功能标准，它与系统之间是一种松散的结合。V3.0 版的消息将使用多种模式和拓扑来发送。V3.0 版将引入患者信息的保密功能，包括在浏览或传递选定数据时，依据用户被授权的程度来限制用户权利，以及依据用户被授权的程度，审核用户对患者数据的访问。

（二）DICOM 标准

PACS 主要是一个基于局域网（LAN）的网络

系统和应用体系。主要的数据通信是大容量的医学影像数据通信，其特点是一次性通信数据量极大，且对通信速率有很高的要求，尤其是影像诊断过程，常规要求在极短的时间间期内完成几十兆甚至数百兆的影像数据在 2 个网络节点之间的迁移和通信。在网络协议的应用方面，作为 PACS 影像数据的基本标准 DICOM 通信协议和被最广泛应用的跨平台通信 TCP/IP 协议，保证 PACS 网络完成数据和消息传递的基本通信。

DICOM 中文译为医学数字成像与通信标准，该标准是美国放射学院（American College of Radiology，ACR）和美国电器制造商协会（National Electrical Manufactures Association，NEMA）在 1983 年成立的 ACR-NEMA 数字成像和通讯委员会制定的用于各种设备间传输医学影像及其信息的工业标准。DICOM 的发展背景完全是针对医学应用领域开发的，适用对象是数字化的医学影像，整个 DICOM 标准的核心在于"通信"这个概念。它是一个开放的标准，用户可以通过该标准连接不同厂家的各种医学影像设备，包括成像设备和使用医学影像的设备。目前医学影像设备厂商都必须支持和应用 DICOM 标准，设备厂商也必须公开其遵从性声明。

作为成像设备间的接口，DICOM 标准到今天已发展至 3.0 版，成为医学影像网络的工作化国际标准。DICOM 标准直接支持并被最广泛应用的 TCP/IP 协议标准和 ISO-OSI 系列标准，使来自不同生产厂家的成像设备使用同一网络标准和协议成为可能。现在 DICOM 3.0 标准已成为 PACS 基本的功能构成之一。

DICOM 标准的核心内容由 ISO 制定且属于 OSI，其中 7 个层面是基本功能：物理层、数据链层、网络层、传输层、会话层、表示层、应用层。DICOM3.0 标准由 14 个部分组成（图 33-7），可以对某一部分进行扩充，而对每部分内小节内容的增加与修改放入附录中，使其具有良好的可扩充性。标准支持大量的国际标准网络，如以太网、FDDI、ATM 等网络设备。因此，DICOM 不仅可应用于点对点的通信环境，而且适用于现有的各种局域网或广域网，并具有良好的兼容性。

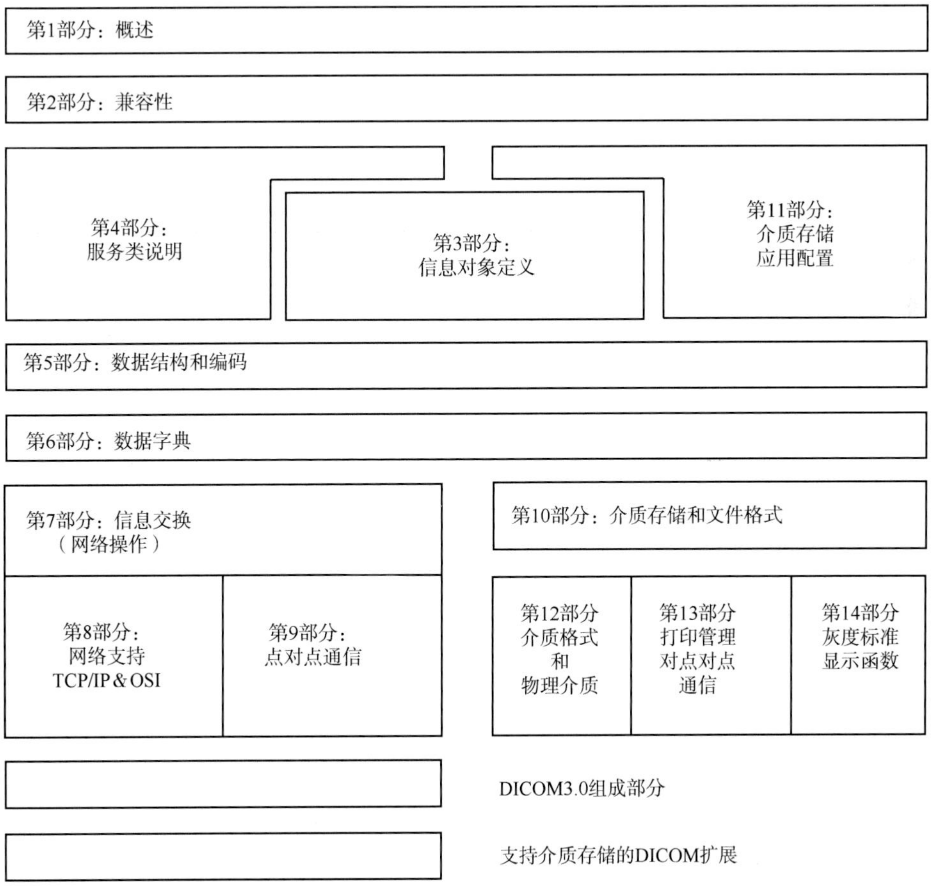

图 33-7 由 14 个部分构成的 DICOM 标准

DICOM 定义的与 PACS 有关的服务类可以实现一些主要的应用功能：图像存储（image storage）、查询 / 获取（query/retrieve）、打印（print）、成像设备工作列表（modality worklist，MWL）、成像设备执行操作步骤（modality preformed procedure step）、存储确认（storage commitment）、存储介质的内部交换（interchange media storage）。

DICOM3.0 的新特性：可用于网络环境，较前版本的应用于点对点的通信环境。DICOM 则支持开放系统互连协议 OSI 和 TCP/IP，提供了多种兼容性选择，精确地描述了制造厂商怎样结构化地声明其兼容性。文档采用多部分结构，易于增加新内容，精确地引入了图形 / 图像、诊断、报告等信息对象。详述了唯一标识信息对象的技术，便于定义在网络上运行的各信息对象之间的明确关系。

DICOM 在医学中的应用：DICOM 的主旨是应用于 PACS。DICOM 涉及的医学应用在 CT、MRI、DR、CR、DSA、超声、核医学等多个方面。此外，还将其应用于许多设备的接口，如 CT 或 MRI 设备的打印机共享系统。将 DICOM 作为各种成像设备和打印机的网络接口规范。在与 HIS/RIS 的连接上，DICOM 的各工作组已经和正在制订 HIS 和 RIS 接口标准的组区取得联系，以求在 PACS 和 HIS/RIS 连接方面达成一致。DICOM 在支持有效互用性方面的医学成像的范围已超出了放射医学影像，已延伸到有图像产生和图像应用的内镜、病理检验、牙科和皮肤科方面。此外，对一些医学波形（如心电图、脑电图）的 DICOM 标准也在研究之中。

（三）医疗健康信息集成规范

医疗健康信息集成规范（integrating the health-care enterprise，IHE）规范是 1998 年美国医疗健康信息与管理系统协会（HIMSS）和北美放射学会（RSNA）为了解决医疗健康信息共享的问题，发起和成立的组织，旨在通过应用各种医疗信息标准（HL7、DICOM 等），消除医疗信息系统的孤岛现象，实现医疗信息共享和提高医疗水平。十多年来，IHE 已经把集成规范开发工作延伸到了放射学以外的其他医学领域，目的是支持现有标准的使用，如 HL7、DICOM 以及其他潜在的相关领域的使用标准，确保患者在治疗、护理、检查过程中医疗决策所需的全部信息是正确可信的，并能为医疗专业人士所用。

IHE 定义了放射学的技术框架和现有标准的特定使用，以期达到促进医疗健康信息的共享和支持优化医疗服务的集成目的。技术框架文件定义了一系列医疗机构的功能组件，称为 IHE 角色，并定义了在角色之间一系列的信息交互和协调、基于标准的事务，集成模式是由一系列角色通过事务的交互作用，使其具有解决特定临床需求的功能。在放射学领域，从 1999 年发布了 7 个集成模式至今，IHE 已发布了 29 个集成模式，其中与工作流程相关的集成模式 7 个、与医学影像内容相关的集成模式 8 个、与表达状态相关的集成模式 5 个、与基础架构相关的集成模式 9 个。

IHE 每年在世界多地举行兼容测试，IHE 发布兼容测试的结果，厂商根据兼容测试结果发布 IHE 集成声明。医疗机构用户可以从集成声明中了解厂商信息系统的综合能力和对 IHE 角色和集成模式的实现程度。

三、PACS 与 RIS 硬件与软件平台

（一）PACS/RIS 相关硬件

1. PACS 架构　PACS 服务器一般包括中心服务器和 Web 服务器。PACS 的中心服务器功能是存储和处理 PACS 中的所有影像，完成在线影像的管理和过期影像的归档；影像医生在诊断工作站、临床工作站上提出的对各类病患检查影像的调阅请求；对于影像存取规则的执行，由图像管理数据库服务器完成。由于中心服务器面临着大量的数据处理和请求响应工作。PACS 核心服务器选择应着重考虑以下问题：

（1）既满足现在，又满足未来发展的要求。

（2）服务器的升级能力要高于业务量的增长速度。

（3）选择能够硬件升级的系统。

（4）能够留有余地地重新部署架构不合理的现象。

（5）事先预测管理维护成本。

Web 服务器是 PACS 中支撑临床和门诊或外部机构基于浏览器调阅方式的核心，它采用 HTTP 协议进行数据传输并组成全院的影像 Intranet 网络，为将来接入 Internet 做好准备。网络中的任何站点都可以浏览授权的影像资料，也可以查阅或编辑诊断报告（受权限保护）。远程的用户可以登录该服务器，如同在局域网中，进行阅片及诊断工作，缩短距离，实现远程会诊。Web 服务器面临更多的工作前端甚至远程前端的访问，需要考虑 Web 服务器设备的高可用部署和高可服务性能，保证 Web 服务器的横向扩展能力。

PACS 的基本组成部分包括：数字影像采集、通信和网络、医学影像存储、医学影像管理、各类工作站五个部分（图 33-8）。从目前 PACS 的软件架构选型上看，主要有 C/S 和 B/S 两种形式。

（1）客户端 / 服务器（C/S）架构：C/S 架构即 Client/Server（客户机 / 服务器）架构（图 33-8）。C/S 架构软件（即客户机 / 服务器模式）分为客户机和服务器两层：第一层是在客户机系统上结合了表示

与业务逻辑，第二层是通过网络结合了数据库服务器。简单地说就是第一层是用户表示层，第二层是数据库层。需要程序员自己写客户端。C/S架构常用在局域网内，因此信息安全性更高，由于客户端运算内容较多，因此减少了网络数据的传输，运行速度较快，界面更加灵活友好。但是所有客户端必须安装相同的操作系统和软件，不利于软件升级和随时扩大应用范围。

（2）浏览器/服务器（B/S）架构：B/S即Browser/Server（浏览器/服务器）架构，与C/S的两层架构不同，它采取三层架构。只要有浏览器就可以打开，具体工作原理如图33-9所示。

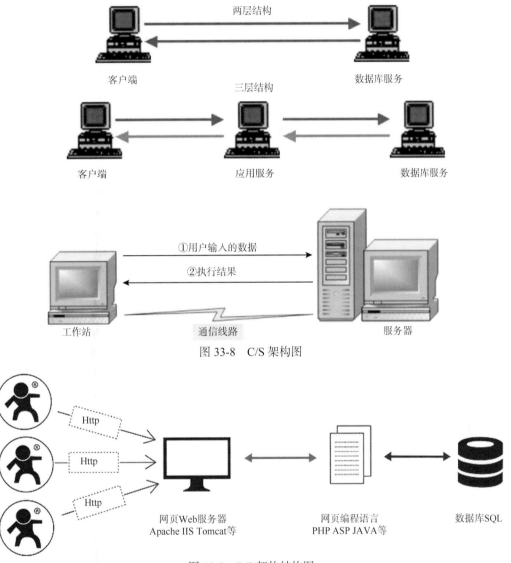

图 33-8　C/S 架构图

图 33-9　B/S 架构结构图

在B/S架构这种结构下，用户界面完全通过万维网浏览器实现。在B/S架构的PACS中，医学影像显示工作站只需要打开万维网浏览器（如IE）就可以查询数据和调取影像。B/S架构常用在广域网内，因此信息安全性较弱，但有利于信息的发布；客户端只要有浏览器就可以使用，因此通常不限定操作系统，不用安装软件，对客户端计算机性能要求较低，软件升级更容易。

2. 存储设备

（1）存储设备分类：①在线存储设备，存储介质以磁盘阵列和磁盘为代表，具有读取速度快、吞吐量大等特点。可集中存储全医院的在线影像，供各科室医生快速地从网络中调阅、查询；但所提供的存储空间有限，每GB的存储价格最高。②近线存储设备，存储介质以磁盘、磁带库和光盘塔为代表。它们的特点是在任一时刻设备中只有少数存储介质在线，当需要的数据在离线的存储介质中时，通过各种优化算法并控制机械手将其加载到驱动器中，所提供的存储空间较大。每GB的存储价格较低，一般容量最少为8TB，可集中存储全医院5年内在线影像，供各科室医生快速地从网络中调阅、查询。但对数据定位及读取时间长，存取速度慢，自动化程度不高，需人工干预。③离线存储设备，存储介质为离线的磁带库和光盘塔的磁带和光盘，存储方式按需求选择无损压缩、有损压缩格式。人工将磁带按序存储在影像档案柜中，实现影像信息的永久性海量存储。所提供的存储空间最大，每 GB 的存储价格最低。

（2）影像存储的要求

1）PACS 中的图像数据，应确保无遗失的数据管理和传输。

2）数据访问效率应保证 PACS 数据访问的吞吐量和响应时间，科室调阅患者的在线静态影像不超过 3 秒钟，调阅患者离线静态影像不超过 5min。

3）支持异质存储设备/介质，应支持不同厂商提供的采用不同技术路线的存储设备。

4）可扩展性存储容量应可以从小到大渐进平滑扩容。

5）低速超大容量存储设备用作永久存储，高速存储设备用缓冲。

（3）存储介质：常用的有硬盘和磁盘阵列、光盘和磁光盘、磁带和磁带库。

1）硬盘和独立磁盘冗余阵列（redundant arrays of independent disks，RAID）：硬盘和磁盘阵列是最常用的在线随机存储设备。硬盘对数据采用的是一种快速、可靠的存取。目前硬盘的存储容量已达 10T。磁盘阵列为增强数据安全，采用冗余数据的复制，单个硬盘数据的丢失不影响数据的应用。磁盘阵列采用多个磁盘驱动来读写数据，磁盘阵列同时写入在平行交叉若干个数据通道。绝大多数读写性能通过平行操作，使其性能也得到改善。

2）光盘和磁光盘：限于存储容量限制，主要用于小型影像科室或离线存储。光盘库（塔）性价比较低，除用于离线或备份外，已较少使用。

3）磁带和磁带库：磁带是一种低成本、可移动的存储介质。磁带有多种类型，较先进的有数字线性磁带（digital linear tape，DLT）和可扩充线性纪录磁带（scale linear recording，SLR）等。机械手技术已经用于这些数据的存储，而自动库系统的机械手将磁带自动地在互相连接的库之间传送。这个特征扩展了在自动库系统和磁带传送之间的功能。磁带库可用于系统的近线存储。

（4）存储架构

1）以服务器为中心的直连式存储（direct-attached storage，DAS）：是将 RAID 硬盘阵列直接连接到服务器扩展接 121 的数据存储设备，其本身是硬件的堆叠，不带有任何存储操作系统。存储效率

较低，价格也最便宜。

2）以数据为中心的附网存储（network attachment storage，NAS）：是一种任务优化的直接连在 IP 网络的存储设备，提供典型的 CIFS（Windows）及 NFS（Unix）文件服务，直接通过以太网接口将存储设备连接到 LAN。NAS 设备为网络用户提供独立的存储空间，对存储对象的管理可以到文件级，用户可以设置对文件或目录不同的存取权限。

3）以网络为中心的存储区域网（storage area network，SAN）：是一种基于光纤通道技术的高速网络，它以铜轴线缆、单模或多模光纤作为传输介质，以专用 SAN 光交换机 [或光集线器为核心，由光纤连接存储设备如磁带库、磁盘阵列、服务器等组成一个独立的专用存储网络系统（SAN），以数据块的形式进行存储。非光纤连接的存储设备（如基于 SCSI 的存储设备等] 可通过网桥、路由器等互联设备连接到 SAN 中。

总之，SAN 的主要功能是数据的高速存储，适合做数据库服务器存储，而 NAS 则着重应用于提供多台服务器文件系统级的共享，比较适合做文件服务器。目前占主导优势的 DAS 架构将逐渐为性能更加优越的 SAN 架构所代替。而 DAS 架构的设备通过接口转换和增加交换机等网络设备可方便地升级为 SAN 架构。HIS 中的各种应用系统如挂号、处方、医嘱、收费和药品器材物资管理是典型的数据库应用系统，对数据的访问是以数据块的形式进行的，其最好的存储方式是 SAN。

电子病历和 PACS 中的医学影像是典型的文件系统，数据量特别大，采用 NAS 是合适而又经济的存储方式。同时 NAS 也可以作为 HIS、PACS 和电子病历数据的备份存储。但 NAS 设备上数据的大量迁移会占用大量的网络带宽，对应用系统会造成很大影响，而 SAN 上存储设备的数据交互是通过专用的光纤交换机进行的，即使是大量的数据交换也不会对应用系统的网络产生影响。因此根据医院信息系统的信息特点，采用 SAN-NAS 会聚的存储架构是提高系统性能的有效途径。

3. 网络传输介质

（1）双绞线：由一对或多对相互缠绕的绝缘铜芯导线组成。目前性价比较高的是 5 类（Cat5）非屏蔽双绞线。其可提供更高的传输性能，可以支持快速以太网，因此，5 类非屏蔽双绞线目前应用最广泛。

（2）同轴电缆：在 PACS 网络传输介质中，同轴电缆已较少应用。

（3）光纤：光通信技术的发展，已使光导纤维成为常用的网络通信介质，光纤介质能提供较大的

带宽容量，目前已经能够获得50 000GHz甚至更高的带宽，未来可能成为最主要的网络数据传输介质。

4. 网络连接设备

（1）集线器：是一种中枢网络的连接设备，具有同时活动的多个输入和输出端口，是对网络进行集中管理的最小单元。集线器的主要功能是对接收到的信号进行再生整形放大，以扩大网络的传输距离，同时把所有节点集中在以它为中心的节点上，是从服务器直接到桌面的解决方案。集线器依据其总线带宽不同可分为10MB、100MB和10/100MB自适应3种，常见的集线器模式主要有8口、16口、24口等。

（2）交换机：是一种应用交换技术的，具有简化、低价、高性能和高端口密集特点的网络连接产品。交换机采用交换技术来增加数据的输入输出总和以及安装介质的带宽。通常情况下。一个局域网的交换机可采用2种交换技术之一，即直通式交换和存储转发交换。网络交换应用技术的最常见用途之一是在以太网上减少冲突并改善带宽，其能够经济地将网络分成小的冲突域（collision domain），为每个工作站提供更高的带宽。由于每个交换器端口都通过唯一的一个节点与一个段相连，并没有其他的节点，所以节点和段享有完全的百兆或千兆的带宽，这样就减少了发生冲突的可能。

（3）路由器：是一种网络连接设备，其能够利用一种或几种网络协议将本地或远程的一些独立的网络连接起来，每个网络都可以有自己的逻辑标识，路由器通过逻辑标识将指定类型的包（如IP）从一个逻辑网络中的某个节点进行路由选择，传输到另一个网络上的某个节点。路由器具有过滤、转发等功能，还具有内置的智能来指导数据包流向特定的网络，可以研究网络流量并快速适应在网络中检测到的变化。还具有连接相邻或远程的网络或不同的异构网络、隔离网络的局部，以防止网络瓶颈或保护网络免于受侵等功能。

在工作状态下，路由器从节点中接收规则的通信，确认其地址和标识，然后选择沿流量最小、成本最低的路径传输消息。此外，路由器还可以实施网络隔离操作，以防止繁忙的流量到达和影响主要的网络系统，此特性是避免网络风暴导致运行停止的有效手段之一。

5. 网络传输技术

（1）网络传输技术定义：网络传输是指用一系列的线路（光纤，双绞线等）经过电路的调整变化依据网络传输协议来进行通信的过程。常用的传输介质有：双绞线、同轴电缆、光纤、无线传输媒介。

（2）传输技术分类：网络传输技术包括无线传输技术、虚拟网络传输技术、流媒体网络传输技术、专线专网等等。无线图像网络传输主要包括利用CDMA、GPRS公众移动网络传输图像和用于应急突发事件的专用图像传输技术。后者包括点对多点的宽带无线接入技术（WiMAX）和无线网格技术（MESH）。虚拟网络传输技术（virtual private network，VPN）是指在共用网络上建立专用网络的技术。之所以称为虚拟网，主要是因为整个VPN网络的任意两个节点之间的连接并没有传统专网建设所需的点到点的物理链路，而是架构在公用网络服务商（internet service provider，ISP）所提供的网络平台之上的逻辑网络。用户的数据是通过ISP在公共网络中建立的逻辑隧道，即点到点的虚拟专线进行传输的。通过相应的加密和认证技术来保证用户内部网络数据在公网上安全传输，从而真正实现网络数据的专有性。

6. 工作站 显示工作站是数据库图像及信息经检索、查询后调阅、显示的终端。可分为登记及科室管理工作站，影像重建工作站，影像诊断工作站，临床浏览工作站和打印工作站。

7. 医学影像输出设备 包括自助报告与胶片打印系统，影像光盘输出设备等。

（二）PACS与RIS相关软件

1. PACS主要软件功能 从成像设备产生医学影像到放射学诊断、临床浏览以及最终患者获取检查结果，在这医学影像工作流程的数据流中，每一个节点都需要追踪和管理。IHE放射学技术框架下的大部分集成模式都与PACS的医学影像管理有关，如预定工作流程、医学影像的一致性表示、关键影像的标注等。由于医学影像诊断过程的影像操作和应用特点，如每一次影像检查包括巨大的数据容量、对影像操作如查询和调用的响应速度要求苛刻、诊断过程常常要求调取多个既往检查的影像数据序列等，使每一个诊断过程的影像操作都可能面临在极短的响应时限内要求完成庞大的数据通信量，这仅靠系统的处理能力和网络宽带的扩展难以满足影像诊断过程必要的影像操作响应速率。

因此，需要借助对系统工作流和数据流进行特定的管理和调控，确保获得符合影像诊断过程要求的影像操作速率。PACS的影像管理，其基本原理是借助某些自动执行的软件进程，使特定的影像序列可基于用户预设的参数和条件，被反馈或提前迁移和传送至指定的影像诊断或操作任务实施的区域或位置，如PACS分布式服务器或执行诊断处理的影像工作站，从而确保在影像诊断过程开始时，所有诊断操作必需的影像已全部位于本地服务器或工作站。

PACS 服务器采用文件夹的形式管理着患者的医学影像和相关信息。每一个文件夹都由一个唯一的患者基本信息、检查要求、最新检查的影像、选定的来自早期检查的影像以及相关的诊断报告等组成。在系统中患者的影像管理有多个软件功能模块：

（1）存档管理

1）影像存档：存档管理模块提供了三个功能：①多种存储介质的影像发布管理；②优化 PACS 存档和读取操作；③预提取早期检查影像并发送到显示工作站。机制支持这些功能，包括事件触发、影像预提取、工作的优先次序以及存储配置。

2）影像获取：终端显示的图像质量从根本上来说是由采集的原始图像的质量所决定的。一个好的 PACS 至少应当支持四种医学图像采集方式：直接 DICOM 采集、间接 DICOM 采集、视频采集和胶片采集。

3）HL7 消息解析：将 HL7 消息字符串解析成为一种抽象数据结构，其中包含了应用程序所需要的数据。这种抽象数据结构被定义为 Message，Message 是一个接口，它能够描述一个完整的 HL7 消息，包含所有的结构、段和字段。

4）事件触发：现实医疗环境中发生的一个事件，从而引起系统间数据交换的需要。如在 RIS 通过 TCP/IP 发送一个 HL7 格式消息到 PACS，随后触发 PACS 控制器进行指定的工作，如影像调用或预提取，PACS 数据库更新等。从 RIS 的事件发送包括患者入院、出院、转院（ADT）、患者的到达、检查预约、撤销、完成以及报告审核等。功能的基本部分是 HIS/RIS/PACS 接口、HL7 消息解析、影像预提取、PACS 数据库更新，患者文件夹管理以及磁盘、磁带、内存的存储配置。

5）影像预提取（pre-fetching）：即将当前执行影像检查的患者相关的、位于近线存储单元内的既往历次检查的影像数据，自动地查询并迁移一个拷贝至能够提供更优化响应速率的存放位置，如磁盘阵列（在线存储位置），为这些影像后续将进行的影像诊断操作过程建立快速响应的基础。这一进程的执行通常需要来自 RIS 的患者的检查安排信息，这是要求 PACS 与 RIS 进行集成和数据通信。

（2）网络管理

1）影像传输：PACS 主要是一个基于局域网（LAN）的网络系统和应用体系。主要的数据通信是大容量的医学影像数据通信，其特点是一次通信数据量极大，且对通信速率有很高的要求，尤其是影像诊断过程，常规要求在极短的时间间期内完成几十兆甚至数百兆的影像数据在 2 个网络节点之间的迁移和通信。在网络协议的应用方面，作为 PACS 影像数据的基本标准 DICOM 通信协议和被最广泛应用的跨平台通信 TCP/IP 协议，保证 PACS 网络完成数据和消息传递的基本通信。

2）影像路由：根据用户定义的规则和执行逻辑，将特定的影像序列自动地送至某一指定的操作位置，如执行诊断操作过程的部门本地服务器和影像诊断工作站。这是确保医学影像诊断响应速率的非常重要和有效的步骤。影像路由也是被普遍采用的影像工作流程管理进程。

3）优先次序：PACS 控制器是通过优先次序工作控制来优化存档和获取影像的行为。如显示工作站请求从系统存档和管理处以最高优先级和即刻调用影像序列，在完成了调用之后，影像排队等待传输的优先级要高于成像设备采集节点等待传输的影像。因此，如果有调用在执行或等待，则存档过程将会受到影响。

（3）显示/服务器管理

1）影像选择：影像选择处理允许使用者在显示工作站上选择影像序列的子集影像。为了便于更好地显示，这些被选的影像是从原始序列中提取并组合成一个新的序列。影像选择方法的基本组成部分是影像显示系统、剪辑功能以及 PACS 的数据库更新。

2）影像排序：影像排序在影像显示服务器管理中是较困难的操作，原因在于用户的使用习惯和主观想法。在实际应用中，对其处理设定并非是常用的方法。

3）图像处理模块：图像处理模块具有影像放大、缩小、窗宽窗位调整、亮度灰阶对比度调节、图像反转功能、各种值测量及各种后处理功能：MPR、SSD、VE、VR、MIP、CPR 等。

（4）影像预载（pre-loading）：影像预载是执行自动路由的相反过程。即由本地服务器或工作站依据用户预设的规则和执行逻辑自动地将特定患者的相关影像序列从远程（如 PACS 中央管理服务器）查询并提取到本地系统的过程。

（5）存储确认（storage commitment）：存储确认是 DICOM 标准的事务处理，其功能是确保影像在安全地发送到 PACS 存储前，不会在成像设备上被删除，该项功能是由成像设备厂商作为选项提供的。因此，作为一个完整的放射学工作流程中医学影像管理的应用，在购买成像设备时，可将该项作为必选项。

（6）数据库管理

1）数据库管理：数据库管理是建立、存储、修改和存取数据库中信息的技术，是为保证数据库系统的正常运行和服务质量进行的技术管理工作。数据库管理主要是保证 PACS 数据库数据的完整性并与患者进行匹配。

2）PACS 数据库安全管理：PACS 数据库安全管理主要包括集中式数据库用户权限管理和客户端访问机制管理，系统安全日志功能的设计可以有效地起到安全管理作用。日志系统全程记录系统运行的所有活动，并且对日志系统本身进行备份、统计、查询等操作，通过 Web 或者专门工具对活动进行访问。日志记录以下信息：设备的连接情况、影像的传输情况、影像的更改情况、影像的迁移情况、人员登录以及操作情况、诊断报告的更改情况、临床的调阅情况和质量控制的记录等

3）工作流程管理：工作流程管理是一种以规范化的构造端到端的业务流程为中心，以持续的提高组织业务绩效为目的的系统化方法。它是一个操作性的定位描述，指的是流程分析、流程定义与重定义、资源分配、时间安排、流程质量与效率测评、流程优化等。PACS 的工作流程管理的目的是实现自动的、可配置的基于规则的管理，如影像预取和自动路由等。

2. RIS 主要软件功能

（1）预约模块：预约功能支持从 HIS 调用患者的基本信息；对于新患者，系统自动分配 patient ID 和 accession number；对于老患者，系统调用原有的 patient ID 和患者基本信息，分配 accession number。可以在新建预约的时候查看到老患者的最近预约、登记记录，并且显示该检查的状态。预约内容包括：患者 patient ID、姓名、性别、出生日期、联系电话、年龄、住院号、门诊号、患者类别、开单病区、病床号、申请科室、申请医生、检查部位列表等信息。预约情况可以方便地在预约查询界面中查看，以表格的方式显示某台设备在某一天的预约信息，每一格为一个时间段。

（2）登记模块：登记模块提供了患者信息的登记和修改、检查状态等功能。主要包括申请单、登记列表和报告打印分发的三个子界面。

（3）报告模块：报告模块主要功能是供放射科医生创建、提交、审阅报告。在 RIS 中，高级别的医生可以审阅低级别医生提交的报告。在报告模块中有未写报告，未审核报告，既往报告三个子项目。一旦检查完成，在未写报告中就会出现相应的栏目。所有已创建而且未批准的报告都会出现在未审核报告列表中。报告状态包括已创建、已提交、已拒绝，只有被批准的报告才会在既往报告列表中查询到。在包括模块中有一些基本功能，如报告超时提醒、图文报告功能、语音报告功能和报告输出功能等。

（4）统计报表功能：统计模块供放射科管理者跟踪了解放射科的运营情况，对工作量、设备、疾病、开单、阳性率、胶片等数据进行统计。可针对放射科中某一员工类型或个人进行工作量统计；以检查设备为对象进行工作量统计；可以根据疾病的 ACR 代码对某种疾病按一定的年龄区间统计出来；统计检查报告中结果为阳性的报告数量，以及占所有报告的比率；可以根据不同的部门、病区和患者类型对医生开出的放射科检查单进行统计；可统计不同检查类型不同部位的胶片数和曝光数，并可根据年、月等时间段进行统计；自定义查询条件，用户可以按照不同的需求自定义查询条件，统计出所有符合条件的患者记录，支持多个条件的"与 / 或"操作；用户可以统计每一个系统事件，即各种操作步骤（如登记、拍片、报告书写、报告审核等）的操作时间，帮助科室绩效考核和流程优化；用户可以统计所有已完成报告的质量。

（5）质控模块：质量控制模块用来有效地整理和管理患者数据，对患者图像进行评分；使用本功能对技师拍摄的医学影像进行评分；在查询区域，输入查询条件，点击查询按钮，符合条件的信息出现在列表中；调出与记录相关的图像；调出与记录相关的检查，对图像进行评分，点击评分按钮，保存评分。

四、PACS 与 RIS 运行

（一）PACS 运行

1. 影像归档管理 影像管理是指医学影像及其相关信息的数据维护、归档与查询功能。维护功能主要包括用户的登录、增删、系统数据字典的组织与词汇的添加，诊断报告的录入、增加、修改与显示，归档卷标的组织、添加与设置等。归档主要是影像及其相关信息的归档，其中影像的归档要设计数字图像的压缩技术。查询功能主要包括：影像查询、病例相关查询、患者相关查询及查询索引的增删、组织与设置和诊断案例的增删、组织与设置等。

医学影像的数据量很大，常规一次 CT 扫描为 100MB 量级，X 线机的胸片可以到 20MB，心血管造影的图像可达 80MB 以上。存储与管理影像为 PACS 的一个重要功能，小型的 PACS 可以用十几 GB 到几十 GB 的服务器来存储图像，并用光盘刻录机来将图像永久保存。大中型的 PACS 则用不同类型的存储设备来实现不同的要求。

2. 数据生命周期管理

（1）数据生命周期管理：存储市场的增长率每年都超过 100%，为了节省费用和简化管理，越来越多的企业开始部署实施 NAS 和 SAN。但是，存储网络环境下通常有多个不同厂商的服务器、磁盘、磁

带等等，彼此不兼容，造成管理更为复杂。所谓数据生命周期管理就是根据数据的价值不同，将其存储在不同的介质之上。一般而言，在一个数据诞生的前几周内，数据的价值最高，因而应当将其存储在读取效率较高的磁盘系统之上；而随着时间的推移，该数据的价值将随之降低，此时应该将其转移到成本较低的介质之上，如磁带系统。数据刚生成时，访问频率最高，为客户带来的价值也最高；随着时间的推移，访问频率降低。客户在存储其关键业务数据时，使用企业级的磁盘产品进行保护并确保高可用性；当数据已经不再为客户的业务带来效益时，应将这类数据迁移到 ATA 磁盘上或者近线自动化磁带库上，当有需求访问时，数据的恢复在数毫秒到几秒之间；如果为法律要求或政府规定等要保留多年的数据，应将其迁移到近线磁带库或者离线存储介质上。

（2）数据生命周期的特点：①数据生成后，随着时间的推移，其访问频率将逐步下降；②数据被保留的时间越来越长；③被删除的数据越来越少；④企业重视整体拥有成本（TCO），将不常访问的数据迁移到较便宜的介质上，节省存储投资。

（3）PACS 影像数据生命周期管理：PACS 数据存储也采用数据生命周期管理，①在线存储：用于存储随时使用的图像，如住院患者的图像和用作诊断参考的图像。该类设备常用硬盘阵列和光盘塔来实现，通常存储能力为几十 GB 到几百 GB。要求能容纳医院在 30 天左右产生的图像；②近线存储（near-line）：用于存储不常用的图像。通常指的是磁带库之类容量很大，速度相对较慢的设备。容量常为几 TB 以上；③离线存储：用于存储要永久保存的资料，如存放于光盘，磁带等。这一类型的存储资料通常要通过人工操作才能进入 PACS，如将光盘装入计算机。

3. 数据迁移管理

（1）数据迁移管理：又称分级存储管理，是一种将离线存储与在线存储融合的技术。它将高速、高容量的非在线存储设备作为磁盘设备的下一级设备，然后将磁盘中常用的数据按指定的策略自动迁移到磁带库（简称带库）等二级大容量存储设备上。当需要使用这些数据时，分级存储系统会自动将这些数据从下一级存储设备调回到上一级磁盘上。

（2）数据迁移过程：文件先由数据迁移系统选择，再被拷贝到高速存储器介质上。当文件被拷贝后，一个和原文件相同名字的标志文件被创建，但它只占用比原文件小得多的磁盘空间。当用户访问这个标志文件时，高速存储器系统能将原始文件从介质上恢复过来。

高速存储器软件提供多种数据迁移策略，目前主要通过高水位、低水位及清除位来设置符合存储原则的标识。当数据达到高水位时，高速存储器软件会将数据迁移至二级存储设备中或三级存储设备中，直至底水位才停止，然后将在一级存储设备中的存储空间释放出来。另外，用户也可以自己建立相应的数据迁移策略，比如按文件访问的时间、大小等原则。

（3）数据迁移的结构：数据迁移的结构由两部分组成，一个是管理数据迁移过程的管理服务器，一个是存储被迁移数据的存储系统。管理服务器主要服务于存储网络的数据迁移工作，它就像存储网络中的管理员，一旦发现数据达到规则设定的标准，便将数据从一级存储设备（盘阵）向下一级存储设备（盘库和带库）复制，并且释放出一级存储设备的存储空间。此外，它还负责制定所有数据的迁移策略，并驱动和管理带库等二级存储设备。存储系统可以是 SAN 系统，也可以是直连式存储（direct-attached storage，DAS）系统。无论哪种系统，被迁移的数据最终存放在该系统的离线存储设备上。这些设备并不需要提供实时的存储服务，只在某一时刻的应用提出要求时才涉及，这种设备所保存的数据可进行离线管理。有了管理服务器和存储系统，用户可以开展数据迁移工作了。

4. 系统质控管理
PACS 的质量控制是对影像诊断学设备及其附属设备的检测、维修、维护使用，以及对医学影像采集、储存、信息处理与传输过程的校正行动来保证质量的技术；另外，图像显示的一致性也是图像质量保证的重要方面。在医学影像设备和 DICOM 网关之间增加一道关卡—医学影像质量控制子系统，采用人工与计算机自动匹配相结合的质控手段，在最大程度上做到对错误影像或低质量影像早发现、早修改，从而进一步提高 PACS 中医学信息和医学影像的准确性。

5. 系统容错技术
容错 FT 就是由于种种原因在系统中出现了数据、文件损坏或丢失时，系统能够自动将这些损坏或丢失的文件和数据恢复到发生事故以前的状态，使系统能够连续正常运行的一种技术。容错技术一般是针对服务器和服务器硬盘的，容错技术一般利用冗余硬件交叉检测操作结果。

（1）双重文件分配表和目录表技术：硬盘上的文件分配表和目录表存放着文件在硬盘上的位置和文件大小等信息，如果它们出现故障，数据就会丢失或误存到其他文件中。通过提供两份同样的文件分配表和目录表，把它们存放在不同的位置，一旦某份出现故障，系统将做出提示，从而达到容错的目的。

（2）快速磁盘检修技术：这种方法是在把数据写入硬盘后，马上从硬盘中把刚写入的数据读出来与内存中的原始数据进行比较。如果出现错误，则利用在硬盘内开设的一个被称为"热定位重定区"的区，将硬盘坏区记录下来，并将已确定在坏区中的数据用原始数据写入热定位重定区上。

（3）磁盘镜像技术：磁盘镜像是在同一存储通道上装有成对的两个磁盘驱动器，分别驱动原盘和副盘，两个盘串行交替工作，当原盘发生故障时，副盘仍正常工作，从而保证了数据的正确性。

（4）双工磁盘技术：它是在网络系统上建立起两套同样的且同步工作的文件服务器，如果其中一个出现故障，另一个将立即自动投入系统，接替发生故障的文件服务器的全部工作。

（5）网络操作系统：具有完备的事务跟踪系统这是针对数据库和多用户软件的需要而设计的，用以保证数据库和多用户应用软件在全部处理工作还没有结束时或工作站或服务器发生突然损坏的情况下，能够保持数据的一致。

6. 数据备份管理

（1）数据备份的概念：数据备份是容灾的基础，是指为防止系统出现操作失误或系统故障导致数据丢失，而将全部或部分数据集合从应用主机的硬盘或阵列复制到其他的存储介质的过程。传统的数据备份主要是采用内置或外置的磁带机进行冷备份，但这种方式只能防止操作失误等人为故障，而且恢复时间也很长。随着数据的海量增加，开始采用网络备份，一般通过专业的数据存储管理软件结合相应的硬件和存储设备来实现。

数据备份一般有 LAN 备份、LAN Free 备份和 SAN Server-Free 备份三种。LAN 备份针对所有存储类型都可以使用，LAN Free 备份和 SAN Server-Free 备份只能针对 SAN 架构的存储。

（2）备份的基本要求：①正式使用的应用系统、操作系统、数据库系统、网络系统等业务数据和系统数据必须定期进行有效备份且具备可复原性；②备份数据必须定期、完整、真实、准确地转储到永久性介质上，并明显标识；③应定时检查备份文件中是否存在备份失败的记录，如发现有备份任务失败的记录，需要检查故障原因，并进行排除；④备份人员必须认真、如实、详细填写《数据备份记录表》以备后查。

（3）备份介质：①备份介质要由专人负责保管工作，备份介质要严格管理、妥善保存，必要时可建立专门的管理制度；②备份介质应在指定的数据保险室或指定的场所保管，保存地点应有防火、防热、防潮、防尘、防磁、防盗设施；③备份介质要集中和异地保存，按照各系统规定的保存期限存放；④备份介质要根据其存储数据的最高密级，确定介质密级，涉密介质和普通介质应分别管理，涉密介质按照密级纸质文件的管理要求，进行登记、审批、收发、传递、存放，并由专人负责保管。存储过涉密信息的媒体不能降低密级使用，不再使用的相关介质应按有关规定在指定单位及时消磁、销毁。涉密介质遗失，应立即向本单位及上级保密部门报告，并组织查处。

（4）数据恢复：①一旦发生系统故障或数据破坏等情况，要由相关的管理员进行备份数据的恢复，迅速恢复系统，确保系统正常运行；②定期进行备份数据恢复测试，测试应在测试环境中进行，严禁在正式使用的系统中进行恢复测试；③恢复测试内容包括备份数据恢复、系统恢复、故障排除等内容。如果发现不能恢复的数据，则需要及时进行检查，确保备份数据的有效性；④数据恢复测试结束后，应记录测试的真实步骤、结果及改进措施等；⑤恢复确认不存在问题后，要及时清理测试环境数据。

（5）数据保密：①根据数据的保密规定和用途，确定使用人员的存取权限、存取方式和审批手续；②禁止泄露、外借和转移业务数据信息；③备份的数据必须指定专人负责保管，由备份人员按规定的方法与数据保管员进行数据的交接。

7. 系统安全管理 系统安全是指在系统生命周期内应用系统安全工程和系统安全管理方法，辨识系统中的危险源，并采取有效的控制措施使其危险性最小，从而使系统在规定的性能、时间和成本范围内达到最佳的安全程度。系统安全的基本原则就是在一个新系统的构思阶段就必须考虑其安全性的问题，制定并执行安全工作规划（系统安全活动）。并且把系统安全活动贯穿于系统的整个生命周期，直到系统报废为止。系统安全管理主要包括以下四个方面：

（1）信息安全概述：物理安全主要包括环境安全、设备安全等方面。医院信息中心机房应采用有效的技术防范措施；还应制定一些规章制度，如对设备的要求和环境的要求等。

（2）数据安全和隐私保障：运行安全主要包括备份与恢复、病毒的检测与消除、电磁兼容等。医院信息系统的主要设备、软件、数据、电源等应有备份，并具有在较短时间内恢复系统运行的能力。应采用国家有关主管部门批准的查毒杀毒软件实时查毒杀毒，包括服务器和客户端的查毒杀毒。

（3）信息安全确保：信息的保密性、完整性、可用性和抗抵赖性是信息安全保密的中心任务。

（4）安全保密管理：涉密计算机信息系统的安

全保密管理包括各级管理组织机构、管理制度和管理技术三个方面。要通过组建完整的安全管理组织机构，设置安全保密管理人员，制订严格的安全保密管理制度，利用先进的安全保密管理技术对整个涉密计算机信息系统进行管理。

（二）RIS 运行

1. 影像诊断医师 影像诊断医师通过对医学图像和信息进行计算机智能化处理后，可使图像诊断摒弃传统的肉眼观察和主观判断。借助计算机技术，可以对图像的像素点进行分析、计算、处理，得出相关的完整数据，为医学诊断提供更客观的信息，最新的计算机技术不但可以提供形态图像，还可以提供功能图像，使医学图像诊断技术走向更深层次。

2. 临床医师 RIS 与 PACS 的集成允许在工作站显示诊断报告，PACS 和 RIS 掌握患者在医院中的流动也很重要，这有利于图像和检查的自动预取、路由和分发。帮助医院的其他部门，特别是急诊室和特护房（ICU）获得放射医疗部门生成的图像。

3. 影像技师 通过成像设备工作列表（modality worklist，MWL）服务，将设备申请的检查任务传递给设备。直观显示候诊状态，跟踪检查情况。按照检查状态，改变患者相应的属性。可适当调整，追加、修正、取消检查安排，优先权机制允许特殊患者插入。

4. 影像护士 通过系统认真核实患者情况，向患者及其家属进行各种造影检查、CT 增强检查前后的介绍与注意事项。做好各种过敏试验及观察反应情况，并如实记录。准备好各项急救用品，严密观察病情、及时发现病情变化，在抢救过程中密切配合医师做好患者的抢救，协助医师工作。负责前来就诊患者的引导及检查前后事项的解释工作，维持候诊秩序。

5. 影像登记 登记患者 patient ID、姓名、性别、出生日期、联系电话、年龄、住院号、门诊号、患者类别、开单病区、病床号、申请科室、申请医生、检查部位列表等信息。登记情况可以方便地在登记查询界面中查看，以表格的方式显示某台设备在某一天的预约信息，每一格为一个时间段。登记模块提供了患者信息的登记和修改、检查状态等功能。主要包括申请单、登记列表和报告打印分发的三个子界面。

6. 影像工程师 在工作中总结经验，创新应用直接法、数据融合、深度学习等方法，对算法进行优化，提高响应速度和环境稳定性。遴选合作伙伴，制定合作框架，管理开发进程。

7. 信息工程师 在工作中收集各部门关于信息

系统使用需求并进行梳理分析，根据需求配置流程及表单。信息系统新开发流程及功能应用的推广和培训工作。为员工在系统操作中产生的问题提供技术支持，推动员工积极、规范使用信息系统。

（三）数字化影像科的工作流程与信息流程

1. 工作流程

（1）检查信息登记输入：前台登记工作站录入患者基本信息及检查申请信息，也可通过检索 HIS（如果存在 HIS 并与 PACS/RIS 融合）进行患者信息自动录入，并对患者进行分诊登记、复诊登记、申请单扫描、申请单打印、分诊安排等工作。

（2）Worklist 服务：患者信息一经录入，其他工作站可直接从 PACS 主数据库中自动调用，无须重新手动录入；具有 Worklist 服务的医疗影像设备可直接由服务器提取相关患者基本信息列表，不具备 Worklist 功能影像设备通过医疗影像设备操作台输入患者信息资料或通过分诊台提取登记信息。

（3）影像获取：对于标准 DICOM 设备，采集工作站可在检查完成后或检查过程中自动（或手动）将影像转发至 PACS 主服务器。

（4）非 DICOM 转换：对于非 DICOM 设备，采集工作站可使用 MiVideo DICOM 网关收到登记信息后，在检查过程中进行影像采集，采集的影像自动（或由设备操作技师手动转发）转发至 PACS 主服务器。

（5）图像调阅：患者在检查室完成影像检查后，医师可通过阅片室的网络进行影像调阅、浏览及处理，并可进行胶片打印输出后交付患者。

（6）报告编辑：患者完成影像检查后由专业人员对影像质量进行评审，并进行质量分析。完成质量评审控制后的影像，诊断医生可进行影像诊断报告编辑，并根据诊断医师权限，分别进行初诊报告、报告审核工作。

2. 信息流程管理

（1）门诊患者检查流程：医生开检查项目申请单、特殊检查项目到检查科室划价（大部分的检查项目不需划价）、缴费；预约、登记或检查；对检查申请单进行预约或登记、打印检查项目申请单条形码、扫描手写申请单（若医生已录入电子申请单则不需扫描，PACS 可直接调用）、选择检查房间对应的检查设备名称、检查部位等，之后确认申请单并调用接口程序将患者基本信息、检查项目申请单信息、临床信息通过接口传送到 RIS；检查技师在设备工作站通过扫描申请单条形码在 Worklist 工作表中查找与患者资料相匹配的信息为患者做检查；检查完成后将图像推到 PACS；RIS 将检查信息与

PACS 图像做匹配；写报告、审核报告，审核完成后，报告信息回传给 RIS 与 HIS 中间表，供 HIS 调用；临床医生通过查询申请单界面调用接口程序，进行阅片和浏览诊断报告。

（2）住院患者检查流程：医生开检查项目申请

单，若检查项目需要预约，通过 HIS 直接预约或将申请单送到检查科室预约；患者到检查科室检查；登记员对检查申请单记账，余下流程与门诊患者检查流程相同（图 33-10）。

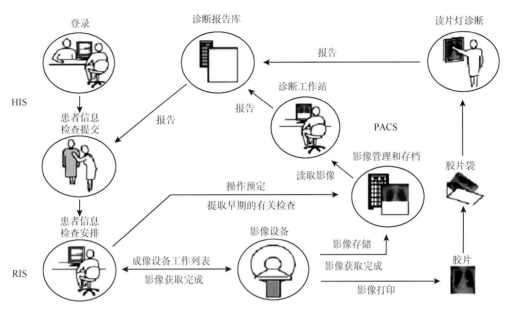

图 33-10　HIS/RIS 和 PACS 的无缝集成

（四）PACS、RIS 与其他信息系统整合

1. PACS 与医院信息系统及电子病历整合　目前在大型医院基本上已经有了医院信息系统、放射信息系统和医学存档及通信系统。HIS 是现代化医院的管理和诊疗过程的管理系统，一般由门诊管理系统、住院管理系统、电子病历系统、手术系统、检验系统、库房管理、院长查询、固定资产管理等系统组成。PACS 主要用来解决医学图像的获取、显示存储、传送和管理等问题。

要实现信息共享，PACS 必须要与 HIS 紧密结合，在 PACS 和 HIS 整合之后，放射科登记员就可直接调出 HIS 检查申请单信息，不需要重复新录入。另一方面门诊、住院等部门的 HIS 普通工作站都能通过网络很方便、快捷和及时地获得 PACS 的图像和检查报告，同时 PACS/RIS 将检查申请项目对应的检查设备传回给 HIS，为核算科室对医疗设备进行效益分析提供了有效数据。该方案投资少、见效快、效果显著，加快临床医生对患者作出诊断的时间，大大提高了临床诊断的工作效率。

2. 整合的类型与方法　PACS 与 HIS 的整合主要有 3 种方式：一是采用 HL7 实现 PACS/RIS 与 HIS 的整合；二是通过中间表实现 PACS/RIS 与 HIS 的整合；三是通过 COM 接口实现 PACS/RIS 与 HIS 的整合。

（1）采用 HL7 实现 PACS/RIS 与 HIS 的整合：

HL7 是医疗领域不同应用之间电子数据传输的协议，是由 HL7 组织制定并由 ANSI 批准实施的一个行业标准。HL7 是从医院信息系统接口结构层面上定义的一种接口标准格式，并支持使用现行的各种编码标准，如 ICD-9/10、SNOMED 等。HL7 采用消息传递方式实现不同模块之间的互联互通，类似于网络的信息包传递方式。实现方法是通过开发 HL7 引擎（类似于网络驱动程序），通常是一组支持 HL7 的过程函数或控件，应用程序按照 HL7 引擎的约定提供参数，模块之间的通信则由 HL7 引擎完成。利用 HL7 实现 PACS 与 HIS 整合的基本原理在于：HIS 发送"消息"传递给 PACS，PACS 在接收到"消息"后，经过处理返回给 HIS"响应"。

（2）通过中间表实现 PACS/RIS 与 HIS 的整合：通过中间表实现 PACS 与 HIS 的融合是在 HIS 或 PACS 上创建一系列公共的中间表，HIS 可以通过门诊或住院医生工作站下达医嘱，通过中间表结构的方式把患者信息以及检查信息传输给 PACS。在 PACS 工作站审核检查、预约，再通过中间表结构以消息的方式把审核信息传输给 HIS，然后将检查消息通过 Worklist 传输到检查设备，影像科室医生在 PACS 工作站查看图像，完成报告。临床医生通过临床医生工作站查看患者图像。

（3）通过 COM 接口实现 PACS/RIS 与 HIS 的整合：采用 COM 接口的方式将 PACS 与 HIS 划价

模块集成。HIS 划价模块启动时，R1S 将同时启动，接受用户 ID，但 RIS 处于隐藏状态。当 HIS 划价模块退出时，RIS 将同时退出，即 HIS 在前台运行，RIS 在后台运行。系统登录后，见到的只有 HIS 划价界面，影像科室医生进行检查申请、修改申请、添加药品和材料等操作。当确定某项检查将要进行时，点击预约按钮，RIS 登记界面显示。此项医嘱的所有患者信息、检查信息通过 COM 接口送到 HIS 登记界面。当登记人员完成预约后通过调用 HIS 的 COM 接口返回，隐藏 RIS，同时标记该检查已预约，避免再次预约。

（五）PACS 与 RIS 的日常维护

1. 预防性维护巡检

（1）网络技术人员

1）软件参数配置信息的备份：要求网络技术人员对于完成图像通信和传输过程以及每台工作站和服务器上的参数配置了如指掌，由专人对每台设备的具体参数做出统一调配，对支持 DICOM3.0 协议设备的 IP 地址、主机名称、DICOM 应用标准以及端口号等参数、相关的报告数据、报告存放的位置以及病史记录的存放位置和权限设定配置留有详细手工备份材料，以便系统出现问题后能及时恢复；人员变动时，便于交接。

2）影像数据的备份：运用 PACS 自动监控与管理系统，每日动态监测 PACS/RIS 数据流程的运行状况；对于新进入 PACS/RIS 的图像或者经常调用的图像，通过 PACS/RIS 数据库管理系统存放于磁盘阵列上；对于长期不用的患者历史图像，存入存取速度最慢的离线存储设备上，进行图像的长期归档；对分布在不同地方的各个组件的（AE title）进行远程系统设置。每日凌晨 2 点由系统自动完成主服务器数据到备用服务器的全备份。确定图像在线存储为一年，以供随时调阅，超过一年的离线保存。

3）建立工作日志：对每天处理的事务记录在案，通过对日志的归纳、总结，及时发现并排除各种隐患。

（2）影像科与临床科室医师

1）做好本地备份：对于专用的计算机和图像数据库工作站，制造商在软件安装时已经做好了相应的配置，影像科操作人员应了解这一过程，掌握各种配置的参数，对存储在本地的图像进行备份，以防中心 PACS/RIS 服务器未及时转储时，本地留有备份。网络发生故障或主机配置发生变化时，可以及时解决问题。

2）专用显示器维护：系统中显示器的保养与维护直接影响着最终诊断结果。为了保证诊断的准确性，延长显示器使用寿命，日常的维护和性能测试至关重要。

2. 机房环境保障系统
机房的日常维护可以为设备提供良好运转环境，保障系统运转安全、正常保持通信畅通。

3. 系统宕机应急方案

（1）医学影像无法上传服务器：此类问题一般是由服务器后台处理软件没有反应而无法工作，主要是由于各医学影像设备同时往服务器传输大量的影像数据造成堵塞而引起。此类问题最简单的解决方法是退出正在运行后台处理软件重新启动该软件；若不能正常启动，则可以同时按 Ctrl、Alt 和 Del 三个键来激活"关闭程序"窗口，然后结束没有反应的进程，重新启动软件。若仍不能解决，则需注销或重新启动服务器。服务器出现故障时所传输的各医学影像设备图像不能自动恢复传送，需重新激活，一般在影像设备 Image works 的 Queue 菜单下 Network 里点击 Resume 按钮就可以解决。

（2）影像设备与服务器无法连接：影像设备与服务器之间的通信大多是基于 TCP/IP 网络。出现此类问题一般先检查 PACS 中服务器对医学影像设备的设置是否正确，包括：设备名称、IP 地址、端口号以及 AE title。若设置正确，则需要检查是否网络系统出现问题，可以执行 PING 目标的 IP 地址来验证网络是否通畅。网络连线接触不良也可引起此类问题，可用测线器对网线进行测试来排除。医学影像设备本身的故障或影像设备的设置错误也可引起此类问题，这就需要设备厂商的工程师前来维护。

（3）报告终端无法打开 PACS：此类问题一般是由数据源（ODBC）引起。数据源是指向服务器上的数据库。报告终端要使用 PACS，就必须建立使用 PACS 的数据源来指向服务器。问题解决方法是：先打开计算机的"控制面板"，再打开"管理工具"中的"ODBC 数据源"项，检查有关 PACS 数据源 SQL Server 设置是否正确。有时需删除该数据源的 SQL Server 并重新安装。

（4）PACS 无法启动并提示软件非法：此类问题常见于维护人员对系统进行维护过之后，注册表中的医院名称和软件的名称不一致所引起。可打开注册表，选择医院名称，将其改成正确的名称即可。

第三节　医学影像大数据与 5G 医学影像云技术

一、医学影像大数据

（一）概述

1. 大数据
是指在一定时间范围内用软件工具

进行捕捉、管理和处理的数据集合。大数据的 5V 特点（图 33-11）：Volume（大量）、Velocity（高速）、Variety（多样）、Value（价值）、Veracity（真实性）。

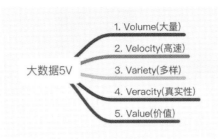

图 33-11　大数据的 5V 特点

大数据是数据体量达到了 PB 级别以上，1PB 等于 1024TB，1TB 等于 1024G，那么 1PB 等于 1024×1024 个 GB 的数据。

2. 大数据技术　包括数据采集、数据存取、基础架构、数据处理、数据分析、结果呈现。在大数据的生命周期中，数据采集处于第一个环节，大数据的采集主要有 4 种来源：管理信息系统、Web 信息系统、物理信息系统、科学实验系统。对于各种来源的数据，这些结构化和非结构化的海量数据是零散的，也就是所谓的数据孤岛，此时的这些数据并没有什么意义。数据采集就是将这些数据写入数据仓库中，把零散的数据整合在一起，将这些数据综合起来进行分析。

（二）医学影像大数据

医学数据超过 80% 的医疗数据来自于医学影像，医学影像大数据的定义可表示为：由 DR、CT、MRI 等医学影像设备所产生的，存储在 PACS 内的，大规模、高增速、多结构、高价值和真实准确的影像数据集合。

在医学影像大数据的探索过程中，影像检查的数据量极大，要求极高的存储、处理和分析能力，进行大数据研究的前提是有功能足够强大的硬件和软件的支撑，更需要有 IT 和统计专业人士的参与；在数据利用过程中，简单的数据堆积不能进行有效的处理，需要按一定逻辑，从微观到宏观进行数据加工后方可挖掘其内在规律。在数据加工过程中，首先应从单个病例的影像中提取出关键信息，实现图像中数据元素的标准化、结构化，其次应开展高质量、大范围和长期的注册研究和临床试验，并且将影像数据与临床数据、实验室检查、病理和基因组信息等整合在一起，基于特定的假设和目标进行大数据分析，才能得到有意义的结果。

（三）医学影像数据的标准化

医学影像数据量极大、数据源过多、数据格式不统一，以及瑕疵数据充斥数据库。为了更好地利用医学影像大数据，应提高数据对使用者的透明度和方便性，提高数据使用效率和数据质量，对影像数据进行定量化、结构化地分析和挖掘。在保障患者隐私和数据安全的基础上，建立不依赖于厂家的存储和分析平台，使用统一的术语，利用影像共享、数据挖掘和人工智能工具，在医学影像数据的标准化过程中，医学影像信息的全流程质控是关键。

二、医学影像远程智能质控

（一）医学影像智能化质控技术

随着 CT、MRI、DR 等先进数字医学影像设备的普及，医学影像检查已经成为各种疾病诊断过程中最为重要的检查手段和诊断依据。患者完成影像扫描之后，生成的图像是否标准、合格直接关系到疾病诊断的准确性，这就需要对医院每天产生的每一份医学影像进行质量控制。在制定统一的影像质控标准的前提下，使用标准的影像数据和规范的数据标注，通过海量数据训练，基于人工智能图像识别技术，使医院系统具备医学影像成像质量的自动评价与评分能力，实现医学影像质控自动化、网络化、常态化、实时化，提高医学影像成像检查规范化与标准化水平（图 33-12）。

（二）医学影像远程智能质控平台

医学影像远程智能质控平台是远程医疗平台中重要的一部分，智能质控平台可提供回顾式质控功能，随时查看任意时间点、任意技师、任意机器的图像质量，进行回顾性的分析。对影像科室日常工作产生的影像数据进行分析，通过智能质控平台，一个医院的影像资料，几个小时就能读完，覆盖得更全面，效率非常高，便于管理者对影像科室的规范化管理与评估；将影像检查技术的误操作和误诊率控制在最低限度，达到质量控制的目的。该平台的影像质控服务应用于区域影像会诊场景，通过智能评片方式，解决不同医疗机构影像工作者技术水平不高，检查质量差问题，提高诊疗效率，提升医技业务水平（图 33-13）。

三、5G 技术与影像技术

5G（5th-generation）是第五代移动通信技术的简称。它的主要特点是传输速度快，数据传输速率远远高于以前的蜂窝网络，每秒钟的峰值传输可达数十 GB；较低的网络延迟（更快的响应时间），低于 1ms（图 33-14）。

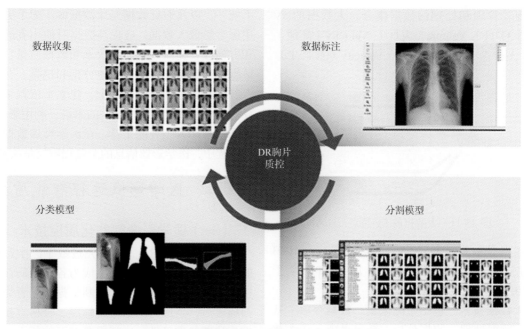

图 33-12　根据质控标准将图像与模型对比评价

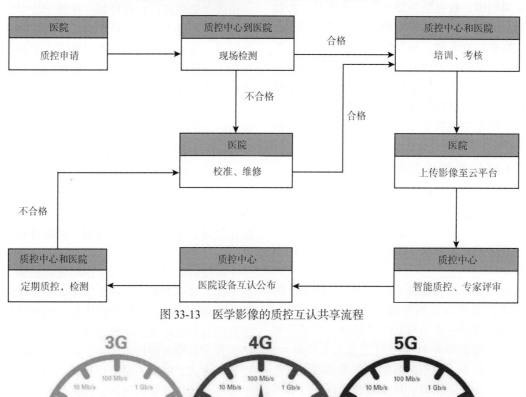

图 33-13　医学影像的质控互认共享流程

3G　4G　5G

384kb/s（2001年）　100Mb/s（2009年）　10Gb/s（2020年）

图 33-14　3G、4G、5G 网速对比

　　5G 网络的普及将使得包括虚拟现实和增强现实这些技术成为主流。5G 网络的最快下载速度则达到了每秒 10GB，大幅缩短数据开始传输前的等待时间使用户终端始终处于联网状态。

　　5G 技术在医疗领域应用是指以第五代移动通信技术为依托，充分利用有限的医疗人力和设备资源，在疾病诊断、监护和治疗等方面提供的信息化、移动化和远程化的医疗服务。实现远程会诊、远程超声、远程手术、应急救援、远程示教、远程监护、智慧导诊、移动医护、智慧院区管理、AI 辅助诊断等医疗领域的广泛应用。促进医疗资源共享，促进传统医疗服务模式转型，提升医疗效率和诊断水平，协助推进偏远地区的精准扶贫。

（一）基于 5G 的可穿戴设备远程监控

在远程健康监测中，可穿戴设备的智能终端可以通过集成 5G 通用模组的方式，使得医疗终端具备连接 5G 网络的能力。依托 5G 低时延和精准定位能力，可以支持可穿戴监护设备在使用过程中持续上报患者位置信息，进行生命体征信息的采集、处理和计算，对患者生命体征进行实时、连续和长时间的监测，并将获取的生命体征数据和危急报警信息以 5G 通信方式传送给医护人员，做到实时感知、测量、捕获和传递患者信息，实现全方位感知患者，并且打破时间、空间限制，实现对病情信息的连续和准确监测，使医护人员实时获悉患者当前状态，作出及时的病情判断和处理（图 33-15）。

（二）5G 技术在医学影像应用

1. 远程影像会诊　我国地域辽阔，医疗资源分布不均，县级城市、农村或偏远地区的居民难以获得及时、高质量的医疗服务，部分患者会长途跋涉进行就医。使用 5G 的远程会诊，利用 5G 网络高速率的特性，能够支持 4K/8K 的远程高清会诊和医学影像数据的高速传输与共享，并让专家能随时随地开展会诊，提升诊断准确率和指导效率，促进优质医疗资源下沉（图 33-16）。

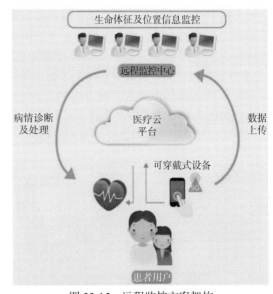

图 33-15　远程监控方案架构

2. 远程超声检查指导　超声的检查方式很大程度上依赖医生的扫描手法，选取扫描切面诊断患者很重要。由于基层医院往往缺乏优秀的超声医生，利用 5G 建立能够实现高清无延迟的远程超声系统，充分发挥优质医院专家优质诊断能力，实现跨区域、跨医院之间的业务指导、质量管控，保障下级医院进行超声工作时手法的规范性和合理性（图 33-17）。

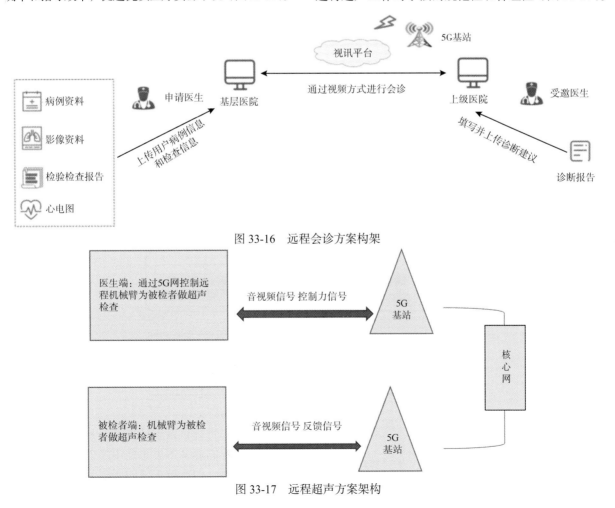

图 33-16　远程会诊方案构架

图 33-17　远程超声方案架构

远程超声由远端专家操控机械臂对基层医院的患者开展超声检查，可应用于医联体上下级医院及偏远地区对口援助帮扶，提升基层医疗服务能力。5G 的毫秒级时延特性，将能够支持上级医生操控机械臂实时开展远程超声检查。超声影像与 5G 的融合，将会彻底改变超声医学的传统模式，使其朝着更加人性化的智慧医疗方向发展（图 33-18）。

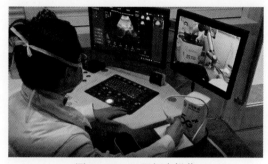

图 33-18 远程超声操作

3. 远程 CT 扫描 CT 扫描检查很大程度上依赖于技师的扫描参数设置，同时对扫描产生的图像进行实时分析判断是否符合诊断要求，是否需要延时扫描等，取决于技师的业务能力。由于基层医院往往缺乏优秀的技师，利用 5G 双千兆 + 远程 CT 扫描助手，和 5G 的网络独有的低时延特点和切片技术，能够实现高清无延迟的远程 CT 扫描，充分发挥优质医院专家作用，实现跨区域、跨医院之间的业务指导，保障下级医院 CT 扫描的规范性和合理性。

4. 全息影像通信 又称全息 3D，是一种利用计算机图形视觉技术实现三维物体衍射再现的技术，是一种不需要佩戴 3D 眼镜即可显示立体的虚拟场景的技术。全息影像技术通过计算机计算可进行三维全息重建，实现多维度、任意角度、全息影像化和感知交互化的一种呈现交互形式，通过硬件终端的交互技术拓展人的视觉感知能力，实现虚拟物体的真实再现，能达到触手可及的人机交互效果。

5G 传输技术和全息影像技术完美结合形成 5G 全息影像通信，不仅使全息影像信息的实时传递、直观表达、准确理解成为可能，更打破了时空界限，真正将远程专家的指导意见实时"带入"手术现场，为远程外科的迅速发展提供了可靠的技术保障。

四、云计算核心技术

云计算（cloud computing）又称为网格计算，是指通过网络"云"将巨大的数据计算处理程序分解成无数个小程序，然后通过多部服务器组成的系统进行处理和分析这些小程序得到结果并返回给用户。通过这项技术，可以在很短的时间内（几秒钟）完成对数以万计的数据的处理，从而达到强大的网络服务。在云计算系统中运用了许多技术，其中以并行计算、虚拟化技术、数据存储技术、数据管理技术、云计算平台管理技术更为关键（图 33-19）。

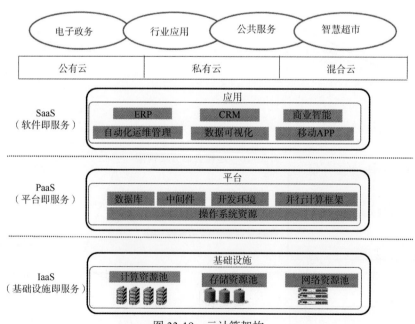

图 33-19 云计算架构

（一）并行计算

并行计算（parallel computing）是计算机算法的一种，是指同时使用多种计算资源解决计算问题的过程，是提高计算机系统计算速度和处理能力的一种有效手段。它的基本思想是用多个处理器来协同求解同一问题，即将被求解的问题分解成若干个部分，各部分均由一个独立的处理机来并行计算。并行计算系统既可以是专门设计的、含有多个处理器的超级计算机，也可以是以某种方式互连的若干台的独立计算机构成的集群。通过并行计算集群完成数据的处理，再将处理的结果返回给用户。

并行计算可分为时间上的并行和空间上的并行。时间上的并行是指流水线技术，在同一时间启动两个或两个以上的操作，大大提高计算性能；空间上的并行是指多个处理机并发的执行计算，即通过网络将两个以上的处理机连接起来，达到同时计算同一个任务的不同部分，或者单个处理机无法解决的大型问题。这就是并行算法中的空间并行，将一个大任务分割成多个相同的子任务，来加快问题解决速度。

（二）虚拟化技术

在云计算领域中，虚拟化（virtualization）技术是必不可少的支持技术。虚拟化技术本质上是一种资源管理技术，它将各种物理资源（如 CPU、内存、存储、甚至网络）抽象和集成到上层系统。将计算机的各种实体资源，如服务器、网络、内存及存储等，予以抽象、转换后呈现出来，打破实体结构间的不可切割的障碍，使用户可以比原本的组态更好的方式来应用这些资源。

目前主要有两种虚拟化类型：一类是纯底层硬件资源的虚拟化，包含服务器、存储、网络、PC 机等资源的虚拟化，主要应用于企业自身基础架构的搭建；另一类偏应用层面，主要被运用于云提供商，在实际的生产环境中解决高性能的物理硬件产能过剩和老的旧的硬件产能过低的重组重用，透明化底层物理硬件，包含平台虚拟化、应用程序虚拟化等，从而最大化地利用物理硬件。虚拟化技术根据对象可分成存储虚拟化、计算虚拟化、网络虚拟化等，计算虚拟化又分为系统级虚拟化、应用级虚拟化和桌面虚拟化。

（三）分布式海量数据存储技术

分布式计算是一门计算机科学，它研究如何把一个需要巨大的计算能力才能解决的问题分成许多小的部分，然后把这些部分分配给许多计算机进行处理，最后把这些计算结果综合起来得到最终的结果。分布式系统将具有大规模复杂计算量的任务分割成若干相对较小的任务，来提高处理任务的速度，因此分布式系统主要用来进行大规模的数据存储和管理。

云计算系统采用分布式存储的方式存储数据，用冗余存储的方式保证数据的可靠性。存储系统的存储模式影响着整个海量数据存储系统的性能，为了提供高性能的海量数据存储系统，应该考虑选择良好的海量存储模式。对于海量数据而言，实现单一设备上的存储显然是不合适的，甚至是不可能的。分布式是解决这种问题的一个很好的解决方案。

（四）海量数据管理技术

云计算的重要一类是数据密集型的计算，其核心内涵是数据管理。云计算需要对分布的、海量的数据进行处理、分析，必须能够高效的管理大量的数据。云计算数据管理技术的优势是灵活高效，可以管理大规模结构化、非结构化数据。

（五）云计算平台管理技术

云计算资源规模庞大，服务器数量众多并分布在不同的地点，同时运行着数百种应用，平台管理技术能有效地管理这些服务器，保证整个系统提供不间断的服务。云平台管理主要包括：配置管理、生命周期管理、监控及诊断、质量管理。可以利用服务器协调工作，业务部署方便、快捷，增强运营的可靠性。在管理的关联性、标准化、自动化和智能化方面存在不足。

五、医学影像云服务

医学影像云就是将传统医院内部的 PACS 软件部署到云平台上，面向各医疗机构提供一个网络化、远程化、全方位的 PACS 服务，包括医疗影像数据存储服务以及基于医生桌面端和移动端的影像调阅、诊治辅助、教学培训等综合应用，使得各医疗机构享受到国际一流的影像云服务（图 33-20）。

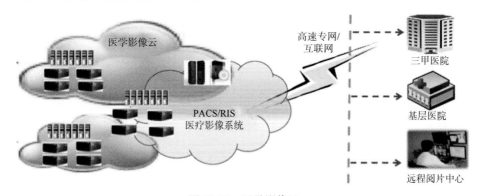

图 33-20　医学影像云

影像云的主要功能有影像云存储服务和影像云应用服务。影像云存储服务包括数据存储永久性、异地冗余、灵活计费、离线暂存、传输保障、无损压缩分块加密。影像云应用服务包括常规图像处理、高级图像处理、辅助诊断、远程阅片、远程报告、音视频交互会诊，具有全集成、全科室、全终端、全网络、全天候等优点。目前医疗影像云的四大产品：影像存储、云 PACS、区域影像中心、远程影像会诊平台。

（一）医学影像云服务形式

主要是为影像医生提供专业的在线阅片和远程诊断报告工具，将 Internet 以及无线通信网络技术引入医学影像远程系统，开发同 PACS 相结合的医学图像远程诊断系统，提供两种途径进入医学图像远程诊断系统，医生只要具备一台能够上网的电脑或者移动智能手机便可实现对影像资料的提取、浏览以及诊断，基于区块链技术的区域智能云影像平台，确保影像报告的不可篡改和可追溯性，最大限度保障患者隐私和数据安全。典型业务场景有云端存储、云端阅片、智能影像、区域影像、云胶片。

（二）医学影像云服务

目前医疗影像基本以院内建设方式为主，大部分影像数据在院内局域网使用。医学影像云的发展从院内私有云，向混合云、区域医疗云逐渐过渡，最终实现公有云。

首先以医院自建私有云方式为主，医疗机构整合院内医疗信息系统的应用。在医疗用户对云的选择中，等级医院更倾向于部署私有云，且以自建私有云的方式为主。基层医疗机构及专科医院更容易接受公有云（图 33-21）。

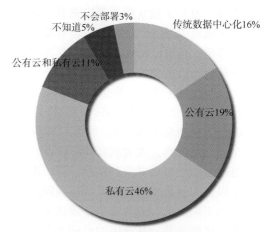

不会部署3%
不知道5%
传统数据中心化16%
公有云和私有云11%
公有云19%
私有云46%

图 33-21　医院影像云平台建设

其次，在云计算技术的成熟应用及医联体区域影像中心、远程医疗等医疗协作、共享等需求的共同驱动下，医疗云逐步向混合云转变，医院将仅保留部分敏感医疗数据，而将其他数据向院外公有云迁移。最终，随着互联网医疗、远程医疗、区域医疗的持续开展，院外业务成为主要医疗应用场景，逐步走向区域医疗云和公有云。随着云计算技术的进一步成熟和医疗机构对云计算接受度的不断提高，医疗核心业务系统将会逐步向云端迁移。

（三）基于云计算区域影像中心

区域影像中心实现区域内多级医院之间的医疗影像信息共享，完成区域内以患者为中心的影像互联互通，开展跨医疗单位协同合作（图 33-22）。区域影像中心提供的主要功能是区域内医疗协同，实现区域内影像的集中存储、三维影像的浏览和处理，检查信息和数据互联互通、快速沟通和协调的音视频实时会议功能。

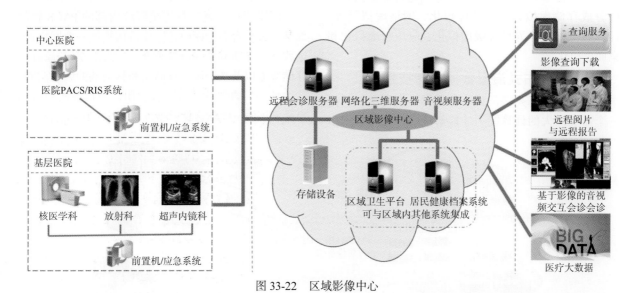

图 33-22　区域影像中心

对于检索到的医疗影像，医生可以远程异地阅片，系统支持各项常用操作，支持跨区域协同报告书写模式。专家或医生可以使用随身携带的平板电脑或智能手机等移动设备，随时随地接入区域影像中心，查询、调阅各类医疗影像，无缝集成高端三维医疗影像重建和计算机辅助疾病诊断功能。

（四）云端存储

云端存储缓解医院的存储及运维压力（图33-23）。医疗机构内产生的医疗数据80%以上属于医学影像数据。PACS影像数据增量大，且要满足10年存档、3年在线调阅的硬性要求。海量的医学影像数据，如何解决存储、传输、调阅给医院带来沉重的压力，只有通过云存储替代本地存储是趋势。

（五）互联网＋医学影像托管服务

基于互联网和云计算技术打造的"区域医学影像＋远程医疗平台"，能够推进不同地域不同层级的医疗资源整合，实现区域医疗协作和医疗大数据研究，是促进区域医疗卫生事业发展的"互联网＋"医疗解决方案。

影像诊断托管服务，面向民营医院或民营体检机构的影像诊断托管服务模式，分为全托管模式和半托管模式。全托管模式医院或机构不再配备诊断医生，只保留操作技师，所有影像诊断工作由指定诊断中心负责；半托管模式医院保留诊断医生，只有部分影像诊断工作（疑难杂症或者其他医生判断需要进行协助诊断的医疗服务）交由指定诊断中心进行远程统一诊断。

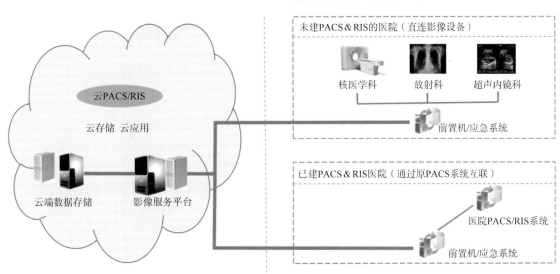

图 33-23　云端存储

第四节　影像组学

一、概　念

2012年荷兰学者Lambin等受放射基因组学（radio-genomics）的启发首次提出影像组学（radiomics）的概念。放射基因组学认为影像学特征与基因特征具有相关性，影像组学在放射基因组学的基础上进一步扩展，其假设微观层面的基因组异质性可转化为肿瘤内部的异质性，并且肿瘤内微环境的改变可在宏观影像上有所表达。

影像组学是指高通量地从MRI、PET及CT影像中提取大量高维的定量影像特征，并进行分析，通过对医学影像的特征提取和分析，对患者预前和预后的诊断和治疗提供评估。在恶性肿瘤诊疗评估中，影像检查如超声、CT、MRI等技术手段对术前诊断、精准评估疗效及预测预后不可或缺。但基于肿瘤形态、大小、密度、信号等改变的常规主观分析模式，无法量化肿瘤异质性，不能适应当前肿瘤精准诊疗评估的临床需求。影像组学的深层次含义是指从影像的CT、MRI、PET中高通量地提取大量影像信息，实现肿瘤分割、特征提取与模型建立，凭借对海量影像数据信息进行更深层次的挖掘、预测和分析来辅助医师作出最准确的诊断。影像组学可直观地理解为将视觉影像信息转化为深层次的特征来进行量化研究，用于肿瘤精准诊断、疗效评估和预后预测（图33-24）等，辅助临床决策。

二、影像组学工作流程和方法

影像组学的工作流程和方法主要包括以下几个步骤（图33-25）：影像数据的获取、分割算法的实现、特征提取与量化、模型建立、分类和预测。

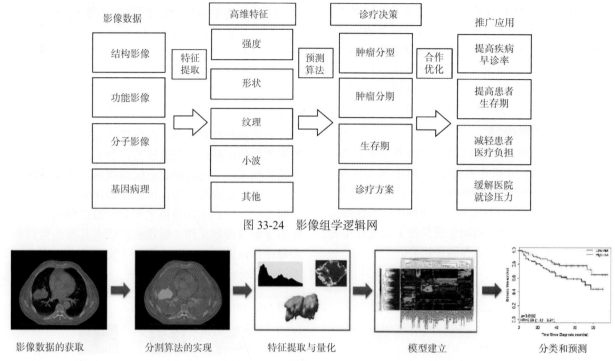

图 33-24　影像组学逻辑网

图 33-25　影像组学的工作流程

影像数据的获取　　分割算法的实现　　特征提取与量化　　模型建立　　分类和预测

（一）获取影像数据

目前主要通过 CT、MRI 和 PET-CT 等影像扫描方式来进行图像的采集。CT 是影像组学研究中使用最广泛的成像模式，其具有空间分辨力高的影像特点，可评估肿瘤和淋巴结的组织密度、形状、质地及纹理特征。PET-CT 可同时获得组织的密度及代谢信息，常用于肿瘤的检测和分期，是影像组学将功能成像与潜在肿瘤生物学行为直接进行关联的一种研究手段。MRI 在软组织成像中表现突出，可提供高对比度的结构信息和功能信息，其中弥散加权成像（diffusion weighted imaging，DWI）和动态对比增强磁共振成像（dynamic contrast-enhanced MRI，DCE-MRI）可以反映组织细胞结构及微血管生成情况，通过对这些图像的采集，可提取更有效的影像组学特征。

（二）实现分割算法

影像组学研究的特征数据均提取于"分割区域"，是研究中最重要的环节。自动和半自动分割方法已在多种成像模式和不同解剖结构中得到应用。常见的分割要求包括：最大程度的自动化、最小限度地人为操作干预、较高的时间效率、准确性和病变范围的可重复性。一些分割算法依赖于区域生长法，需要操作员在感兴趣区（region of interest，ROI）内选择种子点。这些方法比较适用于相对均匀的病变，在非均质的病变中需进行密集的人工纠错。例如，大多数早期肺肿瘤在低密度肺实质的背景下凸显为均匀的高密度病变，因此可以采用自动分割，并且这种方法具有较高的重复性和准确性。然而，对于部分实性结节、磨玻璃密度结节及附着在血管和胸膜表面的结节，这种自动分割方法的可重复性及准确性就会明显降低。

图割算法（graph-cut methods），把图像分割问题与图的最小割（min-cut）问题相关联，构建了基于图像的多个图形，并实现了能量最小化函数的全局最优解。水平集法（level-set methods）是将病变轮廓表示为更高维度函数的零级集（水平集函数），将低维度曲线嵌入高维度曲面中。活动轮廓算法（active contour algorithms）是指起点围绕病灶进行绘制，像伸展的松紧带一样的连续曲线来表达目标边缘，然后通过迭代过程移动到具有最低能量函数值的点，一般可通过求解函数对应的欧拉方程（Euler equation）来实现，能量达到最小时的曲线位置就是目标的轮廓所在。

（三）特征提取与量化

在影像学中，定性特征通常用于描述病变，而定量特征则是通过利用数学算法的软件从图像中提取的描述值。首先表现出的是病变形状和体素强度直方图，其次是体素水平强度值的空间排列（纹理）。在影像组学中，纹理特征可以直接从原始图像中提取，或者在应用不同的滤波器或变换（如：小波变换）之后提取。定量特征通常分为以下几类：

1. 形态特征　包括描述 ROI 大小的特征，如体积、表面积、二维和三维的最大直径以及有效直径（与 ROI 具有相同体积的球体直径），以及描述 ROI 与球体的相似程度的特征，如表面体积比、致密度、偏心度、球形度等。

2. 一阶直方图特征　描述与 ROI 内的体素强度分布有关的特征，不包含它们之间相互的空间作用，可通过直方图分析计算得到，包括均数、中位数、最小值、最大值、标准差、偏度和峰度。这些特征可反映所测体素的对称性、均匀性以及局部强度分布变化。

3. 二阶直方图特征或纹理特征　描述体素空间分布强度等级的特征。图像纹理是指在强度水平可感知或可测量的空间变化，它被视为一个灰度级，是一种视觉感知的图像局部特征的综合。二阶特征包括：灰度共生矩阵（gray level co-occurrence matrix，GLCM）、灰度级长矩阵（gray level run length matrix，GLRLM）、灰度级带矩阵（gray level size zone matrix，GLSZM）和邻域灰度差分矩阵（neighborhood gray-tone difference matrix，NGTDM）。

4. 特征选择　如何将高维特征数据进行降维是影像组学工作流程中的重要一步，也称之为特征选择。最简单的特征选择方法是根据变量的稳定程度或相关性制订一个评分标准，以此标准对变量进行筛选。

（四）模型建立

目前许多机器学习的方法可被用于建立基于影像组学特征的预测和分类模型，其中很多都是之前服务于计算机辅助诊断（computer aided diagnosis，CAD）的。在影像组学建模中，回归模型因其简单

易行，成为最受欢迎且常用的监督分类器。

人工神经网络（artificial neural network，ANN）又称为人工神经元的连接单元的集合，它从信息处理角度对人脑神经元网络进行抽象，建立某种简单模型，按不同的连接方式组成不同的网络。一个最基本的 ANN 的结构包含三个组成部分：输入层，隐含层，输出层，并且通常为全连接神经网络（full connected neural network，FCNN）（图 33-26）。

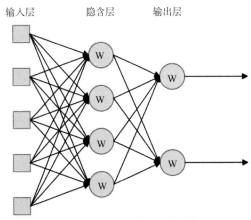

图 33-26　人工神经网络结构

卷积神经网络（convolutional neural network，CNN）的提出可以有效缓解参数膨胀的问题，采用了局部连接的方式，即每个神经元只和前一层的部分神经元相连，而不再是和所有神经元相连。同时，连接到同一个神经元的一组连接可以共享同一个权值。这样将大大减少参数的数量，提高了模型的训练效率。CNN 结构如图 33-27 所示。

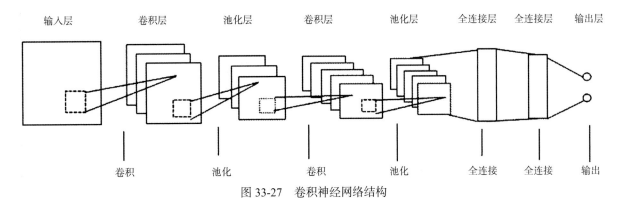

图 33-27　卷积神经网络结构

（五）分类和预测

在影像组学分析中，单因素分析往往不能得到可靠的结果，通常需要通过机器学习算法来建立分类或预测模型。分类和预测是影像组学方法最终要实现的结果。大数据分类主要通过利用不同特征的相关性对已有数据进行分类，将数据分为训练集和验证集，使用训练集建立描述预先定义的数据类或

概念集的分类器。这一步也可以看作是通过训练样本学习一个映射或者函数，建立起相应的分类模型后就可以应用该模型对新数据进行分类。

三、影像组学临床应用与质量评估

影像组学通过从不同模态影像中提取高通量特征并加以数据挖掘，可用于肿瘤分子分型、鉴别诊

断、治疗方案选择、疗效检测和预后评估等多方面。目前，其在肺癌、头颈癌、乳腺癌、脑肿瘤、直肠癌、食管癌、前列腺癌、肝癌等多种肿瘤疾病中开展了初步探索。

（一）基因和分子标记及病理分型

影像组学认为肿瘤宏观影像特征与微观基因、蛋白质和分子改变息息相关。肿瘤的发生常与相关的遗传物质发生改变有关，这些改变通常会对编码的蛋白质或一些大小分子表达产物产生不同影响，这些微观的改变必将引起影像图像的纹理特征发生变化。如肾细胞癌是成人肾脏疾病中常见的一种肿瘤疾病，15% 的肾细胞癌发生被认为是和 BRCA1 相关蛋白 1 基因（BAP1）改变有关，并且与肿瘤分级和预后不良相关。

在分子标记物方面，肿瘤血管是肿瘤生长、增殖、转移以及预后的必要条件，研究发现肾透明细胞癌放射学特征与肿瘤微血管密度和血管内皮生长因子（vascular endothelial growth factor，VEGF）之间有显著相关性。肿瘤的代谢体积（metabolic tumor volumes，MTVs）通常与 N- 乙酰天冬氨酸（N-acetylaspartate，NAA）和胆碱（choline，Cho）的异常水平相关。

在病理等分型方面，应用传统体积分析法和影像组学法对肺腺癌的分型，从浸润性腺癌中分离出原位腺癌和微浸润性腺癌，影像组学方法表现出更好的诊断准确性。

（二）诊断与鉴别诊断

影像组学是大数据技术与医学影像辅助诊断的有机融合。传统的计算机辅助诊断方法多用于肿瘤筛查和鉴别诊断，而增加了高通量特征和数据挖掘的影像组学方法将有效提高诊断准确率。

影像组学分析主要应用于医学图像并进行定量处理。在肺癌诊断中最广泛使用的成像方法是 CT，肺肿瘤在 CT 图像中呈现很强的对比度，包括图像中肿瘤灰度值强度差异、肿瘤内纹理差异和肿瘤形状差异。影像组学处理流程与 CAD 相似，提取特征后进行分析，从而帮助医师作出治疗决策，对肺部图像影像数据库（the lung image database consortium，LIDC）中的 CT 图像进行高通量特征提取，构建肺癌影像组学预测模型，用于肺癌良恶性评估。

影像组学可以实现肿瘤的全面量化分析，以及对不同时期肿瘤的生长状况进行直观检测，可以很容易地观察到肿瘤的转移情况和相关特性。

（三）临床决策和疗效监测

不同于传统的医学影像辅助诊断，影像组学基于数据分析的方法从大量医学图像中挖掘出图像特征作为新的生物标记，有助于临床选择合适的治疗方案并监测治疗效果。影像组学可用于治疗方式的选择和临床疗效的监测，对多种癌症的个体化治疗方案制订有指导意义。

（四）预后预测

影像组学在肺癌及头颈部肿瘤中可识别预后表型。PET-CT 融合成像也可通过影像组学的纹理特征分析来预测部分肿瘤的治疗反应和预后。

第五节　医学影像人工智能技术

一、概　　论

人工智能（artificial intelligence，AI）是研究使计算机来模拟人的某些思维过程和智能行为（如学习、推理、思考、规划等）的学科，研究应用计算机的软硬件来模拟人类某些智能行为的基本理论、方法和技术，是计算机科学的一个分支。该领域的研究包括机器人、语言识别、图像识别、自然语言处理和专家系统等。人工智能将涉及计算机科学、心理学、哲学和语言学等学科。从思维观点看，人工智能不仅限于逻辑思维，还要考虑形象思维和灵感思维。

近年来随着大数据技术的兴起和高性能计算能力的发展，以深度学习（deep learning，DL）为代表的人工智能已经在图像识别、机器翻译、自动驾驶等领域取得了令人震惊的成绩，并越来越受到医学领域的关注和重视。机器学习（machine learning，ML）是实现人工智能的一种非常重要的算法，而深度学习又是机器学习的一个分支，通过构建深度神经网络实现对大脑感知过程的模拟。图 33-28 给出了人工智能、机器学习、深度学习之间的关系。

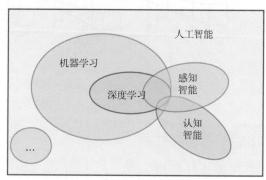

图 33-28　人工智能技术分支示意图

近年来，人工智能技术与医疗健康领域的融合不断加深，随着人工智能领域、语音交互、计算机视觉和认知计算等技术的逐渐成熟，人工智能在医疗领域的应用场景越发丰富（图 33-29），人工智能技术也逐渐成为影响医疗行业发展，提升医疗服务水平的重要因素。其应用技术主要包括：虚拟助理、医疗影像辅助诊断、药物研发、医疗机器人、个人健康大数据的智能分析等。

计算机辅助诊断（CAD）是指通过影像学、医学图像处理技术以及其他可能的生理、生化手段，结合计算机的分析计算，辅助发现病灶，提高诊断的准确率。实践证明，CAD 系统的广泛应用有助于提高医生诊断的敏感性和特异性，在减少漏诊、提高工作效率等方面起到了极大的积极促进作用（图 33-30）。

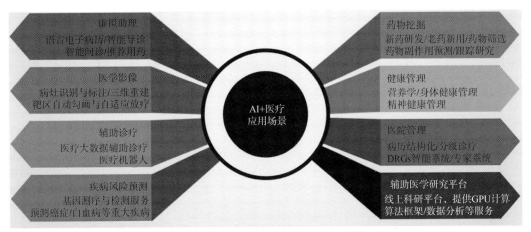

图 33-29 人工智能在医疗领域的应用

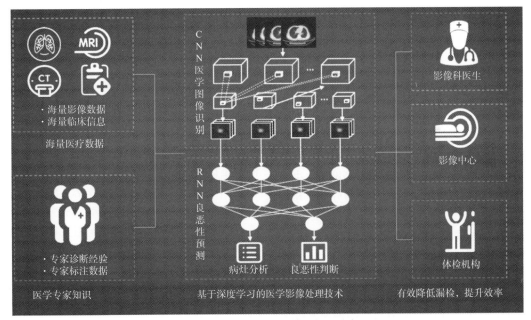

图 33-30 医学影像计算机辅助诊断

医学影像学中，计算机辅助诊断分为三步：①图像的处理过程（预处理），图像处理的目的是使计算机易于识别可能存在的病变，让计算机能够从复杂的解剖背景中将病变及可疑结构识别出来；②图像征象的提取（特征提取）或图像特征的量化过程。将第一步提取的病变特征进一步量化，对病变诊断具有价值的影像学表现，如病变的大小、密度、形态特征等；③数据处理过程将第二步获得的图像征象的数据资料输入人工神经元网络等各种数学或统计算法中，形成 CAD 诊断系统，运用诊断系统，对病变进行分类处理，进而区分各种病变，实现疾病的诊断。这一步中常用的方法包括决策树、神经元网络（ANN）、Bayes 网络、规则提取等方法。

20 世纪 90 年代以来，人工神经网络快速发展（图 33-31），它是模仿人大脑神经元工作原理的一种数学处理方法。由于它具有自学习能力、记忆能力、预测事件发展等能力。

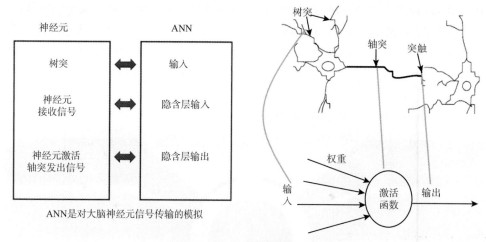

图 33-31　人工神经网络结构

二、机器学习

机器学习是一门多领域交叉学科，涉及概率论、统计学、逼近论、凸分析、算法复杂度理论等多门学科。专门研究计算机怎样模拟或实现人类的学习行为，以获取新的知识或技能，重新组织已有的知识结构使之不断改善自身的性能。它是人工智能的核心，是使计算机具有智能的根本途径。机器学习可以分为监督学习（supervised learning）、半监督学习（semi-supervised learning，SSL）、无监督学习（unsupervised learning）和强化学习（reinforcement learning）等方法。

1. 监督学习　监督学习是指利用人工标记的真值进行模型参数的训练和调优，使其满足学习任务的性能要求。典型监督学习算法包括人工神经网络、决策树、随机森林、支持向量机、朴素贝叶斯分类器等。

2. 半监督学习　半监督学习（semi-supervised learning，SSL）是模式识别和机器学习领域研究的重点问题，是监督学习与无监督学习相结合的一种学习方法。半监督学习使用大量的未标记数据，以及同时使用标记数据，来进行模式识别工作。半监督学习的基本思想是利用数据分布上的模型假设建立学习器对未标签样例进行标签。

3. 无监督学习　无监督学习不需要标记样本进行训练，而是通过纯粹数据驱动的方式挖掘数据的结构和分布，其典型算法包括 K 均值聚类、均值漂移聚类、层次聚类等方法。由于没有标签数据提供监督信息，无监督学习算法在初始分类模式的设定方面存在较大的不确定性。

4. 强化学习　又称再励学习、评价学习或增强学习，是机器学习的范式和方法论之一。用于描述和解决智能体（agent）在与环境的交互过程中，通过学习策略以达成回报最大化或实现特定目标的问题。基本思路来自心理学中的行为主义理论，基于"试错"的方法与周围环境进行交互，并以获得的"奖赏"和"惩罚"实时调整行为，从而取得预期收益的最大化。相比于监督学习算法，强化学习不需要成对的"输入/输出"信息，更加强调在线的参数调整过程。

三、深度学习

深度学习是机器学习领域中一个新的研究方向，它被引入机器学习使其更接近于最初的目标——人工智能。深度学习是学习样本数据的内在规律和表示层次，这些学习过程中获得的信息对诸如文字、图像和声音等数据的解释有很大的帮助。它的最终目标是让机器能够像人一样具有分析学习能力，能够识别文字、图像和声音等数据。深度学习使机器模仿视听和思考等人类的活动，解决了很多复杂的模式识别难题，使得人工智能相关技术取得了很大进步。

四、医学影像人工智能技术的临床应用

医学影像人工智能技术在临床方面的应用主要包括以下几个重要方面：肺结节的智能检测评估、乳腺癌筛查、骨龄评估预测分析、前列腺癌检测、阿尔茨海默病早期诊断、病理影像人工智能应用以及生物电信号人工智能应用等。

（一）肺结节的智能检测评

目前，肺结节的发病率高居不下，影像诊断医生每天要阅读大量的影像图像进行甄别诊断。人工智能进行肺部筛查的步骤为：使用图像分割算法对肺部扫描序列进行处理，生成肺部区域图，然后根据肺部区域图生成肺部图像。利用肺部分割生成的肺部区域图像，加上结节标注信息生成结节区域图像，训练基于卷积神经网络的肺结节分割器，然后对图像肺结节分割，得到疑似肺结节区域。找到疑似肺结节后，使用 3D 卷积神经网络对肺结节进行分类，得到真正肺结节的位置和置信度（图 33-32）。

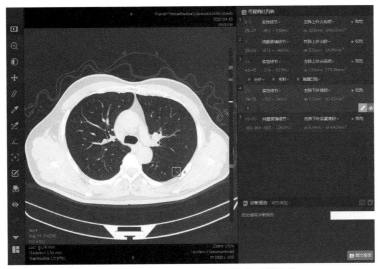

图 33-32　左肺下叶背段实性结节（低危）

（二）骨龄评估预测分析

骨龄即骨骼的年龄，是人体生物年龄的重要组成，可以通过骨龄诊断精准反映儿童的生长发育水平和成熟度。骨龄不仅可以反映个体发育和成熟情况，在评估儿童生长发育、诊断内分泌疾病等方面发挥着重要作用。通过建立手腕部各骨发育期图像的数字化标准，人工智能评估骨龄系统利用计算机数字影像及模式识别技术，对图像进行预处理、分割、特征提取等，将得到的数据与标准数据库进行对比，实现自动评估骨龄（图 33-33）。

（三）乳腺癌筛查

我国乳腺癌发病率位居女性恶性肿瘤首位。传统的乳腺 X 线摄影优势在于发现细小钙化，而对于不均质乳腺以及致密型乳腺就不是那么容易发现细小钙化了。乳腺专用 CAD 软件主要对钙化灶和肿块检出（图 33-34）。

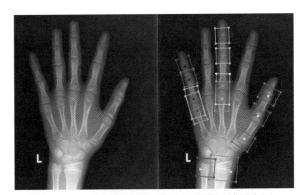

图 33-33　手部桡尺骨、掌指骨骨骺区域示意图

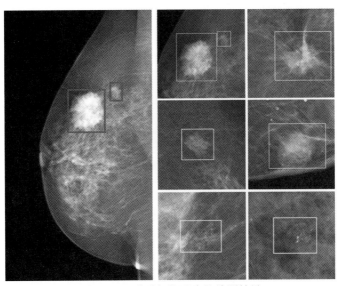

图 33-34　乳腺钼靶及病灶检测结果

使用深度学习算法对诊断为乳腺癌或交界性病变的患者进行了分析，AUC 可达 0.82，与影像医生诊断结果相差无几。人工智能还可用于乳腺 MR 图像分析，人工智能在乳腺 MR 图像诊断方面表现更加优异。

（四）前列腺癌检测

前列腺癌在西方国家常年位居男性恶性肿瘤发病率首位，近年来我国的发病率也呈现明显上升趋势。基于多模态卷积神经网络的人工智能 CAD 技术，在多参数 MRI 中可以较准确地自动诊断前列腺癌。使用 CAD 软件也可以准确地进行前列腺区域自动分割和肿瘤体积测定。

（五）阿尔茨海默病早期诊断

阿尔茨海默病（Alzheimer's disease，AD）是老年人认知能力的减退，是原发性的神经元变性。临床表现为记忆障碍、失语、失用、失认等症状。提前预测及早预防是关键。AI 技术对阿尔茨海默病进行早筛，是基于 SPECT 图像数据，再进行图像的预处理、分割，通过人工智能技术进行特征提取，最后利用线性/非线性分类器进行分类，以此得到诊断结果所需的数据。

（六）病理影像人工智能应用

数字病理的核心技术是全玻片数字扫描与病理图像分析算法。全玻片数字扫描技术通过全自动显微镜扫描采集得到的高分辨数字图像，再应用计算机对得到的图像自动进行高精度、多视野的拼接和处理，量化病理图像的形状、大小和颜色等信息，从而得到数字切片或虚拟切片。数字切片可用于图像检索、模式识别、计算机学习和深度学习，从而为建立计算机辅助诊断系统数学模型奠定基础。

思 考 题

1. 简述医院数字影像信息种类。
2. 简述计算机辅助诊断的过程。
3. 简述影像组学的定义。
4. 简述 PACS 硬件平台的构成。

（李大鹏 杨 明 慕维维）

第三十四章　图像打印与图像显示技术

本章主要介绍医学影像打印机的分类和成像技术；胶片自主打印技术和 3D 打印技术。

This chapter mainly introduces the classification and imaging technology of medical imaging printers; film self-help-printing technology and 3D printing technology.

第一节　激光照片打印技术

1984 年世界上第一台使用激光成像技术的医用激光打印机问世，开创了图像精确打印和数字排版的图像打印新时代，在医疗成像的图片打印任务中，承担主要角色。

一、激光打印机

（一）激光打印机的分类

1. 根据激光光源分类

（1）氦-氖激光打印机：最先应用于激光相机的是气体氦氖激光器。气体激光器具有衰减慢、性能稳定的优点。氦氖激光束可以被聚焦到原子级，再加上选用特殊的超微粒激光胶片，可获得较高的清晰度图像，且造价低。气体激光（氦-氖）其波长为 633nm，接通激光器后至少要预热 10min，使其达到一定温度后才能运转。

（2）红外激光打印机：红外激光发生器是 20 世纪 80 年代起步，它具有电注入、调制速率高、寿命长、体积小、效率高，直接调制输出方便，抗震性能较好。红外激光其波长为 670～820nm，在红外线范围内，它可将成像所需的数据直接用激光束写在透明胶片上。这两种激光器所产生的波长不一样，在临床应用时，必须选用适合的激光波长、相匹配的氦氖胶片或红外胶片才能保证正确显影，两者不可代替使用。

2. 根据是否需要冲洗胶片分类

（1）湿式激光打印机：这种激光打印机具有较好的成像质量，但由于成像后的胶片需要配备一套胶片冲洗设备（洗片机），经过相应的化学药液来冲洗，图像质量的影响因素较多，且污染环境。

（2）干式激光打印机：是指在完全干燥的环境下，不需要冲洗胶片的化学药液、无须配备供水系统，无须暗室，仅需要配有数字化胶片，就能打印胶片的设备。

湿式激光打印机一般采用氦氖激光器，干式激光打印机一般采用红外激光器。

（二）激光打印机构造

1. 湿式激光打印机

（1）激光扫描系统：见图 34-1，是激光打印机的核心部件，包括激光发生器、调节器、发散透镜、多角光镜、聚焦透镜、高精度电机以及滚筒等。功能是完成激光扫描，使胶片曝光。激光发生器是激光成像系统的光源，激光束将输入的信号以点阵扫描方式记录在激光胶片上。

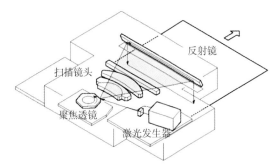

图 34-1　激光扫描成像图

（2）胶片传输系统：包括送片盒、收片盒、吸盘、辊轴、电机及动力传动部件等。其功能是将未曝光的胶片从送片盒内取出，经过传动装置送到激光扫描位置。当胶片曝光后再将胶片传送到收片盒，或直接输送到自动洗片机的输入口，完成胶片的传输任务。

（3）信息传输与存储系统：包括电子接口、磁盘或光盘、记忆板、电缆或光缆以及 A/D 转换器、计算机等。它的主要功能是将主机成像装置所显示的图像信息，通过电缆及电子接口、A/D 转换器输入到存储器，再进行激光打印。电子接口分视频接口和数字接口，根据成像系统的输出情况不同选择不同的接口，以接收视频和（或）数字图像信息。一台激光打印机一般为多接口配置，可同时满足多台主机设备的图像打印工作。

（4）控制系统：该系统包括键盘、控制板、显示板以及各种控制键或旋钮，用于控制激光打印程序、幅式选择、图像质控调节等作用。操作控制键盘外形精小，操作方便，功能齐全。

（5）洗片机：分别为激光打印机配备的相应的洗片机和冲洗套药，功能基本相同。

2. 干式激光打印机 医用光热式成像系统主要由数据传输系统、激光光源、激光功率调制及扫描/曝光系统、胶片传送系统、加热显影系统以及整机控制系统等部件构成。

（1）数据传输系统：是光热式成像系统与CR、DR、CT、MRI或其他医疗成像设备的数据通道，它接收成像设备的数字图像数据，并输送到系统的存储器中。需要胶片曝光操作时，控制系统直接从存储器中将要打印的图像数据取出。

（2）激光功率调制系统：用于控制激光器功率，分为直接调制和间接调制两种。直接调制是直接控制半导体激光器的光功率；间接调制是半导体激光器以一个稳定的功率输出激光，然后在激光光路上加上调制器，如声光调制器等，以此来改变激光的光功率。胶片上某一点显影后的密度值与激光照射在该点时的光功率值成正比，光功率越大，密度越高；而激光的光功率值又由打印的数字图像的灰度值决定。

（3）胶片传送系统：包括送片盒、收片盒、辊轴、高精度电机及动力传动部件等。其功能是将要曝光的胶片从送片盒内取出，经过传动装置输送到激光扫描位置，再把已曝光的胶片送到加热鼓加热显影，最后把显影完成的胶片传送给收片盒。

（4）控制系统：是整个光热成像系统控制中枢，负责系统各部件状态的统筹控制，主要包括激光器的开启或关闭，激光功率调制系统和扫描光学系统中的电机或振镜调节和控制，以及胶片传送系统的运行等。

（三）激光打印机成像原理

1. 湿式激光打印机 当激光打印机接通电源后，机器控制系统对中央处理器（CPU）和传递系统进行自检。自检完成后，MCS送硬件复位指令到图像管理系统，使IMS初始化，在上述程序工作的同时洗片机的红外线加热器对显、定影液进行加热。当Ready指示灯亮时，打印机准备完毕，可以使用。

操作者用遥控器（键盘）存储按钮存储每一幅图像，并向多路器（MMU）送出指令和图像数据，MMU接到指令后，由CPU控制输出编排器。根据操作者的设置，将激光打印机图像编排成行、放大，然后将图像数据从数字转化成模拟形式。当激光发生器工作正常后，图像模拟信号控制激光调制器，用以改变激光束的明暗度。

激光打印机的激光束通过激光分散透镜系统投射到一个在X轴方向上转动的多角光镜，或电流计镜上再折射，折射后的激光束再通过聚焦透镜系统

按"行式打印"在胶片上，这种方式亦称X轴快速扫描。与此同时，胶片在高精度电机的带动下精确地在Y轴上均匀地向前移动，完成整个胶片的"幅式打印"，这称为Y轴慢速扫描。在此过程中，利用光敏探测器从一个固定光束分流镜中连续不断采取信号，反馈到激光发生器，使源激光束保持稳定不变。这样以每秒达600行图像数据的速度准确地复制全部图像。

激光束的强度可由调节器调整，调节器受数字信号控制。成像装置把图像的像素单元的灰度值以数字的方式输入到激光打印机的存储器中，并以此直接控制每一个像素单元的激光曝光强度。如果计算机按顺序输出与激光束在胶片上的位置是同期信号，则可以将顺序不同的电信号作为平面影像由激光照射在胶片上。

胶片由供片的储存暗盒自动提供胶片，在引导轴传送下装载在专用的打印滚筒上，滚筒随即转到打印位置。此时激光束按照计算机及矩阵指令，把图像的像素单元的灰度值的数字化密度传入激光打印机存储器中，直接控制对于每一个像素单元的激光曝光时间，进行强弱改变。激光束通过多棱镜的旋转进行扫描式的打印，在全部曝光过程中滚筒和激光束做精确的同步运动。根据主机成像装置编排的版面和图像尺寸，选择多幅照片的图像取舍和排列，用操作盘来完成。待全部图像打印完后，胶片即被传输到接片盒内或传输到洗片机内自动冲洗。打印流程见图34-2。

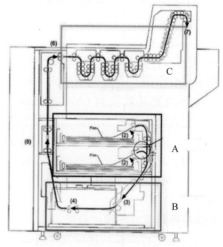

A. 送片区；B. 激光扫描成像区；C. 冲印区

图34-2 湿式激光打印流程图

2. 干式激光打印机 相机先通过数据传输系统将图像数据接收到机器内部的存储器中，然后从片盒中取出胶片，输送到激光扫描曝光的位置，同时控制系统根据图像数据控制激光器功率以及光点在

胶片上的位置，使胶片正确曝光；每扫描曝光一行后，胶片在传送系统的带动下精确地向前移动一个像素的距离，然后开始下一行的扫描。直到完成整个胶片的"幅式扫描曝光"，最后胶片进入加热鼓中显影，并送至收片盒，如图34-3所示。

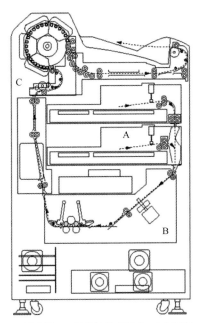

A.送片区；B.激光扫描成像区；C.加热区
图34-3　干式激光打印流程图

干式激光相机的原理和湿式激光相机在激光扫描的部分都是一样的，都包括了行式打印和幅式打印的过程，只是在最后显像环节不同。干式激光相机是将形成潜影的胶片送到加热鼓进行显影，而湿式激光相机是送到自动洗片机显影。

激光光热式成像所采用的激光二极管具有以下优点：①非常小的光点直径（80/40μm，300/650dpi）。②激光二极管在红外区发射。③光发射源非常稳定。④精确的可调动功率光发射。⑤宽的动态幅度（不限制灰度级别的数量）。⑥激光光源寿命长。⑦快速的成像速度（每秒超过200万点）。

光热化打印技术是用激光束来扫描胶片，保证了影像在处理过程中的精密和一致性。在曝光过程中打印头不接触胶片，避免了打印头和胶片摩擦产生的打印头损耗及对影像的影响。

二、激光打印介质

（一）激光胶片的分类及结构

按照胶片感应的激光类型分为氦氖激光胶片与红外激光胶片。氦氖激光胶片感色相对光谱高峰在633nm（DuPont氦氖激光胶片在350～500nm也敏感）。红外激光胶片感色相对光谱在73～830nm。

1. 湿式激光胶片结构　湿式激光胶片一般分5层，分别为保护层、乳剂层（也称感光层）、结合层（又称底层）、片基层、防光晕层。

乳剂层4部分组成：①非感光的有机银盐，如山萮酸银、硬脂酸银等。②还原剂（通常包括显影剂）。③在显影成像过程中起催化作用的少量的卤化银。④亲水的或疏水的黏合剂。

为提高激光胶片的成像性能，乳剂层与传统卤化银胶片比较有如下特点：①单分散卤化银乳剂呈八面体晶型。②调配不同的增感染料，使胶片适应不同的激光光谱。③采用浓缩乳剂、低胶银比和薄层挤压涂布技术，以适应高温快显特点。④乳剂层中适量加入防静电剂、防腐蚀剂、防灰雾剂和坚膜剂等成分。

氦氖激光胶片和红外激光胶片其乳剂层稍有不同，分别感应氦氖激光和红外激光。

2. 干式激光胶片结构　干式激光胶片是一种含银盐激光胶片，无需用暗室技术冲印，简称干银胶片。

（1）保护层：在胶片表面涂布一层透明的特殊胶质材料，以防止胶片划伤和操作污染，避免在输片过程中卡片、粘片和静电产生。

（2）感光成像层：主要由极细微的银盐颗粒和成色剂构成，与传统的胶片相比，包含有显影剂成分。①感光物质，可以是任何一种卤化银，其用量约占成像总重量的0.75%～15%。②非感光的银源物质，是一种可以还原的银离子物质，其用量约占成像层总重量的20%～70%。③银离子还原剂，其用量约占成像层总重量的0.2%～5%。④黏合剂，可以是一些天然的或合成的树脂，其用量一般约占成像层总重量的20%～70%。⑤其他补加剂，根据需要可以添加促进剂、染料、增感剂、稳定剂、表面活性剂、润滑剂、防灰雾剂等各类补加剂。

（3）结合层：为了使乳剂层牢固地黏附在片基上，在片基表面涂有一层黏性很强的胶体，以防乳剂层在加工时脱落。

（4）片基：乳剂层的支持体。激光胶片全部选用聚酯片基，有透明（白色）和淡蓝色两种色调之分，它可使胶片保持牢固。

（5）防反射层：在片基的底面涂有一层深色的吸光物质，以吸收产生光渗现象的光线，防止光反射对乳剂再曝光，提高影像清晰度。

3. 激光胶片特点　相对湿式胶片，干式胶片有更多特点：

（1）分辨力高：由于干银胶片形成最终影像的银源粒子的粒径很小，一般只有0.01～0.05μm，这远远地小于传统的卤化银感光材料中微晶体的粒径尺寸。因此，在明显低含银量的情况下，干银胶片仍然具有很高的成像光学密度和影像分辨力。

（2）感光度高：干银胶片虽然含银量比较低，但是在感光度提高上却具有很大的潜力，有望超过传统银盐照相材料的2～5倍。

（3）加工过程耗能低：干银胶片在显影加工过程中所消耗的能量较低，一般只有传统的湿式显影方法的百分之二十左右，有利于节省能源。

（4）形成的影像稳定：在适当的保存条件下，干银胶片的影像制成品，可以完好无损地进行长时间的保存，有利于影像信息的长期保存。

（5）含银量低：干银胶片只是通过少量的卤化银感光形成潜影，而最终形成的影像则靠的是一些粒径极小的，而遮盖力很高的非感光的银源物质。干银胶片比传统的银盐照相材料耗银量低，一般约低百分之三十至百分之四十。

（6）显影加工过程无污染：干银胶片在显影加工时，无须使用或者添加任何的化学加工药品，也没有污水和其他有害物质的排放，有利于对环境的保护。

（7）成本低：干银胶片不仅制造成本低，加工成本也低，有较高的产品附加值。

（二）激光胶片的显像原理

1. 湿式胶片的成像过程　当胶片被激光扫描后，激光光子进入了胶片的感光层将银离子变成金属银原子而形成潜影。胶片接受激光扫描后产生的感光效应，是光电吸收产生的光电子造成的。一个高能量的激光光子，能与胶片敏感层中的银离子作用，可以在多个颗粒的感光中心产生上万个银原子，形成显影中心，即为潜影。此后胶片的显影、定影、水洗和干燥处理，与传统的照片冲洗原理和流程一样。

2. 干银胶片的成像过程　干银胶片经曝光，使得感光成像层中的少量的卤化银感光，从而形成潜影，再经过一定温度和一定时间的加热，在感光成像层中由非感光的银源物质形成永久的银影像。

干银胶片的成像过程实际上是一个催化过程，如图34-4所示，在干银胶片的成像层中少量的卤化银微晶体，仅在较低能量的光下便可以形成潜影，这一点是和传统的银盐照相材料是相同的。不同的是干银胶片经过曝光以后，由卤化银形成的潜影中心是被大量的、非感光的有机酸银的极微小的颗粒所包围着，并同与成像层中的还原剂形成催化中心。该催化中心在加热时会促使非感光的有机酸银与还原剂发生氧化还原反应，生成永久的银影像。干银胶片所形成的最初的潜影靠的是少量的对光线敏感的卤化银，而形成最终影像的大部分银源则靠的是非感光的有机酸银盐。

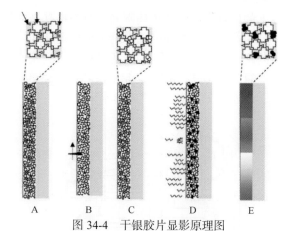

图34-4　干银胶片显影原理图
A. 未感光胶片；B. 激光扫描形成潜影；C. 银原子形成；D. 加热，金属银出现；E. 形成光学密度

三、激光成像技术与质量控制

（一）激光成像技术

激光成像技术是通过激光束扫描感光胶片实现影像还原的。把影像设备产生的数字图像经主机排版形成一个图像集合拼版，以数字矩阵方式排列，排列矩阵大小与打印机成像精度一致。矩阵中每个点都以数字的形式送到存储器中，代表原始像素不同的灰度值，灰度值经打印机主控计算程序转换成激光强度值，通过激光调整器调整激光束相应强度，再通过光学系统聚焦投射到胶片上，使胶片上对应点银盐因吸收光而产生潜影，激光束每扫描完一行，打印机主控程序会控制胶片往前走一行，直到所有行扫描完毕，一幅胶片即打印完毕。带有原始图像信息的潜影经下一程序处理，冲印或者加热后将原始图像潜影还原成可见影像。激光打印技术将原始的数字信号直接表达为胶片图像，避免了信号衰减和细节失真，克服光学和荧屏畸变引入的噪声，以独特的点阵及差值计算和灵活多变的成像尺寸，提供了高质量的医学影像信息。

（二）激光成像质量控制

激光胶片使用时应注意预防额外的"热源"，包括太阳光、室内光、辐射源等，避免胶片增加灰雾度。胶片在仓库存放时要注意有效期，在通风阴凉干燥室内片盒应立式储存，注意胶片不能折弯，否则会卡片。温度以20℃为宜，最低不能低于5℃，相对湿度为30%～50%左右。避免潮湿、高温、日照、放射源、不良气体等。激光胶片记录信息后图像如接触酸、碱、溶剂、可塑剂等，或长时间烈日曝晒就会变质，特别是可塑剂。

激光照相机具有独特的灰阶密度校正调节系统，图像的密度是由三方面完成：①由影像设备等成像系统选择合适的窗口技术作为标准输入信息；②利用激光相机内提供的标准灰阶测试图像；③选定激光相机内提供的特性曲线（一般提取 5～6 种特性曲线）结合实际胶片下图像的效果，校准每一级从阶的标准密度。

具体校准的方法和步骤：①利用激光相机提供的灰阶图像（可提供多种形式的图像，任选其中一种即可）；②固定胶片牌号种类和冲洗条件；③打印出灰阶照片后，用密度仪测量各级的密度，然后依次输入激光相机的校正系统即可；④激光相机内运算机自动修正各级的密度。

第二节　热敏成像技术

热敏成像打印技术起源于 20 世纪 60 年代发明的传真机，在 90 年代初随着热敏胶片技术的成熟，才应用于医学影像打印领域，成为医学影像输出的重要打印设备。

一、热敏打印机

根据热敏技术方式分为染色升华热敏打印机和直接热敏成像打印机。前者打印速度较慢，主要用于打印彩色相纸和彩色胶片，实际使用量不大，在此不作介绍。直接热敏打印机较前者打印速度较快，主要用于灰度胶片打印，根据其加热方式分为银盐加热成像直热式打印机和微囊加热成像直热式打印机。

（一）直接热敏成像打印机的结构

直接热敏成像打印机的结构主要由五部分组成：开关电源系统、数据传输系统、胶片传送系统、热敏加热显影系统以及整机控制系统等部件构成。

数据传输系统是直接热敏成像系统与 CR、DR、CT、MRI 或其他医疗成像设备的数据通道，它接收成像设备的数字图像数据，并输送到系统的存储器中。需要胶片曝光操作时，控制系统直接从存储器中将要打印的图像数据取出。胶片传送系统包括送片盒、收片盒、辊轴、高精度电机及动力传动部件等。其功能是将要曝光的胶片从送片盒内取出，经过传动装置输送到热敏头，再把已曝光的胶片送到出片口。

控制系统是整个直接热敏成像系统控制中枢，负责系统各部件状态的统筹控制，主要包括热敏头的开启或关闭，热敏电阻的功率调制和高精度电机控制，以及胶片传送系统的运行等。开关电源系统为数字胶片打印机各工作单元提供相匹配的电源供应。

当胶片通过时，热力头产生的热量使其与胶片紧密接触，这样胶片产生不同密度的灰阶影像，并且采用特殊的减速机和马达组合的驱动，实现高精度、高转矩的传送。其中核心的部件是热敏头，热敏头的结构如图 34-5。

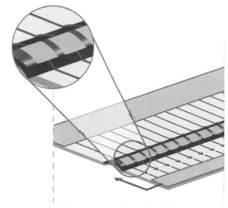

图 34-5　热敏头结构图

热敏头分为厚膜头和薄膜头。干式激光相机采用适合高像质记录的薄膜头，薄膜头是在真空下对放热电阻采用蒸发而成的，它的放热电阻的阻值误差小，变化平滑，适合高质量的图像记录。热敏头的尺寸决定成像胶片的宽度，如 14 英寸（35cm）的热敏头就可以打印 14×17 英寸（43cm）的胶片。

热敏头由放热部分、电路控制部分和放热片组成。放热部分是一个玻璃制成的半圆形锥体凸起部分，在抛光膜密度为 11.8 条 /mm 的直线上配置了 3072 个放热电阻和电极。在被保护套覆盖的控制电路内，安装了控制数字图像转换成灰阶图像的集成电路。放热部分由联成一体的散热片组成，工作时调节温度的恒定。热力头成像采用一次放热方法，高密度黑色的像素会表现成网点状，而低密度部分的像素的噪声会很明显。

热分配系统是在副扫描方向把放热点分成 8 个，使灰阶的图像从低密度到高密度之间的一个像素内有 8 个放热点，使获得的图像既连续又平滑。在热分配系统中，8 个放热点的每一个都能控制 256 个灰阶，8 个放热点组合在一起，其灰阶控制能力可达到 11 比特（256×8=2024）。

同时还采用高像质修正技术，有电阻补正、均一补正、热比率补正和清晰度补正。电阻补正主要是纠正发热电阻本身产生的误差；均一补正主要是针对电阻补正后产生的不均匀现象，采用光学阅读后分别进行补正；热比率补正主要是用于电路内电压下降的补充修正工作；清晰度补正是为达到最佳的成像结果而对图像做进一步的灰阶处理。所有这些技术的应用保证了图像质量的稳定和准确，从而满足影像诊断的需要。

（二）直接热敏成像打印机工作原理

直热式成像技术是一种非激光扫描的成像技术，它是将图像数据转换成电脉冲后传送到热敏头，再显现在热敏胶片上。热敏头由排成一列的微小热电阻元件组成，热电阻元件能将电信号转变成热能。胶片成像时，热电阻元件产生的热量传递到胶片上，胶片热敏层受热发生化学反应，使图像显现。电信号的强弱变化使热电阻元件的温度升高或降低，胶片热敏层根据受热温度的高低，产生相应的像素灰度。这样胶片的热敏层的显影剂在温度的作用下显影，温度越高，时间越长，密度就越大，照片越黑。胶片出片的速度取决于热敏头元件的温度响应时间及能力，热敏头元件的响应能力是靠改变电压来控制的。

干式热敏胶片的特点是对温度敏感，即温度越高，持续时间越长，胶片密度就越大。目前使用的干式热敏胶片根据所含显像材料不同分为有机银盐胶片和纯有机物显色剂胶片，但其结构基本相同。

（三）直接热敏相机的工作流程

首先通过以太网络接收数字图像数据，并将图像数据存储到计算机硬盘。由计算机的影像控制系统负责将主机的图像数据进行整理，调整图像的尺寸、大小、版面，同时可对图像的对比度、密度进行调节等。控制系统产生程控信号控制打印引擎从胶片输入盘选择合适尺寸的胶片，传送到14英寸宽的打印头电阻丝线，一行接一行地直接完成数控热敏成像过程。它的打印过程和激光光热式打印过程相似，也可以分为行式打印和幅式打印，唯一不同的在行式打印过程。前者是热敏电阻是同时加热显像，而后者是激光逐点扫描的。

成像完毕后的胶片由分拣器输出到指定的输出盘，相机内置密度检测调节装置，它得到的图像密度检测信息送回图像信息处理单元的计算机，如果密度检测和原始图像不符合，它会提示相机需要校准。这样就形成了一个闭环的图像质量调控体系，使相机的图像质量始终保持一致，无须手动校准，确保了影像的诊断质量。系统流程控制见图34-6。

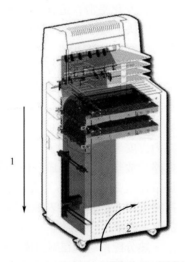
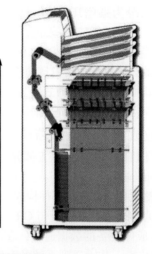

图 34-6　干式热敏打印流程图

二、热敏打印介质

染色升华热敏成像打印使用的介质分为相纸和胶片，其材料特点与喷墨打印介质相同。直接热敏成像打印使用的介质为干式热敏专用胶片，其结构与干式激光胶片相似，也是单面药膜。从上向下分为5层：①保护层，含有微细的无机原料及润滑剂，有利于热敏头和胶片的润滑性，以提高图像质量。②感热层，内含银盐或微囊。③支持层，为0.175mm厚的聚酯片基。④吸收层，起稳定作用。⑤背层，涂有3～6μm薄膜的无光剂，使观片效果增加。

干式热敏胶片对保存环境要求较高，温度在35℃、相对湿度60%保存约半年时间；而温度在20℃、相对湿度30%保存约五年，且不宜与酸、碱和有机溶剂接触，一定要避免长时间的光照。

三、热敏成像技术与质量控制

（一）热敏成像技术

热敏成像技术是通过热敏头直接在胶片上产生"热印"作用实现影像还原的。打印机收到来自影像设备的数字图像信号后，其图像像素按一定的矩阵排列，单个像素的灰度值经打印机主控计算程序转换成热敏头上各加热单元的加热幅度值，胶片对应区受热后产生光学密度，不同的加热温度会形成不同的光学密度，最终构成可见影像。

与激光扫描成像不同的是，热敏成像是通过热敏头实现影像"转印"的，以高温阵列式打印头取代了复杂的激光发射器、偏转扫描系统和光学失真矫正系统等，见图34-7。

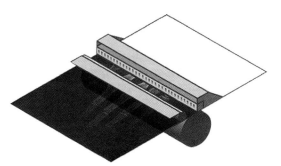

图34-7　热敏成像示意图

热敏成像应用于医疗领域的技术主要有两种，分别是直接热敏成像和热升华成像技术。

1.直接热敏成像技术　直接热敏成像技术使用由嵌有线阵热敏电阻的热敏头加热胶片，产生密度差别形成影像的方法。其成像介质是干式胶片，因胶片乳剂层的显影物质不同，热敏成像方式不一样。AGFA使用的是含银盐颗粒，其成像技术称为银盐加热法，如图34-8所示。FUJI、SONY使用的是微囊体，成像技术称为微囊加热法，如图34-9所示。

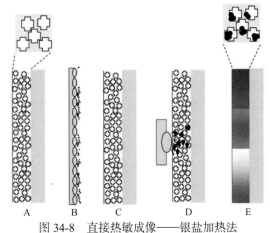

图34-8　直接热敏成像——银盐加热法
A.未感光胶片，乳剂中含银盐；B.热敏头加热；C.银原子形成；D.金属银出现；E.形成光学密度

2.染色升华热敏成像技术　染色升华热敏成像利用热感技术使染料从气态到固态、固态到气态互相转化的过程以"压印"的方式实现图像打印。成像介质为相纸或胶片，介质内没有成像乳剂，其颜色来源是打印色带。色带加热依靠热敏打印头完成，打印头呈圆柱状长鼓形状，上面密布半导体加热元件，每个加热元件可单独调整温度，温度值来自图

像像素灰度值。当圆形打印鼓带动色带旋转时，其内加热元件迅速加热，染料经加热直接升华成气态，喷射到介质上形成色彩。彩色打印分三次或四次完成，每旋转一次，仅"压印"一个颜色。

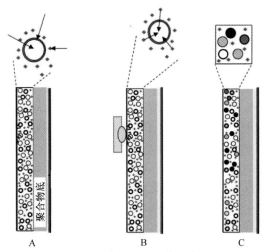

图34-9　直接热敏成像微囊法
A.未感光胶片，乳剂中含微囊；B.热敏头加热，微囊头变软染色剂和显影剂扩散；C.形成光学密度

（二）热敏相机图像质量控制

热敏照相机具有独特的灰阶密度校正调节系统，不同影像设备等成像系统选择合适的窗口技术进行胶片打印，为保证胶片图像质量的一致性，针对不同的影像设备来调整的灰阶密度值；硒鼓与胶片之间的压力也是影响热敏胶片密度的因素，压力越大胶片密度越大，调整合适的压力既保证胶片密度又保证胶片的通行；利用激光相机内提供的标准灰阶测试图像对每一个片盒图像输出进行校准，在系统中选择需要校准的片盒，打印出灰阶测试图像，用密度仪测量各级的密度，然后依次输入相机的校正系统即可相机内运算机自动修正各级的密度。

热敏胶片被置于70℃以上环境时，热敏涂层开始变色，放置时间长、光照时间长，受热时间长以及在较高的环境温度下、环境潮湿、接触胶纸等外界条件的作用下，还会加速颜色产物的分解，所有热敏胶片存放的条件要避开热源，潮湿等环境。

第三节　喷墨打印成像技术

喷墨打印机是通过将墨滴喷射到打印介质上来形成文字或图像的打印设备。随着喷墨打印技术的进步，照片级彩色喷墨打印迈过了颗粒、层次、介质等一道道阻碍，打印出来的图片甚至超过传统银盐工艺的效果。

一、喷墨打印机

（一）喷墨打印机分类

根据用途分为普通喷墨打印机和数码照片打印机（专业照片/胶片打印机）；根据打印幅面分为A4喷墨打印机、A3喷墨打印机和A2喷墨打印机；根据墨水形态分为固体喷墨打印机和液体喷墨打印机，其中最常用的为液体喷墨打印机；根据其喷墨方式分为连续喷墨式打印机和随机喷墨式打印机。

1. 连续喷墨式打印机 这类打印机使用连续循环的喷墨系统，能生成高速墨水滴，打印速度高，适用于多种打印介质，实现彩色打印。根据其打印方式分为电荷控制型、电场控制型、喷涂型、喷雾型等几种类型。

2. 随机喷墨式打印机 随机式喷墨系统中墨水只在打印需要时才喷射，所以又称为按需式喷墨。具有结构简单，成本低，可靠性高的特点。气泡式喷墨打印分为端面喷射型和侧面喷口型，压电式喷墨分为压电管型、压电隔膜型和压电薄片型。

（二）喷墨打印机构造

1. 机壳部分 包含控制面板、接口、托纸架、卡纸导轨、送纸板、出纸板等。

2. 字车（墨盒匣）机构 字车机构中的字车（墨盒匣）是安装喷头的部件。字车在字车机构中传动皮带的拖动下，沿导轨做左右往复的直线间歇运动。因此，喷头便能沿字行方向，自右向左或自左向右完成打印动作。

3. 主/副电机 主电机负责带动传动皮带使字车机构驱动的动力，副电机负责进纸机构和抽墨机构的驱动动力。

4. 进出纸机构 打印机多数采用摩擦式进纸方式的进纸器，这部分由压纸辊、变速齿轮机构及负责进纸器驱动的副电机。副电机在清洗状态时，用于驱动抽墨机构。

5. 感应器 为了检测打印机各部件的工作状态和控制打印机的工作，在喷墨打印机中设置了许多感应器，包括字车初始位置感应器、进纸器感应器、纸尽感应器、纸宽感应器、墨盒感应器，分别是检测打印机的各部件工作状态；用于检测喷墨打印机及打印机内部温度感应器及用于检测喷墨打印机中墨水通道压力的薄膜式压力感应器。

6. 供墨机构 包含打印喷头、墨盒和清洁机构。

7. 控制电路 主要由主控制电路、驱动电路、传感器检测电路、接口电路和电源电路组成。

二、喷墨打印介质

喷墨打印介质分照片类和普通类。照片类介质表面有一层涂层，内含一些适合吸收和表现打印照片的专用墨水的物质。普通类也就是普通办公纸（复印纸）、卡片纸等无涂层的介质，常选用的打印介质有彩喷照片相纸和彩喷胶片。

（一）彩喷照片相纸

彩色喷墨照片打印相纸（color inkjet printing photo paper），也称彩色喷墨纸或数码打印纸或彩喷纸。彩喷纸是在具备一定质量要求的纸的表面，经过特殊涂布处理，涂上一层具有吸墨性的多孔性颜料或在涂层中能形成多孔性结构的材料，从而在纸的表面上形成一层良好的水性油墨接受层，使之既能吸收水性油墨又能使墨滴不向周边扩散，从而使彩色喷墨机打印出的样品能完整地保持原稿的色彩和清晰度。

1. 膨润型相纸 又称不防水照片纸，涂布了一层聚乙烯醇（PVA）或者明胶于原纸上称为膨润型相纸（swellable paper）。如果看纸张的横截面，中间是原纸，上下是pe淋膜层，最上面的打印面有一层吸墨层，它的表面由明胶和聚乙烯醇等聚合物形成吸墨层。

2. 铸涂型相纸（cast coating photo paper） 其涂层采用微米级的二氧化硅，经过特殊工艺处理，亮度和白度都可以达到传统相纸的水平。

3. RC相纸 也称微孔型相纸或者间隙型相纸。基纸与传统相纸一样，在原纸两面涂有防水的PE涂层树脂覆膜，它的表面涂层采用纳米级的三氧化二铝或者二氧化硅材料，形成一种类似海绵一样多孔装防水涂层，原颗粒粒径在几十纳米的量级，小于可见光波长，所以涂层呈半透明状。墨水喷上去后，很快被类似蜂巢的微孔（micro-porous）吸收，微孔型相纸或者间隙型相纸名称是由此而来的。

（二）彩喷胶片

一般多采用PET为底材，涂布透明吸墨涂层，产品视觉透明，打印画面有透明的特别效果。透光度高，色彩鲜艳，图像分辨率高，打印后可以覆膜。常见有白基胶片（透明胶片）和蓝基胶片，与医用激光胶片不同的是，可以打印彩色。而且具有机械强度大，几何尺寸稳定，打印后不发生化学反应，保存时间长，环保无污染。观察图像时不仅适合正视（反射效果），同时也适合透视（透射效果）。改变了传统医用胶片只能在观片灯下观看的模式。

三、喷墨成像技术与质量控制

（一）喷墨成像技术

喷墨打印技术是通过喷头将墨滴喷射到打印介质上来形成图像的。当主机送来代表图像的代码，经历打印机输入接口电路的处理后送至打印机的主控电路，在控制程序的控制下，产生字符或图形的编码，驱动打印头打印一列的点阵图形，同时字车横向运动，产生列间距或字间距，再打印下一列，逐列执行打印；一行打印完毕后，启动走纸机构进纸，产生行距，同时打印头回车换行，打印下一行；上述流程反复执行，直到打印完毕。

喷墨打印机的打印头，是由成百上千个直径极其微小（约几微米）的墨水通道组成，这些通道的数目，也就是喷墨打印机的喷孔数目，它直接决定了喷墨打印机的打印精度。每个通道内部都附着能产生振动或热量的执行单元。当打印头的控制电路接收到驱动信号后，即驱动这些执行单元产生振动，将通道内的墨水挤压喷出；或产生高温，加热通道内的墨水，产生气泡，将墨水喷出喷孔；喷出的墨水到达打印纸，即产生图形。

1. 连续式喷墨技术　以电荷调制型为代表，这种喷墨打印原理是利用压电驱动装置对喷头中墨水加以固定压力，使其连续喷射。

2. 随机式喷墨技术

（1）气泡喷墨技术：气泡喷墨系统又称电热式，是在喷头的管壁上设置了加热电极，用加热电极作为换能器。6～8μs宽度的短脉管作用于加热器件上，在加热器上产生蒸汽形成很小的气泡，气泡受热膨胀形成较大的压力，压迫墨滴喷出喷嘴，喷到纸上墨滴的多少可通过改变加热元件的温度来控制，从而达到打印图像的目的，然后，由于毛细管的作用，再把墨水从墨水盒中吸入喷嘴内，填满喷嘴，进入下一循环。喷墨过程如图34-10所示。

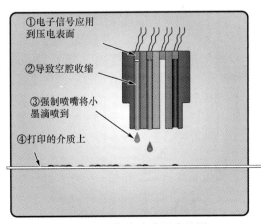

图34-10　气泡式喷墨流程图

（2）压电喷墨技术：压电喷墨系统是在装有墨水的喷头上设置换能器，换能器受字信号的控制，产生变形，挤压喷头中的墨水，从而控制墨水的喷射。喷墨过程如图34-11所示。

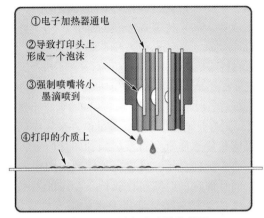

图34-11　压电式喷墨流程图

（3）固体喷墨技术：固体喷墨技术最初由Tek-tronix开发，由来自固体墨水条（类似于有色的蜡块）的墨水会液化储存，然后通过全页的固定打印头喷射在传输鼓上，如图34-12所示。从传输鼓中，墨水会冷结合到打印页上，即使在无涂层纸上也能产生亮面外观。

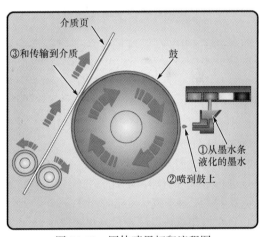

图34-12　固体喷墨打印流程图

前两种技术属于液体喷墨打印机使用的打印技术，气泡式打印头由于墨水在高温下易发生化学变化，性质不稳定，所以打出的色彩真实性就会受到一定程度的影响；另一方面由于墨水是通过气泡喷出的，墨水微粒的方向性与体积大小不好掌握，打印线条边缘容易参差不齐，在一定程度上影响了打印质量，这都是它的不足之处。压电打印头技术是利用晶体加压时放电的特性，在常温状态下稳定的将墨水喷出，对墨滴控制能力较强，还将色点缩小许多，产生的墨点也没有彗尾，从而使打印的图像更清晰，容易实现高精度打印质量，且压电喷墨时无须加热，墨水就不会因受热而发生化学变化，故大大降低了对墨水的要求。

（二）喷墨打印机图像质量控制

打印机的分辨力是衡量打印机效果的重要指标，需根据诊断要求设置打印机合理的分辨力。打印机要水平放置，如果放置在倾斜的地方工作，可能会影响打印效果，而且也会减慢喷嘴工作速度，更严重的会对打印机造成损害。定期清洁打印机，无论是打印机外部还是内部都需要定期进行清洁，其外部可以用软布适当湿水来清洁，打印机的喷嘴，不要用手工清洗，最好是通过打印机配有的软件来完成。

打印机墨水质量会直接影响到图像质量，优质墨水拥有广泛的色域，可以完美体现出图像的各种色彩，而且保存的时间也比较长。要保证墨水的性能和喷头的结构一致，如果墨水的触变性比较大，会引起打印头的堵塞，打印出来的图形颜色越来越淡，最后会打印出不清晰的图形。而如果墨水的黏度过大，会使墨水喷射得不均匀，将打印的纸张弄脏，打印出来的图形模糊不清。

第四节　自主胶片打印技术

一、自主打印设备

随着 PACS/RIS 在医院的推广使用，当受检者到放射科做影像检查时，登记、检查、报告阶段已基本实现数字化，自主打印设备就应运而生，其优点表现在：

1. 患者在自主打印机上自主完成胶片、报告领取；解放人工发放所耗费的人力资源。

2. 由于自主打印设备会根据唯一标识患者检查的编号进行查询和打印，因此只要编号正确，就可以避免发生"张冠李戴"发错胶片情况。

3. 自主打印机可以放置在公共区域并 24 小时运行，患者可以根据自己的情况，于检查结果完成后的任意时间前来领取检查结果，既提升了服务水平，又避免了人多排队情况的发生。

4. 自主打印模式下，胶片都是以电子版形式存储于服务器中的"电子胶片"，只有当患者前来领取检查结果时，它们才会以实物的形式打印出来，因此这种模式可以从根本上杜绝因工作人员打印错误或患者不来领取而产生的废弃胶片，降低了科室运营成本，有利于环境保护。

5. "电子胶片"的窗宽、窗位等信息，均被保存于服务器，当患者胶片丢失或医疗举证需要重复打印各项参数完全一致的新胶片时，可以通过调取原

有电子胶片信息直接地完成打印。同时，在对打印胶片进行质控管理及评阅片时，这些被储存的图像及胶片参数信息，也可为质控工作提供数据参考。

二、自主打印的互联网

自主打印胶片的基础是集中打印系统，该系统的设计与开发都是基于 DICOM3.0 接口标准实现的。所有从影像设备或者打印工作站打印的胶片，都需要由集中打印系统进行暂存和管理，以便患者需要时可以输出给自主打印机，并最终形成实物胶片提供给患者。

集中打印系统

作为所有胶片数据的存储器和管理者，主要由以下模块组成：

1. 提供打印服务模块　将自己模拟成一部胶片打印机，以便影像设备或打印工作站按照符合 DICOM 标准的方法向集中打印服务器发送胶片数据（打印胶片）。

2. 集中管理模块　当集中打印系统接收到胶片数据，并不是马上将这些数据打印成实物胶片，而是通过集中管理模块对这些内容进行储存和索引，以及向其他模块提供这些数据。

3. OCR/ 人工识别模块　由于集中管理模块中保存的胶片数据中并不含有任何患者或检查信息，集中打印系统无法从胶片数据中了解这张胶片所属的患者和检查。要想获得这些信息，只能借助 OCR（optical character reader，光学字符阅读器）技术，通过识别胶片图像上的四角注释像素数据来获取。如果识别错误，集中打印系统将无法判断胶片所属的检查和患者，此时就需要提醒工作人员来人工识别这个胶片。

4. 使用打印服务模块　当自主打印机告知集中打印系统现在需要打印的检查数据后，使用打印服务模块模拟影像设备或打印工作站，将之前收到并暂存的、属于该检查的胶片数据立即发送给自主打印机内部的干式胶片打印机，并最终产生实物胶片。

5. 系统集成模块　集中打印系统依靠该模块，与 RIS/PACS、自主打印机的控制程序进行通信。

6. 系统控制客户端　用户可以在系统控制客户端的界面上实现对集中打印系统的控制和操作。比如，人工识别胶片数据、查看打印状态、修改系统参数等。

7. 影像设备或打印工作站　医务人员在这类设备上完成胶片排版和设计并将这些胶片数据发送给集中打印系统所模拟的胶片打印机。

8. RIS/PACS　通常集中打印系统需要与其进行

集成，集中打印系统将从 RIS/PACS 获知，自己接收到的胶片数据所属的患者和检查，进而获取该胶片所匹配的诊断报告数据。

9. 自主打印机　当患者在自主打印机上请求打印某个检查的胶片时，自主打印机首先通过自己的中控计算机向集中打印系统发出同样的请求，集中打印系统将该检查所属的胶片数据发送给自主打印机内部的干式胶片打印机，随后打印出实物胶片；同时从 RIS/PACS 获得该检查对应的诊断报告数据，并通过自主打印机上的纸质打印机打印纸质诊断报告。自主打印涉及的系统 / 模块（图 34-13）及其系统架构，图 34-14。

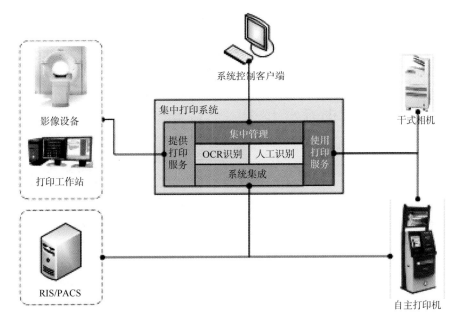

图 34-13　集中打印系统及其涉及的系统 / 模块

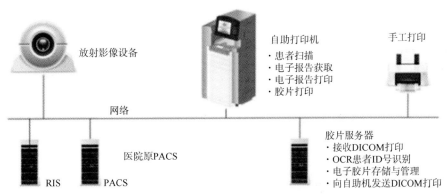

图 34-14　自主胶片报告打印系统架构图

三、自主打印机的结构

自主打印机实际上是由多种设备组合而成，从而实现自主打印胶片、纸质报告以及人机交互的功能。其组成部分及作用（图 34-15）。

1. 触摸显示器　实现患者与自主打印机的人机交互。

2. IC 卡、磁条卡一体读卡器　读取不同种类的身份识别卡片，识别取胶片患者的身份。

3. 身份证阅读器　读取身份证信息，识别取胶片患者的身份。

4. 条码扫描器　读取条码身份识别卡片，识别取胶片患者的身份。

5. 干式打印机　接收来自集中打印系统的胶片数据，并打印出实物胶片。

6. 中控计算机　通过软件控制自主打印机各个部分协调工作，与集中打印系统进行通信。

7. 喷墨打印机　打印纸质诊断报告。

8. 喇叭　语音提示患者。

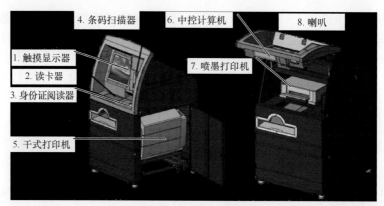

图 34-15　自主打印机的构造

四、自主打印操作技术与质量控制

（一）自主打印操作技术

多功能自主终端通过与医院 PACS、RIS 的网络接入，实现信息传输和交换通信，提供了患者自主查询并打印诊断报告的解决方案。自主打印系统实现以影像科室为核心，集中打印、患者自主打印、系统智能分发并存的胶片或诊断报告打印，技师的打片流程不变。一体式多功能自主终端，被检者在自主终端可以通过就诊号条形码、医保卡、门诊诊疗卡、身份证、手工录入等方式取胶片和报告，同时终端能和被检者互动提示避免胶片报告漏拿少拿。实现患者自主取片、取报告，不受时间、地点的影响。

1. 条形码扫描　如图 34-16 所示，将就诊号条形码平放在条形码扫描仪正下方，确保条码在扫描线范围内，条码读取成功后会有"滴"一声提示音，读取患者信息，然后等待胶片和报告打印。

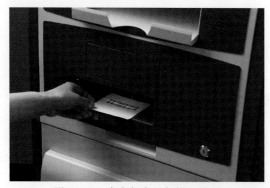

图 34-16　自主打印机扫描二维码

2. 读取医保卡功能　如图 34-17 所示，将医保卡芯片一端朝向设备，插入医保卡读卡槽，读取患者信息，然后等待胶片和报告打印。

3. 读取门诊卡功能　如图 34-18 所示，将门诊卡磁条朝下插入磁卡读卡槽中，从上到下刷卡，刷卡成功后会有"滴"一声提示音，读取患者信息，然后等待胶片和报告打印。

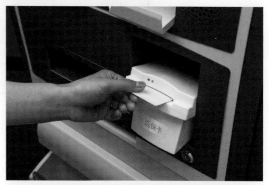

图 34-17　自主打印机读取医保卡

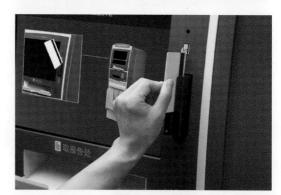

图 34-18　自主打印机读取门诊卡

4. 智能打印互动功能　如图 34-19 所示，当系统正常读取患者信息后，会立即语音及文字提示患者需要打印的诊断报告数量。并进行打印，同时显示器会提供患者所需等候时间，并请耐心等候。

当提示时间完毕，多功能自主终端会提醒用户取走你的诊断报告和胶片。自主取片终端自动同步胶片打印状态，避免患者因为没有信息提醒而导致少拿胶片。

（二）自主打印系统的质量控制

终端打印机性能的一致性是自主打印质量保障的关键，将终端打印机的参数设置一致，图像信息识别是顺利完成自主打印的前提，高效的 OCR 识别率（大于 95%），提高工作效率，最大限度地减少差错。集中监控所有自助终端运行状态，智能预警系统各类异常，及时发现及时处理。

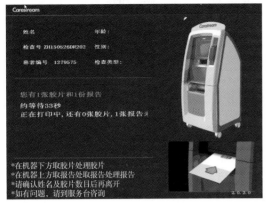

图 34-19　自主打印机智能互动

第五节　3D 打印技术

一、3D 打印技术原理

3D 打印技术，又称快速成型技术（rapid proto-typing，RP）或增材制造技术（additive manufacturing，AM），是一种以数字模型文件为基础，应用粉末状、液态塑料或金属等可黏合材料，通过逐层打印方式来构造物理模型的技术。

不同种类的 3D 打印系统因所用成形材料不同，成形原理也有所不同，但都是基于离散堆积原理，也就是分层制造、逐层叠加的方法。3D 打印首先将所需制作的产品通过计算机以三维形式呈现，再运用粉末状金属或塑料等可黏合材料，通过反复交替、叠加成型的方式将产品准确地进行逐层打印，最终获得任意复杂形状产品的新型数字化成型技术。3D 打印根据使用原料和凝合成型技术的不同可分为光固化立体光刻、熔融沉积制造、选择性激光烧结、叠片实体制造和 3D 喷印。

医学影像是医学 3D 打印的数据源，通过各类成像设备提供的数据，然后经图像处理，提出 ROI，分离出需要重建和打印的部分，再将容积数据转化为 3D 打印识别的三角网格模型，最后将数字模型输入 3D 打印机进行打印（图 34-20）。

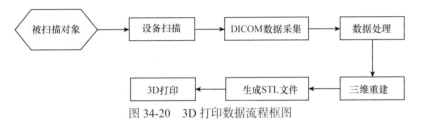

图 34-20　3D 打印数据流程框图

二、医学 3D 打印图像采集与工作流程

（一）3D 打印医学图像的采集

1. CT 数据采集　多层螺旋 CT 图像具有空间分辨力高、各向同性等优点，非常适合作为 3D 打印数据源。CT 图像数据是 DICOM 格式，它涵盖了投影数据采集、数据校正和三维图像重建等过程，最终得到被扫描物的图像。由于 3D 打印机的精度层厚可达 0.2mm，实际打印效果在层厚低于 1mm 为佳，CT 图像扫描层厚应＜1mm，采用螺旋容积扫描模式。通过图像工作站可以将数据刻录到光盘，为 DICOM 标准的 512×512 像素的原始图像数据。导出的数据是 1 个数据集，包含的文件结构是由索引文件定义的，软件是通过索引文件打开所有的 DICOM 数据。

2. MRI 数据采集　核磁共振图像具有较高的空间分辨力和软组织分辨力以及各向同性等优点，数据是 DICOM 格式，适合作为 3D 打印的数据源。尽可能降低扫描层厚，来获得较高的分辨力，图像数据均采用三维容积扫描，层厚小于 1mm，层间距为 0，扫描范围包括整个目标区域，得到的是矩阵 512×512 像素的 DICOM 格式的原始图像数据。

（二）图像后处理

将获取的 MRI、CT 扫描图像均采用医学成像工具包处理（图 34-21）。由于图像包含多种组织，并需要使用不同的颜色进行区分，因此使用多分割蒙版方式来创建模型，每种组织对应一个分割蒙版，而每个分割蒙版都是由感兴趣体素所构成。患者的影像学检查包含 CT 和 MRI 数据，两次数据采集时患者的体位有所区别，因此需要事先使用基于点配准功能来将两组数据进行配准。

利用 CT 图像数据进行骨骼模型重建过程，CT 影像中显示的骨骼密度较高，且清晰，因此可直接使用三维 Tools 下的 Threshold 阈值工具即可分离出大部分的骨骼。如患者骨质略有疏松，骨骼边缘可能无法自动选定，所以需要使用二维 Tools 下的手动工具修复一下未被选入的骨质，同时为了减少骨骼三维模型的面数，使用二维 Tools 下的 Fill 工具逐层将骨骼内部进行填充处理。确认无问题后点击确认，即可生成骨骼模型。MR影像中的肿瘤边缘清晰、强化明显，使用 Segmentation 分割工具栏下的三维 Tools 中的 Threshold 阈值工具即可分离出肿瘤。

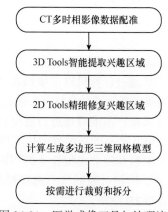

图 34-21　医学成像工具包处理流程

（三）生成 3D 模型

当所有组织的分割蒙版都被准确地建立后，其将会作为子对象数据自动存储在影像数据下，在选中某个分割蒙版后，可以在右键快捷菜单中使用 Create Smoothed Polygon 创建三维网格模型，通过 Save 保存功能将其存储为单独的 STL 模型。将导出的 STL 模型导入到了三维建模（3Ds Max）软件中，使用 Finish 工具为模型进行光滑。为了减少打印时间，使用 3Ds Max 软件将模型进行了裁剪和切割。

（四）3D 模型打印

将 STL 格式数据导入至三维打印机系统。打印机的参数设置很关键，它决定了模型的精度和真实度，设置的 3D 打印机的参数如下：模型材料 PLA，支撑材料 PLA，喷头温度 230℃，耗材直径 3mm，喷嘴直径 0.4mm，单层厚度 0.3mm，采用单头单色打印。操作步骤如下：①检测三维模型是否满足打印要求；②模型满足打印要求的情况下，对模型进行自动切片处理并评估打印耗费的材料；③估算打印时间并开始打印；④去除支撑物。

第六节　图像显示技术

医学影像检查的图像最终通过显示器展示，显示器的性能直接影响图像显示的质量。

一、医用显示器的特性

1. 基本分类　医用显示器按用途分一般分为两大类，一类是用于诊断用的显示器，主要是配置在放射科的诊断部门；另一类是作为浏览用或其他方面用，可安置在医院内的各个部门，如手术室、病房、门诊等。

医用显示器常规按分辨力分为 1K（1600×1200）、1.5K（2048×1536）和 2K（2560×2048）等。显示器的分辨力也可用来 MP（Megapixel）表示，1MP 为一百万像素，2MP 为二百万像素，3MP 为三百万像素，5MP 为五百万像素，1K=2MP，1.5K=3MP，2K=5MP。医用显示器要求对比度达到 600：1～1000：1。

2. 医用显示器亮度　医用显示器要求亮度稳定性高。人眼对灰阶的分辨能力和亮度之间是非线性关系，亮度越高，人眼对灰阶的分辨能力越强，人眼能分辨的灰阶也就越多。为了提高灰阶的分辨力，必须提升显示器的亮度。另外，显示器的亮度受阅片环境的影响，与环境的照度和显示器的折射率有关。假设室内照度 100Lux，显示器折射率 2%，则亮度应为 2cd/m²。若要求对比度 1：100 时，显示器的亮度至少应为 200cd/m²。北美放射学会（ACR）规定数字化影像的最大亮度至少应为 170cd/m²。一般 CT、透视的亮度都在 100cd/m² 以上。考虑到 LED 的亮度会随着时间而衰减，显示器的亮度至少应为 500cd/m² 以上。利用光学校正手段对显示器亮度进行 DICOM 校正，使亮度保持在 400～500cd/m² 之间，以保证亮度的稳定性和影像的一致性。

3. 医用显示器的灰阶　人眼对灰阶的反应并不是线性，眼睛对黑暗部分的反应不如明亮部分灵敏。在放射学的诊断中，这种灰度差异（组织密度）有可能对早期病灶的诊断有很大的帮助。显示器在显示黑白影像的灰阶数是与显卡相关的，普通显卡是建立在 Windows 技术平台上，它在 8bit 输出信号应当是 256 灰阶。由于 Windows 系统调色盘又占去了 20 个灰阶，显示器实际显示的灰阶只有 236 个灰阶，这样有些影像会出现明显的灰阶断层，要完美地再现灰阶连续的黑白影像，应选配专业的输出灰阶≥10bit 的显卡。

4. 医用显示器的分辨力　用低分辨力显示器显示高分辨力影像时，影像会严重失真，显示器的分辨力与图像本身的分辨力密切相关。一般影像的分辨力要求如下：DSA、数字胃肠机为 1024×1024；MRI 为 512×512；CT 为 1024×1024 或 512×512；CR/DR 为 500 万像素以上。在观看 DSA、CT、MRI 单幅图像时，只需要 1280×1024 分辨力的显示器即可满足诊断需求，但要显示多幅图像时，分辨力应在 2048×2560 左右。由于 DR 影像的分辨力通常都超过 500 万像素，最好选择 500 万像素的显示器。

5. 医用显示器的响应时间　响应时间是指液晶显示器对输入信号的反应速度，以毫秒计算，包含上升时间和降落时间。它主要影响动态影像，对于静止的 DR 影像并无多大影响。由于人眼的"视觉暂留"现象，响应时间过长会导致动态影像的拖尾现象，不适合动态医疗影像的实时播放。所以，在选购 DSA 和数字胃肠等显示器时，就要首选响应时间大约 20ms 以下的医用显示器。

6. DICOM 灰阶检查　一般专业医用显示器，都有一个 SMPTE 测试图案供使用者粗略地检查灰阶是否符合 DICOM 标准。LCD 液晶显示器如果有自动亮度调整的功能，亮度就不会随时间而降低，否则亮度也会随时间而降低的。所以每隔 3～6 个月，也要作亮度及 DICOM 校正。

二、医用液晶显示器

液晶显示器是一种借助于薄膜晶体管（TFT）驱动的有源矩阵液晶显示器，它主要是以电流刺激液晶分子产生点、线、面配合背部灯管构成画面。

1. 液晶显示器结构　液晶显示器的外部结构主要包括外壳、液晶屏、支架、底盘、功能按钮以及电源开关。液晶显示器的内部结构主要由驱动板（主控板）、电源板、高压板（有的和电源板设计在一起）、按键面板、VGA 接口、DVI 接口、液晶面板（包括液晶分子、液晶驱动芯片、彩色滤光片、偏光板、导光板等）、背光灯管组成（图 34-22）。驱动板又叫主控制板，它的功能主要是用于接收、处理从外部接收到的模拟或者数字图像信号，并通过屏线送出驱动信号，控制液晶面板工作。高压板就是我们通常所说的逆变电路或者逆变器，主要是将主板或电源板输出的 12V 直流电压转换为背光灯管启动和工作需要的 1500～1800V 高频高压交流电。

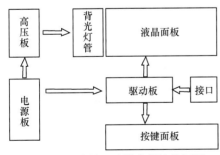

图 34-22　液晶显示器内部结构框图

在有些液晶显示器中，电源板和高压板设计在一块板子上，即电源背光二合一板。按键面板主要

用来控制电路的通与断，当按下开关时，按键接通，手松开后，按键断开。液晶面板也是液晶显示器的核心部件，主要是通过接收驱动板输送来的数据和图像信号后进行显示的。它主要包括液晶屏、LVDS 接收器、驱动电路、时序控制和背光源。

2. 液晶显示器工作原理和显像原理

（1）液晶显示器的显示屏工作原理：液晶显示器之所以能够显像，主要是利用了液晶分子的物理特性。液晶分子的物理特性是当液晶分子被通电时，液晶分子的排列顺序会变得非常有秩序，能够使光线很容易地通过；而当不通电时，分子排列则会变得混乱，进而阻止光线通过。在液晶显示屏的设计中，为了能够控制液晶分子对光线的阻隔或穿透，在技术上为液晶面板设置了两片无钠玻璃薄板，中间夹着一层液晶。当光束通过这层液晶时，液晶本身会一排排站立或扭转呈不规则状，进而阻隔光线通过或使光束顺利通过。

（2）液晶显示器的显像原理：220V 交流电接入电源电路板后，电源电路板开始工作，输出驱动板及高压电路工作需的直流电压；接着驱动板输出驱动控制信号到液晶屏接口电路，驱动液晶屏显示图像；同时电源电路板为高压电路提供工作电压，经过逆变处理后，为背光灯管供电；背光灯管获得工作电压后开始发光，为液晶屏提供光源，液晶屏显示的图像就可以看到了。

（3）液晶显示器的彩色显像原理：在电场的作用下，利用液晶分子的排列方向发生变化，使外光源透光率改变（调制），完成电一光变换，再利用 R、G、B 三基色信号的不同激励，通过红、绿、蓝三基色滤光膜，完成时域和空间域的彩色重显。

思　考　题

1. 简述激光打印机的分类。
2. 简述干式激光打印机的构造。
3. 简述干式激光打印的流程。
4. 简述干式激光胶片的结构。
5. 简述自主打印机的结构。

（李大鹏　杨　明　綦维维）

索　引

其 他